G. DIEULAFOY

MANUEL

DE

PATHOLOGIE INTERNE

I. — APPAREIL RESPIRATOIRE
ET APPAREIL CIRCULATOIRE

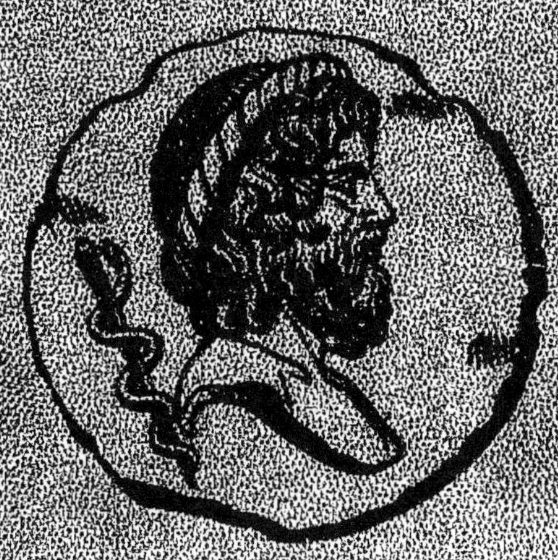

MASSON & C.ⁱᵉ ÉDITEURS
PARIS

MANUEL

DE

PATHOLOGIE INTERNE

I

AVIS DES ÉDITEURS

Les six premières éditions de ce Manuel de Pathologie interne ont été publiées en 2 volumes.

A partir de la septième édition (novembre 1893), l'ouvrage a paru en 3 volumes.

Depuis la dixième édition (décembre 1896), il est publié en 4 volumes et illustré de figures en noir et en couleurs dues au talent bien connu du docteur P. Bonnier.

Cette seizième édition porte à soixante-dix mille le nombre d'exemplaires tirés jusqu'à ce jour. Nous parlons de l'édition française, car, en tenant compte des éditions espagnole, italienne, anglaise, russe, polonaise, grecque, ce chiffre serait probablement doublé.

67214. — Imprimerie Lahure, rue de Fleurus, 9, à Paris.

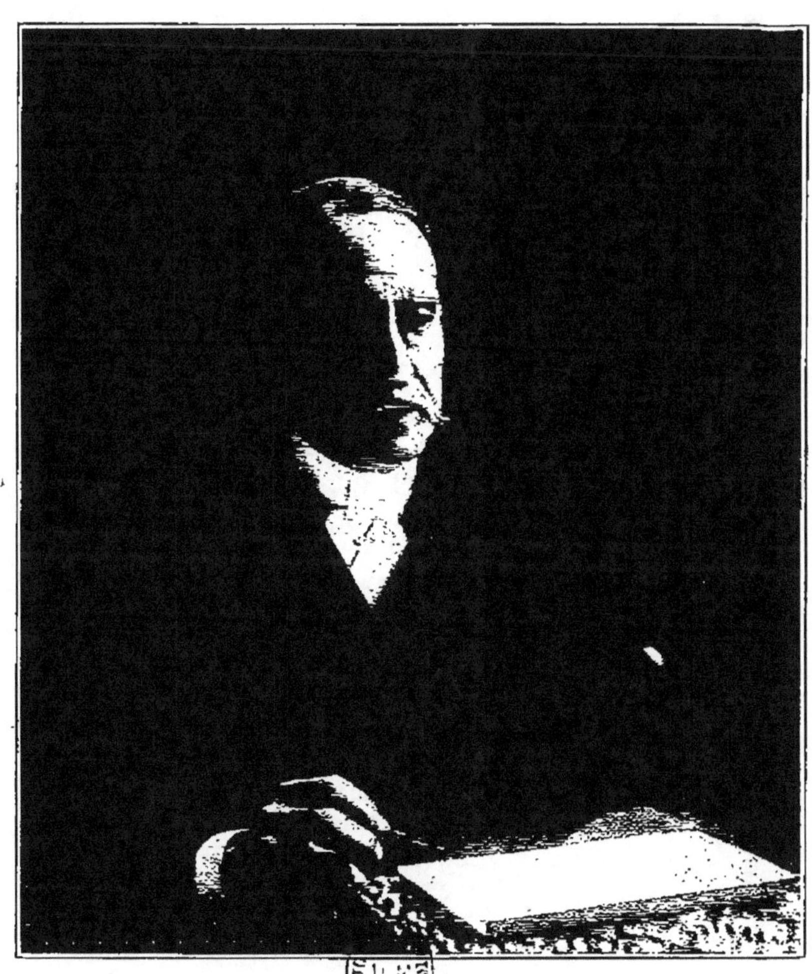

Le Professeur Georges DIEULAFOY

MANUEL

DE

PATHOLOGIE INTERNE

PAR LE PROFESSEUR

GEORGES DIEULAFOY

SEIZIÈME ÉDITION

ENTIÈREMENT REFONDUE

TOME PREMIER

MALADIES DE L'APPAREIL RESPIRATOIRE

ET DE L'APPAREIL CIRCULATOIRE

PARIS

MASSON ET Cie, ÉDITEURS

LIBRAIRES DE L'ACADÉMIE DE MÉDECINE

120, BOULEVARD SAINT-GERMAIN

1911

Tous droits de traduction et de reproduction réservés pour tous pays.

RÉCENTS OUVRAGES DE M. DIEULAFOY

PUBLIÉS A LA MÊME LIBRAIRIE

Clinique médicale de l'Hôtel-Dieu (1896-1897), Paris 1898.
Un vol. grand in-8°, avec figures dans le texte . . . . . 10 fr.

Clinique médicale de l'Hôtel-Dieu (1897-1898). Paris 1899.
Un vol. grand in-8°, avec figures dans le texte. . . . . 10 fr.

Clinique médicale de l'Hôtel-Dieu (1898-1899), Paris 1900.
Un vol. grand in-8°, avec figures dans le texte . . . . 10 fr.

Clinique médicale de l'Hôtel-Dieu (1901-1902), Paris 1903.
Un vol. grand in-8°, avec figures dans le texte. . . . 10 fr.

Clinique médicale de l'Hôtel-Dieu (1905-1906), Paris 1907.
Un vol. grand in-8°, avec figures dans le texte. . . . . 10 fr.

Clinique médicale de l'Hôtel-Dieu (1909), Paris 1910.
Un vol. grand in-8°, avec figures dans le texte. . . . . 10 fr.

PRÉFACE

DU MANUEL DE PATHOLOGIE INTERNE

Ce manuel de pathologie a pris naissance en 1880, et, depuis cette époque il a semé sur son chemin seize éditions.

Cet ouvrage contient ma vie médicale tout entière. Ayant eu le très grand honneur, depuis vingt-six ans, d'occuper successivement à la Faculté de Médecine de Paris la chaire de Pathologie et la chaire de Clinique, le labeur incessant qu'impose pareil enseignement m'a permis de tenir le manuel sans cesse « en haleine ». Du moins, j'ai fait de mon mieux.

Ici, comme ailleurs, j'ai soigneusement évité les discussions oiseuses, les hypothèses stériles et autres *impedimenta* qui surchargent inutilement les descriptions pathologiques et cliniques ; autant que possible, j'ai toujours été droit au fait.

Admirateur fervent de l'évolution qui a transformé tant de choses en médecine, je me suis efforcé de relier le passé au présent ; et, chaque fois que les circonstances l'ont permis, j'ai conservé, dans leurs belles lignes, les grandes assises médicales qu'avaient édifiées nos illustres devanciers.

De plus en plus convaincu que la médecine et la chirurgie doivent se prêter un mutuel secours, j'ai traité avec un soin tout particulier les questions *médico-chirurgicales*, et je leur ai donné dans ce livre, comme dans mes leçons cliniques, des développements que je considère comme indispensables, aussi bien à l'éducation du médecin qu'à l'éducation du chirurgien. Tout ouvrage de Pathologie interne (Manuel ou Traité) qui ne s'attache pas à la description des questions médico-chirurgicales, est un ouvrage incomplet.

Enfin, fidèle aux tendances qui m'ont toujours guidé, j'ai fait marcher côte à côte la pathologie et la clinique, si bien que ce livre pourrait se nommer : *Manuel de Pathologie interne et de Clinique médicale*.

Toutes ces considérations, je les ai développées dans les deux leçons d'ouverture que j'ai faites en prenant possession des chaires de Pathologie et de Clinique. Le lecteur trouvera plus loin ces deux leçons, elles résument ma profession de foi médicale, elles sont la synthèse de cet ouvrage.

GEORGES DIEULAFOY.

Paris, Décembre 1910.

LEÇON D'OUVERTURE

OU COURS DE PATHOLOGIE INTERNE

(25 JANVIER 1887)

MESSIEURS,

Il est d'usage, il est de tradition à la Faculté de médecine, qu'en prenant possession de la chaire où il vient d'être appelé, le nouveau professeur inaugure son enseignement par une première leçon qui est, en quelque sorte, un programme et une profession de foi. Dans cette première leçon, il expose ses tendances scientifiques, il juge les progrès accomplis et il développe la méthode qui doit présider à son enseignement.

C'est pour me conformer à cet usage que je vais vous retracer, à grands traits, l'état actuel de la science et vous dire quel doit être, à mon sens, l'enseignement de la pathologie ; mais je vous avoue très humblement que ce n'est pas sans appréhension que j'entreprends une pareille tâche, car, à vous parler franc, j'aime mieux faire des leçons que des discours. Aussi me permettrez-vous de faire appel à toute votre indulgence, avec l'espoir que votre extrême bienveillance voudra bien suppléer à l'insuffisance de mes efforts.

Mais avant tout, messieurs, mon premier soin doit être de vous témoigner ma bien vive gratitude pour votre réception, dont je suis profondément touché; mon premier devoir doit être d'acquitter d'anciennes dettes de reconnaissance. Des dettes de reconnaissance! j'en ai contracté envers vous, messieurs, envers vous, élèves et étudiants, et envers vos aînés, car je n'ai pas oublié qu'aux jours de lutte, aux jours d'épreuve, vous avez été pour moi un appui solide, un auxiliaire puissant, et l'accueil si flatteur que je viens de recevoir en entrant dans cet amphithéâtre m'a rappelé, une fois de plus, et pour ne jamais l'oublier, quels sont les liens qui nous unissent.

Des dettes de reconnaissance! j'en ai contracté envers mes maîtres, et plus particulièrement envers ceux dont j'ai eu l'honneur d'être, dans les hôpitaux, l'élève et le disciple; j'ai nommé MM. les professeurs Peter, Jaccoud et Potain, qui, par une coïncidence que j'aime à rappeler, m'ont précédé dans cette chaire de pathologie, et tiennent actuellement, comme professeurs de clinique, la tête du mouvement scientifique. Que de fois, aux heures de recueillement et d'étude, j'ai mis à profit leurs conseils! que de fois j'ai pensé à nos matinées d'hôpital, aux longues causeries au lit du malade, à cet enseignement de tous les instants, qui est l'apanage des années bienheureuses de l'internat et qui a sur notre carrière une influence si décisive! C'est pénétré de leurs idées, c'est imbu de leurs principes, que j'ai parcouru la voie qui m'a conduit jusqu'à vous, c'est à eux qu'appartient le meilleur de moi-même, qu'ils me permettent de leur en témoigner ici publiquement mon inaltérable reconnaissance.

Enfin, qu'il me soit donné d'évoquer encore de plus lointains souvenirs. Dès le début de mes études médicales, j'avais lu et relu avec passion les *Cliniques* de Trousseau. Aussi, dès mon arrivée à Paris, comme étudiant de troisième année, je m'empressai de me rendre au vieil Hôtel-Dieu, pour voir et entendre cet homme, dont les ouvrages m'avaient si fortement impressionné. A dater de ce jour, mon admiration pour Trousseau a toujours été grandissant, et plus tard, devenu son élève et honoré de son amitié, j'ai pu apprécier les ressources sans fin de cet esprit merveilleux et de ce grand cœur. C'était bien là le type du vrai et grand médecin. Observateur sagace, avide de progrès, instruit de toute chose, bienveillant autant que modeste, tel était l'homme qui a créé et vulgarisé les opérations de la thoracentèse et de la trachéotomie, le clinicien qui nous a légué les fameuses pages de la diphthérie, du croup et des fièvres éruptives; le penseur qui écrivant, il y a plus de vingt ans, son chapitre sur la contagion entrevoyait déjà, par une lumineuse intuition, l'avènement de la bactériologie, et prédisait la découverte des micro-organismes de l'infection purulente, de la dysenterie et du choléra !

Voilà, messieurs, à quelle école et par quels hommes a été faite mon éducation médicale; ils ont semé les graines, je n'ai fourni que le terrain.

Maintenant, entrons dans le vif de notre sujet. Nous ne sommes plus à l'époque, époque qui n'est pourtant pas éloignée de nous, où la pathologie était définie « la branche de la médecine qui traite l'étude des maladies ». A cette définition incorrecte et insuffisante M. le professeur Jaccoud, ici même, dans sa magistrale leçon d'ouverture, a substitué la définition suivante : « La pathologie est la science qui a pour objet l'étude des maladies », et cette définition, vous savez avec quel éclatant succès il s'est chargé de la justifier. Oui, la pathologie est une science et une science qui embrasse la médecine tout entière. Les faits sur lesquels elle est édifiée se classent tous les jours avec précision et avec rigueur, et aucun de ces faits, dans la mesure du possible, n'échappe au contrôle anatomique ou au contrôle expérimental. La pathologie prend les maladies à leur début, elle scrute leurs causes prochaines et leurs causes éloignées, elle fait connaître leur marche naturelle, elle analyse leurs signes et leurs symptômes, elle en dégage et le diagnostic

et le pronostic, elle discute et applique le traitement, elle
étudie la lésion et la suit dans toutes les phases de son évolution. Chacune de ces propositions mérite d'être développée
en détail, et comme j'estime qu'un enseignement doit être
fait plus encore pour ceux qui ne savent pas que pour ceux
qui savent, nous allons reprendre une à une chacune de
ces propositions, nous allons rechercher quel est leur rôle,
quelle est leur importance, et quelle part revient à chacune
d'elles dans les progrès qu'accomplit actuellement la pathologie. Ainsi présentées, ces considérations seront comme
une sorte d'introduction aux études que nous allons entreprendre.

Examinons en premier lieu l'anatomie pathologique, et
sans remonter à l'œuvre de Laënnec et de Cruveilhier, prenons l'anatomie pathologique de ces dernières années, si
souvent associée à la pathologie expérimentale, et voyons
quelle place elle doit tenir dans notre enseignement.

Un grand observateur, un homme qui est une de nos
gloires médicales, Duchenne (de Boulogne), venait de faire
connaître l'ataxie locomotrice ; un peu plus tard il décrivait
la paralysie spinale de l'enfance, la paralysie spinale de
l'adulte, l'atrophie musculaire progressive, la paralysie
glosso-labio-laryngée ; mais sans rien enlever au mérite de
Duchenne, et pour si saisissantes que fussent ses descriptions, elles n'avaient pas encore été suffisamment soumises
au contrôle anatomique, elles manquaient d'une base solide,
la nature et l'origine de ces maladies étaient livrées à toutes
les hypothèses, et les hésitations ne cessèrent que le jour
où l'anatomie pathologique eut rigoureusement assigné à
chacune d'elles la place qu'elles occupent actuellement en
nosologie.

Dès lors, on ne fut plus exposé à ranger parmi les névroses une maladie des centres nerveux, et l'on ne fut plus
tenté de localiser dans le système musculaire une maladie
qui a ses origines dans la moelle épinière. De plus, suivant

la méthode habituelle de l'école organicienne de Paris, la topographie des lésions fut étudiée avec une scrupuleuse exactitude, le symptôme fut toujours mis en parallèle avec la lésion, et, sous l'impulsion de M. le professeur Charcot, la pathologie du système nerveux bénéficia largement des études anatomo-pathologiques.

En voulez-vous une preuve ? Voyez comment ont été étudiées et classées les maladies de la moelle épinière. L'anatomie pathologique nous a appris que parmi les myélites il en est dont les lésions diffuses sont plus ou moins irrégulièrement disséminées à différents départements de la moelle, tandis qu'il en est d'autres dont les lésions se circonscrivent, se cantonnent à des éléments qui forment dans la moelle des systèmes distincts, d'où le nom de systématiques imposé à ces lésions par M. le professeur Vulpian. On a décrit alors, d'une part, des myélites diffuses, et, d'autre part, des myélites systématiques à lésions systématiques isolées, telles que le *tabes dorsalis* et l'atrophie musculaire progressive, à lésions systématiques combinées, telles que la sclérose latérale amyotrophique; à lésions systématiques secondaires, telles que les scléroses descendantes qui ont leur origine dans des lésions encéphaliques à localisation spéciale. Ainsi ont été constitués des types classiques autour desquels nous pouvons grouper aujourd'hui les formes irrégulières qui s'éloignent parfois tellement du type normal.

Ce que je viens de dire des maladies de la moelle pourrait également s'appliquer à d'autres maladies des centres nerveux. Je n'aurais qu'à vous citer la localisation bulbaire de la paralysie glosso-labio-laryngée, et les localisations concernant les circonvolutions fronto-pariétales et le faisceau pyramidal.

Du reste, l'anatomie pathologique n'a pas limité son influence salutaire aux maladies du système nerveux; cette influence, nous la retrouverons partout.

Voyez les maladies du foie; que savait-on des hépatites

il y a seulement quelques années? A part la cirrhose vulgaire, dont on ignorait du reste le processus intime, le chapitre des hépatites était un véritable chaos. L'anatomie pathologique intervient, aidée de la pathologie expérimentale ;
elle dégage d'abord les types extrêmes, c'est-à-dire la
cirrhose atrophique, à laquelle elle assigne une origine veineuse, et la cirrhose hypertrophique, à laquelle elle assigne
une origine biliaire ; elle classe sous le nom de cirrhoses
mixtes les types intermédiaires ; elle étudie les hépatites
parenchymateuses, les lésions connexes ou secondaires, les
altérations graisseuses, l'adénome, et, bien que ces problèmes, pour la plupart si complexes, ne soient pas encore
complètement résolus, l'anatomie pathologique nous a du
moins mis en main les moyens de les résoudre.

Je crois inutile de multiplier les exemples ; l'anatomie pathologique a une telle importance que dans nos études elle
occupera souvent le premier rang ; car, sans elle, bien des
descriptions pathologiques iraient à la dérive.

Passons actuellement à une seconde proposition, celle qui
concerne la description des maladies. La description d'une
maladie repose sur l'étude de ses signes et de ses symptômes : c'est la sémiologie. Mais, pour décrire une maladie,
il ne suffit pas d'énumérer un à un chacun de ses symptômes, il faut faire apparaître le symptôme au moment
voulu ; il faut, suivant son importance, lui donner une
situation prépondérante ou le reléguer au second rang ; il
faut l'analyser dans ses moindres détails et savoir l'associer à tel autre symptôme qui double sa valeur. Ce qui importe donc dans la description d'une maladie, ce n'est pas
seulement d'en connaître les éléments, c'est encore de
coordonner ces éléments, dans le but de rendre saisissant
le tableau de la maladie et de préparer ainsi les voies du
diagnostic.

Sur ce terrain, la pathologie confine à la clinique. On a
souvent établi entre la pathologie et la clinique un paral-

lèle que vous connaissez; on a dit que la pathologie étudie les maladies, tandis que la clinique étudie les malades; je veux bien accepter les termes de cette comparaison, mais, en vérité, c'est là une question de mots, et il ne me sera pas difficile de vous démontrer que la pathologie et la clinique sont unies par les liens les plus étroits.

Que le professeur de clinique qui retrace l'histoire d'un malade s'applique surtout à faire ressortir les conditions individuelles de son malade, qu'il recherche en quoi et pourquoi ce malade diffère de tant d'autres qui sont atteints de la même maladie, c'est en effet son rôle de clinicien; mais, pour apprendre à ses élèves en quoi le malade en question se rapproche ou s'éloigne du type classique, le professeur de clinique est bien obligé de faire une incursion sur le domaine de la pathologie, car nul ne connaît les exceptions s'il ignore les règles, et l'on n'a une idée bien nette de la valeur des choses qu'en procédant par comparaison.

Par contre, le professeur de pathologie qui décrit une maladie ou qui discute un diagnostic doit souvent faire appel à la clinique, afin de choisir pour ses exemples, non pas un type de convention, mais un type pris « sur nature », c'est-à-dire tel ou tel malade qu'il a observé, et dont le type s'adapte parfaitement aux besoins de son enseignement. Cela est si vrai, que je ne vois pas bien ce que serait un professeur de pathologie qui ne serait pas en même temps médecin d'hôpital; et, en ce qui me concerne, je vous déclare que j'aurais beau lire et compulser tous les documents qui ont trait aux maladies que je dois vous décrire, il me serait impossible d'être bien pénétré de mon sujet, si ce sujet n'était préparé de longue date au lit du malade, et si je ne me retrempais continuellement aux sources vivifiantes et toujours inépuisables de la clinique.

Vous-mêmes, messieurs, quand vous avez lu un chapitre

de pathologie, vous n'avez une idée bien exacte de la maladie que vous venez d'étudier que lorsque vous en faites l'application sur le malade, et réciproquement, après avoir examiné un malade, vous avez hâte d'ouvrir un traité de pathologie, pour compléter ce que votre examen clinique peut avoir méconnu, ou pour embrasser dans son ensemble une maladie dont vous n'avez vu qu'un des côtés.

La pathologie et la clinique sont donc tributaires l'une de l'autre, elles se complètent et se font de mutuels emprunts.

En associant, dans le sens que je viens de vous indiquer, l'étude de la clinique à l'étude de la pathologie, on rend cette dernière plus vivante, plus attrayante, et l'élève, tout en étudiant la maladie, prend l'habitude de penser au malade; il commence de bonne heure ce long apprentissage, hérissé de difficultés, qui finira par faire de lui un pathologiste et un clinicien.

En ouvrant un traité de pathologie, on dirait au premier abord que l'étude en est simple et que l'application en est facile, et beaucoup d'étudiants, escomptant les années qu'ils ont devant eux, renvoient à plus tard ce côté de leurs études. C'est une grosse erreur; je voudrais que l'étudiant, dès ses premières inscriptions, commençât à se familiariser avec les applications réciproques de la pathologie et de la clinique. L'attrait et l'importance des découvertes récentes et l'impulsion donnée, à juste titre, à certaines branches des sciences médicales ne doivent jamais vous faire perdre de vue l'étude symptomatique des maladies; sans quoi vous verrez à quelles difficultés vous vous heurterez dès que, livrés à vous-mêmes, vous aurez à supporter la responsabilité d'un diagnostic, vous verrez à quels déboires vous serez exposés, et, ce qui est pire, vous verrez quels reproches votre conscience vous infligera.

Et c'est parce que je parle devant un auditoire composé d'étudiants qui sont, beaucoup d'entre eux du moins, au début de leurs études, que je voudrais les bien pénétrer de l'extrême importance de la sémiologie. Veuillez donc, je vous en prie, me prêter votre attention, veuillez écouter les quelques observations que je vais vous citer ; ces observations, mieux encore que les plus belles paroles, pourront, je l'espère, vous démontrer la vérité de ce que j'avance.

Voici une première observation. Un jeune garçon de quatorze ans, peu développé pour son âge, avait depuis quelques mois des indigestions qui survenaient la nuit à intervalles plus ou moins éloignés. Ajoutez à cela que cet enfant se plaignait de maux de tête, surtout au moment de ses indigestions. Sachez seulement que sa mère était rhumatisante, et vous ne trouverez pas trop déplacé qu'on eût porté, tout d'abord, le diagnostic de dyspepsie migraineuse chez ce jeune garçon voisin de la puberté et issu de souche arthritique.

Un traitement fut institué, dans lequel les alcalins et les toniques jouaient le principal rôle ; le régime alimentaire fut sévèrement surveillé, on supprima presque complètement les aliments gras et les aliments féculents, l'enfant dut modérer son travail et faire beaucoup d'exercice en plein air. Mais, en dépit de ce sage traitement, la situation s'aggravait, les maux de tête devenaient plus fréquents et plus tenaces, l'enfant avait mauvaise mine ; il perdait l'appétit, il maigrissait à vue d'œil, son caractère se modifiait et son intelligence n'avait plus la même vivacité. Alors le diagnostic prit une autre direction ; la céphalalgie, les vomissements et l'amaigrissement éveillèrent des soupçons de méningite tuberculeuse ; le médecin fit part de ses craintes à la famille, et les parents, extrêmement alarmés, demandèrent une consultation.

Vous allez voir, messieurs, qu'on avait suivi une fausse piste, et cela parce qu'on avait une mauvaise sémiologie ; on avait fait une mauvaise sémiologie parce qu'on s'était contenté d'enregistrer les différents symptômes sans rechercher, par une enquête minutieuse, ce que chacun de ces symptômes pouvait présenter de particulier. A ne considérer que la céphalalgie, les vomissements, la déchéance physique et intellectuelle du petit malade, il est certain que les soupçons de méningite tuberculeuse ne paraissaient pas dénués de logique, mais, en fouillant avec soin chacun de ces symptômes, vous allez voir qu'on devait en dégager une autre idée, et cette idée va nous aider, chemin faisant, à formuler notre diagnostic.

L'enfant, disait-on, vomissait parfois ses aliments, mais remarquez que ces vomissements n'avaient jamais lieu dans la journée : ils survenaient la nuit, et ils survenaient brusquement, en plein sommeil, sans nausées, sans malaise, sans avoir été annoncés par aucun prodrome. Muni de ce premier renseignement, dont l'importance est capitale, le médecin consultant, désirant avoir les détails les plus circonstanciés, fit appeler une gouvernante qui avait été plusieurs fois témoin des indispositions de l'enfant ; il l'interrogea, il la fit causer, et il finit par dégager ce fait important, dont on ne s'était pas préoccupé, que l'enfant avait si peu conscience de ses vomissements qu'il se réveillait à peine, et qu'on pouvait le laver et le changer de linge sans qu'il en conservât le lendemain matin le moindre souvenir.

Eh bien, messieurs, avant d'aller plus loin, est-ce que vous trouvez que le symptôme vomissement ainsi présenté ressemble au vomissement de l'indigestion, de la migraine et de la méningite tuberculeuse? Nullement : l'apparition nocturne de ces indispositions, leur soudaineté, la perte de connaissance, la perte de souvenir, tout cela éveille bien mieux l'idée d'une autre affection, et je suis convaincu que beaucoup d'entre vous sont en train de se dire que cet état-là ressemble singulièrement à l'épilepsie.

C'est, en effet, dans ce sens que le médecin consultant continua son enquête, et il put dégager cet autre fait important, que la céphalalgie et la torpeur intellectuelle n'étaient jamais plus accusées que le lendemain de ces indispositions. Alors on fit comparaître le petit malade, qui avait eu justement son indisposition la nuit précédente, on rechercha les différents signes se rapportant à l'épilepsie, et l'on constata une très légère morsure à la langue, et quelques taches ecchymotiques sur la joue droite autour de l'œil. On apprit également que l'enfant avait eu deux ou trois fois, ces temps derniers, de l'incontinence nocturne d'urine. Ces derniers signes, la morsure de la langue, les taches purpuriques du visage, l'incontinence d'urine, étaient significatifs ; associés aux autres symptômes, ils confirmaient le diagnostic, et ils permettaient d'affirmer que cet enfant, qui dépérissait depuis un an, avait, à l'insu de tous, des attaques nocturnes d'épilepsie.

A ce mot d'épilepsie, la famille se récrie et ne veut pas admettre le diagnostic : « Comment ! dit la mère, mon fils épileptique ; jamais ! » Mais les médecins exigent qu'une garde soit placée en permanence, toutes les nuits, près de l'enfant, pour surveiller ses moindres mouvements, et quinze jours après il fallait bien se rendre à l'évidence : on était témoin d'une violente attaque d'épilepsie accompagnée de vomissements.

C'était le triomphe du diagnostic, mais attendez la fin. Comme il n'y avait chez les parents aucune névrose capable d'expliquer l'hérédité épileptique, et comme, d'autre part, il est rare que l'épilepsie vraie attende pour se produire l'âge de quatorze ans, le médecin pensa aussitôt à la possibilité d'une épilepsie secondaire, et l'épilepsie syphilitique, la plus fréquente des épilepsies secondaires, se présenta aussitôt à son esprit.

Le diagnostic pathogénique fut donc dirigé dans ce sens, et l'on rechercha chez cet enfant des traces de syphilis, héréditaire ou acquise. On ne trouva aucun reliquat de manifestations syphilitiques du premier âge ; on s'adressa aux signes qui forment la triade d'Hutchinson et qui sont les témoins de la syphilis héréditaire ; deux de ces signes faisaient défaut, car l'enfant n'avait jamais eu ni lésions oculaires, ni lésions auriculaires, mais les malformations dentaires étaient si typiques, si caractéristiques, qu'il n'y avait pas d'hésitation possible sur l'existence chez cet enfant d'une syphilis héréditaire dont le père était du reste le facteur. Dès lors, le diagnostic apparaissait dans toute sa netteté : cet enfant était atteint d'attaques nocturnes d'épilepsie syphilitique résultant d'une syphilis cérébrale tardive.

Le traitement fut institué aussitôt dans toute sa rigueur, et le résultat fut véritablement merveilleux : en quelques semaines, vous entendez bien, en quelques semaines, la situation fut absolument modifiée ; en quelques mois, les attaques épileptiques et les vomissements disparurent ; de la céphalalgie il ne fut plus question ; l'enfant reprit son développement physique et intellectuel, et une véritable métamorphose s'accomplit. Voilà comment une erreur de diagnostic, basée sur une sémiologie mal interprétée, eût conduit cet enfant à une situation des plus graves, peut-être à l'idiotie ou à la mort, et comment le diagnostic basé sur une sémiologie bien raisonnée le rendit à la santé et à la vie.

Avais-je raison, messieurs, de vous parler de l'importance de la sémiologie ? J'aurai souvent l'occasion d'insister sur des faits du même ordre, car il faut la bien connaître, cette syphilis héréditaire tardive, qui peut éclater après des périodes silencieuses de quinze, vingt et même de trente années, ainsi que nous l'ont appris les remarquables travaux de M. le professeur Fournier.

Veuillez maintenant écouter cette deuxième observation, elle a trait à une question d'un autre genre. Un homme d'une quarantaine d'années, de très bonne santé habituelle, a été pris, il y a quelques jours, de frisson, de fièvre, et un point de côté s'est déclaré sous le sein gauche. Ce point de côté, exaspéré par les saccades de toux et par les fortes inspirations, a été combattu par un vésicatoire et par des piqûres de morphine. Il n'y a pas eu d'expectorations et la fièvre est restée modérée, car la température vespérale n'a jamais dépassé 39 degrés.

A l'auscultation, on entendait les premiers jours, à la base gauche de la poitrine et sous l'aisselle, une sorte de bruit tenant le milieu entre le frottement et le râle, moins sec toutefois que le râle crépitant et s'entendant aux deux temps de la respiration. Ce signe stéthoscopique, joint à l'absence d'expectoration, avait fait porter le diagnostic de pleurésie, ce qui était en effet le véritable diagnostic.

Actuellement, c'est-à-dire au septième jour de la maladie, la percussion dénote de la matité à gauche, aux deux tiers inférieurs de la poitrine, et du son skodique à la région claviculaire du même côté. A l'auscultation, on perçoit un souffle assez fort, prédominant à l'expiration, de l'égophonie et de la pectoriloquie aphone. A la palpation, les vibrations thoraciques sont abolies dans la région correspondant à la matité. Le cœur est dévié à droite et bat sous le sternum.

Le cas est classique, il est des plus simples, et vous avez reconnu tous les signes de la pleurésie aiguë avec épanchement. On peut même ajouter que la pleurésie est de bonne nature, car ses allures sont des plus franches, et rien dans les antécédents du malade ni chez ses ascendants ne permet de soupçonner la moindre tare tuberculeuse.

Après une douzaine de jours, le malade se sent notablement amélioré : la douleur a depuis longtemps disparu, la fièvre est très modérée, la température du soir ne dépasse pas 38 degrés, la respiration est excellente, c'est à peine si l'on compte vingt à vingt-quatre respirations par minute. Seulement, comme l'épanchement est toujours abondant, on applique un second vésicatoire. On gagne ainsi sans autre incident le seizième jour de la pleurésie ; le malade se trouve

fort bien, l'appétit commence à revenir, on entrevoit la guérison prochaine; si bien que famille, malade et médecin se
félicitent et sont tous dans une quiétude parfaite sur l'issue
de la maladie. Le médecin déclare même qu'il n'est plus
utile de voir le malade tous les jours et il ajourne sa visite
au surlendemain. Mais voilà que tout à coup un drame se
déroule : sans avertissement et sans prodromes, le malade
est pris d'une sorte de défaillance et il meurt subitement;
il meurt foudroyé, alors que la veille encore le médecin
déclarait à la famille que le malade ne courait aucun danger
et qu'on pouvait compter sur une prochaine guérison.

Eh bien, messieurs, que faut-il penser de ce dénouement?
Le médecin, responsable de la vie qu'on lui a confiée, ne pour-
rait-il pas éviter une pareille catastrophe? Je n'hésite pas à
répondre oui dans la très grande majorité des cas. Et
remarquez, messieurs, que je ne cherche ici à incriminer
personne, bien loin de moi cette pensée, car je devrais
alors commencer par m'accuser moi-même, ayant eu, moi
aussi, dans mon service, à l'hôpital, un cas de mort subite
dans des conditions que je vous raconterai un jour. Mais je
veux que vous sachiez bien que la mort subite est plus fréquente, beaucoup plus fréquente que vous ne pensez, au
cours de la pleurésie aiguë, et, ce que vous devez savoir
également, c'est que ce terrible événement, grâce à une
bonne sémiologie, peut être évité dans la très grande majorité des cas.

Quelle que soit la théorie qu'on invoque pour expliquer le
mécanisme de cette mort subite, la cause première vient
de la quantité de liquide épanché. Tant que le liquide épanché reste au-dessous de 16 à 1800 grammes, les observations
sont là pour le prouver, il est absolument exceptionnel qu'on
ait à redouter un accident; mais tout pleurétique dont le
liquide atteint ou dépasse 1800 grammes est exposé à mourir
subitement.

C'est donc à vous, messieurs, vous, médecins responsables,

de surveiller attentivement, jour par jour, la quantité du liquide épanché. Or, pour évaluer la quantité du liquide épanché, ne vous en rapportez jamais à l'état d'oppression du malade, n'oubliez pas que la dyspnée est un mauvais guide, c'est un signe trompeur, car vous verrez bien des pleurétiques qui ont plus de 2 litres de liquide dans la plèvre, qui sortent et qui marchent, malgré leur épanchement, sans en éprouver une gêne notable. Ne vous en rapportez pas davantage à l'état de la température, car le thermomètre baisse souvent, et la fièvre tombe alors que l'épanchement fait des progrès. Pour évaluer la quantité du liquide épanché, ne vous en rapportez qu'aux signes fournis par la percussion et l'auscultation.

Avec l'habitude, vous arriverez à évaluer à 100 grammes ou à 200 grammes près le volume de l'épanchement, et, lorsque le niveau de la matité, la transformation du son skodique, la nature du souffle, le déplacement des organes, la déviation du cœur pour la pleurésie gauche, lorsque ces différents signes vous permettront de supposer que l'épanchement atteint des proportions qui peuvent compromettre la vie du malade, faites part de la situation à l'entourage du malade, faites-le avec toute l'autorité dont vous ne devez jamais vous départir, et proposez la thoracentèse comme l'unique moyen de conjurer le péril.

Alors vous retirez un litre de liquide, ce qui est aussi simple qu'inoffensif, avec l'aiguille aspiratrice, et si la thoracentèse n'est pas acceptée, eh bien, vous aurez du moins dégagé votre responsabilité, vous aurez plaidé la bonne cause, et vous n'aurez rien à vous reprocher en cas de malheur. Voilà, messieurs, à quoi vous servira une étude approfondie de la sémiologie.

Encore une observation, ce sera la dernière. On vient vous demander votre avis pour une jeune femme de trente ans, atteinte de chloro-anémie. Vous vous rendez auprès de la malade, et le médecin qui la soigne vous fait l'énumération des principaux symptômes. Vous apprenez que cette jeune femme est sujette depuis quelque temps à des essoufflements et à des battements de cœur, elle se plaint de maux de tête, de dégoût pour les aliments, de faiblesse et de fatigue, symptômes qui sont, en effet, habituels aux états chloro-anémiques. On ajoute même qu'il existe à la base du cœur un bruit de souffle, le souffle de l'anémie. L'examen du sang et la numération des globules n'ont pas été pratiqués. On a combattu cet état anémique par les préparations ferrugineuses et arsenicales, on a envoyé la malade aux eaux de Spa, on lui a conseillé une forte alimentation, des viandes saignantes, des vins généreux, mais sa santé est loin de s'améliorer, elle se sent dépérir, elle est d'une faiblesse excessive, elle est haletante dès qu'elle veut faire le moindre effort, et son état inspirant de vives inquiétudes, car on a prononcé le mot d'anémie pernicieuse, on vous a prié de venir donner votre avis et vos conseils.

Pendant qu'on vous retrace l'historique de la maladie, vous observez cette jeune femme au teint pâle et aux muqueuses décolorées; vous trouvez, en effet, qu'elle a l'aspect d'une anémique, mais non celui d'une chlorotique, et sachant combien sont fréquentes les anémies secondaires, car il en est des fausses anémies comme des fausses chloroses, vous vous apprêtez à faire un examen approfondi de tous les organes, et avant de revenir sur les symptômes qu'on vous a énumérés, vous examinez d'abord la malade, et vous commencez votre examen par l'auscultation du cœur, où un souffle anémique vous a été signalé.

Mais à peine avez-vous placé le stéthoscope sur la région précordiale, qu'un doute naît dans votre esprit. Ce bruit de souffle à la base du cœur, est-ce bien un bruit de souffle? Vous constatez, en effet, un bruit morbide, mais un examen prolongé vous permet d'affirmer que ce bruit est formé par un dédoublement du premier temps. Pour une oreille peu exercée ou peu attentive, ce bruit simule une espèce de souffle; mais vous, qui avez fait de la sémiologie une étude approfondie, vous retrouverez là un bruit de galop, le bruit de galop spécial aux néphrites, dont nous devons la connaissance à M. le professeur Potain, et, avant de poursuivre votre examen, vous vous dites déjà que cette malade qu'on vous présente comme une chloro-anémique est très probablement une brightique.

Alors vous reprenez un à un chacun des symptômes qu'on vous a signalés, l'essoufflement, les maux de tête, les battements de cœur, les troubles digestifs ; ces symptômes sont, en effet, communs à la chloro-anémie et au brightisme, mais ils ont dans l'un et l'autre cas des caractères spéciaux qu'il faut savoir distinguer. Et, en effet, après un interrogatoire minutieux, vous trouvez que les accès d'oppression dont se plaint la malade ressemblent à la dyspnée des urémiques et non à l'essoufflement des chloro-anémiques ; son mal de tête a bien plus d'analogie avec la céphalée des brightiques qu'avec la céphalalgie de l'anémique.

Dès lors, vous poursuivez l'enquête dans le sens de la maladie de Bright, et vous en recherchez les signes classiques, les œdèmes et l'albuminurie. Mais ces signes font défaut, la malade n'a jamais eu ni œdème aux jambes, ni bouffissure du visage ; vous faites, séance tenante, l'analyse des urines, et vous n'y trouvez point d'albumine.

Toutefois, de cette absence d'œdème et d'albumine, allez-vous conclure que la malade n'est pas brightique et allez-vous abandonner votre diagnostic ? Non certes. Malgré l'absence actuelle d'œdème et d'albumine, vous n'abandonnez pas l'idée de la possibilité d'un mal de Bright, car il est bien démontré aujourd'hui que les œdèmes et l'albuminurie peuvent faire défaut, du moins pour un temps, dans le cours de certaines néphrites.

Vous recherchez ailleurs la confirmation de votre diagnostic, vous interrogez votre malade au point de vue des petits accidents du brightisme, et ces petits accidents, vous les retrouvez presque au complet. Vous apprenez que la malade a, depuis bientôt deux ans, une pollakiurie qui est surtout accusée la nuit ; elle a eu, à diverses reprises, des bourdonnements d'oreille et un peu de surdité à l'oreille gauche ; elle mouche souvent du sang, le matin, au réveil ; elle a souvent éprouvé, d'une façon intense, la sensation du doigt mort ; elle a de la cryesthésie aux jambes et des crampes douloureuses aux mollets.

Alors, en groupant tous ces symptômes, la pollakiurie, les troubles auditifs, la sensation du doigt mort, la cryesthésie, qui peuvent passer inaperçus quand on ne les recherche pas, et en les associant à la céphalée, aux accès de dyspnée, au bruit de galop cardiaque, vous affirmez que cette malade, qu'on prenait à tort pour une chloro-anémique, est entachée de lésions brightiques qui évoluent plus ou moins sournoisement depuis deux ans, et vous confirmez expérimentalement votre diagnostic en démontrant la faible toxicité des urines de la malade, suivant la méthode préconisée par M. le professeur Bouchard.

Rien d'étonnant, par conséquent, que le traitement qui avait été institué pour cette prétendue anémie ait été fort préjudiciable à cette jeune femme, car les reins atteints de néphrite s'accommodent mal d'une forte alimentation, de viandes et de vins généreux. A ce traitement vous substituez la cure lactée absolue, et les bienfaits de cette médication ne se font pas attendre.

Telles sont, messieurs, les quelques observations que je voulais vous signaler ; combien d'autres je pourrais vous citer ! Si j'ai insisté, avec quelque complaisance, j'en conviens, sur cette étude de sémiologie, c'est pour vous en montrer toute l'importance et aussi la difficulté. Sans une étude raisonnée et approfondie des signes et des symptômes, il n'y a pas de diagnostic possible, et l'erreur de diagnostic conduit à une erreur de traitement, c'est-à-dire aux plus funestes conséquences.

Abordons maintenant une troisième proposition, celle qui concerne l'étude des causes, l'étiologie, qui doit occuper à l'avenir une si grande place dans l'enseignement de la pathologie.

En médecine, comme ailleurs, connaître la cause des choses est le problème difficile. Une maladie, même la plus simple, dérive souvent de causes multiples, et aux causes facilement appréciables viennent se joindre parfois des questions d'hérédité, de contagion, d'infection, de réceptivité, de latence, qui ne sont pas encore complètement élucidées.

Heureusement que la lumière commence à se faire, l'étude des causes vient d'entrer dans une voie qui opérera en pathologie une véritable révolution; la spontanéité sera réduite à ses vraies proportions, la spécificité trouvera la base qui lui faisait souvent défaut; les classifications nosologiques pourront être revisées, et ce sera un des bienfaits de notre époque d'avoir substitué à une pathogénie souvent erronée, une pathogénie positive, basée sur l'expérimentation. Ce grand mouvement scientifique date d'hier; il a été préparé par deux hommes dont vous connaissez les admirables travaux, MM. Pasteur et Villemin.

Voyez ce qui est arrivé pour la tuberculose : Laënnec avait frappé si juste en décrivant les lésions de la phthisie pulmonaire et en proclamant leur identité, il en avait si merveilleusement décrit les signes et les symptômes, lui l'inventeur de l'auscultation, que de ce côté-là rien ne restait à faire après cet homme de génie. Mais la nature de la tuberculose était absolument ignorée, et, malgré des diatribes restées célèbres, les hypothèses concernant les causes de cette maladie s'agitaient dans le vide, ou ne reposaient que sur des erreurs.

Les choses en étaient là quand, il y a une vingtaine d'années, M. le professeur Villemin, à la suite d'expériences mûrement préméditées, annonça au monde médical étonné que la tuberculose est une maladie infectieuse, inoculable, ayant les plus grandes analogies avec la morve farcin. Les contradicteurs ne manquèrent pas, car ces idées nouvelles allaient à l'encontre de toutes les idées reçues; néanmoins, il fallut bien se rendre à l'évidence et la vérité s'imposa. La découverte de M. Villemin avait une telle importance qu'elle changea complètement le courant des études sur la tuberculose; elle consacra d'une façon irréfutable les doctrines de Laënnec, en démontrant expérimentalement l'identité des lésions tuberculeuses et caséeuses; elle renversa du même coup les doctrines allemandes, qui avaient la prétention de dissocier l'œuvre de Laënnec; elle réduisit à leur juste valeur les lésions scrofuleuses, qui avaient envahi le domaine de la tuberculose; elle fut le prélude de la découverte du bacille de Koch.

Pendant que M. Villemin ouvrait ainsi à la pathogénie de la tuberculose des horizons nouveaux, M. Pasteur enfantait cette série de travaux qui remplissent le monde entier. De ces travaux la médecine a largement bénéficié. Nous savons aujourd'hui que dans bon nombre de maladies, dites virulentes, infectieuses, contagieuses, l'agent de la virulence, de l'infection, de la contagion, n'est, en somme, qu'un seul et même agent : c'est un micro-organisme, un microbe, une bactérie. Grâce à des méthodes de culture que M. Pasteur a inaugurées, et auxquelles M. Koch a contribué, nous pouvons cultiver ces micro-organismes, les isoler de toute substance étrangère, les obtenir à l'état de pureté, les inoculer, et reproduire souvent, chez les animaux, les maladies dont ils sont l'agent actif et spécifique. Nous pouvons également, grâce à d'ingénieux procédés de coloration, donner aux bactéries une teinte qui tranche nettement sur la teinte des tissus environnants, et dès lors il est facile, sur des préparations histologiques, d'apprécier en détail la situation de ces bactéries, leur mode d'envahissement et leurs rapports avec les tissus voisins.

De l'ensemble de ces travaux est née la bactériologie. Eh

bien, messieurs, c'est cette grande question, la bactériologie, qui se présente ici à nous, au sujet de l'étude des causes, c'est cette grande question que je désire envisager avec vous.

Un premier point est acquis : c'est que la bactériologie a déjà conquis dans l'étude des causes une situation prépondérante. La pathogénie d'un grand nombre de maladies infectieuses, qui était, il y a quelques années à peine, mystérieuse et cachée, est aujourd'hui évidente et tangible, et, en nous révélant les causes de ces maladies, la bactériologie a élucidé deux grands problèmes de pathologie générale : la spécificité et la spontanéité, qui doivent fixer notre attention.

Sous l'influence de Brown et de Broussais, les notions de spécificité avaient presque disparu de la médecine. Pour eux, l'irritation et l'inflammation dominaient la pathologie, et, si les maladies inflammatoires d'un organe ou d'un appareil présentaient entre elles des différences, ces différences ne tenaient qu'à l'intensité plus ou moins grande de la cause irritante ou à la réaction plus ou moins vive de l'économie ; quant à la qualité de cette cause irritante, il n'en était pas question. Ainsi, pour prendre un exemple, si l'inflammation de l'appareil digestif aboutit tantôt à une simple gastro-entérite, tantôt à la fièvre entéro-mésentérique ou fièvre typhoïde, ce n'est qu'une affaire de quantité de l'agent phlegmasique, peu importe la qualité de cet agent provocateur.

Les doctrines de Broussais, applicables, il faut le dire, à quelques phlegmasies, eurent un tel retentissement, que toute une génération médicale jura sur la parole du maître, et la semence en fut si féconde, qu'il ne fallut rien moins que les travaux de Laënnec, et plus tard la puissante autorité de Bretonneau, pour rendre à la spécificité les droits qu'elle avait perdus.

Si vous voulez connaître à fond cette question de la spécificité, lisez le chapitre que mon illustre et vénéré maître Trousseau lui a consacré. Vous verrez que, parmi les nombreux exemples que Trousseau a choisis, il en est un qui lui était particulièrement familier et qui ne peut mieux être en situation. Voici deux malades, disait Trousseau, qui sont atteints l'un et l'autre d'une angine couenneuse. Seulement, chez le premier il s'agit de l'angine couenneuse commune, de l'herpès du pharynx, maladie locale qui guérit toujours, tandis que chez l'autre il s'agit d'une angine diphthérique, maladie terrible qui se termine trop souvent par le croup ou par infection mortelle. Eh bien, ces deux états pathologiques, si dissemblables quant à leur nature et quant à leur gravité, ne sont-ils dus qu'à l'intensité plus ou moins vive de l'agent phlegmasique? Nullement, car c'est justement dans l'angine couenneuse bénigne que les symptômes inflammatoires, la température et la fièvre sont habituellement le plus accentués.

Ce n'est donc pas l'intensité du processus phlegmasique qui crée l'angine diphthérique plutôt que l'angine commune; ce n'est pas l'intensité du processus phlegmasique qui crée la fièvre typhoïde plutôt que l'entérite simple, c'est autre chose, et vous allez voir avec quelle lucidité Trousseau résume la question : « Ce qui donne aux maladies spécifiques leurs caractères invariables, c'est non la quantité, mais la qualité de la cause morbifique, invariable elle-même dans sa nature, sous l'influence de laquelle elles se sont développées. Jamais, quoi qu'on fasse, la roséole ne deviendra la rougeole, pas plus que la varicelle ne deviendra la variole, pas plus que le simple catarrhe bronchique ne sera la coqueluche, pas plus que l'angine herpétique ne deviendra la diphthérie.... Ces maladies ont leurs caractères spécifiques, absolus, invariables, qui les distinguent nettement les unes des autres, quelle que soit d'ailleurs leur gravité. »

Eh bien, messieurs, cette qualité de la cause morbifique que les grands cliniciens qui nous ont précédés soupçon-

naient sans la connaître, ce *quid ignotum* qui crée la spécificité, vient de nous être révélé par la bactériologie. Vaine-
ment l'histologie avait recherché en quoi les membranes de
la diphthérie diffèrent des membranes d'autre provenance ;
l'histologie n'avait vu qu'une chose, c'est que tous ces produits inflammatoires des muqueuses ont la même structure,
les mêmes caractères.

Il était réservé à la bactériologie de mettre en évidence
le micro-organisme qui donne à la diphthérie sa physionomie
propre, sa contagiosité, sa spécificité, comme elle a mis en
évidence les micro-organismes qui sont les agents spécifiques de la fièvre typhoïde, de l'érysipèle, de la tuberculose
et de bien d'autres maladies. Cette spécificité d'origine bactérienne a été également mise en lumière par l'expérimentation, car, chez les animaux, il ne manque pas de maladies,
telles que le charbon, la septicémie des souris, le choléra
des poules, où l'expérimentateur reproduit à son gré la
maladie spécifique dans tous ses détails anatomiques et cliniques. Il est donc indéniable que les micro-organismes sont
les agents spécifiques d'un grand nombre de maladies infectieuses, quel que soit, du reste, leur mode d'action, qu'ils
agissent directement sur les humeurs et sur les tissus, qu'ils
agissent par leurs sécrétions, ou encore par les ptomaïnes
dont ils provoquent la formation.

A l'étude de la spécificité se rattache forcément l'étude de
la spontanéité. Il y a peu d'années encore, on admettait que
certaines maladies, telles que le typhus, la fièvre typhoïde,
le charbon, la tuberculose, peuvent naître spontanément.
Ainsi, quand on voyait le charbon se déclarer dans un troupeau, alors que l'enquête la plus minutieuse permettait
d'affirmer qu'aucun des animaux de ce troupeau n'avait été
exposé à des causes directes ou indirectes de contagion, on
en arrivait à admettre l'éclosion spontanée de la maladie,
et l'on expliquait cette éclosion, que sais-je ! par les conditions telluriques et atmosphériques, par la mauvaise qualité
de l'alimentation, par le surmenage, par l'encombrement.

Mais aujourd'hui cette prétendue spontanéité est expliquée
par des faits positifs. Non seulement on sait depuis Davaine
que la bactérie charbonneuse est l'agent actif et spécifique
de la maladie, mais on sait également que ces bactéries,
transportées n'importe comment dans un champ, ou provenant de cadavres charbonneux profondément enfouis dans
la terre, peuvent parcourir dans le sol toutes les phases de
leur évolution, donner naissance à des spores excessivement résistantes, qui, mélangées aux pâturages et avalées
par les animaux, deviennent la cause du charbon. Voilà,
messieurs, comment le fait s'est substitué à la théorie.

Même chose est arrivée pour la prétendue spontanéité de
la tuberculose, car on en était réduit à admettre la spontanéité de la tuberculose quand l'hérédité faisait défaut. Que
de talent dépensé pour démontrer que l'économie peut créer
de toutes pièces la tuberculose ! pour tâcher de prouver que
la phthisie pulmonaire peut être le résultat de l'épuisement
de l'organisme, l'aboutissant d'une nutrition pervertie, la
conséquence de la misère physiologique ! A toutes ces théories, si souvent en désaccord avec la vérité, nous opposons
aujourd'hui des faits positifs, depuis que nous savons que la
tuberculose est une maladie infectieuse et contagieuse dont
le bacille est l'agent actif et spécifique. Ainsi se trouve réduite à néant la prétendue spontanéité de la tuberculose.

On avait cru, jusqu'à ces derniers temps, à la spontanéité
de la fièvre typhoïde, mais les travaux de bactériologie ont
fait justice de cette prétendue spontanéité, et il me suffirait, du reste, pour juger la question, de vous citer la
récente et lamentable épidémie de Pierrefonds, dont voici
le récit en quelques mots[1]. Une famille vient s'installer cet
été à Pierrefonds, famille et domestiques, en tout huit personnes. A un moment donné, malgré de sages conseils, on
se met à boire de l'eau qu'on prenait à un puits du voisinage. Quelques jours après, du 25 au 30 septembre, une

1. M. le professeur Brouardel en a fait l'objet d'une communication à
l'Académie des sciences, séance du 15 décembre 1886.

jeune fille tombe brusquement malade le matin; une autre jeune fille est atteinte à quatre heures du soir; une troisième jeune fille, une bonne, et successivement toutes les autres personnes tombent malades. Ces huit personnes sont atteintes de fièvre typhoïde, même celles, remarquez-le bien, qui avaient eu antérieurement cette maladie. Sur ces huit personnes, quatre succombent : trois jeunes filles de dix-sept, vingt et vingt-trois ans, et la bonne qui avait vingt-deux ans, ce qui donne l'effrayante mortalité de 50 pour 100.

A quoi attribuer cette meurtrière épidémie? Va-t-on invoquer la spontanéité? Non : on fait une enquête, et l'on apprend que le puits où l'on allait chercher de l'eau à boire était situé à 20 mètres et en contre-bas d'une fosse, dans laquelle on avait jeté les déjections des malades habitant antérieurement une maison voisine, et atteints eux-mêmes de la fièvre typhoïde. Il était donc naturel d'incriminer l'eau de ce puits, qui, d'après sa situation, pouvait bien avoir reçu des infiltrations de la fosse. MM. Chantemesse et Widal soumettent l'eau de ce puits à un examen bactériologique complet, et à leur premier examen, fait avec de l'eau recueillie le 18 octobre, ils décèlent une telle quantité de bacilles pathogènes de la fièvre typhoïde, qu'on pouvait évaluer ces bacilles à 25 000 environ par litre d'eau.

C'étaient bien là les bacilles spécifiques de la fièvre typhoïde, car ils présentaient tous les caractères bactériologiques, morphologiques et biologiques que présentent les bacilles qu'on obtient facilement en cultivant quelques parcelles de sang retiré de la rate d'un individu au cours de sa fièvre typhoïde.

Les quelques exemples que je viens de vous citer jugent, je crois, la question de spontanéité dans les maladies infectieuses.

Toutefois, messieurs, je ne voudrais pas vous laisser supposer que je considère l'organisme humain comme un simple milieu de culture toujours apte à recevoir et à faire fructifier les différents bacilles avec lesquels il peut se trouver en contact.

Loin de moi cette idée. Étant donnée une maladie bactérienne, une fois que le germe infectieux a pénétré dans l'économie, il peut s'y comporter de différentes façons : s'il y trouve un terrain favorable, si l'individu, pour me servir d'une ancienne formule, est en état de réceptivité, la maladie va se déclarer. Mais si l'individu est réfractaire, le germe infectieux ne se développe pas, ou il se développe incomplètement, ou peut-être même, dans quelques cas, reste-t-il à l'état latent, ainsi que l'a si bien dit M. le professeur Verneuil, jusqu'au jour où le terrain sera devenu favorable à son éclosion.

Je suis donc tout disposé, vous le voyez, à tenir grand compte des conditions multiples que peut présenter l'individu. L'économie attaquée réagit à sa façon ; elle se défend, c'est là sa part de spontanéité. De plus, chacun de nous, la clinique nous l'apprend, individualise la maladie à sa manière ; de là les formes si multiples et si variées que peut présenter une même maladie, de là aussi des indications si diverses dans le traitement. Ces notions devront toujours être présentes à votre esprit ; mais, au point de vue de la genèse des maladies infectieuses, ces différentes considérations sont de second ordre et le rôle prépondérant appartient aux micro-organismes, du moment que ces micro-organismes pénètrent dans l'économie à dose suffisante, et doués d'une virulence suffisante.

Je ne veux pas, messieurs, abuser plus longtemps de votre attention, et je résume en quelques mots ce premier entretien.

Ainsi que je vous l'ai fait pressentir, nous étudierons avec un soin tout particulier la sémiologie, parce que la sémiologie conduit au diagnostic, au pronostic, au traitement, et qu'il n'y a pas de médecine possible sans une bonne sémiologie.

Nous rechercherons toutes les occasions de nous appuyer sur l'anatomie pathologique, parce que l'anatomie pathologique a pour rôle d'endiguer les descriptions de la pathologie et de les conduire dans le droit chemin.

J'ai détaché de l'étude générale des causes la partie de l'étiologie qui concerne les maladies infectieuses, parce qu'il s'agit là de découvertes récentes, et parce que je voulais, d'emblée, vous montrer toute l'importance de la bactériologie, qui est destinée à prendre sur l'hygiène et sur la prophylaxie une influence croissante.

C'est le moment maintenant de mettre en pratique ces différentes notions, et ce sera le but de mon enseignement.

En succédant à M. le professeur Peter, je recueille un lourd héritage; par ses éminentes qualités professorales, par sa dialectique brillante et serrée, par ses convictions ardentes, M. le professeur Peter avait captivé votre attention; je ne me fais aucune illusion sur la difficulté de ma tâche, et pour remplir dignement la mission que la Faculté m'a fait l'honneur de me confier, vous pouvez compter, messieurs, sur tous mes efforts.

LEÇON D'OUVERTURE

DE LA CLINIQUE MÉDICALE DE L'HOTEL-DIEU

(14 NOVEMBRE 1896)

Messieurs,

Il y a dix ans, la Faculté de médecine me faisait l'honneur de m'appeler à la chaire de pathologie interne; aujourd'hui, elle me fait gravir l'échelon suprême, elle me confie la chaire de clinique. Je vous ai dit, autrefois, dans ma leçon d'inauguration, comment je comprenais l'enseignement de la pathologie; je vais vous dire, aujourd'hui, comment je comprends l'enseignement de la clinique.

Mais avant tout, que mes premières paroles, en entrant dans cet amphithéâtre, soient des paroles de gratitude et de remérciements. Des remerciements à vous, monsieur le Doyen, qui, toujours sur la brèche, vous occupez avec un soin si jaloux de la prospérité de notre École; des remerciements à vous, mes Maîtres et Collègues, qui avez bien voulu honorer de votre présence cette première séance, où je reçois de vos mains l'investiture; des remerciements à vous, mes élèves, mes collaborateurs, groupés autour de moi, fidèles et dévoués; des remerciements à vous, étudiants, jeunes et anciens, amis souvent inconnus, que j'ai eu la bonne fortune de trouver à tous les tournants de ma vie médicale, aux jours difficiles comme aux jours heureux, et qui occupez, vous le savez, une large place dans mon cœur.

Messieurs, rendons un légitime hommage à l'homme éminent qui m'a précédé dans cette chaire. L'éloge du professeur Sée n'est plus à faire; mes collègues Debove et Landouzy se sont acquittés de cette tâche, l'un au nom de la
Faculté, l'autre au nom de l'Académie de médecine, et ils
l'ont fait en termes si élevés, que je ne saurais mieux faire,
à mon tour, que vous rappeler leurs propres paroles.

« Agir impatiemment, entreprendre, voir sur l'heure,
essayer de suite, contrôler immédiatement au laboratoire,
était plus le fait de Germain Sée que d'attendre les hasards
apportés par la pratique médicale, que de s'attarder aux
lenteurs inévitables des observations cliniques. Le tempérament de Sée l'avait marqué pour être un apôtre de la thérapeutique physiologique, un instaurateur de la pathologie et
de la clinique expérimentales. Sa taille athlétique, sa physionomie respirant la puissance et la volonté, son geste ferme,
sa parole nette, un peu hautaine, parfois ironique, tout en
lui sentait la force servie par une vaste intelligence, tout en
lui sentait la force doublée d'une activité jamais défaillante,
qui étonnait les anciens, que jalousaient les jeunes[1]. »

Il n'est pas possible de mieux dépeindre les qualités
dominantes du professeur Sée. Ardent lutteur, travailleur
infatigable, se lançant à nouveau dans la mêlée, à un âge où
l'on ne dédaigne généralement pas le repos, Germain Sée a
pris une large part au mouvement scientifique de ces vingt
dernières années, et son enseignement laissera parmi nous
une trace profonde.

Maintenant, messieurs, qu'il me soit donné de remonter
plus haut dans le passé; je me sens entraîné, comme par
un sentiment de piété filiale, vers une époque lointaine où
la clinique de l'Hôtel-Dieu brillait d'un éclat incomparable,
et je vois se dresser devant moi la grande figure de Trousseau! Laissez-moi, je vous en prie, évoquer des souvenirs
qui me sont chers; laissez-moi vous parler du Maître illustre

1. Landouzy. *Bull. de l'Acad. de méd.* Séance du 19 mai 1896.

qui a immortalisé la chaire de l'Hôtel-Dieu; j'ai l'honneur insigne d'avoir été son élève, et, si vous me permettez de revivre au milieu de vous les quelques années de jeunesse qui ont décidé de ma carrière, vous m'aurez donné une bien douce satisfaction et je n'aurai jamais mieux compris le vers du poète :

> ... *Forsan et hæc olim meminisse juvabit.*

Lorsque je quittai ma bonne ville de Toulouse[1] pour venir à Paris étudier la médecine, la Faculté de Paris était dans toute sa gloire : Andral vivait encore; Bouillaud était entouré d'une majestueuse auréole; Velpeau personnifiait avec grandeur la chirurgie française; Nélaton était à l'apogée de sa renommée, et, du fond du Collège de France, le génie de Claude Bernard rayonnait sur nous. J'en passe et des meilleurs.

Au milieu de ces hommes, universellement connus et respectés, Trousseau tenait le sceptre de la médecine; les études multiples et variées de toute sa vie en avaient fait l'esprit le plus cultivé, l'intelligence la plus ouverte qu'on puisse imaginer. Trousseau était né à Tours, en 1801. Dès l'âge de vingt ans, il était professeur de rhétorique à Châteauroux, et sa passion pour les « belles-lettres » et pour les auteurs classiques n'a certainement pas été étrangère à l'éloquence du professeur et au style admirable de l'écrivain.

Mais Trousseau ne devait pas longtemps enseigner la rhétorique à Châteauroux; à l'instigation de Bretonneau, le Maître auquel il voua une admiration sans bornes, il commença ses études en médecine à l'école de Tours. Deux ans plus tard, il vint à Paris, et fut nommé interne à la maison de santé de Charenton, où, sous la direction d'Esquirol, il s'adonna à l'étude des maladies mentales.

1. J'avais commencé mes études à Toulouse sous la direction d'un des plus grands chirurgiens de cette époque, mon oncle Paul Dieulafoy, professeur de clinique chirurgicale.

A dater de cette époque, les événements se précipitent.
A vingt-six ans, Trousseau est docteur en médecine; à
vingt-sept ans, il enlève au concours sa nomination d'agrégé
à la Faculté de Paris. Cette même année, une épidémie de
fièvre jaune éclate à Gibraltar : on l'envoie en mission avec
Louis, pour étudier la fièvre jaune. L'année suivante, une
terrible épidémie de diphthérie ravage la Sologne : on l'envoie en mission avec Ramon, pour étudier de près la
diphthérie et pour combattre le fléau. Médecin d'hôpital, il
est déjà le maître incontesté; à la crèche de l'hôpital Necker, il étudie et il enseigne les maladies des nouveau-nés;
à l'hôpital de l'Enfant-Jésus, il étudie et il enseigne les
maladies des enfants. En 1837, il est nommé, après concours, à la chaire de thérapeutique, et, pendant quinze
années, le grand amphithéâtre de l'École, trop petit pour
contenir le flot des auditeurs, retentit des éclatants succès
de son enseignement. Enfin, en 1852, en pleine maturité
de sa puissante intelligence, Trousseau devient professeur de
clinique à l'Hôtel-Dieu.

C'est à la clinique du vieil Hôtel-Dieu que je vis Trousseau
pour la première fois, en 1863. Dès le matin même de mon
arrivée à Paris, ainsi que je l'ai raconté ailleurs, je m'empressai de me rendre à l'hôpital pour voir et entendre cet
homme, dont les ouvrages m'avaient si fortement impressionné. Je me mêlai à la foule des élèves. Je fus émerveillé, je fus ébloui. Un grand nombre de médecins, de
toute nationalité, avides de s'instruire, suivaient la visite.
Duchenne (de Boulogne), une de nos grandes illustrations
médicales, était des plus assidus.
Trousseau discutait les cas les plus dissemblables avec
une égale compétence. Qu'il abordât les questions de pathologie générale, de thérapeutique ou de clinique, on sentait qu'il était partout sur son terrain. Ses causeries fami-
lières au lit du malade avaient un charme inexprimable.
Ses superbes leçons à l'amphithéâtre étaient nourries, docu-
mentées, longuement préparées, et représentaient une

somme de labeur considérable ; la précision dans les idées, la clarté dans l'exposition : voilà l'éloquence de bon aloi, l'éloquence scientifique qui présidait à l'enseignement de Trousseau.

Tous les jours, j'attendais avec impatience le moment de me rendre à l'hôpital. J'avais des lettres d'introduction auprès de Trousseau, mais je n'avais pas osé les lui remettre. Un de ses élèves préférés, Krishaber, qui devint mon intime ami, voulut me présenter au chef, mais j'étais intimidé : je n'acceptai pas la proposition, et cependant j'en avais bien envie.

Un jour, pendant la visite à la salle des femmes, on arrive auprès d'une malade qui, désireuse d'attirer sur elle l'attention, était en train de simuler une légère attaque d'hystérie. Trousseau l'examine, découvre la supercherie, nous parle longuement de l'état mental des hystériques ; puis il ajoute, en souriant : « Ce besoin, ce désir de s'exhiber, de se mettre en évidence, n'est pas seulement spécial à l'hystérie, bien des femmes ont ce léger travers ; elles l'avaient même déjà dans l'antiquité, s'il faut en croire Ovide ; témoin l'enlèvement des Sabines par les Romains ; car, si les Sabines avaient accepté l'invitation des Romains, c'était, dit Ovide, au moins autant pour se donner elles-mêmes en spectacle, que pour assister au spectacle qu'on leur offrait. » Et Trousseau se met à nous citer le passage d'Ovide concernant cet épisode ; mais voilà qu'arrivé au vers qui résumait si bien sa pensée, sa mémoire le sert mal, il cherche un instant, puis, s'adressant autour de lui : « Qui de vous va me rappeler ce vers d'Ovide ? » — Nul ne répond ; — je savais le passage en question ; j'hésitai un instant, puis je lançai le vers d'Ovide :

Spectatum veniunt, veniunt spectentur ut ipsæ.

Trousseau fut enchanté de la réplique. — « Qui donc êtes-vous ? » me dit-il. — Je me nommai. — « Vous portez, ajoutat-il, un nom renommé et respecté dans notre profession, venez me voir, nous causerons. » Je me rendis chez Trousseau : il me fit un accueil paternel, il me parla longuement de l'avenir, et voilà comment la vie médicale s'ouvrit à moi sous son puissant patronage. En 1865, je devins externe dans son service, où je passai avec mon ami Vergely, aujourd'hui professeur à la Faculté de Bordeaux, une année inoubliable. Je fus reçu chez Trousseau comme un enfant de la maison, il m'admit dans son intimité, souvent il m'entretint des grandes questions médicales qui, après l'avoir passionné, me passionnaient à mon tour ; mais hélas, ces beaux jours ne devaient pas durer longtemps : deux ans plus tard, le Maître était mortellement atteint, et j'eus la douloureuse mission d'assister à sa lente et fière agonie.

Un de ses élèves favoris, le professeur Peter, dans le discours qu'il a prononcé à Tours, en 1887, a raconté, en paroles émues, la fin de Trousseau :

« C'est le 1ᵉʳ janvier 1867, dit Peter, alors que j'allais lui porter mes souhaits de nouvel an, que Trousseau me dit avec une tristesse résignée : « Je suis perdu ; une phlegma- « tia qui vient de se déclarer cette nuit ne me laisse plus « aucun doute sur la nature de mon mal. » Trousseau disait vrai ; c'était lui qui avait découvert les rapports de la phlébite et du cancer de l'estomac, et voici qu'il constatait sur lui-même la réalisation de ce rapport, comme la réalité de sa découverte. Sa vie ne fut plus dès lors qu'une longue torture ; les souffrances physiques déprimaient ses forces sans troubler sa sérénité ; c'est en savant qu'il parlait de son mal, c'est en stoïcien qu'il le supportait. Je n'ai jamais vu spectacle d'une plus émouvante grandeur. »

Pendant ces derniers mois, où la maladie accentuait progressivement ses ravages, Trousseau ne proféra ni une plainte ni un murmure. Les discussions médicales restaient sa distraction favorite, et le souvenir de son maître Bretonneau hantait souvent sa pensée. Jusqu'au dernier moment, il eut le souci de ses élèves et de ses amis; à tous il voulait être encore utile, en semant le bien autour de lui. J'étais un jour près du lit du mourant, et Nélaton entra discrètement pour lui serrer la main encore une fois. « Mon ami, lui dit Trousseau, de sa voix défaillante, notre camarade Voyet (de Chartres) n'est pas décoré; vous êtes tout-puissant; obtenez la croix pour lui, vous me ferez plaisir. » — Nélaton, tout émotionné, lui répondit : « Je cours aux Tuileries. » — Et, deux heures après, Nélaton revenait, apportant à Trousseau, dont l'œil s'illumina, le décret qui nommait son ami Voyet chevalier de la Légion d'honneur.

Trousseau mourut le 23 juin 1867. Il n'avait que soixante-six ans.

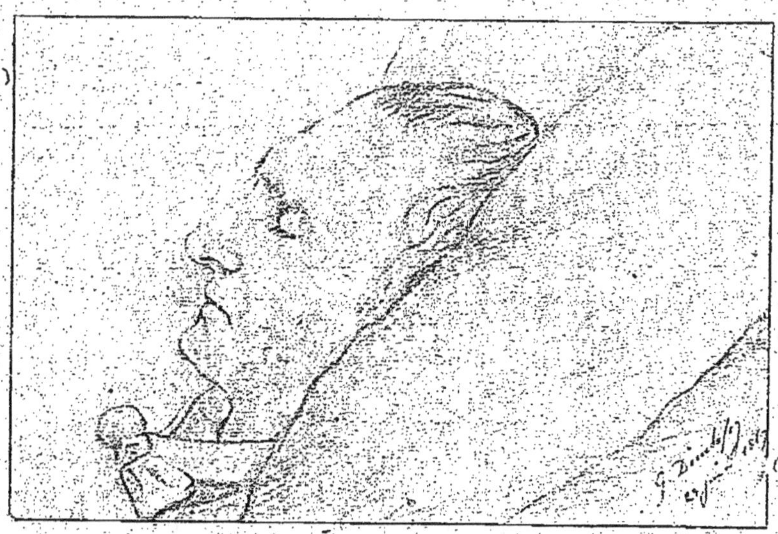

Le Professeur Trousseau à son lit de mort.
(D'après un croquis de G. Dieulafoy.)

Et maintenant, messieurs, que trente ans sont presque écoulés, et que le temps permet de juger sainement les choses, c'est bien le moment d'envisager dans son ensemble l'œuvre de Trousseau.

Ce qui me frappe le plus, chez cet homme, c'est la lumineuse intuition avec laquelle il avait prédit les découvertes bactériologiques et les doctrines pasteuriennes qui sont la gloire de notre époque.

A ce titre, Trousseau a été un véritable précurseur, et l'admirable évolution qui se fait actuellement en médecine est la continuation et l'éclatante confirmation des idées pour lesquelles Trousseau a toujours combattu.

A ce sujet, et pour bien mettre en relief l'enchaînement des faits, permettez-moi d'envisager la question à ses différentes phases.

Quelles étaient les notions médicales régnantes au commencent de ce siècle? Sous l'impulsion vigoureuse de Broussais, ce tribun de la médecine, la doctrine de l'irritation et de l'inflammation dominait toute la pathologie. Les différences que présentaient entre elles les maladies inflammatoires d'un organe ou d'un appareil ne tenaient qu'à l'intensité plus ou moins grande de la cause irritante ou à la réaction plus ou moins vive de l'économie; quant à la qualité de cette cause irritante, il n'en était pas question. Il importerait peu, d'après la doctrine de Broussais, qu'une entérite banale différât, par sa forme et par ses symptômes, de la fièvre typhoïde ou du choléra; Broussais ne verrait dans ces maladies que des irritations intestinales, d'intensité diverse, éveillant des sympathies différentes, sans se soucier autrement de la nature ou de la qualité de l'agent provocateur; et ainsi de suite pour toutes les inflammations. Pareille doctrine avait engendré la thérapeutique que l'on sait : le traitement antiphlogistique et les saignées à outrance.

Grâce à sa séduisante simplicité, la doctrine de Broussais eut un retentissement considérable; plusieurs générations en furent imprégnées, et pour lui porter les premiers coups il ne fallut rien moins que l'œuvre de Laënnec et la puissante autorité de Bretonneau « qui, sur les débris du physiologisme et du prétendu rationalisme en thérapeutique, éleva la doctrine de la spécificité dans les maladies ».

Alors s'ouvre une ère nouvelle : la spécificité domine la médecine, la qualité de l'agent provocateur prend une situation prépondérante, et, dans ses merveilleuses leçons sur la spécificité et sur la contagion, leçons qu'on ne saurait trop relire et méditer, Trousseau ouvre la voie à travers laquelle les doctrines microbiennes se précipiteront plus tard comme un torrent.

Diphthérie, fièvre typhoïde, choléra, fièvres éruptives et tant d'autres maladies, sont des maladies spécifiques, ce qui veut dire qu'elles présentent des caractères spéciaux qui les différencient entre elles et qui permettent d'établir des espèces nosologiques, d'une façon aussi absolue, qu'on a établi des espèces botaniques ou des espèces zoologiques. De là, le nom de maladies spécifiques.

Mais Trousseau, conséquent avec lui-même, poursuit jusqu'au bout son raisonnement. Pour être spécifiques, dit-il, ces maladies doivent avoir nécessairement un germe morbifique qui, lui aussi, est spécifique, et, tout en proclamant l'existence de ces germes, Trousseau prédit en termes explicites l'avènement de la bactériologie. Voulez-vous savoir à quel point Trousseau était déjà dans le mouvement, à l'époque éloignée dont je vous parle? Écoutez, je vous prie, ce saisissant passage de ses leçons [1] et vous jugerez :

« Je dois vous rappeler, dit Trousseau, la théorie nouvelle de M. Pasteur sur les ferments. Vous savez que ce savant est arrivé à nier les ferments; des expériences très minutieusement faites l'ont conduit à professer que la fermentation était due à des spores, et que telle spore, reconnaissable à certains caractères, jouissait de la pro-

1. Trousseau. *Clin. méd. de l'Hôtel-Dieu*, t. I, p. 526.

priété de donner naissance, dans un milieu déterminé, à des fermentations d'espèce différente. De telle sorte qu'il y aurait des spores différentes pour les fermentations alcoolique, lactique, butyrique, etc. *N'existerait-il pas aussi des spores morbides...*, spores qui n'attendraient que certaines circonstances déterminées pour révéler leur existence, se développer, se multiplier, et donner naissance à la prétendue fermentation morbide? N'a-t-on pas dit que le pus faisait le pus? *Il est peut-être une sporule purulente qui rendrait compte de l'infection purulente; il est peut-être aussi une sporule dysentérique, une sporule cholérique, etc., etc. Les faits de contagion se trouveraient ainsi expliqués, si l'on pouvait découvrir la présence de ces spores morbifiques; mais, pour arriver à cette découverte, il faudra suivre la voie tracée par M. Pasteur et procéder avec la même habileté et la même patience expérimentales.* »

Eh bien! messieurs, que pensez-vous de cette prophétie géniale, et, si à l'instant, Trousseau apparaissait parmi vous, de quelle acclamation le salueriez-vous, cet homme qui, si longtemps à l'avance, prédisait et glorifiait les découvertes de notre illustre Pasteur ! Il demandait qu'on recherchât la sporule de l'infection purulente; nous la connaissons, maintenant, elle s'appelle le streptocoque; il demandait qu'on découvrît les germes morbifiques de la diphthérie, de la fièvre typhoïde, du choléra; nous les connaissons maintenant; ils sont les témoins irréfutables de la spécificité morbide qu'il avait si hautement proclamée au nom de la clinique!

Ce que nous appelons aujourd'hui le microbisme latent, c'est-à-dire le silence longtemps prolongé des germes dans l'organisme, ainsi que la conservation de ces germes morbifiques en dehors de l'organisme, tout cela était connu de Trousseau, qui ne manquait pas d'en citer de nombreux et saisissants exemples, quand il cherchait, à l'occasion de l'éclosion des maladies, à faire la part de la graine et la part du terrain, c'est-à-dire la part de l'économie vivante.

Ne croyez pas, en effet, que, dans la détermination des maladies, Trousseau fût disposé à donner à la graine (au microbe) un rôle par trop prépondérant. Il faut voir avec quelle insistance il met en relief le rôle et la valeur du terrain; ce terrain qui fait que chacun de nous individualise la maladie à sa manière; ce terrain que nous recevons par héritage ou que nous façonnons au cours de notre existence; ce terrain qui, suivant les états d'immunité, de réceptivité, d'opportunité morbide, peut annihiler, peut favoriser ou modifier à l'infini le développement des germes. Ici encore, les idées actuelles concordent de tous points avec les doctrines de Trousseau.

Après cette vue d'ensemble sur l'œuvre de Trousseau, je n'en finirais pas, messieurs, si je voulais vous rappeler tous les sujets qu'il a enfantés, élucidés ou vulgarisés. Je ne peux pourtant pas les passer tous sous silence.

Ainsi, ses travaux sur la diphthérie resteront un modèle inimitable, dont les moindres détails se trouvent confirmés par les découvertes bactériologiques. La fausse membrane était si peu, pour Trousseau, la caractéristique de la diphthérie, que, dans sa leçon sur l'angine couenneuse commune, il a bien soin de diviser les angines membraneuses en deux catégories, celles qui sont diphthériques et celles qui ne le sont pas.

La diphthérie était tellement, dans son idée, une maladie toxique, qu'il nous la fait connaître sous une forme non décrite avant lui; il crée, à cette occasion, la dénomination de diphthérie maligne et il en retrace, du premier coup, un tableau si saisissant et si complet, qu'on ne saurait y rien ajouter après lui.

Discute-t-il la nature des paralysies diphthériques, il n'hésite pas à conclure qu'il s'agit là de paralysies toxiques dues au poison diphthérique; conclusion rigoureusement vraie, puisque MM. Roux et Yersin, dans une série de remarquables travaux, ont découvert la toxine diphthérique et ont expérimentalement démontré le rôle de cette toxine dans la genèse des paralysies.

Cherche-t-il à élucider la question si controversée des angines de la scarlatine, il nous montre, d'une part, qu'il existe des angines pultacées et des angines membraneuses qui n'ont rien à voir avec la diphthérie — c'est à leur sujet qu'il crée son fameux aphorisme : la scarlatine n'aime pas le larynx — et il nous enseigne, d'autre part, qu'il existe au décours de la scarlatine des angines membraneuses secondaires ou tardives, trop souvent tributaires de la diphthérie. Ce que Trousseau précisait si nettement au nom de la clinique, les recherches actuelles l'ont de tous points confirmé.

Partout, vous le voyez, même sûreté de jugement, même intuition de la vérité.

Dois-je vous rappeler les fameuses leçons sur les fièvres éruptives et sur l'infection purulente? Vous parlerai-je des chapitres concernant l'aphasie, la maladie d'Addison, la maladie de Basedow, et tant d'autres sujets que Trousseau prenait à l'état presque embryonnaire, mais qu'il mûrissait hâtivement, qu'il faisait éclore, et qui prenaient ensuite leur essor, marqués au coin de son talent et de son autorité?

Qui n'a présent à l'esprit ses cliniques sur la pleurésie; que vous dire que vous ne sachiez sur la thoracentèse et sur la trachéotomie, deux des plus beaux fleurons de sa couronne? En vous parlant de ces opérations, dont il fut l'initiateur et on pourrait dire l'inventeur, je touche à un sujet qui nous révèle les tendances chirurgicales de Trousseau. Ces tendances chirurgicales, on les retrouve à chaque instant dans ses écrits, et sa belle leçon sur les phlegmons périnéphrétiques semble vraiment être l'œuvre d'un chirurgien. C'est qu'en effet Trousseau possédait à fond l'anatomie et la médecine opératoire; vous en serez moins surpris, quand vous saurez que, le jour où il était élu agrégé de la Faculté de médecine de Paris, ce même jour, il était nommé chirurgien en chef de l'hôpital de Tours.

L'esquisse incomplète que je viens d'ébaucher à grands traits ne donne qu'une faible idée de ce que fut l'illustre professeur de clinique de l'Hôtel-Dieu, mais cette esquisse, tout imparfaite qu'elle est, permet d'entrevoir l'importance et l'étendue de l'œuvre magistrale de Trousseau : cette œuvre est pour nous une source inépuisable d'instruction et de lumière.

Il est trois hommes, à mon avis, qui, à des titres divers, auront exercé une influence prépondérante sur les destinées médicales de ce siècle : ces génies bienfaisants sont Laënnec, Trousseau et Pasteur!

Maintenant, messieurs, comment descendre des sommets où vous avez bien voulu me suivre, et comment trouver une transition pour vous convier à écouter quelques instants ce que j'appelais prétentieusement, au début de cette séance, mes idées sur l'enseignement clinique. Je vous demande encore quelques moments de patience, je n'en abuserai pas. A croire certains réformateurs, les grandes découvertes de notre époque seraient en train de saper les doctrines médicales du temps passé, et de la vieille médecine il ne resterait bientôt plus que des épaves. A cette médecine séculaire, dite médecine d'observation, on oppose la médecine nouvelle, dite médecine d'expérimentation. L'exagération s'en mêlant, il semblerait vraiment que les expériences sur les animaux dussent remplacer avec avantage l'étude du malade, et la fréquentation de l'hôpital n'aurait plus qu'un intérêt secondaire, distancé par l'intérêt dominant du laboratoire; encore un peu et on arriverait à paraphraser un mot célèbre : « La médecine! nous avons changé tout cela. »

Essayons, si vous le voulez bien, de remettre les choses à leur vraie place, et commençons par dresser le bilan de l'enseignement clinique actuel. Il est évident que cet enseignement clinique n'est plus tout à fait, aujourd'hui, ce qu'il était il y a quelques années ; il s'est modifié, il se transforme tous les jours, il s'enrichit, et c'est à nous de savoir mettre à profit ses richesses. Pour bien faire comprendre cette continuelle transformation, je vais choisir quelques exemples qui feront mieux saisir ma pensée.

Voici un individu qui vient vous consulter pour une bronchite légère, consécutive, paraît-il, à une grippe ou à un refroidissement. Du reste, pas de fièvre, pas d'amaigrissement, appétit fort bon, état général excellent, et, n'étaient la toux et l'expectoration, cet homme ne songerait même pas à se soigner, tant son indisposition le préoccupe peu. L'auscultation de la poitrine ne dénote que quelques râles, sans localisation et sans importance. Devant un cas aussi simple, aussi anodin, vous n'hésitez pas à porter le pronostic le plus favorable, et vous pouvez, sans vous compromettre, affirmer que la maladie guérira.

Mais voici que l'analyse des crachats démontre d'une façon indéniable que cet homme a une bronchite tuberculeuse. Du même coup tout s'écroule, diagnostic, pronostic et traitement. Cette maladie, que vous considériez à tort comme tout à fait bénigne, vous apparaît maintenant, pour l'avenir, d'une excessive gravité. Cliniquement, j'en conviens, vous n'aviez aucune raison pour penser à la tuberculose, car vous n'aviez constaté ni signes, ni symptômes qui vous permissent de porter ce diagnostic, et cependant le malade est tuberculeux. Cela prouve que, dans le cas actuel et dans des cas analogues, les anciens moyens d'investigation sont insuffisants, et que le diagnostic clinique doit s'incliner devant le diagnostic bactériologique.

Second exemple. On est appelé auprès d'un jeune garçon atteint, depuis deux jours, d'une angine violente. Le mal de gorge a débuté chez lui brusquement, avec frisson, fièvre à 40 degrés et dysphagie intense. Dès le premier jour, les amygdales étaient rouges et tuméfiées. Au second jour, des vésicules d'herpès apparaissent sur la muqueuse de la gorge et sur les lèvres. En même temps, quelques fausses membranes tapissent l'amygdale. Voilà un type d'angine herpétique; le début brusque, la véhémence de la fièvre, l'intensité de la douleur, l'apparition des groupes d'herpès, rien ne manque. On se croit donc absolument certain du diagnostic et on porte en conséquence le pronostic le plus favorable. Mais, hélas! on s'était trompé, et le malade est enlevé par une terrible diphthérie. Il avait une angine diphthérique à forme herpétique.

Je ne voudrais pas revenir encore une fois sur ce que d'autres ont dit, et sur ce que j'ai moi-même répété à satiété. L'observation clinique, livrée à ses seules ressources, est incapable de dire si une angine est diphthérique ou si elle ne l'est pas; l'examen bactériologique peut seul nous permettre d'affirmer le diagnostic. Vouloir procéder autrement, c'est aller au-devant des plus terribles mécomptes; c'est exposer à la contagiosité des enfants une famille, un entourage qu'on aurait pu préserver; c'est exposer à la mort un malheureux qu'on aurait pu sauver si la diphthérie avait été diagnostiquée et traitée à temps par le sérum. Les plus habiles cliniciens s'y sont trompés et s'y trompent tous les jours; il faut donc en prendre son parti, et proclamer, une fois pour toutes, qu'en fait d'angines membraneuses le diagnostic clinique doit s'incliner absolument devant le diagnostic bactériologique.

Encore un exemple. On vous demande votre avis, au sujet d'une jeune femme, dont la maladie présente un diagnostic des plus difficiles. La maladie a débuté il y a quelques jours par des maux de tête violents, accompagnés de fièvre et d'une forte élévation de température. Depuis lors, la céphalée et la toux sont restées les symptômes dominants. L'anorexie est complète, la malade a éprouvé quelques nausées et la constipation n'a cédé qu'à des purgatifs qui ont, du reste, occasionné des vomissements. A l'auscul-

tation de la poitrine, on perçoit des râles disséminés, sans
caractères bien tranchés. Malgré la médication instituée, la
situation ne s'est pas modifiée, les maux de tête sont toujours dominants. Quant au diagnostic, il est resté en suspens; on voudrait bien pouvoir se raccrocher à l'idée de
grippe à prédominance céphalique, mais ce diagnostic est
livré à des hypothèses; on voudrait même pouvoir se rattacher à l'idée de fièvre typhoïde, mais ce diagnostic est lui-
même peu probable, car la malade n'a ni épistaxis, ni
diarrhée, ni gargouillement iliaque, ni ballonnement du
ventre; on guette l'apparition des taches rosées lenticulaires, mais elles n'apparaissent pas, et on est bien forcé
de s'avouer que la violence des maux de tête, la constipation, la tendance aux nausées et aux vomissements, joints
à la toux et aux râles constatés dans la poitrine, on est
bien forcé, dis-je, de s'avouer que tout cela ressemble terriblement à une méningite tuberculeuse. Dès lors, on se laisse
aller au plus sombre pronostic, et on perd tout espoir sur
l'issue favorable de la maladie.

Ces hésitations, ces incertitudes, nous les avons tous
connues, et nous les aurions tous partagées dans le cas
auquel je viens de faire allusion; car, s'il est possible, le
plus souvent, d'arriver au diagnostic de la fièvre typhoïde,
il est des cas, encore assez fréquents, qu'il s'agisse de formes
légères ou de formes insolites, où ce diagnostic est véritablement insurmontable. Mais, aujourd'hui, le doute n'est
plus permis, et nous possédons un moyen de diagnostic
absolument certain, depuis que M. Widal nous a fait connaître le procédé, aussi simple qu'ingénieux, de la réaction
agglutinante. Donc, en ce qui concerne la fièvre typhoïde, le
diagnostic clinique doit s'incliner devant le séro-diagnostic.

Les quelques exemples que je viens de citer ne sont pas
faits pour diminuer en quoi que ce soit l'importance et le
prestige de la clinique; au contraire, ils nous permettent
d'espérer que, grâce à des acquisitions continuelles, le diagnostic, qui est une des attributions de la clinique, finira

peu à peu par atteindre la précision d'une science exacte.

Dans cet ordre d'idées, Laënnec a commencé. C'était de ia fameuse clinique que faisait Laënnec, lorsqu'il inventa l'auscultation, et lorsque, dans ses immortels travaux, il unifia les différentes formes du processus tuberculeux, devançant ainsi l'unification ratifiée par la découverte du bacille de Koch.

C'est de la clinique que nous faisons tous les jours, quand nous pratiquons l'examen du sang, des urines, des humeurs, et quand nous mettons au service du diagnostic le thermomètre, le microscope, le laryngoscope, l'ophthal-moscope et autres moyens de contrôle et d'analyse.

Enfin, c'est encore et toujours de la clinique que nous faisons, quand, pour fixer un diagnostic, nous avons recours aux recherches bactériologiques et aux recherches expéri-mentales.

La clinique prend son bien partout où elle le trouve ; tous les modes d'investigation accroissent son patrimoine ; son domaine s'étend tous les jours. Il serait faux de dire, par conséquent, qu'il y a une ancienne médecine et une méde-cine nouvelle ; il en est de la médecine comme de toutes choses : elle poursuit son évolution, elle marche avec le progrès.

Dans le bilan que je viens de dresser, je n'ai encore envisagé la clinique qu'à un point de vue, celui qui con-cerne le diagnostic. Mais le diagnostic n'est, lui-même, qu'un des côtés de la clinique. Une fois la maladie recon-nue, tout n'est pas dit, il s'en faut. Qu'un malade soit atteint de tuberculose, de pneumonie, de broncho-pneu-monie, de grippe, de fièvre typhoïde, d'une fièvre érup-tive, d'une maladie infectieuse quelconque, comment cette maladie va-t-elle évoluer?

C'est ici que s'accentue le rôle du médecin ; c'est ici qu'il faut être attentif, sagace et expérimenté. En face de l'ennemi qui s'est installé dans la place, comment le malade va-t-il réagir; comment est-il armé pour la lutte et pour la défense; a-t-il des tares héréditaires, possède-t-il un certain degré d'immunité; ses organes sont-ils en bon état, n'ont-ils pas été antérieurement adultérés; le foie continuera-t-il à remplir son rôle efficace vis-à-vis des poisons de l'organisme; le rein sera-t-il à la hauteur de sa tâche pour éliminer ces poisons; le cœur, à un moment donné, ne faiblira-t-il pas à la peine; des infections satellites ou secondaires ne vont-elles pas se produire; des germes morbides, jusqu'alors latents, ne vont-ils pas se réveiller, et, dans cette lutte terrible et parfois si inégale, entre l'homme malade et les ennemis multiples qui l'assiègent, quelle sera votre conduite, à vous, clinicien?

Car, veuillez bien le remarquer, messieurs, dans cette nouvelle étape de la maladie, votre rôle a changé. Au début, il s'agissait surtout de formuler un diagnostic, et cette tâche a pu être singulièrement facilitée par l'examen d'un crachat, par l'analyse d'une urine, par la culture d'un microbe ou par une réaction de sérum. Mais, actuellement, la situation est autrement compliquée : la maladie est diagnostiquée, fort bien, mais cette maladie, souvent grave, parfois complexe, est en pleine évolution, et la question du pronostic se présente sans cesse à votre esprit. Du reste, dans la famille du malade, dans son entourage, on vous questionne continuellement sur la gravité, sur la durée, sur l'issue probable de la maladie. C'est bien le moment de faire appel à votre expérience de clinicien.

Vous avez la vie d'un homme entre vos mains; sur quoi baserez-vous vos indications thérapeutiques; dans quel sens dirigerez-vous vos moyens d'action? Si vous ne possédez pas cette expérience, qu'on ne peut acquérir que par la fréquentation et par l'observation assidue et incessante du malade, si vous n'êtes pas aptes à saisir les changements qui peuvent surgir d'un instant à l'autre; si vous n'êtes pas habile à dépister les nuances, parfois si légères, qui annoncent la détente du mal ou qui font présager l'orage ; si vous n'êtes pas prêt, au signal voulu, à agir énergiquement ; si vous ne savez pas ménager les forces de votre malade ; si, dans le désir de bien faire, vous dépassez le but ; si vous épuisez le cœur que vous vouliez fortifier ; si vous épuisez le rein sous prétexte d'activer sa fonction ; en un mot, si votre éducation médicale ne vous permet pas de sentir en vous « l'influence secrète » qui est comme le témoignage intime du devoir médical accompli, vous avez beau être chimiste, physiologiste, bactériologiste... vous n'êtes pas médecin.

Tout ceci, messieurs, pour en arriver à conclure qu'on ne peut être un clinicien, dans le vrai sens du mot, qu'en faisant marcher de pair l'étude du malade et les travaux de laboratoire.

Depuis quelques années, l'orientation des études médicales s'est modifiée. Sous des apparences d'audace et de témérité, bien légitimées par ses succès, la chirurgie est devenue envahissante. Ainsi que je le disais dans une récente communication à l'Académie, il se fait, peu à peu, un courant qui tend à entraîner dans le domaine de la chirurgie ce qui constituait le patrimoine de la médecine. La thérapeutique des lésions péritonéales est devenue presque entièrement chirurgicale : péritonites tuberculeuses, tuberculose primitive chronique du cæcum, péritonite pneumococcique, péritonites par perforation, péritonites appendiculaires, bénéficient largement, tous les jours, de l'intervention chirurgicale. Les lésions calculeuses du rein, les pyélonéphrites d'origines diverses, les périnéphrites scléro-lipomateuses et suppurées, certaines hématuries rebelles et persistantes, autant d'affections qui sont du domaine de la médecine, sont améliorées ou guéries par le traitement chirurgical et échappent presque complètement à la thérapeutique médicale. Les lésions calculeuses de la vésicule biliaire et du canal cholédoque, les cholécystites de toute nature, ces affections si complètement médicales, sont devenues l'un des triomphes de la thérapeutique chirurgicale.

Les brides et les adhérences, si fréquentes dans la cavité abdominale, ces adhérences qui torturent parfois les malades, en simulant les douleurs des ulcérations stomacales ou les douleurs des crises hépatiques et néphrétiques, sont autant de lésions qui, par les symptômes qu'elles provoquent, rentrent dans les attributs de la médecine, mais qui, par le traitement qu'elles comportent, appartiennent entièrement à la chirurgie.

J'en dirai autant de bon nombre de maladies des poumons et de la plèvre, pleurésies purulentes, pleurésies enkystées, anciens foyers de vomique pleurale, hydatides pulmonaires, toutes affections essentiellement médicales, mais sur lesquelles le traitement médical est impuissant et qui bénéficient largement de l'intervention chirurgicale.

Les mêmes remarques commencent à être applicables à certaines affections médicales de l'encéphale et du rachis.

Eh bien, messieurs, allons-nous assister ainsi, sans mot dire, au démembrement de notre patrimoine médical? Pour ma part, j'applaudis, autant que qui que ce soit, aux merveilleux résultats de la chirurgie actuelle; mais il ne dépend que de nous, médecins, de revendiquer la part qui nous est due. Il ne suffit pas de rester spectateurs platoniques du progrès de la chirurgie, il faut prendre nous-mêmes une part active à ce mouvement médico-chirurgical. Depuis quelque temps, les médecins se sont trop désintéressés des études chirurgicales. On s'est spécialisé de plus en plus, on s'est cantonné sur un terrain dont on ne daignait pas sortir, et l'enseignement officiel a tracé, entre la médecine et la chirurgie, une ligne de démarcation quasi infranchissable. A mon sens, c'est un peu exagéré.

Nos internes en médecine et nos internes en chirurgie, cette pépinière d'élite qui est l'honneur et l'avant-garde de la médecine française, ont fini, eux aussi, par se spécialiser, de telle sorte qu'il n'est pas rare de voir un interne faire toutes ses années d'internat, exclusivement en médecine ou en chirurgie, laissant ainsi dans son instruction une lacune qui ne sera pas toujours facile à combler.

Ainsi qu'on l'a dit avec raison : « Ce qu'on ne sait pas nuit toujours à ce qu'on sait ». Souvent, je me suis rappelé les fortes leçons d'anatomie que me donnait jadis mon ami Terrier, aujourd'hui mon collègue à la Faculté, et je ne me suis jamais repenti d'avoir fait deux années d'internat en chirurgie chez Velpeau et chez Denonvilliers.

Dans bien des circonstances, ainsi que je l'ai dit ailleurs, la chirurgie a tout à gagner à s'entourer des conseils médicaux ; c'est à nous, médecins, qu'incombe le rôle, parfois si difficile, de poser les indications et les contre-indications d'une opération, d'en saisir le moment opportun et d'armer en temps voulu la main du chirurgien. Les quelques exemples suivants prouveront la vérité de ce que j'avance :

Vous êtes le médecin d'une famille qui a mis en vous toute sa confiance. Un jour, chez l'un des enfants, une appendicite se déclare. Dès lors, votre rôle médico-chirurgical commence ; vous diagnostiquez d'abord l'attaque appendiculaire, vous en suivez heure par heure l'évolution et, dès que l'intervention chirurgicale vous paraît utile ou urgente, vous la provoquez sans tarder, vous en prenez la responsabilité, vous faites mander le chirurgien, en vous rappelant qu'une journée perdue cause parfois la mort du malade. Voilà comment je comprends l'intervention médicale en chirurgie.

Vous êtes appelé auprès d'une jeune femme qui vient d'être prise de très violentes douleurs au creux de l'estomac. Dans l'entourage de la malade, on a déjà prononcé le mot de coliques hépatiques. Vous arrivez auprès de la malade que vous trouvez en proie à des douleurs abdominales si vives, que l'idée d'une péritonite, par perforation de l'estomac ou du duodénum, vous vient à l'esprit. Les muscles abdominaux sont tellement tendus, tellement contracturés que le ventre en est induré et tout aplati. Le toucher, le palper abdominal est extrêmement douloureux, surtout à la région épigastrique. Il n'y a eu qu'un seul vomissement porracé, on a constaté quelques secousses de hoquet. Le pouls est accéléré et petit. Si vous n'avez que des notions chirurgicales insuffisantes, vous vous contenterez d'agir médicalement; vous pratiquerez des injections de morphine pour calmer les douleurs, vous appliquerez de la glace sur le ventre, vous perdrez votre temps à faire une enquête minutieuse pour savoir si cette jeune femme avait eu antérieurement des symptômes d'ulcère stomacal et la malade mourra.

Mais, si vos connaissances médico-chirurgicales vous ont appris comment évolue la péritonite suraiguë consécutive à l'ulcère perforant de l'estomac, vous ne perdrez pas un instant, vous demanderez aussitôt un chirurgien, vous prendrez la responsabilité de l'opération, et l'opération étant faite d'une façon hâtive et précoce, dix, quinze heures après la perforation stomacale, la malade a bien des chances d'être sauvée. Voilà un nouvel exemple de l'intervention médicale en chirurgie.

On vous prie de donner vos soins à un jeune garçon qui a été pris, récemment, de frissons, de fièvre, de grand malaise et d'un état général qui rappelle les premiers jours d'une fièvre typhoïde grave. Puis sont survenus quelques vomissements avec douleurs au creux épigastrique. Évidemment, il s'agit là d'un état infectieux qui n'est pas sans vous donner déjà de vives inquiétudes. Reste à déterminer la nature de cet état infectieux. Quelques douleurs, que vous prenez pour du rhumatisme infectieux, apparaissent à la jambe droite, à la cuisse, au genou. Le malade se plaint d'oppression. L'idée d'une endocardite infectieuse vous vient à l'esprit, vous auscultez le cœur, mais vous n'y constatez aucune lésion.

Si vous n'avez que des notions chirurgicales insuffisantes, vous essayez de combattre l'état infectieux; vous vous contentez d'agir médicalement : la quinine, l'acide salicylique, le salicylate de soude, et autres médicaments font les frais du traitement et le mal va empirer. Mais, si vos connaissances médico-chirurgicales vous ont appris ce qu'est l'ostéomyélite, vous ferez aussitôt appeler un chirurgien, on procédera, sans tarder, à l'opération et votre malade aura bien des chances d'être sauvé.

Si je vous ai cité ces quelques exemples que je pourrais multiplier, c'est pour que vous soyez bien convaincus que l'enseignement clinique, dit médical, ne doit pas craindre, par moments, d'étendre un peu ses limites; il est des cas où il se fusionne avec l'enseignement chirurgical, je ne perdrai jamais l'occasion de vous le prouver.

En terminant, messieurs, permettez-moi de vous remercier de votre bienveillante attention. Je viens de vous exposer le programme de notre enseignement clinique, et je ne me fais aucune illusion sur l'étendue de ma tâche. Pendant les dix années où j'ai eu l'honneur d'occuper la chaire de pathologie interne, il n'est pas une de mes leçons qui n'ait été préparée et travaillée avec l'acharnement que mettrait un candidat à préparer une leçon pour son concours d'agrégation. Je sentais bien que c'était pour moi comme une introduction à la chaire de clinique que j'occuperais peut-être un jour. Vous me trouverez toujours prêt à vous donner tout mon temps et à vous consacrer tous mes efforts. Toutefois, ma tâche sera singulièrement facilitée, car je suis entouré d'un brillant état-major, composé d'hommes dévoués, instruits, pleins d'ardeur, et dont la notoriété vous est déjà connue[1].

Vous trouverez ici, comme dans toutes les cliniques de

1. Chefs de clinique : MM. Charrier et Rénon; chefs de laboratoire : MM. Caussade et du Pasquier; interne du service : M. Apert.

la Faculté, tous les moyens de vous instruire, c'est-à-dire les travaux du laboratoire et l'étude des malades. Mais, ces pauvres malades, n'oublions jamais, messieurs, que nous ne saurions les entourer de trop d'égards; ménageons-les physiquement, en leur évitant des examens trop souvent répétés ou trop longtemps prolongés, ménageons-les moralement, en ne prononçant jamais devant eux une seule parole qui puisse les éclairer sur la gravité de leur mal; ils sont deux fois à plaindre, car ils sont malades et malheureux; et, à ce double titre, ils ont droit à toute notre sollicitude, à notre dévouement et à notre respect.

MANUEL

DE

PATHOLOGIE INTERNE

PREMIÈRE CLASSE

MALADIES DE L'APPAREIL RESPIRATOIRE

CHAPITRE 1

MALADIES DES FOSSES NASALES

§ 1. CORYZA

On nomme *coryza* (κόρυζα), catarrhe nasal, l'inflammation de la muqueuse pituitaire; nous décrirons successivement ses formes aiguë et chronique.

A. CORYZA AIGU

Description. — Le *coryza aigu* s'annonce par une céphalalgie frontale et par une sensation de gêne et de chatouillement dans les fosses nasales. Dès le début, les *éternuements* se répètent avec ténacité et sont rappelés par la moindre impression de froid. La muqueuse nasale, d'abord desséchée, sécrète bientôt un liquide clair et irritant qui détermine l'érythème des parties sur lesquelles il s'écoule.

Le nez est luisant et tuméfié, l'*odorat* et le *goût* sont émoussés ou abolis. Le malade, sans cesse la bouche ouverte, respire mal et bruyamment ; la succion et la déglutition sont rendues difficiles par l'encombrement du conduit nasal. Ces troubles sont insignifiants chez l'adulte, mais ils deviennent graves chez l'enfant à la mamelle, qui ne peut prendre le sein sans éprouver une suffocation véritable.

L'inflammation se propage aux différentes directions : aux sinus frontaux (vives douleurs de tête), aux conjonctives (injection des yeux et larmoiement), à la muqueuse de la trompe d'Eustache (troubles auditifs, bourdonnements).

Aux phénomènes locaux du coryza s'ajoutent souvent une courbature générale et un état fébrile de courte durée. Dès le deuxième ou troisième jour, le rhume *mûrit* ; la sécrétion nasale devient épaisse et verdâtre, des croûtes se forment, le malade est enchifrené, sa voix est nasonnée, quelques vésicules d'herpès se développent souvent autour des narines ou des lèvres, et vers la fin du premier septénaire le coryza est terminé. Quand l'inflammation gagne le larynx et la trachée, ce qui n'est pas rare, elle détermine une laryngite et une trachéite consécutives : on dit vulgairement que le rhume est tombé sur la poitrine.

Étiologie. — Diagnostic. — Les saisons froides et humides, le premier soleil du printemps, les refroidissements de toute nature et surtout le froid aux pieds, sont les causes ordinaires du coryza. La grippe à son début, la rougeole dès sa période d'invasion, l'absorption des médicaments iodés (*iodisme*), déterminent un catarrhe nasal qui par sa nature est différent du vrai coryza.

Certains *asthmatiques* sont pris, brusquement et sous forme d'accès, d'*éternuements* qui se répètent coup sur coup, avec violence et ténacité. Pendant l'accès d'éternuements, qui dure de quelques minutes à un quart d'heure, les yeux sont injectés et larmoyants, et le nez coule abondamment ; mais après cet accès, qui *précède* ou qui *remplace* l'accès d'asthme, tout rentre dans l'ordre. Le vrai coryza diffère autant de cette manifestation de l'asthme qu'il diffère de cette autre maladie nommée *fièvre de foin* ou rhino-bronchite spasmodique[1]. Cette dernière affection, que les Anglais ont décrite sous le nom de *hay fever*, et dans laquelle l'élément catarrhal est doublé d'un élément nerveux, est souvent l'apanage des goutteux, des asthmatiques, et se montre de préférence à la fin du printemps ou au commencement de l'été. Elle affecte deux formes principales qui se succèdent ou se combinent : c'est, d'une part, un catarrhe nasal avec sécrétion abondante, éternuements incoercibles, picotements des yeux, injection des conjonctives, céphalalgie violente et insomnie; c'est, d'autre part, une dyspnée ressemblant à celle de l'asthme et dominant la scène, tandis que le catarrhe nasal est parfois relégué au second plan. Cette rhino-bronchite spasmodique sera étudiée plus loin, en détail, avec les maladies des bronches.

Il faut éviter de confondre le coryza avec les manifestations nasales de la diphthérie, de la blennorrhagie et de la morve. Lorsque la *diphthérie* atteint la muqueuse nasale, elle y détermine un suintement abondant et parfois sanguinolent. En examinant avec soin les fosses nasales, on y découvre habituellement la membrane diphthérique, et l'examen bactériologique permet de déceler le bacille de Lœffler.

La *morve* détermine également un coryza spécifique : la muqueuse nasale est tuméfiée, excoriée, ulcérée; la respiration par le nez est impossible, et des narines s'écoule un liquide sanieux, sanguinolent et fétide. Ce flux, qui chez les animaux morveux constitue, sous le nom de *jetage*, un signe de premier ordre, est beaucoup moins accusé chez l'homme, et sa présence ne suffirait pas à établir le diagnostic, s'il n'était associé à d'autres symptômes, tels que les éruptions cutanées et les manifestations articulaires de la morve.

Traitement. — Les aspirations de vapeur d'iode et

1. N. Gueneau de Mussy. *Clin. médic.*, t. I, p. 519. Herbert, Th. de Paris, 1872.

d'ammoniaque ont été préconisées. Chez les enfants à la mamelle, il faut avoir soin de débarrasser les fosses nasales des sécrétions, qui sont un obstacle aux mouvements de succion et de déglutition.

On obtient quelque soulagement en prisant la poudre suivante :

Salicylate de bismuth.	15 grammes.
Camphre pulvérisé	5 —
Chlorhydrate de cocaïne.	5 centigrammes.

Les picotements pénibles et les sécrétions sont améliorés par l'introduction deux fois par jour, dans chaque narine, de la pommade suivante :

Vaseline pure.	8 grammes.
Lanoline.	5 —
Menthol	0,10 centigrammes.

B. CORYZA CHRONIQUE

Description. — Associé ou non à l'herpétisme, à l'arthritisme, au lymphatisme, le coryza chronique succède à des atteintes de coryza aigu, ou bien s'établit chronique d'emblée.

Plusieurs des symptômes du coryza aigu, les éternuements, la céphalalgie frontale et la fièvre font défaut, mais d'autres signes ne manquent pas : le malade est sans cesse enchifrené, il ne peut respirer que la bouche ouverte, la nuit surtout ; la respiration est gênée, bruyante et parfois accompagnée d'une sorte de ronflement ; la voix est nasonnée ; le goût et l'odorat sont émoussés ; l'ouïe est affaiblie, les bourdonnements d'oreilles sont fréquents. Suivant le cas, la sécrétion nasale est abondante ou tarie. Dans la rhinite chronique *sèche*, qui est plus commune chez les adultes, la sécrétion nasale est pour ainsi dire nulle, et les malades se plaignent d'une sensation de sécheresse fort gênante. Plus habituellement, surtout chez les jeunes sujets, la sécrétion de la pituitaire est abondante et la muqueuse nasale est encombrée de croûtes et de mucus desséché. Ce coryza chronique a une marche lente et une durée indéterminée; il est parfois entrecoupé d'exacerbations qui font reparaître tous les symptômes de la forme aiguë; parfois aussi des rémissions plus ou moins longues donnent quelque trêve au malade. Nous verrons plus loin quelle est la fréquence de l'*ozène* dans le cours du coryza chronique.

A l'examen rhinoscopique, la muqueuse paraît rouge, hypertrophiée, surtout à la partie antérieure du cornet inférieur (rhinite hypertrophique). Quand le coryza dure depuis très longtemps, la muqueuse s'indure, se sclérose, et les éléments glandulaires tendent à disparaître.

Sous le nom de coryza *postérieur*, Desnos a décrit l'inflammation chronique de la cavité pharyngo-nasale. Cette variété est principalement liée à l'angine glanduleuse; ses lésions locales ne peuvent être bien observées que par l'éclairage de la cavité (*rhinoscopie*), et ses principaux symptômes sont le nasillement, le reniflement et le raclement pharyngien.

Chez les enfants lymphatiques, on a décrit un coryza chronique *dartreux*. L'orifice des narines et la cloison sont le siège d'éruptions croûteuses, prurigineuses, ayant tous les caractères de l'eczéma impétigineux. Les croûtes après leur chute laissent à nu de légères ulcérations qui se couvrent de croûtes nouvelles, et la durée du mal est indéfinie.

Les altérations du coryza infantile, dit *scrofuleux*, sont caractérisées par une hypertrophie de la muqueuse nasale, qui devient végétante et fongueuse, par des ulcérations profondes qui peuvent atteindre les os, par la déformation et l'aplatissement du nez; mais cette ancienne description doit être revisée, car la plupart de ces lésions appartiennent à la scrofulo-tuberculose ou à la *syphilis héréditaire, précoce* ou *tardive*, qui nous occupera plus loin.

Diagnostic. — Nous verrons aux chapitres suivants le diagnostic du coryza chronique avec la syphilis nasale et la tuberculose nasale. Pour le moment, qu'il me suffise de rappeler que le coryza chronique a bien des symptômes communs avec les *végétations adénoïdes* du pharynx nasal, et avec les *polypes muqueux* des fosses nasales. L'examen rhinoscopique lèvera tous les doutes.

Traitement. — Le traitement local du coryza chronique consiste à déterger la muqueuse, au moyen de douches appropriées, et, le lavage une fois fait, on modifie la muqueuse nasale au moyen de cautérisations, de pulvérisations ou de poudres à priser. Les lavages peuvent être faits avec un vase faisant siphon, muni d'un embout qui obture bien la narine ; le liquide introduit *sans violence* dans une narine ressort par la narine opposée sans pénétrer dans le pharynx. On fait usage, pour ces lavages, d'eau tiède salée (15 grammes de sel marin par litre), d'eau légèrement boriquée ou chloratée. La cure de Challes et du Mont-Dore rend de véritables services. Comme poudre à priser, on conseille l'une des préparations suivantes :

1° Sous-nitrate de bismuth . . . . . . } àà 10 grammes.
   Talc de Venise. . . . . }
   Précipité blanc . . . .   25 centigrammes.

2° Sucre porphyrisé . . . .   15 grammes.
   Chlorate de potasse   5   —

Les préparations arsenicales prises à l'intérieur sont utiles lorsque la rhinite est associée à l'arthritisme.

§ 2. — DIPHTHÉRIE NASALE

Description. — La diphthérie nasale est presque toujours associée à l'angine diphthérique ; elle la précède, ou elle la suit. Elle débute à peu près comme un simple coryza, avec rougeur des narines et sécrétion nasale. Il y a peu d'éternuements. L'écoulement nasal est sanieux, muco-purulent, sanguinolent, avec rejet de membranes.

L'épistaxis est fréquente; habituellement elle devance la formation des membranes diphthériques nasales. Les épistaxis répétées et abondantes étaient considérées par Trousseau comme de mauvais augure.

Le malade atteint de diphthérie nasale a la voix nasonnée, il ne peut respirer que la bouche ouverte, la respiration nasale étant supprimée par les lésions du coryza. Les ganglions sous-maxillaires sont tuméfiés. A l'examen rhinoscopique, la pituitaire est tuméfiée, tapissée de membranes diphthériques. Ces membranes, variables comme étendue, sont assez adhérentes, et se localisent volontiers à la moitié postérieure des fosses nasales.

Dans quelques cas, surtout chez les enfants atteints de rougeole, la diphthérie nasale peut gagner le canal nasal, et s'étendre de là aux paupières et aux yeux. Cette diphthérie *oculo-palpébrale* s'annonce par du larmoiement, avec rougeur, tuméfaction de la conjonctive et des paupières. Un écoulement séro-purulent se déclare, les paupières et la conjonctive oculaire se tapissent de fausses membranes, et, dans quelques cas, la perforation de la cornée et la fonte de l'œil sont le résultat de ce processus diphthérique auquel le streptocoque s'est associé.

La diphthérie nasale, décrite sous le nom de rhinite fibrineuse, peut durer longtemps avec des allures de chronicité[1].

Le *diagnostic* du coryza diphthérique est facile, quand le malade est déjà atteint de diphtérie pharyngée ou laryngée. Mais si le coryza se montre comme manifestation initiale de la diphthérie, l'hésitation est permise, le diagnostic est fort difficile, surtout au début, et je ne connais qu'*un seul moyen de trancher la question*, c'est la culture et l'examen bactériologique des membranes ou du mucus nasal. Cette étude bactériologique est faite, avec tous les détails qu'elle comporte, à l'article *Angine diphthérique.*

Le *pronostic* du coryza diphthérique n'est pas trop grave si la diphthérie reste limitée aux fosses nasales, ce qui est

---

1. Glatard. *La Diphthérie nasale.* Thèse de Paris, 1902.

rare, et si le bacille diphthérique est seul en cause, sans adjonction de streptocoque. Mais, si au bacille diphthérique s'associe le streptocoque, les membranes prennent habituellement un aspect diffluent, putrilagineux, le jetage est abondant, purulent, accompagné d'épistaxis. Pareil coryza révèle ordinairement une diphthérie d'une terrible gravité; il est une des manifestations de la diphthérie maligne de Trousseau. Le bacille de Lœffler trouve dans les fosses nasales un terrain de culture si favorable, que la localisation nasale me paraît avoir une grande importance sur la détermination des paralysies diphthériques.

Après la guérison des angines diphthériques, il est fréquent de trouver le bacille, encore virulent, pendant plusieurs semaines, dans les cavités nasales.

Le coryza diphthérique comme toutes les localisations de la diphthérie doit être traité par les injections de *sérum*. Plus l'injection est précoce, plus elle a chance de réussir, aussi est-il important de faire dès le début du coryza diphthérique un bon diagnostic.

§ 5. SYPHILIS NASALE — RHINITE SYPHILITIQUE

Dans ce chapitre consacré à la syphilis nasale, je vais passer en revue : 1° l'accident primitif, le chancre ; 2° les accidents secondaires ; 3° les accidents tertiaires.

1° — CHANCRE NASAL

Description. — L'étude du chancre nasal comprend le chancre des téguments du nez (chancre de la peau) et le chancre des fosses nasales (chancre de la muqueuse). Tout chancre syphilitique est fait d'un amas de cellules embryonnaires ; c'est une petite tumeur (syphilome primitif) développée aux dépens du derme et de l'hypoderme ; toutefois, l'aspect du chancre est variable à la peau et aux muqueuses.

A la peau, il se recouvre d'une croûte (chancre croûteux) qui est due en partie à la présence de la couche cornée, cette couche cornée n'existant pas aux muqueuses ; ici, les altérations de l'épithélium muqueux imbibé de liquide fibrino-purulent aboutissent, non pas à la formation d'une croûte, mais à la formation d'une fausse membrane flasque, grisâtre, diphthéroïde[1]. Étudions successivement le chancre du nez et le chancre des fosses nasales.

A. — Occupons-nous d'abord du *chancre syphilitique du nez* (chancre de la peau). Ce chancre n'est pas absolument rare, on en peut voir une belle collection au musée de l'hôpital Saint-Louis. Il siège au dos du nez, aux narines, au bout du nez, sur le sillon naso-labial. Au dos du nez le chancre est plat ; ailleurs il est volumineux, saillant, étalé, papulo-hypertrophique (Fournier). Ce chancre évolue comme tous les chancres de la peau ; au début, c'est une crevasse ou une élevure rougeâtre, érosive, on dirait « un simple bouton » érosif et indolent. Puis il s'élargit, il devient saillant, il s'encroûte, et reste toujours indolore.

Ce chancre croûteux, ou pustulo-croûteux, a les apparences de l'ecthyma vulgaire, mais, si l'on enlève la croûte après l'avoir préalablement ramollie, le chancre apparaît avec tous ses caractères : surface plate ou légèrement bombée, érosive mais non ulcérée, lisse, égale, rougeâtre, de coloration chair musculaire, souvent saignante et hérissée de papilles. On y constate parfois une sécrétion pyoïde insignifiante. Les bords du chancre sont plats, non taillés à pic ; à vrai dire, il n'y a pas de bords, puisqu'il n'y a pas d'ulcération. La base du chancre est indurée, parcheminée. L'adénopathie est constante, unilatérale ou bilatérale ; à peu près indolente, elle se localise aux ganglions de l'angle de la mâchoire, l'un d'eux étant beaucoup plus gros que les autres.

Après une durée de six semaines à deux mois, le chancre guérit sans cicatrice ; néanmoins, l'induration chancreuse et l'adénopathie sont longtemps persistantes.

1. Leloir. *Leçons sur la syphilis*, 1886.

Tel est le chancre du nez; il faut éviter de le confondre avec un furoncle : dès le début, la partie sur laquelle le furoncle va se développer est tuméfiée, douloureuse, rouge, luisante, plus tard franchement purulente, caractères tout différents de ceux que présente le chancre. On ne confondra pas le chancre du nez avec un épithéliome, car l'épithéliome est une tumeur douloureuse, à évolution infiniment plus lente, l'ulcération en est tardive, la base n'est pas indurée, et l'adénopathie qui l'accompagne n'apparaît que beaucoup plus tard. L'épithéliome ne tend pas comme le chancre à la cicatrisation spontanée.

B. — Occupons-nous maintenant du *chancre des fosses nasales* (chancre de la muqueuse). Ce chancre ne siège jamais à la partie moyenne des cavités nasales, il siège à leur partie postérieure ou à leur partie antérieure.

Je ne signale que pour mémoire le chancre de l'orifice postérieur des fosses nasales, accidentellement provoqué par le cathétérisme de la trompe d'Eustache, avec des instruments contaminés. Aujourd'hui, fort heureusement, grâce aux précautions aseptiques, on ne voit plus ces accidents-là.

Le chancre du vestibule des fosses nasales prend naissance de préférence sur la cloison cartilagineuse. Il s'y développe sous forme d'une masse grisâtre ou rougeâtre, indurée ou ramollie, ayant les apparences grossières d'un champignon. Ce chancre, à forme hypertrophique, remplit en partie la narine et provoque un suintement ichoreux ou sanguinolent. Le nez est rouge et volumineux; il se déforme extérieurement, mais on ne constate à l'intérieur *aucune déviation* de la cloison. Les irradiations douloureuses ne sont pas rares au nez et au visage. L'adénopathie de l'angle de la mâchoire ne fait jamais défaut. Après une durée de six semaines à deux mois, le chancre guérit sans cicatrice.

Le diagnostic entre ce chancre et une tumeur maligne des fosses nasales, sarcome ou épithélio-sarcome, doit être basé sur les considérations suivantes : l'évolution du sarcome est beaucoup plus lente que celle du chancre, l'hé-

morrhagie nasale est parfois fréquente et abondante, l'ulcération n'apparaît que tardivement, les douleurs sont vives,
l'adénopathie sous-maxillaire est lente à se montrer, enfin,
contrairement au chancre, le sarcome déforme les fosses
nasales, et dévie la cloison.

2° — ACCIDENTS SECONDAIRES. CORYZA SYPHILITIQUE

Je vais décrire successivement les syphilides secondaires
du nez (syphilides de la peau) et les syphilides secondaires
des fosses nasales (syphilides de la muqueuse).

A. — Les syphilides secondaires du *nez* revêtent ici
comme ailleurs différentes formes; elles peuvent être sèches,
humides ou croûteuses.

Les syphilides sèches sont papuleuses, papulo-lenticulaires,
papulo-squameuses. Elles sont fréquentes aux ailes du nez,
où elles revêtent surtout la forme de syphilides granulées
(Fournier)[1].

Les syphilides humides, érosives, plaques muqueuses de
la peau, prennent l'apparence de crevasses et de gerçures,
à l'aile du nez et au sillon naso-labial.

Les syphilides croûteuses, papulo-croûteuses, pustulo-
crustacées, peuvent envahir le nez dans sa totalité.

Toutes ces syphilides, sèches, humides et croûteuses, ont
pour caractères d'être indolentes et non prurigineuses.
Il est rare qu'elles soient exclusivement cantonnées au nez;
on les retrouve généralement à d'autres parties du visage,
aux joues, au menton, au front.

B. — La syphilis secondaire des *fosses nasales*, qui va
maintenant nous occuper, revêt différents aspects, suivant
qu'elle atteint l'adulte, ou suivant qu'elle apparaît chez
l'enfant nouveau-né, à titre de syphilis héréditaire précoce.

Chez l'adulte, elle se traduit par un érythème vermillon
de la muqueuse, par des érosions, avec sécrétion muco-
purulente, muco-sanguinolente, formation de croûtes, qui

---

1. *Syphilis secondaire chez la femme*, p. 381.

se renouvellent sans cesse, et que le malade arrache avec les doigts ou rend en se mouchant. Parfois ces croûtes encombrent l'orifice des narines, gênent la respiration et simulent l'eczéma.

Chez le *nouveau-né*, le coryza syphilitique est souvent *le premier signe de la syphilis héréditaire*. Il apparaît peu de semaines après la naissance. L'enfant respire plus difficilement par les narines ; les mouvements de succion sont gênés par l'insuffisance de la respiration nasale, mais jusque-là rien de particulier ne distingue le coryza syphilitique d'un simple coryza. Bientôt le nez laisse suinter un liquide séro-purulent et parfois sanguinolent, la sécrétion devient de plus en plus sanieuse sans être profuse ; elle irrite les ailes du nez, la lèvre supérieure, et y détermine des ulcérations qui se recouvrent de croûtes jaunâtres ou verdâtres. La lèvre supérieure est quelquefois masquée par l'abondance de ces croûtes. La syphilis nasale du nouveau-né, contrairement à ce qu'on observe à un âge plus avancé, n'aboutit que très rarement aux lésions tertiaires et aux déformations de l'organe (Trousseau)[1]. Cependant ce coryza syphilitique peut passer à l'état chronique avec épaississement de la pituitaire, ulcération et tuméfaction du tissu adénoïde. On a même signalé la périchondrite de la cloison, la destruction du vomer, l'oblitération du sac lacrymal (Ziem).

Il est essentiel de bien connaître le coryza syphilitique du nouveau-né, afin de le traiter sans retard, et afin d'éviter la contamination possible de la nourrice par le nourrisson syphilitique. Le coryza syphilitique du nouveau-né existe rarement à l'état de manifestation syphilitique isolée ; il est habituellement accompagné ou suivi d'autres accidents qui aident au diagnostic. Aussi doit-on rechercher avec soin s'il n'y a pas sur le corps de l'enfant d'autres stigmates de syphilis : éruptions cutanées, roséole, érythème à teinte cendrée, formant au cou, aux mains, aux pieds, des plaques festonnées non prurigineuses, souven

---

1. Trousseau. *Clinique de l'Hôtel-Dieu*, t. III, p. 299.

squameuses. Parfois on trouvera des plaques muqueuses à
l'anus, autour du nombril, derrière les oreilles, au scrotum,
aux grandes lèvres, et Trousseau insistait sur les fissures
et ulcérations de mauvais aspect qui occupent les replis de
la peau. Dès cette période, beaucoup d'enfants atteints de
syphilis héréditaire ont les traits altérés, leur petite figure
prend une coloration bistrée, les poils des sourcils tombent
et sont remplacés par des plaques jaunâtres et squameuses
de psoriasis. Ces différents stigmates de syphilis héréditaire
aideront au diagnostic du coryza syphilitique.

3° — ACCIDENTS TERTIAIRES DE LA SYPHILIS NASALE

Je réunis dans ce chapitre les accidents tertiaires de la
syphilis nasale, qu'il s'agisse de syphilis acquise ou de
syphilis héréditaire, car dans les deux cas les lésions sont
identiques. Seulement, la syphilis nasale pouvant envahir
extérieurement le nez ou intérieurement les fosses nasales,
il est nécessaire d'étudier l'une après l'autre chacune de ces
localisations.

A. — **Syphilis tertiaire du nez.** — Ici comme ailleurs,
les dermatoses de la syphilis tertiaire ont pour élément
essentiel le *tubercule*, dont la structure intra-dermique ressemble beaucoup à celle du chancre (amas de cellules
embryonnaires).

Le tubercule syphilitique est une véritable *gomme*
cutanée; c'est une petite tumeur, dont la dimension égale
un grain de mil, un petit pois, un noyau de cerise. Cette
gomme cutanée, ou tubercule syphilitique, est comme
enchâssée dans le derme; à sa première période elle est
ferme et résistante et fait saillie à la surface de la peau.
Le tubercule syphilitique est rarement solitaire, on en voit
un certain nombre sur une même région; ils s'y groupent
en amas, ils y forment des segments de cercle, parfois ils
se tassent, se fusionnent et déterminent une véritable
infiltration gommeuse, « une sorte de placard, de téguments
hyperplasiés, semés ou bordés de nodosités tuberculeuses ».

Ces dermatoses syphilitiques sont fréquentes au visage, mais le nez est leur « victime de prédilection » (Fournier). Tantôt elles se cantonnent sur une partie du nez, tantôt elles envahissent le nez tout entier et s'étalent au visage. Comment se fait leur évolution ? La lésion, avons-nous dit, apparaît sous forme de tubercule (syphilome nodulaire) ou sous forme d'infiltration (syphilome diffus). Pendant plusieurs mois, la dermatose va se développer insidieusement, sans douleur, sans fièvre, sans retentissement ganglionnaire, en un mot sans symptômes. Néanmoins, le nez perd son aspect normal, il se déforme, il augmente de volume, et dans les régions envahies la peau est hérissée de saillies d'un rouge sombre, et l'épiderme se desquame légèrement.

A une phase plus avancée, la dermatose peut prendre différents aspects : dans les cas rares, les tubercules, ceux surtout qui sont isolés, s'étalent, s'indurent, deviennent presque cornés, et après plusieurs mois ils finissent par s'atrophier et par se résorber. Mais, dans son évolution la plus habituelle, le syphilome, nodulaire ou diffus, quand il n'est pas traité, aboutit au ramollissement, à l'ulcération, à la suppuration, à la formation de croûtes. Ce sont là les *syphilides tuberculo-ulcéreuses*, tuberculo-crustacées, c'est l'*ulcère gommeux* plus ou moins perforant, plus ou moins serpigineux, avec toutes ses modalités.

Cette phase, où le tissu gommeux se ramollit et s'ulcère, est relativement rapide, ce qui contraste avec la lenteur de la phase précédente. A cette période, le nez est déformé, augmenté de volume, bourgeonnant sur un point, ulcéré sur un autre, parfois raviné par des ulcérations purulentes et couvert, en certains endroits, de croûtes brunâtres, ver-dâtres, épaisses, stratifiées, adhérentes. Malgré ces lésions, on ne constate habituellement aucun trouble fonctionnel, point de fièvre, point ou peu de douleur.

Quand les lésions sont profondes, surtout quand elles n'ont pas été traitées à temps, la syphilis tertiaire laisse après elle des traces indélébiles : les ailes du nez sont enta-mées, échancrées, détruites ; le nez est déformé, aplati, effilé, et sillonné de cicatrices dures, blanches et gaufrées.

B. — **Syphilis tertiaire des fosses nasales.** — Aux fosses nasales, les lésions tertiaires débutent habituellement par la muqueuse, et gagnent ensuite les parties sous-jacentes, le périchondre, les cartilages, le périoste, les os. Néanmoins, il est des cas où elles attaquent d'emblée l'os et le cartilage. Parfois, elles ne déterminent que des ulcérations superficielles, peu graves, et facilement réparables, mais parfois aussi elles sont destructives, envahissantes, perforantes ; elles attaquent la *charpente* osseuse et cartilagineuse du nez, dénudent les cartilages et les os, elles provoquent des séquestres, elles mutilent l'organe, elles le déforment et aboutissent à des destructions irrémédiables.

Ces lésions tertiaires doivent être étudiées à part, dans les différentes régions des fosses nasales, car, suivant leurs localisations à telle ou telle région, elles présentent des symptômes qui leur sont particuliers. Passons en revue ces différentes localisations.

a. — *Rhinite syphilitique hypertrophique.* — C'est le tableau du coryza chronique ; la respiration par le nez est incomplète ou impossible, le sujet mouche des mucosités épaisses, des croûtes, parfois surviennent des poussées aiguës. A l'examen des fosses nasales on constate une hypertrophie de la pituitaire ; cette hypertrophie quelquefois polypoïde ne doit pas être confondue avec des végétations adénoïdes. La rhinite hypertrophique n'est pas toujours généralisée ; elle se cantonne à l'une des fosses nasales, au cornet inférieur qui remplit le méat nasal. L'ozène accompagne souvent cette rhinite syphilitique.

b. — *Perforation de la cloison.* — A l'état normal, les fosses nasales sont séparées l'une de l'autre par une cloison osseuse et cartilagineuse ; la partie osseuse est formée en haut par la lame perpendiculaire de l'ethmoïde, en bas par la lame du vomer ; la partie cartilagineuse est formée par le cartilage triangulaire qui comble le vide laissé par les lames osseuses. C'est le cartilage qui est habituellement touché le premier par la syphilis ; la lésion débute par la muqueuse, gagne le périchondre, le décolle, provoque la nécrose du cartilage sous-jacent, et y détermine une perforation, un trou, une lucarne, arrondie ou ovalaire, de dimension variable. Parfois la lésion s'étend aux lames osseuses de la cloison, vomer ou ethmoïde, et elle y détermine des séquestres et des pertes de substance plus ou moins étendues. Tout ce travail s'accomplit insidieusement, sans douleur, sous les apparences trompeuses d'un coryza chronique.

Les perforations syphilitiques de la cloison doivent être *diagnostiquées* de perforations qui peuvent être dues à des causes toutes différentes; il y a un ulcère simple perforant, qui a pour caractère de débuter simultanément des deux côtés de la cloison en un point symétrique; il respecte toujours la cloison osseuse, il provoque fréquemment des épistaxis, il paraît associé à la présence du staphylocoque et du streptocoque [1]. L'ulcère tuberculeux, et je parle de tuberculose primitive, affecte exclusivement la cloison nasale, et presque jamais la partie osseuse de la cloison. Cette tuberculose nasale se présente sous forme d'un champignon fongueux qui détermine la perforation de la cloison. Les bords de cet ulcère tuberculeux sont saillants, sanieux, et obstruent les deux narines. L'examen bactériologique peut y déceler la présence de bacilles. Je rappelle que la perforation de la cloison peut être la conséquence de la fièvre typhoïde.

c. — *Destruction de la sous-cloison.* — La sous-cloison du nez est formée par le cartilage de la cloison, auquel viennent s'adosser les branches en fer à cheval des cartilages de l'aile du nez, cartilages qui circonscrivent l'orifice elliptique des narines. Quand la sous-cloison est détruite par une lésion syphilitique, les deux narines n'ont plus qu'une ouverture commune, triangulaire, large et béante, et la pointe du nez, qui n'est plus soutenue, se recourbe et prend l'apparence crochue « d'un nez de perroquet » (Fournier).

---

[1]. Hajek. *Annales des maladies de l'oreille et du larynx*, octobre 1898.

d. — *Destruction des os propres du nez.* — La racine du nez est formée et soutenue par les os propres. Quand cette charpente osseuse, frappée de nécrose syphilitique, vient à disparaître, les parties molles de l'étage supérieur du nez s'affaissent, s'effondrent, le nez est comme écrasé à sa racine par un coup de marteau; alors le bout du nez se relève et se retrousse. « Cette déformation est un certificat de syphilis » (Fournier).

e. — *Destruction de la voûte cartilagineuse.* — Plus bas que les os propres du nez, qui forment la charpente de l'étage supérieur, il y a une voûte cartilagineuse, qui forme la charpente inférieure du nez. Quand cette voûte cartilagineuse est détruite par la syphilis, le segment inférieur du nez s'affaisse et subit un recul en arrière. Il y a invagination du segment inférieur dans le segment nasal supérieur. En tirant le bout du nez, on peut lui redonner pour un instant sa conformation normale. Mais aussitôt après il s'enchâsse de nouveau, « c'est le nez en lorgnette » (Fournier). On a pu en voir deux exemples remarquables dans mon service à l'hôpital Necker et à l'Hôtel-Dieu. Cette conformation spéciale serait due, suivant les uns à l'absence de la charpente cartilagineuse, suivant les autres elle aurait surtout pour cause la rétractilité du tissu cicatriciel syphilitique.

f. — *Tumeur lacrymale.* — La syphilis nasale peut déterminer l'exostose de l'os unguis et de l'apophyse montante du maxillaire supérieur. Il en résulte un rétrécissement du canal nasal avec tumeur lacrymale.

g. — *Perforation de la voûte palatine.* — Le plancher des fosses nasales, comme la voûte palatine, est formé par les os maxillaires supérieurs qui s'articulent en arrière avec les os palatins. Consécutivement à des syphilides tuberculo-ulcéreuses, ou à des périostoses gommeuses du plancher des fosses nasales, un segment du maxillaire supérieur se dénude, l'os dénudé se nécrose, un séquestre se forme et un abcès se produit sous l'os malade du côté de la bouche, entre l'os et la muqueuse de la voûte palatine. Cet abcès fait saillie dans la bouche sous forme d'une petite tumeur indolente ; il s'ouvre ou on l'ouvre : on constate alors avec un stylet qu'il y a là un séquestre nécrosé, mobile ou immobile, et, le jour où le séquestre se détache, la *perforation naso-buccale* est constituée. Cette perforation siège le plus souvent sur la ligne médiane de la voûte palatine, un peu en avant des os palatins. Sa forme est arrondie ou ovalaire ; elle a les dimensions d'une tête d'épingle, d'une lentille, d'une pièce de cinquante centimes, et bien au delà, car elle peut envahir une partie de la voûte palatine.

Il y a, dans l'évolution de ce processus syphilitique *naso-buccal*, deux phases bien distinctes. Pendant la première phase, qui est fort lente, le processus est purement nasal ; la lésion se traduit par les symptômes d'un coryza chronique avec sécrétion muco-purulente, apparition de croûtes et formation de séquestres, dont l'existence et la situation sont facilement constatables par l'exploration au stylet. L'ozène est un des symptômes les plus habituels de cette rhinite syphilitique ; la fétidité en est parfois épouvantable, et la puanteur ne s'amende ou ne cesse qu'après l'élimination des os nécrosés.

A cette phase *nasale*, qui, pendant une longue période, on ne saurait trop le répéter, est insidieuse et à peu près indolente, fait suite une phase *buccale*, caractérisée par la formation de l'abcès palatin et par la perforation de la voûte palatine. Au moment où se fait la perforation, deux symptômes nouveaux apparaissent : la voix devient nasonnée et les aliments solides ou liquides introduits dans la bouche repassent par le nez[1].

On avait cru longtemps que les perforations palatines de la syphilis se font de la bouche vers le nez ; c'est une erreur : c'est par le nez que débute la lésion et c'est du nez vers la bouche que se fait la perforation (Fournier, Duplay). Quand la perforation est petite, le traitement spécifique peut parvenir à la combler, mais, quand elle est grande, il faut avoir recours à l'intervention chirurgicale.

h. — *Syphilis naso-crânienne.* — Sous cette dénomina-

---

1. Voir pour plus de détails au t. II le chapitre concernant la perforation de la voûte palatine.

tion (Fournier)[1], nous allons décrire les lésions syphilitiques qui se cantonnent d'abord à la voûte des fosses nasales
pour attaquer ensuite les organes de la cavité crânienne.

La voûte des fosses nasales, ou paroi supérieure de ces
cavités, représente une gouttière étroite, formée de plusieurs os, parmi lesquels la lame criblée de l'ethmoïde et le
sphénoïde jouent, dans la question qui nous occupe, le rôle
principal. L'ostéo-périostite gommeuse syphilitique qui se
développe dans cette région peut arriver facilement, on le
conçoit, à étendre son processus jusqu'à la cavité crânienne.

Tant que la lésion syphilitique reste limitée à la paroi
supérieure des fosses nasales, on n'observe que les symptômes de la *phase nasale*. Cette phase est tantôt indolente,
tantôt accompagnée de douleurs nasales, frontales et de
terribles céphalées. Les symptômes sont ceux d'un coryza
chronique, avec jetage et croûtes, auxquels s'ajoutent des
épistaxis, de l'ozène et le rejet de séquestres. Toutefois,
l'ozène est plus rare dans cette variété de syphilis nasale
que dans les autres variétés étudiées jusqu'ici. L'exploration
de ces nécroses faite avec le stylet n'est pas toujours
exempte d'inconvénients; j'ai en ce moment dans mon service une femme chez qui cet examen provoque des vertiges,
des douleurs frontales très vives et presque des lipothymies.

La lésion syphilitique peut rester longtemps confinée à la
voûte des fosses nasales, altérer le sphénoïde et l'ethmoïde,
sans arriver à déterminer des accidents cérébraux, mais
dans d'autres cas, malheureusement trop fréquents, les
symptômes de la *phase cérébrale*, symptômes de méningite
et d'encéphalite, surviennent à un moment donné. Douleur
frontale parfois très vive, paralysies de nerfs crâniens,
moteurs ou sensitifs, vomissements, convulsions épileptiformes, hémiplégie, état apoplectiforme, coma mortel, tels
sont les accidents qui se déroulent parfois lentement, parfois avec une extrême rapidité, accidents qui constituent la
phase cérébrale des ostéites naso-crâniennes syphilitiques.

1. Fournier. *Annales des maladies du nez et du larynx*, 1882.

Les autopsies faites en pareil cas permettent de constater la cause de ces terribles accidents : ostéite et nécrose du sphénoïde et de l'ethmoïde, phlébite des sinus coronaires, caverneux, pétreux, phlébite de la veine ophthalmique, fusées purulentes intra-orbitaires, méningite purulente, encéphalite des lobes frontaux, telles sont les lésions plusieurs fois constatées à l'autopsie.

Les descriptions précédentes suffisent, je crois, à démontrer toute l'importance qui s'attache à l'étude de la syphilis nasale.

Diagnostic. — Faute d'attention, la rhinite syphilitique est souvent prise à tort pour un simple coryza. Le malade ne se préoccupe pas autrement « de son rhume » et se soigne lui-même ; cependant, frappé de la ténacité du mal, il demande conseil. Si le médecin méconnaît la syphilis, il se contente de prescrire des injections nasales, des irrigations, des poudres à priser, une cure à Challes ou ailleurs, alors qu'il faudrait agir par le traitement mercuriel. Règle générale : tout individu qui mouche depuis longtemps des mucosités épaisses et des croûtes doit être soupçonné de rhinite syphilitique, à plus forte raison si l'ozène se joint à ces symptômes. L'exploration des fosses nasales fait alors reconnaître la présence d'érosions, d'ulcérations, de délabrements plus ou moins étendus.

Le diagnostic entre la syphilis tertiaire nasale (héréditaire ou acquise) et la scrofulo-tuberculose du nez est parfois des plus difficiles. Dans cette étude délicate, je vais suivre les préceptes qui ont été nettement et magistralement formulés par M. Fournier.

Procédons par ordre : occupons-nous d'abord des lésions nasales à forme sèche, tuberculeuse. Voici, je suppose, deux malades : l'un est atteint d'un lupus tuberculeux du nez, l'autre est atteint d'une syphilide nasale tuberculeuse. A considérer ces deux malades, on ne trouve au premier abord que des ressemblances : de part et d'autre, éruption tuberculeuse sur un fond rouge et infiltré ; de part et d'autre, tubercules de volume et de configuration identiques, groupés, agglomérés d'une façon semblable. Le diagnostic paraît bien difficile; cependant, le tubercule lupique est plus clair, plus transparent, plus sucre d'orge, tandis que le tubercule syphilitique est de teinte foncée, rougeâtre, chair musculaire. Le tubercule lupique est mollasse, et donne à la pression la sensation d'écrasement, tandis que le tubercule syphilitique est beaucoup plus dur au toucher. Enfin l'évolution du lupus tuberculeux est infiniment plus lente que l'évolution de la syphilide tuberculeuse.

Passons actuellement au diagnostic des lésions nasales *ulcéreuses*. Voici deux malades qui présentent, l'un des ulcérations nasales syphilitiques, l'autre des ulcérations nasales lupiques; dans les deux cas, les ulcérations peuvent être recouvertes de croûtes. Comment faire le diagnostic différentiel? Ici, encore, les ressemblances paraissent au premier abord l'emporter sur les dissemblances, mais, en y regardant de près, voici quelques signes distinctifs : l'aréole qui encadre la syphilis tuberculeuse ulcérée est d'un rouge sombre, foncé, pigmenté, tandis que l'aréole des ulcérations lupiques est plus claire, plus bleuâtre. Les bords de l'ulcération syphilitique sont durs, taillés à pic, adhérents, non décollés, tandis que les bords de l'ulcération lupique sont plats, minces, mous, flasques, décollés, flottants, non taillés à pic. Le fond de l'ulcération syphilitique est creux, anfractueux, bourbillonneux, tandis que le fond de l'ulcération lupique est presque plat. De part et d'autre, l'ulcération se recouvre de croûtes, mais les croûtes de la syphilis sont plus compactes, plus dures, plus stratifiées, plus brun verdâtre, plus en forme d'écailles d'huîtres que celles de la scrofule. Au point de vue de la marche de la lésion, la syphilis fait en un mois ce que le lupus fait en un an.

Arrivons maintenant au diagnostic des lésions syphilitiques et lupiques du nez, à leur phase de *destruction*. La syphilis détruit le nez par bloc, par gros morceaux, tandis que la scrofule use le nez, le corrode molécule à molécule. Le nez rongé par la scrofule est symétriquement détruit, abattu comme d'un coup de hache, d'avant en arrière, depuis le niveau inférieur des os propres du nez jusqu'à la lèvre supérieure : c'est l'aspect de la tête de mort. La syphilis, au contraire, mutile le nez plus irrégulièrement et d'une façon moins symétrique. Le lupus nasal peut attaquer la pituitaire, car il y a un lupus primitif de la cloison, mais ce fait est très rare, tandis que la syphilis et l'hérédo-syphilis attaquent cette région avec prédilection. Quand le lupus pénètre dans les fosses nasales, il s'y restreint habituellement à leur segment antérieur, au vestibule, aux cartilages et quelquefois au plancher du maxillaire; en tout cas, il attaque rarement le squelette nasal; la syphilis, au contraire, n'a pas de ces restrictions, et les différents os qui constituent les fosses nasales peuvent tomber sous ses coups. Aussi, la plupart des déformations nasales que nous avons étudiées dans ce chapitre, l'effondrement de la racine du nez, le nez en lorgnette, la perforation du voile du palais, sont presque toujours le résultat d'une syphilis acquise ou héréditaire et n'ont généralement rien à voir avec la scrofulo-tuberculose.

Les détails dans lesquels je viens d'entrer au sujet du diagnostic des lésions syphilitiques et scrofulo-tuberculeuses du nez prouvent que ce diagnostic n'est pas toujours facile. La difficulté est encore beaucoup plus grande quand il y a association de la scrofulo-tuberculose et de la syphilis. C'est ce que Ricord, dans son langage pittoresque, appelait le *scrofulate de vérole*. Dans quelques cas, plus fréquents encore au larynx et aux poumons, la syphilis et la tuberculose envahissent successivement le même organe; il y a juxta-position des deux infections. Mais, dans d'autres circonstances, on dirait vraiment qu'il y a hybridité : telles sont certaines adénites syphilo-tuberculeuses, telles sont certaines lésions lupiques, également syphilo-tuberculeuses, de la peau et de la muqueuse du nez. M. Leloir en a cité quelques observations qui me paraissent probantes. Le traitement seul peut juger la question[1].

1. Leloir. *Arch. de physiologie*, octobre 1891.

Tout ce que j'ai dit de la syphilis nasale tertiaire est applicable à la syphilis *héréditaire tardive* qui survient à un âge plus ou moins avancé.

En voici un exemple tiré du remarquable ouvrage de M. Fournier[1] : Un jeune garçon de quinze ans, né de parents syphilitiques, a eu dès sa première enfance des accidents de syphilis héréditaire, kératite, surdité, et malformations dentaires. Vers l'âge de sept ans, il a été pris d'une sorte de *coryza* qui n'a jamais cessé depuis cette époque. Deux ou trois ans plus tard, il a perdu « de petits os » par les narines et la cloison a été perforée. Quelque temps après, le nez s'est affaissé vers sa racine et une punaisie s'est déclarée. Cet *ozène* a pris de telles proportions que « ses petits camarades ne veulent plus jouer avec cet enfant tant il sent mauvais ». Cette syphilis héréditaire ressemble de tous points, on le voit, à la syphilis acquise.

Chez les Arabes, les lésions syphilitiques du nez sont habituellement le prélude de la syphilis héréditaire *tardive*, qui n'apparaît parfois chez eux qu'au moment de l'adolescence (Spillmann)[2].

En résumé, héréditaires ou acquises, les lésions syphilitiques du nez se traduisent par des accidents, qui sont, les uns temporaires et curables, les autres irrémédiables. Tous ces accidents, la rhinite avec ses croûtes et ses ulcérations, l'ozène avec son excessive puanteur, la destruction des parties molles et osseuses du nez, les difformités nasales, la perforation de la voûte palatine, les terribles conséquences de la syphilis naso-crânienne, tous ces accidents sont d'autant plus redoutables, qu'à leur début ils évoluent habituellement *en silence* et presque sans douleur.

On ne saurait donc porter trop de soins au *diagnostic* de la syphilis nasale. Trop souvent, surtout quand il s'agit de syphilis héréditaire, ces lésions syphilitiques sont prises pour de la scrofule, pour de l'ezcéma strumeux, pour du lupus ; à moins de preuve bien évidente du contraire, il

1. Fournier. *La syphilis héréditaire*, p. 359.
2. Spillmann. *Diction. des sciences médic.*, article Nez, t. XIII, p. 40.

faut toujours penser à la syphilis et agir en conséquence.

Traitement. — Le traitement de la syphilis nasale ne diffère en rien du traitement des lésions de la syphilis en général. C'est le mercure qui en est l'agent essentiel. Le mercure, bien mieux que l'iodure de potassium, est le médicament de la syphilis tertiaire. Depuis bien des années, j'ai délaissé presque complètement l'iodure de potassium, et je ne fais usage que du mercure. De toutes les préparations, la plus efficace est la solution huileuse ou aqueuse de biiodure d'hydrargyre. On pratique, tous les jours, pendant quinze jours consécutifs, une injection sous-cutanée, assez profonde, de 1 gramme à 2 grammes de cette solution, ce qui représente 4 milligrammes à 8 milligrammes de substance active. On peut, du reste, augmenter les doses. On interrompt le traitement pendant quinze jours, puis on le reprend une quinzaine, et ainsi de suite pendant trois mois. Pour plus de détails, concernant le traitement de la syphilis, je renvoie au *Memento thérapeutique*, à la fin du tome IV.

Certaines lésions nasales syphilitiques, une fois constituées, les séquestres, la perforation de la voûte palatine, les déformations nasales, les délabrements de la région naso-crânienne relèvent du domaine de la chirurgie.

§ 4. TUBERCULOSE DES FOSSES NASALES — LUPUS DU NEZ

1° — TUBERCULOSE DES FOSSES NASALES

Description. — La tuberculose des fosses nasales n'est pas absolument rare; sa fréquence relative est établie par le tableau suivant[1] :

Langue	51 cas.
Pharynx	21 —
Bouche	22 —
Voile du palais	8 —
Amygdales	4 —
Fosses nasales	5 —

[1] Cariaz. *Gazette hebdomadaire*, 1891, n° 18.

La tuberculose des fosses nasales est primitive ou secondaire.

A. — La forme *primitive*, ou du moins paraissant primitive, est celle qui se localise aux fosses nasales indépendamment de toute autre région. Elle a comme caractère presque constant de se développer sous forme d'excroissance, de champignon, de tumeur polypoïde, simulant le sarcome. Elle débute presque toujours par la cloison cartilagineuse, sous forme d'infiltration sous-muqueuse, la pituitaire pouvant rester intacte pendant un temps assez long. Plus tard, la muqueuse s'ulcère et le tissu morbide fait hernie sous forme d'un champignon fongueux symétriquement placé dans les deux fosses nasales. Les deux narines sont alors en partie obstruées par ce tissu exubérant.

Le processus tuberculeux se fait par progression excentrique; au centre de la tumeur, ramollissement et élimination du tissu; autour de la tumeur, granulations jeunes. Quand l'évolution de la tuberculose nasale aboutit à la perforation de la cloison, les bords de la perforation sont formés de bourrelets saillants, fongueux, croûteux.

La marche de cette lésion tuberculeuse est lente, et non douloureuse. Les symptômes de début sont ceux d'un coryza chronique. Plus tard, quand le champignon fongueux est formé, il s'agit de faire le diagnostic avec le chancre syphilitique, et avec le sarcome. Le chancre syphilitique a pour caractère d'être unilatéral, induré à sa base, et accompagné d'une adénite maxillaire précoce, il est rapide dans son évolution, tandis que la fongosité tuberculeuse est bilatérale, mollasse, et très lente dans son évolution.

Le diagnostic avec le sarcome, ou épithélio-sarcome, est cliniquement fort difficile; il faut rechercher avec soin le bacille de la tuberculose, et ce n'est parfois qu'après un grand nombre de préparations qu'on arrive à le découvrir.

Le diagnostic de la tuberculose nasale doit être fait également à la phase d'ulcération. Afin d'éviter les répétitions, qu'on veuille bien se reporter au chapitre précédent concernant la syphilis nasale.

B. — La tuberculose *secondaire* des fosses nasales est beaucoup plus fréquente que la tuberculose primitive. Elle survient dans le cours d'une phthisie pulmonaire ou d'une phthisie laryngée ; elle peut accompagner également la tuberculose bucco-pharyngée. Cette tuberculose nasale secondaire affecte rarement les apparences polypoïdes et exubérantes de la tuberculose nasale primitive. Elle évolue sous forme d'ulcérations habituellement multiples, qui se localisent de préférence au vestibule du nez et à la partie antérieure du cornet inférieur. Les dimensions de ces ulcérations sont variables, leurs bords sont habituellement déchiquetés, leur fond est grisâtre, recouvert de sécrétion purulente ou de croûtes. Les bacilles, rares dans la forme primitive, sont très fréquents dans les ulcérations de la tuberculose secondaire. Ces ulcérations tuberculeuses sont généralement peu douloureuses, contrairement à la tuberculose bucco-pharyngée, qui détermine de si vives douleurs.

La tuberculose des fosses nasales n'a par elle-même aucune gravité. Dans quelques cas, néanmoins, elle a été le point de départ de méningite tuberculeuse.

Le traitement, qui est impuissant quand il s'agit d'ulcérations secondaires, peut agir avec efficacité quand il s'agit de la forme primitive. L'extirpation, la cautérisation, le raclage, les attouchements avec une solution concentrée d'acide lactique, paraissent être les moyens les plus efficaces.

2° — LUPUS DU NEZ

D'une façon générale, le lupus tuberculeux ou lupus vulgaire, lupus de Willan, est une tuberculose atténuée de la peau et des muqueuses adjacentes. C'est une scrofulo-tuberculose. On peut dire des tuberculoses cutanées, qu'elles ont une très faible virulence, et, parmi elles, le lupus est remarquable, par sa marche très lente, par son évolution torpide, et par l'atténuation de son pouvoir virulent. Néanmoins, le lupus vulgaire fait bien partie de la famille des tuberculoses.

Le tissu lupique, scrofulo-tuberculeux, contient une très faible quantité de bacilles, puisque les bacilles n'ont été constatés qu'une fois sur 11 cas (Cornil et Leloir), mais Leloir a presque toujours réussi à provoquer la tuberculose, chez les animaux auxquels il a inoculé des fragments de lupus, dans la chambre antérieure de l'œil. De plus, les réactions locales de la tuberculine se montrent au niveau des lésions du lupus, au même titre qu'au niveau de lésions franchement tuberculeuses; c'est une nouvelle preuve de la nature tuberculeuse du lupus vulgaire.

Le lupus peut envahir la peau en diverses régions, mais *le nez est son siège de prédilection*. Tantôt le nez est seul envahi, tantôt le lupus s'étend également aux autres parties du visage, aux joues, aux lèvres.

Description. — Le lupus vulgaire du nez, ou lupus tuberculeux, est caractérisé par le développement de petites nodosités intra-dermiques.

Ces nodosités, ou tubercules lupiques, constituent l'élément primitif du lupus. Leurs dimensions varient du volume d'un grain de mil à une lentille et au delà.

Le tubercule lupique est assez transparent. Sa coloration rappelle l'aspect du sucre d'orge ou de la gelée de pomme. Sa consistance est un peu molle, et facilement appréciable au toucher. Le tubercule lupique a une marche extrêmement lente. Dans quelques cas, il aboutit à la résorption interstitielle, et donne lieu à des cicatrices blanches, déprimées, qui déforment le nez; plus souvent, il aboutit à l'ulcération et détermine des pertes de substance. Il n'est pas rare de trouver sur une même région des tubercules lupiques cicatrisés, d'autres ulcérés, d'autres enfin en pleine évolution.

Souvent les tubercules lupiques se groupent en forme de plaque. Dans la forme la plus simple du lupus nasal, la plaque occupe, je suppose, l'aile du nez; elle est rougeâtre, arrondie ou ovalaire; mais les tubercules lupiques sont peu saillants. C'est le type du lupus *plan* ou *maculeux*, dont l'ulcération est ordinairement légère et superficielle.

Dans d'autres cas, le lupus, au lieu d'être plan, est exubérant, les tubercules lupiques sont fort saillants, très colorés. Ce lupus, à l'inverse du lupus plan, a une grande tendance à l'ulcération, c'est le lupus végétant, le lupus exubérant, le lupus exedens ; dans sa marche envahissante, il est quelquefois dénommé lupus vorax ; il atteint le nez, les joues, les lèvres, les paupières.

Les ulcérations lupiques sont indolentes, de coloration rouge ; elles ont un fond irrégulier, tapissé de granulations mollasses, baigné de liquide et recouvert de croûtes plus ou moins épaisses. L'ulcération est irrégulière, à bords infiltrés, livides. Les croûtes sont grisâtres, parfois brunâtres, épaisses, stratifiées, et la chute des croûtes laisse à découvert l'ulcération souvent parsemée de tubercules lupiques.

La marche du lupus est extrêmement lente, l'évolution dure des années ou même des dizaines d'années ; les ulcérations sont remplacées par des cicatrices, d'abord foncées, puis blanchâtres, et parcourues de brides saillantes. Ces ulcérations déterminent lentement la destruction des parties molles du nez et les cicatrices contribuent au rétrécissement des narines.

Le *diagnostic* du lupus nasal et de la syphilis nasale a été fait au chapitre précédent à propos de la syphilis du nez, je n'y reviens pas.

La guérison spontanée ou thérapeutique du lupus est rarement durable. Que de fois, après plusieurs années de guérison apparente, on voit réapparaître les lésions lupiques !

Le lupus tuberculeux, que je viens de décrire, peut envahir la muqueuse du nez, soit primitivement, soit consécutivement au lupus de la peau. Il y a un lupus primitif de la cloison et de la sous-cloison. Le lupus de la muqueuse du nez a la même évolution lente et indolente que le lupus de la peau ; il peut atteindre les cartilages, mais il est bien exceptionnel qu'il atteigne les os.

Je dois dire maintenant quelques mots du lupus érythémateux ou érythématoïde, qui pour les uns est une tuberculose cutanée des plus atténuées, et qui pour les autres devrait être rayé de la famille des tuberculoses. On l'appelle encore lupus acnéique. Le plus souvent, il occupe le dos du nez et la partie adjacente des joues, prenant ainsi la forme d'un papillon. Il débute par une tache rouge, il se recouvre de squames, il s'étend, il finit par se décolorer, et enfin il s'atrophie sous forme de cicatrices, lisses, blanchâtres, superficielles, sans ulcérations. Le lupus érythémateux peut s'associer au lupus tuberculeux.

Le *traitement* du lupus nasal a bénéficié de l'application de la photothérapie à la pratique dermatologique (Finsen).

§ 5. OZÈNE

L'*ozène* (ὄζειν, sentir mauvais) ou *punaisie* (odeur de punaise écrasée) est l'odeur fétide que certaines personnes exhalent par le nez ; mais il est important de ne pas confondre l'ozène, c'est-à-dire la fétidité qui a son origine dans l'appareil nasal, avec la fétidité que prend l'haleine au contact des affections de la bouche et de la gorge. Les dents cariées, la périostite alvéolo-dentaire, l'état fluxionnaire des gencives, les sécrétions qui s'accumulent pendant la nuit sur la muqueuse de la langue et de la bouche, sont autant de causes qui rendent l'haleine mauvaise ou fétide. Les produits caséeux qui encombrent les lacunes des amygdales sont une origine de puanteur. Je mentionne également la fétidité de l'haleine qui accompagne les bronchites fétides et la dilatation des bronches. Il faut éviter de confondre l'ozène avec ces différents états.

Étiologie. — Bien qu'on ne soit pas complètement édifié sur la cause intime de l'ozène, voici ce qu'apprend l'observation clinique : Chez certaines personnes, la punaisie existe, alors même qu'on ne constate à l'intérieur du nez ni ulcération ni déformation, ni rhinite atrophique ; on dirait que les sécrétions nasales chez ces personnes, comme chez d'autres les sécrétions pharyngienne ou vaginale, ou comme chez d'autres encore la transpiration de l'aisselle ou des pieds, revêtent une véritable fétidité, dont la cause première est inconnue.

Chez quelques individus, principalement chez les herpétiques, cette tendance à la fétidité des sécrétions nasales peut être nulle à l'état normal, mais elle est réveillée par un coryza et surtout par un coryza chronique. Par contre, on voit des ozéneux chez lesquels un coryza aigu fait disparaître, au moins momentanément, la punaisie.

Il y a des sujets qui, dès leur enfance, ou dès l'âge de la puberté, sont atteints d'une punaisie qui mériterait le nom de *constitutionnelle*[1]; cette punaisie est associée à un suintement nasal séro-purulent; elle persiste avec des alternatives jusqu'à l'âge adulte et ne décroît qu'à une époque plus avancée.

Parfois la punaisie est associée à des ulcérations de la muqueuse, à des lésions des cartilages et des os du nez, à des déformations nasales qui reconnaissent pour origine une *syphilis* acquise ou héréditaire. Cette importante variété d'*ozène syphilitique* a été étudiée avec la syphilis nasale.

Chez certains individus, l'ozène peut être considéré comme une véritable entité morbide, ayant son origine dans une malformation congénitale des fosses nasales (rhinite atrophique). Ce serait même là l'ozène vrai, les autres variétés d'ozène étant considérées comme des punaisies symptomatiques. Cette malformation consiste en un agrandissement considérable des fosses nasales, avec atrophie des cornets, surtout des cornets inférieurs, et amincissement de la pituitaire (Zaufal). Cette conformation vicieuse, cette béance des fosses nasales, facile à constater par la rhinoscopie, enlève au courant d'air expiré son intensité normale; il en résulte que les matières sécrétées sont mal balayées, les mucosités sont stagnantes et des croûtes se forment. Dans ce milieu,

---

1. Trousseau. *Clinique médicale*, t. I, p. 540.

qui est un milieu alcalin, se développe un micro-organisme spécial, un *diplococcus* volumineux, décrit par M. Lœwenberg, et qui, d'après cet auteur, serait l'agent spécifique de la fétidité de l'ozène[1].

Ce *rhino-bacillus* est capsulé, on le trouve souvent en chaîne dans les préparations de mucus ozéneux et parfois en amas dans les préparations de culture pure. La puanteur de l'ozène serait due soit au microbe décrit par Lœwenberg, soit à la combinaison de ce microbe avec d'autres microbes du nez (Marano).

Le développement de l'ozène ne se fait pas toujours de la même manière; son évolution est plus ou moins rapide. L'ozène vrai, celui qui paraît dû à une malformation congénitale du nez, se montre en général pendant la seconde enfance, au moment de l'accroissement des cavités nasales; il met des mois et des années à se développer. La puanteur est variable suivant les sujets, elle est surtout forte au moment de l'expulsion des croûtes et des mucosités, et chez certains ozéneux elle revêt une telle intensité qu'une salle entière d'hôpital peut en être infectée. Comme l'odorat est perdu, l'ozéneux n'a pas conscience de la fétidité qu'il exhale, mais la répulsion qu'il fait éprouver à tous ceux qui l'entourent lui rend la vie intolérable. Les conséquences sociales de cette affection sont terribles : la vie en commun devient difficile, le mariage pour les jeunes filles est impossible, la tendance au suicide n'est pas rare. L'ozéneux a souvent un *nasillement* qui tient à la résonance des sons vocaux dans les cavités nasales anormalement agrandies.

Le nez est fréquemment ensellé, le bout est relevé, l'orifice nasal est béant.

L'infection nasale qui produit l'ozène peut se propager en différentes directions et donner lieu à des complications diverses : dacryocystite, conjonctivite, kératite, sinusite. M. Luc a décrit un ozène trachéal[2].

Le *traitement* de l'ozène consiste à faire prendre tous les

1. Lœwenberg. *Union médicale*, 1884.
2. Peck. Complications de l'ozène. *Th. de Paris*, 1899.

jours une douche nasale au bichlorure de mercure; une partie de sublimé pour 10 000 parties d'eau. Après la douche, on pratique avec soin à l'intérieur des fosses nasales et du pharynx supérieur des insufflations de poudre impalpable d'acide borique (Lœwenberg). Des aspirations nasales pratiquées matin et soir avec de l'eau salée extrêmement chaude, pendant plusieurs mois, donnent d'excellents résultats (Bonnier). Au cas de syphilis, il faut instituer le traitement mercuriel décrit au chapitre précédent.

§ 6. ÉPISTAXIS

Description. — L'*épistaxis* (de ἐπιστάζειν, tomber goutte à goutte) est l'hémorrhagie de la muqueuse nasale. Habituellement insignifiante, cette hémorrhagie est constituée par un écoulement de sang rouge, qui se fait goutte à goutte par l'une des narines, rarement par les deux[1]. Si l'épistaxis est abondante, et surtout si elle se fait pendant que le malade est couché, la tête renversée en arrière, le sang s'écoule par l'orifice postérieur des fosses nasales, et peut passer de là dans le pharynx, dans l'œsophage, dans l'estomac, et être rejeté sous forme d'hématémèse; on devine déjà la cause d'erreur, si le malade, méconnaissant son épistaxis, se contente de raconter qu'il a vomi du sang; d'où le précepte d'explorer avec soin les fosses nasales dans les cas douteux d'hématémèse. J'ai plusieurs fois constaté pareilles erreurs de diagnostic.

Cette année encore, à l'Hôtel-Dieu, nous avons vu chez un malade de mon service, une abondante hématémèse composée de sang liquide et de caillots; c'était le résultat d'une hémorrhagie nasale déversée dans l'estomac; en abaissant la langue on apercevait le sang filtrant sur la

---

1. Galien avait déjà vu que l'épistaxis se fait plus généralement par la narine droite dans les maladies du foie.

paroi postérieure du pharynx et l'examen de la cloison du nez faisait découvrir la source de l'hémorrhagie qui fut aussitôt arrêtée.

La quantité de sang perdu est très variable. Dans quelques cas l'écoulement du sang se fait lentement, dure dix minutes à un quart d'heure et le sujet ne perd même pas 60 à 100 grammes de sang. Dans d'autres circonstances l'écoulement de sang est rapide et abondant, il se fait à la fois par le nez et par la bouche, il peut durer plusieurs heures si un traitement efficace n'intervient pas, et la perte de sang atteint et dépasse un demi-litre. De plus, comme l'hémorrhagie se reproduit facilement, comme il suffit de faire un effort, de se moucher, d'éternuer, pour détacher les caillots obturateurs, il s'ensuit que, chez les sujets prédisposés (hémophilie), la perte de sang peut atteindre de fortes proportions. Aussi, quand l'épistaxis s'est répétée plusieurs fois et en abondance, le malade est pâle, affaibli, sous le coup d'éblouissements, de vertiges et même de syncope, comme c'est l'usage après les grandes pertes de sang.

L'hémorrhagie nasale a une *marche* des plus irrégulières; elle peut reparaître tous les jours, plusieurs fois dans les vingt-quatre heures, à plusieurs mois ou à plusieurs années de distance. Parfois, elle affecte la forme intermittente ou revient à certaines époques de l'année.

Étiologie. — Les épistaxis sont très communes à l'âge de la puberté, et plus rares dans la vieillesse. L'abondance et la distribution des vaisseaux à la surface de la pituitaire expliquent la fréquence de ces hémorrhagies. On a constaté des dilatations des petits vaisseaux, véritables anévrysmes capillaires. L'épistaxis est *active* ou *passive*. Elle est active, quand elle est le résultat d'un afflux sanguin; je citerai entre autres exemples les épistaxis que favorise l'hypertrophie du cœur consécutive à l'insuffisance aortique, les épistaxis supplémentaires des périodes menstruelles et des hémorrhoïdes, celles qui surviennent après la suppression d'une affection cutanée, d'un érysipèle (Sore), celles qui sont le résultat d'insolation, de changements brusques dans la température ou dans la pression atmosphérique. L'épistaxis est fréquente au début de la fièvre typhoïde et de la rougeole, on l'observe dans le cours du rhumatisme articulaire (Trousseau) et de la phthisie pulmonaire (Leudet); les hémoptysies tuberculeuses sont parfois annoncées par des épistaxis. L'épistaxis *passive*, ou par stase sanguine, s'observe quand la tension veineuse est accrue (lésions des orifices mitral et tricuspide) ou quand la circulation céphalique de retour est gênée (compression veineuse par tumeurs du cou et du médiastin).

On rapporte aux *altérations du sang*, altérations pourtant bien diverses (*dyscrasies*), les épistaxis de l'ictère simple et de l'ictère grave, des fièvres éruptives à forme hémorrhagique, de l'intoxication palustre, du purpura, de la leucocythémie. L'épistaxis est fréquente chez les *diabétiques* et chez les *brightiques*; on peut même dire que le diabète prédispose aux grandes épistaxis. Au chapitre concernant la maladie de Bright, j'insisterai longuement sur l'épistaxis des néphrites chroniques, et sur la *grande épistaxis brightique* qui se montre parfois comme un de leurs premiers symptômes. On a signalé des épistaxis épidémiques qui pourraient bien n'être autre chose qu'une fièvre larvée. L'épistaxis qui survient à la suite de chute sur la tête est parfois l'indice d'une fracture de la base du crâne avec participation de la paroi supérieure des fosses nasales.

Je mentionne tout spécialement les épistaxis de cause *locale* : ulcérations de la pituitaire, varices, angiomes, polypes saignants, tumeurs vasculaires de la cloison[1].

L'épistaxis est rarement le résultat d'une hémorrhagie diffuse en nappe; quand on y regarde de près et quand on pratique l'examen rhinoscopique, on voit que, dans le plus grand nombre de cas, la rupture des petits vaisseaux qui produit l'épistaxis se fait dans des régions prédestinées, à savoir : la partie antéro-inférieure de la cloison; le centre de la cloison; le cornet inférieur où existe un vrai tissu érectile.

---

1. Egger. Tumeurs vasculaires de la cloison nasale. *Bulletin de la Soc. française de rhinologie*, 1897, p. 257.

Diagnostic. — Pronostic. — L'épistaxis étant reconnue, il faut remonter à la cause qui l'a produite, savoir si elle est liée à un état général ou à une lésion purement locale (ulcération, varice, tumeur érectile, angiome de la cloison), rechercher si elle est symptomatique d'une affection hépatique, cardiaque ou rénale, si elle est supplémentaire d'une hémorrhagie supprimée, se demander si elle n'annonce pas le début d'une fièvre typhoïde et si elle n'est pas le premier signal des formes hémorrhagiques terribles qu'on observe dans les fièvres éruptives. Le *pronostic* dépend de la quantité de sang perdue, de l'état des forces du malade et de la cause qui a engendré l'hémorrhagie; chacun de ces facteurs doit être interrogé avec soin. Les épistaxis de la rougeole et de la fièvre typhoïde sont quelquefois de graves complications.

Traitement. — Pour arrêter l'épistaxis, les moyens les plus simples, les injections d'eau très chaude (surtout l'eau oxygénée), dans les fosses nasales, le pincement du nez, suffisent quelquefois; mais dans les cas rebelles il faut recourir au tamponnement, qui exerce une pression directe sur le siège même de l'hémorrhagie. Il faut d'abord par un examen direct se rendre compte du siège de l'hémorrhagie. Chiarri sur 25 cas d'épistaxis a constaté que l'hémorrhagie provenait 22 fois de la partie antérieure de la cloison; c'est là « le lieu d'élection » de l'épistaxis, lieu d'élection bien facile à constater : il n'y a qu'à y regarder. « Relevez fortement l'aile du nez de façon que l'orifice de la narine se renverse le plus possible en dehors. A la surface de la cloison dont cette manœuvre découvre la partie inférieure, suivez une ligne oblique en haut et en arrière; à 2 centimètres 1/2 se trouve la zone hémorrhagique. » On applique alors sur le point en question un tampon d'ouate et l'on peut exercer une compression efficace en maintenant le tampon en place au moyen d'une pince à arrêt appliquée à cheval sur le dos du nez, ou en introduisant dans chaque narine une des branches de la pince préalablement entourée de gaze (Rangé)[1].

1. Rangé. L'épistaxis et son traitement. *Le Bulletin médical*, 1899, p. 593.

Si ce tamponnement ne suffit pas, si le siège de l'hémorrhagie est placé plus haut ou plus en arrière, on introduit dans la narine, au moyen d'une pince, une série de tampons d'ouate hydrophile, imbibés d'eau de Pagliari ou d'eau oxygénée, mais il faut proscrire le perchlorure de fer. Après le tamponnement, on surveille l'orifice postérieur des fosses nasales pour être certain que l'épistaxis ne continue pas à se faire en arrière vers le pharynx. On peut encore pratiquer le tamponnement au moyen d'une vessie de baudruche : pour cela, montez et fixez la vessie sur une sonde uréthrale rigide, de petit calibre; introduisez cette vessie vide dans le nez; injectez de l'eau à travers la sonde de façon à distendre la vessie et obturez la sonde : vous obtenez ainsi un petit appareil qu'on maintient facilement en place et qui m'a souvent donné les meilleurs résultats.

Si malgré ces moyens l'épistaxis continue (ce qui est rare), il faut recourir au *tamponnement postérieur*. Pour oblitérer les fosses nasales par leur origine postérieure, faites usage de la sonde de Belloc ou d'une sonde uréthrale flexible; introduisez la sonde enduite de vaseline dans le méat inférieur; poussez-la horizontalement jusqu'à ce qu'elle émerge derrière le voile du palais, saisissez-la à ce niveau avec une pince, attirez-la hors de la bouche; puis, au moyen d'un fil solide et assez long, suspendez à cette extrémité de la sonde un tampon d'ouate, enduit de vaseline boriquée, long de 3 centimètres environ et moitié moins large; retirez alors la sonde introduite dans le nez; le tampon d'ouate qui suit le mouvement vient s'appliquer à l'orifice postérieur des fosses nasales pendant que l'index introduit dans la bouche lui a facilité le passage au-dessus du voile du palais. Le fil qui a servi à attirer le tampon est maintenu hors de la narine, vous le fixez sur la joue au moyen de collodion ou de diachylon; il est du reste maintenu par le tamponnement antérieur qu'on associe habituellement au tamponnement postérieur.

Voilà qui est bien, mais le tamponnement ne tarde pas à être gênant et douloureux pour le patient; le nez se tuméfie, la respiration est gênée, et il est rare que le malade puisse supporter les tampons au delà de vingt ou trente heures. Pour les retirer, vous les imbibez en injectant dans la narine de l'eau tiède; les tampons antérieurs viennent facilement; quant au tampon postérieur, il se détache sous l'influence de l'injection et finit par être craché par le malade.

Dans quelques cas (tumeur érectile, angiome), le tamponnement n'est pas le traitement de choix, il faut cautériser la surface saignante avec le nitrate d'argent ou, ce qui est préférable, avec le galvanocautère porté au rouge sombre. Par ce moyen M. Luc a pu arrêter, en une séance, une épistaxis abondante et tenace, qui menaçait la vie d'un malade entré dans mon service, à l'hôpital Necker, pour un angiome de la muqueuse nasale.

L'*adrénaline* doit rentrer dans la thérapeutique de l'épistaxis. On touche la muqueuse saignante avec un tampon imbibé d'une solution d'adrénaline à 1 pour 1000. On peut aussi laisser en place un tampon d'ouate imprégné d'une solution plus faible à 1 pour 5000 ou à 1 pour 10000. La vaso-constriction qui en est la conséquence provoque parfois la pâleur de la décoloration de la muqueuse.

Quand l'hémorrhagie a été abondante, donnez des boissons glacées, acides et alcoolisées, pratiquez des injections sous-cutanées d'ergotine, et administrez par grandes cuillerées la potion hémostatique suivante :

Eau.	120 grammes
Sirop d'opium.	25 —
Perchlorure de fer	1 gramme
Eau de Rabel	1 —

Pratiquez des *injections de sérum* de plusieurs centaines de grammes, suivant les préceptes formulés au *Memento thérapeutique* annexé à la fin du quatrième volume.

Quand ces différents moyens n'arrivent pas à arrêter l'hémorrhagie et si la vie du malade est en danger, il faut pratiquer la *transfusion du sang*, opération qui m'a donné plusieurs fois d'excellents résultats et dont j'ai fait connaître ailleurs la description et les indications[1].

Il y a quelques années, nous avons pratiqué la transfusion, avec mon collègue et ami Berger, à deux malades de la Ferté-sous-Jouarre, atteints, l'un d'épistaxis d'origine diabétique, l'autre d'épistaxis associée à l'hémophilie ; le premier malade était un adulte, l'autre était un enfant ; dans les deux cas, l'hémorrhagie nasale, par son abondance, par sa ténacité, était devenue extrêmement grave. Sous l'influence de la transfusion, l'hémorrhagie s'est aussitôt arrêtée.

Les épistaxis périodiques, alors même qu'il ne s'agit pas de fièvre larvée, sont heureusement combattues par le sulfate de quinine. Il faut enfin se rappeler que certaines épistaxis supplémentaires ou critiques doivent être respectées, surtout chez les personnes âgées, pour qui elles sont un dérivatif salutaire.

CHAPITRE II

MALADIES DU LARYNX

§ 1. APERÇU GÉNÉRAL DE L'ANATOMIE ET DE LA PHYSIOLOGIE DU LARYNX

Les *troubles de la voix et de la respiration*, isolés ou diversement combinés, résument presque toute la pathologie laryngée : mais comment comprendre l'aphonie et la dysphonie avec toutes leurs nuances, comment saisir le mécanisme des spasmes de la glotte et la genèse des paralysies des cordes

1. Dieulafoy. Étude sur la transfusion du sang. Nouvel appareil transfuseur. *Gazette hebdomadaire*, 1884, n° 3, p. 37 et 42.

vocales; comment diagnostiquer les altérations des nerfs récurrent et laryngé externe, si l'on n'a pas présent à l'esprit le fonctionnement normal de l'appareil laryngé? C'est ce qui m'engage à rappeler en quelques mots les principales notions de la *physiologie* du larynx.

Le squelette du larynx est formé par les cartilages cricoïde, thyroïde et aryténoïde. Le cricoïde a la forme d'un anneau (κρικός), beaucoup plus large en arrière qu'en avant.

Le thyroïde a été comparé à un bouclier (θυρέος); il protège les cordes vocales et leur donne insertion à l'angle rentrant de sa face postérieure.

Les aryténoïdes, dont la forme rappelle celle d'un entonnoir (ἀρυταίνα), ont un rôle extrêmement important; ils basculent sur leur base, au niveau de l'articulation crico-aryténoïdienne, et de leurs différents mouvements résultent l'écartement ou le rapprochement des cordes vocales.

Rôle de la glotte. — La glotte est l'espace limité par les cordes vocales (glotte interligamenteuse) et par les cartilages aryténoïdes (glotte intercartilagineuse). Les cordes vocales inférieures méritent seules le nom de cordes vocales, c'est à leur niveau que le son se produit; quant aux cordes vocales supérieures, il faut leur enlever la dénomination usurpée de « cordes » et la remplacer par le terme de bandes ventriculaires.

Toutes les parties du larynx, ses cartilages et ses articulations, organes passifs, ses muscles et ses nerfs, organes actifs, concourent au même but, c'est-à-dire aux mouvements des cordes vocales et aux diverses attitudes de la glotte.

A la glotte sont dévolus deux grands rôles : l'un qui intéresse la vie de l'individu, c'est le passage de l'air dans les voies respiratoires, et l'autre qui est une attribution de l'espèce, c'est l'émission du son, depuis le simple cri jusqu'aux modulations de la voix humaine.

Ainsi, respiration d'une part, émission du son d'autre part, telles sont les fonctions qui permettent déjà d'envisager toute l'importance et la gravité des maladies du larynx.

Muscles du larynx. — On peut classer les muscles du larynx en plusieurs groupes. Les muscles crico-aryténoïdiens postérieurs forment le premier groupe. Ils s'insèrent à la face postérieure du cricoïde et à l'apophyse externe et postérieure de l'aryténoïde; leur contraction attire les apophyses vocales en dehors par un mouvement de bascule, et les cordes vocales s'écartent d'autant plus que l'inspiration est plus forte.

Les muscles crico-aryténoïdiens postérieurs sont donc les muscles de la *respiration*; leur rôle est d'*écarter* les cordes vocales pour livrer passage à l'air et maintenir la glotte béante pendant la durée de la respiration. Par leur contraction, ils s'opposent à la tendance naturelle qu'auraient les lèvres de la glotte à s'accoler comme deux soupapes pendant l'aspiration de l'air dans le poumon, ce qui ne manque pas du reste de se produire dès qu'ils sont paralysés.

Telle est l'action isolée des muscles crico-aryténoïdiens postérieurs, comme muscles de la respiration. Mais, quand ces muscles se contractent synergiquement avec l'aryténoïdien, ils forment avec lui une anse musculaire dont le but est de redresser les deux cartilages aryténoïdes sur le cricoïde; ils deviennent ainsi les antagonistes des muscles thyro-aryténoïdiens et affranchissent les aryténoïdes de la traction des cordes qui les inclineraient en avant.

On peut donc les considérer également comme *tenseurs* des cordes vocales; cette tension s'effectue par leur intermédiaire : sans eux, elle serait impossible. De plus, en associant leur action à celle des adducteurs, les crico-aryténoïdiens postérieurs fixent les aryténoïdes sur le cricoïde, rendent leurs mouvements solidaires et permettent ainsi à l'insertion postérieure des cordes vocales de suivre les mouvements du cricoïde. Ils sont donc *inspirateurs, tenseurs* et *fixateurs*[1].

1. P. Bonnier. Étude sur la phonation. *Presse médicale*, 5 octobre 1896.

Le second groupe est formé par les muscles crico-aryté-noïdiens latéraux, constricteurs de la glotte interligamenteuse, et par le muscle impair ary-aryténoïdien constricteur de la glotte intercartilagineuse et consécutivement de la glotte interligamenteuse. Ces muscles, en *rapprochant* les cordes vocales, ferment la glotte et la placent dans la situation voulue pour la production de l'effort de la voix.

Dans l'acte de l'effort la glotte est complètement fermée, tandis que dans la production de la voix les cordes vocales ne viennent pas tout à fait au contact, elles laissent entre elles un espace, de forme et de dimension variables.

C'est en rapprochant les cordes vocales, que les muscles constricteurs de la glotte concourent à la production du son, ils en sont les préparateurs; le son ne peut se produire que si les cordes vocales sont suffisamment rapprochées; si elles sont trop écartées, l'air expiré s'échappe en pure perte sans être utilisé pour la production du son. Cette expérience est facile à vérifier sur un larynx de cadavre convenablement préparé[1].

Le troisième groupe comprend les muscles *phonateurs* par excellence; ce sont les muscles thyro-aryténoïdiens et cricothyroïdiens.

Les thyro-aryténoïdiens sont formés de deux faisceaux principaux : l'un est situé dans l'épaisseur de la corde vocale, l'autre est situé en dehors. Ce dernier faisceau, beaucoup plus large, est aplati contre le cartilage thyroïde, il se termine au bord externe de l'aryténoïde et il concourt à l'anse musculaire que termine en arrière l'aryténoïde. La contraction de cette anse musculaire ferme la glotte. Le thyro-aryténoïdien est donc avant tout un muscle de l'*effort*, c'est un *adducteur* comme le crico-aryténoïdien latéral, et il a aussi un rôle dans la phonation, en rapprochant les cordes vocales que cherche à écarter la colonne d'air expirée. Il règle, par son conflit avec les expirateurs thoraciques, la puissance de la voix.

1. Lermoyez. *Étude expérimentale sur la phonation.* Paris. Thèse de doctorat, 1886.

Le faisceau interne du thyro-aryténoïdien, le muscle de la corde vocale, a pour fonction de rapprocher l'aryténoïde du thyroïde : il n'est donc pas tenseur de la corde vocale, il n'est surtout pas distenseur ; il raccourcit la corde vocale, il la détend au lieu de la tendre. Mais que d'autres muscles, les distenseurs des cordes vocales, viennent à se contracter, il ne peut plus se raccourcir et par suite il ne peut ni s'épaissir ni se gonfler, il se durcit et acquiert une rigidité, une consistance et une résistance qui président à la périodicité des vibrations. Plus cette consistance augmente, plus les vibrations s'accélèrent et plus le son s'élève. Ce faisceau interne est donc le muscle du *diapason* comme le faisceau externe est le muscle de l'*intensité* du son. Ainsi envisagé, ce muscle peut être considéré comme *tenseur* des cordes, le mot de *tension* visant l'état de rigidité variable qui résulte à la fois de la distension passive des cordes et de leur rétraction active (Bonnier).

Le muscle crico-thyroïdien est l'antagoniste du thyro-aryténoïdien, mais il ne l'est qu'en s'associant aux redresseurs des aryténoïdes sur le cricoïde. L'action combinée de ces muscles provoque, non la tension proprement dite des cordes, mais leur *distension*. Quand les muscles élévateurs du larynx attirent en haut et en avant le cartilage thyroïde et avec lui l'insertion antérieure des cordes vocales, ces dernières attirent à leur tour les aryténoïdes et le cricoïde par sa partie postéro-supérieure. Le cartilage cricoïde basculerait donc en avant si le muscle crico-thyroïdien, prenant le thyroïde pour insertion fixe, ne redressait le cricoïde en reportant en arrière les insertions postérieures des cordes. Dès lors les cordes peuvent être tendues. Le muscle crico-thyroïdien est donc un des distenseurs des cordes ; sa paralysie, sans produire l'aphonie complète, compromet la voix et nécessite la suppléance d'autres muscles distenseurs.

Un quatrième groupe de muscles forme la musculature *extrinsèque* du larynx. Les uns sont *élévateurs* du larynx (mylo-hyoïdien, génio-hyoïdien, digastrique, stylo-hyoïdien) et leur action est prolongée par le muscle thyro-hyoïdien.

Les autres sont *abaisseurs* du larynx, vers le sternum (sterno-hyoïdien et sterno-thyroïdien), et vers l'omoplate (scapulo-hyoïdien). Un autre muscle, enfin, attire le larynx vers la colonne vertébrale (constricteur inférieur du pharynx), il est *rétracteur* et il complète la musculature de l'appareil de la phonation.

En fait, tous ces muscles, intrinsèques et extrinsèques, sont simultanément mais inégalement en jeu au moment de la phonation. Dans l'intonation, c'est-à-dire, dans l'émission d'un son volontairement donné, la saillie thyroïdienne vient occuper un niveau déterminé entre le sternum et le menton. Dans la modulation, c'est-à-dire quand on fait varier l'intonation, la saillie thyroïdienne monte pour les sons aigus, descend pour les graves, et tant que le cou et la tête gardent la même attitude, ou tant que le menton reste à la même distance du sternum, la pomme d'Adam occupe toujours un même niveau pour la même intonation.

Quand la tête s'infléchit ou se redresse, c'est-à-dire quand les rapports entre le menton et le sternum varient, les niveaux occupés par la saillie du thyroïde varient également; mais à une attitude déterminée de la tête correspond, à chaque son, une hauteur déterminée de la saillie thyroïdienne. Cette saillie répond à l'insertion antérieure des cordes vocales. Le fonctionnement que nous venons d'étudier est dû à l'action combinée de tous les muscles extrinsèques du larynx.

La phonation est en rapport avec l'acte de l'expiration. Or, dans l'expiration, la trachée, le cricoïde et avec lui l'insertion postérieure des cordes s'élèvent à mesure que l'air s'échappe et que le thorax se vide. Il suffit de prolonger un même son pendant toute la durée de l'expiration pour constater l'ascension du larynx. Si le cricoïde s'élève, le thyroïde doit s'élever également pour maintenir le même degré de tension des cordes; et il ne s'élève que grâce à l'action des élévateurs, action modérée par les abaisseurs et par le rétracteur. Donc toute la musculature est en jeu.

Quand nous modulons des sons (sons aigus), vers le haut,

les cordes se tendent, et, d'autre part, le larynx s'élève ; le contraire a lieu quand notre intonation devient plus grave.

Les élévateurs du thyroïde, attirant en haut et en avant l'insertion antérieure des cordes, sont donc des muscles tenseurs, au même titre que les redresseurs des aryténoïdes sur le cricoïde et au même titre que le crico-thyroïdien, qui attire l'insertion postérieure des cordes vocales en arrière et en bas (Bonnier).

Nerfs. — Les muscles du larynx sont innervés par les nerfs récurrents et laryngés externes.

Le nerf récurrent, formé par le spinal et par le pneumo-gastrique, se rend à tous les muscles du larynx, moins les crico-thyroïdiens ; ceux de ses filets issus du pneumo-gastrique paraissent plus spécialement réservés aux muscles crico-aryténoïdiens postérieurs, qui sont les dilatateurs de la glotte ; ceux des filets qui sont issus du spinal se rendent aux autres groupes musculaires.

Quant aux muscles crico-thyroïdiens, tenseurs indirects des cordes vocales, ils sont innervés par les nerfs laryngés externes nés du nerf laryngé supérieur, émanant lui-même du plexus gangliforme du pneumo-gastrique.

La musculature extrinsèque est innervée par la branche motrice du trijumeau, le facial, le glosso-pharyngien et surtout par l'hypoglosse.

Bonnier a relevé sept cas d'aphonie hystérique dans lesquels les muscles innervés par les nerfs laryngés fonctionnaient intégralement, le défaut de tension des cordes étant dû à l'inertie des élévateurs, innervés par l'hypoglosse.

Le larynx reçoit ses nerfs sensitifs du pneumo-gastrique, par le nerf laryngé supérieur, qui donne une sensibilité exquise à la partie supérieure de l'organe, et par le nerf laryngé externe, qui donne à la portion sous-glottique une sensibilité plus obtuse.

Respiration, voix, effort. — La *respiration* s'effectue librement, grâce à la contraction des muscles crico-aryténoïdiens postérieurs, qui *dilatent la glotte et la maintiennent béante* pendant la respiration. Vue au laryngoscope, la giotte apparaît alors sous la forme d'un triangle dont la base est située en arrière, au niveau des cartilages aryténoïdes.

La *production de la voix* est beaucoup plus compliquée. L'air contenu dans la poitrine est chassé avec une force plus ou moins grande, réglée par la contraction des muscles expirateurs d'une part et par les muscles de l'effort d'autre part, et variable suivant la conversation ou le chant.

Au moment où le son vocal va se produire, il se fait d'abord une accommodation de la glotte, c'est-à-dire que les muscles ary-aryténoïdiens, crico-aryténoïdiens latéraux et thyro-aryténoïdiens externes rapprochent les cordes vocales au point voulu pour qu'elles puissent entrer en vibration sous la pression de l'air expiré. A ce moment, la glotte vue au laryngoscope présente l'aspect d'une fente fusiforme qui, dans son plus grand diamètre, peut atteindre deux ou trois millimètres.

Les muscles extrinsèques fixent le thyroïde à un niveau donné, le crico-thyroïdien porte le chaton cricoïde en arrière et en bas, les crico-aryténoïdiens postérieurs aidés de l'ary-aryténoïdien, redressent les aryténoïdes en arrière et les cordes seraient distendues sans pour cela se tendre véritablement si le faisceau interne du thyro-aryténoïdien ne luttait contre la distension passive des cordes par leur rétraction active. Celles-ci acquièrent ainsi une aptitude physiologique à la vibration que l'on peut considérer comme une tension particulière à ces organes.

La hauteur du son est donc produite par la tension des cordes vocales; dans la voix de poitrine le son est produit par les variations rapides et périodiques de pression de l'air glottique; plus elles sont rapides, plus le son est aigu; plus la résistance à l'expiration est grande, c'est-à-dire plus les écarts de pression sont considérables, plus le son est intense.

Le son n'est pas produit par la résonance propre des cordes vocales, mais par les variations de tension que leurs vibrations imposent à la colonne d'air expiré au niveau de la glotte.

Le mécanisme de la production de la voix de tête est encore mal connu.

Pour les uns (Lermoyez), la muqueuse de la corde serait la seule partie vibrante; pour d'autres (Bonnier), le larynx fonctionnerait alors comme un véritable sifflet de formes variables, la colonne d'air sortie de la glotte se brisant sur le biseau des bandes ventriculaires. La hauteur du son peut être produite également par la pression de l'air expiré; ainsi des pressions de plus en plus fortes peuvent élever le son d'une quarte et même d'une quinte, la tension des cordes vocales restant la même. De plus, certains auteurs admettent que la tension des cordes vocales peut être compensée dans une certaine mesure par leur rapprochement, c'est-à-dire qu'on obtient presque les mêmes effets avec des cordes vocales peu tendues, mais rapprochées, et avec des cordes vocales plus écartées, mais très tendues. Grâce à ces *différentes combinaisons de longueur*, de *tension*, d'*écartement*, de *pression*, le larynx donne les nuances infinies et les modulations de la voix dans les *actes du chant, du discours et de la conversation*.

La plupart de ces faits, la forme de la glotte, les vibrations des cordes et la limitation de leur vibration, peuvent être vérifiés au laryngoscope. Ainsi, pendant l'émission d'un son aigu, les cordes vocales vibrent surtout à leur partie antérieure, et, à mesure que le son devient plus grave, on voit la glotte prendre la forme ellipsoïde, et les vibrations se produire dans les parties de plus en plus reculées des cordes vocales, jusque dans la glotte inter-aryténoïdienne, qui ne sert donc pas seulement à la respiration, comme on l'avait longtemps supposé, mais qui contribue aussi à la production des sons graves. Ces quelques notions sur la formation de la voix humaine nous permettront de mieux comprendre comment une simple *ulcération*, la présence d'une *fausse membrane*, la *paralysie* d'un muscle, l'*ankylose* d'une articulation, l'*œdème* des aryténoïdes, retentissent aussitôt par des mécanismes différents sur cet organe si délicat.

Le *timbre de la voix* varie avec chaque individu, suivant des conditions qui ne sont vraiment bien connues que depuis les recherches de M. Helmholtz; je les rappelle brièvement. Il n'existe pas de son unique dans la nature; chaque son est formé d'une note *fondamentale* et de notes accessoires qu'on appelle *harmoniques*, qui sont la note fondamentale dans des proportions déterminées. Les harmoniques sont toujours plus élevées dans la gamme que le son fondamental; lorsque les harmoniques ne sont pas en proportion régulière par rapport aux notes fondamentales, le son n'est qu'un bruit; quand, au contraire, elles sont en proportion régulière, c'est la note musicale qui est produite. Le *timbre* de la note dépend donc du groupement des harmoniques et de leur nombre. Or, dans la voix humaine, les notes fondamentales et les harmoniques naissent au niveau des cordes vocales; mais il se produit aussi d'autres harmoniques dans le pharynx, dans le nez et dans la bouche. Voilà pourquoi les lésions buccales, nasales et pharyngées, sont susceptibles, aussi bien que les lésions laryngées, de modifier le *timbre* de la voix, qui devient, suivant le cas, *amygdalienne* (pharyngophonie) ou *nasillarde* (rhinophonie).

L'acte de l'effort n'est possible que lorsque la cage thoracique, sur laquelle s'insèrent presque tous les muscles du tronc et une partie des muscles des membres supérieurs, est solidement fixée. Le thorax devient alors le point d'insertion fixe des muscles qui vont être mis en jeu dans l'acte de l'effort. Or cette fixation initiale du thorax s'obtient au moyen d'une forte inspiration, mais à la condition que les lèvres de la glotte, bien fermées, s'opposent à l'issue de cet air préalablement inspiré. Ainsi dans les *paralysies* des muscles constricteurs de la glotte, l'*effort* est impossible.

§ 2. LARYNGITE CATARRHALE AIGUË

Description. — La *laryngite catarrhale aiguë* se développe isolément à titre de maladie distincte, ou secondairement dans le cours d'une autre maladie. Dans les deux cas elle s'annonce par une sensation de chatouillement au larynx, la sensibilité de la muqueuse exaltée, l'air qu'on respire paraît trop froid, et son passage dans les voies respiratoires est pénible. La toux, d'abord sèche et légère, devient plus intense à mesure que les mucosités s'accumulent sur les lèvres de la glotte.

Bientôt les deux grandes fonctions du larynx, la *phonation surtout*, et la respiration, sont troublées ; l'émission des sons est douloureuse, les notes élevées sont perdues, la *voix* est rauque, enrouée, altérée dans son *timbre* grave, presque éteinte, altérée dans sa *tonalité*, parce que les cordes vocales hyperhémiées, enflammées, épaissies, infiltrées, parésiées, ne sont plus dans leurs conditions normales de tension et de vibration. La laryngite légère ne provoque que l'enrouement, mais quand elle est intense, quand la parésie des muscles vocaux est très accusée, quand les cordes vocales supérieures œdématiées recouvrent les cordes vocales inférieures, l'*aphonie* est complète, c'est l'*extinction de voix*. Parfois, la voix grave et rauque est entrecoupée de sons aigus analogues à la *voix de fausset* ; ce phénomène peut s'expliquer par les nœuds de vibrations qui se forment aux cordes vocales gonflées et couvertes de mucosités[1].

La respiration s'effectue assez librement, du moins chez l'adulte ; mais chez l'enfant, dont la glotte est beaucoup plus étroite, la dyspnée est fréquente et souvent compliquée d'accès de suffocation qui résultent de spasmes de la glotte (*laryngite striduleuse*). L'expectoration, insignifiante au début, est formée plus tard de crachats épais et grisâtres, qui sont moins le fait de l'inflammation laryngée que de la bronchite ou de la trachéite qui lui sont si souvent associées.

Au laryngoscope, on voit que la muqueuse a pris en plusieurs points une coloration foncée, l'épiglotte, les replis aryténo-épiglottiques, les aryténoïdes sont rouges et tumé-

---

1. Peter et Krishaber. *Dict. encycl.*, 2ᵉ partie, t. I, p. 584.

fiés; les cordes vocales ont perdu leur aspect brillant et
nacré; elles sont couvertes de striations rosées, mais elles
échappent au boursouflement qui atteint fréquemment les
bandes ventriculaires. La sécrétion produite par les nombreuses glandes de la muqueuse est abondante, elle a parfois un aspect gommeux qui enduit les différentes régions.
Dans la forme bénigne et légère, la fièvre est insignifiante;
la maladie ne se prolonge pas au delà de huit à quinze
jours, et les différents symptômes s'amendent rapidement,
à l'exception des troubles de la voix, qui, eux, *sont plus
lents* à disparaître.

Telle est la laryngite aiguë légère, mais il existe une la-
ryngo-trachéite aiguë, *a frigore*, beaucoup plus *intense*; ici,
la fièvre est vive, la toux et la déglutition sont très douloureuses, les crachats sont quelquefois striés de sang, les troubles de la voix sont très accusés, et la respiration est aussi
gênée qu'au début de l'œdème de la glotte, ce qui s'explique
par la tuméfaction qui s'empare de toutes les parties
enflammées. Au laryngoscope, on découvre, outre les lésions
précédemment décrites, des ecchymoses qui siègent surtout
à la partie antérieure et sur le bord libre des cordes
vocales, et qui témoignent de la violence de l'inflammation.

Étiologie. — Diagnostic. — La laryngite aiguë est provoquée par le contact direct d'un air froid sur le larynx, ou
par son action indirecte sur une autre partie du corps (froid
aux pieds); elle se développe sous l'influence de gaz irritants,
elle accompagne la trachéite, la bronchite, le coryza, elle
est un des principaux symptômes de la grippe; elle revêt
dans la rougeole des allures spéciales.

La forme intense peut simuler l'*œdème de la glotte*; la
forme légère, beaucoup plus fréquente, ne doit pas être
confondue avec l'*aphonie nerveuse*, diagnostic qui demande
quelques explications. Tout individu qui, à la suite d'un refroidissement, est pris de dysphonie ou d'enrouement, n'a
pas forcément une laryngite, il a parfois une paralysie
vocale (*aphonie nerveuse*) (Krishaber) : dans ce dernier cas,
en effet, on ne découvre au laryngoscope aucune trace de

phlegmasie; les cordes vocales ont conservé leur blancheur, mais elles se tendent incomplètement, la paralysie est habituellement unilatérale, elle est cause de dysphonie. Ces troubles de la voix sont dus à la paralysie du nerf laryngé externe qui anime le muscle crico-thyroïdien, muscle tenseur par excellence des cordes vocales[1].

La laryngite, surtout chez les enfants (toux laryngée et enrouement), est souvent un des symptômes dominants de l'invasion de la rougeole; la concomitance des autres catarrhes, pharyngé, oculaire, nasal, permettra de compléter le diagnostic.

On n'oubliera pas que les troubles laryngés d'origine *syphilitique*, l'enrouement et « l'extinction de voix » dus à l'érythème et aux *syphilides* érosives du larynx, ont la plus grande analogie avec la laryngite simple; cette remarque est importante au point de vue du *traitement*.

Pronostic. — Traitement. — La laryngite catarrhale aiguë, peu redoutable chez l'adulte, prend chez l'enfant une certaine gravité à cause des accès de suffocation qu'elle détermine. Elle est sujette à récidives, et elle devient un vrai malheur pour les personnes dont le larynx « est un instrument de travail » (Peter et Krishaber), pour les chanteurs, avocats, orateurs, qui sont quelquefois obligés d'abandonner leur profession, parce que la voix, altérée, ne revient que lentement à son état normal et se perd de nouveau sous l'influence des mêmes causes.

Les sudations, les boissons chaudes, les gargarismes émollients, les pulvérisations, les inhalations, les révulsifs placés au devant du cou, les topiques portés directement sur le larynx, et enfin les émissions sanguines locales, lorsque la phlegmasie est vive, forment l'ensemble du *traitement*.

1. Cette paralysie du nerf laryngé externe par refroidissement n'est pas plus étonnante que la paralysie du nerf facial ou du nerf radial provoquée par la même cause. Il est assez curieux de voir qu'un même agent, le froid, anéantit le rôle des nerfs moteurs en déterminant la paralysie, et exalte le rôle des nerfs sensitifs en créant la névralgie. *Aphonie nerveuse.* Th. de Paris, 1865.

§ 3. LARYNGITES CHRONIQUES

Je décrirai trois variétés de laryngites chroniques : la laryngite catarrhale chronique, la laryngite glanduleuse et la laryngite hypertrophique. Je ferai toutefois remarquer que ces variétés ne sont pas toujours nettement distinctes en clinique, on peut même dire qu'elles sont *souvent associées*.

Laryngite catarrhale chronique. — Cette variété n'est presque jamais primitive, elle succède habituellement à une ou plusieurs laryngites aiguës, et, comme toute laryngite, elle est entretenue par les efforts du chant, par les excès de tabac et de boisson. La douleur est nulle, la toux est modérée, la raucité de la voix et l'*enrouement* sont les troubles dominants. L'enrouement est constant, presque uniforme, il arrive rarement jusqu'à l'aphonie. Au laryngoscope, on constate la rougeur et la turgescence de la muqueuse, avec arborisations et saillies glandulaires. Parfois la phlegmasie se localise en certains points qui sont, par ordre de fréquence : la face postérieure de l'épiglotte, les ligaments aryténo-épiglottiques, les bandes ventriculaires et les cordes vocales.

Laryngite goutteuse. — On observe assez fréquemment, chez les sujets de souche et de prédispositions goutteuses, une forme de laryngite chronique avec poussées aiguës, qui s'accompagnent de rhinite, de trachéite, et de bronchite. La bronchite est parfois limitée aux bases de la poitrine; si elle occupe les sommets, elle peut faire supposer une affection de nature tuberculeuse. Cette laryngite se montre particulièrement chez les chanteurs, dès les premières années d'études, plus fréquemment l'été que l'hiver. Elle disparaît le plus souvent spontanément, lors de l'apparition d'autres manifestations de la diathèse, à moins que le surmenage vocal n'ait provoqué une hypertrophie définitive des cordes (Bonnier).

Laryngite glanduleuse. — La *laryngite glanduleuse*, ou

granuleuse, est habituellement chronique d'emblée, c'est-à-dire qu'elle n'est pas, comme la forme précédente, consécutive à des poussées de laryngite aiguë. Elle est souvent liée à la pharyngite glanduleuse : c'est même, dans bien des cas, la pharyngite glanduleuse qui ouvre la scène ; la maladie serait donc bien nommée pharyngo-laryngite granuleuse. Les sujets herpétiques, arthritiques, y sont prédisposés, mais les excès de boisson, de tabac, et surtout l'usage immodéré de la voix sont les causes les plus puissantes de la pharyngo-laryngite granuleuse. L'inflammation se localise de préférence sur les glandes en grappe de la muqueuse, qui sont si nombreuses à la face postérieure de l'épiglotte, au-devant des cartilages aryténoïdes, où elles forment une rangée verticale, dans les ventricules, aux bandes ventriculaires et aux cordes vocales où elles ont pour mission d'humecter la région papillaire de la corde vocale, afin d'assurer l'intégrité de la fonction [1].

L'inflammation atteint, par ordre de fréquence, les groupes glandulaires des aryténoïdes (glotte intercartilagineuse), ceux de la base de l'épiglotte, du vestibule du larynx et des cordes vocales. L'hypertrophie de ces groupes glandulaires, jointe à la *vascularisation* exagérée de la muqueuse, contribue à modifier les qualités de la voix ; le chanteur ne peut plus obtenir les effets de la *voie sombrée* ; et bientôt il perd la clarté du timbre des notes *aiguës*. La perte des notes aiguës, qui est un des premiers symptômes de la laryngite glanduleuse, se fait par un mécanisme facile à saisir.

A l'état normal, voici comment les sons aigus se produisent : les apophyses antérieures des cartilages aryténoïdes, par leur rapprochement, mettent les cordes vocales en contact dans toute leur étendue, et, au moment de l'émission du son, les lèvres de la glotte vibrent surtout dans leur tiers antérieur ; or, l'accolement complet des cordes vocales ne peut plus se produire, si la muqueuse inter-aryténoïdienne est tuméfiée, épaissie, par l'hypertrophie glandulaire et par

1. Coyne. *Anatomie de la muqueuse du larynx.* Thèse de Paris, 1874.

une vascularisation exagérée ; il en résulte que les sons aigus sont défectueux ou font défaut. Plus tard, le malade perd les notes graves, et les notes du médium sont également atteintes si la lésion gagne les cordes vocales[1].

Quand les lésions sont généralisées, on constate au laryngoscope, outre les hypertrophies glandulaires dont je viens de parler, l'état granuleux et la vascularisation des bandes ventriculaires, l'état granuleux et les striations rougeâtres des cordes vocales. Parfois on voit des érosions en divers points de la muqueuse.

Laryngite hypertrophique. — La *laryngite hypertrophique* est rarement isolée, elle est habituellement associée à la forme précédente. L'hypertrophie est générale ou partielle ; dans ce dernier cas elle porte sur l'épiglotte, sur les replis aryténo-épiglottiques, sur les cordes vocales. Türck a même décrit une variété d'hypertrophie atteignant la corde vocale ; *chorditis tuberosa*. Les parties hypertrophiées sont rigides, souvent déformées ; l'épiglotte s'incline en arrière et cache en partie l'entrée du larynx ; les replis aryténo-épiglottiques sont épaissis et comme raccourcis, les aryténoïdes prennent la forme d'un mamelon à contours irréguliers, les cordes vocales augmentent considérablement de volume.

Outre les altérations de la voix qu'on retrouve ici sous toutes les formes, la laryngite hypertrophique est parfois accompagnée d'une *dyspnée*, qui est due à la saillie des parties hypertrophiées qui oblitèrent en partie l'orifice du larynx et peuvent arriver graduellement à provoquer l'asphyxie.

On oppose aux laryngites chroniques un *traitement* local et général. L'application directe sur le larynx d'une solution de nitrate d'argent au dixième et même au cinquième, les insufflations de bismuth, les inhalations de vapeurs iodées, ou sulfureuses, les préparations arsenicales à l'intérieur, sont les agents thérapeutiques les plus usités. On obtient

---

1. Krishaber. *Annales des maladies de l'oreille et du larynx*, 1880, p. 64.

de bons résultats de la cure des Eaux-Bonnes, de Cauterets, de la Bourboule. Krishaber a appliqué avec succès l'igni-puncture aux granulations du larynx.

Il faut également s'assurer de la perméabilité des fosses nasales, et restaurer la respiration par le nez. La laryngite goutteuse cède souvent à des topiques très chauds placés sur le cou, à des aspirations nasales d'eau légèrement salée et aussi chaude que possible ; elle est améliorée par les gargarismes très chauds. Le meilleur de ces gargarismes peut être fait avec du vin, additionné d'une infusion de cannelle qui le rend astringent et qui doit être employé aussi chaud que le malade pourra le tolérer. Tous les symptômes cèdent en général très rapidement. (Bonnier.)

§ 4. SYPHILIS DU LARYNX
LARYNGOPATHIES SECONDAIRES — LARYNGOPATHIES TERTIAIRES

Par leur fréquence et par leur importance, les lésions syphilitiques du larynx méritent de fixer longuement notre attention. Lewin dit qu'après la peau et la gorge, c'est le larynx que la syphilis attaque le plus souvent. Sous l'influence de la syphilis, les différentes parties du larynx, l'épiglotte, les replis aryténo-épiglottiques, les bandes ventriculaires, les cordes vocales, le squelette du larynx, peuvent être le siège d'altérations les plus diverses. Ces altérations sont super-ficielles ou profondes. Les lésions superficielles, le catarrhe laryngé, l'érythème, les plaques muqueuses, les érosions, les exulcérations avec ou sans œdème, font partie des accidents secondaires[1].

Les infiltrations profondes sous-muqueuses, les syphilomes diffus ou circonscrits, les ulcérations, les hypertrophies, les végétations, les altérations des cartilages, la formation et l'élimination des séquestres, les rétractions cicatricielles,

---

1. Krishaber et Mauriac. Laryngopathies syphilitiques. *Annales des maladies de l'oreille et du larynx*, 1876. — Gouguenheim. Laryngite syphilitique secondaire, **1881**.

les laryngosténoses progressives, les déformations permanentes, le phlegmon péri-laryngien[1], font partie des accidents tertiaires.

LARYNGOPATHIES SECONDAIRES

Description. — L'accident primitif, le chancre, n'a jamais été observé au larynx. Je vais donc décrire tout d'abord les accidents *secondaires* : l'érythème, le catarrhe, les syphilides érosives et ulcéreuses, avec ou sans œdème.

L'*érythème* syphilitique du larynx (ἐρύθημα, rougeur) apparaît peu de semaines après l'infection, à la même époque que les syphilides muqueuses ou cutanées. C'est un accident fréquent, je dirai même très fréquent. Que de gens qui sont enroués dès les premières semaines, dès les premiers mois de leur syphilis, et qui prennent cela pour un refroidissement, « pour un rhume, une extinction de voix », alors qu'il s'agit d'une manifestation syphilitique ! L'érythème est caractérisé, au laryngoscope, par une teinte rosée, cendrée, rougeâtre, de la muqueuse laryngée, il coïncide souvent avec un érythème de la gorge, qui, lui, notamment au voile et aux piliers antérieurs, est d'un rouge vermillon. Sous l'influence de l'érythème laryngé la voix est altérée, enrouée, parfois presque éteinte. Cet érythème disparaît en quelques semaines, mais il récidive facilement; il laisse parfois une coloration ardoisée des cordes vocales. Dans quelques cas, l'érythème est accompagné de sécrétion, il y a *catarrhe* laryngé.

Les *syphilides* secondaires du larynx sont érosives ou exulcéreuses. Les érosives sont des ulcérations superficielles, opalines, arrondies ou ovalaires et entourées d'un liséré rouge; aux cordes vocales, elles sont habituellement allongées et situées sur le bord libre des cordes. Les syphilides érosives coïncident parfois avec l'érythème, elles provoquent des troubles de la voix, mais elles ne sont habi-

---

1. Mauriac. Laryngopathies syphilitiques graves. *Annales des maladies de l'oreille et du larynx*, 1876.

tuellement accompagnées ni d'œdème ni de dyspnée; la déglutition est douloureuse quand elles atteignent les replis aryténo-épiglottiques. Ces syphilides érosives font partie des accidents secondaires jeunes, tandis que les syphilides ulcéreuses, dont je vais parler maintenant, apparaissent plus tard. Ces *syphilides ulcéreuses* (et je ne fais pas encore allusion aux ulcérations profondes de la période tertiaire), ces syphilides ulcéreuses sont plus larges, plus creuses que les syphilides érosives, leurs bords sont parfois saillants, d'un rouge vif, et la muqueuse environnante est œdématiée; elles occupent, par ordre de fréquence, l'épiglotte, la région aryténoïdienne, les bandes ventriculaires, les cordes vocales.

Il ne faut pas croire que les lésions superficielles du larynx soient seulement l'apanage des premiers mois ou de la première année de l'infection syphilitique; quoique légères et faisant partie du groupe des accidents dits secondaires, ces différentes lésions, catarrhe, érythème, érosions, ulcérations superficielles avec ou sans œdème, peuvent apparaître et récidiver, alors que la syphilis date déjà de bien des années. La plupart de ces lésions, qu'on peut appeler bénignes, déterminent principalement et presque exclusivement des troubles vocaux. La douleur laryngée est nulle et la toux, si fréquente dans d'autres laryngites, fait souvent défaut dans les laryngopathies syphilitiques. Mais *la voix est altérée, éraillée,* c'est là le symptôme le plus constant; l'enrouement, la raucité de la voix, la dysphonie et parfois l'aphonie surviennent lentement ou rapidement et persistent avec ténacité. Il est certain que les personnes atteintes de laryngopathies syphilitiques sont plus sensibles à l'action du froid, et les refroidissements ne sont pas toujours étrangers à l'apparition ou aux récidives de ces accidents laryngés syphilitiques. Cette notion est importante à connaître, elle permet de ne pas considérer comme de simples laryngites *à frigore* des accidents laryngés dans lesquels la syphilis joue le principal rôle.

La *dyspnée* existe rarement dans le cours des laryngopathies secondaires, cependant des lésions superficielles et *en apparence bénignes*, sont parfois accompagnées d'œdème laryngé et de *troubles respiratoires*. C'est un fait de la plus grande importance, qui a été bien mis en relief par Krishaber. Quoique la dyspnée soit exceptionnelle au cours des laryngopathies secondaires, je répète que, dans quelques cas, l'oppression augmente brusquement d'intensité, et la trachéotomie deviendrait nécessaire si les accidents dyspnéiques ne cédaient rapidement au traitement approprié[1]. J'ai plusieurs fois vérifié l'exactitude de ce fait, et M. Mauriac, comme Krishaber, affirme que « des érosions presque insignifiantes n'en deviennent pas moins un centre fluxionnaire dangereux autour duquel se forme brusquement un œdème de la glotte ».

En face d'une laryngite due en apparence à un refroidissement, en face d'une « extinction de voix » en apparence des plus simples, il faut toujours penser à la syphilis et diriger ses investigations dans ce sens afin d'éviter une erreur de diagnostic. La recherche du chancre et des adénopathies satellites, la présence de syphilides cutanées (roséole) et de syphilides des muqueuses (plaques muqueuses), la céphalée, la chute des cheveux, sont autant de symptômes qui permettent d'arriver au diagnostic pathogénique.

LARYNGOPATHIES TERTIAIRES

Description. — Les laryngopathies tertiaires, si bien étudiées par M. Mauriac[2], sont beaucoup plus rares, mais beaucoup plus graves que les laryngopathies secondaires : elles n'apparaissent guère avant la troisième année de l'infection syphilitique, néanmoins il y en a de très précoces (pendant la première année) et de fort tardives (après la vingtième année). Les laryngopathies tertiaires coïncident assez souvent

1. Krishaber. Troubles respiratoires dans les laryngopathies syphilitiques. *Annales des maladies de l'oreille et du larynx*, 1879.
2. Mauriac. Syphilose du larynx, de la trachée et des bronches. *Arch. de méd.*, 1888.

avec des lésions syphilitiques de la trachée et des poumons, « elles en sont comme la souche », tandis que les laryngopathies secondaires sont surtout associées à des lésions syphilitiques du voile du palais et de la gorge.

Étudions successivement les différentes formes que peuvent revêtir les laryngopathies tertiaires :

a. *Syphilome ulcéreux*. — *Gommes*. — Le syphilome gommeux est superficiel ou profond, il attaque les parties molles ou le squelette du larynx; tantôt il est circonscrit sous forme de petite tumeur, c'est la gomme proprement dite; tantôt il s'infiltre dans les tissus, c'est le syphilome en nappe ou diffus.

La *gomme* est la forme la plus typique du tertiarisme laryngé. Les dimensions des gommes laryngées varient du volume d'une tête d'épingle à celui d'une noisette; on rencontre parfois plusieurs gommes, isolées ou confluentes, à différentes périodes de leur évolution. Habituellement la gomme, vue au laryngoscope, forme une saillie arrondie, de couleur sombre, entourée d'un œdème rougeâtre; en se ramollissant, elle devient jaunâtre à son centre et se perfore; en quelques jours une *ulcération* est constituée, qui a peu de tendance à se cicatriser spontanément. Les bords de l'ulcération sont taillés à pic, le fond est grisâtre, les tissus environnants sont durs et élastiques. La région sur laquelle siège l'ulcération est déformée, œdématiée.

La néoplasie gommeuse n'est pas toujours circonscrite, elle peut infiltrer la muqueuse et le tissu sous-muqueux sous forme de traînée diffuse; c'est le *syphilome en nappe*. Ce syphilome est souvent capricieux comme les lésions *phagédéniques*; il provoque des ulcérations serpigineuses, à marche envahissante, qui ravagent non seulement la muqueuse, mais qui gagnent en profondeur, attaquent le périchondre, les cartilages, les articulations et peuvent même atteindre les régions extra-laryngées et provoquer des phlegmons du cou (Mauriac). Ce syphilome diffus a pour siège initial le tissu sous-muqueux, il peut néanmoins débuter par le squelette du larynx.

Il y a enfin d'autres ulcérations qui ne résultent pas de la nécrobiose d'une néoplasie gommeuse. Outre les ulcérations gommeuses que je viens de décrire, on peut observer des *ulcérations tertiaires* dont l'aspect ressemble, au début, à une simple congestion de la muqueuse ou à des érosions superficielles. Mais on aurait tort de se fier à cette « bénignité apparente », car cette lésion en apparence congestive, est parfois le prélude d'un processus ulcéreux, phagédénique et terrible.

Les lésions gommeuses et ulcéreuses que je viens d'énumérer se présentent au laryngoscope sous les aspects les plus variés : l'épiglotte qui est si souvent atteinte par la syphilis est épaissie, hyperplasiée, œdématiée, déformée, elle prend l'aspect d'une tumeur tomenteuse, d'un rouge sombre, qui oblitère à divers degrés le vestibule du larynx. Dans d'autres cas, l'épiglotte est échancrée, crénelée, couverte d'ulcérations, « depuis l'érosion à peine destructive de sa face et de ses bords jusqu'aux ulcérations serpigineuses et gangréneuses qui la labourent, la perforent, la réduisent en lambeaux » ; elle est parfois convertie en un moignon irrégulier. Le phagédénisme est assez fréquent à l'épiglotte.

La région aryténoïdienne et les replis aryténo-épiglottiques, vus au laryngoscope, sont déformés, œdématiés, hypertrophiés par le tissu gommeux ; ils obstruent en partie le vestibule du larynx et cachent les cordes vocales. Les végétations n'y sont pas rares. Parfois ils sont le siège d'ulcérations à fond grisâtre, à bords foncés, taillés à pic.

Les cordes vocales subissent les altérations les plus variées ; elles sont rouges, hypertrophiées, ovoïdes, déformées, ulcérées. L'ulcération débute par le bord libre, ronge la corde, lui donne l'aspect de dents de scie ; parfois elle la réduit en lambeaux ou devient l'origine de cicatrisations vicieuses et d'adhérences.

b. *Syphilome non ulcéreux.* — L'infiltration syphilomateuse diffuse n'aboutit pas toujours à l'ulcération ; dans quelques cas l'infiltration néoplasique s'effectue très lentement et peut déterminer, au larynx comme aux lèvres, comme au prépuce, un épaississement scléreux qui n'a pas de tendance à s'ulcérer. Cet épaississement, qui est rarement généralisé. rétrécit la cavité du larynx ; il siège surtout à la portion sus-glottique de l'organe, à l'épiglotte, aux bandes ventriculaires ; il peut même se localiser à l'une de ces parties. Vue au laryngoscope, la partie malade est déformée, d'un rouge sombre ; sa surface est granuleuse, mamelonnée et parfois accompagnée de végétations. Chez un ancien syphilitique que je viens d'observer, on constatait l'hypertrophie de la bande ventriculaire gauche et deux végétations à la région aryténoïdienne.

c. *Végétations.* — Le néoplasme syphilitique du larynx revêt souvent la forme *végétante*. Les végétations sont rarement solitaires ; isolées ou confluentes. sessiles ou pédiculées, leur dimension varie du volume d'un grain de mil à celui d'un pois. Elles ont pour siège de prédilection les bandes ventriculaires et les cordes vocales ; elles s'y développent sur les faces, sur les bords et à l'angle de réunion : elles envahissent rarement l'épiglotte contrairement aux ulcérations qui ont pour l'épiglotte une préférence marquée. Les végétations syphilitiques se développent peu sur la muqueuse saine, habituellement la muqueuse était déjà lésée avec ou sans ulcération. Par leur nombre ou par leur volume, les végétations syphilitiques peuvent rétrécir ou obstruer la glotte et la cavité laryngée.

d. *Lésions du squelette.* — Le syphilome peut attaquer primitivement les cartilages ou n'envahir les cartilages qu'après les parties molles. Les cartilages atteints sont par ordre de fréquence les aryténoïdes et le cricoïde[1] ; le thyroïde est habituellement respecté. Le syphilome a pour premier résultat la transformation calcaire du tissu cartilagineux ; le tissu calcifié se nécrose, le séquestre dans son travail d'élimination est accompagné de suppuration, de traînées purulentes, de clapiers, de fistules, d'œdèmes. Le processus de nécrobiose débute par la paroi interne du cartilage, mais il peut envahir toute l'épaisseur du cartilage, en dépasser les

1. De Gennes et Griffon. Soc. anat., nov. 1896.

limites et provoquer un phlegmon de la région cervicale antérieure.

Les arthropathies, les luxations, les ankyloses dérivent du même processus syphilomateux. Dans quelques cas un fragment de cartilage, un aryténoïde tout entier, peut être éliminé par une fistule, rejeté par la bouche, ou tomber dans les voies aériennes et provoquer l'asphyxie.

Les altérations des cartilages de Wrisberg et de Santorini sont parfaitement visibles au laryngoscope. L'ankylose crico-aryténoïdienne est presque toujours unilatérale, elle immobilise la corde vocale du côté ankylosé.

e. *OEdèmes.* — Des œdèmes, de coloration différente, accompagnent souvent les laryngopathies syphilitiques tertiaires [1]. Les œdèmes laryngés *jouent un rôle considérable* dans l'histoire des laryngopathies syphilitiques, ils sont plus ou moins étendus et envahissent par ordre de fréquence les replis aryténo-épiglottiques, l'épiglotte, les bandes ventriculaires, les cordes vocales, le dessous des cordes vocales, la trachée. Ils provoquent tous les symptômes de l'œdème laryngé, le cornage, le tirage, la dyspnée voisine de l'asphyxie. Au laryngoscope, on constate la déformation et la tuméfaction des parties envahies par l'œdème : l'épiglotte « s'enroule en cornet et se gonfle en marron ou en museau de tanche »; les aryténoïdes forment de gros bourrelets qui oblitèrent la région sus-glottique.

Cette question de l'œdème laryngé syphilitique sera étudiée en détail au chapitre des œdèmes du larynx.

f. *Adénopathie trachéo-laryngée.* — Les nombreux ganglions qui sillonnent la trachée et le larynx sont parfois atteints d'adénopathie syphilitique; aussi n'est-il pas rare d'observer les symptômes qui accompagnent les lésions des nerfs récurrents (spasmes de la glotte ou paralysie des cordes vocales).

g. *Cicatrices.* — *Laryngo-sténose.* — Les lésions ulcéreuses du larynx laissent parfois après elles des déformations, des

1. Poyet. *Manuel de laryngoscopie.*

adhérences, des rétractions, qui compromettent la voix et la respiration. L'épiglotte peut être déviée, déformée par des brides cicatricielles qui l'attirent vers les replis aryténo-épiglottiques ou vers les parois latérales du pharynx, il en résulte une déformation totale de l'ouverture du larynx vu au laryngoscope. J'en ai vu un remarquable exemple chez une de nos malades de la salle Monneret. Les cordes vocales peuvent être transformées en cordons scléreux qui entraînent l'apophyse vocale et la luxent : l'axe et le calibre de la cavité laryngée sont modifiés et une laryngo-sténose à évolution lente en est la conséquence. Dans quelques cas, la laryngo-sténose a une autre origine, les cordes vocales ulcérées se soudent dans une étendue plus ou moins grande et il en résulte une sorte de diaphragme qui oblitère la glotte en partie.

h. *Paralysies.* — C'est l'examen au laryngoscope qui peut seul faire reconnaître l'existence des *paralysies* syphilitiques des muscles laryngés. Ces paralysies sont souvent unilatérales et atteignent surtout la corde gauche. La paralysie des muscles crico-aryténoïdiens postérieurs, muscles de la respiration, est caractérisée par l'immobilité des cordes vocales au moment de l'inspiration : la glotte, au lieu d'être béante pendant l'inspiration, tend à se fermer et l'asphyxie est imminente. Quand un muscle crico-aryténoïdien latéral est paralysé, la corde vocale du côté correspondant ne se rapproche pas de l'autre corde vocale pendant la phonation. La paralysie syphilitique du muscle ary-aryténoïdien est fort rare ; au laryngoscope, la glotte inter-cartilagineuse reste béante pendant l'émission des sons. Les laryngoplégies sont le plus souvent isolées ; leur pathogénie est encore mal connue ; on peut invoquer soit des lésions des ganglions qui avoisinent les nerfs récurrents, soit une lésion intra-crânienne, mais il est plus probable que ces paralysies, souvent *parcellaires*, ont une origine périphérique. On peut les comparer aux paralysies des nerfs moteurs de l'œil et à la paralysie faciale, qu'on observe également, à différents titres, dans le cours de l'infection syphilitique à toutes ses périodes.

Symptômes. — Les lésions multiples des laryngopathies syphilitiques ont les conséquences suivantes : les troubles de la *voix* sont souvent les premiers à paraître ; ces troubles sont plus ou moins accentués, depuis l'enrouement et la raucité jusqu'à l'aphonie complète et persistante. La *toux*, chose utile à connaître, est rare et sans importance. Les troubles de la *respiration* sont pour ainsi dire constants, depuis la simple anhélation jusqu'à la dyspnée la plus violente. Bien des malades ont un essoufflement auquel ils s'habituent à la condition de ne faire aucun effort violent ; chez quelques-uns l'oppression revêt sous forme d'accès une terrible intensité ; parfois la dyspnée s'amende pendant quelque temps pour reparaître ensuite plus forte ; dans quelques cas enfin, surtout au cas d'œdème diffus, les symptômes dyspnéiques se précipitent avec une telle rapidité, qu'en quelques jours l'asphyxie devient imminente si on n'intervient pas pour conjurer le péril.

Le *cornage* (inspiration stridente et sifflante), le *tirage* (dépression du creux épigastrique) accompagnent presque toujours les grandes dyspnées laryngées.

Cette dyspnée laryngée, avec ou sans cornage, avec ou sans tirage, est due au rétrécissement de la lumière du larynx. Ce rétrécissement est rapide (laryngo-sténose aiguë) ou lent (laryngo-sténose progressive). Les œdèmes, les abcès, sont les causes les plus habituelles de la *laryngo-sténose aiguë*.

La *laryngo-sténose progressive*, chronique, est due à des causes multiples : au développement de tumeurs gommeuses, au syphilome diffus hypertrophique, à la présence de végétations, aux œdèmes, aux abcès, aux cicatrices, à la déformation de la région aryténo-épiglottique, aux luxations des aryténoïdes, aux adhérences des cordes vocales. Cette énumération explique assez la diversité, la continuité, l'intermittence, l'intensité des troubles respiratoires.

Je ne signale que pour mémoire l'asphyxie consécutive à la chute d'un cartilage nécrosé dans la trachée.

Chez quelques malades la *déglutition* est très douloureuse, presque impossible, surtout quand les bords de l'épiglotte et les aryténoïdes sont enflammés et ulcérés. A la dysphagie se joignent parfois de vives douleurs d'oreille. La fétidité de l'haleine est plus rare ici que dans le cancer.

Diagnostic. — Ce qui fait souvent la difficulté du diagnostic, c'est que presque toutes les laryngopathies (laryngite hypertrophique, laryngopathies syphilitique, tuberculeuse, cancéreuse, œdème brightique) peuvent susciter mêmes troubles de la voix et mêmes troubles de la respiration; ce qui fait encore la difficulté du diagnostic, c'est que plusieurs laryngopathies peuvent présenter au laryngoscope un aspect assez identique, infiltration hypertrophique, excroissances polypiformes, ulcérations, œdèmes. Passons donc en revue les signes et les symptômes qui peuvent différencier ces laryngopathies.

1° *Laryngite chronique hypertrophique.* — Santé en apparence excellente, pas d'amaigrissement, appétit conservé; troubles dyspnéiques nuls ou sans importance, toux gutturale opiniâtre, sécheresse de la gorge. Depuis longtemps altération graduelle de la voix, perte des sons aigus, voix enrouée, rauque, cotonneuse.

Au laryngoscope : hypertrophie et granulations des bandes ventriculaires, rougeur et granulations des cordes vocales, surtout à leur bord libre; hypertrophie des glandes du larynx, principalement à la région aryténoïdienne; comme conséquence, rapprochement incomplet des aryténoïdes. Érosions insignifiantes de la muqueuse. Catarrhe pharyngolaryngé, sécrétion abondante.

La laryngite *goutteuse* présente à chaque phase aiguë un érythème parfois intense de tout le larynx, du pharynx et de la trachée. La périodicité des crises peut seule écarter l'idée d'une affection syphilitique érythémateuse. Les cordes vocales ont parfois un aspect sanguinolent.

2° *Laryngopathie tuberculeuse.* — Amaigrissement, perte d'appétit, toux laryngo-bronchique; hémoptysie ou pleurésie antérieures, lésions pulmonaires en voie d'évolution. Dans quelques cas exceptionnels, tuberculose laryngée primitive. Troubles de la voix dans toutes leurs modalités; troubles dyspnéiques nuls ou accentués, suivant la topographie et l'intensité des lésions. Douleurs et dysphagie parfois très vives.

Au laryngoscope : *pâleur inusitée de la région palatine et du vestibule laryngé.* Lésions du larynx isolées ou combinées, revêtant les formes suivantes : — a. — *Infiltration tuberculeuse sans ulcération* dont le siège est surtout à la région inter-aryténoïdienne, à l'épiglotte, aux replis, aux bandes ventriculaires; hypertrophie et déformation de ces parties, notamment saillie coniforme des aryténoïdes ou de l'un d'eux; volume énorme de l'épiglotte, tuméfaction considérable des bandes ventriculaires; cordes vocales ternes et dépolies; épiglotte habituellement respectée; saillies glandulaires; catarrhe laryngé. — b. — *Végétations tuberculeuses* dont le volume est parfois considérable et dont le siège est surtout à la région inter-aryténoïdienne; ces végétations sont décolorées, livides, recouvertes de mucosités purulentes et souvent implantées sur une base ulcérée; l'œdème qui les entoure est pâle. — c. — *Ulcérations tuberculeuses* : leurs bords sont peu épais, déchiquetés, décollés; elles ont peu de profondeur, l'œdème qui les entoure est mou, pâle, livide. A la longue, ces ulcérations détruisent les bandes ventriculaires, les cordes vocales, les replis de l'épiglotte. Par le raclage des ulcérations on recueille un liquide qui contient parfois le bacille de la tuberculose. — d. — *Paralysie* ou parésie d'une corde vocale, signe assez fréquent dès le début de la tuberculose laryngée (Libermann).

5° *Laryngopathies syphilitiques.* — Santé en apparence excellente, appétit conservé, pas d'amaigrissement. Toux nulle ou insignifiante. Syphilis antérieure. Tous les troubles de la voix depuis le simple enrouement jusqu'à l'aphonie complète et persistante. Tous les troubles de la respiration, depuis la simple anhélation jusqu'à l'oppression avec sifflement laryngé, accès dyspnéique, cornage, tirage. Douleurs à la déglutition et douleurs d'oreille suivant les lésions.

Examen au laryngoscope : *on ne trouve pas* la pâleur palato-pharyngo-laryngée si commune à la tuberculose. Les lésions laryngées, isolées ou combinées, apparaissent sous les formes suivantes : — a. — *Gomme* arrondie, saillante, rougeâtre, siégeant à l'épiglotte, aux replis, aux bandes ventriculaires, faisant saillie dans le larynx, déformant les parties envahies. — b. — *Syphilome diffus* à forme hypertrophique siégeant en différentes régions, coïncidant souvent avec des excroissances syphilitiques ou des ulcérations. — c. — *Ulcérations* : un peu différentes suivant qu'elles sont consécutives à une gomme, à un syphilome en nappe ou à des ulcérations tertiaires non gommeuses. Habituellement l'ulcération syphilitique a des bords épais, taillés à pic (les bords de l'ulcération tuberculeuse sont déchiquetés, décollés); l'ulcération syphilitique est plus profonde, plus excavée que l'ulcération tuberculeuse; les tissus œdématiés qui entourent l'ulcération syphilitique sont habituellement rouges et durs (ils sont pâles, livides et mous dans l'ulcération tuberculeuse); l'ulcération syphilitique est *rapidement* destructive, elle creuse, ravine, perfore les tissus (l'ulcération tuberculeuse est *lentement* progressive); l'ulcération syphilitique siège à toutes les parties du larynx, mais elle a une prédilection bien marquée pour l'épiglotte, surtout pour sa face linguale (la tuberculose ulcéreuse débute rarement par l'épiglotte et envahit surtout sa face laryngée); les ulcérations syphilitiques sont moins nombreuses que les ulcérations tuberculeuses, elles laissent après elles des cicatrices, les ulcérations tuberculeuses n'en laissent pas. — d. — *Végétations* : elles sont plus rares dans la syphilis que dans la tuberculose; les végétations syphilitiques siègent surtout à la base de l'épiglotte, aux bandes ventriculaires, aux cordes vocales (elles siègent surtout à la région interaryténoïdienne dans la tuberculose); les végétations syphilitiques sont une modalité particulière de bourgeons charnus; elles sont habituellement associées à un travail ulcéreux et tendent à disparaître pour faire place à une cicatrice; les végétations tuberculeuses continuent à s'accroître.

Dans les cas où la tuberculose vient compliquer la syphilis laryngée, le diagnostic est extrêmement difficile. Cette association n'est pas rare, j'en ai observé plusieurs cas, et chose remarquable, on dirait que la tuberculose laryngée, au contact de la syphilis laryngée, prend des allures moins graves et moins rapides que lorsqu'elle est isolée.

4° *Laryngopathie cancéreuse.* — Ce qui fait l'extrême difficulté du diagnostic du cancer, c'est que pendant une ou deux années le cancer laryngé peut évoluer lentement, sourdement, sans altérer la santé générale, l'appétit restant bon, le sujet ne maigrissant pas, la lésion laryngée n'ayant aucun retentissement sur les ganglions. Il n'y a que des troubles de la voix et ils n'ont aucun caractère distinctif. Plus tard, quand le cancer est ulcéré, la nature de la lésion, l'hémorrhagie facile, la fétidité de l'haleine, les douleurs extrêmement vives à la gorge et à l'oreille, l'expectoration sanglante, sont autant de signes qui plaident en faveur du cancer, mais pendant la première période, et cette période peut être longue, comment arriver au diagnostic? D'abord, si le sujet n'a aucune tare syphilitique ou tuberculeuse, la question est un peu simplifiée. Le cancer au début est toujours unilatéral et sa lésion est nettement circonscrite ; le lieu d'élection est la bande ventriculaire ou la corde vocale ; quand le cancer est polypiforme, il se distingue des autres lésions végétantes en ce que l'ulcère se creuse à mesure que la tumeur s'accroît (Krishaber). Les fongosités du cancer ressemblent à des choux-fleurs ulcérés, bourgeonnants, sanieux, saignant facilement ; on ne trouve rien de semblable ni dans la syphilis ni dans la tuberculose.

5° *Polypes du larynx.* — Il ne faut pas confondre les excroissances polypiformes de la syphilis avec les végétations de la tuberculose et avec les papillomes. Les végétations tuberculeuses sont décolorées, recouvertes de muco-pus, elles sont implantées sur une surface ulcéreuse, elles sont entourées d'une muqueuse plus ou moins œdématiée, elles siègent habituellement à la partie postérieure des cordes, à l'apophyse antérieure de l'aryténoïde. Le papillome a le volume d'un grain de mil, d'un pois, d'une noisette ; il est pédiculé ou sessile ; il est blanchâtre, nacré, rugueux, parfois recouvert de mucosités blanchâtres ; il siège de préférence au tiers antérieur du bord libre des cordes vocales, dans la région riche en papilles et en glandes. Ces polypes provoquent des troubles de la voix et parfois des troubles de la respiration.

6° *Œdèmes du larynx.* — Tous les œdèmes du larynx, œdème brightique, œdème *a frigore*, etc., peuvent simuler l'œdème laryngé syphilitique ; les mêmes troubles dyspnéiques avec cornage et tirage existent de part et d'autre ; aussi faut-il toujours faire avec soin l'enquête pathogénique, afin d'instituer sans retard le traitement antisyphilitique, s'il y a lieu.

Traitement. — La connaissance des altérations syphilitiques du larynx a une importance d'autant plus grande qu'à part quelques lésions tertiaires, quelques laryngosténoses cicatricielles, les affections syphilitiques du larynx, même les plus graves, cèdent fort bien à la médication spécifique. Dans les laryngopathies syphilitiques, le traitement local n'a qu'une importance secondaire ; ce qui importe, c'est le traitement spécifique. Les frictions mercurielles, la liqueur de Van Swieten, le sirop de Gibert, l'iodure de potassium à la dose de plusieurs grammes par jour, donnent de très bons résultats ; les troubles vocaux et les troubles respiratoires diminuent et disparaissent, parfois assez lentement, parfois rapidement, et les exemples ne sont pas rares de gens qui allaient subir l'opération de la trachéotomie pour des accidents qui ont pu être conjurés en quelques jours par la médication spécifique. On ne saurait trop se rappeler ces faits ; Krishaber en a publié qui sont absolument remarquables.

Depuis quelques années, je fais exclusivement usage d'injection aqueuse de bi-iodure d'hydrargyre, je trouve cette préparation mercurielle tellement supérieure, que je ne traite plus la syphilis que par ces injections et je ne leur adjoins presque jamais l'iodure de potassium. On pratique journellement, pendant quinze jours, une injection de 1 gramme de solution aqueuse, contenant 1 centigramme de bi-odure. On peut aller à 2 ou 3 centigrammes de bi-iodure et au delà si on le juge nécessaire. On interrompt le traitement quinze jours, puis on le reprend pendant une quinzaine, et ainsi de suite pendant trois mois. Ce traitement sera exposé au *Memento thérapeutique* annexé au quatrième volume.

Dans quelques cas, la médication mercurielle et iodurée ne réussit pas d'emblée, *il faut persévérer*, et tels accidents graves qui avaient résisté à un traitement de douze à quinze jours commencent à céder, pourvu qu'on y mette toute la persévérance voulue. J'ai eu dans mon service plusieurs malades atteints de laryngopathies syphilitiques à la période asphyxique. Ces malades avaient déjà fait, ailleurs, différents traitements au mercure et à l'iodure, mais, en dépit du traitement, la lésion laryngée avait progressé parce que les doses médicamenteuses n'avaient été *ni assez élevées, ni assez longtemps continuées*. J'ai eu la satisfaction de voir guérir ces malades.

Il ne faut pas trop se hâter de pratiquer la trachéotomie ; alors même que l'asphyxie paraît imminente, on meurt rarement du fait de laryngopathie syphilitique, et, si l'on agit vigoureusement au moyen du traitement que je viens d'indiquer, on est presque toujours assez heureux pour conjurer le danger sans recourir à l'opération.

Quand la tuberculose et la syphilis sont associées, il semble, d'après les statistiques les plus récentes, qu'il y ait avantage à ne pas traiter la syphilis. Il faut surtout donner un régime tonique et reconstituant. Outre que le mercure et l'iodure affaiblissent le tuberculeux, la tuberculose progresse à mesure que la syphilis s'atténue, elle semble même prendre un caractère exceptionnel de gravité. Au contraire, les deux affections paraissent se neutraliser dans une certaine mesure, au moins pour un temps.

LARYNGOPATHIE SYPHILITIQUE HÉRÉDITAIRE

Le larynx n'est pas plus que les autres organes à l'abri des lésions de la *syphilis héréditaire, précoce* ou *tardive.* « Les manifestations laryngées de la syphilis héréditaire sont beaucoup plus communes dans le jeune âge qu'on ne le croit généralement. Mackenzie en a rencontré un grand nombre de cas, tantôt dès la première année (hérédité précoce), tantôt dans l'enfance, jusqu'à 12 et 15 ans (hérédité tardive [1]). » Les lésions atteignent l'épiglotte (périchondrite), qui est rouge, épaissie, déformée, ulcérée, échancrée, adhérente aux parties voisines (atrésie laryngée). Les régions aryténoïdiennes et les bandes ventriculaires sont infiltrées, végétantes (Moure). Les cordes vocales sont tantôt normales, tantôt épaissies, ulcérées. Les troubles de la voix et de la respiration sont ici, comme chez l'adulte, les symptômes dominants. La voix est rauque, éraillée, éteinte; chez le petit enfant qui ne parle pas encore, le cri subit les mêmes modalités (Sevestre). La respiration est compromise, depuis la simple anhélation jusqu'à la dyspnée la plus violente [2].

J'ai la conviction que beaucoup d'enfants atteints de troubles laryngés simulant la trachéo-laryngite, la laryngite striduleuse, l'œdème laryngé, n'ont autre chose que des accidents laryngés syphilitiques héréditaires; j'ai observé un cas de ce genre, avec le docteur Bonin, chez un jeune enfant qui avait été pris d'accidents tellement intenses qu'on parlait de pratiquer la trachéotomie; les accidents cessèrent en quelques jours, grâce à la liqueur de Van

. M. Sevestre a rapporté plusieurs observations du même genre. C'est dire qu'on ne saurait apporter trop d'attention au *diagnostic pathogénique* des affections laryngées.

---

1. Fourn er. *La syphilis héréditaire tardive*, p. 407.
2. Ripault. *Hérédo-syphilis infantile.* Thèse de Paris, 1896. — Sokolowski *Arch. de laryngologie*, 1894, p. 247.
3. Sevestre. *Clinique infantile*, 1889, p. 89.

§ 5. TUBERCULOSE DU LARYNX — PHTHISIE LARYNGÉE

Anatomie pathologique. — Chaque organe fait sa tuberculose à sa manière, chaque tissu réagit à sa façon à l'envahissement du bacille. Quelle différence au premier abord, entre ce gros tubercule nasal qu'on prendrait presque pour un sarcome, et ces fines granulations tuberculeuses répandues sur l'intestin, ou sur les méninges ! Et cependant, c'est le même élément pathogène qui produit des lésions si dissemblables à la vue. Eh bien, le larynx fait, lui aussi, sa tuberculose à sa façon, et les lésions tuberculeuses s'y présentent sous trois formes isolées ou combinées : la forme *infiltrée*, la forme *ulcéreuse* et la forme *végétante*. Infiltration tuberculeuse, ulcérations tuberculeuses, végétations tuberculeuses, telles sont les modalités habituelles que revêt la tuberculose du larynx.

En 1825, Louis reconnut le premier les ulcérations laryngées propres à la phthisie ; mais pour lui, comme pour ses successeurs Andral et Monneret, ces lésions, de nature purement inflammatoire, n'étaient nullement le fait d'une tuberculisation de l'organe ; Barth, au contraire, en 1839, émit l'opinion que ces ulcérations sont bien de nature tuberculeuse, et il affirma en avoir surpris la formation dans la granulation tuberculeuse. L'histologie devait confirmer ses recherches (Rokitansky, Virchow, Cornil). Toutefois, il faut savoir que la granulation tuberculeuse, si fréquente dans d'autres organes, est plus rare dans le larynx ; superficielle ou profonde, ses petites dimensions ne permettent pas toujours de la découvrir à l'œil nu.

Dans les cas aigus, surtout dans la tuberculose aiguë *pharyngo-laryngée*, les granulations miliaires sont disséminées à la surface du larynx, mais dans les cas chroniques, qui sont de beaucoup plus fréquents, les granulations tuberculeuses sont, pour ainsi dire, perdues au fond ou autour des ulcérations.

Ce qui domine l'histoire de la tuberculose du larynx, je le répète, c'est l'infiltration tuberculeuse, avec ou sans ulcérations, avec ou sans végétations. Étudions ces différentes lésions :

L'*infiltration tuberculeuse* peut atteindre toutes les couches du larynx ; elle envahit les glandes et s'y développe aux dépens du tissu conjonctif et des cellules épithéliales ; elle entoure les vaisseaux comme un manchon, la tunique adventive y participe et la lumière du vaisseau s'oblitère. Dans les muscles, elle détermine une myosite interstitielle, enfin elle se *diffuse* dans les différents tissus et provoque des indurations hypertrophiques voisines de la sclérose et qui n'ont de l'œdème que l'apparence (Doléris)[1].

Le tissu de tuberculose infiltrée est formé de cellules embryonnaires ; l'infiltration est plus ou moins diffuse, parfois elle tend à revêtir la forme nodulaire avec cellules géantes et bacilles. L'épithélium cylindrique peut persister intact, malgré une infiltration tuberculeuse sous-jacente considérable.

Sur le cadavre, l'*infiltration tuberculeuse* se présente sous forme d'une *tuméfaction* grisâtre ou jaunâtre, à surface unie ou raboteuse, résistante au toucher, assez dure à la coupe. Longtemps cette tuméfaction tuberculeuse avait été prise, bien à tort, pour de l'œdème (Gouguenheim).

La région inter-aryténoïdienne, les aryténoïdes dont la saillie ressemble à des pains de sucre, les bandes ventriculaires, les replis aryténo-épiglottiques, l'épiglotte, participent isolément ou simultanément à cette tuméfaction parfois considérable. Les cordes vocales sont plus rarement tuméfiées, elles sont rougeâtres, striées de vaisseaux et parfois déformées avec l'apparence de bourrelets.

Dans quelques régions du larynx, et principalement aux cordes vocales, le processus tuberculeux est caractérisé par un état scléreux pur, ou par un état scléro-caséeux qui a

---

1. Doléris, Recherches sur la tuberculose du larynx. *Arch. de physiologie*, 1877, p. 849.

les plus grandes analogies avec la tuberculose de la peau[1] (lupus scléreux).

Ailleurs, la couche épithéliale a pris l'aspect grenu que Forster appelait *métamorphose dermoïde*; les nodules arrondis qui forment le semis sont d'origine papillaire et ne doivent être confondus ni avec des granulations tuberculeuses ni avec l'hypertrophie des glandes en grappe. Du reste, cette lésion n'est pas spéciale à la tuberculose, elle appartient également à d'autres laryngites chroniques à tendance hypertrophique.

La tuberculose laryngée est souvent *ulcéreuse*. Les ulcérations débutent par la couche superficielle de la muqueuse, fréquemment au niveau d'un foyer caséeux intra-glandulaire. On voit de petits foyers miliaires, caséeux, sur la muqueuse inter-aryténoïdienne, sur l'épiglotte, sur les replis et sur les cordes vocales. La lésion se développe dans le chorion de la muqueuse; c'est d'abord un état congestif, puis une multiplication des cellules conjonctives. Cette infiltration, primitivement sous-muqueuse, et surtout active au niveau des acini glandulaires, gagne en étendue et en profondeur; elle subit la dégénérescence caséeuse, elle se ramollit, ses produits sont éliminés et l'ulcération est constituée.

Ces ulcérations, dont l'étendue dépend souvent de la réunion d'ulcérations secondaires, ont des bords déchiquetés, infiltrés de tubercules; leur fond se couvre quelquefois de *végétations* polypiformes volumineuses, surtout au niveau de la région inter-aryténoïdienne.

La région aryténoïdienne est généralement la première ulcérée; l'ulcération peut gagner en profondeur et atteindre l'articulation crico-aryténoïdienne et le périchondre, aussi les cartilages aryténoïde et cricoïde sont-ils souvent atteints, contrairement au cartilage thyroïde habituellement intact. Dans quelques cas, la lésion tuberculeuse débute par le périchondre ou par l'articulation, une véritable petite tumeur blanche bacillaire en est la conséquence. L'envahissement

---

1. Leroy. Tuberculose laryngée. *Arch. de physiologie*, 1885, n° 7.

du cartilage est précédé d'infiltration calcaire, d'ossification et suivi de nécrose, d'expulsion de séquestre, de suppuration, de fistule, d'œdème. Le séquestre est rougeâtre, sec, il siège au fond d'une cavité anfractueuse, sanieuse, d'odeur fétide. L'élimination des séquestres provoque des abcès migrateurs, et le pus se fait jour dans le larynx, dans le pharynx, ou extérieurement à la peau. L'œdème du larynx, l'emphysème sous-cutané, les fistules laryngées sont engendrés par le même travail.

Les ulcérations tuberculeuses atteignent également les replis aryténo-épiglottiques; elles peuvent détruire les bandes ventriculaires, ce qui supprime la cavité des ventricules de Morgagni. L'épiglotte est plus rarement ulcérée; quand elle est atteinte, c'est à sa base et à sa face laryngée, contrairement à l'ulcération syphilitique qui siège habituellement à la face linguale. Les cordes vocales sont souvent ulcérées, dentelées en forme de scie, réduites en lambeaux, complètement détruites.

La forme *végétante* de la tuberculose laryngée doit maintenant nous occuper. Les végétations tuberculeuses revêtent deux formes principales. Dans une première forme, la végétation se développe au niveau d'une ulcération; c'est un bourgeonnement nettement limité à la surface ulcéreuse; son aspect est papillomateux. Ces végétations papillomateuses s'implantent surtout à la région aryténoïdienne et à la partie postérieure des cordes vocales; elles peuvent acquérir de fortes dimensions. Parfois elles ont l'apparence de choux-fleurs, elles obstruent en partie l'orifice de la glotte et, comme elles sont peu consistantes, elles se détachent facilement et peuvent occasionner par leur chute dans les voies respiratoires les accidents les plus graves.

Dans une autre forme, la végétation tuberculeuse ne naît pas au niveau d'une ulcération, elle se développe pour son propre compte; c'est bien là une vraie tuberculose laryngée végétante; on la rencontre surtout dans la tuberculose primitive du larynx (Mandl). Ces tumeurs tuberculeuses sont parfois multiples; leur volume acquiert les dimensions d'une tête d'épingle, d'un pois, d'une noisette ; elles sont lisses, arrondies, ou inégales et bosselées, blanchâtres, rougeâtres, en un mot elles présentent peu de signes distinctifs. Elles s'implantent de préférence aux cordes vocales et à la région aryténoïdienne. Elles récidivent après ablation.

Dans la tuberculose laryngée, les *ganglions* péritrachéo-bronchiques sont souvent atteints d'adénite et provoquent des lésions des nerfs récurrents.

Symptômes. — L'infiltration tuberculeuse laryngée peut exister en certains points du larynx sans provoquer aucun symptôme, pas même des troubles de la voix. Habituellement la lésion marche lentement, elle envahit d'abord la région aryténoïdienne, les bandes ventriculaires, les cordes vocales, et pendant quelque temps, les altérations de la voix, la voix enrouée, voilée, rauque, sont les seuls symptômes appréciables ; il n'y a encore ni troubles de la respiration ni douleurs

Parfois cependant, dès les premières phases du mal, on éprouve au larynx une sensation de chatouillement qui est fort désagréable, fort pénible et qui provoque d'incessantes saccades de toux ; les malades croient volontiers qu'une parcelle d'aliment, croûte de pain ou feuille de salade, se serait arrêtée au larynx.

Dans quelques cas, la voix reste bonne, ou à peu près bonne, mais la respiration est un peu courte, un peu accélérée, l'inspiration notamment est plus bruyante qu'à l'état normal, la colonne d'air inspiré rencontrant sur son passage les tissus tuméfiés de la glotte inter-aryténoïdienne.

Si l'on examine le larynx, à cette période dont la durée peut être indéfinie, on est d'abord frappé de la *pâleur* inusitée *du voile du palais*, du pharynx et du vestibule laryngé : on constate une tuméfaction de la région inter-aryténoïdienne, cette région de prédilection des lésions tuberculeuses : on note un gonflement plus ou moins considérable des cartilages de Santorini, des replis aryténo-épiglottiques, des bandes ventriculaires, de l'épiglotte. Dans quelques cas, les cordes vocales sont grisâtres, rosées, tuméfiées.

A une époque plus avancée, ces différentes lésions sont plus accentuées, l'infiltration des aryténoïdes fait saillie comme des pains de sucre, l'espace inter-aryténoïdien présente des végétations, les bandes ventriculaires sont énormes et recouvrent la corde vocale sous-jacente, qui n'est plus visible au laryngoscope ; les ligaments aryténo-épiglottiques forment des bourrelets immobiles et rétrécissent l'ouverture du larynx ; les cordes vocales sont striées de rouge surtout à leur tiers postérieur, et ont un aspect dermoïde ; elles présentent des érosions, des dentelures, une des cordes vocales est parésiée et se rapproche mal ; enfin le larynx, vu dans son ensemble, est déjà irrégulier, infundibuliforme, tapissé de mucosités épaisses. A cette période, les troubles vocaux sont fort accusés, néanmoins l'aphonie peut n'être pas complète et les troubles respiratoires peuvent n'être pas encore trop accentués.

La tuberculose laryngée peut *s'immobiliser* indéfiniment dans cette phase d'infiltration tuberculeuse sans aboutir aux ulcérations, mais si le processus passe à l'ulcération, c'est la phthisie laryngée qui se prépare avec son cortège d'angoisse, de dyspnée et de douleurs. La voix est à peu près *complètement perdue*, parfois même l'aphonie est complète et il ne peut en être autrement, puisque les cordes vocales sont hypertrophiées, ulcérées, recouvertes par les bandes ventriculaires hypertrophiées, immobilisées par les ankyloses des aryténoïdes.

La toux est liée aux altérations des poumons plus encore qu'aux lésions laryngées ; elle est éteinte et *éructante* (Trousseau et Belloc), le malade qui tousse ayant l'air de se livrer à des efforts d'éructation[1]. Quand une périchondrite aiguë se déclare, elle s'annonce par de vives douleurs avec gêne respiratoire ; un abcès se forme, la dyspnée devient exces-

---

1. Ce phénomène est facile à expliquer. A l'état physiologique, c'est le brusque écartement des cordes vocales par une expiration saccadée qui donne à la toux son timbre particulier ; mais dans la phthisie laryngée a glotte béante ou détruite n'opposant plus aucune résistance, l'air expiré prend le caractère de l'éructation.

sive, et l'abcès formé au niveau de l'aryténoïde s'ouvre dans le pharynx ou dans le larynx.

Les ulcérations de la base de l'épiglotte, des replis aryténo-épiglottiques, souvent associées à des lésions analogues de la base de la langue et du pharynx, rendent la *déglutition* extrêmement pénible. Cette dysphagie est tellement douloureuse qu'elle inflige à quelques-uns de *véritables tortures* : « on dirait qu'on avale un charbon ardent ». Non seulement la douleur s'exaspère au moindre mouvement de déglutition, mais dans quelques cas le patient éprouve continuellement une hyperesthésie extrêmement pénible de l'arrière-gorge ; la salive sécrétée en abondance ne peut être avalée, s'écoule sans cesse par la bouche, et le malade, privé de repos, de sommeil et d'aliments, tombe dans le marasme et le découragement, si l'on n'y porte remède.

Comme symptômes douloureux, ajoutons les douleurs d'oreille, qu'on peut retrouver très intenses dans toutes les laryngopathies.

La *dyspnée*, qu'on observe si souvent à une phase avancée de la tuberculose laryngée, est due à l'infiltration tuberculeuse, à la tuméfaction des tissus, à l'*œdème* laryngé, aux végétations polypiformes, à la périchondrite et aux abcès qui en sont la conséquence. Cette dyspnée revêt toutes les modalités ; elle est lente ou brusque dans son apparition, et elle est parfois accompagnée d'accès d'étouffement, de spasmes glottiques, si fréquents dans d'autres maladies du larynx. La respiration, stridente, bruyante, prend parfois les caractères du *cornage*. L'examen au laryngoscope est souvent gêné à cette période par les positions anormales de l'épiglotte, par la tuméfaction, par l'œdème, par la sécrétion muco-purulente qui tapisse le larynx.

La *marche* et la *durée* de la maladie sont fort variables. Dans quelques cas, la tuberculose laryngée semble s'immobiliser à sa première période, elle peut même subir des phases d'amélioration ; dans d'autres cas, la marche des accidents est rapide, la vie du malade est compromise par un abcès, suite de périchondrite aiguë, par un œdème de la glotte, ou bien c'est la phthisie pulmonaire liée à la phthisie laryngée qui précipite les événements; le malade tombe dans le marasme, l'amaigrissement est extrême et la fièvre hectique termine la scène.

Forme catarrhale. — Je viens de décrire la forme la plus habituelle de la tuberculose laryngée, son évolution lente et graduelle; mais dans quelques cas la maladie débute brusquement, comme une simple laryngite catarrhale *a frigore*, avec toux, enrouement subit, parfois aphonie complète durant quelques jours; l'examen laryngoscopique ne révèle que de la rougeur, du gonflement de la muqueuse et des sécrétions laryngées plus ou moins abondantes. Si le malade a déjà des lésions tuberculeuses pulmonaires, n'en aurait-il lui-même que des indices, pareille laryngite survenant chez lui est sujette à discussion. C'est une laryngite tuberculeuse, disent les uns; non, disent les autres, ce n'est pas une laryngite tuberculeuse; ils l'appellent « laryngite des tuberculeux ». Je ne dis certes pas que des tuberculeux ne puissent prendre une laryngite catarrhale vulgaire, mais je pense que la plupart des laryngites, dites catarrhales, survenant chez les tuberculeux, ou au début de la tuberculose pulmonaire, sont des laryngites tuberculeuses. Elles ont comme caractère d'être plus persistantes que la simple laryngite catarrhale. elles sont sujettes à récidive, elles laissent après elles un reliquat, une infiltration de la muqueuse, elles guérissent parfois complètement; mais, dans quelques cas, elles aboutissent aux formes vulgaires, aux infiltrations et aux ulcérations de la tuberculose laryngée. Donc, une laryngite d'apparence catarrhale, chez un individu qui a eu des hémoptysies, une pleurésie, et à plus forte raison chez un sujet qui a des lésions tuberculeuses pulmonaires, cette laryngite, même avec son apparence bénigne, est une laryngite tuberculeuse; elle pourra guérir, elle pourra n'aboutir que rarement aux autres formes de la phthisie laryngée, mais je la considère comme une manifestation tuberculeuse.

Elle est une manifestation tuberculeuse, au même titre

que ces pleurésies, au même titre que ces hémoptysies qui
surviennent parfois au cours d'une santé en apparence
excellente et qui sont néanmoins le premier acte, la première explosion d'une évolution tuberculeuse qui appa-
raîtra dans toute sa netteté quelques mois ou quelques
années plus tard.

Du reste, cette laryngite tuberculeuse, dite catarrhale,
présente, dans quelques cas, des lésions franchement tuberculeuses qui prouvent que l'infection bacillaire peut se faire
non seulement par la profondeur des tissus, mais encore
par les couches superficielles. Heintze, cité par Héring[1], a
signalé une légère infiltration de la bande ventriculaire; en
a trouvé des bacilles entre l'épithélium, dans les glandes,
dans les cellules de l'épithélium cylindrique des glandes; le
bacille, dit M. Héring, peut donc s'introduire par les glandes
et provoquer ainsi une infection d'origine superficielle.

Diagnostic. — Commençons par poser le diagnostic au
début de la maladie. Les symptômes de la tuberculose
laryngée à sa première période, la toux, l'enrouement, la
dysphonie, sont communs à toutes les laryngites chroniques.
Ces symptômes ne peuvent donc fournir des renseignements
suffisants pour affirmer ou pour rejeter la tuberculose du
larynx.

Parfois la tuberculose laryngée semble débuter par la
paralysie d'une corde vocale, par l'apparition d'une végétation papillomateuse, par une poussée de laryngite catarrhale.
Le diagnostic affirmatif de la tuberculose laryngée est donc
difficile au début. Cependant je dois insister sur quelques
signes qui ont une très grande importance. L'un de ces
signes, c'est la *pâleur inusitée* qu'on observe au voile du
palais et à l'épiglotte; cette pâleur est parfois aussi accusée
que dans les anémies les plus caractérisées; la muqueuse
palatine et les parties du larynx, qui sont habituellement
rosées, prennent chez le tuberculeux une teinte pâle, terne,
grisâtre, parfois opaque. Cette pâleur n'existe pas dans le

1. Héring, page 20.

cours des laryngites non tuberculeuses; elle est donc un excellent élément de diagnostic.

Un autre signe de tuberculose laryngée, c'est la localisation initiale des lésions; les régions inter-aryténoïdienne et aryténoïdienne sont le lieu d'élection des lésions tuberculeuses; la tuméfaction, la saillie, le bourgeonnement, la vascularisation de ces régions, joints à l'aspect anémique et pâle dont je viens de parler, constituent de graves présomptions en faveur de la tuberculose.

A une période plus avancée de la phthisie laryngée, le diagnostic doit être fait avec la *syphilis laryngée* et avec le *cancer du larynx*. Je rappelle brièvement ce diagnostic que j'ai longuement étudié au sujet de la syphilis du larynx. La *syphilis* attaque rarement les cordes vocales; elle prend dans le larynx les parties qui confinent au pharynx, l'épiglotte, la face postérieure des aryténoïdes; de plus, l'ulcération syphilitique est plus volontiers limitée à un point, sans que le reste du larynx soit envahi, tandis que, dans la tuberculose laryngée, les ulcérations sont multiples et accompagnées d'une laryngite plus ou moins intense. Les ulcérations tuberculeuses se recouvrent assez souvent de bourgeons polypiformes, ce qui est plus rare dans la syphilis; les ulcérations syphilitiques sont vite améliorées par le traitement, tandis que la thérapeutique n'a presque aucune prise sur les ulcérations tuberculeuses. La syphilis, comme la phthisie, atteint les cartilages; mais 18 fois sur 20, la laryngonécrose est de source tuberculeuse. En raclant l'ulcération, on pourra retirer quelques parcelles de sécrétion et y trouver le *bacille* de la tuberculose.

Le *cancer du larynx*, plus fréquent qu'on ne le croit généralement, présente cette particularité, le cancer épithélial surtout, d'être presque indolent et d'avoir une marche beaucoup *plus lente* que le cancer des autres organes; c'est au point qu'un individu atteint de cancer du larynx et opéré de la trachéotomie peut vivre encore deux ou trois ans dans de bonnes conditions (Krishaber)[1]. Les troubles de la voix

1. Krishaber. *Cancer du larynx*, Paris, 1880.

sont pendant longtemps les seuls appréciables, et, lorsque les autres symptômes locaux et généraux surviennent, hémorrhagies laryngées, fétidité de l'haleine, dysphagie, douleurs, dyspnée, etc., l'examen au laryngoscope permet en général de reconnaître les végétations cancéreuses.

Étiologie. — D'après Heintze, le larynx des adultes atteints de tuberculose pulmonaire est pris dans la proportion de 50 pour 100. Dans quelques cas, la tuberculose laryngée est *primitive*, elle apparaît comme la première manifestation de l'infection tuberculeuse. Les observations rapportées par Fraenkel, par Orth, ne laissent aucun doute à cet égard. Toutefois c'est là l'exception. Habituellement la tuberculose laryngée est consécutive à une tuberculose pulmonaire et l'infection laryngée se fait, soit par la voie profonde des vaisseaux et des lymphatiques, soit par la voie superficielle, à la surface de la muqueuse, ou à travers les conduits excréteurs des glandes.

Louis avait supposé que le passage incessant des crachats de poumons tuberculeux était capable de développer une laryngite tuberculeuse ; cette hypothèse avait été regardée comme inadmissible, à cause des observations de phthisie laryngée primitive et devant ce fait, que les bronches sont moins ulcérées que le larynx, quoique plus directement en contact avec les produits de sécrétion. Mais aujourd'hui on tend à revenir aux idées de Louis ; il ne paraît pas impossible que la tuberculose laryngée soit provoquée par les bacilles des crachats. Quant aux autres causes, elles suivent de près l'étiologie de la phthisie pulmonaire : l'homme paraît plus prédisposé que la femme, et la maladie se développe chez lui entre l'âge de vingt-cinq et quarante ans.

Chez l'*enfant*, la tuberculose laryngée mérite une mention spéciale ; elle est d'autant plus rare que l'enfant est plus jeune. Parrot n'avait trouvé la tuberculose laryngée que dans la proportion de 3 pour 100, dans les autopsies d'enfants tuberculeux âgés de moins de deux ans. L'enfant a une tuberculose pulmonaire surtout faite de granulie ; il n'expectore pas ; son larynx n'est pas baigné de pus bacillaire; c'est sans doute une des raisons qui expliquent chez lui la rareté de la tuberculose laryngée.

Dans les expériences que nous avions entreprises avec mon ami Krishaber pour étudier l'inoculabilité et la contagiosité de la tuberculose chez le singe[1], nous avons été frappés de ce fait, que nos animaux inoculés et morts tuberculeux ne présentaient aucune altération de tuberculose laryngée.

Traitement. — La tuberculose laryngée n'est pas incurable; elle s'immobilise parfois et plusieurs observations (Hering) prouvent qu'on parvient à guérir les ulcérations tuberculeuses. On doit faire tous ses efforts pour diminuer l'intensité des accidents, la dysphagie et l'hyperesthésie de l'arrière-gorge, qui sont pour les malades de véritables tourments.

Pour combattre ces symptômes, on pratiquera matin et soir une injection sous-cutanée de chlorhydrate de morphine. De plus, au moment des repas, on touchera les parties douloureuses avec un pinceau ou une éponge, montés sur un manche courbe et imbibés de la solution suivante :

Eau . . . . 50 grammes.
Chlorhydrate de cocaïne . . . . 1 gramme.

Avec un peu d'habitude, le malade peut lui-même, plusieurs fois par jour, toucher les parties douloureuses avec cette solution, mais il doit éviter de l'avaler.

Les inhalations et les pulvérisations faites avec des eaux contenant peu de sulfures (Allevard) pourront rendre quelque service. Le badigeonnage des ulcérations laryngées avec une solution d'acide lactique au dixième, au cinquième, et plus tard avec l'acide lactique pur, a donné quelques bons résultats.

On a préconisé les badigeonnages au phénol sulforiciné (Ruault). La toux peut être calmée par des injections prudentes intra-trachéales d'huile mentholée, mais cette médi-

1. Dieulafoy et Krishaber. *Arch. de physiologie*, mars 1881, n° 3.

cation exige beaucoup de prudence. Les gargarismes au vin très chaud et astringent, qu'emploi Bonnier pour la laryngite goutteuse, rendent également des services, calment la toux et l'irritation pharyngo-laryngée.

Aux pulvérisations au menthol ou à l'eucalyptus, Bonnier préfère des insufflations ou des aspirations que le malade peut pratiquer sans le secours du médecin avec une poudre composée comme suit : iodol 1 ; benzoate de soude 6 ; tolu 2 ; tanin 1 ; gomme arabique 5 ; cannelle 0,20.

Le raclage des ulcérations et leur cautérisation a rendu de véritables services entre des mains expérimentées.

La cure d'altitude n'est pas contre-indiquée au cas de tuberculose laryngée. J'ai même constaté que le larynx s'améliore aussi bien que le poumon par la cure de Davos-platz.

§ 6. DIPHTHÉRIE DU LARYNX — CROUP [1]

Définition. — Le *croup* ou *laryngite pseudo-membraneuse* est caractérisé par la présence de membranes dans le larynx et dans la trachée. Ces membranes peuvent, exceptionnellement, se développer sous l'influence d'une lésion non diph-thérique, et sans que le bacille de la diphthérie y prenne aucune part : la clinique, qui ne perd jamais ses droits, en avait fait un croup simple, qu'elle considérait comme n'étant ni contagieux ni infectieux, et par le fait la clinique avait raison. La bactériologie a démontré, en effet, que des fausses membranes peuvent se développer au larynx comme au pharynx sous l'influence de microbes qui n'ont rien de commun avec le bacille de la diphthérie. Il y a notamment un petit coccus, un diplocoque, qui peut donner naissance à des membranes laryngées ou pharyngées, sans avoir aucune des propriétés toxiques et infectieuses du bacille diphthérique ; nous y reviendrons dans un instant.

Il y a donc un croup diphthérique, qui est la règle, et un croup non diphthérique, qui est l'exception.

1. Afin d'éviter des répétitions, prière de se porter, pour compléter cette étude, aux articles DIPHTHÉRIE et ANGINE DIPHTHÉRIQUE, t. II.

Historique[1]. — Ce mot de *croup* (Home) était primitivement une *onomatopée* employée en Écosse comme synonyme de toux rauque et bruyante. Bien qu'elle ait persisté, cette désignation n'est pas heureuse, car la toux bruyante est plutôt l'apanage de la laryngite striduleuse que de la laryngite membraneuse, dans laquelle la voix et la toux sont voilées et éteintes par les membranes laryngées. En 1765, Home, médecin écossais, fit sur le croup une intéressante monographie; le premier, il indiqua nettement les caractères de cette maladie, et la sépara des affections du pharynx avec lesquelles on la confondait avant lui; mais il eut le double tort de méconnaître la nature identique de l'angine diphthérique et du croup, que d'autres observateurs avaient antérieurement établie, et de réunir en une même description deux maladies dissemblables, le faux croup et le croup. Bretonneau, dans ses mémorables travaux sur la *diphthérite*, rétablit l'identité méconnue par Home, il consacra par le mot de *laryngite striduleuse* une maladie qui simule le croup, mais qui n'a rien de commun avec lui. On sait avec quel éclat Trousseau compléta les doctrines de son maître Bretonneau sur la diphthérie et sur le croup, et avec quel succès il vulgarisa l'opération de la trachéotomie.

Les travaux bactériologiques de ces dernières années ont apporté au diagnostic et au pronostic du croup une précision dont la valeur est considérable; la *sérothérapie* en a complètement modifié le traitement.

Division. — Étiologie. — Le croup est *primitif*, lorsque la diphthérie qui l'engendre frappe le sujet au milieu de la santé; il est *secondaire*, quand la diphthérie survient comme complication dans le courant d'une autre maladie, rougeole, scarlatine, coqueluche, fièvre typhoïde.

Le plus souvent le croup est *consécutif* à la diphthérie du pharynx, et les statistiques prouvent que c'est principalement du deuxième au cinquième jour de l'angine diphthérique que le larynx est envahi. Parfois le croup est consécutif

---

1. Pour compléter l'historique, voyez l'article DIPHTHÉRIE.

au *coryza diphthérique*; c'est la diphthérie nasale qui commence et la diphthérie laryngée qui continue. On a signalé des cas de croup consécutifs à une bronchite diphthérique, on a nommé ce croup « remontant ». Enfin, il est des cas où le larynx est envahi primitivement par la diphthérie, sans que d'autres organes aient encore été atteints par elle : on dit alors qu'il y a croup d'*emblée*. Mais ce croup d'emblée est fort rare [1], et, pour l'affirmer, il faut être bien certain que le malade n'avait rien à la gorge ou aux fosses nasales.

Dans quelques circonstances le croup apparaît sans que la diphthérie se soit révélée antérieurement par des fausses membranes à la gorge, et cependant des cultures pratiquées avec du mucus recueilli sur les amygdales permettent de déceler la présence du bacille diphthérique, même en l'absence de fausses membranes. Pour toutes ces raisons, on voit combien doit être rare le croup d'emblée, surtout quand il ne s'agit pas d'un croup *secondaire*.

Les causes les plus efficaces de développement du croup sont l'épidémicité et la contagion. La *contagion* n'est que trop prouvée par les tristes et nombreux exemples de médecins contractant la diphthérie auprès de leurs malades. Dans certaines contrées, à Paris, par exemple, le croup est *endémique*. Le croup *épidémique* sévit parfois avec une terrible gravité, témoin ces épidémies de diphthérie qui ont ravagé l'Europe au seizième et au dix-septième siècle : la *enfermedad del garrotillo* en Espagne, le *morbus strangulatorius* en Italie. Le croup n'épargne aucun âge, toutefois il sévit principalement sur l'enfance à l'âge de deux à sept ans.

Symptômes. — J'ai en vue, dans cette description, le fait le plus habituel, c'est-à-dire le croup diphthérique chez l'enfant. Que le croup envahisse d'emblée le larynx, ce qui est fort rare, ou qu'il soit précédé, comme c'est l'usage, par une angine diphthérique ou par du coryza diphthérique, la production membraneuse du larynx et de la trachée s'annonce aussitôt par des troubles de la voix et de la respiration. On

---

1. Simon. *Dictionnaire de médecine et de chirurgie*, art. CROUP.

peut dire de la *fausse membrane* qu'*elle résume* l'histoire presque entière du croup ; car, par sa présence sur les cordes vocales et dans le larynx, elle change les conditions normales du son, elle rétrécit l'orifice glottique, elle gêne ou supprime l'entrée de l'air dans les poumons.

Toutefois le rôle pathologique de la fausse membrane laryngée est surtout un rôle mécanique ; dans quelques cas *ce rôle mécanique est relégué au second rang*, et la gravité du mal ne vient pas seulement de l'obstruction laryngée, elle vient de l'angine qui a précédé le croup, de l'empoisonnement de l'économie par la toxine diphthérique, de la bronchite et de la broncho-pneumonie concomitantes, de l'adjonction des infections secondaires, de l'association du streptocoque aux lésions diphthériques, etc.

La *toux* est le premier indice du croup : petite et légère au début, elle revient par quintes très courtes ; les jours suivants, elle prend un timbre sourd et voilé, et *s'éteint* complètement comme la voix. A mesure que le mal fait des progrès, la toux est moins fréquente, et les quintes ne reviennent que tous les quarts d'heure, toutes les demi-heures, et même à intervalles plus éloignés (Trousseau). La *voix* est d'abord enrouée, plus tard elle est rauque, et les jours suivants elle finit par s'éteindre : c'est l'aphonie complète : *Vox nihil significat*, disait Arétée.

Chez l'enfant, les troubles de la *respiration* sont précoces et accusés, parce que son larynx est plus étroit que celui de l'adulte ; la dyspnée, d'abord légère, commence la nuit et s'annonce par un léger sifflement pendant l'inspiration ; elle s'accroît à mesure que l'orifice de la glotte est plus rétréci par la fausse membrane, qui a pour siège de prédilection les ligaments aryténo-épiglottiques et les cordes vocales, et, l'air rencontrant un obstacle, l'inspiration se change en un *sifflement strident et prolongé*. Il se produit en même temps une *dépression au creux épigastrique* et à la fossette sus-sternale ; ce phénomène, auquel on a donné le nom de *tirage*, est dû à la tendance au vide que chaque inspiration produit dans la poitrine, et à l'ascension compensatrice du diaphragme

Dans le cours de cette dyspnée progressive, a respiration devient *serratique*, analogue au bruit que fait la scie sur la pierre qu'elle entame (Trousseau) ; on voit survenir, toutes les deux ou trois heures d'abord, puis toutes les heures, et à intervalles encore plus rapprochés, des accès de suffocation, résultant de spasmes de la glotte, accès terribles analogues à ceux qu'on observe dans les laryngites œdémateuse et striduleuse. Cette lutte peut durer plusieurs jours, et, si la maladie ne tourne pas vers la guérison, c'est l'asphyxie qui termine la scène. « La face bouffie, violacée, les yeux hagards et brillants expriment l'anxiété la plus pénible ; enfin l'agonie commence, sans qu'il y ait eu, à partir de ce moment, autant d'accès de suffocation qu'auraient pu le faire prévoir ceux qui ont eu lieu jusque-là (Trousseau). »

L'*auscultation* de la poitrine, quand il n'y a pas de complication pulmonaire, ne fait entendre que le retentissement du sifflement laryngé. Le rythme de la respiration est modifié ; l'expiration, contrairement à l'état normal, est lente, et plus prolongée que l'inspiration, vu la difficulté qu'éprouvent les muscles expirateurs à chasser l'air à travers une glotte rétrécie par des fausses membranes.

L'*expectoration* est souvent caractéristique ; vers le troisième ou quatrième jour, les malades commencent à rejeter, dans les efforts de toux, des lambeaux membraneux, aplatis, s'ils viennent du larynx, tubulés et ramifiés, si les bronches sont envahies par la diphthérie. Ce rejet des fausses membranes s'observe dans la moitié des cas.

La *fièvre* du croup ne revêt pas d'habitude une forte intensité ; la température oscille entre 38 et 39 degrés. L'*albuminurie* est un symptôme fréquent (Sée, Barbosa), elle est due à la néphrite, qui est elle-même consécutive à la toxine diphthérique.

Des *éruptions* multiples ont encore été signalées dans le croup comme dans l'*angine* diphthérique (G. Sée) ; elles revêtent différentes formes, et simulent l'exanthème de la rougeole et de la scarlatine.

Chez l'*adulte*, les symptômes du croup présentent quelque

différence, à cause de la conformation et des dimensions du larynx. Les modifications de la toux et de la voix sont les mêmes, mais la dyspnée et l'asphyxie surviennent lentement, progressivement, sans-être habituellement accompagnées de sifflement laryngo-trachéal et d'accès de suffocation.

Marche. — Durée. — Pronostic. — On peut diviser l'évolution du croup en deux périodes, l'une de dyspnée, l'autre d'asphyxie, les deux réunies ayant une durée excessivement variable, de trois à quinze jours. Mais que d'exceptions, surtout en temps d'épidémie, dans la marche et dans la succession des symptômes! Que de fois le croup est mortel dès le troisième, et même dès le second jour! Il suffit de lire les leçons que mon illustre maître Trousseau a consacrées à la diphthérie et au croup[1], pour être mis en garde contre les surprises de cette maladie, pour voir avec quelle brusquerie surviennent les accidents ultimes, et avec quelle rapidité les malades sont emportés. Ces formes, presque foudroyantes, se voient surtout chez l'adulte; la soudaineté des accidents vient moins de la lésion laryngée que de la violence de l'infection. Parfois un terrible accès de suffocation apparaît, suivi d'une dyspnée continue, ou bien la dyspnée s'établit sans accès de suffocation et le malade succombe surtout à l'infection (diphthérie maligne).

On a décrit un croup *abortif*; je viens d'en observer un exemple chez le petit garçon de la surveillante de mon service qui avait été pris quelques jours avant de diphthérie nasale. Dans le croup abortif, la fausse membrane reste limitée au vestibule du larynx ou du moins les cordes vocales sont à peine effleurées, ce qui est facile à voir au laryngoscope; les troubles vocaux sont nuls ou insignifiants, les troubles respiratoires ont peu d'intensité.

La *marche* du croup est un peu différente, suivant le plus ou moins de virulence de l'élément infectieux. En thèse générale, quand il y a dans l'intervalle des accès de suffocation une accalmie relative, une sorte de trève, c'est que

---

1. *Clinique médicale de l'Hôtel-Dieu*. t. I. p. 560.

l'enfant n'est pas encore sous le coup de l'élément infectieux; mais si le petit malade est infecté par sa diphthérie
(diphthérie maligne), la trêve n'est pas complète, on n'observe de sédation ni entre les accès, ni après l'expulsion
des fausses membranes; la dyspnée permanente, la prostration, la petitesse du pouls, l'abondance de l'albuminurie,
témoignent de l'infectiosité et de la gravité du pronostic.

Il faut connaître les cas de croup *prolongé*. M. Cadet de
Gassicourt a cité des observations de croup ayant duré
quinze, vingt, vingt-cinq jours, et ayant guéri sans aboutir
à la période asphyxique et sans trachéotomie.

Parfois dans le cours de la maladie on observe des *rémissions* pendant lesquelles la voix retrouve son timbre, et la
respiration sa liberté; mais cette amélioration, trop souvent
passagère et due au rejet de quelque membrane, ne doit
pas en imposer pour la guérison. Le croup est une maladie
extrêmement grave qui, autrefois, même avec l'intervention
médico-chirurgicale, se terminait bien souvent par la mort:
aujourd'hui les injections de sérum ont singulièrement amélioré le pronostic.

Complications. — La *diphthérie des bronches* peut précéder
ou suivre la diphthérie du larynx; elle crée, dans tous les
cas, une situation fort périlleuse, puisqu'elle est un obstacle
ajouté à celui qui existe dans le larynx. Le malade rend des
membranes tubulées, pelotonnées, parfois analogues à du
mucus coagulé.

La *broncho-pneumonie* est une complication encore plus
terrible; elle apparaît à toutes les périodes du croup, avant
comme après la trachéotomie, mais plus habituellement du
troisième au sixième jour de la maladie; elle est parfois
accompagnée de *gangrène* pulmonaire. L'invasion de la
broncho-pneumonie est annoncée par une élévation de
température et par une dyspnée violente, au point que
l'enfant a plus de soixante respirations par minute (Millard).
La broncho-pneumonie diphthérique est presque toujours
lobulaire et non pseudo-lobaire. Anatomiquement, elle est
caractérisée par une grande quantité de fibrine et par des

hémorrhagies dans le lobule pulmonaire. On trouve, dans les alvéoles, des bacilles de Klebs et surtout une quantité d'autres microbes, streptocoque, pneumocoque, staphylocoque. Ici comme dans les autres variétés de broncho-pneumonies, ces infections secondaires jouent un rôle important, et même prépondérant, dans la détermination des lésions broncho-pulmonaires.

La *pleurésie* survient parfois à titre de complication, mais elle n'a qu'une médiocre importance.

Le *coryza diphthérique*, considéré par Trousseau comme de mauvais augure, est souvent lié à la forme maligne de la diphthérie.

Chez l'enfant, la *tuberculose* est souvent associée à la diphthérie des voies respiratoires. « Cette gravité de la tuberculose est telle, dit Variot, que, sur 54 décès qui se sont produits en janvier et février au pavillon Bretonneau, nous avons relevé 16 fois des lésions tuberculeuses évidentes dans les organes thoraciques[1]. »

On observe quelquefois, après le croup, comme après toutes les localisations diphthériques, des *paralysies* dont il sera question à l'article DIPHTHÉRIE; mais le croup étant rarement une manifestation isolée de la diphthérie, ces paralysies sont surtout le résultat de l'angine diphthérique concomitante. Enfin, les *fièvres éruptives* peuvent apparaître dans les différentes périodes du croup et donner lieu à de sérieuses complications.

Diagnostic. — Dans les cas où le diagnostic du croup est difficile, il faut, dans la mesure du possible, surtout chez l'adulte, faire usage du *laryngoscope*. Souvent l'examen laryngoscopique a pu confirmer la présence des membranes laryngées et confirmer un diagnostic hésitant.

La laryngite aiguë intense, les laryngites œdémateuse et striduleuse, sont les maladies qui simulent le mieux le croup. Dans la *laryngite simple aiguë*, les troubles de la voix et de la respiration n'ont ni l'intensité ni la marche

1. Variot. *La diphthérie et la sérumthérapie.* Paris, 1898.

graduelle qu'on observe dans le croup. Dans l'*œdème de la glotte*, qui n'est le plus souvent qu'un épisode survenant dans le cours d'une autre maladie, on est d'abord renseigné par les antécédents; en tout cas, les troubles de la respiration priment les altérations de la voix; l'expiration est plus facile, moins prolongée que dans le croup, et parfois elle est accompagnée d'un bruit de drapeau; enfin il est souvent possible de constater l'œdème sus-glottique, cause mécanique de la dyspnée.

Je mentionne spécialement le diagnostic du croup avec la *syphilis laryngée* chez l'enfant atteint de syphilis héréditaire. Les symptômes de cette syphilis laryngée simulent si bien le croup que des erreurs de diagnostic ont été commises. J'ai rapporté, à mon cours de la Faculté, le cas d'un jeune enfant qu'on allait trachéotomiser parce qu'il présentait le tableau de la période asphyxique du croup; la liqueur de Van Swieten fut donnée aussitôt que la syphilis héréditaire fut diagnostiquée chez cet enfant que nous eûmes le bonheur de sauver en quelques jours. M. Sevestre a rapporté quelques cas analogues. Il faut donc toujours penser à la possibilité de la syphilis laryngée chez un jeune enfant, qui, sans angine diphthérique préalable, sans engorgement ganglionnaire, présente des symptômes analogues à ceux du croup.

Le diagnostic entre le croup et le *faux croup* est assez délicat. Ces deux maladies débutent différemment : l'invasion du croup est plus lente, plus insidieuse, et les troubles respiratoires n'atteignent que graduellement leur intensité; l'invasion du faux croup est brutale; l'enfant qui s'était couché la veille en bonne santé se réveille brusquement, au milieu de la nuit, en proie à une dyspnée qui atteint son apogée du premier coup, et, cet accès passé, le petit malade présente de nouveau, le lendemain, les apparences de la santé. Dans le croup, la toux et la voix sont voilées, éteintes, et la membrane qui tapisse les cordes vocales explique cette aphonie; dans le faux croup, la voix et la toux sont rauques, bruyantes, analogues comme timbre à l'aboiement du chien, elles ne sont ni voilées, ni éteintes comme dans le croup, du moins en dehors des accès; car pendant l'accès de faux croup la voix et la toux peuvent être voilées.

Outre les signes distinctifs propres à chacune des maladies que je viens d'énumérer, on aura soin de s'informer des *antécédents* du malade, savoir s'il n'a pas eu quelques jours avant une angine diphthérique, rechercher s'il n'en reste pas quelques vestiges, tels que l'engorgement ganglionnaire sous-maxillaire, se rappeler enfin que le croup est la seule maladie du larynx qui soit accompagnée du rejet de fausses membranes.

Diagnostic bactériologique. — Le diagnostic clinique du croup est dans bien des cas insuffisant, il faut le compléter par l'étude bactériologique de la fausse membrane. C'est là un sujet que j'ai longuement traité au sujet de l'angine diphthérique, car ces deux maladies, angine et laryngite diphthérique, sont étroitement associées. Je reprends ici ce qui a trait au croup. Ainsi que je l'ai dit au début de cet article, le bacille de la diphthérie n'est pas le seul microbe capable de provoquer des fausses membranes. De même qu'il y a des angines couenneuses pseudo-diphthériques, de même il y a un croup pseudo-diphthérique. Ce croup pseudo-diphthérique n'est ni contagieux ni infectieux; il n'est pas accompagné de symptômes toxiques, il n'est pas empreint de malignité ; il est dû à un petit coccus qui se présente habituellement sous forme de diplocoque (coccus Brisou).

Martin, dans son très intéressant travail[1], rapporte sept observations de croup dû à ce diplocoque, avec angines couenneuses de même nature, et douze observations de croup dû au même coccus sans angine couenneuse préalable. Le croup non diphthérique dû au diplocoque en question est infiniment moins grave que le croup diphthérique. Je répète qu'il n'est point toxique ; il guérit habituellement sans infections secondaires, sans trachéotomie, et dans ses formes atténuées il peut simuler la laryngite striduleuse ;

1. Martin. *Annales de l'Institut Pasteur*, 25 mai 1892. — Martin et Chaillou. *Annales de l'Institut Pasteur*, 1894.

je pense même que certains cas de faux croup ne sont
autre chose que des laryngites à petit coccus, atténuées.

Voilà donc un premier point fort intéressant, élucidé par
la bactériologie; poursuivons cette étude. Dans d'autres cas,
l'étude bactériologique de la membrane du croup décèle à
la fois le bacille de la diphthérie et le petit coccus qui lui est
associé. Cette association du diplocoque et du bacille n'est
pas habituellement grave; dans le mémoire de M. Martin on
voit que ces cas guérissent sans infections secondaires.

Par contre, lorsque l'étude bactériologique décèle l'association du bacille diphhtérique avec le staphylocoque et le
streptocoque, le pronostic est mauvais. Même remarque a
été faite pour l'angine diphthérique; l'adjonction du streptocoque, dans le croup comme dans l'angine, doit faire
redouter des accidents graves. C'est en pareil cas que l'enfant atteint de croup et d'angine présente un engorgement
ganglionnaire considérable, le cou proconsulaire (Saint-
Germain), du jetage nasal, de la diarrhée, de l'albumine,
enfin des symptômes généraux qui font craindre que l'enfant
soit emporté autant par l'empoisonnement général que par
le croup.

Ces quelques notions bactériologiques, *avec lesquelles
tout médecin doit aujourd'hui se familiariser*, indiquent
assez, je pense, quelle est l'importance de la bactériologie
dans la question qui nous cccupe. Dans le cas où, faute de
rejet de membranes laryngées, ou ne pourrait pas faire directement l'examen bactériologique de ces membranes, il
faudrait s'adresser aux membranes ou au mucus de la gorge:
même en l'absence des membranes de la gorge, la culture
d'une parcelle du mucus recueilli au niveau des amygdales
ou du pharynx permet souvent de préciser le *diagnostic* et
le *pronostic bactériologique*.

Croup secondaire. — Le croup secondaire est le croup
qui survient au cours d'une autre maladie, rougeole, scarlatine, coqueluche, fièvre typhoïde. On le trouvera décrit
en détail avec chacune de ces maladies. D'une façon générale le groupe secondaire a des allures moins franches que

le croup primitif, il revêt plus volontiers le caractère infectieux ; en voici quelques exemples :

Croup de la rougeole. — La diphthérie aime la rougeole Le croup morbilleux est parfois un croup d'*emblée* ; il peut paraître le jour de l'éruption, pendant ou après l'éruption. Le croup morbilleux prend souvent les apparences d'un croup atténué ; les symptômes laryngés sont moins accusés, néanmoins le pronostic est extrêmement grave, à cause de la broncho-pneumonie morbilleuse qui l'accompagne et à cause de la double infection morbilleuse et diphthérique à laquelle est exposé le malade. Au point de vue anatomique, les membranes du larynx sont plus molles, plus diffluentes, et les lésions sont plus ulcéreuses.

Croup de la scarlatine. — Le croup est bien plus rare dans la scarlatine que dans la rougeole ; rarement il est isolé, plus souvent il coïncide avec la diphthérie du pharynx ou des fosses nasales.

Croup de la coqueluche. — Par sa fréquence, le croup secondaire de la coqueluche vient après le croup morbilleux.

Croup de la fièvre typhoïde. — Le croup est excessivement rare au cours de la dothiénentérie.

Anatomie pathologique. — Dans le croup, la phlegmasie catarrhale de la muqueuse, la fluxion et l'œdème sous-muqueux sont situés au second plan ; la fausse membrane est la *lésion dominante* : elle tapisse les différentes parties du larynx, et principalement les ligaments aryténo-épiglottiques et les cordes vocales, sous forme de membrane continue ou par plaques isolées. Sa couleur est d'un blanc jaunâtre, quelquefois teinté par de petites extravasations sanguines. Elle est parfois très mince, dans d'autres cas son épaisseur finit par acquérir 2 millimètres, grâce aux couches *stratifiées* qui naissent à sa face profonde ; ces couches sont d'autant plus résistantes qu'elles sont plus jeunes, tandis que les anciennes, repoussées vers la superficie sont devenues friables. Les fausses membranes diphthériques ne sont pas seulement fibrineuses ; outre **la fibrine**

qu'on y retrouve à l'état de filaments, elles sont encore constituées par des globules de pus et par des *cellules épithéliales* de la muqueuse, qui subissent une infiltration colloïde que Wagner prenait pour une substance albuminoïde. Ces cellules épithéliales, transformées en blocs réfringents, se déforment et donnent naissance à de nombreuses ramifications en forme de bois de cerf (Wagner). Chaque stratification de la fausse membrane se développe donc aux dépens de la couche correspondante de l'épithélium, et devient plus superficielle à mesure qu'une nouvelle couche sous-jacente est produite. « On a discuté pour savoir si la fausse membrane est au-dessus ou au-dessous de l'épithélium; d'après ce qui précède, on voit qu'elle est formée précisément dans la couche superficielle du revêtement épithélial et en partie à ses dépens. Du reste, la membrane semble avoir une structure un peu différente aux différentes périodes de son évolution; au début c'est le réseau épithélial qui semble dominant, à une période un peu plus avancée les éléments fibrineux et purulents sont en excès (Leloir). »

La muqueuse sous-jacente à la fausse membrane est intacte, ou rarement ulcérée. Les bactéries de la diphthérie, le poison qu'elles élaborent (Roux et Yersin), les associations bactériennes, sont actuellement bien étudiés; cette étude de *bactériologie* est faite, au sujet de l'angine diphthérique.

Ce qui est certain, c'est que le bacille diphthérique est l'origine des membranes diphthériques, comme il est l'origine du poison qui provoque les symptômes d'intoxication et les paralysies.

Traitement. — Je ne peux pas entrer ici dans tous les détails concernant le traitement de la diphthérie par les injections de sérum antidiphthérique; cette étude est faite au sujet de l'angine diphthérique; qu'on veuille donc se reporter au chapitre de l'ANGINE DIPHTHÉRIQUE pour avoir de plus amples renseignements sur cette grande et belle question. Je vais me borner pour le moment à formuler l'application de la sérothérapie au croup.

Les résultats thérapeutiques sont bien différents suivant

qu'on traite un sujet atteint de croup, non encore opéré, ou un sujet atteint de croup déjà trachéotomisé. Les résultats sont également bien différents, suivant que le croup est dû au bacille diphthérique pur, sans associations microbiennes, ou suivant qu'il est dû au bacille diphthérique auquel s'associent le staphylocoque et le streptocoque.

Passons en revue chacune de ces modalités :

1° Voici un enfant, atteint de croup, *non encore trachéotomisé* : la toux est rauque, la voix est éteinte, la respiration est difficile, le tirage est bien marqué; les accès de suffocation se rapprochent et sont intenses; la trachéotomie paraît au premier abord ne pouvoir pas être évitée; mais on fait une première injection de sérum de 20 centimètres cubes sous la peau du flanc; douze heures après on fait une deuxième injection de même volume, et dans la très grande majorité des cas, les injections de sérum arrêtent la production des membranes, elles favorisent la chute rapide des membranes qui étaient déjà formées, et la guérison du croup s'effectue rapidement. « Sur 169 enfants entrés dans le service pour angines diphthériques, 56 présentaient des troubles laryngés, et 25 paraissaient ne pouvoir pas éviter la trachéotomie. Sous l'influence du sérum injecté, toutes les douze heures, le tirage diminuait, puis ne revenait que par accès, l'enfant rejetait des fausses membranes, et au bout de deux ou trois jours la respiration était normale, au grand étonnement de MM. les internes et du personnel du pavillon de la diphthérie, qui, avec leur grande habitude des enfants atteints du croup, pensaient bien que l'opération ne serait pas évitée[1]. »

2° Chez les enfants atteints de croup qui ont été opérés, les succès de la sérothérapie diminuent suivant la nature des associations microbiennes. Ces associations sont les mêmes pour le croup et pour l'angine diphthérique, elles ont été longuement étudiées dans le chapitre concernant l'angine diphthérique.

1. Roux et Martin. *Annales de l'Institut Pasteur*, 1894, p. 631.

a. L'association de la diphthérie avec le *petit coccus* Brisou est, pour le croup comme pour l'angine, une association bénigne. Dans la statistique de Roux et Martin, on ne constate qu'un décès sur 10 cas; ce décès était dû à une broncho-pneumonie consécutive à la trachéotomie. La quantité de sérum injectée a été de 50 centimètres cubes en plusieurs fois.

b. L'association de la diphthérie avec le *staphylocoque* est une association redoutable; elle n'est pas meurtrière dans le cas d'angine, mais elle est très meurtrière dans le cas de croup trachéotomisé, à cause des complications pulmonaires qu'elle engendre, complications broncho-pneumoniques habituellement consécutives à la trachéotomie et contre lesquelles les injections de sérum sont souvent impuissantes. Sur 11 cas de la statistique de Roux et Martin on compte 7 morts, soit une mortalité de 63 pour 100. La quantité moyenne de sérum employée en plusieurs injections a été de 60 centimètres cubes. Chez ces malades les membranes sont pultacées et très étendues, la température dépasse toujours 39 degrés, la respiration est très accélérée.

c. L'association de la diphthérie avec le *streptocoque* est de toutes les associations microbiennes la plus redoutable, pour le croup comme pour l'angine. Malgré les injections de sérum, la mortalité pour les croups opérés a été de 63 pour 100 dans la statistique de Roux et Martin. C'est surtout la broncho-pneumonie et la bronchite pseudo-membraneuse qui enlèvent les malades.

Bon nombre de ces accidents d'infection secondaire pouvant être mis sur le compte de la trachéotomie, on devra à l'avenir restreindre dans la mesure du possible l'opération de la trachéotomie et la remplacer par le tubage du larynx.

Le *tubage* du larynx avait été préconisé par Bouchut, mais les instruments dont se servait Bouchut rendaient les résultats de l'intervention si précaires, que, suivant l'avis fort justifié de Trousseau, le tubage fut abandonné, la trachéotomie lui étant infiniment supérieure. Aujourd'hui les choses ont bien changé. L'outillage du tubage a fait de grands progrès, il vient même d'être si perfectionné, grâce aux ingénieux instruments de Collin et grâce à la technique imaginée par Bayeux, qu'il n'y a plus d'hésitation possible. Dans la très grande majorité des cas, le tubage devra remplacer la trachéotomie[1].

Les publications de Variot et Bayeux[2], et de Martin[3], nous donnent à ce sujet les renseignements les plus complets et les plus circonstanciés. Ainsi que le dit Bayeux, « on risque de graves accidents, la mort même des enfants, en tubant tard; on ne risque rien en tubant de bonne heure[4] ».

§ 7. LARYNGITE STRIDULEUSE — FAUX CROUP

Étiologie. — La *laryngite striduleuse* (Bretonneau), ou *faux croup* (Guersant), n'est autre chose qu'une laryngite catarrhale aiguë de l'enfance qui emprunte ses caractères spasmodiques au jeune âge des sujets qu'elle frappe. Chez les petits enfants, la glotte intercartilagineuse est rudimentaire, l'ouverture glottique est courte et étroite; aussi, les altérations laryngées sont-elles facilement accompagnées de dyspnée, dyspnée qui prend mieux que chez l'adulte la *forme d'accès*. La laryngite striduleuse a sa plus grande fréquence de deux à six ans, elle fait souvent partie de l'invasion de la *rougeole*, elle est quelquefois le signe avant-coureur d'une *broncho-pneumonie*.

Description. — Trousseau a donné de cette maladie une description si saisissante et si complète qu'on ne saurait mieux faire que de la citer tout entière[5]. Un enfant, entre

---

1. Chaillou. *Tubage du larynx*, etc. Thèse de Paris, 1895.
2. Variot et Bayeux. L'écouvillonnage du larynx dans le croup membraneux à l'aide du tube d'O' Dwyer modifié. *Société médicale des hôpitaux.* Séance du 3 juillet 1896.
3. L. Martin. Le tubage du larynx, indications, technique, etc. *Revue d'obstétrique et de pædiatrie*, janvier 1896.
4. Bayeux. *La diphthérie*, etc. Thèse de Paris, 1899.
5. *Clinique médicale de l'Hôtel-Dieu*, t. I, p. 552, 2ᵉ édition.

l'âge de deux à cinq ans, est pris tout à coup, au milieu de la nuit, vers onze heures, minuit, une heure, d'un accès d'oppression. Il se réveille en sursaut dans une agitation fébrile considérable; sa toux est rauque, très fréquente, mais forte et bruyante; sa respiration est entrecoupée, haletante, accompagnée pendant l'inspiration d'un bruit aigu, d'un sifflement laryngien strident. Sa voix, modifiée dans son timbre, éteinte dans le moment des accès, est rauque, enrouée dans l'intervalle; mais, et c'est là un fait capital, *elle n'est jamais éteinte* comme dans le vrai croup.

L'oppression, l'anxiété, sont quelquefois excessives, le visage est congestionné, les yeux expriment une profonde terreur. Cependant, après une demi-heure, une heure, deux ou trois heures de cette épouvantable crise, l'accès a cessé; l'enfant se calme, le sommeil revient, le pouls est moins fréquent; la peau se couvre d'une légère moiteur; puis le malade se réveille, la toux est toujours croupale, mais elle est plus humide. Au jour, elle est encore plus catarrhale; la respiration est moins sifflante et la voix a presque repris son timbre habituel.

Assez ordinairement, les accidents se répètent plusieurs nuits de suite et toujours en perdant de leur violence, tandis que les journées sont bonnes, le malade ayant à peine un peu de fièvre et de malaise et gardant une toux grasse et beaucoup moins rauque. En interrogeant les parents, on apprend que l'enfant s'est couché bien portant et qu'il s'est endormi d'un sommeil tranquille. Quelquefois, on apprend au contraire qu'il souffrait un peu depuis quelques jours, qu'il avait pris froid, mais qu'il avait gardé sa gaieté et son entrain accoutumés. Enfin, si l'on examine la gorge, quelque soin qu'on apporte à cet examen, on ne constate pas la présence de fausses membranes, on ne rencontre pas de gonflement ganglionnaire. C'est de cette façon, c'est avec cette brusquerie, c'est par ces phénomènes, plus alarmants en apparence que ceux du croup à son début, que se déclare le plus généralement le faux croup ou laryngite striduleuse. Cette maladie se termine par la guérison, les cas de mort sont exceptionnellement rares.

Diagnostic. — Traitement. — Le *diagnostic* de la laryngite striduleuse est fait à l'article Croup. Il faut toujours penser à la possibilité d'accidents laryngés syphilitiques héréditaires qui simulent le croup et le faux croup.

Si l'on veut bien se reporter à l'article *Croup*, on verra, au sujet du diagnostic bactériologique, que quelques enfants peuvent être pris d'accidents laryngés qui sont dus à la présence d'un petit coccus se présentant habituellement sous forme de diplocoque. Ces accidents laryngés, d'origine microbienne, peuvent aussi bien simuler le croup diphthérique que le faux croup. Je pense, pour ma part, que, même en présence d'un état qui a toutes les apparences du faux croup, il est essentiel de ne pas négliger l'étude bactériologique du mucus ou des sécrétions pharyngo-laryngées. Tel cas, par exemple, pris pour un faux croup, sera en réalité une laryngite ou une pharyngo-laryngite, à diplocoque, avec ou sans membranes.

Le faux croup guérit sans médication active; il suffit d'appliquer quelques révulsifs ou simplement une éponge imbibée d'eau très chaude sur le cou de l'enfant (Graves). On maintiendra autour du lit du petit malade une atmosphère de vapeur d'eau, on donnera des boissons émollientes; il est tout à fait exceptionnel qu'on ait besoin de recourir à la trachéotomie; dans quelques cas, néanmoins, le faux croup a été suivi de mort.

§ 8. LES ŒDÈMES DU LARYNX — ŒDÈME BRIGHTIQUE
ŒDÈME SYPHILITIQUE

Définition. — Sous le nom de *laryngite œdémateuse, angine laryngée œdémateuse* (Trousseau), *infiltration laryngée* (Jaccoud), *œdème de la glotte*, les auteurs ont décrit des infiltrations du larynx, une peu différentes comme nature, mais répondant à une description symptomatique à peu près identique. Bayle, qui le premier décrivit la laryngite œdémateuse (1808), la considéra, avec raison, comme une hydropisie du larynx analogue aux œdèmes et à l'anasarque du tissu cellulaire. Bouillaud et Cruveilhier, au contraire, s'efforcèrent de démontrer qu'il ne s'agit pas là d'une hydropisie pure, mais bien d'une lésion inflammatoire, entraînant la formation de liquide purulent. Ces deux opinions sont également vraies; tantôt il s'agit d'un œdème au vrai sens du mot, l'infiltration est purement séreuse (néphrites, scarlatine, œdème *a frigore*), tantôt l'infiltration est séro-purulente (laryngites ulcéreuses, infections laryngées, érysipèle du pharynx, tumeur du pharynx et de la langue, laryngo-typhus, etc.).

Toutefois, je n'ai pas à m'occuper dans ce chapitre des infiltrations purulentes du larynx, ou du moins il n'en sera question que d'une façon incidente, je n'ai en vue ici que les œdèmes proprement dits, c'est-à-dire l'infiltration laryngée, comparable aux œdèmes, du tissu cellulaire. C'est pourquoi j'ai intitulé ce chapitre : « Œdèmes du larynx ». Je commencerai par donner un aperçu général de la question, après quoi j'étudierai plus spécialement l'œdème brightique et l'œdème syphilitique.

Siège de l'œdème. — A l'état normal, la muqueuse du larynx n'adhère pas dans tous les points à la membrane fibro-élastique sous-jacente. L'adhérence est lâche aux replis glosso- et aryténo-épiglottiques, elle est assez faible à la région aryténoïdienne, elle n'est pas intime aux cordes vocales. De plus certaines de ces parties sont riches en tissu cellulaire; aussi les œdèmes s'y localisent facilement.

Suivant son *siège*, l'infiltration laryngée est sus-glottique, glottique ou sous-glottique. La désignation d'*œdème de la glotte* est donc impropre, elle ne vise qu'une faible partie de la question, puisque dans la majorité des cas l'œdème siège ailleurs qu'à l'orifice glottique. L'infiltration *sus-glottique* est la plus fréquente, à cause même du siège des lésions qui la provoquent, et surtout à cause de l'abondance du tissu conjonctif sous-muqueux de cette région. Les replis aryténo-épiglottiques et glosso-épiglottiques, l'épiglotte, les ventricules de Morgagni, le tissu inter-aryténoïdien, le pharynx lui-même, participent à cette infiltration, et c'est en pareil cas que le doigt, introduit profondément dans la gorge, arrive à sentir des bourrelets œdémateux. On dit que l'infiltration est *glottique*, quand l'œdème occupe les cordes vocales. Dans l'infiltration *sous-glottique*, on peut voir au laryngoscope, du côté de la trachée, un bourrelet saillant et rougeâtre.

Anatomie pathologique. — La muqueuse qui recouvre les parties œdématiées est tantôt pâle et anémiée, tantôt rouge et injectée. Le vestibule laryngé est complètement modifié et infiltré; les *replis aryténo-épiglottiques, qui par l'abondance et par la laxité de leur tissu conjonctif résument la lésion principale*, sont œdématiés, déformés, et peuvent acquérir plusieurs fois leur volume [1]. L'épiglotte a perdu sa forme et atteint une épaisseur triple de l'état normal. De telles lésions expliquent aisément l'oblitération presque complète de l'orifice du larynx. En incisant les parties œdématiées, on les trouve infiltrées d'un liquide séreux; l'œdème résume toute la lésion. Cependant, quand l'infiltration laryngée est consécutive à une lésion du larynx (ulcérations profondes, périchondrite, nécrose des cartilages, séquestres), on retrouve, outre l'infiltration séreuse ou séro-purulente, des lésions multiples décrites aux chapitres concernant les maladies du larynx (syphilis, tuberculose, cancer, etc.).

Étiologie. — Pathogénie. — La laryngite œdémateuse est primitive, accidentelle ou consécutive. *Primitive*, elle existe à titre de maladie distincte et peut être provoquée par un refroidissement [2]. Trousseau en rapporte une remarquable observation [3] : elle concerne un homme qui s'étant

---

1. Au moyen d'injections d'eau lancées dans les carotides, Sestier, par des expériences sur le cadavre, avait pu fabriquer des œdèmes artificiels du larynx, étudier la distribution de l'œdème, et comparer le volume de chacune des parties intéressées. L'expérimentation, d'accord avec la pathologie, a assigné aux replis aryténo-épiglottiques le rôle principal dans le développement des accidents.

2. Liaras et Mourc. *Soc. physiologique et anatomique de Bordeaux*, 22 février 1897.

3. Trousseau. *Leçons de clinique*, t. I, p. 565.

endormi ivre, dans la rue, par une nuit froide, fut pris d'un
œdème aigu du larynx. En pareil cas, il s'agit d'une laryngite œdémateuse au vrai sens du mot; la tuméfaction de la
muqueuse laryngée est comparable à la tuméfaction de la
muqueuse nasale dans le coryza. Néanmoins, je crois que
l'œdème laryngé *a frigore* est fort rare : en y regardant de
près, on lui trouve souvent un autre facteur, brightisme ou
syphilis.

L'œdème laryngé dit *accidentel* survient à la suite de plaies
et de brûlures, après ingurgitation de liquides bouillants.
Sestier en a réuni soixante-deux cas[1]. L'œdème *consécutif*
à une lésion du larynx ou d'une région voisine est assez
fréquent. Tout travail inflammatoire, dit Trousseau, détermine dans son voisinage un œdème d'autant plus considérable
que le territoire envahi est plus riche en tissu conjonctif
lâche; aux paupières, par exemple, et au prépuce où le tissu
conjonctif est abondant et peu serré, il suffit d'une pustule
de variole ou d'une plaque d'érysipèle pour occasionner une
énorme tuméfaction. Cet œdème, que Virchow a nommé
collatéral, et qui, parfois, est séro-purulent, trouve les conditions les plus favorables dans l'abondance et la laxité du tissu
cellulaire de la région sus-glottique.

La *tuberculose laryngée* est une cause d'œdème du larynx;
toutefois, ce qu'on prenait autrefois pour de l'œdème n'est
souvent qu'un faux œdème; c'est une *infiltration tuberculeuse* qui envahit les replis, les bandes ventriculaires, l'épiglotte; ces différentes parties sont hypertrophiées, déformées, indurées par le tissu de tuberculose infiltrée, ce n'est
point là de l'œdème[2]. Néanmoins de vrais œdèmes, infiltrations séreuses et séro-purulentes, apparaissent au cours
de la tuberculose laryngée; ils sont provoqués par les
ulcérations, et surtout par les périchondrites tuberculeuses
et par les lésions des cartilages. L'œdème de la tuberculose laryngée occupe surtout la région aryténoïdienne; il

1. Sestier. *Angine laryngée œdémateuse*, p. 448.
2. Doléris. Recherches sur la tuberculose du larynx. *Archiv. de physiologie*, 1877, p. 849. Gouguenheim. *Phthisie laryngée*. Paris, 1888.

est habituellement mou, pâle, livide, ce qui tient à l'anémie de la muqueuse.

Le *cancer du larynx* provoque de l'œdème. L'œdème cancéreux débute presque toujours par l'une des bandes ventriculaires; il reste unilatéral, il gagne l'aryténoïde et le repli aryténo-épliglottique correspondant, il atteint rarement l'épiglotte, il ne s'étend pas au loin, il se développe parallèlement à la lésion cancéreuse.

Le *laryngo-typhus* détermine un œdème parfois terrible. C'est dans le décours de la fièvre typhoïde qu'apparaît l'infiltration qui est due à la nécrose des cartilages; son apparition est lente ou rapide. La *scarlatine*, surtout à sa période de décroissance, peut déterminer l'œdème du larynx; Trousseau en a rapporté plusieurs exemples. Toutes les néphrites aiguës ou chroniques, y compris la néphrite saturnine[1], peuvent susciter l'œdème du larynx. L'œdème du bord des cordes vocales est extrêmement fréquent chez les jeunes filles qui débutent dans l'art du chant.

Après cette énumération, insistons plus longuement sur deux variétés d'œdème laryngé qui occupent dans l'espèce une situation prépondérante : l'œdème brightique et l'œdème syphilitique.

ŒDÈME BRIGHTIQUE DU LARYNX

Pour donner une idée exacte de l'œdème brightique il me suffira de citer l'exemple suivant concernant un des malades de mon service[2]. Cet homme était entré dans mes salles pour une suffocation voisine de l'asphyxie. Le symptôme dominant était une respiration laborieuse, bruyante, un *cornage* qu'on entendait d'un bout à l'autre de la salle. L'expiration était relativement peu gênée, tandis que chaque inspiration nécessitait un effort considérable; la colonne d'air inspirée finissait bien par pénétrer dans les

1. Améro. Œdème de la glotte. *Thèse*, Paris, 1892.
2. *Clinique médicale de l'Hôtel-Dieu de Paris*, 1897. Œdème brightique du larynx. *Troisième leçon*, p. 49.

poumons, mais elle y pénétrait, comme à frottement dur, provoquant un bruit serratique et strident. A l'inspection du malade, on constatait un *tirage* considérable, avec dépression du creux sus-sternal et du creux épigastrique, le diaphragme semblant aspiré par en haut. Comme contraste avec ces troubles respiratoires d'origine laryngée, la voie était à peine enrouée, preuve que les cordes vocales étaient peu atteintes.

Cet homme raconta à grand'peine qu'il était malade depuis un mois; toutefois la dyspnée n'avait pas été le premier symptôme en date; c'est par la gêne et la douleur à la *déglutition* que la maladie avait commencé; peu à peu, la dysphagie était devenue si intense que le passage des aliments et des boissons était presque impossible. Dix à douze jours après ces troubles de déglutition, le malade avait éprouvé une sensation d'étouffement, une strangulation, qu'il comparait à un corps étranger qui aurait oblitéré l'entrée des voies aériennes. La dyspnée, d'abord uniforme, fut plus tard entrecoupée d'accès paroxystiques. Tous ces symptômes, dysphagie, dyspnée, accès d'oppression, avaient fini par créer une situation vraiment intolérable, le malade était épuisé, l'alimentation était impossible, la respiration nécessitait les plus grands efforts; chaque inspiration était une lutte pour la vie, le pronostic était des plus alarmants.

Il était évident que l'obstacle à l'entrée de l'air siégeait au larynx; restait à savoir quel était cet obstacle. L'examen au laryngoscope pouvait seul nous renseigner, et je priai M. Bonnier de le pratiquer. A l'ouverture de la bouche, nous aperçûmes d'abord un œdème rougeâtre de la luette, des piliers et du voile du palais. La luette était volumineuse et comme tremblotante, les piliers étaient déformés par l'œdème, l'ouverture de l'isthme du gosier était rétrécie.

Au laryngoscope, on constatait, à la base de la langue et dans tout le vestibule du larynx, un œdème rouge considérable. L'épiglotte était volumineuse et absolument déformée, les replis aryténo-épiglottiques avaient acquis un

énorme volume et les bandes ventriculaires, très œdématiées, obstruaient en grande partie l'orifice de la glotte.
Néanmoins il était possible d'apercevoir, par instants, la
partie antérieure des cordes vocales, dont le bord libre avait
été effleuré par l'œdème. La planche ci-dessous représente
cet œdème laryngé.

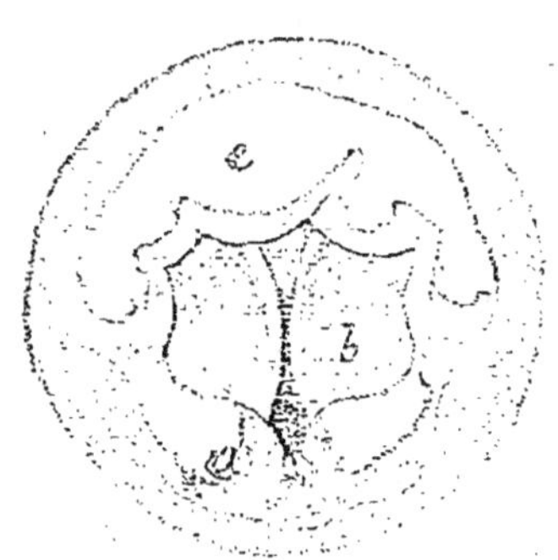

e, Épiglotte extrêmement œdématiée, irrégulière, rouge, formant un
énorme sourcil au-dessus du vestibule du larynx et se continuant avec les
replis aryténo-épiglottiques très œdématiés.

a, Région aryténoïdienne également tuméfiée, déformée et déjetée vers
l'œsophage.

b, Bandes ventriculaires très œdématiées, masquant les cordes vocales
dans la plus grande partie de leur étendue ; l'extrémité antérieure des
cordes vocales est seule visible.

Il devenait facile maintenant de saisir l'évolution des
accidents. La dysphagie avait été provoquée par l'œdème
palato-pharyngé et par l'œdème de l'épiglotte. Les troubles
dyspnéiques, plus tardifs, étaient dus à l'œdème du vestibule
et des bandes ventriculaires ; ces parties œdématiées, en
s'opposant à la pénétration de la colonne d'air inspiré,
provoquaient l'angoisse respiratoire et le bruit de cornage.
Des spasmes de la glotte, presque inséparables de pareilles
lésions, déterminaient les accès de suffocation paroxystiques.

Le diagnostic d'œdème du larynx était donc établi : le
malade n'avait ni tumeur, ni polype du larynx, ni sténose

cicatricielle, ni paralysie des muscles crico-aryténoïdiens postérieurs, autant de lésions qui peuvent déterminer suffocation, cornage et tirage; il était atteint d'un œdème progressivement envahissant, qui avait débuté par le voile du palais, par l'isthme du gosier, et qui avait gagné le larynx.

Mais le diagnostic ne devait pas en rester là, car les œdèmes laryngés, blancs ou rouges, localisés ou diffus, peuvent être associés à des causes multiples. Le cancer, la tuberculose, la syphilis, surtout la syphilis, nous allons le voir dans un instant, peuvent susciter des œdèmes du larynx, alors que la lésion provocatrice est peu apparente ou cachée. Ici, l'œdème ne tenait à aucune de ces causes; il ne s'agissait pas davantage d'un œdème *a frigore*, nous avions affaire à un *œdème brightique*.

En effet, notre malade était un brightique, non pas un brightique aux grands œdèmes ou aux grands accidents urémiques; c'était un de ces cas si fréquents où le brightisme évolue sans fracas au milieu d'un cortège de signes qu'il faut savoir dépister. Chez ce malade on trouvait tous les « petits accidents » du brightisme : pollakiurie, crampes dans les mollets, doigt mort, cryesthésie, démangeaisons; la tension artérielle était exagérée; l'urine contenait de l'albumine et la dépuration urinaire était compromise, car l'étude expérimentale de la toxicité de ses urines prouvait l'abaissement du coefficient toxique. Nous avions donc affaire ici à un œdème brightique du larynx déterminant une asphyxie croissante qui pouvait bien se terminer par la mort.

L'état était tellement grave, que je me demandai un instant s'il ne faudrait pas recourir à la trachéotomie, ou mieux encore au tubage du larynx. En conséquence, on se tint prêt à tout événement, mais je commençai d'abord par faire appliquer au devant du cou une quantité de sangsues. Le résultat de cette émission sanguine ne se fit pas attendre; dès le lendemain, l'amélioration était manifeste, l'œdème palatin avait diminué, la dysphagie était moindre, le cornage moins bruyant, la respiration était plus facile et l'œdème laryngé était en pleine voie de régression, ainsi qu'on peut le constater sur la planche ci-dessous.

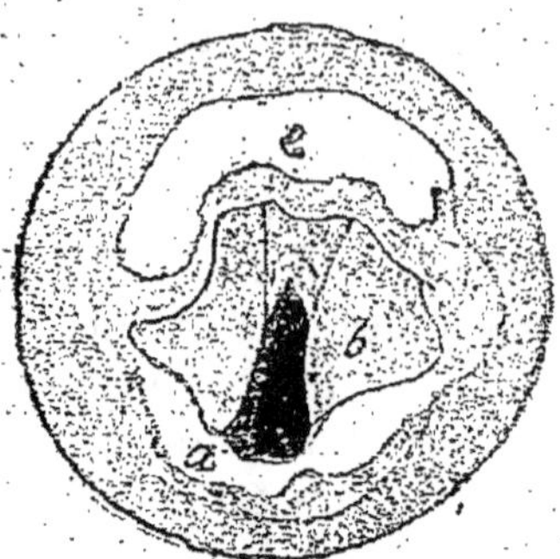

e, Épiglotte encore œdématiée, mais reprenant un peu sa forme normale.

a, La région aryténoïdienne garde son œdème et sa déformation.

b, Bandes ventriculaires dont le gonflement a diminué ; aussi la glotte est plus libre : les cordes vocales apparaissent dans une plus grande étendue ; leur bord est encore irrégulièrement tuméfié.

Dès le début, le régime lacté avait été prescrit, et deux jours plus tard l'amélioration était encore plus manifeste. La planche ci-dessous donne une idée de l'amélioration rapide survenue dans les parties œdématiées. Six jours plus tard le malade était guéri.

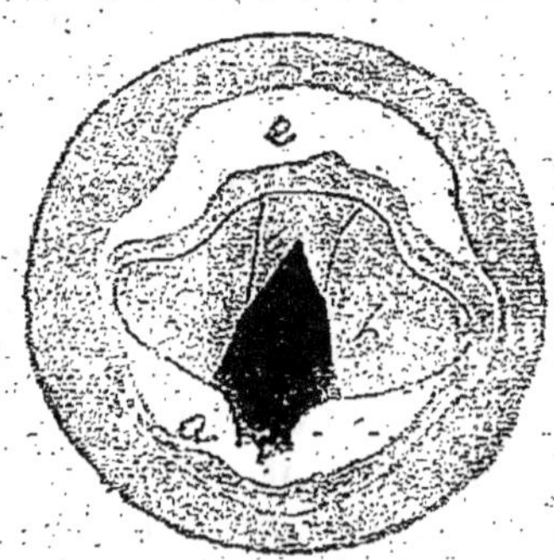

e, L'épiglotte a perdu toute trace d'œdème.

a, La région aryténoïdienne a repris son aspect normal.

b, Les bandes ventriculaires masquent encore en partie la glotte, mais elles ne viennent plus au contact que dans l'effort et la phonation.

Les cordes vocales sont à peine irrégulières sur leur bord libre ; on n'aperçoit encore que leur moitié antérieure pendant l'inspiration, mais l'air pénètre librement dans le larynx.

Tel est l'*œdème brightique du larynx*, précisons maintenant quelques-uns de ses traits les plus saillants.

Cet œdème peut survenir au cours de néphrites aiguës ou de néphrites chroniques. Quand une néphrite est aiguë, très aiguë (néphrite scarlatineuse, néphrite syphilitique précoce), elle provoque des œdèmes qui tendent à se généraliser, l'anasarque prend souvent des proportions considérables, les cavités séreuses, notamment les plèvres, sont le siège d'épanchements, et différents organes, ie cerveau, le poumon, peuvent participer à la transsudation séro-albumineuse qui se fait de toutes parts. En pareil cas, on comprend que l'œdème du larynx s'associe à ces œdèmes multiples.

Dans les néphrites chroniques, au contraire, les œdèmes ont beaucoup moins de tendance à se diffuser; ils sont plus isolés, plus indépendants, ils se localisent à une région, à la face, aux membre inférieures, à un organe, et il arrive de voir des gens atteints de néphrite à lente évolution, chez lesquels survient un épanchement de la plèvre, un œdème aigu du poumon, alors que chez eux les œdèmes périphériques sont nuls ou insignifiants. Pareille remarque est applicable à l'œdème laryngé des néphrites chroniques, il peut apparaître dans le cours d'un brightisme insidieux alors que des œdèmes n'avaient pas encore apparu en d'autres régions. Ainsi, le malade dont je viens de parler n'avait jamais eu d'œdème nulle part, quand il fut pris de son œdème palato-laryngé. Le malade de Abate[1] n'avait jamais eu d'œdèmes périphériques quand survint l'œdème du larynx qui précéda chez lui la bouffissure du visage. Chez le malade de Fauvel[2], on n'avait jamais constaté trace d'anasarque, et l'œdème des paupières n'apparut qu'après l'œdème laryngé. Le malade de Jones[3] n'avait qu'un léger œdème des membres inférieurs quand survint son œdème laryngé. Le malade de Frænkel[4] n'avait jamais eu d'œdème en aucune région, si

1. *Revue de laryngologie*, 1895, p. 940.
2. Fauvel. *Congrès de Rouen*, 1863.
3. Jones. *Annales des maladies de l'oreille et du larynx*, 1887, p. 119.
4. Frænkels, *Société de médecine de Berlin*, 11 mai 1885.

bien que l'œdème du larynx fut considéré chez lui comme le premier signe de sa néphrite. Le malade de Hanot[1] n'avait jamais eu, nulle part, le moindre œdème, quand apparurent son œdème palatin et son œdème laryngé.

Voilà donc un certain nombre d'observations qui prouvent que, dans le cours d'une néphrite chronique, à évolution lente, plus ou moins insidieuse, l'œdème du larynx (comme l'œdème du poumon) peut apparaître d'une façon brusque, sans avoir été précédé d'œdèmes périphériques. C'est ce qui a fait dire à plusieurs auteurs, à Fauvel, à Frænkel, que l'œdème du larynx peut survenir inopinément, comme première manifestation de la maladie de Bright. Telle n'est pas mon opinion. Dire que l'œdème laryngé peut apparaître comme première manifestation œdémateuse chez un brightique, d'accord; mais dire que cet œdème laryngé peut apparaître comme symptôme initial de la maladie de Bright, voilà ce que je ne saurais accepter. En effet, nous ne comprenons plus aujourd'hui la maladie de Bright comme la comprenaient nos devanciers; nous n'en sommes plus à attendre l'apparition des œdèmes pour formuler un diagnostic; nous dépistons le brightisme alors qu'il ne s'impose pas à première vue; nous savons qu'il y a une petite urémie, insidieuse dans ses manifestations, trompeuse dans ses allures, mais en somme parfaitement reconnaissable; c'est par l'étude « des petits accidents du brightisme », c'est par la recherche de la tension artérielle, c'est par l'étude expérimentale de la toxicité urinaire, que nous arrivons actuellement à déceler un mal de Bright qui évoluait à bas bruit. Aussi sommes-nous en mesure d'affirmer que, si tel accident à grand éclat, convulsions épileptiformes, état comateux, œdème suraigu du poumon, œdème du larynx, paraît surgir comme symptôme initial d'une néphrite, il n'en est, en réalité, que la première manifestation apparente, mais non la première manifestation réelle, la néphrite s'étant déjà révélée par d'autres signes

1. Hanot. *Archives générales de médecine*, avril 1885, p. 472.

qui ne seraient pas passés inaperçus si on s'était donné
la peine de les rechercher[1].

Il est un autre point sur lequel je dois insister, c'est que
l'œdème brightique du larynx est presque toujours *précédé
de l'œdème du voile de palais*; on dirait qu'il se fait là un
œdème descendant, qui débute par la gorge, par la luette,
et qui gagne ensuite la base de la langue, l'épiglotte et le
larynx. Il en résulte que, le plus souvent, ce sont les *troubles de déglutition* qui ouvrent la scène; le malade ne paraît
avoir d'abord qu'une angine douloureuse, et bientôt après
éclatent les troubles respiratoires. Cette marche descendante
de l'œdème, cette succession des accidents, je la trouve
dans la plupart des observations. Ainsi, chez mon malade de
l'Hôtel-Dieu, la dysphagie et l'œdème de la gorge ont précédé de dix à douze jours l'œdème du larynx et la dyspnée.
Chez mon malade de l'hôpital Necker, l'œdème de la gorge et
la dysphagie douloureuse sont survenus vingt-quatre heures
avant les accès d'étouffement. Les malades, dont Abate et
Jones ont rapporté l'observation, ont été pris de leur œdème
laryngé et de leur œdème palatin pour ainsi dire en même
temps; la dysphagie et la suffocation ont éclaté presque
simultanément. Chez le malade de Fauvel, l'œdème palatin
a précédé nettement l'œdème laryngé et la déglutition fut
compromise avant la respiration. Chez le malade de Hanot,
la succession et la délimitation des œdèmes furent encore
plus tranchées. Dans une première phase, l'œdème resta
localisé à l'isthme du gosier, à la luette, sous forme d'angine œdémateuse, déterminant une dysphagie des plus douloureuses dont la cure de lait obtint la guérison; mais,
deux mois plus tard, réapparut l'œdème palatin, et avec lui
l'œdème laryngé, qui entraîna des crises terribles de suffocation. Aussi Hanot, dans les réflexions qui suivent cette
observation, a-t-il bien soin d'ajouter : « L'œdème albuminurique limité à la luette est susceptible d'être le point de
départ de l'œdème de la glotte. »

1. Pour plus de détails : Dieulafoy. Étude sur le brightisme. *Bulletin
de l'Académie de médecine*, séance des 6 et 20 juin 1893.

En conséquence, en face d'un malade atteint d'angine douloureuse, il faut examiner la gorge avec soin, et si l'on constate l'œdème de la luette, des piliers, du voile du palais, œdème rouge ou blanc, peu importe, il faut penser à la néphrite, analyser les urines, interroger le malade avec soin, rechercher le brightisme et on arrive à formuler le diagnostic d'œdème de la gorge d'origine brightique. Ainsi envisagé, cet œdème de la gorge devient un élément important de diagnostic, de pronostic et de traitement. Il est un élément de diagnostic, car il permet de dépister une maladie de Bright à laquelle on n'aurait pas songé tout d'abord; il est un élément de pronostic, car il fait prévoir l'extension probable de l'œdème au larynx; il est un élément de traitement, car il invite à agir sans retard, afin d'enrayer le mal et d'éviter l'œdème laryngé.

L'œdème du larynx est une des complications les plus redoutables du mal de Bright. Dans quelques cas, il est vrai, cet œdème *reste limité*, il ne se traduit *pendant des jours et des semaines* que par une gêne inspiratoire légèrement stridente, ou bien il n'envahit que lentement le vestibule du larynx et les accidents peuvent être facilement conjurés, mais, dans d'autres circonstances, il s'agit véritablement d'un œdème laryngé suraigu, et le malade peut succomber d'une façon rapide, à peine a-t-on le temps de lui porter secours. Ce qui aggrave encore la situation, c'est que l'œdème brightique ne reste pas toujours confiné au larynx, il peut envahir les voies respiratoires, plèvre et poumon. Ainsi ma malade de la Charité avait un œdème pulmonaire très étendu et elle succomba quelques heures après la trachéotomie, moins du fait de ses lésions laryngées que du fait de son œdème pulmonaire. Même remarque pour le malade de Hanot, qui, avec son œdème laryngé, avait de l'œdème du poumon et un litre de liquide pleural; lui aussi, il succomba quelques heures après la trachéotomie, moins du fait de ses lésions laryngées que du fait de ses lésions pleuro-pulmonaires. Il est souvent difficile, j'en conviens, de dresser le bilan exact de l'état du poumon chez un homme atteint d'œdème laryngé, car la gêne extrême de la respiration et le retentissement du bruit serratique laryngé ne permettent pas toujours de pratiquer une auscultation qui décèlerait l'œdème du poumon.

En face d'un malade atteint d'œdème brightique du larynx, à quel traitement faut-il recourir? Si la mort paraît imminente, la trachéotomie peut donner au malade quelques chances de salut; toutefois, étant donnés les insuccès qui ont été signalés, je conseillerai plutôt de recourir au tubage, dont on a constaté les bons effets[1]. Les scarifications des bourrelets œdémateux rendent de réels services. Les émissions sanguines sont un excellent moyen de traitement. On applique au devant du cou une douzaine de sangsues, de façon à obtenir une émission sanguine abondante. Des compresses chaudes, des gargarismes chauds, des pulvérisations chaudes ont quelquefois donné de bons résultats.

Au cas d'asphyxie imminente, on peut, en attirant la langue énergiquement hors de la bouche, faciliter mécaniquement l'accès de l'air dans le larynx. N'oublions pas qu'il est des malades qui, avec leur œdème du larynx, ont en même temps de l'œdème du poumon ou des accidents urémiques. Si la trachéotomie n'a pas réussi chez trois des malades dont j'ai rapporté l'observation, c'est que deux de ces malades ont succombé surtout à l'œdème pulmonaire accompagné, chez l'un d'eux, d'épanchement pleural, et le troisième a succombé à l'urémie épileptiforme. Or, dans ces différentes circonstances, qu'il s'agisse d'œdème pulmonaire ou d'accidents urémiques, la saignée générale doit être associée à la saignée locale.

Reste enfin à traiter le brightique ; on lui prescrit le régime lacté absolu. Faute de lait pris en boisson, on fait administrer des lavements lactosés, chaque lavement contenant 150 grammes d'eau et 20 grammes de lactose. Les chlorures doivent être supprimés de l'alimentation, on ne pratiquera pas d'injections de sérum.

1. Meyer. *Bulletin médical*, 1888, p. 673.

ŒDÈME SYPHILITIQUE DU LARYNX

A l'un des chapitres précédents, concernant la syphilis du larynx, j'ai déjà ébauché l'importante question de l'œdème laryngé syphilitique. J'y reviens avec plus de détails dans ce chapitre consacré aux œdèmes du larynx.

L'œdème laryngé est assez rare au cours des laryngopathies secondaires, cependant des lésions superficielles et *en apparence bénignes* sont parfois accompagnées d'*œdème* laryngé et de *troubles respiratoires*. C'est un fait de la plus grande importance, qui a été bien mis en relief par Krishaber. Quoique la dyspnée soit exceptionnelle au cours des laryngopathies secondaires (ou du moins elle est très légère), je répète que, dans quelques cas, l'oppression augmente assez brusquement d'intensité, et la trachéotomie deviendrait nécessaire si les accidents dys pnéiques ne cédaient rapidement au traitement approprié[1]. J'ai plusieurs fois vérifié ce fait, et M. Mauriac, comme Krishaber, affirme « que des érosions presque insignifiantes n'en deviennent pas moins un centre fluxionnaire dangereux autour duquel se forme brusquement un œdème de la glotte ».

Des œdèmes, de coloration différente, avec muqueuse pâle ou avec muqueuse rouge, accompagnent souvent les laryngopathies tertiaires. La teinte rouge est parfois le témoignage d'une infiltration séro-purulente. Les œdèmes laryngés *jouent un rôle considérable* dans l'histoire des laryngopathies tertiaires, ils sont une des causes les plus habituelles de dyspnée et de menace d'asphyxie ; ils sont plus ou moins étendus et envahissent par ordre de fréquence les replis aryténo-épiglottiques, l'épiglotte, les bandes ventriculaires, les cordes vocales, le dessous des cordes vocales, la trachée. Au laryngoscope, on constate la déformation et la tuméfaction des parties envahies par l'œdème :

1. Krishaber. Troubles respiratoires dans les laryngopathies syphilitiques. *Annales des maladies de l'oreille et du larynx*, 1879.

l'épiglotte « s'enroule en cornet et se gonfle en marron ou
en museau de tanche »; les aryténoïdes forment de gros
bourrelets qui oblitèrent la région sus-glottique.

Toutes les lésions tertiaires, ulcérations, chondrites, périchondrites, etc., peuvent, à un moment donné, déterminer
un œdème laryngé qui, suivant le cas, se cantonne à une
région et n'est pas redoutable, ou bien se généralise, et
revêt tantôt une marche lentement progressive, tantôt une
marche rapide. Krishaber et Mauriac ont fait une étude
approfondie de ces œdèmes laryngés syphilitiques[1]. Ils ont
démontré que l'intensité de l'œdème n'est pas toujours en
rapport avec l'importance de la lésion provocatrice. On voit,
en effet, des lésions syphilitiques peu profondes, à peine
appréciables au laryngoscope, susciter à un moment donné
un œdème laryngé qui peut devenir rapidement inquiétant.
J'ai vérifié plusieurs fois l'exactitude de ces assertions. J'ai
eu, dans mon service de l'hôpital Necker, deux malades
atteints d'œdème laryngé syphilitique. L'un d'eux, très fixé
sur sa maladie, nous arriva avec du cornage, du tirage et
presque en état d'asphyxie; le danger fut conjuré par le
traitement spécifique énergiquement institué. L'autre malade
nous arriva également avec du cornage, du tirage, avec une
sensation de strangulation et d'orthopnée qui ne laissait
aucun doute sur une lésion laryngée, dont l'évolution, datant
de plusieurs semaines, n'avait occasionné jusque-là que des
troubles de la voix. L'examen laryngoscopique pratiqué par
M. Bonnier démontra qu'il s'agissait d'un œdème du larynx;
l'œdème prenait même, sur l'une des cordes vocales, l'apparence polypiforme qu'on peut constater sur les planches
ci-dessous. Rien jusque-là ne pouvait faire soupçonner la
nature syphilitique de cet œdème laryngé, lorsque, en examinant le malade, je découvris au poignet droit une syphilide pustulo-crustacée qui me donna la clef du diagnostic
pathogénique. J'instituai un traitement spécifique des plus

_____

1. Krishaber et Mauriac. *Annales des maladies de l'oreille et du larynx*,
1877.

intenses; en trois semaines, ainsi que le démontrent les figures ci-dessous, l'œdème laryngé s'amenda et disparut, et avec lui disparurent tous les accidents.

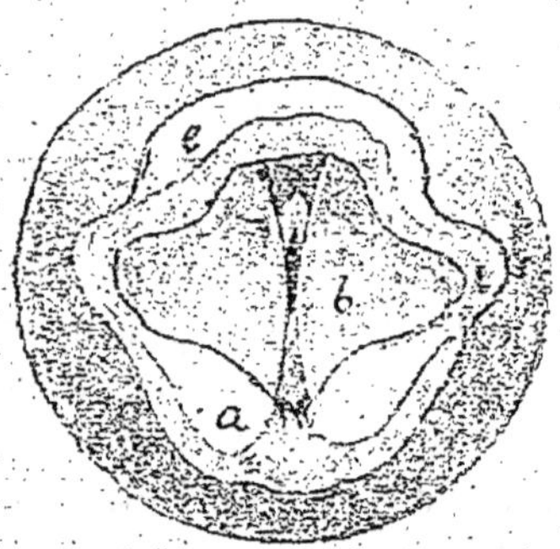

21 *décembre.* — Jour de l'entrée du malade. Aspect de la glotte pendant une inspiration forcée. — *e*, épiglotte œdématiée et turgescente. — *a*, région aryténoïdienne œdématiée. — *b*, bandes ventriculaires fortement œdématiées; on peut apercevoir, en avant, une faible partie des cordes vocales.

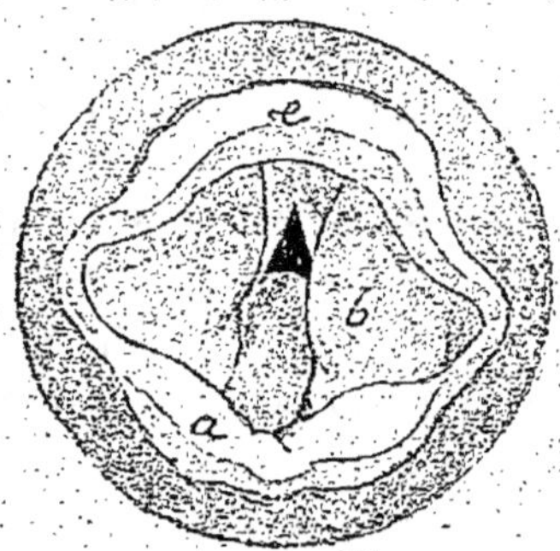

12 *janvier.* — *e*, épiglotte encore œdématiée, mais plus flasque. — *a*, région aryténoïdienne moins saillante. — *b*, les bandes ventriculaires ont diminué de volume; elles permettent de voir les cordes vocales et une boule d'œdème d'apparence polypoïde.

La syphilis peut encore provoquer l'œdème laryngé par un autre mécanisme, non plus par lésions localisées au larynx, mais en créant une néphrite syphilitique précoce,

rapidement suivie d'œdèmes périphériques, d'anasarque,
d'épanchements dans les séreuses et d'œdèmes du poumon
et du larynx.

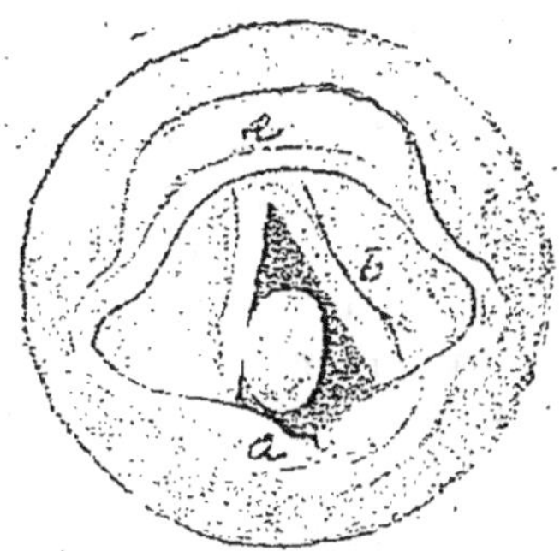

16 *janvier*. — *e*, épiglotte normale. — *a*, région aryténoïdienne normale.
— *b*, bandes ventriculaires encore œdématiées, mais laissant voir toute
la région glottique. C'est sur la corde vocale droite qu'est implantée la
boule d'œdème polypoïde, notablement réduite.

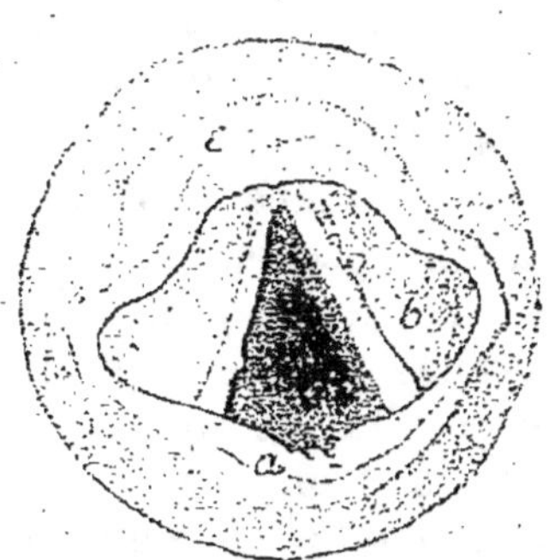

18 *janvier*. — Le larynx a repris son aspect normal, à l'exception de la
corde vocale droite, sur laquelle on trouve un rudiment de l'excroissance
œdémateuse polypoïde, excroissance qui peut bien avoir eu pour origine
une papule syphilitique.

Cette vue d'ensemble sur l'importance de l'œdème du
larynx d'origine syphilitique prouve avec quel soin il faut,
au cas échéant, rechercher la syphilis, afin d'appliquer sans

tarder le traitement mercuriel, les injections de biiodure d'hydrargire.

Description d'ensemble. — Après avoir montré les caractères spéciaux de certains œdèmes du larynx, reprenons en quelques mots la description d'ensemble de cette terrible complication. J'appelle l'attention sur ce point, que la *marche des accidents est différente*, brusque ou lente, suivant les causes qui ont provoqué la maladie; ainsi, l'infiltration palato-laryngée consécutive aux néphrites, à la syphilis, à la scarlatine, au refroidissement, peut se généraliser rapidement, les accidents peuvent se précipiter et l'asphyxie devient imminente, tandis que la marche est beaucoup plus lente lorsque l'œdème est consécutif à certaines laryngopathies. Au cas de généralisation, la *respiration* est rapidement compromise; le malade a la sensation d'un corps étranger qui l'étrangle et dont il essaye de se débarrasser au prix des plus grands efforts. Dans le cours de cette dyspnée croissante et continue surviennent des accès terribles de suffocation pendant lesquels, dit Trousseau, « le patient, la face livide, la bouche ouverte, les narines béantes, l'œil humide et saillant, la peau ruisselante de sueur », cherche à s'accrocher à tout ce qui peut offrir un point d'appui à ses muscles inspirateurs accessoires. Ces accès durent de dix à quinze minutes et se répètent, si la terminaison doit être funeste, à intervalles de plus en plus rapprochés jusqu'à la mort; ils sont le résultat de spasmes de la glotte, et ne s'observent que dans les trois cinquièmes des cas. L'inspiration est sifflante, bruyante, accompagnée de *cornage*, et habituellement beaucoup plus pénible que l'expiration, parce que les bourrelets aryténo-épiglottiques, d'après certaine théorie, joueraient, au moment de l'inspiration, le rôle d'une soupape qui obture l'orifice supérieur du larynx; ces mêmes bourrelets, repoussés comme des corps flottants par l'expiration, produisent quelquefois un bruit de *drapeau* caractéristique (Sestier).

Ce mécanisme de la dyspnée invoqué par Sestier est quelque peu sujet à revision. Que la tuméfactio parfois considérable des parties envahies soit la cause principale de la dyspnée, cela est évident, mais que les bourrelets s'accolent comme des soupapes pendant l'inspiration, voilà qui paraît moins vrai, car dans quelques cas M. Gouguenheim[1] a pu se convaincre par l'examen laryngoscopique que les bourrelets œdématiés ont plutôt une tendance à s'écarter au moment de l'inspiration ; seulement, l'ouverture laryngée n'en restant pas moins très étroite, l'inspiration et souvent l'expiration prennent les caractères d'un sifflement strident.

Dans bien des cas, je le répète, la dyspnée n'a pas la marche rapide et la violente intensité que je viens de décrire. Ainsi, chez les individus atteints de laryngopathies syphilitique, tuberculeuse, cancéreuse, l'œdème survient à titre de complication et augmente graduellement et lentement avant de compromettre l'existence ; toutefois, dans quelques cas, la dyspnée due à l'œdème peut être rapide et terrible.

La *voix* et la toux, sans être altérées comme dans le croup, sont cependant rauques ou voilées, soit que les cordes vocales participent à l'œdème, soit que les parties œdématiées arrivent à leur contact. La *déglutition* est difficile et douloureuse, à cause du volume des replis laryngés et de l'épiglotte et aussi à cause de l'œdème palato-pharyngé. On peut, par la *vue* et par le *toucher*, constater cet œdème pharyngé et vestibulaire.

L'œdème consécutif aux laryngopathies, syphilitique, tuberculeuse, cancéreuse, reste habituellement cantonné au larynx, mais l'œdème des néphrites est souvent *palato-pharyngo-laryngé*, la luette a l'apparence d'un bloc gélatineux, la muqueuse de la gorge est œdématiée, les troubles de déglutition précèdent les troubles de respiration.

La manœuvre du laryngoscope est parfois difficile et dangereuse, parce qu'elle peut provoquer un accès terrible de suffocation.

1. *Société médicale des hôpitaux*, 22 juin 1885.

Les symptômes que je viens d'énumérer expliquent suffisamment la gravité des œdèmes du larynx; ils se termineraient souvent par la mort, sans une intervention active. L'œdème laryngé des néphrites présente une gravité exceptionnelle; sur 10 cas d'œdème apparaissant au *début* de la néphrite, 5 malades sont morts, 2 avant la trachéotomie et 3 après la trachéotomie; et sur 10 cas d'œdème laryngé survenant *dans le cours* de la néphrite, 9 malades sont morts, 4 avant la trachéotomie, et 5 après la trachéotomie (Améro).

Diagnostic. — Les corps étrangers et les polypes du larynx, les spasmes de la glotte consécutifs à l'anévrysme de la crosse de l'aorte, le croup, la laryngite striduleuse, les abcès du pharynx, la paralysie des muscles crico-aryténoïdiens postérieurs, les tumeurs du médiastin, peuvent simuler la laryngite œdémateuse, car toutes ces maladies ont comme symptômes communs des troubles de la respiration et de la voix, le cornage et le tirage, mais elles ont aussi des signes distinctifs que je vais énumérer. Les *polypes* sont faciles à reconnaître au laryngoscope. Même remarque pour la paralysie des muscles crico-aryténoïdiens postérieurs. L'*anévrysme de la crosse aortique* présente à la percussion de la matité, à l'auscultation des battements ou des souffles, à la vue un mouvement d'expansion si la tumeur est volumineuse; au laryngoscope, les lésions du larynx sont nulles ou limitées à la paralysie d'une corde vocale, conséquence de la compression du nerf récurrent par la tumeur aortique. Le *croup* a pour lui la présence ou le reliquat d'une angine diphthérique qui l'a presque toujours précédé, les fausses membranes qui, dans la moitié des cas, sont rejetées par le malade, les altérations précoces et graduelles de la voix; l'expiration lente et difficile, et souvent l'engorgement ganglionnaire du cou. La *laryngite striduleuse* choisit le jeune âge et apparaît brusquement, la dyspnée atteint du premier coup son apogée, et, après les accès de suffocation, la rémission est complète, la voix et la respiration recouvrent leur caractère normal. L'*abcès rétropharyngien* est visible sur la paroi postérieure du pharynx; et, quand on a soin de déprimer fortement la base de la langue, on découvre une saillie quelquefois fluctuante et plus colorée que les tissus environnants.

L'œdème du larynx une fois reconnu, il faut en diagnostiquer la cause. Il se peut que l'œdème laryngé soit primitif; mais, avant d'admettre l'existence d'un œdème primitif, ou *a frigore*, il faut rechercher avec soin les causes, les lésions qui, de près ou de loin, peuvent susciter l'œdème laryngé. C'est le moment de dépister le mal de Bright et la syphilis, ces deux grandes causes des œdèmes laryngés.

Je n'insiste pas sur le *traitement* qui a été étudié dans chaque cas particulier, au cours de cet article.

§ 9. SPASMES DE LA GLOTTE

Définition. — Étiologie. — Les spasmes de la glotte résultent d'une contraction tonique des muscles constricteurs et tenseurs des cordes vocales; ils durent quelques secondes, quelques minutes, et déterminent des accès de suffocation capables d'entraîner la mort. Ces spasmes sont symptomatiques ou idiopathiques.

Les spasmes *symptomatiques* proviennent de l'excitation des nerfs récurrents par une tumeur de voisinage : anévrysme de la crosse de l'aorte, altérations tuberculeuses ou cancéreuses des ganglions lympathiques, etc. Mais comment l'excitation d'un seul nerf récurrent peut-elle provoquer le spasme glottique? Krishaber a démontré expérimentalement qu'il suffit d'exciter l'un des nerfs récurrents pour agir en même temps sur les deux lèvres de la glotte, de même qu'il suffit d'agir sur un seul nerf pneumogastrique pour accélérer ou ralentir les mouvements du cœur. On observe encore les spasmes symptomatiques dans certaines maladies du larynx, telles que le croup, le faux croup, l'œdème de la glotte; et il est à remarquer que ces spasmes sont *intermittents* alors que la cause d'excitation est continue. Du reste, cette intermittence se retrouve dans différentes manifestations spasmodiques ou douloureuses du système nerveux (calculs hépatiques et rénaux, névralgies des cancéreux), sans qu'il soit facile d'expliquer les raisons de l'intermittence.

Dans quelques cas, le spasme de la glotte apparaît isolé ou associé à d'autres troubles laryngés, au début ou dans le cours de l'ataxie locomotrice[1].

Le spasme *idiopathique* de la glotte n'est plus, comme le précédent, un symptône apparaissant dans le cours d'une autre maladie, il est une véritable entité morbide qui se développe chez les très jeunes enfants de quatre à dix-huit mois, et c'est lui qui va faire le sujet principal de ce chapitre. Cette maladie, qu'on avait improprement nommée asthme thymique parce qu'on avait cru qu'elle était liée à une hypertrophie du thymus, est une névrose tantôt indépendante, tantôt liée à la dentition ou à des troubles digestifs. Il est probable que l'hérédité ne lui est pas étrangère, car dans une même famille plusieurs enfants en sont atteints (Romberg).

Description. — Le spasme idiopathique de l'enfance, qu'il soit précédé ou non de prodromes, tels que courbatures et convulsions, débute brusquement et le plus souvent au milieu de la nuit, comme le faux croup. La glotte se ferme convulsivement; la respiration devient de plus en plus pénible, bientôt elle est complètement suspendue et l'asphyxie est imminente. Alors l'angoisse est extrême, la poitrine est immobile, à l'auscultation on ne perçoit plus de bruit vésiculaire; le visage est bleuâtre et couvert de sueur, les battements du cœur sont tumultueux, et l'on se demande si la scène ne va pas se terminer par la mort. Après quinze ou vingt secondes, pendant lesquelles la respiration a été totalement suspendue, « l'enfant reprend

1. Krishaber. *Annales des maladies de l'oreille et du larynx*, 1880, p. 249.

tranquillement haleine, et l'attaque se termine par une inspiration sonore, aiguë, tout à fait caractéristique, qui ne ressemble ni à la toux croupale, ni à la reprise sonore de coqueluche » (Tardieu), mais qui se rapproche davantage d'un hoquet grêle et très aigu (Hérard)[1].

Les accès, tels que je viens de les décrire, n'existent pas toujours au complet, et la période asphyxique manque quelquefois; leur durée habituelle est de quelques secondes à deux minutes, mais dans certaines circonstances ils sont très rapprochés et se prolongent une heure et davantage (Gaspari). Au début de la maladie, ces accès ne se répètent qu'une fois ou deux par semaine, plus tard ils reparaissent tous les jours, et l'on en a même compté jusqu'à 25 (Hérard) et 50 en une journée. La santé de l'enfant est bonne dans l'intervalle des accès; il n'a ni fièvre, ni toux, ni perte d'appétit; ce n'est qu'à la longue qu'il tombe dans le marasme et l'hecticité. La *durée* totale de la maladie est fort variable; elle est comprise entre quelques semaines et plusieurs mois (Hérard); malheureusement, le *pronostic* est des plus funestes et la guérison est l'exception.

Le spasme symptomatique de l'*adulte* présente quelques différences; la conformation de son larynx et la résistance de sa glotte inter-aryténoïdienne expliquent pourquoi les spasmes sont moins redoutables chez lui que chez l'enfant, et pourquoi aussi l'inspiration est sifflante, le passage de l'air n'étant pas absolument impossible à travers la glotte.

Diagnostic. — La laryngite striduleuse qui, elle aussi, résulte d'une contraction spasmodique, a des analogies avec le spasme de la glotte; mais la laryngite striduleuse atteint les enfants de un à six ans, tandis que le spasme de la glotte s'adresse aux très jeunes sujets de trois à vingt mois; la première est précédée ou accompagnée de catarrhe, d'enrouement, de toux, de coryza; l'autre survient si

1. Hérard. *Thèse de doctorat*, Paris, 1849.

brusquement qu'en quelques secondes l'asphyxie est imminente.

La *syphilis héréditaire* détermine assez souvent chez les
jeunes enfants des troubles laryngés qui ont une telle analogie avec les spasmes de la glotte, que j'ai la conviction que
dans bien des cas (le traitement le prouve) c'est la syphilis
qui en est cause.

Traitement. — Au moment de l'accès, on pratique des
aspersions d'eau froide sur le visage et des frictions sur le
corps. Le spasme cède souvent quand on force l'enfant à ne
respirer que par le nez. Les antispasmodiques trouvent leur
indication ; on conseillera le changement d'air et le séjour
à la campagne. On pensera à la possibilité de syphilis héréditaire ou acquise et l'on agira au moyen des préparations
mercurielles et iodurées.

§ 10. PARALYSIES DES MUSCLES DU LARYNX

D'après le siège de la lésion, on peut classer les paralysies
laryngées en paralysies d'origine périphérique, bulbaire et
cérébrale.

Lésions périphériques. — Les nerfs laryngés peuvent
être directement lésés par traumatisme (Neuman), par
intervention chirurgicale et par compression. La compression, plus fréquente chez l'homme que chez la femme,
atteint le récurrent gauche plus souvent que le droit
(Avellis) ; elle est due à des tumeurs du corps thyroïde, aux
tumeurs ganglionnaires, abcès, cancer de l'œsophage, anévrysmes des gros vaisseaux du médiastin et de la base du
cou, péricardites, épanchements pleuraux. Les tumeurs de
la base du crâne et les fractures peuvent comprimer ou
léser le nerf vague et le nerf spinal. Le tabes, la diphthérie,
s'accompagnent de lésions des troncs laryngés ; il en est de
même de certaines intoxications et infections (alcoolisme,
saturnisme, morphinisme, syphilis, diabète). Enfin, des

paralysies plus ou moins durables des muscles du larynx, sont attribuables à l'action extra ou intra-cervicale du froid.

Lésions bulbaires. — Les noyaux du spinal peuvent être atteints par les lésions suivantes : néoformations syphilitiques, tumeurs, carie, ramollissement, hémorrhagies, inflammation aiguë ou chronique du bulbe, pachyméningites, sclérose en plaques, sclérose latérale amyotrophique, paralysie labio-glosso-laryngée, tabes.

Lésions cérébrales. — Le pied de la troisième circonvolution frontale (Garel), la substance blanche sous-jacente (Dejerine), la partie externe de la capsule interne (Garel et Dor), le noyau coudé et l'avant-mur (Picot et Hobbs)[1] ont été trouvés lésés chez des sujets atteints pendant la vie de troubles paralytiques laryngés. Ajoutons que ces mêmes troubles peuvent être dus à l'hystérie, ou provoqués par suggestion.

Les paralysies peuvent atteindre plusieurs groupes musculaires, un seul groupe ou un seul muscle[2].

Paralysie des dilatateurs. — La paralysie isolée des muscles crico-aryténoïdiens postérieurs (respirateurs et dilatateurs de la glotte) est fort rare (Ziemssen)[5]; on l'a récemment signalée dans la phthisie laryngée (Gouguenheim). Quand les deux muscles sont paralysés, les cordes vocales ne s'écartent plus, elles s'accolent comme deux soupapes au moment de l'inspiration, sollicitées qu'elles sont par les muscles constricteurs, et l'air ne pénétrant qu'en très faible quantité par la glotte inter-aryténoïdienne, une *dyspnée intense* est la conséquence de cette paralysie. L'effort est possible, et la voix est légèrement altérée, par défaut de fixation des aryténoïdes. Si la paralysie est unilatérale, on constate au laryngoscope l'immobilité de la corde vocale au moment de l'inspiration.

---

1. Picot et Hobbs. *Sur un cas de paralysie labio-glosso-laryngée d'origine cérébrale.* Com. au Congrès de Nancy, 1896.

2. Pour compléter cette étude, voir la *Physiologie des muscles du larynx.*

5. *Maladies des organes respiratoires.*

Paralysie des constricteurs. — La paralysie des constricteurs (muscles de l'effort et préparateurs du son) est beaucoup plus commune que la précédente : elle est quelquefois bilatérale (hystérie, diphthérie), mais le plus souvent unilatérale et presque toujours consécutive à une lésion directe du nerf récurrent ou du spinal. La longueur, le trajet et les rapports des nerfs récurrents expliquent la fréquence relative de cette paralysie. L'étiologie en est fort variée : anévrysme de la carotide (Mackenzie), paralysie double par tumeur cancéreuse siégeant au niveau des trous déchirés postérieurs (Türck), cancer du nerf récurrent (Heller), paralysie double par tumeur anévrysmale de la sous-clavière et du tronc brachio-céphalique (Ziemssen), anévrysme de la crosse de l'aorte (observations nombreuses), cancer de l'œsophage (Braune), pleurésie chronique du sommet droit (Gerhardt), exsudats chroniques du péricarde (Baümler), tumeurs du médiastin (Guéneau de Mussy).

Dans la paralysie des muscles constricteurs, la glotte est sans cesse béante, aussi la respiration est facile, mais *la voix est abolie* et l'effort est incomplet, symptômes qui sont moins accusés lorsque la paralysie est unilatérale. Vues au laryngoscope, les deux cordes vocales (ou l'une d'elles, suivant le cas) restent immobiles et ne se rapprochent pas au moment de l'émission du son.

Paralysie des crico-thyroïdiens. — Ces muscles, tenseurs des cordes vocales, phonateurs par excellence, sont innervés par le nerf laryngé externe. Leur paralysie n'entraîne aucun trouble respiratoire, puisque les muscles dilatateurs sont intacts; l'effort est complet, puisque les muscles constricteurs sont sains; la voix n'est pas complètement éteinte, grâce à l'intégrité des autres muscles phonateurs; mais le son vocal est altéré, il y a dysphonie, parce que la tension des cordes vocales est insuffisante et, chose facile à distinguer au laryngoscope, leur vibration est incomplète pendant l'émission du son. Cette paralysie s'observe dans l'hystérie; elle survient après un grand effort vocal, elle est souvent consécutive à l'action du froid, comme la paralysie du nerf facial ou du radial.

Paralysie des élévateurs. — Pour que les muscles crico-thyroïdiens soient capables de produire la tension des cordes vocales qui est nécessaire à la phonation, il faut que le cartilage thyroïde soit fixé en haut et en avant par les muscles élévateurs du larynx, génio-hyoïdiens, mylo-hyoïdiens, digastrique, stylo-hyoïdien et thyro-hyoïdien. Si ces muscles, qui sont surtout innervés par l'hypoglosse, viennent à être paralysés, le larynx reste abaissé, le jeu de tension se fait incomplètement, l'aphonie est presque complète; le son émis donne à la voix un timbre grave, monotone, qui est dû à la tension passive des cordes vocales sous l'effort de l'air expiré.

Diagnostic. — Pronostic. — Traitement. — L'examen au laryngoscope simplifie singulièrement le diagnostic des paralysies du larynx, et la constatation de la paralysie peut mettre sur la voie de la cause qui l'a provoquée : en effet, les tumeurs du médiastin ne se révèlent souvent au début que par des troubles vocaux dus à la paralysie d'une corde vocale (compression du nerf récurrent). On ne sera pas exposé, grâce à l'examen direct, à prendre la paralysie des dilatateurs pour un *spasme* des constricteurs, bien que de part et d'autre les troubles respiratoires soient à peu près les mêmes; et on ne confondra pas la paralysie des muscles phonateurs avec l'*atrophie* des cordes vocales ou avec l'*ankylose* des articulations aryténoïdiennes, bien que les troubles vocaux aient une grande analogie. Pour les mêmes raisons, la phthisie laryngée, le cancer et les polypes du larynx seront écartés; quant à la paralysie des crico-thyroïdiens, qui présente tant d'analogie avec la laryngite catarrhale, le diagnostic a été fait avec la description de cette dernière maladie.

Le *pronostic* n'est grave que dans la paralysie des muscles dilatateurs de la glotte (crico-aryténoïdiens postérieurs), et les troubles respiratoires qui en sont la conséquence peuvent être assez violents pour nécessiter l'opération de la trachéotomie.

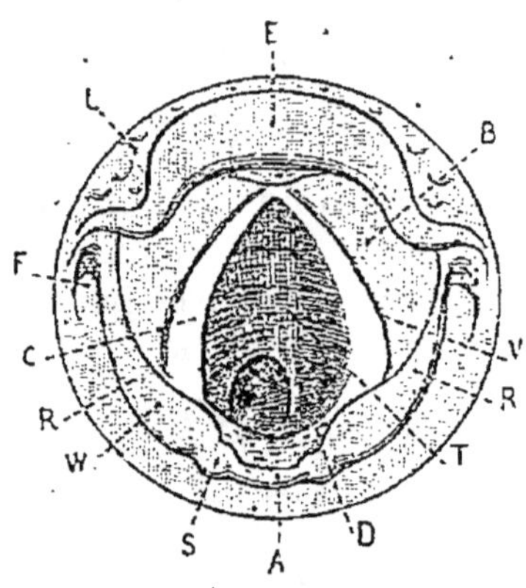

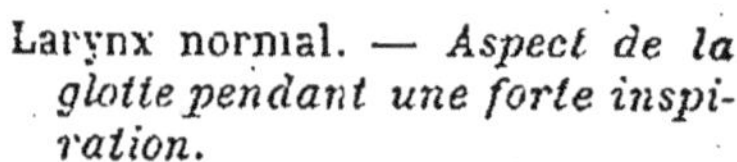

Larynx normal. — *Aspect de la glotte pendant une forte inspiration.*

E, épiglotte. — *L*, base de la langue. — *B*, bandes ventriculaires. — *V*, ventricule de Morgagni. — *R*, replis aryténo-épiglottiques. — *A*, région inter-aryténoïdienne distendue. — *S*, cartilage de Santorini. — *W*, cartilage de Wrisberg. — *C*, cordes vocales écartées au maximum. — *F*, fossette hyoïdienne. — *T*, trachée avec ses anneaux superposés. — *D*, bifurcation des bronches.

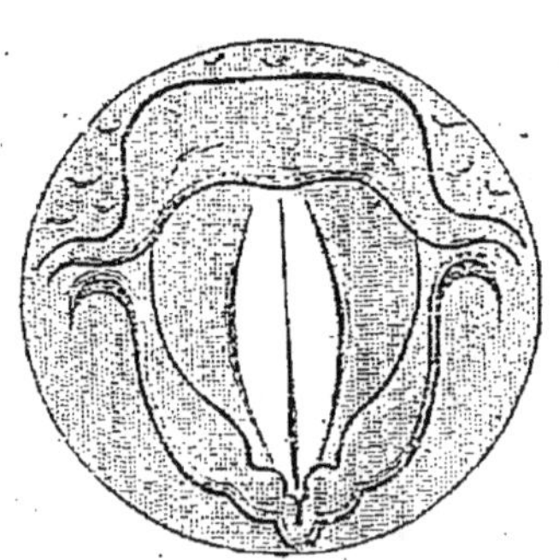

Larynx normal. — *Aspect de la glotte pendant la phonation.*

Les cordes vocales sont tendues et presque au contact dans leurs deux tiers antérieurs. Les cartilages de Wrisberg et de Santorini se rapprochent et la région inter-aryténoïdienne est en partie effacée. L'épiglotte est dressée et le larynx est allongé dans le sens antéro-postérieur.

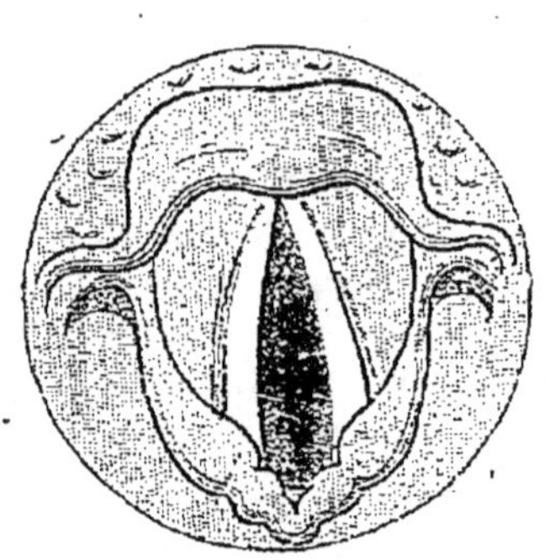

Paralysie des adducteurs pendant un effort de phonation.

Les crico-aryténoïdiens latéraux et l'ary-aryténoïdien sont paralysés. Les cordes vocales sont relativement tendues, mais elles ne peuvent se rapprocher vers la ligne médiane. L'orifice glottique est triangulaire.

Paralysie des tenseurs. — Aspect de la glotte pendant un effort de phonation.

Les cordes vocales apparaissent incurvées, parfois godronnées sur leur bord libre, et la glotte est légèrement béante. Cet aspect correspond à la paralysie du crico-thyroïdien ou à la paralysie des muscles élévateurs du larynx.

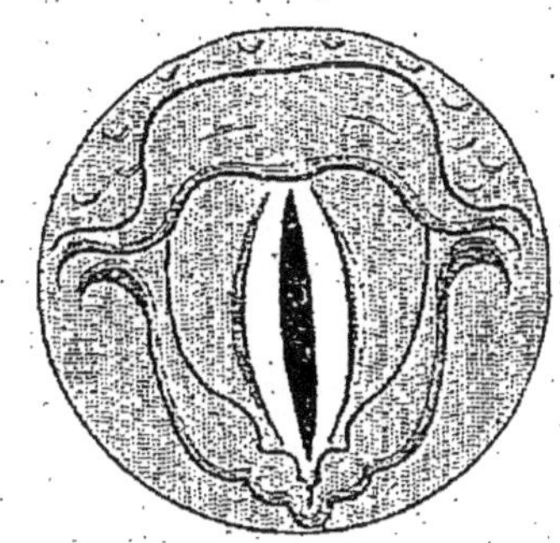

Paralysie du récurrent gauche. — Aspect de la glotte pendant un effort d'inspiration.

La corde vocale droite seule s'écarte, souvent avec exagération compensatrice. La corde gauche dépasse la ligne médiane, entraînée par la prédominance d'action des muscles innervés par le récurrent droit.

Paralysie du récurrent gauche. — Aspect de la glotte pendant un effort de phonation.

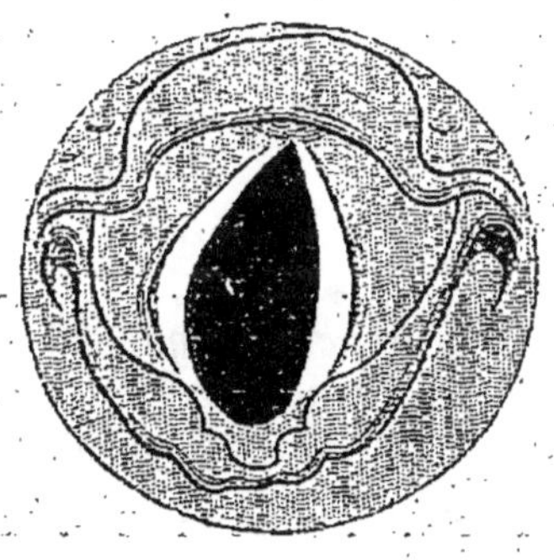

La corde vocale gauche reste en position cadavérique. La corde vocale droite dépasse légèrement la ligne médiane et se tend isolément.

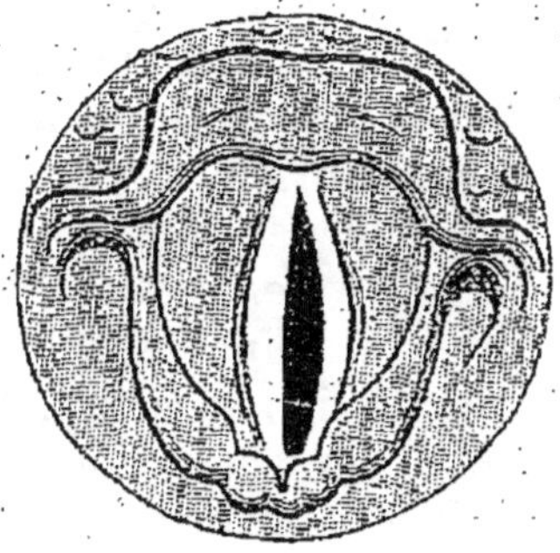

Le *traitement* varie suivant la cause des paralysies; quand elles sont primitives, l'électricité est le meilleur agent curatif, surtout quand il s'agit de muscles crico-thyroïdiens (tenseurs des cordes vocales). Il n'est pas rare que, dès la première séance, la voix reparaisse; on obtient ce résultat en appliquant les électrodes sur la région laryngée ou même sur toute autre région du corps (Krishaber).

CHAPITRE III

MALADIES DES BRONCHES

§ 1. BRONCHITE AIGUË

La *bronchite aiguë* est l'inflammation catarrhale des grosses et des moyennes bronches; elle est souvent associée à l'inflammation de la trachée (trachéo-bronchite) et même, dans quelques cas, c'est la *trachéite* qui est dominante. Souvent la trachéo-bronchite est précédée de laryngite : on sait combien est fréquente cette expression : « Le rhume est tombé sur la poitrine. »

L'inflammation des petites bronches sera étudiée plus loin, sous le nom de bronchite *capillaire*.

Description. — La bronchite aiguë revêt, suivant son intensité, des allures différentes : ainsi la forme *légère*, qu'on nomme vulgairement rhume de poitrine, est presque apyrétique; à peine est-elle accompagnée de courbature et de céphalalgie : au début, la toux est pénible, sèche et quinteuse, l'expectoration est séreuse et grisâtre; mais plus tard la toux devient grasse, les crachats sont épais, et en huit jours l'indisposition est terminée.

Dans sa forme *intense*, la bronchite s'annonce par une courbature générale avec frissons et fièvre à exaspération vespérale. La malade se plaint de céphalalgie et d'inappétence; la respiration est sifflante et pénible, les quintes de toux, d'abord sèches, déterminent des douleurs déchirantes aux insertions des muscles intercostaux et du diaphragme, et fréquemment elles sont suivies de vomissements muqueux ou alimentaires.

A la percussion, la sonorité du thorax est normale; à l'auscultation on entend, aux deux temps de la respiration, des bruits qu'on a nommés *râles ronflants et sibilants*; ils existent des deux côtés de la poitrine, parce que la bronchite est toujours double, et ils se propagent au loin en différentes directions.

Ces symptômes du début durent de trois à cinq jours; ils coïncident avec la période de *crudité*; mais lorsque la sécrétion de la muqueuse bronchique (ce qu'on appelle la période de *coction*) remplace la tuméfaction sèche de la période de crudité, la fièvre tombe, la respiration est plus libre, la toux est grasse, les crachats sont épais, jaune verdâtre, et la colonne d'air mise en mouvement dans les bronches, au lieu de se briser sur les aspérités d'une muqueuse sèche, rencontre le liquide de la sécrétion bronchique. Il s'ensuit que les râles *secs* se transforment en râles *humides*, et à l'auscultation les râles, au lieu d'être ronflants ou sibilants, prennent le timbre de bulles qui éclatent dans un liquide; ce sont des râles *bullaires muqueux* et *sous-crépitants*. Les râles muqueux peuvent, quand ils siègent dans une grosse bronche, simuler le gargouillement d'une caverne; les râles sous-crépitants sont plus fins et prennent naissance dans des bronches d'un calibre inférieur. A l'inverse des râles secs, les râles humides peuvent disparaître sur tel ou tel point, après une secousse de toux qui a débarrassé les bronches des mucosités qui les encombraient.

Cette seconde période de la bronchite dure une huitaine de jours, pendant lesquels l'amélioration survient graduellement, jusqu'à la résolution, qui se fait du dixième au quinzième jour. A ce moment, l'urine devient abondante et sédimenteuse, souvent même une légère diarrhée complète la *crise*. D'autres terminaisons sont possibles, telles que le passage à l'état chronique et la transformation en bronchite capillaire; enfin, chez les vieillards affaiblis qui n'ont pas la force d'expulser les sécrétions qui encombrent leurs bronches, la bronchite peut se transformer en catarrhe suffocant.

Étiologie. — La bronchite aiguë est une maladie des saisons froides et humides; chez certaines personnes prédisposées, elle apparaît au moindre refroidissement et à l'approche de l'hiver. Elle est un des principaux éléments de la rougeole et de la grippe; elle est moins franche dans la coqueluche, dans l'asthme et dans la fièvre de foin, maladies où l'élément nerveux est généralement si prépondérant que l'élément inflammatoire est relégué au second plan. La manifestation bronchique qui apparaît au début de la fièvre typhoïde est une bronchite plus hyperémique que phlegmasique, elle peut cependant se transformer en un vrai catarrhe, et devenir une fâcheuse complication.

La bronchite des brightiques (bronchite albuminurique) n'est pas une bronchite franche, elle emprunte à l'œdème pulmonaire ou à la dyspnée urémique ses caractères particuliers. J'en dirai autant de la pseudo-bronchite qui est associée aux maladies de cœur, et qui est surtout caractérisée par des phénomènes de congestion et de stase dans l'appareil broncho-pulmonaire. Les poussières, les vapeurs irritantes (boulangers, rémouleurs) peuvent déterminer une phlegmasie des bronches habituellement associée à des lésions pulmonaires.

Je mentionne tout spécialement la bronchite *syphilitique*. L'érythème et le catarrhe syphilitique, qui sont si fréquents au larynx pendant les premières années de l'infection, existent également à la trachée et aux grosses bronches; il y a une trachéo-bronchite syphilitique, à allure subaiguë, sujette à répétition, et facilement ravivée par le froid. Bon nombre de syphilitiques se plaignent de la facilité avec laquelle ils s'enrhument, de la facilité avec laquelle ils prennent des laryngites, des bronchites, eux qui autrefois ne s'enrhumaient jamais! Ils sont sous le coup des érythèmes et des catarrhes syphilitiques du larynx, de la trachée et des bronches, catarrhes facilement exaltés par les refroidissements.

La bronchite des *jeunes enfants* mérite une mention spéciale; chez eux, elle paraît être quelquefois associée à la dentition, à des troubles digestifs, et à ce sujet on a voulu faire jouer un rôle prépondérant au *bacterium coli*[1]. Même dans ses formes les plus légères, la bronchite des jeunes enfants peut se compliquer de congestion pulmonaire; la température du petit malade s'élève, et l'on entend à la base des poumons des râles fins qui pourraient faire redouter l'éclosion d'une bronchite capillaire, mais après un ou deux jours de fièvre et de maladie tout rentre dans l'ordre (Cadet de Gassicourt).

Diagnostic. — Il ne suffit pas de diagnostiquer la bronchite, ce qui est fort simple; il faut encore ne pas la confondre avec les états qui peuvent la simuler, il faut surtout remonter à la cause qui lui a donné naissance, car le traitement est absolument variable suivant les cas. Ainsi la bronchite syphilitique exige un traitement mercuriel et ioduré, la bronchite des brightiques ne s'améliore qu'avec le régime lacté; la bronchite des cardiaques est justiciable du régime des maladies du cœur. La bronchite des tuberculeux est parfois impossible à diagnostiquer par l'étude seule des symptômes; son origine tuberculeuse est dans quelques cas mise en doute jusqu'à la découverte des bacilles dans les crachats.

D'une façon générale il faut se méfier d'une bronchite qui ne débute pas avec des allures franches; les bronchites qui débutent sans fièvre sont souvent de fausses bronchites. D'autre part, il faut se méfier également des soi-disant bronchites dans lesquelles la toux est le symptôme prépondérant,

1. Lesage. *Soc. méd. des hôpitaux*, janvier 1892.

à l'exclusion de la fièvre et de l'expectoration. De ce qu'un individu tousse beaucoup il ne faut pas aussitôt le supposer atteint de trachéo-bronchite; il y a des hystériques qui sont prises de toux parfois fréquente et incessante sans avoir la moindre bronchite. Il y a des gens chez lesquels le tænia ou des lombrics provoquent une toux qu'on qualifie bien à tort de bronchite; après l'expulsion du tænia la toux disparaît; Graves en cite un exemple bien remarquable[1].

Bactériologie. — L'étude bactériologique ne peut pas nous servir à établir une classification des bronchites. Les microbes qui normalement, en état de santé, habitent nos conduits aériens, les staphylococcus albus et aureus, le streptococcus pyogenes, le pneumococcus, le pneumo-bacille, tous ces microbes peuvent se retrouver en quantité plus ou moins considérable dans les crachats des bronchites; ils n'ont donc aucune spécificité. Outre ces microbes, les crachats de la bronchite contiennent souvent un bacille identique au bactérium coli, un champignon du genre oïdium et des microbes qui donnent aux crachats leur couleur jaunâtre, verdâtre.

Traitement. — Dans les cas légers, on provoquera des transpirations au moyen de boissons pectorales; on conseillera des inhalations émollientes, on calmera les douleurs et les quintes de toux avec la potion suivante :

Eau de fleur d'oranger	80 grammes.	
Sirop de chloral	}	
Sirop de morphine	} àà 25 —	
Eau de laurier-cerise.	10 —	

A prendre (pour un adulte) une grande cuillerée toutes les deux heures.

Dans la forme intense, on appliquera des révulsifs sur la poitrine (sinapismes, vésicatoire) et des ventouses sèches sur le thorax ou sur les membres inférieurs. Si les bronches sont trop encombrées, chez les vieillards surtout, on aura recours aux vomitifs.

1. *Clinique médicale*, t. II.

§ 2. BRONCHITE CAPILLAIRE — BRONCHO-PNEUMONIE
PNEUMONIE LOBULAIRE

Discussion. — Chez un enfant atteint de *rougeole* et ayant une bronchite morbilleuse de moyenne intensité, voilà qu'aux 6ᵉ, 7ᵉ, 8ᵉ jours de la maladie, la fièvre reparaît, la température s'élève, la respiration devient haletante; l'auscultation fait percevoir des râles fins, sous-crépitants et sibilants, aux deux côtés de la poitrine : c'est la *bronchite capillaire* qui s'annonce. Puis le thermomètre monte à 40 degrés, la dyspnée devient violente, l'enfant a 60 respirations par minute, l'auscultation et la percussion font découvrir une localisation pulmonaire à l'un des poumons ou aux deux bases; en ces points on constate de la submatité, du souffle; la *broncho-pneumonie* morbilleuse est déclarée.

Chez un autre enfant qui est atteint de *coqueluche* et qui était arrivé sans encombre à la période d'état, avec toux convulsive, quintes de toux, fièvre nulle ou fort modérée, peu ou point de râles de bronchite dans l'intervalle des quintes, voilà que la fièvre apparaît, la température s'élève, la toux change de caractère, elle est plus continue, elle est moins convulsive, la respiration devient haletante, on entend à l'auscultation des râles fins disséminés aux deux côtés de la poitrine : c'est la *bronchite capillaire* qui apparaît. Puis le thermomètre atteint 40 degrés, la toux devient incessante, la dyspnée est extrême, on constate à la percussion et à l'auscultation une ou plusieurs localisations pulmonaires : la *broncho-pneumonie* est déclarée.

Chez tel autre enfant atteint de *croup*, opéré ou non opéré, la situation paraissait assez bonne, la fièvre était très modérée, la diphthérie n'avait point les allures toxiques, le pronostic n'était pas mauvais ; mais voilà qu'à un moment donné, la fièvre s'accuse, la température s'élève, la dyspnée s'accentue, non plus, cette fois, une dyspnée d'origine laryngée, mais une dyspnée d'origine bronchique; l'auscultation, quoique difficile à cause des bruits laryngés, permet néanmoins de constater des râles fins dans la poitrine : c'est la *bronchite capillaire*: puis le thermomètre monte, la dyspnée devient excessive : la redoutable *broncho-pneumonie* diphthérique est déclarée.

Chez un tout petit enfant qui souffrait de la dentition ou de troubles gastro-intestinaux, une bronchite se déclare, qu'on puisse ou non invoquer un refroidissement; on entend à l'auscultation des gros râles de bronchite; jusque-là peu de fièvre et peu de dyspnée; mais voilà que la fièvre augmente, l'oppression s'accroît, les râles, qui étaient gros et rares, sont maintenant fins et disséminés, une *bronchite capillaire* se déclare, la température atteint 40 degrés, la dyspnée revêt une terrible intensité, l'auscultation fait percevoir aux deux bases un souffle d'origine pulmonaire : la broncho-pulmonaire est déclarée.

Chez un adulte qui avait la *grippe*, une grippe d'apparence normale, avec fièvre modérée, avec bronchite de moyenne intensité, expectoration catarrhale, la température s'élève, la dyspnée prend de fortes proportions, l'expectoration devient muco-purulente; à l'auscultation, on entend des râles de toute nature, « un véritable bruit de tempête » : c'est la *bronchite capillaire* grippale; encore un pas et l'on perçoit du souffle en différents endroits ou aux bases : la *broncho-pneumonie* est déclarée.

Ces différents exemples prouvent bien qu'il n'y a pas « une broncho-pneumonie »; il y a « des broncho-pneumonies » pouvant, à la rigueur, succéder à une bronchite *a frigore*, mais survenant le plus souvent à la faveur d'une maladie infectieuse, rougeole, coqueluche, diphthérie, grippe, tuberculose, fièvre typhoïde, érysipèle, etc.

Parfois, c'est la bronchite capillaire qui domine la scène, surtout chez l'adulte, et la pneumonie lobulaire n'est qu'au second rang; parfois, au contraire, la bronchite capillaire existe peu pour son propre compte, elle a tendu la main à la broncho-pneumonie, qui, elle, est devenue la lésion dominante.

Les études *bactériologiques* concernant les broncho-pneumonies permettent d'isoler, suivant le cas, certains bacilles spécifiques, ceux de la diphthérie, de la fièvre typhoïde, de la tuberculose, mais ces microbes spécifiques, à eux seuls, sont insuffisants à créer les broncho-pneumonies; on ne les trouve même pas toujours dans les foyers de broncho-pneumonie, tandis qu'on retrouve toujours, avec ou sans eux, d'autres microbes qui sont normalement hébergés dans la cavité buccale ou dans les voies aériennes. Ces microbes, véritables agents des broncho-pneumonies, sont le staphylococcus albus et aureus, le streptocoque, le pneumocoque, le pneumo-bacille, parfois le bacterium coli. Ce sont ces associations microbiennes qui augmentent le danger et qui aggravent le pronostic.

Ces notions générales étant posées, abordons maintenant l'étude détaillée de la bronchite capillaire et des broncho-pneumonies.

Définition. — **Historique.** — Lorsque l'inflammation occupe les petites ramifications bronchiques, on dit que la bronchite est *capillaire*. Dans la bronchite ordinaire, les bronches d'un certain calibre sont seules atteintes, aussi l'air peut-il circuler librement malgré la lésion des canaux aériens; dans la bronchite *capillaire*, au contraire, les petites bronches sont enflammées, l'étroitesse des canaux, l'épaississement de leur muqueuse et leur encombrement par les produits morbides opposent un obstacle au passage de l'air et provoquent une dyspnée qui, trop souvent, se termine par asphyxie. Cette dyspnée domine tellement tous les autres symptômes qu'elle avait valu à la maladie le nom de *catarrhe suffocant*, à une époque où l'on n'était encore édifié ni sur le siège ni sur la nature de la lésion. Sous le nom de catarrhe suffocant, de *peripneumonia notha*, de fausse fluxion de poitrine, Sydenham avait confondu la bronchite, l'asthme et l'emphysème, ses successeurs avaient suivi les mêmes errements, et Home, tout entier à ses travaux sur les exsudats membraneux, avait cru trouver dans les fausses membranes l'explication de toute bronchite à forme suffocante. C'est Laënnec qui fit cesser la confusion : il démontra que le catarrhe suffocant est une phleg-masie des bronches, mais il n'attribua son extrême gravité qu'à l'étendue de ses lésions. A l'idée d'étendue émise par Laënnec, Andral substitua la notion plus vraie du siège de la phlegmasie et il localisa dans les petites ramifications bronchiques les lésions de la bronchite capillaire. Alors parurent les travaux de Gendrin, Rilliet et Barthez, Fauvel, Legendre, Barrier, et l'on peut dire que la bronchite capillaire sortit, créée de toutes pièces, des mains de l'école française.

Mais la bronchite capillaire existe rarement à l'état de bronchite capillaire pure; le plus souvent, et l'on pourrait dire *toujours chez les enfants*, les lobules pulmonaires participent à l'inflammation propagée par les petites bronches, et la maladie prend alors le nom de *broncho-pneumonie* (Seiffert), ou de pneumonie lobulaire. C'est ce qu'on voit si souvent à la suite de la rougeole, de la coqueluche, de la diphthérie. La *broncho-pneumonie* ou *pneumonie lobulaire* fera avec la *bronchite capillaire* le sujet de ce chapitre.

Anatomie pathologique. — A l'autopsie d'un enfant mort de bronchite capillaire et de broncho-pneumonie, on constate dès l'ouverture du thorax que les poumons ne s'affaissent pas. Les bords et les languettes sont emphysémateux. La partie postérieure et inférieure des poumons est bleuâtre, brunâtre, et sur ces régions foncées, violacées, on perçoit à la vue et au toucher des noyaux de pneumonie lobulaire isolés ou confluents. Étudions toutes ces lésions en détail.

Que la bronchite capillaire existe à l'état isolé, ce *qui est rare*, ou qu'elle soit associée à l'inflammation du lobule pulmonaire, ce qui est l'usage (broncho-pneumonie), l'inflammation qui atteint les petites bronches détermine deux ordres de lésions : les unes portent sur les *bronches*, les autres portent sur les *lobules pulmonaires* correspondants. La muqueuse des petites bronches est turgescente; elle est lisse au lieu d'être plissée longitudinalement comme à l'état normal; ses vaisseaux gorgés de sang laissent passer des globules blancs; ses cellules épithéliales perdent leurs cils vibratiles et deviennent vésiculeuses; elles se desquament ou se segmentent, et donnent naissance à de nouveaux éléments. Les glandes augmentent de volume et laissent échapper par leur canal excréteur des cellules épithéliales et du muco-pus. Le tissu conjonctif sous-épithélial est infiltré de leucocytes, et dans les bronchioles voisines du lobule pulmonaire les éléments musculaires disparaissent sous l'envahissement du tissu embryonnaire.

Le calibre des petites bronches enflammées est accru. Ces *dilatations aiguës* atteignent surtout les bronches de petit calibre; on voit des bronchioles qui arrivent à un diamètre d'un centimètre, alors que normalement elles n'avaient qu'un à deux millimètres. Les dilatations sont habituellement cylindriques, parfois ampullaires, et se présentent à la coupe du poumon sous forme de cavités remplies de pus, isolées ou communiquant entre elles. Ces dilatations sont dues à l'action mécanique des sécrétions refoulées par l'air inspiré, et surtout à la moindre résistance du tissu enflammé, privé de ses éléments musculaires. Elles existent surtout dans la broncho-pneumonie des jeunes enfants, mais elles peuvent disparaître avec la guérison de la maladie. Les produits de l'inflammation, cellules, leucocytes et exsudat fibrineux s'accumulent dans les bronches, qui sont « remplies ou à peu près oblitérées, depuis les divisions de deuxième ordre jusqu'aux dernières ramifications, par une matière d'un blanc jaunâtre ». (Hardy et Béhier.)

Cette oblitération des petites bronches entraîne dans les *lobules pulmonaires correspondants* des modifications qu'on a voulu expliquer par le mécanisme suivant : l'air inspiré ne peut pas arriver jusqu'à ces lobules, puisque les petites bronches sont bouchées par les produits de l'inflammation, tandis que pendant l'expiration, et sous l'influence des efforts de toux, l'air préalablement contenu dans les lobules peut vaincre par saccades la résistance des bouchons qui ferment comme autant de soupapes la lumière des bronches. Il en résulte que les infundibula pulmonaires se vident de l'air qu'ils contenaient, et cet air n'étant pas renouvelé, les lobules s'affaissent et donnent aux parties de l'organe qui sont le siège de cet affaissement les apparences du poumon de fœtus qui n'a pas respiré, d'où le nom d'*état fœtal* assigné à cette lésion (Legendre). Rien ne prouve que cette théorie soit absolument vraie, et l'on peut se demander si l'air emprisonné dans les alvéoles n'est pas simplement résorbé sur place, ce qui expliquerait suffisamment la production de l'état fœtal.

L'état fœtal, encore appelé *atélectasie* (ἀτελής, incomplet, ἔκτασίς, extension), *collapsus pulmonaire*, se rencontre principalement chez les jeunes sujets atteints de broncho-pneumonie, sur les bords et à la base des poumons; les parties atélectasiées sont bleuâtres, brunâtres, violacées; elles ne crépitent plus à la pression; leur coupe est lisse et uniforme; jetées dans l'eau, elles ne surnagent pas, et bien qu'elles aient ce caractère commun avec la pneumonie lobaire, elles en diffèrent totalement en ce qu'elles peuvent êtres insufflées et distendues. Au microscope, on voit que les alvéoles de l'état fœtal sont intacts; mais les vaisseaux sont gorgés de sang; cette stase devient une cause d'œdème et l'atélectasie est souvent le premier degré de *la splénisation* dont nous parlerons dans un instant.

Jusqu'ici, n'ayant en vue que les *altérations propres à la bronchite capillaire*, j'ai décrit deux lésions : l'une active, celle de la bronche; l'autre *en partie mécanique*, l'état fœtal du poumon. Mais étudions actuellement les lésions de la *broncho-pneumonie*.

Ce qui complique la description de la broncho-pneumonie, c'est la diversité de ses lésions. Elle n'est pas *une* comme la pneumonie lobaire, son processus morbide *n'est pas homogène*, elle est composée de bronchite, de congestion, d'hépatisation, de splénisation, d'atélectasie, d'emphysème, etc. Tantôt c'est la splénisation qui domine, tantôt c'est l'hépatisation, et comme ces expressions vont revenir à chaque instant, il est bon d'en expliquer la valeur. Nous connaissons déjà la signification de l'*atélectasie* ou état fœtal. L'*hé-*

patisation, ainsi nommée à cause de sa ressemblance grossière avec le tissu du foie, est le résultat du processus franchement inflammatoire qui atteint certaines parties du poumon. La *splénisation*, ainsi nommée à cause de sa ressemblance grossière avec le tissu de la rate, résulte de lésions plus congestives qu'inflammatoires; c'est une sorte de pneumonie épithéliale. La *carnisation*, ainsi nommée à cause de sa ressemblance grossière avec le tissu musculaire, est un état du lobule pulmonaire que nous étudierons avec la broncho-pneumonie chronique. Ces explications étant données, abordons la description des lésions de la pneumonie lobulaire.

La structure du poumon, mieux connue aujourd'hui, a fait abandonner les idées d'après lesquelles on admettait une indépendance absolue entre la structure et la circulation de la bronchiole et du lobule pulmonaire. L'extension de l'inflammation de l'une à l'autre, qu'on supposait être l'exception, est pour ainsi dire la règle, si bien qu'il n'y a pas de pneumonie lobulaire qui ne soit précédée ou accompagnée de bronchite capillaire; la bronche transporte pour ainsi dire la phlegmasie au lobule. Tantôt l'inflammation des petites bronches précède l'éclosion de la pneumonie lobulaire; tantôt leur apparition est presque simultanée.

Cette *pneumonie lobulaire* ou broncho-pneumonie était appelée *catarrhale* à une époque où l'on supposait qu'elle n'était anatomiquement constituée que par des lésions de surface; mais cette désignation est insuffisante, car les lésions de la pneumonie lobulaire sont en certains points profondes et parenchymateuses.

Les lésions de la broncho-pneumonie atteignent les deux poumons, et de préférence les lobes inférieurs et leur partie postérieure. Les îlots de broncho-pneumonie sont *disséminés* ou *confluents*. Dans le premier cas, ces îlots varient du volume d'un pois au volume d'une noix; ils contiennent un ou plusieurs lobules pulmonaires enflammés; ils sont disséminés çà et là, au milieu d'un parenchyme pulmonaire qui, suivant le cas, est sain, congestionné, bleuâtre, violacé, atélectasié ou emphysémateux. C'est la pneumonie lobulaire *disséminée*. Dans d'autres cas la lésion englobe un grand nombre de lobules; elle peut même atteindre une partie d'un lobe ou un lobe entier, et elle prend alors le nom de pneumonie lobulaire *confluente* ou *pseudo-lobaire*. Outre cette lésion principale, on retrouve également quelques îlots disséminés.

Dans la forme *lobulaire disséminée*, les *noyaux de pneumonie*, de dimension variable, ont souvent une forme losangique; ils sont saillants, durs et rouges au début, à la période de congestion, grisâtres à une seconde période, à cause des globules de pus entassés dans les alvéoles, et ils finissent par devenir jaunâtres et caséeux.

La forme pseudo-lobaire ne diffère de la précédente que par la *confluence* des noyaux, et ces noyaux présentent des altérations diverses; à côté d'un noyau qui est en voie de purulence, on trouve des noyaux simplement congestionnés ou *splénisés*. Il en résulte que la masse pulmonaire présente des colorations et une consistance variables.

Les lobules pulmonaires enflammés sont souvent superficiels, on voit parfois à leur surface des infundibula remplis de globules de pus, qui répondent à ce qu'on a décrit sous le nom de *granulations purulentes* (Fauvel) et de *vacuoles* (Barrier). Les granulations purulentes sont jaunâtres, arrondies, grosses comme une tête d'épingle, et plus communes à la surface du poumon; les vacuoles reconnaissent la même origine, elles contiennent aussi du pus, et sont plus volumineuses à cause de la destruction des cloisons alvéolaires.

A la coupe, la surface de section d'un noyau de pneumonie lobulaire présente un aspect moins granuleux que la surface de section de la pneumonie lobaire. Quant à la constitution intime du lobule pulmonaire, voici ce qu'on voit au microscope, quand on choisit un lobule bien enflammé et quand on a soin de faire la section perpendiculaire à la bronche intra-lobulaire :

1° Au centre, la bronche lobulaire est dilatée, obstruée, encombrée d'éléments et de pus; ses parois sont en partie infiltrées de cellules embryonnaires et ont perdu presque tous leurs éléments musculaires; ces particularités s'observent surtout chez les très jeunes enfants, mais la lésion est curable; néanmoins la dilatation bronchique ne disparaît pas toujours, et telle dilatation chronique des bronches reconnaît parfois pour cause une ancienne broncho-pneumonie.

2° Autour de la bronche intra-lobulaire et de l'artère pulmonaire qui l'accompagne, on trouve une ceinture d'alvéoles et de conduits alvéolaires qui sont le siège de lésions inflammatoires; c'est la zone d'*hépatisation*, encore nommée *nodule péribronchique* (Charcot).

A ce nodule péribronchique on peut décrire des phases d'engouement, d'hépatisation rouge et d'hépatisation grise. Les lésions de l'engouement sont les suivantes : coupe lisse, tissu spongieux, rouge, uniforme; la crépitation a disparu; mis dans l'eau, le tissu ne surnage pas; au microscope on voit la bronche intra-lobulaire entourée de vaisseaux sanguins distendus et bourrés de globules rouges; les alvéoles contiennent des globules rouges et du liquide fibrino-albumineux. Les lésions de l'hépatisation rouge sont les suivantes : à la section, surface marbrée; autour de la bronche, granulations analogues à celles de la pneumonie lobaire; au microscope, alvéoles comblés de leucocytes et d'exsudat fibrino-purulent; parois des alvéoles infiltrées de leucocytes. Les lésions de l'hépatisation grise sont les suivantes : noyau moins dur à la coupe, sec, marbré de rouge; exsudat fibrineux remplacé par du pus; tissu conjonctif intra-lobulaire infiltré de leucocytes; tissu de la bronche et nodule péribronchique souvent confondus en une nappe puriforme au milieu de laquelle l'artère pulmonaire apparaît comme un point de repère. Ainsi se forme l'abcès péribronchique, qui n'est jamais périlobulaire.

3° Autour du nodule péribronchique est la zone de *splénisation* dont la section est lisse, sans granulations. Cette splénisation est caractérisée par des lésions moins phlegmasiques que les lésions de l'hépatisation; les alvéoles contiennent un exsudat fibrineux avec leucocytes et cellules épithéliales provenant des parois alvéolaires qui ont proliféré : c'est la zone de *pneumonie épithéliale* (Charcot). Les parois des alvéoles ne subissent, du moins au début, aucune modification de structure. Les espaces périlobulaires sont fortement accusés par l'inflammation, mais la suppuration n'atteint pas les espaces périlobulaires.

Je viens d'étudier la splénisation dans ses rapports avec l'hépatisation dans le lobule pulmonaire, mais la *splénisation* est parfois la lésion dominante de la broncho-pneumonie, surtout dans sa forme pseudo-lobaire, sans qu'il s'y joigne des noyaux d'hépatisation. Le poumon splénisé est rouge, œdématié, dense, résistant, lisse à la coupe, et imprégné de muco-pus qui vient des canaux bronchiques. Cette splénisation, qui est une sorte de pneumonie épithéliale, pourrait bien être consécutive aux oblitérations bronchiques (Charcot)[1]; les cellules épithéliales des alvéoles se gonflent et se desquament, la congestion est intense, il se fait un exsudat albumineux intra et extra-alvéolaire, et si la lésion persiste quelque temps, l'épithélium alvéolaire tend à devenir cubique et le tissu conjonctif péri-alvéolaire s'épaissit. Certaines parties du poumon sont atteintes de *fluxion*, de *congestion*, indépendantes de toute localisation pneumonique.

En résumé, le nodule péri-bronchique ou zone d'hépatisation est associé à l'inflammation phlegmoneuse de la bronche intra-lobulaire, tandis que les lésions de splénisation sont associées à l'oblitération des bronches correspondantes aux territoires splénisés.

Quelle que soit la forme de la broncho-pneumonie, la congestion est généralement intense dans les deux ordres de vaisseaux, principalement dans le système des vaisseaux bronchiques; il se fait même des hémorrhagies à l'intérieur des noyaux pneumoniques. Tout le système lymphatique

---

1. Joffroy. *De différentes formes de la broncho-pneumonie*. Thèse d'agrégation de Paris, 1880.

peut être intéressé, les ganglions bronchiques sont volumineux et congestionnés, les espaces interlobulaires sont épaissis et les espaces lymphatiques sont gorgés de globules blancs[1].

On rencontre fréquemment de la pleurésie viscérale au niveau des noyaux superficiels de pneumonie lobulaire et les hémorrhagies sous-pleurales ont été souvent observées par Parrot[2].

Enfin, chez les sujets morts de broncho-pneumonie, on rencontre aussi de l'*emphysème*, surtout aux lobes supérieurs et aux bords antérieurs des poumons; cette lésion, jointe à la congestion, explique pourquoi, à l'autopsie, les poumons paraissent à l'étroit dans le thorax.

Telles sont les lésions multiples de la broncho-pneumonie : les altérations des petites bronches, l'atélectasie, la splénisation, l'hépatisation, l'hémorrhagie, l'emphysème, s'y combinent diversement pour réaliser les différents types anatomiques dont je viens de donner la description.

Broncho-pneumonie expérimentale. — Autant la pneumonie lobaire est difficile à reproduire chez les animaux autant la broncho-pneumonie se prête facilement à l'expérience.

L'introduction par une plaie trachéale, d'ammoniaque, d'essence de térébenthine, de perchlorure de fer, détermine chez l'animal les lésions de la bronchite capillaire et de la broncho-pneumonie. On obtient le même résultat par la section des nerfs pneumo-gastriques chez le chien, opération qui favorise l'introduction de corps étrangers dans les bronches (Traube) et qui favorise également la pénétration de microbes pathogènes. Quand l'expérience a bien réussi, les poumons de l'animal présentent toutes les lésions précédemment décrites : l'obstruction des bronchioles

1. Balzer. *Contribution à l'étude de la broncho-pneumonie.* Thèse de Paris, 1878. Article Broncho-pneumonie. *Dictionn. de médec. et de chirurg.*, t. XXVIII, p. 520. — Damaschino. *Différentes formes de la pneumonie des enfants.* Thèse de Paris, 1867.

2. Parrot. *Revue mensuelle de médecine et de chirurgie*, 1879, p. 69.

enflammées, l'atélectasie, la splénisation, les noyaux de pneumonie lobulaire, l'emphysème.

Bactériologie. — Les microbes sont les agents actifs des broncho-pneumonies. On a même pu déterminer des broncho-pneumonies chez les animaux, en leur injectant par la trachée des cultures provenant des différents microbes que nous allons énumérer. Plusieurs espèces microbiennes peuvent donner naissance à la broncho-pneumonie humaine; le tableau suivant donne leur fréquence relative, à l'état isolé chez l'adulte (Netter) :

Le pneumocoque	58,47 fois pour 100.
Le streptocoque	50,77 —
Le bacille encapsulé	25,08 —
Les staphylococcus pyogènes	7,68 —

Ces différents microbes sont souvent associés; le pneumocoque domine chez l'adulte, le streptocoque domine chez l'enfant.

M. Mosny[1] avait supposé que les variétés anatomiques des broncho-pneumonies sont en rapport avec le microbe qu'on y rencontre : streptocoque dans les formes lobulaires, pneumocoque dans les formes pseudo-lobaires. M. Netter n'est nullement de cet avis.

Très souvent, ces différents microbes existent normalement, chez l'homme sain, dans la bouche, dans les fosses nasales, dans les bronches; pourquoi deviennent-ils virulents et pathogènes à certains moments? Je l'ignore et je me garde des théories.

Dans certaines broncho-pneumonies, celles qui surviennent dans le cours de la diphthérie, de la fièvre typhoïde, on peut trouver dans les lésions broncho-pulmonaires le bacille spécifique de ces maladies, mais il en est parfois absent, tandis que le foyer broncho-pneumonique renferme toujours les autres microbes précédemment cités. Les bacilles spécifiques de la diphthérie, de la fièvre typhoïde, et les microbes encore

---

1. *Étude sur la broncho-pneumonie.* Th. de Paris, 1891.

inconnus des autres maladies ne paraissent donc pas capables, à eux seuls, d'engendrer des broncho-pneumonies; il leur faut des associés, et ces associés, agents véritables des broncho-pneumonies, sont les microbes dont j'ai parlé plus haut.

On s'est demandé si l'étude bactériologique des crachats ne pourrait pas éclairer le pronostic des broncho-pneumonies, en établissant une échelle de gravité suivant que l'agent pathogène dominant est le pneumocoque, le pneumobacille, le streptocoque; mais les recherches entreprises à ce sujet n'ont encore donné aucun résultat positif.

Symptômes. — Étudions maintenant les symptômes de la bronchite capillaire et de la broncho-pneumonie.

A. *Bronchite capillaire.* — Les symptômes d'invasion de la bronchite capillaire, la fièvre, l'élévation de température, sont plus accentués que dans la bronchite simple; les quintes de toux sont plus douloureuses et souvent suivies de vomissements glaireux ou alimentaires. Mais le symptôme vraiment dominant, et rapide dans son apparition, c'est la *dyspnée*, qu'on ne retrouve avec la même intensité dans aucune autre phlegmasie aiguë des bronches ou du poumon. Cette dypsnée n'est comparable comme intensité qu'à la suffocation que provoque la fausse membrane du croup ou de l'œdème de la glotte, et, par le fait, le mécanisme en est presque le même, car de part et d'autre il s'agit de corps étrangers qui s'opposent au passage de l'air; seulement, dans les maladies du larynx, « l'obstacle occupe le tronc commun de voies de l'air; dans la bronchite capillaire il est disséminé dans les ramifications terminales du faisceau à (Jaccoud). Cette dyspnée est continue et progressive; elle n'est pas entrecoupée par des accès de suffocation et par des rémissions, comme dans les maladies du larynx auxquelles je faisais allusion; elle arrive bientôt à son apogée, et l'on compte jusqu'à cinquante inspirations par minute chez l'adulte, et quatre-vingts chez l'enfant. L'anxiété extrême du malade, son pouls, petit et inégal, sa voix brève et saccadée, la contraction exagérée de tous les muscles inspirateurs, la teinte violacée des lèvres, la pâleur du visage, le refroidissement des extrémités, témoignent des progrès croissants de l'asphyxie.

Pendant cette période asphyxique, le spectacle est navrant. Le malade est assis sur son lit, le visage pâle et couvert d'une sueur froide, le corps courbé en avant, les bras arcboutés en arrière; il cherche instinctivement à placer ses muscles respirateurs dans les meilleures conditions possibles. Mais, en dépit de tous ses efforts, l'hématose se fait mal, et le sang se charge outre mesure d'acide carbonique (*empoisonnement anoxémique*). Cette phase toxique est caractérisée par la parésie cardiaque; le pouls est petit, intermittent, le visage devient livide, la sécrétion urinaire est incomplète, le malade est en proie à des idées délirantes.

Quand la bronchite capillaire doit se terminer favorablement, la guérison est annoncée par la facilité de l'expectoration; les crachats deviennent plus abondants, jaunâtres, visqueux, la fièvre tombe et la dyspnée diminue graduellement. Mais il faut se méfier des rémissions, qui sont quelquefois temporaires, et suivies d'une recrudescence de la phlegmasie.

Les signes physiques sont les suivants :

La *percussion* du thorax donne une sonorité normale : l'*auscultation* fait entendre aux deux temps de la respiration des *râles sibilants aigus* et *sous-crépitants fins*, disséminés en avant et en arrière, des deux côtés de la poitrine. Aux râles *fins*, nés dans de petites bronches, se joignent souvent de gros râles de bronchite ordinaire : c'est à la réunion de tous ces bruits, qui forment un véritable tumulte, que Récamier donnait le nom de *bruit de tempête.* Les crachats, je ne parle pas de l'enfant, car l'enfant ne sait pas expectorer, les crachats sont fournis par l'exsudat épais et purulent des petites bronches et par une partie spumeuse et aérée, provenant de la sécrétion des bronches plus volumineuses. Dans quelques cas la sécrétion muco-purulente est si abondante que le malade remplit son crachoir de pus, presque à la façon d'une vomique.

On s'est demandé si la bronchite capillaire peut exister isolée, indépendamment de toute broncho-pneumonie. Oui, surtout en temps d'épidémie. Que la cause soit le froid, la grippe, la rougeole, la bronchite capillaire peut n'être pas accompagnée de broncho-pneumonie; mais elle est toujours accompagnée d'emphysème dans les régions antéro-supérieures des poumons et de splénisation dans leur partie postéro-inférieure; on trouve également des grains jaunes, des ecchymoses sous-pleurales et des foyers congestifs qui auraient été des foyers de broncho-pneumonie si la mort n'avait pas été aussi prompte.

B. *Broncho-pneumonie.* — Nous venons d'étudier les symptômes de la bronchite capillaire, voyons maintenant quels sont les symptômes de la broncho-pneumonie. Cette maladie a des allures si différentes suivant les âges, qu'il est nécessaire de l'étudier séparément chez l'adulte et chez l'enfant.

La broncho-pneumonie de l'*adulte* présente quelques-uns des symptômes qui viennent d'être signalés au sujet de la bronchite capillaire. A cette description viennent s'ajouter les symptômes suivants : la température s'élève jusqu'à 40 degrés, et les crachats peuvent être sanguinolents, mais pas franchement rouillés. Si l'inflammation n'atteint que des lobules isolés, les signes révélés par l'auscultation sont peu modifiés; mais si la lésion occupe une large surface et surtout si elle revêt la forme de *pneumonie pseudo-lobaire*, la submatité, le souffle et la bronchophonie apparaissent simultanément au niveau des lésions broncho-pneumoniques, sans que toutefois ces signes aient l'intensité qu'ils acquièrent dans la pneumonie lobaire.

Les lésions pneumoniques variant comme intensité, on pourra constater, en un point, un souffle rude et bronchique, en un autre point, un souffle à peine accusé. Ces lésions sont habituellement multiples, elles envahissent successivement plusieurs territoires à l'un ou aux deux poumons, surtout les régions postérieures et inférieures. Les râles sibilants et les râles muqueux sont plus ou moins fins, nombreux et disséminés, suivant les altérations bronchiques concomitantes.

Chez les enfants, la broncho-pneumonie est fort importante à étudier, car c'est une maladie fréquente et habituellement très grave. Ainsi que nous le verrons à l'étiologie, elle est rarement primitive, elle survient dans le cours d'une simple bronchite ou elle apparaît comme complication de la rougeole, de la coqueluche, de la diphthérie, de la grippe. Chez les enfants du premier âge, elle est très souvent de nature tuberculeuse[1].

D'une façon générale, l'élévation de la température, la fréquence du pouls, l'intensité de la dyspnée indiquent l'invasion de la broncho-pneumonie; la submatité et l'existence d'un souffle plus ou moins rude indiquent la partie du poumon envahie. Si la lésion pulmonaire est franchement phlegmasique, elle persiste pendant quelques jours en parcourant son évolution; si elle est plutôt congestive, elle peut disparaître dès le lendemain de son apparition et reparaître en un autre point, ce qui donne à la broncho-pneumonie une apparence de mobilité. Du reste, les lésions pulmonaires, phlegmasiques et hyperémiques, étant diversement combinées, on peut observer cliniquement de nombreuses variétés. Habituellement la broncho-pneumonie se fait par poussées successives; tantôt telle partie du poumon se prend, alors qu'une autre partie n'est pas complètement dégagée; tantôt, au contraire, la nouvelle poussée survient après deux ou trois jours d'une amélioration qui avait fait croire à la guérison. A l'auscultation, le souffle qui indique la lésion pulmonaire est en partie couvert par des râles sous-crépitants. Il n'est pas rare de constater plusieurs foyers de broncho-pneumonie siégeant habituellement des deux côtés, et plus souvent à la base ou à la partie moyenne des poumons. L'existence de frottements ou d'égophonie indique le développement d'une pleurésie concomitante.

Le petit malade est haletant et agité, il pousse des cris plaintifs, le battement continu des ailes du nez témoigne de

---

1. Landouzy et Queyrat. *Soc. méd. des hôp.*, 9 avril 1886. — Landouzy. *Congrès de la tuberculose.* Paris, 1888.

là violence de la dyspnée; il y a 50, 60, 80 inspirations par minute; la toux est constante, impérieuse; la face est pâle, les lèvres sont bleutées. Quand la broncho-pneumonie est de moyenne intensité, elle dure de quinze à vingt jours et elle se termine par la guérison. Mais il y a des cas où elle enlève les enfants en moins d'une semaine; il y a même des cas foudroyants où le petit malade succombe en peu de jours.

Chez le vieillard, la broncho-pneumonie revêt différentes modalités. Dans sa forme aiguë elle ressemble beaucoup à la broncho-pneumonie de l'adulte, avec toux violente, dyspnée progressive, expectoration muco-purulente, muco-sanguinolente, râles multiples et souffle à l'auscultation. Dans sa forme suffocante (catarrhe suffocant), la dyspnée devient rapidement inquiétante, l'expectoration est peu abondante, visqueuse et parfois absolument privée d'air, le pouls est petit et irrégulier, les forces décroissent très vite, les extrémités se refroidissent, une sueur visqueuse se déclare et le malade, le plus souvent, succombe dans le délire et dans le coma.

Marche. — Durée. — Pronostic. — On divise l'évolution de la bronchite capillaire et de la broncho-pneumonie en deux périodes : l'une de dyspnée, l'autre d'asphyxie, les deux réunies ayant une durée variant de une à trois semaines; mais cette division est factice. Le pronostic est des plus graves; la mort est une terminaison fréquente chez l'enfant et chez le vieillard, surtout quand la maladie sévit sous forme épidémique, et quand elle éclate dans les hôpitaux d'enfants, à la suite de la rougeole, de la coqueluche et de la diphthérie. J'ai remarqué deux fois, chez des enfants atteints de bronchite capillaire morbilleuse, que les symptômes de la bronchite s'amendaient à l'apparition de la pneumonie, comme sous l'influence d'un révulsif naturel; les râles fins et disséminés avaient en partie disparu, comme si tout le travail phlegmasique allait se concentrer sur d'autres points. Il semble au premier abord qu'on sera plus facilement maître des lésions pulmonaires localisées; mais de nouveaux foyers de pneumonie lobulaire se développent et, trop souvent, après plusieurs alternatives dans la marche des accidents, la terminaison est fatale.

Dans les cas heureux, la dyspnée s'amende, les râles fins disparaissent et l'amélioration s'établit graduellement. Parfois, la broncho-pneumonie évolue lentement, d'une façon *subaiguë*, et peut aboutir à l'état *chronique*. Cette marche, bien qu'elle soit rare, s'observe surtout dans les broncho-pneumonies à forme pseudo-lobaire, où la splénisation joue le principal rôle; nous en parlerons à l'occasion des pneumonies chroniques.

Diagnostic. — Le diagnostic de la bronchite capillaire avec la tuberculose aiguë de l'adulte sera fait quand nous étudierons cette dernière maladie. Nous verrons quel rôle important joue dans ce diagnostic le *bacille* de la tuberculose. Différencions actuellement la bronchite capillaire de la bronchite simple, de la bronchite pseudo-membraneuse, de l'œdème pulmonaire et de la congestion du poumon. Les gros râles sonores et muqueux de la *bronchite simple* ne ressemblent nullement aux râles *aigus et fins* de la bronchite capillaire, et l'oppression insignifiante de l'une n'est pas comparable à la terrible dyspnée de l'autre; toutefois, l'apparition de ces signes dans le cours d'un simple catarrhe indique le passage de la bronchite ordinaire à la bronchite capillaire. La bronchite *pseudo-membraneuse* existe quelquefois en dehors de toute manifestation diphthéritique du larynx et du pharynx, et les membranes qui tapissent les ramifications bronchiques déterminent, par accès, une dyspnée analogue à celle de la bronchite capillaire; mais alors les malades expectorent des membranes longues et ramifiées qui portent avec elles le diagnostic. L'*œdème* du poumon, isolé ou lié à la *congestion passive* de cet organe, s'observe dans le mal de Bright, dans les maladies du cœur (lésion mitrale et tricuspide) et dans tous les cas où la circulation pulmonaire est entravée; on perçoit alors à l'auscultation des râles sous-crépitants fins, plus abondants en arrière et aux deux bases des poumons, la fièvre est nulle, la dyspnée est intense, et l'expectoration est mousseuse, albumineuse, rosée, quand il s'agit d'œdème pulmonaire suraigu.

Le diagnostic de la broncho-pneumonie avec la pneumonie lobaire est facile. La pneumonie lobaire éclate habituellement en pleine santé et débute par un point de côté et par un frisson, tandis que la broncho-pneumonie se développe le plus souvent chez des sujets déjà malades (rougeole, coqueluche, diphthérie, grippe). La pneumonie lobaire est presque toujours unilatérale, et caractérisée à l'auscultation par des râles crépitants et du souffle tubaire ; la broncho-pneumonie existe des deux côtés de la poitrine sous forme de foyers multiples, plus ou moins volumineux, caractérisés, à l'auscultation, par du souffle et par des râles multiples. Dans la pneumonie lobaire, la toux est sèche et suivie, chez l'adulte, d'une expectoration rouillée ; dans la broncho-pneumonie, la toux est grasse, incessante et impérieuse, et suivie d'expectoration muco-purulente. La pneumonie franche se termine habituellement du cinquième au neuvième jour et sa terminaison est presque toujours favorable chez l'enfant, tandis que la broncho-pneumonie est beaucoup plus redoutable et dure des semaines et même des mois.

Qu'on veuille bien lire le chapitre de l'*Asthme* et l'on y verra que certaines formes d'asthme fébrile, surtout chez l'enfant, peuvent simuler, au premier abord, la bronchite capillaire.

Le diagnostic de la broncho-pneumonie avec la tuberculose aiguë est souvent fort difficile. De part et d'autre, début pouvant survenir dans le cours d'une autre maladie (rougeole, coqueluche), de part et d'autre, dyspnée extrême, température élevée, cyanose précoce de la face, râles sous-crépitants et sibilants, respiration soufflante à l'auscultation. La prédominance des lésions au sommet des poumons, la présence de sang dans les crachats, sont des signes de présomption en faveur de lésions tuberculeuses, la présence de bacilles est un signe de certitude ; le séro-diagnostic donne des renseignements précieux.

Étiologie. — La bronchite capillaire à l'état isolé ne se voit guère que chez l'adulte, la broncho-pneumonie est surtout une maladie de l'enfance et de la vieillesse. La rougeole, en première ligne, la coqueluche, la grippe, la diphthérie, la fièvre typhoïde, l'érysipèle, le choléra, la tuberculose du premier âge, sont des affections dans le cours desquelles se développe de préférence la broncho-pneumonie. Je renvoie à ces différentes maladies pour étudier les caractères spéciaux que revêt la broncho-pneumonie dans chacune d'elles. On l'observe après l'opération de la trachéotomie. Elle est plus fréquente dans les saisons froides, et elle revêt quelquefois le caractère épidémique.

Les lésions suppuratives et infectieuses des fosses nasales et de la gorge peuvent devenir l'origine de broncho-pneumonie par voie descendante. Les agents pathogènes suivent la voie du larynx et des bronches pour arriver jusqu'au poumon; parfois même le poumon est atteint, bien que les voies aériennes intermédiaires paraissent indemnes[1].

Une bronchite simple peut, en quelques circonstances, être suivie de bronchite capillaire et de broncho-pneumonie.

On a signalé des épidémies de broncho-pneumonie chez les ouvriers employés au broyage des scories provenant de la déphosphatation de l'acier[2]; les poussières et les microbes qu'elles entraînent ont également leur part dans cette pathogénie.

Signalons également les lésions broncho-pulmonaires consécutives à des lésions du système nerveux : hémorrhagie cérébrale, ramollissement, paralysie générale, affections mentales, etc.[3].

Traitement. — Dans la bronchite capillaire et dans la broncho-pneumonie, les indications sont les mêmes. Il s'agit de modifier la phlegmasie broncho-pulmonaire, et de favoriser l'expulsion des sécrétions qui encombrent les bronches. On atteindra la première indication au moyen de révulsifs, émissions sanguines, ventouses sèches et scarifiées, applica-

---

1. Martin du Magny. *Rapport de M. Rendu à l'Académie de médecine.* 2 juillet 1901.

2. Chartier. *Travaux du conseil d'hygiène de la Loire-Inférieure*, 1888.

3. Meunier. *Rôle du système nerveux dans l'infection broncho-pulmonaire.* Thèse de Paris, 1896.

tions de sangsues. Le kermès, les vomitifs répétés, l'ipéca, seul
ou associé au tartre stibié, remplissent la seconde indication :
Pour l'enfant :

<pre>
Sirop d'ipéca . . . .   60 grammes.
Poudre d'ipéca . . . .   1 gramme.
</pre>

Donnez, toutes les cinq minutes, une cuillerée à café ou
à dessert jusqu'au vomissement.
Pour l'adulte :

<pre>
Ipéca . . . . . , ...   1 gr. 50
Tartre stibié. . . , ...   05
</pre>

Divisez en deux doses, que vous donnez à quelques minutes
d'intervalle, et faites boire de l'eau tiède pour faciliter les
vomissements.

Contre les quintes de toux et la douleur, on fera usage de
la potion suivante :
Pour l'adulte :

<pre>
Eau de fleur d'oranger. . . . .   100 grammes.
Sirop de chloral . . . . }
Sirop de morphine. . . . .   } ââ 50   —
Eau de laurier-cerise   10   —
</pre>

A prendre une grande cuillerée toutes les trois heures.
Les inhalations d'oxygène rendent quelque service contre les
phénomènes asphyxiques. Enfin, il faut avoir soin de soutenir les forces du malade au moyen de bouillons, de toniques, de boissons alcoolisées, de vin de Champagne. Un enfant de deux ans peut prendre dans sa journée une potion
contenant 25 grammes de vin de Malaga et 15 centigrammes
d'acétate d'ammoniaque.

Les bains à toutes les températures ont été préconisés,
bains froids et bains chauds (Renaut). Cette médication ne
peut pas et ne doit pas être systématique. Dans tel cas, à
forte fièvre, à température très élevée, à tendance ataxique,
les bains froids à 24 degrés s'imposent; dans tel autre cas

à grand encombrement bronchique, à grande dyspnée, à tendance adynamique, les bains chauds sont préférables.

Les injections de sérum, en quantité appropriée à l'âge du sujet (50, 100, 250 grammes par injection), peuvent être utilisées avec avantage. On trouvera cette médication décrite au *Mémento thérapeutique* à la fin du tome V.

Le traitement prophylactique ne doit pas être négligé, il faut éviter de laisser au contact de sujets atteints de broncho-pneumonie des enfants prédisposés aux rhumes et aux bronchites.

§ 5. BRONCHITE CHRONIQUE

Étiologie. — **Description.** — Bien qu'elle puisse être primitive, la bronchite chronique est souvent associée à des maladies constitutionnelles. Chez les sujets lymphatiques et scrofuleux, chez les gens goutteux et dartreux, chez les vieillards, la bronchite s'établit chronique d'emblée ou fait suite à des bronchites plus ou moins aiguës. C'est généralement pendant les saisons froides et humides que la bronchite chronique est plus accusée; les refroidissements provoquent des poussées aiguës qui ont sur la maladie le plus mauvais effet.

La bronchite chronique est caractérisée par des quintes de toux, longues et pénibles, qui se répètent fréquemment, surtout le matin et le soir; une conversation un peu animée, une marche un peu rapide, tout est prétexte pour la quinte, qui le plus souvent est suivie d'une expectoration abondante. Les crachats sont épais, jaune verdâtre (catarrhe muqueux de Laënnec), souvent entremêlés de crachats spumeux dont la prédominance constitue le catarrhe pituiteux; plus rarement l'expectoration est en petite quantité, et les crachats globuleux ont la consistance de l'empois (catarrhe sec). La respiration est sifflante et incomplète. A l'auscultation, on entend, disséminés dans les deux côtés de la poitrine, des râles ronflants et sibilants et des râles muqueux à grosses bulles, qui, par leur abondance, peuvent simuler le gargouillement d'une caverne. La fièvre est nulle, l'appétit est à peu près conservé et la dyspnée est peu accusée en dehors des quintes de toux. La bronchite *chronique* n'a rien de fixe dans sa marche; elle dure plusieurs mois, s'amende à la belle saison pour reparaître aux premiers froids.

Chez certains arthritiques sujets aux dermatoses, à l'eczéma, au lichen, il n'est pas rare d'observer une certaine alternance entre les manifestations cutanées et les manifestations bronchitiques.

La bronchite chronique laisse habituellement après elle un reliquat d'emphysème pulmonaire, mais le malade vit indéfiniment avec son catarrhe, jusqu'à ce que des complications viennent changer la situation.

Ces *complications* sont de nature différente : les unes, brusques dans leur apparition, sont les congestions pulmonaires qui déterminent des accès de dyspnée, et les phlegmasies aiguës broncho-pulmonaires qui créent un danger immédiat; les autres, lentes dans leur développement, sont l'*emphysème pulmonaire* et les lésions du *cœur droit*, dont les conséquences sont la gêne croissante de la respiration, la cyanose et l'œdème généralisé. La *dilatation des bronches* est également une des conséquences de la bronchite chronique. Chez les sujets débilités, surtout chez les vieillards, qui à un moment donné n'ont plus la force d'expulser les sécrétions accumulées dans les bronches, le catarrhe chronique peut se transformer en catarrhe suffocant.

Dans le cours de la bronchite, l'haleine et l'expectoration deviennent quelquefois *fétides*; cette fétidité, qui peut durer des semaines et des mois, s'amender et reparaître, tient à la décomposition des sécrétions bronchiques, à la présence de l'acide butyrique (Laycock) ou même à la gangrène de la muqueuse[1], gangrène qui du reste n'offre pas la gravité de la gangrène pulmonaire.

---

1. Lasègue. Gangrènes curables du poumon. *Archiv. de méd.* 1867.

Certains sujets atteints de bronchite chronique rendent parfois, pendant des mois et des années, des *membranes ramifiées* et souvent cylindriques. Ces membranes qui peuvent mesurer jusqu'à 10 et 15 centimètres de longueur, sont blanchâtres, élastiques, principalement composées de mucine, et ne doivent pas être confondues avec la diphthérie des bronches[1]. Cette variété va être longuement étudiée à l'un des chapitres suivants.

Diagnostic. — Il ne faut pas confondre le catarrhe chronique des bronches avec les phlegmasies bronchiques bâtardes, qui ne sont qu'un épisode dans le cours d'une autre maladie. Ainsi, chez les gens atteints d'affection *cardiaque* (lésion mitrale), la circulation broncho-pulmonaire est facilement entravée, la congestion et l'œdème des voies respiratoires en sont la conséquence, on entend à l'auscultation des râles multiples, et l'oppression revêt parfois la forme d'accès. Si la lésion cardiaque est méconnue, ces différents troubles sont mis sur le compte d'une bronchite chronique, jusqu'au jour où d'autres symptômes auront appelé l'attention sur la maladie de cœur qu'on avait eu le tort de méconnaître.

Même remarque pour les bronchites *brightiques*. Un individu éprouve depuis quelque temps de l'oppression, des étouffements, accompagnés de toux et d'expectoration; on l'ausculte et l'on trouve des râles muqueux aux deux côtés de la poitrine, avec prédominance habituelle aux deux bases. Un examen superficiel s'arrêterait volontiers à l'idée d'un catarrhe subaigu ou chronique, mais un interrogatoire minutieux révèle d'autres signes importants : le malade a de la pollakiurie, ses paupières sont bouffies, le cœur est hypertrophié (Traube), on y perçoit un bruit de galop (Potain); les urines sont albumineuses, bref, la soi-disant bronchite chez ce malade n'est qu'un épisode du mal de Bright.

---

1. *Bronchite pseudo-membraneuse chronique.* Lucas-Championnière. Th. de Paris, 1876.

Nous allons voir, en étudiant l'asthme, la dilatation des bronches et l'emphysème, que la bronchite chronique leur est souvent associée; elle les précède ou les suit, et chez l'asthmatique notamment, elle peut devenir la lésion dominante, au point de cacher la véritable nature de la maladie.

Anatomie pathologique. — Les bronches malades sont épaissies, et le tissu conjonctif de la muqueuse est envahi par du tissu fibreux qui fait quelquefois saillie sous forme de végétation. Il n'est pas rare de rencontrer des ulcérations superficielles au niveau des orifices glandulaires. L'emphysème s'observe souvent à titre de complication.

Traitement. — On se propose de tarir la sécrétion des bronches et de modifier les parties sécrétantes. La créosote (Bouchard), l'iodoforme (Sée), le goudron et l'essence de térébenthine donnent de bons résultats. Ces divers médicaments peuvent être administrés par les voies respiratoires, sous forme de vapeurs (chambres d'inhalation) en pulvérisations (appareils pulvérisateurs) ou par les voies digestives. Voici quelques formules concernant le mode d'administration de ces médicaments :

Capsules de créosote, chaque capsule contenant 5 centigrammes de créosote. A prendre à la dose de 4 à 8 à chaque repas.

Perles d'essence de térébenthine, chaque perle contenant 25 centigrammes de térébenthine. A prendre à la dose de 4 à 8 à chaque repas.

Pilules d'iodoforme, chaque pilule contenant 5 centigrammes d'iodoforme. A prendre une pilule à chaque repas.

Capsules renfermant chacune 25 centigrammes de copahu et 25 centigrammes de goudron. A prendre à la dose de 4 à 8 à chaque repas.

On aura recours à la terpine; on donnera tous les jours six à douze pilules, contenant chacune 10 centigrammes de terpine, ce qui fait 60 centigrammes à 1 gramme de terpine en vingt-quatre heures. On obtiendra de bons résultats de l'eucalyptol donné à la dose de 4 à 10 capsules par jour.

A ces différents traitements on associera les préparations

sulfureuses et arsenicales : les cures sulfureuses de Saint-Sauveur, de Luchon, de Cauterets, les cures arsenicales du Mont-Dore et de la Bourboule rendront de véritables services. Je prescris souvent l'eau de Labassère prise le matin à jeun, à la dose de quatre grandes cuillerées dans du lait chaud. On devra surveiller de près, chez les vieillards surtout, l'encombrement des bronches par les sécrétions, et le combattre au moyen de vomitifs répétés.

Le sujet atteint de bronchite chronique devra éviter les refroidissements et passer les hivers dans une région à climat tempéré.

§ 4. DILATATION DES BRONCHES — BRONCHECTASIE

Anatomie pathologique. — Quand on lit le chapitre que Laënnec a consacré à la dilatation des bronches, et quand on pense que l'étude de cette maladie n'avait même pas été ébauchée avant lui, on est émerveillé de la précision et de la netteté qui furent atteintes du premier coup par l'immortel inventeur de l'auscultation[1].

Les lésions trouvées à l'autopsie sont généralement multiples, car la dilatation des bronches est accompagnée de broncho-pneumonie chronique, de sclérose pulmonaire, de pleurésie chronique, d'adhérences pleuro-pulmonaires, d'emphysème pulmonaire, autant de lésions qui sont plus ou moins accentuées suivant le cas. Aussi, à l'ouverture du thorax, les poumons ne s'affaissent pas, ils présentent des parties indurées, carnifiées, hépatisées, dont la surface est violacée, rougeâtre et marbrée. Dans quelques cas, un lobe pulmonaire est atrophié, cirrhosé. Les lésions de broncho-pneumonie aiguë, récente, ne sont pas rares. Parfois, des dilatations apparaissent à la surface du poumon, dans d'autres cas on ne constate les dilatations qu'à la coupe et

1. Laënnec, t. I, p. 206.

dans la profondeur de l'organe. Les bronches volumineuses sont rarement atteintes de dilatation; la bronchectasie occupe surtout les bronches de troisième et de quatrième ordre, celles qui ont 2 à 3 millimètres de diamètre.

L'anatomie pathologique des bronches dilatées comprend: leur *forme*, leur *structure*, leur *siège*.

La *forme* de la bronchectasie est variable : la dilatation uniforme, la plus rare, porte sur toute la longueur de la bronche, dont le calibre seul est changé. La dilatation moniliforme (Cruveilhier), par ses renflements successifs, donne à la bronche l'aspect d'un chapelet. La dilatation ampullaire est la plus commune; elle est formée de cavités qui peuvent être isolées, comme une sorte de kyste, ou qui peuvent communiquer avec des dilatations voisines; dans ce dernier cas, le territoire envahi ressemble à une auricule du cœur, ou à une masse alvéolaire dont les cloisons sont formées par le tissu pulmonaire atrophié et sclérosé.

La dilatation ampullaire a des formes différentes suivant que l'ectasie porte sur les parties latérales de la bronche, ou sur un segment tout entier. Ces ectasies bronchiques, véritables *anévrysmes bronchiques*, ont été comparées aux anévrysmes aortiques, comparaison d'autant mieux justifiée que c'est l'altération des parois bronchiques qui est la cause principale de l'ectasie. Les dilatations bronchiques varient du volume d'un pois à celui d'un œuf de pigeon; la bronche qui leur fait suite est habituellement atrophiée, terminée en cul-de-sac, et, par exception, dilatée en forme de kyste jusqu'à la surface du poumon (Gombault)[1]. Les différentes formes que je viens de décrire peuvent être réunies chez le même sujet.

La *structure* de la bronche dilatée est variable suivant que la lésion est plus ou moins avancée. Dans les bronches dont la lésion est peu avancée, la muqueuse de la cavité est presque saine et se continue avec celle de la bronche; l'épithélium cylindrique est conservé, les glandules sont atrophiées,

---

1. *Dilatation des bronches.* Thèse de Paris, 1858.

le tissu conjonctif sous-muqueux a perdu une partie de ses fibres élastiques, les fibres musculaires sont fortement dissociées, mais rarement détruites.

Les bronches, quand la lésion est très accusée, ont complètement perdu leur structure normale; la muqueuse n'est plus plissée parce que les fibres élastiques ont disparu, l'épithélium cylindrique (de propulsion) est remplacé par un épithélium pavimenteux (de protection), la muqueuse est hérissée de villosités formées de tissu embryonnaire et de vaisseaux, et transformées elles-mêmes en tissu embryonnaire rouge et vascularisé. La couche musculaire se transforme en tissu embryonnaire avec production de vaisseaux; les cartilages subissent également le retour à l'état embryonnaire et s'infiltrent de sels calcaires. Les fibres élastiques du tissu conjonctif sont dissociées, elles ne forment plus un anneau complet autour de la bronche, l'anneau est rompu. Le tissu conjonctif forme pour ainsi dire le squelette des bronches malades. Les vaisseaux capillaires sont innombrables, flexueux, dilatés, présentent des ectasies de toute forme et font saillie dans la cavité bronchique[1]. Ce réseau capillaire est surtout développé dans les villosités, dans les couches voisines de la lumière de la bronche; ils s'anastomosent en tous sens, c'est un vrai tissu caverneux.

Il y a donc dans les lésions de la bronchectasie deux ordres de lésions : l'une, néo-formative, aboutit au développement d'un tissu embryonnaire et vasculaire; l'autre, destructive, frappe de déchéance les tissus normaux (Hanot).

Dans certains cas, des ulcérations se produisent, et parfois la surface de la cavité bronchique est atteinte d'une *gangrène* « superficielle, curable, analogue à la mortification du tissu conjonctif dans le phlegmon[2] ». Le liquide des bronches dilatées est formé de mucus et de pus en proportions variables; il contient des cristaux de margarine et de

---

1. Galliet. *Recherches sur les lésions anévrysmatiques des vaisseaux capillaires*, etc. Thèse de Paris, 1885. — Hanot et Gilbert. État des vaisseaux dans les parois des bronches dilatées. *Arch. de physiol.*, 1884, n° 6, p. 152.

2. Cornil et Ranvier, p. 678.

cholestérine, et son odeur fade devient fétide dans les cas de sphacèle. Quand une dilatation a perdu ses connexions avec sa bronche génératrice, elle se remplit d'une masse caséeuse, et apparaît comme une formation kystique isolée.

Le *siège* de la bronchectasie affecte surtout le sommet des poumons lorsque la dilatation est moniliforme; elle est plutôt en rapport avec la périphérie de l'organe lorsque la dilatation est ampullaire. Les dilatations sont plus fréquentes à gauche qu'à droite; elles n'occupent qu'un seul poumon dans la proportion de 26 sur 4 (Barth)[1]. Avec la bronchectasie, existe toujours, je l'ai déjà dit, un tissu de phlegmasie chronique, péribronchite, sclérose pulmonaire, pleurésie chronique, mais la genèse de ces tissus de nouvelle formation n'est pas complètement élucidée. D'après des travaux récents, le tissu de pneumonie chronique qui entoure et accompagne la bronchectasie serait un tissu qui aurait uniquement son origine dans la charpente fibro-vasculaire du poumon, l'épithélium du parenchyme n'y jouerait aucun rôle, et le tissu pulmonaire lui-même disparaîtrait sous l'exubérance de la diapédèse, source du nouveau tissu scléreux. « Le parenchyme du poumon se transforme en une nappe d'aspect bourgeonnant qui, finalement, forme un tissu conjonctif adulte (substance fondamentale, substance fibrillaire, cellules fixes), plus ou moins parsemé de néoformations vasculaires suivant l'âge des lésions. Suivant leur organisation plus ou moins avancée vers l'état scléreux, on peut observer la splénisation, la carnisation et l'état aréolaire des parties du poumon qui entourent la bronche dilatée[2]. »

L'emphysème pulmonaire accompagne souvent la dilatation bronchique, on observe parfois l'hypertrophie des ganglions bronchiques, et la tuberculose, qu'on regardait comme rare (Barth), paraît être assez fréquemment associée à la bronchectasie (Grancher)[3].

1. *Recherches sur la dilatation des bronches.* Paris, 1856.
2. Leroy. Pathogénie des dilat. bronch. *Arch. de physiol.*, 1887.
3. Grancher. *Gaz. médic. de Paris*, 1878.

Étiologie. — Là bronchectasie est une maladie de l'âge moyen et de l'âge avancé ; tantôt elle paraît débuter d'une façon aiguë, par une bronchite aiguë ou par une broncho-pneumonie aiguë, plus souvent elle fait suite à des bronchites chroniques (syphilis, impaludisme) ou à des broncho-pneumonies mal éteintes, consécutives à la rougeole, à la coqueluche, à la grippe, à la fièvre typhoïde. Dans quelques cas, l'étiologie nous échappe complètement.

Voici les principales théories émises sur la pathogénie de la bronchectasie :

Laënnec. — Accumulation de sécrétions dans les bronches, et élargissement consécutif de ces canaux.

Andral. — Altérations de nutrition et diminution de l'élasticité des parois bronchiques.

Corrigan. — Sclérose du poumon, dont le tissu rétractile attire les parois des bronches.

Stockes. — Paralysie des fibres musculaires et diminution de la résistance des bronches.

Mendelssohn. — Pression exercée par l'air, au moment des secousses de toux, sur les bronches malades.

Gombault. — Admet la réunion de ces divers processus.

Barth. — Ajoute la pleurésie chronique, agissant, comme la sclérose pulmonaire, par son tissu rétractile.

Quelle opinion choisir au milieu de ces différentes théories ? Tous les états morbides capables de déterminer une lésion de nutrition des bronches (bronchites aiguës et chroniques), et toute formation d'un tissu de sclérose extra-bronchique, pourraient donc favoriser ou produire la bronchectasie[1] ; je veux bien, mais encore faut-il assigner à chacun de ces facteurs sa valeur respective.

Il me semble qu'on a beaucoup trop exagéré le rôle de la pneumonie chronique, de la pleurésie chronique, en un mot des tissus de sclérose, en les considérant comme des tissus rétractiles capables de produire par action mécanique

1. L'impaludisme paraît agir dans ce sens en développant une pneumonie interstitielle. Les observations de MM. Frerichs, Lancereaux, Grasset, sont assez concluantes. (Th. de M. Grasset, Montpellier, 1874.)

l'ectasie bronchique. Il y a des cas, il est vrai, où l'action du tissu scléreux extra-bronchique paraît manifeste; peut-être même les lésions bronchiques et extra-bronchiques se développent-elles parallèlement, mais la tendance actuelle, c'est d'admettre que la lésion pulmonaire qui accompagne la dilatation bronchique est le plus souvent une conséquence et non une cause des lésions de la bronche.

C'est par la bronche que débute la phlegmasie; elle s'étend ensuite autour de la bronche, gagne le tissu pulmonaire voisin et crée de la sorte une sclérose pulmonaire systématique. La preuve que les choses doivent se passer ainsi, c'est que la pneumonie lobaire chronique n'est pas accompagnée de dilatation bronchique, parce que dans cette pneumonie la bronche ne fait pas partie du processus morbide (Charcot), tandis qu'il y a des dilatations bronchiques dans la pneumonie lobulaire ou brancho-pneumonie, parce que la bronche est toujours fortement altérée. Donc, qu'il y ait ou qu'il n'y ait pas sclérose pulmonaire ou sclérose pleurale, la lésion de la bronche est le fait nécessaire, indispensable à la formation de la bronchectasie [1]. Sous l'influence de la lésion bronchique, la bronche perd ses éléments normaux, les fibres élastiques et les fibres musculaires font place à un tissu embryonnaire et vasculaire sans résistance, et la bronche se dilate en son point faible, comme une artère dont les parois altérées permettent la formation d'un anévrysme.

On s'est même demandé s'il n'y aurait pas quelque condition spéciale, capable de préparer l'ectasie de la bronche malade, et l'on a invoqué l'artério-sclérose des artères bronchiques. Dans un cas rapporté récemment par M. Hanot [2], l'artério-sclérose des artères bronchiques était très prononcée.

Symptômes. — La bronchectasie s'annonce par les symptômes suivants : la toux est fréquente et quinteuse comme

1. Leroy, Dilat. des bronches. *Archiv. de physiologie*, 1884, n° 6. — Dallidet. *Dilatation des bronches*. Thèse de Paris, 1881, n° 552.
2. *Société médicale des hôpitaux*, 27 mai 1893.

dans la bronchite chronique, qui souvent précède la dilatation. L'*expectoration* devient graduellement abondante, au point que certains malades rendent tous les jours 150 à 400 grammes d'un liquide diffluent, muco-purulent, d'odeur fade et parfois fétide (*bronchorrhée*). Vue dans un crachoir, et par conséquent par sa couche superficielle, cette expectoration est spumeuse et aérée, mais qu'on la dépose dans une éprouvette en cristal, et l'on verra se former une couche inférieure, opaque, contenant des globules de pus, des cellules épithéliales et des cristaux de cholestérine ou de margarine. L'expectoration peut être uniformément répartie dans le courant de la journée; cependant certains malades vident leurs dilatations en trois ou quatre fois par vingt-quatre heures; ils sont pris de quintes de toux ou d'efforts analogues au vomissement, et ils rendent chaque fois, sous forme de vomique, 50 à 100 grammes de liquide muco-purulent. Ce liquide, dont l'odeur rappelle celle du plâtre frais, peut revêtir une *fétidité* qui témoigne de la décomposition du liquide ou de la gangrène de la cavité. L'haleine prend alors une telle puanteur que, dans un hôpital, les malades d'une salle entière en sont incommodés. Cette fétidité, cruellement *tenace*, peut se prolonger, avec ou sans rémission, pendant des mois et des années, et le malheureux qui en est affecté fuit forcément toute réunion, n'ose se montrer en public et se condamne à l'isolement.

Les *hémoptysies bronchectasiques* sont fréquentes. Dans quelques cas, elles peuvent être mises sur le compte de la tuberculose qui est parfois associée à la bronchectasie; mais dans bon nombre d'observations, dans les cas de Laënnec, de Barth, de Cornil[1], etc., il n'est pas question de tuberculose, l'hémoptysie ne dépend que de la bronchectasie, l'hémorrhagie est due à la rupture de ces capillaires si nombreux, flexueux et dilatés, véritables angiomes, qui font

---

1. Cornil. Dilatation des bronches. Mort par hémoptysie. *France médicale*, 25 avril 1887.

partie du tissu de nouvelle formation, bronchique et extra-bronchique[1]. Ces hémoptysies non tuberculeuses sont une nouvelle source de difficulté pour le diagnostic[2]; dans quelques cas, elles ont été la cause de la mort.

Dans le plus grand nombre des cas, la dilatation des bronches existe d'un seul côté, et elle occupe le sommet du poumon aussi souvent que la base. A l'examen du thorax, on constate une *dépression*, qui est en rapport avec le siège de la dilatation bronchique, et qui est surtout accusée lorsque la bronchectasie est liée à une pleurésie chronique. Cette dépression existe fréquemment à la partie moyenne et postérieure de la région thoracique. La percussion dénote une submatité correspondante à la région malade. A l'ausculta-tion, on constate des *signes de caverne*, mais ces signes varient suivant les dimensions et le nombre des cavités, et suivant leur état de vacuité ou de réplétion. Parfois ils sont dénaturés par la présence d'un tissu de pleurésie ou de pneumonie chronique; aussi, chez quelques malades, la respiration est soufflante, caverneuse et même amphorique, accompagnée ou non de gargouillement, et la voix prend le caractère de la broncophonie ou de la pectoriloquie.

Marche. — Durée. — Terminaison. — Quand la bronchectasie n'est pas associée à une tuberculose pulmonaire, les symptômes généraux sont bénins pendant une longue période; la fièvre est nulle, beaucoup de malades conservent leur appétit, continuent de vaquer à leurs occupations, et ceux que la fétidité n'atteint pas ont une situation à peu près tolérable, à cela près que l'expectoration est abondante et que la dyspnée peut devenir une gêne croissante. En somme, on est frappé, dit Trousseau, et c'est aussi l'opinion de Laënnec, de l'apparente innocuité de la maladie jusqu'à sa période en quelque sorte ultime.

Dans quelques cas, la mort est le résultat d'une *compli-*

1. Dejan. *Hémoptysies non tuberculeuses de la dilatation des bronches*. Thèse de Paris, 1886.

2. Houdinet. *Hémoptysies et dilatations bronchiques*. Thèse de Paris 1896.

cation, telle que pneumonie aiguë, broncho-pneumonie aiguë, gangrène pulmonaire, hémoptysie, abcès du cerveau, pleurésie purulente, pneumo-thorax, tuberculose, pyohémie avec abcès articulaires et viscéraux. Dans d'autres circonstances, la mort arrive plus lentement, par les progrès croissants de la maladie et des lésions pulmonaires concomitantes, qui, après bien des années, se compliquent de lésions du cœur droit, ou de phénomènes de consomption. A ce moment, la résorption des produits microbiens à la surface des cavités bronchiques détermine une véritable septicémie; l'amaigrissement, l'hecticité, la fièvre, la diarrhée, les œdèmes cachectiques, l'ongle hippocratique, tout rappelle le tableau de la phthisie pulmonaire.

Bactériologie. — Le liquide des dilatations bronchiques contient de nombreux microbes, le streptococcus pyogenes, le pneumococcus, le staphylococcus aureus, ainsi que des microbes saprogènes, entre autres le bacillus pyogenes fœtidus.

Ces différents microbes ont peut-être un rôle pathogénique dans la destruction des éléments bronchiques qui favorisent la dilatation, mais ils ont certainement un rôle important dans la plupart des complications qni surviennent au cours de la bronchectasie. Ces complications ne sont pas dues seulement aux toxines qui sont élaborées par les microbes, elles sont encore dues au passage direct de certains microbes dans le sang et dans les organes. (Cornil et Babès)[1]. La septicémie aiguë qui vient parfois compliquer la dilatation bronchique, les arthrites suppurées, les infarctus des organes, les *abcès du cerveau*, sont dus à différents streptocoques (streptococcus pyogenes, streptococcus septicus liquefaciens) ayant leur origine dans une bronchectasie.

On a observé l'endocardite mitrale végétante, avec abcès du foie et du rein, consécutivement à une infection par le staphylococcus aureus ayant son origine dans une dilatation bronchique[2].

1. *Les bactéries*, t. I, p. 467.
2. Thiroloix. Société anatomique, 15 mars 1891.

Diagnostic. — La phthisie pulmonaire, la bronchite fétide et la vomique pleurale ont bien des signes communs avec la bronchectasie. Commençons par différencier la dilatation bronchique des *cavernes tuberculeuses* du poumon et supposons le cas, bien entendu, où la bronchectasie n'est pas associée à une tuberculose pulmonaire. Le siège de la lésion ne fournit aucun signe distinctif, puisque la bronchectasie est aussi souvent unilatérale que bilatérale (26 fois sur 43) et aussi fréquente au sommet qu'à la base (Barth). L'hémoptysie, la toux, les ongles hippocratiques sont encore des symptômes communs aux deux maladies; enfin le souffle caverneux, le gargouillement, la pectoriloquie, révèlent de part et d'autre l'existence de cavités[1], mais ils ne donnent aucun renseignement sur la nature de ces cavités. Alors sur quels signes se baser pour affirmer le diagnostic? L'expectoration de la bronchectasie est, il est vrai, plus diffluente, plus aérée, beaucoup plus abondante que celle de la phthisie, où les crachats sont épais, nummulaires ou puriformes; mais cette distinction n'est pas suffisante, et c'est dans la *marche différente* des deux maladies qu'il faut chercher les vraies indications du diagnostic. En effet, l'individu affecté de bronchectasie et non tuberculeux a traversé une période de trois, cinq, huit, dix ans, sans fièvre, sans amaigrissement notable, et n'éprouvant d'autre malaise qu'une expectoration très abondante, et quelquefois fétide, avec ou sans dyspnée; ce n'est pas ainsi que procède la tuberculose; la fièvre, l'amaigrissement, les troubles dyspeptiques, la perte des forces, les sueurs, le dévoiement, sont des symptômes qui, la plupart, sont contemporains de la période de formation des cavernes tuberculeuses, et qui graduellement s'aggravent avec les progrès de la lésion. Enfin, tous les doutes peuvent être levés par l'examen de l'expectoration, car la présence des *bacilles* dans les crachats ou dans le sang des hémoptysies est le signe certain de la tuberculose.

1. Signes très bien nommés *cavitaires* par M. Jaccoud (*Leçons de clinique*, p. 75).

Dans la *bronchite fétide*, caractérisée par le sphacèle de la muqueuse des ramifications bronchiques (Lasègue), on retrouve, comme dans la bronchectasie, la fétidité de l'haleine et des crachats, l'abondance de l'expectoration, mais *les signes cavitaires font défaut.*

Entre la dilatation des bronches et la *vomique pleurale*, le diagnostic est difficile ; je ne parle pas de la vomique de la grande cavité pleurale survenant dans le cours d'une pleurésie purulente dont on a suivi l'évolution ; il est évident qu'en pareille circonstance, l'abondance du liquide, sa brusque apparition à travers les bronches, et les signes d'une grande cavité pouvant remplacer ceux de l'épanchement, ne laissent aucun doute sur le diagnostic ; mais je fais allusion à ces pleurésies interlobaires (sorte de kystes pleuro-pulmonaires) qui, par leurs symptômes obscurs et par leur liquide moins abondant, diffèrent des pleurésies de la grande cavité pleurale. Tel malade, je suppose, rend, depuis quelque temps et tous les jours, à la suite de quintes de toux, 200 ou 300 grammes de liquide muco-purulent, d'odeur fétide ; à l'inspection, on trouve son thorax aplati dans la région sous-scapulaire ; au même niveau existe une demi-matité ; à l'auscultation, on peut constater des signes cavitaires : n'est-ce pas là le tableau de la dilatation bronchique, et sur quels signes se fonder alors pour établir le diagnostic avec une vomique ? C'est la *marche* des accidents qu'on doit interroger ; et c'est ainsi que nous avons procédé, Peter et moi, pour un cas de ce genre, analogue à l'observation de la malade qui fait le sujet de la merveilleuse leçon de Trousseau[1] ; les signes de la bronchectasie et la bronchorrhée s'établissent graduellement et lentement, tandis que dans la pleurésie interlobaire suivie de vomique, l'évolution des accidents est plus brusque ; à la phase de pleurésie dont on reconstitue les symptômes, succède tout d'un coup la phase de vomique, et le liquide rendu est d'emblée abondant, pour diminuer ensuite les jours suivants.

---

1. Dilatation des bronches. *Leçons de clinique médicale*, t. I, p. 588.

Traitement. — La médication employée pour tarir la sécrétion des dilatations bronchiques est à peu près celle de la bronchite chronique. On conseillera la terpine ; on donnera tous les jours six à douze pilules contenant chacune 10 centigrammes de terpine, ce qui fait 60 centigrammes à 1 gramme de terpine en vingt-quatre heures. On obtiendra de bons résultats de l'eucalyptol donné à la dose de 4 à 10 capsules par jour. La térébenthine, l'iodoforme, la créosote, trouveront également leurs indications. Les inhalations et pulvérisations d'eaux sulfureuses et arsenicales donnent parfois de bons résultats. Il ne faudra pas négliger les révulsifs, vésicatoires et cautère. Contre la fétidité des crachats et de l'haleine, le thermo-cautère de Paquelin doit être employé ; j'ai fait disparaître la fétidité pendant plusieurs jours, et à plusieurs reprises, par l'application de nombreuses pointes de feu au niveau de la région malade.

Le traitement médical étant trop souvent insuffisant, on comprend qu'on ait mis en usage un traitement chirurgical. Je ne parle pas seulement des injections antiseptiques pratiquées dans les dilatations bronchiques, je fais allusion à la pneumotomie. Je sais bien que les résultats publiés jusqu'ici ne sont pas très encourageants, et les hémorrhagies pulmonaires qui surviennent au cours de l'opération créent un réel danger. Roswell Park, dans sa statistique, a eu 9 morts sur 25 cas. Tout cela n'est pas encore très favorable aux entreprises chirurgicales, et cependant, quand on pense au pronostic presque fatal qui accompagne la bronchectasie, on se dit que c'est encore dans la chirurgie qu'est l'avenir du traitement rationnel des dilatations bronchiques[1].

§ 5. LES BRONCHITES PSEUDO-MEMBRANEUSES

Les bronchites à fausses membranes peuvent avoir des origines diverses : tantôt la fausse membrane est diphthé-

1. D'Azincourt. *Intervention chirurgicale dans les bronchectasies*. Th. de Paris, 1896.

rique, elle contient la bacille de Löffler et elle aggrave considérablement le pronostic des localisations diphthériques laryngées ou pharyngées ; tantôt la fausse membrane est consécutive à une pneumonie, surtout à une pneumonie massive (Grancher), et l'agent pathogène est le pneumocoque ; tantôt enfin, dans des cas beaucoup plus rares, on observe, à la suite de la tuberculose, de la rougeole (Jaeger), des lésions du cœur, de la bronchite vulgaire, des bronchites pseudo-membraneuses, difficiles à classer.

De toutes ces bronchites à fausses membranes, aucune n'a une allure clinique bien définie, elles ne sont qu'un épisode de la maladie qu'elles viennent compliquer : il n'en est pas de même de la bronchite pseudo-membraneuse chronique, affection dont la marche et les symptômes sont nettement caractérisés (Paul-Lucas Championnière).

BRONCHITE PSEUDO-MEMBRANEUSE CHRONIQUE

Étiologie. — La bronchite pseudo-membraneuse chronique s'observe surtout chez l'adulte et le vieillard ; elle est plus fréquente chez l'homme que chez la femme. Les affections pulmonaires et l'arthritisme des ascendants paraissent la favoriser. Elle est parfois consécutive à une bronchite commune, ou à une tuberculose pulmonaire qu'elle vient compliquer. Elle est quelquefois associée à l'*aspergillus fumigatus*.

Anatomie pathologique. — A l'autopsie, on constate sur la muqueuse bronchique un peu de rougeur et d'épaississement ; les fausses membranes se localisent à la trachée, aux grosses bronches, et surtout aux divisions bronchiques de troisième et quatrième ordre[1]. Les fausses membranes sont ramifiées comme une branche d'arbre ou comme une branche de corail, elles prennent exactement l'empreinte des bronches et forment de véritables moules.

Ces moules peuvent être rejetés en petits fragments, ou

---

1. Paul-Lucas Championnière. *De la bronchite pseudo-membraneuse chronique*. Th. de Paris, 1876.

en morceaux ramifiés de 10 à 12 centimètres de longueur. La substance qui les forme est blanche ou rosée, assez souvent disposée en feuillets concentriques.

Dans les grosses bronches, les fausses membranes sont creuses et présentent une lumière centrale; dans les bronches de petit calibre, les moules bronchiques sont pleins. La structure de ces membranes est variable: elles peuvent être composées de mucus concret, d'albumine coagulée (Grancher), de fibrine (Caussade), de graisse (Model). Quelquefois on y a trouvé des cristaux de Charcot-Leyden et des cellules éosinophiles. Au point de vue microbien, les documents publiés sont rares. Dans une observation publiée par Claisse[1], la bronchite membraneuse était associée au streptocoque. Dans un cas de Griffon[2], le pneumocoque était l'agent pathogène.

Symptômes. — C'est en général par une phase de bronchite aiguë que débute l'affection : la bronchite aiguë s'accompagne ou non de l'expectoration de fausses membranes et peu à peu l'affection devient chronique ; parfois c'est longtemps après la disparition de la bronchite aiguë qu'apparaissent les fausses membranes; chez quelques sujets, l'affection est chronique d'emblée.

Sa marche n'est ni continue ni progressive ; elle procède *par accès*. A intervalles plus ou moins éloignés, les malades sont pris de dyspnée intense, de douleurs rétro-sternales, de toux souvent convulsive; ils rendent d'abord des matières filantes, très abondantes, puis ils rejettent des fausses membranes, sous forme de fragments isolés, ou de pelotons enroulés, pelotons qui se déroulent quand on les plonge dans l'eau. Parfois c'est un arbre bronchique tout entier qui est rendu. Les hémoptysies sont très rares. Après l'expulsion des membranes, la dyspnée cesse. Pendant l'accès, le murmure vésiculaire est souvent affaibli; parfois on observe un foyer de râles crépitants qui peuvent persister longtemps

1. Claisse. Bronchite membraneuse. *Presse médicale*, 1896.
2. Griffon. Société Anat. Mars 1899.

(Hyde Salter), ou un bruit de drapeau, comme dans le croup. L'accès est en général apyrétique.

J'ai observé dans mon service de l'hôpital Necker, en 1891, un homme de cinquante ans qui avait depuis quelque temps une bronchite pseudo-membraneuse. Après être resté une année entière sans rendre de membranes, il se mit à en rejeter pendant un mois presque tous les huit jours. L'accès était annoncé la veille par certains symptômes ; le malade se sentait sombre et triste, et le lendemain, au milieu d'une quinte de toux et dans un fort accès de dyspnée, il rendait de véritables arbres bronchiques. Jamais il n'eut d'hémoptysies, et jamais je ne constatai quoi que ce soit à la percussion et à l'auscultation. Il s'améliora rapidement par l'emploi de l'iodure de potassium, quoique n'étant pas syphilitique.

La durée de la maladie est illimitée : on a cité un cas datant de 25 ans (Kirch). Le pronostic, assez semblable à celui de la bronchite chronique simple, n'est grave que chez les tuberculeux.

Diagnostic. — Le diagnostic repose tout entier sur l'examen de l'expectoration. Quand les fausses membranes seront reconnues, on en pratiquera l'examen histologique et surtout l'examen bactériologique pour savoir s'il s'agit d'une diphthérie, d'une pneumonie ou d'une bronchite chronique avec ou sans association tuberculeuse.

Le *traitement* rationnel doit consister en l'emploi de l'iodure de potassium, du mercure, du goudron et de ses dérivés, terpine et créosote.

§ 6. SYPHILIS TRACHÉO-BRONCHIQUE.

Suivant la juste remarque de M. Mauriac[1], la trachée et les bronches, simples conducteurs de l'air, ont un rôle pure-

1. Syphilose du larynx, de la trachée et des bronches. *Arch. de méd.*, 1888.

ment passif, qui n'est en rien comparable aux fonctions
multiples du larynx. Aussi les symptômes des affections
syphilitiques trachéo-bronchiques se réduisent à des troubles respiratoires; seulement ces troubles respiratoires sont
encore plus terribles ici qu'au larynx, parce que la trachéotomie, recours suprême dans les affections laryngées, n'est
plus applicable quand la lésion siège à la trachée ou à sa
bifurcation.

A. — ACCIDENTS SECONDAIRES TRACHÉO-BRONCHIQUES.

Description. — L'érythème, le catarrhe, les érosions,
manifestations secondaires de la syphilis, existent à la trachée et aux grosses bronches, mais tandis que les troubles
de la voix et le laryngoscope permettent de constater facilement ces manifestations secondaires quand elles siègent au
larynx, on ne peut que les soupçonner quand elles se localisent à la trachée et aux grosses bronches. Toutefois, on peut
dans quelques cas les apercevoir au laryngoscope quand elles
siègent à la trachée.

Ces accidents secondaires se traduisent par des symptômes de trachéo-bronchite vulgaire, toux, légère dyspnée,
expectoration, qui ne mettent en rien sur la voie du diagnostic, et ce qui permet, dans bien des cas, d'affirmer l'origine syphilitique de ces accidents, c'est qu'ils coïncident
souvent avec des syphilides muqueuses ou cutanées et qu'ils
s'amendent rapidement sous l'influence du traitement.

Ces trachéo bronchites syphilitiques, aiguës ou subaiguës,
sont plus fréquentes qu'on ne pense; telle trachéo-bronchite
qui durait depuis longtemps, qui était rebelle aux autres
traitements, qu'on mettait sur le compte du tabac, de l'arthritisme, des refroidissements, cette trachéo-bronchite cède
rapidement au mercure et à l'iodure de potassium; c'est un
fait qui commence à être admis et que j'ai, pour ma part,
plusieurs fois constaté.

B. — ACCIDENTS TERTIAIRES TRACHÉO-BRONCHIQUES

Anatomie pathologique. — A la trachée et aux grosses bronches, comme ailleurs, le syphilome est circonscrit ou diffus. La néoplasie syphilitique s'infiltre soit dans l'épaisseur de la muqueuse, soit au-dessous; elle ne limite pas son action aux tissus mous, elle envahit les cartilages, le tissu fibreux, le tissu musculaire. La gomme peut avoir des dimensions relativement volumineuses, les épaississements en nappe sont plus ou moins étendus.

L'avenir de toutes ces néoplasies tertiaires, c'est habituellement l'ulcération circonscrite au cas de gomme, ulcération serpigineuse, à tendance phagédénique au cas de syphilome diffus.

L'ulcération syphilitique occupe un segment de la trachée ou toute sa circonférence; parfois le phagédénisme est perforant, il attaque le périchondre, les cartilages; il perfore la trachée, ou il la laboure du haut en bas.

Dans quelques cas, il y a périchondrite et chondrite *primitives*, les parois de la trachée s'indurent et se transforment en un tube déformé, rigide et rétréci.

La *trachéosténose* et la *bronchosténose* sont le résultat de ces lésions tertiaires; le rétrécissement de la trachée et des bronches peut se faire lentement ou rapidement. Les gommes, les ulcérations gommeuses, l'œdème qui en est la conséquence, diminuent le calibre des canaux trachéo-bronchiques; le tissu scléro-fibreux sous toutes ses formes, brides longitudinales, obliques, transversales, annulaires, est l'origine des rétrécissements les plus terribles. Sous l'influence des cicatrices scléreuses, la trachée et les bronches subissent deux ordres de déformations : elles diminuent de longueur et de largeur.

Le diamètre de la trachée, qui, à l'état normal, est environ de 2 centimètres chez l'homme, est réduit au tiers, au quart de ses dimensions. Le rétrécissement trachéo-bronchique est rarement circulaire comme un diaphragme, il prend la forme d'un conduit irrégulier, anfractueux, à étages superposés. La longueur de la trachée diminue suivant le nombre d'anneaux détruits; la solidité de sa charpente est compromise par la substitution d'un tissu fibreux au tissu cartilagineux; il en résulte, au moment des inspirations, un aplatissement qui est une des causes d'asphyxie.

Le syphilome trachéo-bronchique est presque toujours accompagné ou précédé de syphilose pharyngée ou laryngée; sur 65 cas réunis par M. Mauriac, 6 fois seulement l'intégrité du pharynx ou du larynx est signalée. C'est le *quart inférieur* de la trachée, avec ou sans participation d'une bronche ou des deux bronches, qui est le siège le plus fréquent du syphilome.

Les ganglions trachéo-bronchiques sont presque toujours tuméfiés.

Description. — Les symptômes du début, toux et légère oppression, font d'abord penser à une simple bronchite; mais bientôt apparaissent d'autres symptômes : toux opiniâtre, quinteuse, coqueluchoïde; sensation de corps étranger; constriction, étranglement à la région trachéale; douleur *derrière le sternum*, respiration bruyante, cornage trachéal, dyspnée continue et paroxystique : tels sont les symptômes du rétrécissement de la trachée. La respiration est souvent calme quand le malade est au repos, mais, sous l'influence des mouvements, éclate une violente dyspnée; des accès d'oppression due à des spasmes réflexes de la glotte surviennent la nuit ou le jour et jettent le malade dans une angoisse inexprimable.

Ces *accès d'oppression* sont un des caractères les plus saillants de la syphilis trachéale (Mauriac). J'ai constaté la vérité de cette assertion chez un malade que j'ai soigné il y a quelques années avec le docteur Poyet.

L'expectoration est spumeuse, mais parfois le malade rend des matières gommeuses, sanguinolentes, purulentes, et même des fragments de cartilage. Le larynx qui, à l'état normal, s'élève pendant la déglutition, est souvent immobilisé, dans le cas de syphilose trachéale, par des cicatrices trachéo-laryngées. L'examen au laryngoscope permet quelquefois de constater la lésion trachéale jusqu'à la bifurcation des bronches.

Quand la guérison n'est pas obtenue, ou quand le traitement n'a pas été institué à temps, l'asphyxie lente, la syncope, la mort subite, la perforation de l'œsophage, la perforation des vaisseaux, la perforation du médiastin avec abcès consécutifs, la broncho-pneumonie, la gangrène pulmonaire, sont les terminaisons possibles. C'est dire qu'il ne faut confondre le syphilome laryngo-bronchique ni avec la trachéo-bronchite vulgaire, ni avec l'asthme, ni avec l'adénopathie trachéo-bronchique, sous peine, faute de traitement énergique et rapide, de voir succomber les malades.

La douleur rétro-sternale, la sensation d'étranglement derrière le sternum, le cornage trachéal, l'immobilité ou l'abaissement du larynx pendant la déglutition, la conservation de la voix, tous ces signes, joints aux troubles dyspnéiques que j'ai décrits, permettent d'affirmer que c'est la trachée qui est intéressée et que son calibre est rétréci.

Plusieurs laryngopathies ainsi que la paralysie des muscles crico-aryténoïdiens postérieurs peuvent donner lieu à des troubles dyspnéiques identiques, mais alors le cornage est laryngé, la voix est généralement altérée et le laryngoscope lève tous les doutes.

La trachée peut être comprimée par un anévrysme de l'aorte, auquel cas on retrouve les signes de l'anévrysme.

La trachée est parfois déprimée par des tumeurs du médiastin, mais il est rare qu'il n'y ait pas en même temps d'autres symptômes, tels que la dysphagie, l'œdème de la face et du cou, la déformation de la région sterno-claviculaire, une matité en rapport avec l'étendue de la tumeur et de la tuméfaction des ganglions sus-claviculaires témoins de la lésion.

La lésion syphilitique de la trachée étant reconnue ou même soupçonnée, le malade doit être énergiquement traité par les préparations mercurielles et par l'iodure de potassium à haute dose. Je donne la préférence aux injections de biiodure d'hydrargyre. Il faut mettre à ce traitement toute la persévérance voulue et ne pas oublier que ce n'est parfois qu'après quinze jours d'une cure *intense* que l'amélioration commence à se dessiner.

§ 7. COQUELUCHE

Description. — La *coqueluche* est une maladie spécifique, probablement microbienne, contagieuse, épidémique, atteignant surtout le jeune âge et conférant presque assurément l'immunité à ceux qu'elle frappe. Elle est formée d'un double élément : l'un inflammatoire, le catarrhe des bronches ; l'autre nerveux, la quinte de toux, qu'on ne retrouve avec sa netteté dans aucune autre maladie.

Il est d'usage de décrire trois périodes à la coqueluche, on pourrait ajouter une période d'incubation dont la durée, difficile à préciser, s'étend du moment de la contagion à l'explosion des accidents ; la période d'incubation serait de dix à sept jours, d'après Roger.

Dans la *première période*, le catarrhe a les allures d'une simple bronchite ; l'enfant a la fièvre et la toux d'un catarrhe ordinaire, et cependant quelques nuances révèlent déjà l'origine spécifique de la maladie : la toux est plus opiniâtre, plus fréquente, et la fièvre est plus tenace qu'elle ne l'est dans un simple rhume. Cette période catarrhale dure de trois à quinze jours, quelquefois davantage, et, par une transition insensible, elle fait place à la période d'état.

Dans cette *seconde période* d'état, de *toux convulsive*, la fièvre tombe, c'est l'élément nerveux qui prend le dessus ; la toux est moins incessante que précédemment, mais les saccades respiratoires se succèdent si rapidement que le malade en a d'abord huit ou dix, puis quinze ou vingt, sans pouvoir reprendre haleine. A ce moment, la *quinte* est constituée et la crise va éclater au milieu de symptômes qui ont été si merveilleusement décrits par mon maître Trousseau[1] qu'on ne peut mieux faire que d'en reproduire le tableau : « Un enfant est au milieu de ses jeux : quelques minutes avant que la crise arrive, il s'arrête; sa gaieté fait place à la tristesse; s'il se trouvait en compagnie de ses camarades, il s'écarte d'eux et cherche à les éviter. C'est qu'alors il médite sa crise, il la sent venir; il éprouve cette sensation de picotement, de chatouillement du larynx, qui l'annonce. D'abord, il essaye de faire avorter la quinte; au lieu de respirer naturellement, à pleins poumons, comme il respirait tout à l'heure, il retient sa respiration : il semble comprendre que l'air, en arrivant à pleine voie dans son larynx, va provoquer cette toux fatigante dont il a la triste expérience. Mais, je le répète, quoi qu'il fasse, il n'empêchera rien, il ne pourra tout au plus que retarder l'explosion. La quinte a lieu. Aussitôt, vous voyez le malade chercher autour de lui un point d'appui auquel il puisse se cramponner. Si c'est un enfant à la mamelle, il se précipite dans les bras de sa mère ou de sa nourrice. Plus avancé en âge, s'il est debout, vous le voyez trépigner dans un état d'agitation complète. S'il est couché, il se dresse vivement sur son séant pour s'accrocher aux rideaux, aux barres du lit. Il sort de là le visage bouffi, et cette bouffissure du visage, qui persiste quelquefois pendant trois semaines, peut en quelques cas suffire à elle seule pour qu'un médecin exercé soupçonne l'existence de la coqueluche. »

Revenons à la quinte de coqueluche : Une expiration brusque, bruyante, ouvre la quinte; cette expiration est suivie d'une série d'expirations courtes, aphones, convulsives, de plus en plus précipitées, véritables *coups de glotte* de moins en moins perceptibles[2]. A ce moment, une pause se produit qui peut durer 10 à 15 secondes, pause pendant laquelle le thorax est immobilisé dans l'expiration au maximum physiologique. Pendant toute cette phase de la quinte, l'air chassé de la poitrine n'est pas renouvelé;

1. Trousseau. *Clinique médicale de l'Hôtel-Dieu*, t. II, p. 488.
2. Le Serrec de Kervily. Th. de Paris, 1888.

aussi le malade, les yeux injectés et larmoyants, les lèvres violacées, le visage bouffi, est-il dans un état d'angoisse voisin de l'asphyxie. Alors se produit une *inspiration longue, chantante, convulsive,* qui termine la quinte et qui apporte un court instant de repos : c'est ce qu'on appelle *la reprise.*

Mais aussitôt, une seconde quinte éclate qui sera suivie de plusieurs autres, décroissantes comme intensité, et peu à peu, la *reprise,* au lieu d'être chantante, devient aphone, preuve que la glotte est moins convulsée. On peut dire alors que l'accès est terminé. La réunion des quintes constitue l'accès; pendant les quintes, l'enfant rejette par la bouche des mucosités filantes, glaireuses, difficiles à détacher. La fin de l'accès est souvent marquée par de véritables vomissements glaireux et alimentaires.

Ces accès, dont la durée varie de quelques secondes à dix ou douze minutes, sont plus fréquents la nuit que le jour, ils se répètent jusqu'à soixante fois dans le courant des vingt-quatre heures; au delà de ce chiffre, la vie de l'enfant est en danger (Trousseau). Entre les accès, le coquelucheux ne tousse pour ainsi dire pas; la quinte résume toute la maladie. Pendant la période catarrhale, on entendait à l'auscultation de la poitrine des râles de bronchite; dès la période spasmodique, ces râles diminuent et disparaissent.

Dans la troisième période, tous les symptômes s'amendent : les quintes sont moins fréquentes, le sifflement inspiratoire est moins accusé, et les mucosités rendues après la quinte sont remplacées, chez l'adulte surtout, par les crachats épais d'une sécrétion bronchique franchement catarrhale.

Herff, atteint lui-même de coqueluche, a examiné son larynx et il a fait le même examen sur d'autres coquelucheux après avoir anesthésié le voile du palais et la gorge par des badigeons au chlorhydrate de cocaïne. Il a constaté que, pendant toute la maladie, la muqueuse trachéo-laryngée est enflammée, surtout la muqueuse laryngée à la région inter-aryténoïdienne et aryténoïdienne.

Pendant l'accès, c'est à cette région que s'accumulent des mucosités; si l'on enlève ces mucosités au moyen d'une sonde, on peut faire cesser l'accès, mais si dans l'intervalle des accès on chatouille la même région, on peut faire reparaître les quintes. L'attouchement des autres parties du larynx ne produit pas le même effet. C'est donc à la région inter-aryténoïdienne que siégerait l'origine du réflexe qui provoque la quinte.

Marche. — Durée. — Diagnostic. — La *marche* habituelle de la coqueluche est celle que je viens de décrire en trois périodes : il est fort rare que la toux convulsive s'établisse d'emblée, elle est précédée par la période catarrhale.

Chez certains malades, les quintes sont remplacées par des accès d'éternuement (Roger), et j'en ai observé deux exemples chez des enfants issus de parents asthmatiques; la quinte, dit Trousseau, se termine quelquefois par des éternuements. La coqueluche a une *durée* moyenne qui ne dépasse pas six à huit semaines, néanmoins on voit des malades conserver, pendant des mois et au delà, des quintes de toux spasmodique, comme si le principe spécifique de la maladie était passé chez eux à l'état chronique.

Le *diagnostic* de la coqueluche est indiqué, dès la période catarrhale, par l'opiniâtreté de la toux et par la ténacité de la fièvre : dans la période d'état, la quinte et le sifflement inspiratoire terminal sont si caractéristiques, qu'il n'est pas possible de se méprendre sur leur signification.

Toutefois, certaines tumeurs du médiastin provoquent une toux dite coqueluchoïde (Guéneau de Mussy) qui n'est pas sans analogie avec la vraie quinte de la coqueluche.

Il est important pour le diagnostic de connaître les différentes formes de coqueluche *fruste*. J'ai dit précédemment que la quinte peut être remplacée par des accès d'éternuement.

J'ai vu à Chantilly une dame d'un certain âge (dont la petite fille était atteinte de coqueluche) et qui fut prise de forme fruste de coqueluche, avec spasmes glottiques et sifflements inspiratoires, spasmes qui duraient quelques secondes, et qui se reproduisaient coup sur coup sous forme d'accès, plusieurs fois le jour et la nuit. Dans cette forme fruste, la quinte de coqueluche était réduite au spasme inspiratoire de la glotte, et tout le reste faisait absolument défaut. Des cas analogues ont été publiés, deux par Trousseau, un par Blache.

Pronostic. — Complications. — La coqueluche, par elle-même, n'est pas une maladie sérieuse, la gravité vient de ses *complications*; ainsi le catarrhe de la période initiale, qui n'est en somme qu'un élément anodin de la maladie et qui s'amende dès la période spasmodique, ce catarrhe peut envahir les petites bronches; alors la fièvre s'allume, la dyspnée devient intense, et l'on entend dans la poitrine des râles fins de la bronchite capillaire et même le souffle de la broncho-pneumonie, terrible complication qui peut éclater à toutes les périodes de la coqueluche, et surtout à la période d'état. Souvent, l'explosion de l'élément inflammatoire fait disparaître l'élément nerveux : *spasmos febris accedens solvit.* « Aussi, quand, chez un enfant atteint de coqueluche et qui avait cinquante à soixante quintes dans le courant des vingt-quatre heures, vous verrez ces quintes cesser tout à coup, bien que la maladie soit encore en pleine période d'état, méfiez-vous, car vous allez vous trouver en face d'une complication inflammatoire. » (Trousseau.) Chez l'adulte, ces accidents inflammatoires peuvent aussi se traduire par une pleurésie ou par une pneumonie lobaire.

La coqueluche prédispose à la tuberculisation des ganglions bronchiques et à la tuberculose. Tantôt la tuberculose éclate d'une façon aiguë, sous forme de méningite ou de granulie, tantôt elle évolue à la façon de la tuberculose pulmonaire chronique.

A l'élément nerveux se rattachent des complications d'un autre genre : le *spasme* de la glotte est fréquent et très grave chez les enfants au-dessous de quatre ans; les *convulsions* surviennent pendant les quintes ou dans l'intervalle des quintes, et sont, chez les enfants du premier âge, une terrible complication. Sous l'influence des quintes naît un *emphysème* vésiculaire qui, dans certains cas, heureusement exceptionnels, est devenu interlobulaire par rupture des vésicules du poumon. Les congestions violentes suscitées par les quintes entraînent des *épistaxis*, des *hémoptysies*, des hémorrhagies de *l'oreille* (rupture du tympan), des ecchymoses sous-conjonctivales, des larmes de sang (Blache), du purpura, des ecchymoses sous-cutanées et des congestions cérébrales avec attaques d'*éclampsie*.

C'est encore aux quintes de toux que sont dus les *vomissements* alimentaires qui, souvent répétés, deviennent une cause de dénutrition. Les contractions exagérées des muscles expirateurs produisent des évacuations involontaires, des *hernies*, et le frottement de la langue sur les dents incisives détermine des *ulcérations* du frein (Bouchut).

Étiologie. — La coqueluche est une maladie épidémique et contagieuse qui frappe surtout les enfants de deux à sept ans; la puissance de contagiosité est telle qu'un enfant peut être contagionné pour avoir passé quelques minutes avec un coquelucheux. A l'état sporadique, elle suit la marche habituelle que nous avons décrite, mais à l'état épidémique, elle revêt différents caractères. Ainsi, dans l'épidémie de Dillingen, en 1811, les malades étaient emportés par des accidents éclamptiques; dans celle de Genève, en 1850, la bronchite capillaire était la complication dominante (Rilliet); dans d'autres épidémies, la période catarrhale a été fort courte et la période spasmodique est survenue presque d'emblée (Trousseau). Les épidémies de coqueluche et de rougeole se suivent parfois d'assez près pour qu'on ait cru devoir établir entre elles une relation de causalité.

Bactériologie. — Afanassief avait cru découvrir le bacille de la coqueluche. Ce bacille, *bacillus tussis convulsivæ*, serait petit, mince, disposé en groupes ou en colonies.

Tout récemment Bordet et Gengou[1] ont dit avoir obtenu en cultures pures le microbe spécifique de la coqueluche. C'est une bactérie de petites dimensions, de forme ovoïde, présentant le même aspect dans les cultures et dans l'expec-

1. Académie de médecine de Belgique, 28 juillet 1906.

toration. La présence d'hémoglobine est nécessaire à sa culture. Il est surtout abondant dans l'exsudat des premières quintes.

La broncho-pneumonie qui survient à titre de complication dans le courant de la coqueluche est surtout due au streptocoque, au staphylocoque, au pneumocoque, etc.

Traitement. — Les indications doivent s'adresser à l'élément inflammatoire et à l'élément spasmodique; le premier amendé par les vomitifs; on oppose au second l'opium, l'aconit, la belladone, le bromure de potassium. On a conseillé l'usage des alcalins (Labadie-Lagrave). Les révulsifs doivent être réservés pour les complications inflammatoires. L'anesthésie de la région inter-aryténoïdienne pratiquée au moyen de la cocaïne a donné quelques bons résultats. Les fumigations soufrées ont été préconisées; le coquelucheux rentre dans la chambre où ont été pratiquées les fumigations, les croisées ayant été ouvertes après la fumigation.

H. de Rothschild[1] a eu l'idée d'employer le chloroforme et il en a obtenu de bons résultats. On ne doit en faire usage que dans les coqueluches sévères, alors que les vomissements et l'insomnie débilitent les malades. La bronchite aiguë et la broncho-pneumonie sont, bien entendu, des contre-indications formelles. On peut administrer le chloroforme pendant plusieurs minutes jusqu'à anesthésie complète. On peut également remplacer l'anesthésie complète par quelques inhalations administrées au moment où la quinte va se produire. Pour ces inhalations on verse sur un linge dix à vingt gouttes du mélange suivant :

Chloroforme anesthésique.	50 grammes.
Essence de pin	25 —
Essence d'eucalyptus	25 —

Par ce procédé, certains malades guérissent, d'autres sont extrêmement améliorés.

L'hygiène joue un grand rôle dans le traitement du coquelucheux; la chambre doit être aussi spacieuse que possible et il est bon de ne pas vivre jour et nuit dans la même cham-

1. Henri de Rothschild. Traitement de la coqueluche par le chloroforme. *La Presse médicale*, 15 août 1906. — *Revue d'hygiène et de médecine infantiles*, 1906, p. 280.

bre. Dès la période de déclin, le changement d'air est un des moyens les plus efficaces pour abréger la durée de la maladie.

Le traitement prophylactique est essentiel. Le coquelucheux doit être isolé des autres enfants, et les objets qui lui ont servi, la chambre où il a séjourné, doivent être soumis à une sévère désinfection.

§ 8. DE L'ASTHME

Les accès de dyspnée qui constituent l'asthme sont empreints d'un cachet vraiment caractéristique. Ces accès apparaissent brusquement, à intervalles plus ou moins éloignés, à quelques semaines, à quelques mois, et même à plusieurs années de distance. Ils existent tantôt à l'état de *névrose pure*, en dehors de tout état inflammatoire des bronches, tantôt et le plus souvent ils sont doublés d'un *élément catarrhal* variable comme intensité. L'élément catarrhal n'accompagne pas d'habitude les premières attaques d'asthme, il s'y associe plus tard; parfois il ne joue qu'un rôle accessoire et n'apparaît que vers la fin de l'accès; ailleurs il débute avec l'accès, sous forme d'un vrai catarrhe fébrile; enfin, dans d'autres circonstances, il prend un tel développement que l'élément nerveux en est défiguré et relégué au second rang.

Ces deux éléments, dont l'un, l'élément nerveux, est constant, dont l'autre, l'élément catarrhal, est variable, finissent par engendrer chez certains asthmatiques une altération chronique des bronches (bronchite chronique), une lésion des vésicules pulmonaires (emphysème), cycle morbide qui peut se compliquer encore de lésions du cœur droit (dilatation du cœur et insuffisance tricuspide).

Description. — L'accès d'asthme débute généralement dans les premières heures de la nuit et sans prodromes: tel individu qui s'était couché bien portant se réveille brusquement en proie à une vive oppression ; il éprouve à la poitrine une constriction angoissante, sa respiration est pénible et sifflante, il se lève il ouvre la croisée et recherche l'air frais, il met en jeu tous les muscles inspirateurs. Espérant faciliter la respiration, il prend les positions les plus variées, il s'assied sur son lit le corps plié en deux, il s'agenouille sur un fauteuil, la tête inclinée en avant, il se tient debout accoudé sur un meuble : *il pousse;* mais en dépit de ses efforts l'oppression persiste et augmente, l'inspiration est incomplète, l'expiration est lente, sifflante et convulsive, l'angoisse est extrême, et à voir le malade, la face bouffie et couverte de sueur, les yeux saillants, les lèvres violacées, on croirait que l'asphyxie est proche. Il n'en est rien, car après une ou plusieurs heures de cette lutte pénible, la respiration devient plus libre, l'inspiration est plus complète, l'air pénètre mieux dans la poitrine, l'expiration est moins convulsive, moins longue, et la détente se fait.

Quelquefois, la fin de l'accès est annoncée par d'abondantes eructations, par une expectoration catarrhale ou par l'émission de crachats secs, crépitants ou glutineux, ayant la forme de perle ou de vermicelle; les premières urines rendues sont claires et abondantes (urines nerveuses), et le sommeil interrompu se rétablit. Le lendemain, l'asthmatique conserve une certaine lassitude et une sensation désagréable de constriction thoracique avec ballonnement du ventre, et quelque tendance à l'essoufflement.

Il est rare qu'un accès d'asthme soit isolé; habituellement, on observe une série d'accès qui se répètent pendant plusieurs jours ou plusieurs semaines ; souvent même ils reviennent à la même heure, et de préférence la nuit. Cette série d'accès constitue l'*attaque* d'asthme.

Les accès d'asthme n'ont pas toujours, il s'en faut, la forme nettement intermittente que je viens de décrire : chez certains asthmatiques l'oppression est continue pendant toute la durée de l'attaque, et les paroxysmes reparaissent le jour ou la nuit, ou plusieurs fois en vingt-quatre heures sans laisser ni trêve ni repos.

En analysant l'accès d'asthme, on voit que la dyspnée s'y présente avec des caractères tout particuliers[1]. On n'observe pas ici quarante ou cinquante respirations par minute, comme dans les phlegmasies broncho-pulmonaires, le nombre des respirations est au contraire moindre qu'à l'état normal, l'inspiration pénible et sifflante ne laisse pénétrer dans la poitrine qu'une quantité d'air insuffisante, et l'expiration plus pénible encore, convulsive, et trois ou quatre fois plus prolongée que l'inspiration, ne chasse qu'incomplètement l'air introduit dans le poumon. Ajoutons que, même au plus fort de l'étouffement, on n'observe pas, comme dans le croup, la dépression du creux épigastrique (*tirage*), et la raison, c'est que dans l'accès d'asthme, la poitrine est toujours remplie d'air au *maximum*.

Pendant l'accès, on entend dans la poitrine des râles sonores et des râles bullaires subordonnés à l'intensité de l'élément catarrhal, ou bien on constate par place une absence totale de bruit respiratoire. Le thorax est saillant et globuleux, le diaphragme est abaissé, et la percussion donne la sonorité exagérée d'un emphysème aigu.

L'asthme que je viens de décrire est celui dans lequel l'élément nerveux est à peu près seul en jeu, mais quand l'élément catarrhal s'y associe, le tableau clinique est plus ou moins modifié. Ainsi, certains asthmatiques sont pris pendant leur accès, ou vers la fin de leur accès, de quintes de toux fatigante et spasmodique et d'une expectoration franchement catarrhale qui ne cesse pas complètement en dehors des accès. Parfois l'expectoration est surtout formée de crachats glutineux, vermiformes, analogues à des fragments de vermicelle, ou de crachats arrondis, crépitant sous le doigt, les crachats *perlés* de Laënnec. Les crachats contiennent souvent des exsudats spiroïdes (Curschmann), des cristaux octaédriques (Charcot, Leyden), des cellules éosinophiles (Müller) qui, du reste, ne sont pas caracté-

1. Le type et le rythme de la dyspnée asthmatique ont été mis en évidence par M. G. Sée (*Dictionnaire de méd. et de chirur.*, t. III, p. 608.

ristiques de l'asthme. Chez quelques asthmatiques, la fièvre, la toux, la nature des crachats, prouvent que l'asthme est doublé d'une bronchite, mais la dyspnée conserve son type caractéristique et reparaît sous forme de paroxysmes. Cependant, à la longue, et chez certains asthmatiques, les lésions de la bronchite deviennent chroniques, l'emphysème apparaît, et dès lors il devient plus difficile de faire la part de l'élément nerveux.

Chez certaines personnes, l'accès d'asthme est précédé ou remplacé par des accès d'*éternuement*; ces éternuements se précipitent d'une façon convulsive et spasmodique, trente et quarante fois en quelques minutes, ils reparaissent toutes les nuits, tous les matins, plusieurs jours de suite. Pendant l'accès d'éternuements, les yeux, injectés et larmoyants, sont souvent le siège de vives démangeaisons, la face est congestionnée, le nez coule abondamment, puis tout rentre dans l'ordre. Ce tableau rappelle assez bien, on le voit, la *fièvre des foins*. Aux gens atteints de ces éternuements on a pu prédire l'asthme plusieurs mois ou plusieurs années à l'avance.

Physiologie pathologique. — Les théories d'après lesquelles l'accès d'asthme serait consécutif à un emphysème (Louis et Rostan), à un catarrhe des petites bronches (Beau), à un catarrhe (Laënnec), à une congestion pulmonaire (Bretonneau), sont des théories erronées qui ont le tort pour la plupart de prendre l'effet pour la cause. On admet aujourd'hui que l'accès d'asthme est produit par un spasme, par une convulsion des muscles de la respiration; mais le désaccord commence quand il s'agit de savoir à quels muscles il faut limiter ce spasme. Pour les uns (Biermer, Williams), ce spasme serait localisé aux muscles bronchiques; la contraction des bronches deviendrait l'obstacle mécanique à la circulation de l'air, et l'abaissement du diaphragme serait consécutif à la plénitude exagérée du poumon. Pour les autres (Sée, Wintrick), les bronches n'ont rien à voir avec la dyspnée asthmatique, et le spasme s'empare successivement de tous les muscles inspirateurs extrinsèques, diaphragme, intercostaux, scalènes, trapèze, etc., qui restent convulsés pendant toute la durée de l'accès, tiennent le poumon dans un état de dilatation constant, et ne permettent qu'un faible renouvellement de l'air dans les vésicules pulmonaires. Enfin une troisième opinion (Trousseau, Jaccoud[1]) réunit les deux précédentes et admet à la fois le spasme des muscles extrinsèques et intrinsèques de la respiration.

Je me range à cette dernière opinion, et je crois que le nombre et l'espèce des muscles envahis est surtout en rapport avec l'intensité de l'accès. Dans les accès violents, tout est pris, muscles intrinsèques et extrinsèques; dans les accès légers, le spasme pourrait bien se limiter aux muscles des bronches ou n'empiéter que sur le diaphragme. Dans tous les cas, la sphère de l'excitation nerveuse ne reste pas localisée aux muscles de l'inspiration; elle atteint aussi les muscles de l'expiration, ef le spasme rythmé des muscles *expirateurs* explique la longueur et l'intensité de chaque expiration qui, malgré son énergie, n'arrive que difficilement à vaincre une partie de la résistance des muscles inspirateurs. Aussi le renouvellement de l'air dans les poumons est-il fort incomplet, et la dyspnée en est la conséquence.

Quand on voit ce qui se passe du côté de la muqueuse nasale et oculaire chez certains asthmatiques, la turgescence et la sécrétion des muqueuses du nez et des yeux, on est tenté d'admettre que pareil phénomène de turgescence et de sécrétion existe sur la muqueuse des bronches et entre pour une bonne part dans le rétrécissement de leur calibre. Cette hypothèse est d'autant plus admissible que Stark a constaté au laryngoscope la turgescence de la muqueuse trachéale.

L'état spasmodique des muscles respirateurs et les phénomènes de vaso-dilatation et de vaso-sécrétion sont dus eux-mêmes à un état spécial des nerfs qui président à ces

1. Trousseau. *Clin. méd.*, t. II, p. 439. — Jaccoud. *Path. int.*, t. I, p. 900.

différentes fonctions. Cet état d'irritabilité est tantôt spontané, du moins en apparence, tantôt il est le résultat d'un acte réflexe, cet acte réflexe ayant son point de départ dans les expansions terminales des nerfs sensitifs broncho-pulmonaires, ou des nerfs sensitifs de la muqueuse nasale. Plusieurs théories actuellement en vogue donneraient même un rôle prépondérant à la muqueuse nasale[1]. Nous en parlerons plus loin avec l'étiologie.

Marche. — Durée. — Terminaison. — Les premières attaques d'asthme sont généralement bénignes et ne laissent après elles aucun reliquat ; mais plus tard, si l'élément catarrhal vient se joindre à l'élément nerveux, et à plus forte raison quand il prédomine, le malade conserve dans l'intervalle de ses attaques un état morbide analogue à la bronchite chronique, d'autant plus tenace que l'emphysème, autre complication de l'asthme, se met souvent de la partie. C'est ainsi qu'on finit par constater les lésions de la bronchite chronique et de l'emphysème chez des gens qui, en réalité, n'étaient primitivement que des asthmatiques ; on peut même, à la longue, constater la dilatation du cœur droit et l'insuffisance tricuspide. Fort heureusement la maladie ne procède pas toujours de même, elle peut s'amender sans provoquer de telles complications, elle peut même guérir sous l'influence d'un traitement bien dirigé. On voit en effet des gens qui avaient eu plusieurs attaques et chez lesquels l'asthme n'a plus reparu.

Étiologie. — L'asthme présente toutes les bizarreries des névroses ; il est provoqué ou réveillé par les causes en apparence les plus insignifiantes, par les moindres odeurs (Floyer), par les foins, par les vapeurs que développe une allumette soufrée qu'on vient d'allumer, par la poussière d'avoine (Trousseau), par la poudre d'ipécacuanha (Cullen) ; un tel est pris d'asthme quand il habite au nord, qui n'en a pas quand il est au midi : celui-ci a de l'asthme à Paris et

1. Schlemmer. Théories pathogéniques de l'asthme. *Union médicne.* 1887.

n'en a pas à Versailles; je connais un malade, sujet à des accès terribles tant qu'il est en Égypte, et chez lequel les accès disparaissent aussitôt qu'il est en mer. Certaines personnes sujettes à l'asthme ne peuvent rire un peu fort sans être prises d'un léger accès. Une altitude un peu élevée et le séjour des montagnes sont souvent préjudiciables aux asthmatiques. L'asthme est une névrose, et de plus c'est une *névrose* presque toujours *diathésique et héréditaire*, fait si bien mis en lumière par mon illustre et vénéré maître Trousseau; « dartres, rhumatismes, goutte, hémorroïdes, gravelle, migraine, sont des affections que l'asthme peut remplacer et qui réciproquement peuvent remplacer l'asthme; ce sont des expressions différentes d'une même diathèse »; un père goutteux engendre des enfants qui, dès leur jeunesse, auront la migraine et des hémorroïdes et qui seront plus tard graveleux, asthmatiques ou goutteux.

L'alternance de l'asthme et de l'urticaire est une chose bien connue; on a même appelé l'asthme l'urticaire des bronches. On a également signalé l'alternance de l'asthme et des névroses telles que l'épilepsie, l'hystérie, l'hypocondrie, la manie. L'atshmatique peut avoir des crises d'excitation maniaque récidivantes ou subintrantes[1].

L'asthme est plus fréquent chez l'homme que chez la femme: c'est une maladie de tous les âges, on l'observe même chez les enfants, surtout dans la seconde enfance. Chez l'enfant, l'asthme peut se comporter comme chez l'adulte, néanmoins l'asthme des enfants revêt assez souvent les allures de la bronchite capillaire, du catarrhe suffocant, de la broncho-pneumonie; la maladie se présente avec des apparences de gravité et il est d'autant plus important d'en faire le diagnostic, qu'un traitement bien dirigé donne les meilleurs résultats. Trousseau et Sée rapportent des exemples saisissants de cet asthme infantile qu'il faut bien connaître, sous peine de commettre de fortes erreurs.

1. Brissaud. Asthme essentiel chez les névropathes. *Revue de médecine,* 1891.

Diagnostic. — Il est une maladie qui a les plus grandes analogies avec l'asthme et qui fait partie de la même famille : on la trouvera décrite au chapitre suivant, c'est le *hayfever* des Anglais ou rhino-bronchite spasmodique (Guéneau de Mussy).

Les tumeurs du médiastin, l'hypertrophie des ganglions bronchiques, l'anévrysme de l'aorte, provoquent des accès de dyspnée, qu'il ne faut pas confondre avec l'asthme.

Il y a une forme de tuberculose pulmonaire qui simule l'asthme et qui est connue sous le nom de *tuberculose pseudo-asthmatique.* Je ne parle pas de la tuberculose granuleuse aiguë, qu'Andral comparait à l'asthme, à cause de la violente dyspnée, continue ou paroxystique, qui en est parfois un des symptômes, mais je fais allusion à la tuberculose chronique vulgaire. Certains tuberculeux, au début ou dans le cours de leur maladie, sont pris en effet d'accès d'asthme associés à leur tuberculose pulmonaire, et la tuberculose pourrait être méconnue si l'on n'était pas prévenu de cette forme de tuberculose asthmatiforme[1]. J'ai plusieurs fois observé cette tuberculose pseudo-asthmatique[2].

Les maladies de cœur, les lésions mitrales, provoquent souvent l'essoufflement et la dyspnée. Outre cette dyspnée, le malade éprouve parfois des *accès d'oppression,* plus fréquents la nuit que le jour, et analogues comme intensité aux accès d'asthme, ce qui a valu à cette dyspnée paroxystique le nom d'*asthme cardiaque.* Cette dénomination est mauvaise. La maladie mitrale ne produit pas l'asthme vrai ; la dyspnée paroxystique du cardiaque n'a point les caractères de la dyspnée de l'asthmatique[3]. Analysons l'oppression du cardiaque pendant son accès : la respiration est fréquente et haletante, les deux temps de la respiration sont brefs et saccadés, les palpitations sont fréquentes, le pouls est petit, le visage est pâle, les lèvres sont violacées ; chez

1. *De la tuberculose pseudo-asthmatique.* Pujade. Thèse de Paris, 1879, Aslanian. Thèse de Paris, 1883.
2. Renon. *Mercredi médical,* 9 octobre 1895.
3. Sée. *Diagn. et trait. des mal. du cœur.* — Paris, 1879, p. 21. — *Traité des mal. du cœur,* 1879, p. 85.

l'asthmatique le tableau de l'accès est tout différent, la respiration n'est pas accélérée, au contraire, l'inspiration est lente, pénible, et l'expiration, sifflante et spasmodique, est trois ou quatre fois plus prolongée que l'inspiration ; les palpitations font défaut, le pouls conserve sa régularité. Chez certains cardiaques, les accès de dyspnée forment le symptôme dominant, et même, chez quelques-uns, la maladie mitrale s'annonce uniquement d'abord par des accès de dyspnée cardiaque, pris à tort pour de l'asthme, de même que chez certains brightiques la lésion du rein s'annonce par des accès de dyspnée urémique indûment qualifiée d'asthme. En tout cas, l'asthme cardiaque et l'asthme vrai ne doivent pas être confondus.

Les lésions de l'*aorte* sont également accompagnées d'accès d'oppression qui simulent vaguement l'accès d'asthme. Mais ces accès de dyspnée aortique sont plus ou moins douloureux, à la façon de l'angor pectoris ; ils n'ont nullement le caractère de l'attaque d'asthme vrai, et la lésion aortique met vite sur la voie du diagnostic.

Faute d'attention, la dyspnée *brightique* peut être prise pour de l'asthme, et bon nombre de malades sont traités comme des asthmatiques alors qu'ils sont en réalité des brightiques. Cette dyspnée brightique revêt des formes un peu différentes. Dans une première variété, le malade est essoufflé, « court d'haleine », surtout s'il monte un escalier ou s'il marche trop vite ; il éprouve des accès d'anhélation qu'il prend à tort pour de l'asthme ; mais qu'on l'examine, on trouve de l'œdème pulmonaire, de l'albumine dans l'urine et une série de petits ou grands accidents du brightisme.

Dans une seconde variété de dyspnée brightique, la violence et la rapidité de l'asphyxie menaçante sont dues à l'œdème brightique suraigu du poumon, qui sera décrit à l'un des chapitres suivants : l'œdème envahit rapidement les poumons, la dyspnée acquiert une violente intensité ; on entend à l'auscultation des râles fins du haut en bas de la poitrine et le malade rend, en toussant, une abondante expectoration spumeuse, mousseuse, rosée, albumineuse, qui est la caractéristique de cet œdème suraigu.

Dans une troisième variété de dyspnée brightique, la dyspnée est urémique, toxique, avec ou sans les caractères de la dyspnée de Cheyne-Stokes. Cette dyspnée peut apparaître sous la forme d'*accès* que les malades prennent à tort pour des accès d'asthme. L'accès survient la nuit ou le jour ; il acquiert rapidement une violente intensité, il reparaît au moindre mouvement, il se répète plusieurs fois en vingt-quatre heures, ou bien il disparaît pour revenir à époques plus ou moins éloignées.

Les troubles dyspnéiques surviennent à toutes les périodes du mal de Bright, mais ce qu'il faut savoir, et ne pas oublier, c'est qu'ils surviennent parfois comme symptôme presque *initial*, avant les autres grandes manifestations brightiques : ils éclatent tantôt brusquement comme un accès d'asthme, tantôt ils s'installent progressivement comme une bronchite chronique. C'est par la connaissance de ces faits qu'on ne s'exposera pas à envoyer aux eaux du Mont-Dore ou à Cauterets des gens qu'on regardait comme atteints de catarrhe des bronches, d'asthme ou d'emphysème, et qui sont atteints en réalité de maladie de Bright.

On s'est beaucoup occupé depuis quelques années de l'asthme consécutif aux lésions *nasales*. Voltolini (de Breslau) avait ouvert la série en 1871 et il avait publié quelques observations concernant des sujets atteints de polypes du nez, souffrant de violents accès d'asthme et chez lesquels l'ablation des polypes avait guéri les accès. Hack, dans son travail de 1883, admit que le réflexe nasal pathologique a pour origine l'inflammation du tissu érectile du nez et dès lors le nez a été accusé (polypes, hypertrophie de la muqueuse, déviation de la cloison) d'être non seulement la cause la plus habituelle de l'asthme, mais la cause de dyspnée, de migraine, de toux, d'œdèmes, d'incontinence d'urine, etc. ; et la conséquence de tout cela, c'est qu'il fallait porter dans le nez le fer et le feu pour détruire la cause de tant de maux[1].

---

1. Lermoyez. *Annales des mal. de l'oreille et du larynx*, 1888, p. 141.

Il y a évidemment beaucoup d'exagération dans ces assertions : néanmoins, il est parfaitement vrai que la muqueuse nasale joue ungrand rôle dans les accès d'asthme : l'accès apparaît quelquefois à la suite de certaines impressions nasales ; les éternuements, la sécrétion nasale, la tuméfaction de la muqueuse, sont des symptômes communs à l'asthme vrai, à l'asthme annuel (fièvre des foins), à l'asthme consécutif aux polypes du nez. Il faut donc tenir compte du rôle ndéniablei et parfois prépondérant de la muqueuse nasale dans la production ou dans le rappel des accès d'asthme ; il faut au besoin agir sur cette muqueuse, mais ce n'est là qu'un des côtés de la question, et si dans quelques cas lamuqueuse nasale par son excitabilité spéciale est l'origine du réflexe qui provoque l'accès d'asthme, dans beaucoup d'autres cas cette excitabilité spéciale siège ailleurs (bronches, poumon, centre bulbaire).

Traitement. — Occupons-nous d'abord du traitement de l'accès. *Pris à son début*, l'accès d'asthme peut être enrayé ou notablement modifié : les fumigations de *datura stramonium*, de papier nitré, les cigarettes Espic, l'injection souscutanée de chlorhydrate de morphine, les inhalations de pyridine, le bromure de potassium, sont autant de moyens qui, isolés ou combinés, donnent de très bons résultats. Le nitrite d'amyle « est aussi dangereux que difficile à manier » (Sée).

J'ai l'habitude de faire fumer le datura dans une pipe, en ayant soin de bien morceler les feuilles sèches de datura et de leur adjoindre quelques menus morceaux de papier nitré.

On fait usage de la pyridine de diverses manières, soit en faisant respirer fortement dix à douze gouttes de pyridine versées sur un mouchoir, soit en mettant près du malade une assiette contenant 4 grammes de pyridine qui s'évaporent lentement.

Ces différents moyens peuvent être répétés deux ou trois fois par jour, et quand on les continue pendant quelque temps et en dehors des accès, ils peuvent amener une réelle amélioration[1].

1. Sée. *Maladies simples du poumon*, p. 219.

Toutefois, c'est l'iodure de potassium qui est le remède par excellence de l'asthme, soit au moment des accès, soit en dehors des accès[1] (Trousseau). Il faut proportionner les doses à la tolérance du malade, commencer par 25 ou 50 centigrammes par jour, et arriver à la dose de 1 gramme, 2 grammes par jour et au delà (Sée, Jaccoud). L'iodure de potassium doit être longtemps continué, en ayant soin de suspendre par moments son usage. A l'iodure de potassium, Trousseau associait la teinture de lobélie à la dose de 25 à 50 centigrammes par jour.

Trousseau conseille également l'usage de la belladone et du bromure de potassium, remplacés, suivant le cas, par les préparations arsenicales.

Voici le traitement que je conseille habituellement aux asthmatiques (je parle du traitement en dehors des accès) : la première et la troisième semaine de chaque mois, je prescris l'iodure de potassium à la dose quotidienne de 50 centigrammes à 1 gramme suivant la tolérance, ainsi que 10 gouttes de teinture de lobélie. La deuxième et la quatrième de chaque mois, je prescris le bromure de potassium à la dose quotidienne de 1 à 2 grammes et l'extrait de belladone en pilules à la dose de 1 à 2 centigrammes. Cette médication doit être continuée pendant très longtemps.

Entre les accès on a préconisé l'iodure de codéine à la dose journalière de 1 centigramme dans un sirop (Labadie-Lagrave et Rollin)[1].

La cure du Mont-Dore donne de très bons résultats (Tardieu).

Le traitement local de l'accès d'asthme consiste à badigeonner la muqueuse nasale au moyen d'une solution de chlorhydrate de cocaïne, 20 grammes d'eau pour 1 gramme de chlorhydrate de cocaïne. Il faut avoir soin d'examiner les fosses nasales, afin d'enlever les polypes s'il y a lieu. Bonnier a préconisé la cautérisation de la muqueuse du nez.

1. *Bulletin médical*, 25 mai 1903.

§ 9. ASTHME D'ÉTÉ — FIÈVRE DE FOIN

La maladie que je vais décrire n'est pas sans analogie
avec l'asthme vrai qui a fait le sujet du chapitre précédent.
Cette maladie a été nommée fièvre de foin, *hayfever*, asthme
d'été, rhino-bronchite spasmodique.

La dénomination de fièvre de foin n'est pas bonne, car la
fièvre fait habituellement défaut, et d'autre part la maladie
se déclare en l'absence des foins. La dénomination d'asthme
d'été est préférable, mais comme la maladie se développe
également en automne, il vaudrait mieux l'appeler asthme
annuel.

Cette maladie, plus commune chez la race anglo-saxonne,
a été bien étudiée chez nous par M. Guéneau de Mussy[1]. Ce
n'est pas une maladie rare, j'ai eu l'occasion d'en observer
un assez grand nombre de cas.

Description. — L'asthme annuel revêt deux formes principales : l'une est dite *oculo-nasale*, l'autre est dite : *oculo-
naso-thoracique*.

C'est en général vers le 15 ou 20 mai, presque à date
fixe, que la maladie s'annonce. Un individu dont l'appareil
respiratoire n'est pas susceptible en d'autres saisons, est
pris d'une sorte de « rhume de cerveau » avec éternuements,
enchifrènement et céphalalgie sus-orbitaire. C'est à croire
d'abord qu'il n'a qu'un coryza.

Mais voilà que les *yeux* deviennent le siège de picotements, de démangeaisons insupportables, localisées surtout
au grand angle de l'œil ; alors le malade se frotte les paupières avec rage, les yeux deviennent rouges, tuméfiés,
énormes, bouffis, larmoyants, la conjonctive s'œdématie, les
larmes sont si abondantes qu'elles gênent la vision et
s'écoulent sur les joues, la photophobie est intense, on fuit

---

1. Herbert. Thèse de Paris, 1872. — Guéneau de Mussy. *Clin. médic.*, t. I,
p. 519. — Leflaive. *Gaz. des hôpitaux*, mars 1888.

la clarté du jour, on recherche l'obscurité. Ces troubles disparaissent en général où s'amendent vers le soir et avec la nuit.

Le *nez* est le siège des symptômes suivants : prurit insupportable, intolérable; éternuements qui se répètent coup sur coup, 10, 20, 30 fois de suite, avec une impérieuse violence; liquide nasal séreux, limpide, abondant, s'écoulant « comme une fontaine ».

Ces symptômes nasaux, comme les symptômes oculaires, sont rappelés ou aggravés par l'éclat de la lumière solaire et par la chaleur; ils se modèrent sous l'influence de l'obscurité et de la fraîcheur.

Telle est la forme *oculo-nasale* de la maladie; elle persiste pendant des semaines avec quelques alternatives d'amélioration ou d'aggravation, puis les symptômes diminuent d'intensité et la guérison est complète jusqu'à l'année suivante.

Dans l'autre variété, dite *oculo-naso-thoracique*, on constate les symptômes que je viens de décrire, mais à ces symptômes s'ajoute une *dyspnée* à forme asthmatique. L'oppression débute une quinzaine de jours environ après les symptômes des yeux et du nez; elle augmente graduellement d'intensité, elle s'accentue sous forme d'accès, elle se double d'un élément catarrhal, le malade tousse et rend des crachats de bronchite, puis l'amélioration survient, et en six semaines la guérison est complète jusqu'à l'année suivante.[Tel est l'asthme d'été.

En dehors de leur accès annuel, les malades n'ont pas généralement d'autres accès; aussi le pronostic est-il bénin, car cette variété d'asthme ne laisse après elle aucun reliquat, ni bronchite chronique, ni dilatation cardiaque.

L'asthme annuel me paraît devoir être rattaché à la famille de l'asthme vrai; il fait partie de la diathèse goutteuse, arthritique, il est souvent héréditaire. Cette manifestation arthritique peut se répéter tous les ans pendant un grand nombre d'années.

Cet asthme n'est autre chose que l'exagération spasmodique, paroxystique, des réflexes de défense de la muqueuse respiratoire, éternuement, toux, inondation séreuse de la muqueuse. Son point de départ semble être l'irritation d'un filet nerveux sous-muqueux appartenant au filet ethmoïdal de l'ophtalmique, et particulièrement sensible dans l'angle dièdre que forme la cloison nasale avec la paroi latérale, à sa partie supérieure. L'attouchement de ce point provoque soit la toux isolée, soit les éternuements, soit l'inondation séreuse et lacrymale, soit la crise complète. C'est ce point qu'il faut atteindre et cautériser au galvanocautère, sans s'attacher aux malformations ou aux lésions variées des fosses nasales (Bonnier). On obtient ainsi la sédation partielle ou totale. P. Bonnier[1] a décrit sous le nom de *rhino-laryngite sèche* une forme inverse de l'*hay fever*, apparaissant dans des conditions identiques, mais caractérisée surtout par une dessiccation pénible de la muqueuse respiratoire, qui entraine l'aphonie.

Les différents traitements employés ont moins d'efficacité dans cette variété d'asthme que dans l'asthme vrai. L'ombre et la fraîcheur constituent d'excellents moyens hygiéniques.

1. P. Bonnier. La rhino-laryngite sèche, forme inverse de l'asthme des foins. *Arch. gén. de médecine*, août 1905.

CHAPITRE IV

MALADIES DU POUMON

§ 1. APERÇU GÉNÉRAL DE L'ANATOMIE DU POUMON

Avant de décrire les lésions si nombreuses du poumon, il est essentiel de rappeler en quelques mots la structure normale de cet organe.

Le poumon est formé par la réunion d'un grand nombre de lobules de forme polyédrique, serrés les uns contre les autres, et séparés par du tissu conjonctif. Ces lobules sont facilement appréciables chez l'enfant nouveau-né, parce qu'à cet âge la gangue de tissu conjonctif qui les entoure est fort épaisse; plus tard, la délimitation est moins apparente, parce que l'enveloppe conjonctive perd de son épaisseur; néanmoins, la délimitation des lobules est facile à voir à la surface de l'organe, où les gaines conjonctives infiltrées de substance noire forment une sorte de mosaïque.

Le *lobule pulmonaire* (lobule primitif) représente la structure du poumon tout entier ; c'est une petite masse spongieuse, polyédrique ou conique, ayant environ 1 centimètre cube, et reliée au reste de l'organe par un court *pédicule*. Ce court pédicule est formé d'une bronchiole née à angle droit d'une grosse ramification bronchique, d'une artériole pulmonaire, d'une veine pulmonaire, de lymphatiques et de nerfs, le tout entouré d'une gaine de tissu conjonctif. Mais, tandis que la bronche et l'artère pulmonaire pénètrent à l'intérieur du lobule, en un point qu'on pourrait nommer le hile du lobule, la veine pulmonaire va se ramifier à la périphérie du lobule, en suivant la gaine conjonctive périlobulaire [1].

1. Voyez les figures annexées à la thèse de M. Joffroy, *Des différentes formes de la broncho-pneumonie*. Thèse d'agrégation. Paris, 1880.

D'après cette disposition, une section transversale du lobule pulmonaire présente deux régions de tissu conjonctif, une région centrale, c'est l'espace conjonctif intra-lobulaire englobant la bronche et l'artère pulmonaire, et une région périphérique, c'est l'espace conjonctif péri-lobulaire englobant la veine pulmonaire (Charcot).

En pénétrant dans le lobule, là bronche prend le nom de bronche *intra-lobulaire*; elle est abandonnée par les veines pulmonaires, mais elle est accompagnée par l'artère pulmonaire, qui la suit jusque dans ses ramifications extrêmes. La bronche intra-lobulaire traverse le lobule en conservant son diamètre (1 millimètre); elle en forme l'axe, elle fournit dans son trajet des bronchioles qui naissent suivant le type alterne, et elle finit par se diviser dichotomiquement. Chacune des bronchioles nées sur le trajet ou à la terminaison de la bronche intra-lobulaire se divise elle-même, et la dernière subdivision se rend à un acinus et prend le nom de bronche acineuse. Qu'est-ce donc que l'acinus ?

Le lobule pulmonaire est constitué par la réunion d'une quantité d'acini, et chaque acinus, ayant 2 à 3 millimètres dans tous les sens, forme avec sa bronche acineuse un petit système dont voici la disposition :

En abordant l'acinus, la bronche acineuse, après un court trajet, s'évase en forme d'entonnoir et forme une sorte de carrefour ou *vestibule* d'où partent trois, quatre ou cinq *conduits alvéolaires* (canalicule respirateur), qui s'évasent eux-mêmes sous forme d'*infundibula*, l'*infundibulum* pouvant être considéré comme la partie terminale et renflée du conduit alvéolaire. Toutes ces parties, excepté la bronche acineuse, conduits et infundibula, sont tapissées par les *alvéoles*.

Les alvéoles sont des cellules aériennes où se passe le phénomène de l'hématose; elles ressemblent à des godets creusés dans les parois[1], et, quand on pratique une coupe

---

1. Frey. *Traité d'histologie*, p. 543. L'embouchure de l'alvéole dans l'infundibulum est plus étroite que le fond de l'alvéole.

de l'acinus préalablement desséché et préparé, les alvéoles apparaissent comme autant de cavités ovalaires ou arrondies, séparées par des cloisons, à la façon d'une ruche d'abeilles. Les cloisons inter-alvéolaires font partie du squelette de l'acinus; elles sont formées comme lui d'une membrane de tissu conjonctif et de fibres élastiques. Ce squelette fibro-élastique permet l'extensibilité et la rétractilité des alvéoles, il supporte le réseau capillaire et « donne implantation à l'*épithélium pulmonaire pavimenteux* » (Ranvier).

Le réseau capillaire du lobule vient de l'artère pulmonaire, il fait saillie à l'intérieur des alvéoles quand ceux-ci ne sont pas trop dilatés.

Des vaisseaux *lymphatiques* existent partout : ils entourent les alvéoles, les infundibula, les acini et les lobules (Grancher)[1].

Chaque maladie du poumon transforme à sa manière l'infundibulum, l'acinus, et le lobule primitif. Dans la pneumonie lobaire, fibrineuse, le lobule est rempli par un exsudat très riche en fibrine, et la saillie des acini à la surface de section explique l'aspect granuleux de l'hépatisation rouge; dans la pneumonie lobulaire disséminée ou confluente (pseudo-lobaire), l'inflammation procède par lobules, la bronche lobulaire est primitivement envahie; autour de la bronche est le nodule inflammatoire péribronchique ou zone d'hépatisation, et plus en dehors est la zone de splénisation; l'exsudat est pauvre en fibrine (pneumonie planiforme) et riche en globules purulents. Dans l'emphysème, le lobule est distendu au maximum, et les cloisons alvéolaires sont souvent atrophiées et même perforées. Dans la sclérose pulmonaire, le tissu conjonctif interstitiel, dense et fibreux, étouffe en partie les alvéoles et les acini. Dans certaines pneumonies professionnelles (mineurs, fondeurs), les parois de l'alvéole, le tissu conjonctif et les lymphatiques se chargent de particules colorantes (anthracosis). Dans la tuberculose, les parois de l'alvéole, les parois des petits vaisseaux

1. *Arch. de phys.*, 1878, p. 1.

et des ramifications bronchiques concourent à la formation
des granulations tuberculeuses.

§ 2. CONGESTION PULMONAIRE

Les *congestions du poumon*, comme toutes les congestions,
se divisent en deux classes principales : *actives*, elles sont
provoquées par un afflux sanguin; *passives*, elles résultent
d'une gêne circulatoire, d'une stase sanguine.

A. CONGESTIONS ACTIVES. — Les congestions *actives* du poumon sont produites par les inhalations de vapeurs irritantes,
par le brusque passage d'un air chaud à un air froid, ou
réciproquement; par les néoformations pathologiques, surtout par les tubercules (tuberculose chronique et tuberculose
aiguë); elles accompagnent les fièvres éruptives, principalement la fièvre typhoïde, dont elles aggravent souvent le
pronostic; elles éclatent sous l'influence de la malaria, de
la goutte et du rhumatisme; elles sont provoquées par la
suppression de fluxions et d'hémorrhagies normales ou accidentelles (hémorrhoïdes, menstruation) : certaines ont une
origine nerveuse (hystérie), surviennent par action réflexe
(grandes brûlures), et accompagnent les lésions cérébrales
(hémorrhagie et ramollissement).

Les symptômes sont en rapport avec la violence et l'étendue de l'hyperémie. D'une façon générale, toute congestion
pulmonaire poussée à l'extrême peut se terminer par hémorrhagie avec ou sans hémoptysie; on a même cité des cas
de mort rapide (Devergie). La dyspnée, la toux, le point de
côté, sont des symptômes variables qu'on retrouve au complet dans les congestions d'origine palustre, goutteuse et
rhumatismale[1]. Dans le cours d'un rhumatisme articulaire,
cette complication débute brusquement, l'expectoration est
striée de sang, la respiration est anxieuse, on trouve à

---

1. Ball. Thèse d'agrégation. *Du rhumatisme viscéral*, p. 65.

l'auscultation tous les signes d'une congestion broncho-pulmonaire avec œdème, et la mort peut survenir en quelques heures (Houdé)[1].

B. CONGESTIONS PASSIVES. — Les congestions pulmonaires qu'on nomme *passives* sont dues à une stase sanguine, elles reconnaissent pour cause les maladies du cœur (lésions mitrale et tricuspide), la dégénérescence de la fibre musculaire cardiaque, le décubitus prolongé (hypostase).

La congestion *passive* est lente dans ses allures et toujours accompagnée d'œdème pulmonaire.

Les vaisseaux capillaires des alvéoles laissent transsuder un liquide fortement coloré; il en résulte une pigmentation des parois alvéolaires et des cellules épithéliales. L'hyperémie chronique aboutit souvent à la *splénisation*, état dans lequel le tissu du poumon est compact, rougeâtre et analogue à la pulpe de la rate. Cet état morbide a été nommé pneumonie *hypostatique*, bien qu'il n'y ait pas pneumonie dans le vrai sens du mot; l'exsudat est pauvre en fibrine et en éléments cellulaires. Au niveau de la lésion, la percussion dénote une matité à peu près complète, et l'auscultation donne une respiration voisine du souffle tubaire.

Traitement. — Les émissions sanguines, saignées ou ventouses scarifiées, doivent être réservées pour les congestions actives violentes. Le traitement des congestions passives se confond en partie avec le traitement des maladies du cœur : quand la congestion est hypostatique, on aura soin de changer fréquemment le décubitus du malade (Piorry[2]).

§ 5. FLUXION DE POITRINE

Discussion. — Quand je commençai mes études à l'École de médecine de Toulouse, mes premiers maîtres, élevés à

1. Houdé. Thèse de Paris, 1861.
2. *Mém. sur la pneum. hypost.* Paris, 1853.

la fois aux Écoles de Paris et de Montpellier, et par conséquent plus éclectiques qu'absolus, m'apprirent qu'à côté des congestions simples et des inflammations franches de l'appareil broncho-pulmonaire, il existe des phlegmasies bâtardes nommées *fluxions de poitrine*, dans lesquelles les éléments hypérémique et phlegmasique sont irrégulièrement répartis et diversement combinés.

La dénomination de « fluxion de poitrine » est aujourd'hui tellement abandonnée qu'on a peine à la retrouver; les traités de pathologie, les publications et les thèses inaugurales de notre Faculté sont la plupart muets sur ce sujet; on y parle de congestions pulmonaires, de pneumonies, de broncho-pneumonies, mais de fluxion de poitrine, point; et la fluxion, reléguée ailleurs et fondue dans le chapitre des « congestions pulmonaires », semble avoir perdu tous ses droits comme état morbide distinct.

Telle n'est pas mon opinion : à l'exemple de l'École de Montpellier, je crois que la fluxion de poitrine doit avoir sa place dans le cadre nosologique. A côté des phlegmasies franches de l'appareil respiratoire, telles que la pneumonie, la broncho-pneumonie, la pleurésie, la bronchite, il y a d'autres états morbides, mixtes et bâtards, dans lesquels les *éléments hypérémique et phlegmasique sont diversement combinés, et que, par un accord tacite, on avait nommés fluxions.*

Et, chose remarquable, tandis que les phlegmasies se fixent volontiers sur telle ou telle partie de l'appareil respiratoire, à ce point que ces phlegmasies (pneumonie, bronchite, pleurésie) mériteraient souvent le nom de *systématiques*, épithète employée dans les maladies de la moelle épinière (Vulpian), les fluxions, au contraire, sont, de leur nature, diffuses et multiples; il est rare qu'une fluxion se localise au poumon ou à la plèvre, sans toucher aux autres parties de l'appareil respiratoire; elle effleure ou elle frappe en même temps les bronches, le poumon, la plèvre et même les couches musculaires du thorax, en un mot *tous les plans superposés qui forment la poitrine*; et voilà pourquoi l'usage. ce grand maître, en avait fait *la fluxion de poitrine.*

Cruveilhier était dans la question en décrivant les pleurodynies accompagnées de fièvre et de frottements pleuraux ; et Peter nous dit dans ses *Leçons cliniques* : « L'inflammation, si elle est intense, peut ne pas rester bornée aux muscles, et envahir *tous les plans superposés de la cage thoracique* jusqu'à la plèvre inclusivement ». Encore un pas et Peter arrivait à la fluxion de poitrine[1].

Description. — La fluxion de poitrine est un état morbide dont l'*intensité* et la *nature* sont variables ; elle n'est ni une pneumonie avortée, ni une broncho-pneumonie, elle est autre chose ; tantôt elle dissémine son action sur toutes les parties de l'appareil respiratoire, tantôt elle effleure à peine certaines d'entre elles, pour se concentrer plus spécialement sur le poumon, sur les bronches, sur la plèvre.

En voici du reste quelques exemples : Un individu est pris d'une vive douleur de côté ; il a quelques légers frissons, de la toux et de la fièvre. On l'examine et l'on constate une *pleurodynie* avec ou sans *hyperesthésie cutanée* ; les muscles intercostaux ne sont pas seuls douloureux, mais la douleur atteint tout le plan musculaire de la région ; les muscles abdominaux et lombaires peuvent être également intéressés. A l'auscultation de la poitrine on constate, au niveau de la région douloureuse, quelques frottements pleuraux, et l'on entend des râles de bronchite disséminés des deux côtés de la poitrine. Dans ce cas, la peau, les muscles, la plèvre, les bronches ont été atteints, la pleurésie est à l'état d'ébauche, il n'y aura pas d'épanchement, la bronchite est très légère et le malade guérira en quelques jours.

Chez un autre sujet, la fluxion a touché légèrement les bronches et le poumon, mais elle a concentré son action sur la plèvre, et il y aura un épanchement pleurétique. A cette catégorie appartiennent certaines pleurésies bâtardes défigurées par la fluxion du poumon et des bronches.

Dans un autre cas, le tableau clinique présente quelque différence. Le début de la maladie a été également fébrile,

1. Peter. *Leçons de clinique médicale*, p. 401.

le plan musculaire du thorax est ou n'est pas douloureux ; à l'auscultation on perçoit une bronchite assez intense, des frottements pleuraux, et en un point du thorax on constate une submatité et une respiration soufflante avec bronchophonie, qui témoignent d'une forte congestion pulmonaire. Les crachats du début ont été striés de sang, la dyspnée est assez vive et la température dépasse 59 degrés. Quel nom donner à cette maladie? Ce n'est pas une pleurésie, car la lésion pleurale n'est qu'à l'état d'ébauche ; ce n'est pas une bronchite, quoique les bronches aient été atteintes ; ce n'est pas une pneumonie au vrai sens du mot, c'est un type de fluxion de poitrine, de fluxion ayant dans le cas actuel concentré son action principale sur le poumon [1]. .

Enfin il est des cas où la localisation pulmonaire est encore plus accusée ou plus étendue. La fièvre est forte, la température atteint 40 degrés, la toux est douloureuse, la dyspnée est vive ; la percussion révèle une matité qui témoigne de l'étendue de la lésion ; on serait tenté de donner à la maladie le nom de pneumonie, et cependant l'analyse des signes et des symptômes prouve qu'il ne s'agit pas là d'une vraie pneumonie. En effet, le râle n'est ni aussi fin ni aussi sec que celui de la pneumonie, le souffle n'a pas la même intensité, la bronchophonie est moins forte ; les crachats, au lieu d'être franchement rouillés, sont plutôt striés de sang ; on trouve, disséminés dans la poitrine, des râles de bronchite ou quelques frottements, la défervescence n'est pas brusque, et bien que la fluxion soit portée à son maximum, bien que l'élément phlegmasique l'emporte sur l'élément hypérémique, ce n'est pas encore là une pneumonie vraie.

Et cependant je dois dire que ces formes servent de transition pour arriver à la pneumonie lobaire. Cette pneumonie lobaire, que nous allons décrire dans le chapitre suivant, ne se présente pas toujours avec le type irréprochable et classique qu'on lui prête pour les besoins de la description.

1. Pailloz. *Fluxion de poitrine.* Thèse de Paris, 1882, n° 50.

Elle confine souvent à la fluxion de poitrine, et entre les deux la barrière n'est pas infranchissable. Pour Grasset, a fluxion de poitrine serait une *pneumococcie atténuée.*

Le *pronostic* de la fluxion de poitrine varie suivant la forme et l'intensité de la maladie. Ses conditions *étiologiques* sont diverses : dans tel cas elle constitue à elle seule toute la maladie et survient à la suite d'un refroidissement (Woillez[1], Bourgeois[2]); dans d'autres circonstances, elle est liée à un état général dont elle n'est qu'une manifestation. A cette catégorie appartiennent les fluxions de poitrine de la *grippe*, de la fièvre catarrhale, nées au milieu des conditions extérieures (*circumfusa*) qui créent les *constitutions médicales* (Dupré[3], Grasset[4]).

Les révulsifs (ventouses, vésicatoires), les saignées locales (sangsues, ventouses scarifiées), les vomitifs, la quinine, les boissons vineuses et alcoolisées, doivent être mis en usage suivant la nature et l'intensité de la fluxion de poitrine.

§ 4. PNEUMONIE AIGUË, LOBAIRE, FIBRINEUSE
INFECTION PNEUMONIQUE. — PNEUMOCOCCIE

Je vais étudier dans ce chapitre la *pneumonie lobaire*. On la nomme *lobaire*, parce qu'elle envahit un lobe ou une partie du lobe sans intervalles de parties saines, contrairement à la pneumonie *lobulaire* qui procède par noyaux isolés ou confluents. Elle mérite le nom de *fibrineuse*, parce que, de toutes les phlegmasies du poumon, c'est elle qui est la plus riche en fibrine; l'exsudat fibrineux remplit en effet les alvéoles pulmonaires et les bronchioles. Quant à la trame même du poumon, parois alvéolaires et tissu conjonctif, elle

1. Woillez. *Traité clin. des mal. aig. des voies respiratoires.*
2. Bourgeois. *De la cong. pulm. simple.* Thèse de Paris, 1870.
3. Dupré. *Considérations générales sur les fluxions de poitrine de nature catarrhale.* (*Montpellier médical*, 1880, t. IV, p. 1.
4. Grasset. *Fluxion de poitr. de nat. catarrh.* (*Montpellier méd.*, 1874, p. 214 et 295.)

est respectée presque complètement par le processus phlegmasique; aussi le parenchyme pulmonaire, la pneumonie terminée, retrouve-t-il sa complète intégrité.

Le mot de *péripneumonie*, employé par Hippocrate, s'appliquait indistinctement à toutes les inflammations aiguës de la poitrine, et lorsque Laënnec appliqua la dénomination de péripneumonie à la pneumonie lobaire, c'était avec l'idée que cette pneumonie est par excellence l'inflammation du poumon, la préposition περι étant employée ici dans le sens de *au-dessus*, et non dans le sens de *autour*.

Afin de procéder avec ordre dans cette grande question de l'infection pneumonique, je vais d'abord décrire la localisation pneumonique, la pneumonie proprement dite. Après avoir décrit la pneumonie, je passerai en revue les localisations extra-pneumoniques de l'infection, la pleurésie, la péricardite, l'endocardite, la péritonite, l'arthrite, la gastrite, la méningite, la néphrite, l'otite, etc., et je terminerai par la description des différents types cliniques que peut revêtir l'infection pneumonique.

Anatomie pathologique. — Depuis l'œuvre admirable de Laënnec, il est d'usage de décrire à la pneumonie trois degrés : l'*engouement*, l'*hépatisation rouge* et l'*hépatisation grise*. Ce troisième degré est assez rare.

Le premier degré, l'*engouement*, est caractérisé par une congestion intense, la région congestionnée est violacée et augmentée de volume, elle crépite moins et conserve l'empreinte du doigt, elle est œdématiée et imbibée d'une sérosité rougeâtre qui s'écoule à la section. Les capillaires sont distendus et gorgés de sang, ils laissent passer un plasma fibrineux, des globules rouges et des leucocytes : les cellules de l'épithélium pulmonaire deviennent vésiculeuses, et quelques-unes tombent à l'intérieur de l'alvéole, où elles sont entourées d'un réseau fibrillaire de fibrine. Ce stade d'engouement dure vingt-quatre à quarante-huit heures.

Dans le deuxième degré, nommé *hépatisation rouge*[1] à

1. Cette période était nommée *ramollissement rouge* par Andral.

cause de sa ressemblance assez grossière avec le foie, le poumon est transformé en une sorte de bloc solidifié, d'un rouge marbré et *homogène* dans toute l'étendue de la lésion. Le poumon hépatisé est dense et plonge au fond de l'eau; il est devenu friable, il se déchire facilement et s'écrase sous le doigt. La section du poumon hépatisé est presque sèche et hérissée de *granulations* si bien vues par Laënnec. Ces granulations ont environ 1 millimètre et sont dues aux infundibula distendus et moulés par la fibrine coagulée. Le poumon hépatisé est plus volumineux que le poumon sain; il est tellement plus dense, qu'au lieu de peser 600 grammes, qui est le poids moyen d'un poumon sain, il arrive à peser 1500 grammes et au delà. Le tissu hépatisé, après lavage, devient d'un gris jaunâtre à cause de la dissolution des globules rouges. Au microscope, les vaisseaux sont dilatés et gorgés de sang, les alvéoles sont remplis par un réseau de fibrine qui englobe dans ses mailles quelques cellules épithéliales, des globules rouges et des globules blancs[1]. On constate l'*intégrité* des travées alvéolaires et de l'épithélium. Les mêmes éléments cellulaires et fibrineux se retrouvent dans les petites bronches et parfois dans des bronches plus volumineuses (bronchite fibrineuse). C'est dans les cellules granuleuses et dans les réticulum fibrineux que se trouvent les *pneumocoques* dont nous reparlerons plus loin. Après une durée de trois à cinq jours, l'hépatisation rouge fait place à la *résolution*, la fibrine des alvéoles devient granuleuse, les globules de pus s'engraissent, et ces éléments liquéfiés et transformés sont résorbés sur place par les vaisseaux veineux et lymphatiques, ou sont expulsés par les crachats : ainsi se fait la guérison.

Mais quand la pneumonie, au lieu de se terminer par résolution, devient purulente (*hépatisation grise*), le poumon prend une teinte grisâtre : sa surface de section est granuleuse, le liquide qui s'en écoule est purulent, le tissu acquiert une très grande friabilité, il suffit de presser avec

1. Cet exsudat est très riche en granulations de glycogène. Loeper. *Arch. de méd. expérimentale.* Septembre 1902.

un doigt pour provoquer une déchirure qui se remplit de pus. Au microscope, les alvéoles apparaissent remplis de globules purulents. On rencontre fréquemment des abcès microscopiques, toutefois le parenchyme est rarement détruit et le pus n'est pas habituellement collecté sous forme d'abcès [1].

L'hépatisation grise n'est pas toujours un signe de purulence (Rindfleisch). Parfois la couleur grise du tissu pulmonaire est l'indice de la résolution légitime de la pneumonie ; dans ce cas, la coloration est d'un gris brunâtre ou jaunâtre, le tissu est assez consistant et granuleux comme le tissu de l'hépatisation rouge. L'aspect grisâtre tient au petit nombre de globules rouges, à la disparition de la matière colorante du sang et à l'abondance des cellules migratrices qui ont pour fonction la résorption de l'exsudat.

La pneumonie entraîne toujours une *lymphangite* ; les vaisseaux lymphatiques de la région enflammée contiennent, comme l'alvéole pulmonaire, de la fibrine, quelques cellules endothéliales, des globules rouges et blancs [2] ; les ganglions lymphatiques correspondants participent également au travail inflammatoire.

La pneumonie lobaire *siège* plus souvent à droite qu'à gauche, dans la proportion de 3 pour 2 (Lebert) ; elle est unilatérale ou double dans le rapport de 8 à 1 (Grisolle) ; elle atteint les lobes inférieurs beaucoup plus fréquemment que les autres lobes. Le sang est très riche en fibrine [3], il en contient deux ou trois fois plus qu'à l'état normal.

Bactériologie. — L'infection pneumonique est due au *pneumocoque*. Le pneumocoque a été retiré pour la pre-

---

1. La formation d'*abcès* est une des terminaisons les plus rares de la pneumonie. Sur 36 cas réunis par Grisolle (*Traité de la pneumonie*), l'abcès siégeait 12 fois au lobe supérieur, 9 fois au lobe inférieur, 2 fois au lobe moyen, 4 fois sur plusieurs lobes en même temps.

2. « Il est même impossible d'affirmer que telle vacuole remplie d'exsudat pneumonique est une section transversale d'un canal lymphatique ou une alvéole. » (Cornil et Ranvier, *loc. cit.*, p. 696.)

3. Cette *hyperinose* du sang s'explique par ce fait que le sang se charge des matériaux fibrinogènes de l'organe phlegmasié.

mière fois du poumon par Talamon (1883) et bien étudié
par Frænkel. Netter a surtout montré son intervention
dans les complications de la
pneumonie; on le trouve chez
l'homme sain, dans la salive, où
il a été découvert par Pasteur,
et où Netter l'a trouvé pathogène
chez un cinquième des individus
normaux. Bezançon et Griffon ont
montré qu'il constitue un sapro-
phyte constant de la surface de
nos amygdales.

Le pneumocoque a la forme
de petits grains lancéolés, comparables à une flamme de bougie,

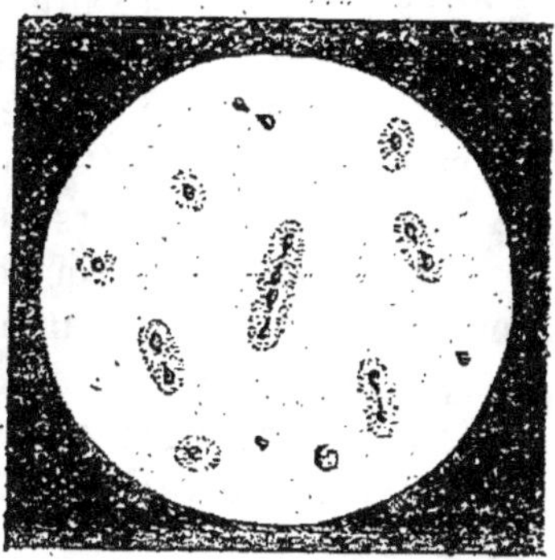

Le pneumocoque.

se regardant généralement par leur extrémité effilée, quelquefois cependant par l'autre extrémité.

Dans le bloc pulmonaire hépatisé, le pneumocoque se
présente par série de deux éléments, de diplocoques. Dans
l'hépatisation grise, dans le pus des complications, il est
souvent en courtes chaînettes (Griffon).

La coloration du pneumocoque est facile avec toutes les
couleurs d'aniline; le microbe reste teinté après la réaction
de Gram; la coloration par le bleu de méthylène phéniqué
met en évidence une capsule qui entoure les éléments. Ce
microbe se développe entre 24 et 42 degrés, et de préférence à 37 degrés. Sur agar ou sur sérum gélatinisé, il
forme des colonies transparentes, analogues à des gouttelettes de rosée. Le meilleur milieu de culture est le
sérum non coagulé de lapin; le milieu de conservation est
le sang rendu incoagulable ou le sang gélosé, où le pneumocoque conserve sa vitalité pendant plusieurs mois (Bezançon et Griffon).

Le pneumocoque détermine des effets pathologiques différents suivant sa virulence et suivant les espèces inoculées.
Chez la souris, on observe peu de réaction au point d'inoculation, mais une infection généralisée. Chez le lapin, les

lésions diffèrent suivant la virulence de l'injection : locales et fibrineuses, si elle est atténuée, générales et hémorrhagiques si elle est exaltée (Bezançon et Griffon, Fournier et Carnot). Chez le mouton, le chien, animaux plus réfractaires, la réaction locale est très intense et l'inoculation intra-pulmonaire détermine une hépatisation du poumon; le sang renferme alors peu de microbes.

Chez l'homme, le microbe se trouve dans tous les produits pneumoniques : suc pneumonique, tissu pulmonaire hépatisé, exsudat fibrineux des bronches, ganglions du hile, inflammations fibrineuses de la plèvre, du péricarde, des méninges, végétations de l'endocarde, rein, articulations, parotides.

Au cours de l'affection, on peut se procurer le pneumocoque en puisant dans le poumon une goutte d'exsudat par ponction capillaire aseptique ou en l'isolant des crachats ou du mucus de la gorge.

On peut trouver le pneumocoque en circulation dans le sang du pneumonique, mais cette infection sanguine, tout en n'impliquant pas un pronostic fatal, coïncide presque toujours avec des pneumonies graves.

Pour déceler le pneumocoque dans les crachats rouillés ou dans la salive, le procédé d'examen direct après coloration de lamelles ne donne de résultat valable que si la préparation fourmille littéralement de diplocoques encapsulés; autrement, l'inoculation à la souris reste le moyen sûr et commode. Cet animal est le réactif par excellence du virus pneumonique. Sa sensibilité au pneumocoque est telle que la mort survient par infection généralisée vingt-quatre ou trente-six heures après l'inoculation des crachats, et, à l'autopsie, on trouve le pneumocoque, à l'état de pureté, dans le sang et dans les organes.

La toxine sécrétée par le pneumocoque a été étudiée par Klemperer, et, tout récemment, par Fournier et Carnot. Nous verrons plus loin quel rôle est dévolu au pneumocoque dans la pathogénie de la pneumonie.

Réaction agglutinante. — L'infection pneumococcique

donne lieu à une réaction agglutinante qui a été mise en évidence par MM. Bezançon et Griffon[1] et qui a été bien souvent vérifiée sur les malades de mon service. Voici en quoi consiste cette réaction.

Chez un individu sain ou atteint de toute autre maladie que l'infection pneumococcique (rhumatisme, fièvre typhoïde, tuberculose, etc.), on se procure une petite quantité de sérum, au moyen de sang puisé dans la veine ou retiré par ventouse scarifiée. On ensemence ce sérum avec une parcelle de culture de pneumocoque et l'on met à l'étuve à 37 degrés. Le lendemain, cette culture est aussi limpide que si le sérum n'avait pas été ensemencé; on n'y voit ni grumeaux ni poussière, et l'on a beau agiter le tube, la culture reste claire et d'une limpidité parfaite.

Au contraire, si l'on ensemence une parcelle de culture de pneumocoques dans du sérum de malades atteints d'infection pneumococcique (pneumonie, pleurésie, péritonite pneumococciques, etc.), la culture mise à l'étuve à 37 degrés présente, dès le lendemain, un aspect caractéristique; tantôt, au fond du tube, existe une fausse membrane cupuliforme; tantôt on perçoit plusieurs fragments pseudo-membraneux; parfois, enfin, la culture contient des grumeaux, et quand on agite le tube, ces grumeaux, sous forme de grosse poussière, troublent le liquide et retombent ensuite au fond du tube. Donc, sans le secours du microscope et par l'étude comparative des cultures dans les tubes, on peut dire déjà s'il y a ou s'il n'y a pas infection pneumococcique.

Si l'on examine au microscope une culture de pneumocoques faite en sérum d'individus sains, ou de malades non atteints d'infection pneumococcique (rhumatisme, tuberculose, fièvre typhoïde, etc.), on voit, ainsi que le montre la préparation ci-dessous, que les pneumocoques sont isolés les uns des autres et restent isolés sans avoir aucune ten-

---

1. Bezançon et Griffon. Pouvoir agglutinatif du sérum dans les infections expérimentales et humaines à pneumocoques. *La Presse médicale*, 17 juillet 1897, et *Gazette des hôpitaux*, 7 mai 1898.

dance à se mettre en chaînette ou à se grouper en amas;
il n'y a pas agglutination des éléments.

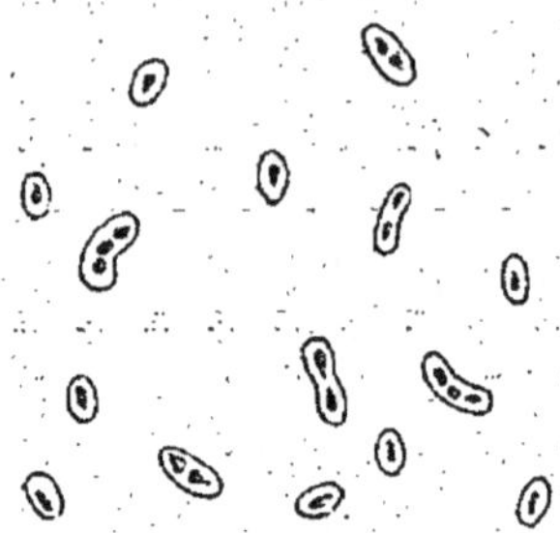

Au contraire, si l'on place sous le microscope une culture
de pneumocoques faite en sérum d'individus atteints d'infection pneumococcique, on voit sur la préparation que les
pneumocoques se réunissent en chaînettes longues,
flexueuses, circonscrivant des espaces clairs, dans lesquels
on ne trouve généralement pas de pneumocoques libres; on
n'y distingue plus les capsules du pneumocoque. Ces agglomérations de pneumocoques en chaînettes plus ou moins
enchevêtrées sont représentées dans la figure ci-dessous.

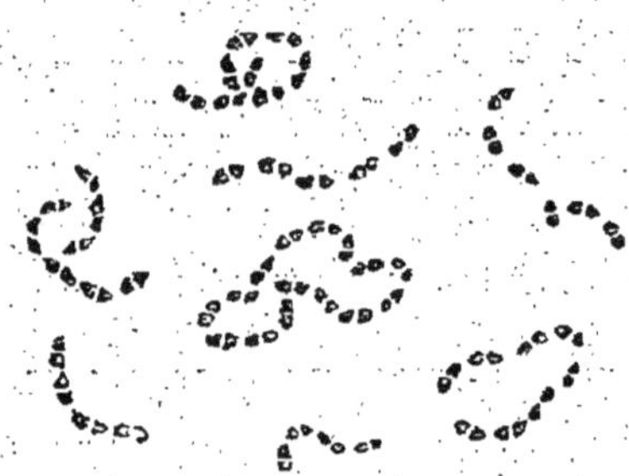

Dans quelques cas, surtout dans l'infection pneumococcique expérimentale du lapin, les agglomérations pneumo-

cocciques revêtent la forme de véritables amas, ainsi qu'on le constate sur la planche ci-dessous.

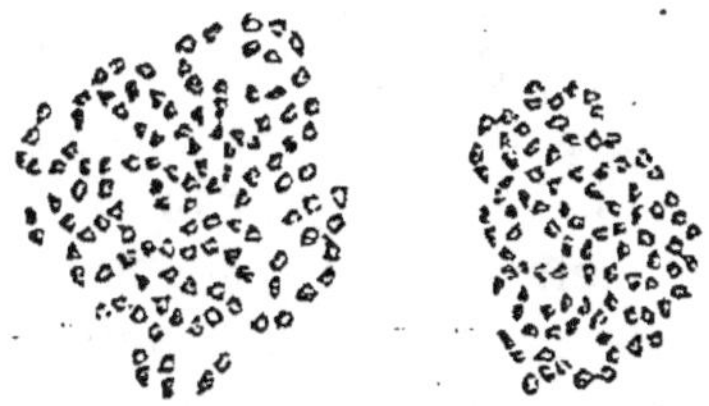

Dans les infections humaines, la formation de vrais amas est exceptionnelle au début de la pneumonie ; ce qu'on voit plus communément, ce sont des chaînettes flexueuses séparées par des espaces vides ; la chaînette semble donc être le premier degré de l'agglutination, qui, plus accentuée, arrive à la réunion des éléments en amas. Vers la fin de la période d'état, la réaction devient plus intense. La séroréaction pneumococcique donne également des résultats positifs dans les localisations primitivement extra-pulmonaires du pneumocoque[1].

Description. — Dans la proportion de 25 pour 100, la pneumonie lobaire est précédée de prodromes[2] : fatigue, courbature, céphalalgie, épistaxis, trachéite, insomnie, mouvement fébrile, ces prodromes pouvant durer un ou deux jours. Plus souvent, la pneumonie s'annonce brusquement par un *frisson unique*, aussi prolongé que le frisson d'un accès intermittent, et accompagné d'une élévation de température qui, dans l'aisselle, atteint et dépasse 39 degrés. Cette invasion est parfois accompagnée de vomissements.

Vers la fin du premier jour, quelquefois plus tôt, ou au commencement du second, apparaissent la *douleur*, la *toux*, et la *dyspnée*. Le malade se plaint d'un *point de côté*[3] au

1. Griffon. *L'agglutination du pneumocoque.* Thèse de Paris, 1900.
2. La coloration de l'une ou des deux pommettes, jointe à une sensation de chaleur, précède quelquefois le frisson de plusieurs heures (Gubler, *Union méd.*, 1857). M. Jaccoud a eu l'occasion d'observer sur lui-même ce phénomène (Jaccoud. *Cours de cliniq. médicale*, 1867, p. 59).
3. La douleur peut siéger dans tous les points du thorax et même dans l'abdomen ; on se demande si elle part du poumon ou de la plèvre, si elle

niveau du mamelon ; ce point de côté est exaspéré par les mouvements respiratoires et par les saccades de la toux. Dans quelques cas, la douleur est abdominale, sus-épineuse, elle peut même siéger du côté opposé à la pneumonie. L'oppression apparaît dès le début de la maladie. La *toux*, quinteuse et très pénible, est sèche d'abord, mais dès le second jour, ou dans le courant du troisième, le malade rend des crachats teintés de sang, *ambrés, rouillés, aérés, visqueux*, adhérents au vase, pathognomoniques, en un mot, de la pneumonie lobaire aiguë. Ces crachats, d'abord ambrés, de la couleur du sucre d'orge, de la marmelade d'abricots, puis rouillés, deviennent, les jours suivants, d'un rouge brique ; ils représentent l'exsudat pneumonique : globules blancs et rouges, cellules d'épithélium entourées de fibrine coagulée, et quelques filaments fibrineux venant des petites bronches. Les crachats pneumoniques sont riches en mucus et en chlorures ; c'est leur constitution muqueuse qui les rend transparents et gélatineux. Le pneumocoque s'y trouve en abondance.

La pneumonie n'est pas une maladie anémiante, le nombre des globules rouges diminue peu. La formule leucocytaire[1] dénote une leucocytose variant de 20 000 à 25 000 éléments avec augmentation considérable (85 pour 100) du taux des polynucléaires. L'insuffisance ainsi que l'excès de la réaction leucocytaire peuvent assombrir le pronostic.

La percussion de la région envahie dénote tantôt une submatité, tantôt, d'après M. Jaccoud, un son tympanique passager[2] ; et l'auscultation révèle le plus sec, le plus fin de tous les râles, le *râle crépitant*[3], qui éclate par bouffées vers

---

est due à une névrite, à une névralgie intercostale. Toutes ces interprétations ont été admises ; M. Peter, comme Beau, admet une névropathie intercostale (*Leçons de clin. méd.*, t. I, p. 423).

1. Loeper. La leucocytose et l'équilibre leucocytaire dans la pneumonie franche. *Arch. de méd. expér.* Nov. 1899.

2. *Traité de pathol. int.*, t. I, p. 1029.

3. La meilleure comparaison qui ait été donnée de ce râle sec et fin est la sensation qu'on perçoit en froissant une mèche de cheveux au-devant de l'oreille. Laënnec et MM. Barth et Roger admettent que ce

la fin de l'inspiration, qui n'existe pas à l'expiration, et qu'on ne perçoit souvent qu'après avoir fait tousser le malade. C'est parfois à la région axillaire qu'il faut chercher le râle crépitant.

Les jours suivants (*hépatisation rouge*), les symptômes fonctionnels s'accentuent, seul le point de côté s'amende, la *dyspnée* s'accroît à tel point, que l'on compte 40 inspirations par minute au lieu de 14 à 18, chiffre normal; le pouls, ample et large, oscille entre 100 et 110 pulsations et la température varie de 39 degrés à 40°,5, avec rémission légère au matin. A ce moment, l'aspect du pneumonique est caractéristique; il a les joues brûlantes, la face injectée, les yeux brillants, la langue sèche et pâteuse, la voix brève; la dilatation précipitée des narines témoigne de la violence de la dyspnée. Les urines sont rares et foncées en couleur; elles sont riches en urée et en acide urique, mais elles sont très pauvre en chlorures, comme si les chlorures étaient absorbés au profit de l'exsudat. Le *délire*, qui apparaît quelquefois à cette période, est un délire doux et tranquille; il est parfois violent chez les buveurs.

Dans la région hépatisée, la *matité* est complète et les vibrations thoraciques sont accrues, la voix et la respiration sont renforcées au niveau du bloc fibrineux, bon conducteur du son, la voix arrive *éclatante, mais non articulée*, à l'oreille qui ausculte : c'est la *bronchophonie*, et la respiration prend le timbre rude et soufflant qu'on nomme *souffle tubaire*. De plus, comme toutes parties phlegmasiées ne subissent pas en même temps leurs diverses transformations, il n'est pas rare de retrouver très voisins l'un de l'autre le souffle tubaire et le râle crépitant, de même qu'on

râle crépitant est produit par le passage de l'air au travers des alvéoles, théorie réfutée par M. Parrot; on se rallie à la théorie de Wintrich, d'après laquelle les parois des alvéoles aplaties et maintenues agglutinées pendant l'expiration se distendent avec bruit pendant l'inspiration. M. Cornil suppose qu'il faut en plus une induration du tissu pulmonaire; mais alors comment expliquerait-on le râle crépitant dès le second jour, alors que le poumon n'est pas encore induré?

pourra percevoir plus tard, en même temps, le râle de retour et le souffle tubaire.

Cette deuxième période dure de trois à quatre jours, quelquefois plus longtemps, après quoi la pneumonie marche à la guérison, ce qui est le cas habituel, ou la situation s'aggrave. Quand elle se termine par la guérison, la fièvre tombe très rapidement, au milieu de symptômes de *crise* que nous étudierons plus loin (*défervescence brusque*), l'amaigrissement cesse, et le malade entre en convalescence. Cet état coïncide avec la liquéfaction de l'exsudat, les crachats deviennent opaques et riches en éléments graisseux, la matité thoracique disparaît progressivement, vu la densité moindre de la région hépatisée, et le souffle tubaire fait place à un râle plus gros et plus humide que le râle crépitant : c'est le râle *crépitant de retour*, qui serait mieux nommé râle sous-crépitant et qu'on entend aux deux temps de la respiration.

Si la pneumonie passe au troisième degré (hépatisation grise), les crachats prennent une teinte grisâtre ou jus de pruneau, la fièvre revêt le caractère *adynamique*, le pouls devient petit et irrégulier, le ventre se ballonne, la diarrhée apparaît, des sueurs visqueuses couvrent le malade, et le délire ne fait pas défaut à cette terminaison presque toujours mortelle.

Localisations extra-pulmonaires. — L'infection pneumococcique ne concentre pas toujours toute son action sur le poumon. Dans bien des cas, même quand la pneumonie est franche, et surtout quand il s'agit de pneumonies épidémiques, à type infectieux bien marqué, le pneumocoque envahit la plèvre, le péricarde, l'endocarde, les méninges, l'estomac, le péritoine, les articulations, l'oreille, etc. L'envahissement de ces organes par le pneumocoque est consécutif, parallèle, ou antérieur à l'envahissement du poumon ; il peut même être indépendant de l'envahissement pulmonaire. Étudions ces localisations extra-pulmonaires :

a. *Pleurésie pneumococcique.* — La plèvre est presque toujours atteinte dans le cours de la pneumonie. Souvent la pleurésie est sèche et se réduit à la production de fausses membranes, dépôts fibrineux d'épaisseur variable tapissant la plèvre dans une certaine étendue, surtout au niveau des scissures interlobaires.

Dans d'autres cas, il s'agit de pleurésie avec épanchement séro-fibrineux ou purulent. Tantôt l'inflammation pleurale se développe comme lésion de voisinage au contact du foyer pneumonique, tantôt elle est éloignée de ce foyer pneumonique; le pneumocoque envahit la plèvre pour son propre compte.

Les pleurésies avec épanchement surviennent souvent dans le décours de la pneumonie, ou même en pleine convalescence, aussi ont-elles reçu la dénomination de *méta-pneumoniques* ou *post-pneumoniques*. Elles ne sont pas habituellement sérofibrineuses, elles sont presque toujours suppurées. La suppuration peut être produite par le pneumocoque sans le secours des organismes habituels de la suppuration (steptocoque, staphylocoque), et quand ces organismes existent, c'est par le fait d'une infection secondaire. La pleurésie purulente métapneumonique, bien étudiée par M. Netter[1], envahit la grande cavité pleurale, ou bien elle est enkystée, interlobaire, diaphragmatique, médiastine[2]. Ces pleurésies partielles seront étudiées en détail à leurs chapitres respectifs. Les pleurésies métapneumococciques peuvent évoluer sans douleur, avec ou sans recrudescence fébrile, et après une durée de trois à six semaines; elles se terminent assez fréquemment par *vomique*. Certaines viennent s'ouvrir dans un espace intercostal; quelques-unes, surtout chez les enfants, se terminent par résorption. Le pronostic de ces pleurésies n'est pas habituellement grave; celles qui occupent la grande cavité pleurale peuvent par exception céder à la ponction, mais le plus souvent il est nécessaire de recourir à l'opération de l'empyème.

1. Netter. *Société médicale des hôpitaux*, 11 janvier 1889. Pour plus de détails, voyez l'article consacré à la pleurésie purulente.
2. Dieulafoy. *Clinique médicale de l'Hôtel-Dieu*. 1899. — La pleurésie médiastine. *Première leçon.*

Outre les pleurésies tardives, métapneumoniques, il y a les pleurésies précoces, dont l'épanchement évolue en même temps que la pneumonie. M. Lemoine leur a donné le nom de *parapneumoniques*. M. Griffon les a étudiées[1].

N'oublions pas qu'il existe également, au cours de la pneumonie, des épanchements pleuraux puriformes, *aseptiques* (Widal), qu'il ne faut pas confondre avec la pleurésie purulente septique. Il en sera question à l'un des chapitres concernant les pleurésies.

b. *Endocardite pneumococcique.* — L'endocardite est une complication assez fréquente de la pneumonie. Elle apparaît dans le cours de cette affection (parapneumonique) ou le plus souvent pendant sa convalescence (métapneumonique). C'est le pneumocoque lui-même qui en est l'agent (Netter)[2]; rarement il s'y trouve associé à d'autres microbes : streptocoque (Weichselbaum), bacilles particuliers (Lion); exceptionnellement l'endocardite consécutive à la pneumonie est le fait du streptocoque seul (Jaccoud), alors agent d'infection secondaire. L'endocardite est plus fréquente dans certaines épidémies de pneumonie, dans les cas associés à la grippe, au cours de la grossesse. Elle est en général accompagnée d'autres localisations extra-pulmonaires du pneumocoque : pleurésie purulente, péricardite, arthrites, etc.; la méningite suppurée, en particulier, lui est fréquemment associée (Heschl, Barth, Netter). L'envahissement de l'endocarde par le pneumocoque peut être d'ailleurs indépendant de la pneumonie[3], et se produire au cours de certaines affections engendrées également par le pneumocoque : broncho-pneumonie, méningite cérébro-spinale, inflammation des grandes séreuses (Pineau), etc. L'endocardite peut se développer chez des sujets indemnes de toute lésion car-

<hr>

1. Griffon. Pleurésies parapneumoniques. *Clinique de l'Hôtel-Dieu*. Conférences du mercredi, 1905.
2. Netter. *Arch. de physiologie*, 1886, p. 106.
3. Jaccoud. *Clin. méd. de la Pitié*, 1884 et 1886. — Weichselbaum. *Wiener mediz. Wochensch.*, sept. 1888. — Bou.ay. Thèse de Paris, 1891.

diaque, mais les lésions antérieures des valvules favorisent singulièrement son apparition (Gallois, Lancereaux, Griffon[1]).

L'endocardite à pneumocoques frappe surtout le cœur gauche; elle siège à l'orifice aortique plus souvent qu'à l'orifice mitral, dans la proportion de 5 pour 2 (Netter); si elle atteint plus rarement le cœur droit (1/7 des cas)[2], orifice tricuspide ou orifice pulmonaire, elle y est cependant plus fréquente que ne le sont les endocardites dues à d'autres espèces microbiennes. L'endocardite à pneumocoques est plus végétante qu'ulcéreuse. Les végétations sont globuleuses, à surface régulière; les plus volumineuses sont sessiles, à large base, très adhérentes; elles ne se détachent qu'exceptionnellement; aussi, l'endocardite pneumonique est-elle rarement emboligène; rarement aussi elle est l'origine d'embolies capillaires septiques. Il est donc exceptionnel d'observer des embolies de la rate, des reins, etc., à l'inverse de ce que l'on voit dans l'endocardite à streptocoques et à staphylocoques, où les végétations, friables, peu adhérentes, donnent si souvent lieu à ces accidents. Cependant, outre les végétations, on peut observer des lésions destructives : petites ulcérations de l'endocarde, petits abcès du myocarde, suivis de la production d'*anévrysmes valvulaires*, de petits anévrysmes du cœur ou de l'aorte. Dans la partie profonde des végétations, de même que dans le sang, on retrouve le pneumocoque virulent. L'endocardite à pneumocoques a pu être réalisée expérimentalement chez le lapin après traumatisme préalable des valvules (Netter), et même sans traumatisme (Besançon et Griffon).

Habituellement, l'endocardite qui évolue en même temps que la pneumonie est silencieuse; elle passe inaperçue si l'on n'a pas soin d'ausculter le cœur chaque jour. L'endocardite métapneumonique, celle qui survient quelques semaines après le début de la pneumonie et souvent après une période d'apyrexie plus ou moins complète, peut s'an-

1. Griffon. Endocardite végétante à pneumocoques greffée sur une valvulite ancienne. *Bull. soc. anatom.*, juillet 1897.
2. Hanot. *Arch. de méd.*, juillet 1886.

noncer par un frisson avec élévation rapide de la température. Elle revêt volontiers la forme typhoïde des endocardites malignes, avec paroxysmes fébriles, état adynamique
grave. L'auscultation fait percevoir des bruits de souffles
variables comme intensité et comme localisation, à siège
aortique, mitral, etc. Parfois ce sont les symptômes de la
méningite concomitante qui dominent le tableau clinique
(Osler). La terminaison habituelle est la mort, après une
durée des plus variables. On cite pourtant quelques cas
exceptionnels suivis de guérison (Traube, Lion) avec ou sans
persistance de lésion valvulaire.

c. *Péricardite pneumococcique.* — Encore une manifestation insidieuse qu'on ne découvre que par l'auscultation
journalière du malade. Cette péricardite est presque toujours accompagnée de pleurésie; elle débute rarement avant
le cinquième jour de la pneumonie; sa fréquence est variable suivant les épidémies; elle est très fibrineuse; le liquide
épanché dans le péricarde est habituellement purulent.

d. *Méningite pneumococcique*[1]. — La méningite à pneumocoque peut survenir pendant la pneumonie ou après la
pneumonie, en pleine convalescence. Quand elle se déclare
pendant la pneumonie, elle passe souvent inaperçue, l'agitation, le délire, sont mis sur le compte de la fièvre ou sur
le compte de l'alcoolisme, ce qui est souvent une erreur.
Dans sa forme post-pneumonique, la méningite éclate avec
fièvre, céphalalgie, délire doux ou violent, douleurs à la
nuque, raideur musculaire, strabisme, contracture des mâ-
choires, inégalité du pouls, respiration de Cheyne-Stokes,
coma.

À l'autopsie, on trouve la pie-mère infiltrée d'un exsudat
jaune verdâtre, la méninge est transformée en une calotte
épaisse; souvent il y a méningite bulbaire et rachidienne.
Dans quelques cas, des épidémies de méningite cérébro-spinale à pneumocoque ont été observées.

e. *Néphrite pneumococcique.* — Les troubles urinaires

1. Netter. *Arch. de médecine*, 1887.

sont variés : l'albuminurie, l'hématurie, l'anurie, ont été signalées ; parfois éclate une vraie néphrite avec accidents urémiques.

Ces altérations rénales ont été minutieusement étudiées par mon ancien interne, Caussade [1], dans une thèse fort remarquable. Le rein pneumonique est gros, ecchymotique ; la néphrite pneumonique est presque toujours hématurique ; elle peut être créée par l'infection pneumonique, le pneumocoque ayant été constaté dans le rein pneumonique, ou bien elle peut se greffer sur des lésions rénales déjà existantes. La néphrite pneumonique devra compter à l'avenir dans l'étiologie de la maladie de Bright.

f. Gastrite pneumococcique. — L'estomac comme les autres organes peut être infecté par le pneumocoque. Je viens d'observer, tout récemment, cette infection gastrique chez deux malades de mon service, atteints l'un et l'autre de pneumonie et de pneumococcie généralisée : péritonite, péricardite, endocardite, méningite, arthrite pneumococciques [2]. Ces malades avaient présenté : troubles gastriques, douleurs, nausées, vomissements et *abondantes hématémèses.* A l'autopsie, on trouva la muqueuse parsemée d'érosions hémorrhagiques, véritables nécrobioses aiguës. Dans l'un des cas, les pneumocoques fourmillaient au niveau des érosions. Je décrirai en détail cette gastrite ulcéreuse pneumococcique, au tome II, avec les ulcérations de l'estomac.

g. Péritonite pneumococcique. — Je ne fais pas allusion ici à la péritonite pneumococcique primitive [3], qui sera décrite dans le second volume : je ne m'occupe actuellement que des péritonites qui surviennent à titre secondaire dans le cours d'une pneumonie. Ces péritonites secondaires sont plus rares que la péritonite pneumococcique primitive. Le malade est pris d'accidents péritonéaux, douleurs abdominales, tympanisme,

---

1. Caussade. *Néphrite pneumonique.* Thèse de Paris, 1890.
2. Dieulafoy. *Clinique médicale de l'Hôtel-Dieu*, 1899. — Gastrite ulcéreuse pneumococcique, 11ᵉ leçon, p. 219.
3. Dieulafoy. Péritonite primitive à pneumocoques. *Clinique médicale de l'Hôtel-Dieu*, 1896, 18ᵉ leçon, p. 396.

nausées, vomissements, et de selles diarrhéiques, symptôme habituel aux péritonites pneumococciques. Ces péritonites secondaires ne me paraissent pas avoir la gravité des péritonites pneumococciques primitives : elles étaient en voie de guérison chez les malades dont je rapporte l'histoire au chapitre de la gastrite ulcéreuse pneumococcique (tome II).

h. *Arthrites pneumococciques.* — Les arthrites et synovites pneumococciques peuvent survenir au cours ou au déclin de la pneumonie; exceptionnellement, elles la précédent[1]; il y a même des arthrites pneumococciques primitives sans pneumonie[2]. Elles se présentent habituellement sous le même aspect clinique. Le malade éprouve au niveau de la jointure infectée une douleur parfois très vive, bientôt suivie de tuméfaction, d'œdème et de rougeur; on dirait presque une arthrite blennorrhagique; les gaines synoviales péri-articulaires participent souvent au processus infectieux. Les mouvements sont fort pénibles, la pression est très douloureuse, la température s'élève, la langue est sèche, le malade est abattu et présente les signes d'une grave infection.

L'évolution de l'arthrite pneumococcique est quelque peu différente suivant les cas. Tantôt l'évolution est rapide et en quelques jours le pus est formé, tantôt l'évolution est plus lente. Le pronostic de ces arthrites est habituellement fort grave, non pas du fait de l'arthrite, mais du fait de la pneumococcie plus ou moins généralisée dont l'arthrite n'est habituellement qu'un épisode. On ne peut baser la gravité du pronostic sur le degré de virulence du pneumocoque, car dans un cas à terminaison favorable le pneumocoque de l'arthrite était très virulent[3], tandis que dans un cas à terminaison fatale la virulence du pneumocoque était minime[4].

1. Boulloche. *Archives de médecine expérimentale*, mars 1891.
2. Griffon. *Bulletin de la Société anatomique*, avril 1896. — Widal e Mercier. *Soc. méd. des hôpitaux*, 11 juin 1897. — Widal et Lesné. *Soc. méd des hôpitaux*, 6 mai 1898.
3. Macaigne et Brault. *Revue de médecine*, 1891.
4. Chantemesse. *Revue de médecine*, 1891.

Quoi qu'il en soit, l'indication thérapeutique est de donner issue au liquide purulent-articulaire ou péri-articulaire.

Des lésions antérieures (rhumatisme, traumatisme) peuvent favoriser la localisation pneumococcique articulaire. L'expérimentation a donné des résultats analogues[1], mais non constants[2].

Les lésions articulaires sont variables suivant l'intensité et la durée du processus infectieux : épanchement séreux ou purulent, épaississement de la synoviale, destruction des cartilages articulaires et des extrémités osseuses. Chez un des malades de mon service, atteint d'arthrite du poignet au cours d'une pneumococcie généralisée, l'articulation contenait 20 grammes de pus riche en pneumocoques, les surfaces articulaires étaient dépolies, et par places le cartilage avait complètement disparu[3].

i. *Otite pneumococcique.* — L'otite est une complication assez fréquente de la pneumonie[4]. Cette otite suppurée a une marche aiguë et se termine habituellement par la guérison. Néanmoins, elle peut devenir l'origine d'infection encéphalique secondaire, méningite cérébrale, méningite cérébro-spinale, phlébite des sinus, abcès du cerveau et du cervelet.

On a pu voir dans l'énumération des complications de la pneumonie que la *suppuration* y joue un grand rôle : pleurésie, méningite, parotidite, péritonite, otite, arthrites suppurées. Le pneumocoque, à lui seul, est capable de provoquer la suppuration ; le pus en pareil cas a des caractères spéciaux, il est visqueux, riche en éléments cellulaires épais de coloration verdâtre, c'est le type du *pus louable*, ne permettant pas la séparation du sérum. Mais, dans d'autre cas, les organismes habituels de la suppuration, le streptocoque,

<hr>

1. Zuber. Thèse de Paris, 1896.
2. Bezançon et Griffon. *Société de biologie*, 22 juillet 1899.
3. Cette observation est consignée dans la thèse de M. Leroux : Arthrites à pneumocoques. Paris, 1899.
4. Netter. *Recherches bactériologiques sur les otites moyennes aiguës. Mal. de l'oreille et du larynx*, 1885.

le staphylocoque, surviennent à titre d'infections secondaires et deviennent les principaux agents des suppurations.

Variétés. — La pneumonie n'a pas toujours les mêmes caractères, elle emprunte à l'âge du malade (*vieillesse*), à son état de santé antérieur (*misère, alcoolisme, grossesse*), aux nombreuses localisations *extra-pulmonaires*, à la saison ou à l'année (*constitution médicale*), ou à d'autres causes encore mal connues (*pneumonie épidémique, pneumonies grippales*) des allures quelque peu différentes, et, comme le dit Peter, à côté de la pneumonie il y a les pneumoniques; autrement dit, à côté de la pathologie il y a la clinique. Nous allons passer en revue ces différentes variétés.

VARIÉTÉS DE SIÈGE

Pneumonie centrale. — La pneumonie reste quelquefois confinée dans la profondeur d'un lobe pulmonaire ; tous les symptômes révèlent une pneumonie, le frisson, la fièvre, la température élevée, la dyspnée, la toux, les crachats rouillés : tout indique la phlegmasie pulmonaire, et cependant les signes sont muets; la matité, les râles et le souffle font défaut, jusqu'au moment où la phlegmasie, par son extension, provoque les signes habituels qui permettent de la localiser.

Pneumomie double. — Assez fréquemment, on voit une seconde pneumonie se déclarer dans le cours d'une première. C'est du sixième au huitième jour que se déclare cette seconde pneumonie, « la pneumonie n'étant jamais double d'emblée » (Grisolle). Relativement au siège, toutes les variétés sont possibles: le plus souvent c'est le lobe correspondant du côté opposé qui est pris. La seconde pneumonie est en général moins étendue que la première, et la phlegmasie est moins violente. Elle ne se traduit ni par un frisson nouveau ni par un nouveau point de côté ; l'aspect des crachats de la première n'est guère modifié par les crachats de la seconde pneumonie; c'est donc la percussion et l'auscultation qui découvrent le nouveau foyer pneu monique que les symptômes n'avaient pas annoncé. Néanmoins, il faut dire que la dyspnée est plus vive au moment de la nouvelle invasion, et la température axillaire offre un signe précieux. Dans la pneumonie unilatérale, la température axillaire est plus élevée de quelques dixièmes du côté de la pneumonie; dans la pneumonie double, la température axillaire est égale des deux côtés. (Landrieux[1].)

Pneumonie du sommet[2]. — Considérée à juste titre comme fort grave, elle est souvent accompagnée de collapsus, d'adynamie, d'état typhoïde; elle casse facilement à la suppuration, elle suscite volontiers le délire et l'ictère, et les signes habituels de la pneumonie franche, le point de côté, la toux, l'expectoration, y sont moins accusés. Ce qui fait la gravité de cette pneumonie du sommet, c'est d'abord qu'elle est plus fréquente dans la vieillesse[3], c'est aussi que l'alcoolisme et les mauvais états généraux, diathésiques et cachectiques, créent la pneumonie au sommet plutôt qu'ailleurs; les raisons de cette prédilection sont judicieusement discutées par Peter, qui considère les lobes supérieurs du poumon comme doués d'une vitalité inférieure, comme des lobes « auxiliaires et de renfort[4] ».

La pneumonie du sommet est plus fréquente à droite, et quand on n'en trouve pas les signes dans la région claviculaire ou dans la fosse sus-épineuse, c'est dans l'aisselle qu'il faut les chercher. Vu la localisation de cette pneumonie, on pourrait être tenté de la prendre pour une lésion tuberculeuse : c'est là une erreur de diagnostic qu'il faut éviter.

Pneumonie massive. — Dans cette forme de pneumonie (Grancher), les coagulations fibrineuses s'étendent dans tout le réseau bronchique du territoire envahi et arrivent même aux bronches volumineuses. Il en résulte que l'air ne péné-

1. *Températ. comparat. dans la pneum. double.* Paris, 1869.
2. Saint-Ange. *Pneumonie du sommet.* Thèse de Paris, 1878.
3. Nous voyons dans la statistique de M Durand-Fardel que sur 30 cas de pneumonie mortelle, les sommets ont été pris 18 fois (*Traité des maladies des vieillards*, p. 460).
4. La pneumonie du sommet (*loc. cit.*, p. 685).

trant plus dans les tuyaux bronchiques, la plupart des signes stéthoscopiques de la pneumonie font défaut[1], il n'y a ni râles ni souffle et l'expectoration est presque nulle.

On conçoit alors combien est difficile, dans quelques cas, le diagnostic entre un épanchement pleural et la pneumonie massive. Néanmoins, quelques signes peuvent permettre d'établir ce diagnostic. La matité de l'épanchement est plus complète, plus hydrique, que la matité de la pneumonie. De plus, le déplacement des organes et notamment du cœur, presque nul au cas de pneumonie, est plus ou moins accusé au cas d'épanchement.

VARIÉTÉS DE LA PNEUMONIE SUIVANT L'AGE

A. L'*enfant* est plus enclin à la pneumonie lobulaire qu'à la pneumonie lobaire, néanmoins la pneumonie lobaire s'observe fort bien chez lui, même dès la première année[2]. Chez les jeunes enfants, le début de la pneumonie est fréquemment accompagné de convulsions, de vomissements, d'éruptions érythémateuses. La respiration est haletante, le nombre de pulsations atteint et dépasse 140 par minute. Vers l'âge de cinq ans on constate du râle crépitant sec, au-dessous de cet âge c'est plutôt du râle sous-crépitant. Les autres signes ressemblent beaucoup à ceux de la pneumonie de l'adulte, mais l'enfant n'expectore pas, d'où l'absence de crachats rouillés qu'on observe cependant parfois chez les enfants de quatre à cinq ans. Chez les enfants au-dessous de deux ans, la marche cyclique de la fièvre est vraiment le seul signe qui permette de différencier la pneumonie franche de la broncho-pneumonie. Le pronostic de la pneumonie lobaire n'est grave que dans le très jeune âge; un peu plus tard, la maladie est relativement bénigne.

B. Chez le *vieillard*, dont l'organisme réagit peu, la pneumonie est insidieuse, le frisson est insignifiant, et le point

---

1. Anglade. *Pneumonie massive*. Thèse de Paris, 1881, n° 101.
2. Carron de la Carrière. *Pneumonie lobaire chez les enfants*. Thèse de Paris, 1886. — D'Espine. *Rev. de méd.*, février 1888.

de côté peut passer inaperçu ; la coloration du visage et la sécheresse de la langue sont quelquefois les seuls signes révélateurs ; c'est en vain qu'on attend les crachats rouillés, qui n'apparaissent pas, le râle crépitant est plus gros que chez l'adulte, en un mot, la pneumonie est défigurée par l'âge de l'individu. A la Salpêtrière on voit quelquefois des vieilles femmes promener leur pneumonie et continuer à manger et à vaquer à leurs occupations ; elles meurent presque subitement, et à l'autopsie on trouve une pneumonie suppurée.

VARIÉTÉS CLINIQUES DE LA PNEUMONIE

Au début de cet article, j'ai choisi, pour type de ma description, la forme la plus vulgaire de la pneumonie lobaire, mais on a pu voir, par la description des localisations extra-pulmonaires à la plèvre, au cœur, aux méninges, aux reins, que ces différentes localisations donnent à la pneumonie un aspect spécial. Ce sont déjà des variétés cliniques : elles dépendent de la prédominance des lésions sur tel ou tel organe ; mais dans d'autres cas, les variétés cliniques reposent sur l'ensemble du complexus morbide et la maladie pneumonique revêt des allures spéciales que je vais passer en revue :

a. Dans la forme dite *inflammatoire* ou *sthénique*, forme souvent décrite par les anciens auteurs et fréquente à la campagne, les caractères principaux de la pneumonie sont les suivants : rougeur de la face, épistaxis, céphalalgie violente, agitation, fluxion violente du poumon, crachats parfois sanglants, hépatisation rapide, pouls rapide et vibrant.

b. La forme *asthénique* est caractérisée par les symptômes suivants : début insidieux, courbature, délire précoce, soubresauts des tendons, abattement, stupeur, pouls mou et inégal, tendance à l'adynamie, au collapsus.

c. Les formes *nerveuses* revêtent plusieurs caractères :

Le délire est fréquent dans la pneumonie, surtout chez les buveurs ; il peut n'être pas associé à des lésions cérébrales, tandis que dans d'autres cas le délire est provoqué par une méningite cérébrale ou cérébro-spinale, lésions dues aux localisations du pneumocoque.

Les *paralysies* consécutives à la pneumonie revêtent différentes modalités : les paralysies qui surviennent pendant la phase aiguë de la pneumonie affectent presque toujours le type hémiplégique avec ou sans aphasie, avec ou sans apoplexie. Curables chez l'adulte, mortelles chez le vieillard, ces paralysies sont dues à des lésions des vaisseaux cérébraux (Lépine).

Les paralysies qui surviennent pendant la convalescence de la pneumonie affectent le type paraplégique, ou le type de paralysies isolées, avec ou sans atrophie musculaire. Ces paralysies sont dues, les unes à des altérations méningo-spinales, les autres à des névrites périphériques, d'origine toxique, rappelant un les paralysies de la diphthérie[1].

d. La pneumonie dite *bilieuse* comprend deux formes bien distinctes[2] : dans l'une, il y a pneumonie avec ictère, et cet ictère est consécutif à une inflammation catarrhale des voies biliaires ou à une péri-hépatite provoquée par une pneumonie inférieure droite : ce sont là des lésions purement *locales* et de voisinage ; dans l'autre cas, il y pneumonie avec état bilieux, ce qui vise un état morbide *général*. Cet état bilieux est caractérisé par une teinte sub-ictérique, avec absence de réaction vive, mollesse du pouls, céphalalgie, langue saburrale, vomituritions et dévoiement. L'état bilieux accompagne les formes graves (pneumonie du sommet, alcoolisme) ; il est lié à la *constitution médicale* saisonnière[3], il fait partie de ce qu'on appelait la fièvre bilieuse péripneumonique, et il explique les épidémies de pneumonies bilieuses. Dans quelques cas exceptionnels, la pneumonie est liée à

---

1. Stéphan. *Revue de médecine*, 10 janvier 1889. — Boulloche, *Paralysies pneumoniques*. Thèse de Paris, 1892. — Rénon et Géraudel. *Arch. génér. de méd.*, février 1903.

2. Peter. *Loc. cit.*, p. 739.

3. Lisez à ce sujet le remarquable article de Chauffard. *Arch. de méd.*, 1863. *Constitution médicale* de 1862.

une hépatite diffuse, l'une des variétés de *l'ictère grave*.

e. Pneumonie maligne et épidémique. — Je dirai d'abord que toute pneumonie, bénigne ou maligne, est une maladie infectieuse et infectante, mais il est d'usage de réserver, cliniquement, ces épithètes d'infectieuse, infectante, maligne[1], aux formes graves et anormales. Il y a d'abord les pneumonies infectieuses qui, à différentes époques, ont apparu sous forme épidémique, dans le cours d'épidémies de malaria, de scorbut, de fièvre typhoïde. Ce sont là des pneumonies secondaires, survenant à titre d'épiphénomène dans le cours d'une maladie générale, et empruntant leurs caractères et leur gravité au milieu dans lequel elles se sont développées : je n'ai pas à m'en occuper ici.

Mais, dans bien des cas, la pneumonie se développe pour son propre compte, tantôt sous forme isolée, plus souvent sous forme d'épidémies plus ou moins circonscrites, associées ou non à des épidémies *grippales*[2], avec toutes les allures d'une maladie infectieuse. La *contagion* en est même bien prouvée. L'épidémie éclate dans une prison, dans une caserne, dans une petite localité, elle se restreint à une maison, à une famille, et trois et quatre membres de cette famille sont simultanément ou successivement atteints.

Dans quelques cas, cette pneumonie épidémique ne diffère pas, ou diffère peu de la pneumonie franche ; plus souvent elle a des allures spéciales qui l'ont fait nommer pneumonie typhoïde, pneumonie asthénique, adynamique, etc. L'hépatisation se fait parfois en plusieurs foyers, les crachats sont sanglants plutôt que franchement rouillés, la maladie s'accompagne de tuméfaction de la rate, de diarrhée, d'albuminurie, de teinte ictérique des téguments, de pleurésie, de péricardite, d'endocardite végétante, de méningite, de parotidite, d'anxiété précordiale, de prostration. La courbe de la fièvre ne ressemble pas à celle de la pneumonie franche. Les lésions histologiques sont même un peu spéciales. Le pronostic de ces pneumonies n'est pas fatalement

1. Sée. *Maladies spécifiques du poumon*, Paris, 1885.
2. Menetrier. *Grippe et pneumonie en* 1886. Thèse de Paris, 1886.

grave ; la maladie est bénigne dans tel foyer épidémique, et terrible dans un autre. Le pronostic, comme le tableau clinique, comporte *tous les intermédiaires*.

f. Grossesse et pneumonie. — Grisolle avait avancé que la pneumonie lobaire est redoutable pour les femmes grosses; actuellement on est d'un avis contraire, bon nombre d'observations ont été publiées de femmes atteintes de pneumonies à diverses époques de leur grossesse avec bénignité relative pour la mère et pour l'enfant. J'ai vu l'an dernier trois femmes atteintes de pneumonie pendant leur grossesse ; l'une d'elles, que j'ai vue avec le docteur Porak, était à une période très avancée de sa grossesse ; ces trois femmes ont guéri et l'accouchement s'est fait dans d'excellentes conditions. La transmission de la pneumonie au fœtus est un fait établi ; dans les cas qui ont été publiés, l'enfant a succombé peu de jours après l'accouchement. Le nouveau-né peut succomber sans présenter de localisation pulmonaire. On trouve à l'autopsie des lésions du foie et de la rate dues aux toxines microbiennes d'origine maternelle qui ont traversé le placenta [1].

Une pneumonie se déclarant chez une nourrice diminue ou supprime la sécrétion lactée. En tout cas, le pneumocoque pouvant être transmis par l'allaitement, une nourrice atteinte de pneumonie ne devra pas continuer à allaiter son nourrisson [2].

Étiologie. — La pneumonie lobaire est surtout une maladie de l'adulte ; chez le vieillard, elle revêt des allures spéciales, et l'enfant, plutôt enclin à la forme lobulaire de la pneumonie, est néanmoins sujet à la pneumonie lobaire. Les changements de saison, novembre, mars et avril, paraissent favorables au développement de la pneumonie. Un état de faiblesse ou de débilité antérieur n'est pas toujours une cause prédisposante nécessaire, car la pneumonie atteint fréquemment des gens qui étaient en parfaite santé. Cer-

1. Nattan-Larrier. Les premiers stades de l'hérédité pathologique maternelle. Thèse de Paris, 1901.

2. Aymard. *Passage des micro-organismes de la mère à l'enfant par le lait.* Thèse de Paris, 1891.

tains individus ont une prédisposition spéciale aux *récidives* et contractent plusieurs fois la pneumonie dans le courant de leur existence; ce sont probablement ceux chez lesquels le pneumocoque séjourne en permanence, attendant une occasion favorable pour son développement.

Je me suis expliqué précédemment sur les questions d'*épidémicité*. Les épidémies pneumoniques sont limitées à une localité ou généralisées à une ville, à une province, à un pays; elles coïncident souvent avec la grippe; elles sont dues aux causes atmosphériques ou climatériques encore mal connues qui exaltent la virulence du pneumocoque.

La question de *contagion* mérite d'être bien connue[1]. La pneumonie est contagieuse, et les crachats, par leurs organismes pathogènes spécifiques, sont les agents les plus habituels du contage; la contagion est même possible longtemps après la guérison de la pneumonie. Le fœtus peut être infecté par sa mère atteinte de pneumonie et avoir lui-même les lésions pulmonaires et extra-pulmonaires de l'infection pneumonique[2].

La *nature* de la pneumonie lobaire a été diversement interprétée, et jusqu'à ces temps derniers deux grandes théories étaient en présence : l'une, la doctrine hippocratique, soutenue et défendue par l'école de Montpellier, ne regardait la lésion du poumon que comme l'expression locale et secondaire d'un état général qui est la *fièvre pneumonique*. La pneumonie, c'est-à-dire la lésion, serait donc le résultat de la fièvre pneumonique, qui est la maladie. A cette théorie, l'école anatomo-pathologique de Paris avait opposé une théorie tout opposée : la lésion du poumon est toute la maladie, et c'est la lésion primitivement locale qui pour l'école organicienne est la cause de la fièvre et des symptômes généraux concomitants.

Entre ces opinions extrêmes, une opinion intermédiaire avait trouvé place. On admet généralement que le refroidis-

<hr>

1. Netter. Contagion de la pneumonie. *Arch. de méd.*, 1888.
2 Netter. *Société de biologie*, 9 mars 1889.

sement est une des causes les plus habituelles de la pneumonie; mais, pour agir efficacement[1], le froid, ou toute
autre cause provocatrice, doit rencontrer l'organisme en
état *favorable de réceptivité.*

D'abord, est-il vrai que le froid joue un rôle si considérable
dans le développement de la pneumonie? D'après certaines
statistiques, le froid n'aurait agi comme agent provocateur
que dans la moitié ou que dans un tiers des cas[2]. La cause
de la pneumonie lobaire réside dans l'existence d'un organisme infectieux[3], le pneumocoque, qui est l'agent de toute
pneumonie lobaire, mais le refroidissement en est le principal agent provocateur.

Le pneumocoque étant la cause de la pneumonie, comment
admettre que sa pénétration dans le poumon soit suivie à si
bref délai de tous les grands symptômes de la pneumonie
aiguë? C'est pour répondre à cette objection que M. Jaccoud
admet, avec juste raison, la possibilité de l'auto-infection :
« L'organisme humain porte constamment en lui des
microbes en grand nombre, de bien des espèces différentes;
tant que son fonctionnement est normal, il est pour eux un
milieu hostile qui en prévient les effets nuisibles; mais
vienne une perturbation qui altère le fonctionnement physiologique, le milieu hostile devient un milieu favorable et
l'organisme troublé est livré sans résistance efficace à l'activité de ses propres microbes, dont il tolérait naguère la présence sans en être impressionné[4]. » Le pneumocoque existe
à l'état normal dans la bouche (Pasteur), dans le pharynx,
dans les bronches (Netter). S'il pénètre dans le poumon
chez des gens qui ne sont pas en état de *réceptivité*, son
influence pathogène est annihilée par l'activité des phagocytes

1. Peter. Refroidissement et opportunité morbide. *Clin. médic.*, t. I,
p. 690.

2. Lépine. Article PNEUMONIE du *Diction. de médecine et de chirurgie.*
t. XXVIII. p. 458.

3. Hallopeau. La doctrine de la fièvre pneumonique. *Revue des sc.
médic.*, 1878, t. XII, p. 755.

4. Jaccoud. *Académie des sciences*, 25 avril 1887.

pulmonaires; dans le cas contraire, la pneumonie se déclare[1].

La dissémination du pneumocoque produit les localisations *extra-pulmonaires* que nous avons passées en revue.

En opposition à la pneumonie *primitive* que je viens de décrire, il y a des infections pneumoniques secondaires[2], à évolution moins franche, qui surviennent au déclin ou dans le cours d'autres maladies (diabète, cachexies, goutte, fièvres éruptives, etc.); cette variété de pneumonie lobaire est assez rare, car la forme secondaire est surtout dévolue à la pneumonie lobulaire.

Marche. — Durée. — Terminaison. — La pneumonie lobaire, franche, a une *durée* moyenne de cinq à dix jours, rarement moins, rarement plus. La période ascensionnelle de la température est courte et rapide; dès le second jour, elle atteint son maximum, 40 à 41 degrés, puis la température reste stationnaire pendant quelques jours, avec une rémission matinale de 0°,5 à 1 degré, et dans la majorité des cas, la défervescence, est brusque et terminée en 24 heures. Cette défervescence, qui se fait habituellement du cinquième au septième jour, est souvent accompagnée de phénomènes de *crise* : sueurs, épistaxis, diarrhée, urines abondantes et albumineuses[3], et surtout augmentation du taux du chlorure de sodium urinaire. Cette augmentation est d'autant plus forte que la rétention du chlorure dans les tissus du pneumonique a été plus complète pendant la maladie[4]. Il est remarquable que la défervescence est parfois précédée d'une aggravation passagère de la maladie, ce qu'on a nommé phase *précritique*. Quant à l'herpès labial, on ne peut pas le considérer comme un phénomène critique, car il apparaît fréquemment dès les premiers jours de la pneumonie.

1. Gamaléia. Étiologie de la pneumonie fibrineuse. (*Ann. de l'Institut Pasteur*, 1889, p. 458.)

2. Vulpian. Thèse d'agrégation, 1860.

3. Jusqu'à la défervescence, les urines étaient rares, foncées, elles contenaient, par 24 heures, de 55 à 50 grammes d'urée au lieu de 28 à 50, chiffre normal.

4. Loeper. *Mécanisme régulateur de la composition du sang*. Thèse de Paris, 1903.

La suppuration du poumon est une cause fréquente de mort, néanmoins la terminaison fatale peut arriver sans que la pneumonie aboutisse à l'hépatisation grise ; on voit, en effet, des pneumoniques frappés d'adynamie et de collapsus mortel dès la période d'hépatisation rouge ; d'autres succombent à l'étendue de la lésion, qui envahit plusieurs lobes, rétrécit le champ de l'hématose et entraîne l'asphyxie et la parésie cardiaque. Il y a des cas, bien avérés, où la pneumonie suppurée a entraîné la mort par infection purulente[1], le bloc pneumonique pouvant suppurer du fait seul du pneumocoque[2].

Diagnostic.— Pronostic. — Différencions d'abord la pneumonie lobaire des autres phlegmasies broncho-pulmonaires.

1. — La *pneumonie lobaire*, celle que je viens de décrire, est presque toujours primitive ; elle envahit, dans le poumon, un ou plusieurs de ses lobes, elle reste confinée à un territoire défini et ménage le reste de l'organe. Début, marche et terminaison sont nettement accentués ; le râle crépitant, le souffle tubaire et les crachats rouillés ne permettent guère la confusion ; la purulence est une exception et la guérison est sa terminaison la plus habituelle quand l'infection ne se généralise pas à d'autres organes. Ces caractères, je le répète, sont dénaturés quand la pneumonie est secondaire, quand elle revêt la forme épidémique, ou quand elle se développe chez le vieillard.

J'ajouterai, du reste, que, même dans ses formes franches, la pneumonie lobaire ne présente pas toujours au complet le tableau que j'ai retracé dans ce chapitre ; il m'arrive d'observer des pneumonies lobaires sans rencontrer le type classique absolu ; beaucoup de pneumonies dites lobaires confinent à la *fluxion de poitrine* et sont les intermédiaires qui relient entre elles, *cliniquement*, les différentes phlegmasies des voies respiratoires.

2. — La pneumonie *lobulaire* ou *broncho-pneumonie*, surtout fréquente chez les enfants, est souvent consécutive à

1. Jaccoud. *Clinique médicale*, 1887, p. 117.
2. Griffon. *Société de biologie*, 25 juillet 1896.

une autre maladie (rougeole, diphthérie, coqueluche, grippe, tuberculose, etc.). Elle mérite moins que la précédente le nom de fibrineuse; elle est lobulaire, c'est-à-dire qu'elle procède par noyaux, disséminés dans les deux poumons, que ces noyaux soient isolés ou confluents (pneumonie pseudolobaire). La maladie n'épuise pas toute son action sur les foyers enflammés, elle procède par poussées successives, elle n'est franche ni dans ses lésions ni dans ses allures, et sa description, on l'a vu, diffère notablement de la description de la pneumonie lobaire.

5. — La *fluxion de poitrine* n'est pas la pneumonie, et, d'autre part, elle est autre chose qu'une simple congestion; c'est un état morbide dans lequel les *éléments hyperénique et phlegmasique sont diversement combinés*. La *fluxion* frappe ou effleure un ou plusieurs lobes pulmonaires sans ménager les autres parties de l'appareil respiratoire : les bronches, la plèvre, les muscles du thorax, en un mot, tous les plans superposés qui forment la poitrine peuvent être atteints à des degrés divers par la fluxion.

4. — La *spléno-pneumonie* (Grancher) est ainsi définie par son auteur : « Entre la congestion pulmonaire et la pneumonie lobaire, à côté de la broncho-pneumonie, il existe un état morbide du poumon, sorte de pneumonie subaiguë qui simule une pleurésie avec épanchement moyen, et qui mérite une description et une dénomination propres[1]. » M. Potain a décrit une variété de pneumonie qu'il a nommée *pneumonie congestive*, à laquelle, dit-il, la splénopneumonie peut être assimilée[2].

5. — La *pneumonie hypostatique* n'a pas les attributs anatomiques d'une vraie pneumonie; c'est un état mixte dans lequel la congestion passive et l'œdème jouent le rôle principal et sont accompagnés de transsudation légèrement fibrineuse, et quelquefois d'hémorrhagie. Cet état morbide, consécutif aux maladies du cœur, à l'hypostase, au décubitus

1. Grancher, *Société méd. des hôpitaux*. 1883.
2. Potain. *Bulletin médical*, 25 août 1895

longtemps prolongé, se localise de préférence aux parties postérieure et inférieure des poumons.

6. — La *pleurésie* au début présente de nombreuses analogies avec la pneumonie; toutefois, dans la pleurésie, le frisson est moins violent, la température initiale est moins élevée; le point de côté est souvent plus aigu, l'expectoration fait défaut et le frottement-râle, qu'on perçoit à l'auscultation, est plus mouillé, plus diffus, que le râle crépitant sec et nettement localisé de la pneumonie.

Il ne suffit pas de diagnostiquer une pneumonie, il faut encore savoir si elle est franchement inflammatoire, bilieuse, adynamique; si elle est ou non compliquée de pleurésie, d'endocardite, de péricardite, de méningite, d'otite; si elle est primitive ou secondaire; si elle n'est pas doublée d'alcoolisme; si elle n'est pas le premier acte d'une fièvre typhoïde qui commence; si elle ne s'est pas développée sur un sujet diabétique, ou tuberculeux; et chacun de ces éléments intéresse le pronostic et le traitement autant que le diagnostic.

La pneumonie acquiert une gravité exceptionnelle dans la vieillesse, « elle en est le fléau le plus redoutable » (Cruveilhier); on peut même dire « qu'elle constitue la fin naturelle des vieillards » (Peter).

Traitement. — Le *traitement* de la pneumonie doit s'adresser bien moins à l'état local qu'à l'état général. Quand la pneumonie est franche et d'allure bénigne, on se contentera d'une expectation déguisée, boissons émollientes et acidulées, laxatifs, bouillons, eau vineuse; dans le cas contraire, il faut agir d'après les indications. Le vésicatoire me paraît plus nuisible qu'utile.

Le point de côté de la pneumonie sera calmé par une application de sangsues, par l'antipyrine, par des injections sous-cutanées de morphine, par des onctions avec une pommade ainsi composée : vaseline, 10 grammes; salicylate de méthyle, 1 gramme.

A la pneumonie vivement inflammatoire on opposera la médication antiphlogistique ou contro-stimulante : — émissions sanguines, saignées, ventouses, sangsues, le tartre stibié et mieux encore le kermès administré suivant les préceptes de Trousseau :

        Kermès. . . . . 2 grammes.
        Extrait de digitale. . . . . 0,20 centigrammes.
        Savon médicinal. . . . . q. s.
                        pour 20 pilules.

On donne 10 à 15 pilules par 24 heures, et s'il survient des vomissements ou de la diarrhée, on administre avec chaque pilule une goutte de laudanum de Sydenham. On obtient aussi de bons résultats de la digitale administrée en infusion à la dose de 60 centigrammes à 1 gramme, dans un julep, donné par intervalles en 24 heures (Hirtz)[1], mais je n'ai jamais expérimenté cette médication. La pneumonie *bilieuse* sera efficacement combattue par les vomitifs et notamment par l'ipéca. La pneumonie adynamique sera traitée par les toniques et par les reconstituants, le quinquina, les teintures de coca et de kola, le vin, le champagne, la potion de Todd, 60 à 100 grammes d'eau-de-vie dans un julep de 120 grammes à donner par cuillerées d'heure en heure. Dans le cas où la fièvre est violente, on aura recours au sulfate de quinine ou à l'antipyrine.

Quand la pneumonie revêt la forme *ataxique* avec délire, agitation, fièvre violente, on donnera avec avantage la potion suivante à prendre par grandes cuillerées d'heure en heure.

        Eau de fleur d'oranger. . . . . 100 grammes.
        Eau de laurier-cerise. 10   —
        Sirop d'éther. 40   —
        Bromure de potassium.   2   —

C'est dans les formes ataxiques et hyperthermiques de la pneumonie que les *bains froids* ont été préconisés. J'ai mis plusieurs fois cette médication en usage, et avec succès ; je

1. Art. DIGITALE. *Nouv. Dict. de méd. et de chir.*, t. IX, p. 548.

conseille de donner les bains suivant les préceptes qu'on trouvera formulés dans le traitement de la fièvre typhoïde.

Si la pneumonie est accompagnée d'irrégularités du pouls, de mollesse des battements cardiaques, de tendance au collapsus cardiaque, on pratiquera des injections sous-cutanées de caféine avec la solution suivante :

<pre>
Eau distillée. . . . .   8 grammes.
Benzoate de soude.   2   —
Benzoate de caféine.   2   —
</pre>

Injecter, tous les jours, une ou deux seringues de Pravaz de cette solution.

Je conseille également, dans le même cas, les injections de sérum à la dose journalière de 100 à 200 grammes. Pour plus de détails sur cette médication, prière de consulter le *Mémento thérapeutique* annexé au tome IV.

Le pneumonique doit boire en quantité du lait, de l'eau fraîche, des tisanes avec ou sans lactose ; *il est essentiel de favoriser la sécrétion des urines.* Le lait a de plus l'avantage de protéger le rein, ce qui n'est pas à dédaigner, maintenant surtout que nous connaissons bien la néphrite pneumonique.

Je dois enfin dire quelques mots du traitement de la pneumonie par les injections sous-cutanées d'essence de térébenthine.

Fochier (de Lyon) avait remarqué que dans certains cas d'infection puerpérale, quand il n'y a pas de lésion importante appréciable, il n'est pas rare de voir une amélioration soudaine coïncider avec l'apparition d'un foyer de suppuration, à la fosse illiaque, au sein, au niveau d'une jointure, ou ailleurs. Cette apparition d'un abcès ou d'un phlegmon, en un point nettement localisé, semblait jouer un rôle curatif. Fochier a donné à ces abcès le nom d'*abcès de fixation.* Il s'est alors demandé si l'on ne pourrait pas, le cas échéant, provoquer thérapeutiquement des abcès analogues. De fait, chez des femmes dont l'état paraissait désespéré, il a obtenu des guérisons en provoquant des abcès, au moyen d'injections sous-cutanées d'essence de térébenthine.

Lépine ayant obtenu un succès par cette médication, dans un cas de pneumonie, je l'ai appliquée à deux femmes de mon service, atteintes l'une et l'autre de pneumonie fort grave et probablement en imminence de suppuration : ces deux malades ont guéri[1]. Voici en quoi consiste la médication : Avec une seringue stérilisée on pratique à la partie externe des deux cuisses, et à la région deltoïdienne des deux bras, dans le tissu cellulaire sous-cutané, une injection d'un centimètre cube d'essence de térébenthine, soit 4 centimètres cubes pour les 4 injections. Ces injections provoquent une douleur extrêmement vive, qui dure deux heures environ. Les régions injectées présentent le lendemain un empâtement œdémateux, blanchâtre, diffus. Puis un phlegmon se forme, on ouvre le foyer purulent, et le pus de ce foyer était *amicrobien* dans mes deux observations.

Que ces phlegmons soient dénommés « abcès de fixation » ou « abcès de dérivation », peu importe. Ce qui importe, c'est le résultat thérapeutique. Il mérite, je crois, d'être pris en sérieuse considération. Cette médication me paraît devoir être réservée pour les malades qui sont atteints de pneumonies graves dont les symptômes annoncent l'imminence de l'hépatisation grise.

Le *collargol* a donné parfois de bons résultats (Netter, Chantemesse). On l'emploie en frictions, en utilisant chaque fois gros comme une noisette d'une pommade à 15 pour 100 de collargol (pommade de Credé). Mais il est préférable de pratiquer des injections intra-veineuses, à la dose de 1 à 3 grammes de collargol.

Le traitement *prophylactique* de la pneumonie ne doit pas être négligé. Il ne faut pas oublier que, la pneumonie étant contagieuse, on devra prendre les précautions usitées en pareil cas pour l'isolement des malades, pour la désinfection des crachats et objets de literie ou de lingerie ayant servi aux pneumoniques.

---

1. Dieulafoy. *Société médicale des hôpitaux*, 11 mars 1892.

§ 5. PNEUMONIE CHRONIQUE — SCLÉROSE DU POUMON

L'inflammation chronique du poumon intéresse le parenchyme (*pneumonie parenchymateuse*) et le tissu conjonctif (*sclérose pulmonaire*). Ces lésions diversement combinées donnent naissance aux variétés de *pneumonie chronique* que nous allons étudier sous le nom de pneumonie chronique lobaire, pneumonie chronique lobulaire et pneumonie chronique corticale.

Quant à la pneumonie *chronique*, que l'on nommait *caséeuse* et qui n'est en somme qu'une pneumonie tuberculeuse, elle sera étudiée plus loin au sujet de la phthisie pulmonaire.

Pneumonie lobaire chronique. — La forme *lobaire* de la pneumonie chronique est beaucoup plus rare que la forme lobulaire. Elle est primitive ou consécutive à la pneumonie lobaire aiguë. L'impaludisme ne paraît pas étranger à son développement.

En étudiant la pneumonie lobaire aiguë, nous avons vu que la maladie une fois terminée, il n'en reste pas moins dans les alvéoles pulmonaires un reliquat inflammatoire qui peut mettre plusieurs semaines à se résoudre (Andral). Même quand il est lent, ce processus aboutit bien rarement à la forme chronique de la pneumonie, parce que le parenchyme de l'organe est respecté, et s'il y aboutit, c'est que, sous l'influence d'un processus inflammatoire nouveau, le parenchyme pulmonaire est atteint.

On décrit à cette pneumonie chronique deux phases successives[1] : l'induration rouge et l'induration grise. Le tissu pulmonaire atteint d'*induration rouge* est ferme et augmenté de volume; la section du poumon est moins granuleuse et

---

1. Charcot. Thèse d'agrégation, 1860. — Regimbeau. *Des pneumonies chroniques.* Thèse d'agrégation. Paris, 1880. — Letulle. Les scléroses pulmonaires. *Gazette hebdom.*, 1890.

le tissu est moins friable que dans l'hépatisation rouge de la pneumonie aiguë; la partie indurée ne crépite pas sous le doigt et plonge au fond de l'eau. Les parois des alvéoles et le tissu conjonctif péri-lobulaire sont envahis par un tissu de sclérose. Les cavités alvéolaires sont rétrécies et parfois envahies par des bourgeons issus du tissu conjonctif qui a remplacé la paroi de l'alvéole.

La sclérose est, on le voit, intra-et-extra-lobulaire. Après plusieurs mois, l'induration rouge fait progressivement place à l'*induration grise*, le tissu pulmonaire, devenu imperméable, se rétracte et diminue de volume, il est dur et crie sous le scalpel, il a tous les attributs des tissus de sclérose (métamorphose fibreuse de Cruveilhier). Dans ce tissu sclérosé, on rencontre parfois des excavations (ulcères du poumon), mais on ne trouve aucune dilatation bronchique, contrairement à ce qu'on observe dans la broncho-pneumonie chronique.

Cette pneumonie chronique s'étend d'une façon uniforme à tout un lobe et même à une partie du poumon ; elle est plus fréquente à la base qu'au sommet.

La matité, la déformation du thorax, l'expectoration de crachats muco-purulents, l'existence de souffle, de râles, de gargouillement, sont les différents signes de la pneumonie chronique; qu'on y joigne la fréquence des hémoptysies, l'apparition d'un état cachectique avec fièvre, sueurs, amaigrissement, et l'on conviendra que le diagnostic serait bien difficile avec la phthisie pulmonaire si l'existence de celle-ci n'était confirmée par la présence des *bacilles* dans les crachats.

Broncho-pneumonie chronique. — La broncho-pneumonie chronique, plus fréquente que la forme précédente, fait habituellement suite à la broncho-pneumonie aiguë et subaiguë. Elle est plus commune dans l'enfance et dans la jeunesse, et ses causes les plus habituelles sont la rougeole, la diphthérie, la coqueluche, la grippe, la fièvre typhoïde, la syphilis.

Dans la forme chronique comme dans la forme aiguë, les

lésions de la broncho-pneumonie portent à la fois sur la bronche et sur le lobule. Sur une coupe perpendiculaire du lobule faite pendant la phase *subaiguë*, on voit la dilatation de la bronche et la transformation de ses éléments normaux en tissu embryonnaire. Le territoire des alvéoles qui entoure la bronche (nodule péri-bronchique de M. Charcot) est atteint d'hépatisation ; les parois des alvéoles sont le siège d'une infiltration embryonnaire et les cavités alvéolaires contiennent un exsudat englobant des cellules épithéliales et des leucocytes. Autour de la zone hépatisée est la zone splénisée, siège de congestion avec desquamation et chute des cellules épithéliales dans la cavité alvéolaire.

A mesure que la lésion devient *chronique*, les éléments intra-alvéolaires subissent la dégénérescence granulo-graisseuse, et les cellules embryonnaires qui infiltrent le parenchyme se transforment en tissu de sclérose. La sclérose atteint le tissu conjonctif péri-bronchique et péri-lobulaire, et le parenchyme pulmonaire *s'atrophie*.

La broncho-pneumonie chronique atteint surtout les lobes inférieurs et la partie postérieure des lobes supérieurs. Le tissu pulmonaire est violacé, dense et sec ; la section est lisse, sans granulations, et au moyen d'un faible grossissement on aperçoit encore les divisions des lobules pulmonaires. Ces lésions de la broncho-pneumonie chronique avaient été nommées *carnisation* (Legendre et Bailly) par comparaison avec la chair musculaire. Dans quelques cas, le poumon est sclérosé, atrophié, et l'on y trouve des *dilatations bronchiques*. Ces dilatations tiennent à l'altération des parois bronchiques, elles se forment *avant* la période atrophique du poumon (Charcot), il est donc peu probable qu'elles soient consécutives à la sclérose pulmonaire comme le supposait Corrigan.

La *marche* de la broncho-pneumonie chronique est fort lente, et la maladie passe par une phase subaiguë sujette à des temps d'arrêt. La matité, les râles, le souffle tubaire, parfois le gargouillement, sont les signes les plus habituels. La fièvre est fréquente, l'expectoration est muco-purulente, parfois sanguinolente, et l'hecticité est le terme le plus fréquent de la maladie.

Pneumonies chroniques corticales. — Dans certaines pleurésies, parfois quand le liquide a été très lent à se résorber, la plèvre s'épaissit, se sclérose et forme au poumon une véritable coque fibreuse. Les lobes pulmonaires adhèrent entre eux et la plèvre pariétale est également adhérente à la paroi costale. Ce processus scléreux ne reste pas toujours limité à la plèvre, il gagne le poumon, probablement par la voie des vaisseaux lymphatiques; les espaces conjonctifs qui séparent entre eux les lobules se transforment en travées fibreuses qui entourent les lobules et finissent par atteindre les alvéoles eux-mêmes.

Ainsi se trouve constituée une *sclérose pleuro-pulmonaire*, la pneumonie prenant une forme *fibroïde cloisonnée* (Charcot). Ces scléroses pleuro-pulmonaires sont assez rares (Brouardel, Tapret)[1]; j'en ai observé un exemple dans lequel il existait également quelques dilatations bronchiques.

La **sclérose pulmonaire**[2] s'associe comme lésion secondaire à diverses altérations du poumon, elle accompagne l'emphysème, les lésions tuberculeuses, les tumeurs, les kystes hydatiques, les pneumokonioses, etc.; on la rencontre assez fréquemment chez les vieillards. Les régions sclérosées sont indurées et pigmentées, la charpente fibreuse du poumon est épaissie, les parois des vaisseaux participent à l'altération fibreuse, et les cavités alvéolaires sont atrophiées par le nouveau tissu. Il existe une sclérose pulmonaire *syphilitique* qui sera étudiée dans un autre chapitre au sujet des lésions syphilitiques du poumon. La lésion qu'on nomme *induration ardoisée* des sommets, si fréquente dans les poumons de vieillards, n'est autre chose qu'un tissu de sclérose fortement pigmenté; ce tissu limite des alvéoles, qui sont, les uns atrophiés, les autres emphysémateux et il englobe

1. Thèse de Regimbeau, p. 69.
2. Du Castel. Sclérose pulmonaire. *Société médicale des hôpitaux*, 1884. — Debove. *Soc. méd. des hôpitaux*, 1886.

souvent d'anciennes petites cavités kystiques, transformées en matière caséeuse ou crétacée.

§ 6. PNEUMONIES PROFESSIONNELLES — PNEUMOKONIOSES

Les poussières de charbon, les poussières de fer, d'acier et de cuivre, de silice, déterminent des pneumonies chroniques que nous étudierons sous le nom d'anthracose, de sidérose et de chalicose.

Anthracose. — L'anthracose peut être physiologique, la plupart des poumons humains étant normalement marbrés de noir : mais, quand l'infiltration charbonneuse devient trop considérable, les lésions se développent avec toute une série de symptômes spéciaux. L'anthracose se produit surtout chez les mineurs, les charbonniers, et chez les mouleurs en cuivre, en fonte et en bronze, qui se servent de poussières de charbon dans les opérations du moulage.

Les lésions observées sont d'abord l'emphysème, puis une coloration noire du poumon, qui ne crépite plus, qui crie sous le scalpel à la coupe, et qui plonge dans l'eau. Les doigts qui écrasent le parenchyme pulmonaire sont colorés en noir, ainsi que l'eau que l'on fait couler à sa surface. La coupe est marbrée de noir, ou d'une couleur noire uniforme. Le tissu du poumon est cloisonné par de larges travées conjonctives qui contiennent des poussières charbonneuses, accumulées en certains points sous forme de nodules. Histologiquement, on constate une sclérose lobulaire qui intéresse le tissu conjonctif qui entoure le lobule et la bronche centrale du lobule ; on trouve dans ces régions une masse fibreuse farcie de grains noirs. On n'observe presque jamais de dilatation bronchique ; par contre, l'oblitération des rameaux artériels bronchiques est fréquente ; il en résulte des ulcérations caverneuses, irrégulières, déchiquetées, lobulaires, contenant un putrilage noir. Les parois bronchiques sont intactes. Les plèvres sont adhérentes et

épaissies, les ganglions sont durs et noirs. On observe parfois des lésions du cœur droit.

L'anthracose prédispose-t-elle à la tuberculose? Les auteurs
ne sont pas d'accord sur ce point, cependant Oberthür dit
formellement que la tuberculose est rare chez les houilleurs[1];
on peut admettre (Boulland) que si la lésion pulmonaire favorise l'évolution du bacille, cette évolution est arrêtée par la
sclérose pulmonaire qui isole les foyers et les empêche de
progresser. Les symptômes se déroulent en trois périodes
(Tardieu). Dans la première période, on constate du malaise,
avec perte d'appétit, amaigrissement, quintes de toux, suivies
d'une expectoration noirâtre. A l'auscultation, on perçoit
un affaiblissement du murmure vésiculaire, une exagération
de la voix et quelquefois des râles sibilants et ronflants. Dans
la seconde période, les symptômes s'aggravent : les vomissements apparaissent, l'oppression augmente, l'induration pulmonaire est complète. Dans les crachats noirs, on trouve
souvent du muco-pus et quelquefois un peu de sang. La
troisième période est caractérisée par les progrès de l'anémie
et par la consomption; parfois le poumon se creuse de
cavernes, et la mort survient, soit par cachexie (sueurs, diarrhée, fièvre hectique, asphyxie), soit par asystolie (lésion
du cœur droit). La durée peut être de plusieurs années.

Chalicose. — L'infiltration du poumon par des poussières
de silice (chalicose) s'observe chez les tailleurs de pierre et
de grès (carriers, piqueurs de meules, tailleurs de silex, can-
tonniers), chez les aiguiseurs, les verriers, les porcelainiers,
les faïenciers, les potiers, les peigneurs de lin (Greenhow).

A l'autopsie, les poumons sont farcis de nodules très durs,
noirâtres, parfois gris blanc ou jaunâtres : histologiquement,
on constate une sclérose lobulaire avec rétrécissement des alvéoles, et de petits grains cristalloïdes, réfractant fortement la
lumière et formés de silice. Il peut exister des cavernes entourées de grains siliceux. Les ganglions sont durs et d'une couleur gris noirâtre. Les lésions du cœur droit sont fréquentes.

---

1. Oberthür. *Anthracose et tuberculose.* Thèse de Paris, 1897.

Les symptômes peuvent, comme dans l'anthracose, évoluer en trois périodes : l'expectoration semble plus abondante et les hémoptysies sont plus fréquentes. La maladie dure trois ou quatre ans.

La phthisie des faïenciers (Porté[1]) évoluerait sous trois formes : une forme pneumonique, une forme emphysémateuse, et une forme suffocante.

Sidérose. — On n'a pu réunir jusqu'à présent que 21 cas d'infiltration de poussières ferrugineuses dans le poumon (Zencker et Merckel) : ils ont été observés chez des ouvriers se servant d'oxyde rouge de fer (miroitiers, batteurs d'or, polisseurs de glaces). Dans une autopsie (Zencker), la surface du poumon était d'une couleur rouge brique, intense et uniforme, sillonnée de lignes plus noires répondant aux espaces interlobulaires : la plèvre était recouverte de plaques rouges ; il y avait plusieurs cavernes dans le poumon, sans trace de tubercules. Au microscope, on notait de la sclérose pulmonaire avec des grains de fer qui donnaient à l'examen chimique la réaction spéciale du fer.

Les signes physiques ressemblent à ceux de l'anthracose : l'expectoration rouge est caractéristique.

Le *diagnostic* est surtout basé sur les caractères des crachats; noirs dans l'anthracose, rouges dans la sidérose, sans caractères objectifs dans la chalicose. Le diagnostic différentiel ne pourra guère se poser qu'avec la tuberculose pulmonaire et le cancer latent de l'estomac. Dans le premier cas, la recherche de la profession du malade, l'examen des crachats au point de vue chimique et au point de vue bacillaire, seront les principaux éléments du diagnostic. Dans le cas de cancer latent de l'estomac, où la confusion est possible (Letulle), l'erreur ne sera guère évitée que par l'examen attentif de l'évolution de la maladie.

Le *traitement* est tout d'abord prophylactique : il faudra aérer largement les locaux où l'on travaille, essayer d'em-

---

1. Porté. *Recherches sur la phthisie des faïenciers.* Thèse de Paris, 1892.

pêcher la propagation des poussières, adopter l'usage des
masques. Quand la pneumokoniose est déclarée, il faut
conseiller le changement de profession; cette mesure radi-
cale arrête souvent la maladie. A la sclérose on oppose les
révulsifs, les balsamiques, l'arsenic et l'iodure de potassium.

§ 7. THROMBOSE ET EMBOLIES DE L'ARTÈRE PULMONAIRE

La *thrombose* de l'artère pulmonaire est l'oblitération de
ce vaisseau par un caillot sanguin formé pendant la vie. La
thrombose de l'artère pulmonaire reconnaît des causes multiples : telles sont les cachexies (tuberculose, athrepsie,
impaludisme, etc.), la compression de l'artère par une masse
ganglionnaire, par une tumeur du médiastin. La thrombose
est parfois consécutive aux pneumonies étendues, à la gangrène pulmonaire et à la pleurésie (Vergely). L'athérome et
la stéatose de ce vaisseau en sont des causes exceptionnelles.

L'*embolie* est l'oblitération brusque du vaisseau par un
corps en circulation dans le sang. Ce corps, ou *embolus*,
prend très souvent naissance au niveau d'un *thrombus*. Les
accidents consécutifs à l'embolie, les lésions auxquelles
elle donne naissance, varient avec le volume de l'artère
oblitérée, et avec la nature même du corps obturateur. Aussi
a-t-on coutume d'étudier séparément les embolies des
grosses, des moyennes, et des petites branches de l'artère
pulmonaire. A cette dernière catégorie se rattachent les embolies pulmonaires capillaires; aux deux premières appartiennent les embolies lobulaires et lobaires.

L'embolus volumineux qui s'arrête dans une artère de
gros ou de moyen calibre est généralement constitué par
un corps inerte : l'embolie est dite alors mécanique. L'embolie capillaire peut être également mécanique, mais le plus
souvent elle est spécifique, infectante, microbienne. Nous

nous occuperons en premier lieu des oblitérations mécaniques de l'artère pulmonaire.

EMBOLIES MÉCANIQUES DE L'ARTÈRE PULMONAIRE

Pathogénie. — La thrombose de l'artère pulmonaire peut se fragmenter et donner naissance à des embolies (migration du caillot obturateur), mais ces embolies sont beaucoup plus rares que celles qui ont leur origine dans le cœur ou dans les grosses veines périphériques.

a. Les embolies de l'artère pulmonaire d'origine *cardiaque* s'observent surtout au cours des affections mitrales et du rétrécissement mitral en particulier (Duguet). Les affections aortiques, au contraire, leur donnent rarement naissance. M. Bucquoy a insisté sur les embolies pulmonaires qui sont consécutives à l'artério-sclérose ; mais comme cette affection s'accompagne souvent de myocardite chronique, c'est là, sans doute, une cause d'embolie. Dans tous ces cas, voici quel est le processus de l'embolie : sur les parois du cœur droit, et en particulier dans l'auricule droite, se déposent des amas fibrineux entremêlés aux faisceaux musculaires qui font saillie dans la cavité de l'auricule. Le ralentissement du cours du sang dans le cœur, et l'altération de ce liquide, provoquent cette coagulation ; peu à peu le caillot se désagrège et ses fragments sont lancés sous forme d'embolies dans les branches de l'artère pulmonaire. Parfois, l'embolus provient de débris de valvules ou de cordages.

b. Les *phlébites* sont une cause très fréquente d'embolie pulmonaire, surtout les phlébites des maladies infectieuses aiguës (fièvre typhoïde, érysipèle, diphtérie, grippe, variole, appendicite, etc.), parce que le caillot se développe rapidement, et parce que son adhérence aux parois de la veine est très peu prononcée. Une place à part doit être faite à l'embolie pulmonaire consécutive à la phlegmatia des femmes en couches; l'accident apparaît habituellement dans les trois premières semaines de la maladie; passé la cinquième semaine, l'embolie puerpérale est exceptionnelle.

Les phlébites des maladies infectieuses chroniques (tuberculose, cancer) et les phlébites de la goutte sont plus rarement suivies d'embolies pulmonaires.

Les phlébites suites de varices, de fractures, de compression par tumeur, peuvent également donner naissance à l'embolie, surtout si la lésion porte sur une veine des membres inférieurs. Parfois la phlébite a une *origine cachée :* telles sont les phlébites des veines utérines et utéro-ovariennes (cancer de l'utérus, fibrome utérin, kyste de l'ovaire, tumeurs du rein, etc.), et néanmoins dans ces différentes maladies l'embolie est à redouter.

Anatomie pathologique. — Pour bien comprendre l'évolution des lésions consécutives à l'embolie pulmonaire, il faut se souvenir que les poumons reçoivent deux sortes de vaisseaux artériels, les artères bronchiques destinées à la nutrition de l'organe et les branches de l'artère pulmonaire chargées d'assurer l'hématose. Ces deux ordres de vaisseaux restent indépendants. Les rameaux de l'artère pulmonaire, comme les artères de la rate et du rein, constituent des artères *terminales* (Cohnheim), c'est-à-dire que chacun d'eux occupe un territoire propre, sans anastomose avec les rameaux voisins; il en résulte dans leur fonctionnement et dans leurs maladies une indépendance complète. Dans le cas de thrombose et d'embolie, il n'y aura donc pas lieu de compter sur la circulation collatérale pour remédier aux effets de l'obstruction de l'artère ou de l'artériole oblitérée.

Lorsque l'obstruction occupe une artère *lobaire* ou le tronc de l'artère pulmonaire, on observe l'*anémie* ou même, au cas de mort subite, on constate à l'autopsie l'*atélectasie* du territoire qui n'est plus irrigué. Si au contraire le malade a vécu quelques heures, on constate de la congestion, de l'*œdème*, parfois même un *infarctus* occupant la presque totalité d'un lobe.

Ordinairement, le vaisseau oblitéré est beaucoup moins volumineux; il s'agit, en général, d'une artère *lobulaire*. Cette obstruction se traduit alors par la formation d'un *infarctus* dit hémoptoïque (Laënnec). Ces infarctus peuvent occuper tous les points du poumon, mais ils sont plus fréquents à droite qu'à gauche, et ils occupent plus volontiers la base, la face postérieure et les bords des poumons. Tantôt uniques, tantôt multiples, et alors leur nombre peut être illimité, tout comme le nombre des embolies qui leur donnent naissance, ils ont une coloration noirâtre, truffée, et une consistance dure qui permet de les reconnaître à la simple pression lorsqu'ils sont situés dans la profondeur du parenchyme pulmonaire. Leur surface de section est brillante, sèche, lisse ou granuleuse lorsque le sang distend les alvéoles pulmonaires. Autour de l'infarctus, le tissu pulmonaire est rouge vif, tirant sur le jaune à mesure qu'on s'éloigne de l'infactus; il est fréquent de constater de l'œdème pulmonaire et de la *pleurésie* généralement fort limitée.

Au microscope, on trouve les alvéoles remplis de globules rouges serrés les uns contre les autres, et plus ou moins déformés suivant l'âge de l'infarctus; les espaces interalvéolaires, l'épaisseur même des cloisons, tout, en un mot, est *farci* de globules rouges; c'est là le fait dominant. S'agit-il d'un infarctus ancien, les hématies ne sont plus guère reconnaissables, et ce qui domine, ce sont les cristaux d'hématoïdine et d'hématine, les grains pigmentaires infiltrés dans les parois alvéolaires et les granulations graisseuses. La trame conjonctive est toujours épaissie. Cet épaississement est quelquefois très peu prononcé, l'artériole redevenant peu à peu perméable, ce qui favorise la *restitutio ad integrum*. Parfois au contraire la sclérose prédomine et son exagération amène la production d'une véritable cicatrice fibreuse rétractile susceptible de s'infiltrer de sels calcaires (Pitres).

L'infarctus peut être envahi par des micro-organismes variés, d'où la coexistence possible de foyers pneumoniques, suppuratifs, ou gangréneux. Chez d'autres malades, l'embolus (phlébite des femmes en couches), porte en lui-même les micro-organismes de la suppuration ou de la gangrène.

Le mécanisme qui préside à la production des infarctus

est encore entouré d'obscurité, malgré les recherches expérimentales entreprises à cet égard. Un fait bien établi par Ranvier et Duguet, c'est qu'il s'écoule un certain laps de temps entre le moment de l'oblitération artérielle et la formation de l'infarctus; l'intervalle compris entre ces actes morbides s'élève parfois à deux ou trois jours; on suppose alors que les parois de l'artère oblitérée s'enflamment en deçà du point oblitéré, perdent leur consistance et finissent par se rompre. C'est à ce moment que l'infarctus se produit. Cette interprétation est aujourd'hui plus généralement admise que celle de la *fluxion collatérale*. (Virchow, Rindfleisch).

Lorsque les *embolies capillaires* (non infectantes) sont peu nombreuses, elles ne s'accompagnent généralement d'aucune altération du parenchyme pulmonaire, car la circulation se rétablit par les anastomoses du réseau capillaire. Si leur nombre est considérable, elles peuvent donner lieu à des accidents graves, en raison du nombre même des capillaires oblitérés. Expérimentalement, les embolies capillaires sont très faciles à reproduire par l'injection dans la jugulaire de substances pulvérulentes. Ces substances étant irritantes pour le tissu pulmonaire, déterminent au point où elles s'arrêtent des *granulations pseudo-tuberculeuses*.

Symptômes. — Diagnostic. — Les grosses embolies pulmonaires donnent naissance à une série d'accidents fort dissemblables. Le malade peut être frappé de syncope et *mourir subitement*; il peut survivre quelques instants ou quelques heures, en proie à une dyspnée intense, à une cyanose rapide, à des troubles cardiaques (angoisse et palpitations), sans que l'auscultation du cœur, pas plus que l'examen de l'appareil respiratoire, révèle aucune lésion. Enfin, dans quelques cas, le malade est pris de point de côté intense, avec ou sans frisson, d'oppression violente, puis, au bout de quelque temps, le calme se rétablit et une rémission se produit. Plus tard apparaissent des crachats sanglants, hémoptoïques, plus ou moins abondants, témoins de l'infarctus. Dans cette forme d'embolie, la guérison peut survenir, mais fréquemment aussi le malade succombe au bout de quelques jours, après plusieurs accès, après avoir présenté les signes d'une asystolie aiguë.

Les conditions étiologiques au milieu desquelles apparaissent les accidents ont une importance capitale pour le diagnostic. En effet, les grosses embolies sont dues aux phlébites, tandis que les embolies moyennes ont surtout pour origine des lésions cardiaques. Ce sont ces mêmes données étiologiques qui, dans le cas de mort subite, permettront, en l'absence d'autopsie, de diagnostiquer une embolie pulmonaire et non pas l'*angine de poitrine* des affections aortiques. De même, l'accès d'*asthme*, les suffocations brusques des *urémiques* survenant dans des conditions tout différentes, ne prêteront guère à la confusion.

Les embolies de dimensions moyennes, c'est-à-dire celles qui aboutissent toujours à la formation d'infarctus, ont une histoire clinique plus nette que les précédentes.

Lorsque, chez un cardiaque dont le cœur commence à faiblir, on voit survenir brusquement de la dyspnée et un point de côté intense et lorsque au bout de quelques heures ou d'un à deux jours le malade rejette des crachats sanglants, on peut affirmer l'existence d'un infarctus. L'expectoration est constituée alors par des crachats brunâtres, noirâtres, visqueux, et non par du sang spumeux comme dans l'*hémoptysie*; elle conserve pendant plusieurs jours sa teinte sanguinolente. L'auscultation, négative lorsque l'infarctus est profond, révèle au contraire, dans le cas d'infarctus superficiel, une zone silencieuse ou soufflante autour de laquelle on constate des râles sous-crépitants. Il n'est pas rare de constater quelques râles de pleurésie sèche ou un léger épanchement. Tantôt les râles du début deviennent plus humides, plus gros, tandis que le murmure vésiculaire reparaît insensiblement; tantôt apparaît un souffle caverneux, lorsque l'infarctus a été évacué par les bronches et a laissé à sa place une cavité qui pourra se combler ultérieurement. Dans les cas où quelque infection secondaire vient se greffer sur l'infarctus, pour produire la suppuration où la gangrène, la fièvre s'allume et l'expectoration prend comme aspect et comme odeur des caractères spéciaux.

Chez les vieillards, la constatation d'un épanchement formé brusquement et précédé d'un point de côté reconnaît souvent pour cause la production d'un infarctus *latent* (Vulpian).

La répétition des accidents et la coexistence d'un affaiblissement cardiaque progressif dominent le pronostic.

Nous avons déjà indiqué le moyen de différencier l'hémoptysie bronchique de l'expectoration sanglante due à l'infarctus ; cependant dans quelques cas l'infarctus peut donner naissance à une véritable hémoptysie. Quant aux crachats rouillés de la pneumonie, ils sont plus visqueux, plus aérés que ceux de l'embolie pulmonaire, et puis enfin le tableau clinique est tout différent.

Traitement. — Afin d'éviter dans la mesure du possible la formation de l'embolie, tout malade atteint de phlébite doit être immobilisé au lit pendant quatre à cinq semaines.

Lorsque l'embolie s'est produite, il faut surtout recourir à une thérapeutique symptomatique : les ventouses, les inhalations d'oxygène, les sinapismes, calment la dyspnée ; la quantité de sang rejetée est rarement assez abondante pour être redoutable. Quant aux moyens recommandés pour hâter la résorption de l'infarctus, ils sont presque tous illusoires. Il est important de surveiller l'état du cœur et de le tonifier par la digitale et la caféine.

EMBOLIES PULMONAIRES SPÉCIALES ET INFECTANTES

Sous le nom d'embolies spéciales, on comprend les oblitérations capillaires dues à des corps étrangers non vivants, par opposition aux embolies microbiennes infectantes. Les premières agissent mécaniquement, les secondes au contraire sont douées de propriétés vitales qui aboutissent à la suppuration, à la putridité, à la gangrène.

Dans le premier groupe se rangent les débris de caillot fibrineux, fragmenté par désagrégation comme on le voit dans les vieux foyers de phlébite, les kystes fibrineux des veines (Verneuil), les accumulations de débris globulaires en un point donné (brûlures, congélation, certaines intoxications). Lorsqu'elles se produisent en une foule de points à la fois, ces embolies pulmonaires peuvent entraîner la mort par suffocation, sinon elles passent inaperçues.

Plus importantes sont les *embolies graisseuses*, suite de fractures et d'ostéomyélite. M Dejerine pense que dans ces cas, l'augmentation de la pression intra-médullaire, conséquence de l'inflammation, force les gouttelettes huileuses de la moelle osseuse à pénétrer dans les capillaires. Les accidents qui caractérisent ces embolies consistent en une oppression extrême qui éclate brusquement, le blessé a soif d'air, sa face, ses extrémités se cyanosent, parfois il rejette une mousse sanguinolente et il succombe rapidement avec ou sans mouvements convulsifs. A l'autopsie on trouve dans les vaisseaux du poumon une infinité de gouttelettes graisseuses mélangées au sang. C'est encore aux embolies graisseuses que certains auteurs rattachent le coma diabétique et les accidents de suffocation chez les femmes puerpérales éclamptiques.

Les *embolies gazeuses* sont plutôt du domaine de la chirurgie, elles s'observent surtout à la suite de l'entrée de l'air dans les veines du cou. Cet accident s'annonce par un sifflement caractéristique; subitement une dyspnée intense se développe et la mort en est ordinairement la conséquence.

Les *embolies* infectantes, *microbiennes*, deviennent de our en jour plus nombreuses à mesure que l'on connait mieux la biologie des micro-organismes. Les unes arrivent aux poumons mélangés à des débris de caillots (phlébite suppurée, phlébite puerpérale), les autres constituent seuls l'embolus. De ces agents pathogènes, le plus fréquent est le streptocoque pyogène, puis viennent le staphylocoque, le coli-bacille et une foule d'autres micro-organismes aérobies ou anaérobies, qui reproduisent sur place la plupart des propriétés qu'ils ont puisées à leur origine. Les abcès miliaires, les infarctus suppurés et gangreneux ne reconnaissent pas d'autre cause. Cette variété d'embolie putride et gangréneuse sera étudiée au chapitre suivant avec les gangrènes du poumon. La tuberculose pulmonaire et certaines formes de pseudo-tuberculose (tuberculoses dues à l'aspergillus glaucus, fumigatus, etc.) se développent fréquemment par la voie sanguine et peuvent être reproduites expérimentalement (Renon[1]).

Rappelons enfin que les noyaux cancéreux secondaires développés dans le poumon sont dus à des embolies d'origine cancéreuse comme les infarctus blancs pulmonaires des leucocythémiques sont dus à l'accumulation de globules blancs hypertrophiés, comme les embolies pigmentaires de la malaria sont dues à l'arrêt de granulations pigmentaires dans les capillaires du poumon.

§ 8. GANGRÈNE DU POUMON — GANGRÈNE D'ORIGINE EMBOLIQUE GANGRÈNE D'ORIGINE AÉRIENNE

Il s'agit d'abord d'établir nettement ce qu'il faut entendre par ce mot *gangrène*. La gangrène n'est pas seulement la mort d'un tissu (nécrose ou nécrobiose), c'est la mort du tissu auquel s'associe la putréfaction, la fermentation. Cette fermentation est due à des organismes anaérobies (Pasteur). Donc, la gangrène n'est pas seulement la mort d'un tissu, c'est la mort de ce tissu avec transformation putride de ses éléments.

« Tantôt la gangrène s'empare d'un territoire déjà nécrosé, auquel cas elle est secondaire, tantôt nécrose et putréfaction des tissus vivants sont causés par un même processus, auquel cas la gangrène est primitive; la gangrène gazeuse, le charbon symptomatique, le noma, certaines gangrènes pulmonaires, rentrent dans la catégorie des gangrènes pri-

1. Voyez le chapitre de la pseudo-tuberculose aspergillaire.

mitives, affections essentiellement gangréneuses[1] », comme disait Laënnec.

Deux grands processus président à la pathogénie de la gangrène du poumon : il y a une gangrène d'origine embolique, les germes gangréneux arrivant au poumon sous forme d'embolie, par voie veineuse, et il y a une gangrène d'origine aérienne, les germes gangréneux arrivant au poumon par l'arbre respiratoire. Étudions successivement ces deux modalités.

A. GANGRÈNE PULMONAIRE D'ORIGINE EMBOLIQUE

Pathogénie. — Toutes les fois qu'un foyer purulent, putride ou gangréneux, existe quelque part dans l'économie (otite, appendicite, phlébite suppurée, ostéomyélite, etc.), ce foyer peut devenir l'origine d'embolies spécifiques, microbiennes, qui aboutissent au poumon. Arrivée au poumon, la petite embolie spécifique provoque une infection qui reproduit la nature de la graine embolique. Si la graine embolique porte avec elle des germes de suppuration, l'infarctus suppure ; si là graine embolique porte avec elle des germes de putridité, l'infarctus fermente et se putréfie ; si la graine embolique porte avec elle des germes de gangrène, l'infarctus se nécrose et se putréfie en même temps.

De plus, d'un même foyer, peuvent partir, tantôt des germes de purulence, tantôt des germes de putréfaction et de gangrène ; en voici des exemples :

Prenons l'*otite*, cette terrible maladie que j'ai comparée à l'appendicite, tant elle lui ressemble, par la pathogénie de l'infection, élaborée en cavité close, et par la multiplicité de ses méfaits, eh bien, l'otite, qu'il s'agisse d'otite aiguë, d'otite chronique éteinte en apparence, peu importe ; l'otite, à un moment donné, peut créer diverses lésions, les unes purulentes, les autres putrides et gangréneuses. Les lésions purulentes, abcès du cou, méningites, abcès du

---

1. Guillemiot. *Gangrène pulmonaire*. Thèse de Paris, 1890.

cervelet, abcès du cerveau, seront longuement étudiés au chapitre concernant les abcès du cervelet. Quant à la gangrène pulmonaire consécutive à l'otite, elle va être étudiée ici, et afin qu'on puisse juger de son importance, je donne le résumé de quelques cas [1] :

OBSERVATION I. — Une jeune femme qui avait une excellente santé malgré une otorrhée datant de cinq ans, est prise, tout à coup, de vives douleurs dans l'oreille droite, avec fièvre, violents maux de tête et vomissements. Sept jours plus tard, elle entre à l'hôpital dans l'état suivant : prostration, fortes douleurs de tête à droite, otorrhée droite légère, pas de douleur mastoïdienne à la pression, langue sèche, haleine fétide. Quelques jours après, douleur intense sous le sein gauche, râles sous-crépitants à l'auscultation, fièvre élevée, dyspnée violente, toux fréquente, crachats fétides, albuminurie, mort. A l'autopsie, on trouve plusieurs infarctus gangréneux du poumon droit et une pleurésie gangréneuse avec 500 grammes de liquide. La caisse du tympan, origine des accidents, contenait une petite quantité de pus fétide.

OBSERVATION II. — Un enfant ayant depuis trois ans un écoulement de l'oreille gauche, est pris brusquement de fièvre, de douleur mastoïdienne et de vomissements. M. Brun ouvre largement la mastoïde et trouve du pus fétide dans la cavité de l'antre. Bientôt se développe un phlegmon diffus gazeux de la région cervico-dorsale. L'haleine devient fétide, la respiration est haletante, suspirieuse et l'enfant succombe. A l'autopsie, on trouve une thrombo-phlébite du sinus latéral gauche et une gangrène pulmonaire embolique, le tout consécutif à l'otite.

OBSERVATION III. — Chez un jeune garçon atteint depuis trois ans d'otorrhée de l'oreille droite, d'apparence bénigne, survient un jour une forte fièvre avec dyspnée intense, frissons et douleur thoracique. A l'auscultation, on constate à la base droite de la poitrine une localisation pleuro-pulmonaire. Les

1. Ces cas sont consignés dans la thèse de M. Guillemot.

douleurs thoraciques deviennent extrêmement vives, l'haleine est fétide, la température atteint 40° et le malade succombe. A l'autopsie, les deux poumons sont criblés de cavités gangréneuses de dimensions variables et de quelques abcès miliaires, le tout consécutif à l'otite.

Tels sont les cas de gangrène pulmonaire consécutifs à des embolies d'origine otique. Ces cas sont loin d'être rares. M. Guillemot en a réuni huit observations.

L'appendicite, comme l'otite (exaltation des micro-organismes en cavité close), peut devenir, elle aussi, l'origine de suppurations éloignées (foie, plèvre, méninges, etc.) et l'origine de gangrène pulmonaire embolique. Les suppurations seront étudiées au chapitre de l'appendicite, je vais parler ici de la gangrène du poumon. En voici un cas dont j'ai été témoin à l'Hôtel-Dieu, en 1896. Un homme entre à l'hôpital pour une vive douleur à la base droite du thorax. Il n'y a pas d'expectoration. A l'auscultation on trouve au niveau de la zone douloureuse les signes d'une pneumonie. La température est élevée. Le malade se plaint également d'une vive douleur sous les côtes droites et dans les régions droites de l'abdomen, flanc et fosse iliaque. La palpation abdominale donne une sensation d'empâtement et de fluctuation. On pense alors à une collection abdominale avec pneumonie consécutive. Le malade est transféré en chirurgie et examiné sous le chloroforme, mais l'épanchement abdominal n'ayant pas été admis, le malade repasse dans nos salles. La mort survient deux jours après. A l'ouverture de l'abdomen on trouve une collection purulente à odeur fétide avec fausses membranes et adhérences. Cette collection purulente était due à une appendicite ; elle partait de la fosse iliaque et remontait jusqu'au-dessous du foie où se trouvait une seconde poche sous-phrénique. A la base du poumon droit était un foyer gangréneux du volume d'une orange. Ce foyer était constitué de deux couches concentriques, l'une périphérique, rougeâtre, l'autre noirâtre, excavée, d'odeur repoussante.

Les différents exemples que je viens de citer donnent une

idée de la gangrène pulmonaire d'origine embolique ; j'ai
choisi mes exemples dans l'otite et l'appendicite, mais bien
d'autres foyers à germes gangréneux (lésions osseuses, eschares du décubitus, lésions puerpérales, endocardite[1], etc.),
peuvent aboutir au même résultat.

Anatomie pathologique. — La gangrène pulmonaire
d'origine embolique répond à la gangrène *circonscrite* de
Laënnec, avec adjonction presque constante de pleurésie
gangréneuse, Les foyers gangréneux sont du volume d'un
noyau de cerise à celui d'un œuf ; ils occupent presque toujours les deux poumons et sont multiples ; les uns sont
superficiels, sous-pleuraux, les autres sont profonds. Les
foyers gangréneux sous-pleuraux ont la forme conique des
infarctus, ils ont une teinte hémorrhagique, et au sommet
de l'infarctus conique on voit habituellement une artériole.
Les foyers gangréneux profonds ont la forme de nodosités
noirâtres distinctes les unes des autres.

Les infarctus gangréneux passent par les modifications suivantes: « Sur des coupes d'infarctus petits et résistants qui
paraissent les plus jeunes, on trouve au centre d'un tissu
rouge brun, verdâtre, gorgé de sang, un noyau jaunâtre
d'aspect caséeux, purulent, extrêmement fétide. Les infarctus plus anciens ont à leur centre une matière ramollie,
d'un brun chocolat, entourée d'une collerette festonnée. Sous
la plèvre, on trouve des infarctus à centre liquéfié ; la
séreuse est soulevée par des bulles gazeuses d'odeur putride,
véritables cavernules qui ne paraissent pas communiquer
avec les bronches. A son entrée dans l'infarctus gangréneux,
l'artériole est distendue, remplie de sang et d'énormes amas
de bactéries ; au centre de l'infarctus elle est nécrosée,
réduite à un lambeau de paroi. La bronchiole qui l'accompagne est aplatie et pleine de cellules desquamées et de leucocytes (Guillemot).

La cavité gangréneuse contient une bouillie grisâtre composée des éléments suivants : globules de pus, grandes cellules

---

1. Jolly. Endocardite du cœur droit, gangrène pulmonaire. *Soc. anat.*,
9 janvier 1896.

infiltrées de granulations graisseuses, grumeaux constitues par des filaments de tissu conjonctif ou de tissu élastique et par des débris de capillaires sanguins, granulations pigmentaires, cristaux de margarine, leucine, tyrosine et micro-organismes variés. Tous ces éléments de la cavité se retrouvent dans les *crachats*.

Autour de la caverne gangréneuse existe une prem'ère couche qui lui sert de paroi, et qui limite la perte de substance; cette couche est formée de débris de tissu pulmonaire, de fibres élastiques et de vaisseaux oblitérés qui se continuent avec la couche suivante. La seconde couche est formée par du tissu pulmonaire à l'état d'hépatisation grise; elle est friable et sanieuse; les alvéoles sont remplis de pus et de grandes cellules graisseuses, et les vaisseaux sont oblitérés par la fibrine coagulée. La troisième couche du zone périphérique qui se continue avec les parties saines du poumon offre les lésions de la pneumonie catarrhale.

B. GANGRÈNE PULMONAIRE D'ORIGINE AÉRIENNE

Après avoir étudié la gangrène pulmonaire d'origine embolique (forme circonscrite) étudions la gangrène pulmonaire d'origine aérienne qui correspond à la forme *diffuse*. La gangrène *diffuse* présente à peu près les mêmes altérations que la gangrène circonscrite, seulement ces altérations sont diffuses et très étendues.

Dans certains cas, et j'ai publié deux observations de ce genre [1], on retrouve à la fois des noyaux bien limités de gangrène circonscrite et des lésions irrégulières de gangrène diffuse.

Toute gangrène pulmonaire (circonscrite ou diffuse) est habituellement accompagnée de *pleurésie* qui est suivant le cas, gangréneuse, purulente, ou simplement séro-fibrineuse. Le pneumothorax n'est pas rare, qu'il s'agisse de pneumo-

1. Dieulafoy. *Gaz. hebdomadaire*, 1878, n° 26.

thorax par perforation ou de pneumothorax par putréfaction. Enfin, des parcelles sphacélées peuvent passer dans les veines pulmonaires, de là dans le cœur gauche, dans les artères de la grande circulation, et provoquer les lésions des embolies capillaires spécifiques.

Pathogénie. — Plusieurs mécanismes peuvent expliquer la genèse de la gangrène pulmonaire *d'origine aérienne.*

La cavité des bronches, bronchioles et alvéoles pulmonaires étant en quelque sorte le prolongement de la cavité bucco-pharyngée, on conçoit avec quelle facilité les germes morbides qui habitent cette dernière, peuvent gagner de proche en proche et se développer dans des régions où ils n'existent pas à l'état normal. Mais pour que ce développement ait lieu, il faut *que le terrain soit préparé,* il faut que les individus soient *en état de réceptivité.*

C'est ainsi que la gangrène pulmonaire d'origine aérienne ne s'observe pas d'habitude chez les gens bien portants; au contraire elle est fréquente chez les alcooliques, les diabétiques, les brightiques, chez les malades atteints d'impaludisme, d'aliénation mentale ou d'affections cérébrales chroniques. Elle s'observe aussi parfois au cours de maladies infectieuses aiguës : rougeole, variole, fièvre typhoïde, etc., ou chez des sujets ayant été exposés à un refroidissement intense et prolongé (Bucquoy).

Dans d'autres circonstances on la voit survenir à titre de complication, au cours de lésions variées des voies respiratoires : cavernes de la tuberculose pulmonaire, cancer et sarcome du poumon, pneumonie chronique, kyste hydatique, corps étranger des voies aériennes, perforation du poumon par plaie de poitrine, corps étrangers introduits par cette plaie (balles, débris de vêtements, fragments de côte); ouverture d'un abcès dans les bronches : foie, rate, rein, etc.; perforation de l'œsophage chez les malades atteints de cancer de cet organe, perforation spontanée, ou due à un cathétérisme forcé.

Toutes les affections gangréneuses ou suppuratives de la cavité bucco-pharyngée : noma, diphthérie, abcès rétropharyngien, nécrose laryngée, opérations pratiquées dans la bouche et dans la gorge, ablation du cancer de la langue, peuvent engendrer la gangrène pulmonaire. Il est probable que dans ces derniers cas la gêne apportée à la déglutition explique l'entrée de parcelles chargées de germes infectants dans les voies respiratoires, accident qu'on observe également chez les aliénés, chez les malades atteints de paralysie labioglosso-laryngée et de paralysie diphthérique.

Un infarctus pulmonaire, résultat d'une embolie non infectante, peut être envahi secondairement par des germes gangréneux.

Quant à la pneumonie lobaire, bien que la gangrène en soit une terminaison exceptionnelle et même niée par Laënnec, on en trouverait néanmoins quelques observations (Grisolle, Andral, Bouillaud, Lancereaux). La terminaison par gangrène est plus fréquente dans la pneumonie lobulaire. Mais pourquoi, dans tel ou tel cas, l'infection du parenchyme pulmonaire se termine-t-elle par gangrène? Pour répondre à cette question, on a invoqué l'état général du sujet; on a dit que chez les aliénés, chez les diabétiques et les alcooliques le processus infectieux, au lieu de tendre à une franche résolution, trouve dans l'état général du sujet, et peut-être dans la constitution du moment (Graves, Leudet), une raison pour aboutir à la nécrose et à la putréfaction du tissu. C'est pour cette raison qu'un individu déjà débilité par une fièvre typhoïde ou en proie à une fièvre éruptive (scarlatine, rougeole, variole) aurait quelque chance pour que sa phlegmasie pulmonaire se terminât par gangrène. Toutes ces considérations ont été longuement discutées par Graves[1].

La *syphilis* détermine parfois la gangrène du poumon.

Enfin, dans certains cas, il faut faire jouer un rôle à l'encombrement, à la contagion, surtout dans les salles d'hôpital (Bard et Charmeil)[2], (Babès et Sion).

<hr>

1. Graves, t. II, p. 61. Traduction Jaccoud.
2 Bard et Charmeil. *Lyon médical*, 1886.

Bactériologie. — L'origine microbienne de cette affection a été entrevue dès 1846 par Virchow, mais c'est surtout à Leyden et à Jaffé, 1866, que nous sommes redevables des premiers travaux sérieux sur ce sujet. Sans attribuer au *leptothrix pulmonalis*, microbe dérivé du *leptothrix buccalis*, une importance aussi considérable que le voulaient ces auteurs, on ne peut s'empêcher de reconnaître que cet organisme existe dans la plupart des foyers de gangrène pulmonaire soit seul, soit associé au *monas lens*, au *cercomonas* (Kannenberg), au *proteus vulgaris*, au *micrococcus tetragenes*, et à bien d'autres microbes aérobies ou anaérobies. Signalons le *bacillus ramosus* (Veillon et Zuber), le *bacillus fragilis* (Veillon et Zuber), le *micrococcus fœtidus*. « En résumé, dans les foyers gangréneux, la flore aérobie est surtout et quelquefois uniquement représentée par une espèce à peu près constante : un streptocoque. Dans tous les cas, cette flore est en minorité vis-à-vis de la flore anaérobie ; elle peut même faire défaut complètement. Les espèces anaérobies sont par contre représentées par des espèces variées et extrêmement nombreuses. » (Guillemot.) La bactériologie de la gangrène pulmonaire a été bien étudiée par Babès et Sion[1].

Symptômes. — La gangrène pulmonaire est quelquefois annoncée par des symptômes spéciaux, tels que l'extrême élévation de la température, la vivacité de la douleur thoracique et l'*état adynamique* ; mais, dans d'autres circonstances, rien ne peut faire supposer l'imminence de la gangrène et la maladie défie toutes les prévisions. J'ai eu l'occasion d'observer deux cas de gangrène pulmonaire où les choses se sont ainsi passées : Un individu est pris de frissons, de nausées et de vomissements ; puis aux troubles gastriques se joignent des symptômes pulmonaires, la toux et la dyspnée et la douleur. On ausculte et l'on trouve un léger frottement pleural, des râles bronchiques disséminés, un souffle

---

1. Babès et Sion. *Annales de l'Institut de pathologie et de bactériologie de Bucarest*, 1898, page 115.

de congestion pulmonaire ou de broncho-pneumonie. La fièvre est modérée, et l'état général est sans signification spéciale. Au début, la maladie simulait une infection mal définie, mais le dénouement ne se fait pas attendre. En effet, le malade est pris d'accès d'oppression, de quintes de toux, et s'il y a communication entre le foyer gangréneux et une bronche (ce qui est *plus rare* au cas de gangrène embolique qu'au cas de gangrène aérienne), le malade rend des crachats noirâtres, abondants, mélangés de sang et extrêmement fétides. On comprend alors qu'il s'est formé dans le poumon un foyer gangréneux et purulent qui vient de s'ouvrir dans une bronche.

Dès que la communication se fait entre la bronche et le foyer gangréneux, l'expectoration [1] et l'haleine prennent une horrible *fétidité*, et les *hémoptysies* ne sont pas rares à cette période de la maladie. Les crachats sont très abondants, diffluents, verdâtres, noirâtres; ils contiennent du sang, du pus, du mucus, de la graisse, des cristaux de margarine, des fibres élastiques, des pelotons formés de filaments, et les agents de la décomposition putride.

Lorsque l'expectoration est abondante et recueillie dans une éprouvette, elle présente ordinairement trois couches distinctes : la plus superficielle, mousseuse, contient quelques crachats muco-purulents; la seconde, transparente et visqueuse, semble constituée par de la salive épaissie; enfin, au fond du crachoir on trouve des pelotons jaunâtres, verdâtres, répandant une odeur infecte, caractéristique, et constituant ce que l'on décrit habituellement sous le nom de bouchons de Dittrich. D'après Charcot, cette fétidité de l'haleine et des crachats manquerait dans les cas de gangrène diabétique; ceci n'est pas absolu. Quand une cavité gangréneuse se forme, et pourvu qu'elle soit superficielle ou assez étendue, on perçoit à l'auscultation des signes cavitaires, du souffle caverneux, du gargouillement et de la pectoriloquie.

---

1. Les crachats sont formés par les éléments précédemment énumérés et contenus dans la cavité gangréneuse.

A la gangrène *pulmonaire*, s'associe souvent une gangrène de la *plèvre*, qui s'annonce par un point de côté intense, avec dyspnée violente et les signes d'un épanchement pleural. Ce côté de la question sera étudié au chapitre des pleurésies putrides et gangréneuses. On constate parfois l'existence d'un pneumothorax (pneumothorax par perforation ou par putréfaction). Les symptômes généraux sont habituellement très prononcés : fièvre intense, frissons répétés, teinte terreuse, inappétence, diarrhée, amaigrissement rapide. La mort est généralement l'aboutissant de la gangrène pulmonaire. La guérison peut survenir cependant, surtout dans la forme circonscrite, soit spontanément, soit du fait de l'opération.

Le *diagnostic* de la gangrène pulmonaire avec la dilatation des bronches a été fait au sujet de cette dernière maladie. On ne confondra pas le sphacèle du poumon, avec la *bronchite fétide*, où la muqueuse seule est attaquée.

Il est nécessaire d'examiner avec soin la cavité buccale pour s'assurer que la fétidité de l'haleine ne tient pas à quelque affection des parois de la bouche ou du pharynx : carie dentaire, stomatite ulcéro-membraneuse, gangrène des amygdales, etc.

On pourrait être tenté de pratiquer des ponctions exploratrices pour aller à la recherche du foyer gangréneux et purulent, mais ces ponctions sont souvent infidèles et redoutables, elles sont parfois l'origine d'hémorrhagies, et d'infection des parois. La radioscopie et la radiographie peuvent fournir des renseignements fort utiles sur la présence du foyer gangréneux et purulent.

Le *traitement* de la gangrène pulmonaire est assez limité; la principale indication est de soutenir les forces du malade au moyen des toniques, le quinquina, le vin, l'alcool. Les balsamiques trouvent aussi leur indication. On fera respirer des pulvérisations d'acide phénique.

On doit pratiquer l'ouverture du foyer gangréneux surtout s'il est limité et superficiel.

Des cas de *pneumotomie* ont été assez souvent suivis de

guérison surtout quand l'opération a été faite d'une façon précoce[1].

§ 9. HÉMORRHAGIES BRONCHO-PULMONAIRES, HÉMOPTYSIE

Je réunis dans un même chapitre les hémorrhagies des bronches et les hémorrhagies du poumon. L'hémorrhagie qui se fait à la surface des bronches (domaine des vaisseaux bronchiques) se nomme *bronchorrhagie*; celle qui se fait dans le parenchyme même du poumon, c'est-à-dire dans les cavités alvéolaires (domaine des vaisseaux pulmonaires), prend le nom de *pneumorrhagie*; cette distinction est le plus souvent artificielle. Quand au mot *apoplexie pulmonaire* qui servait, et qui sert encore, par abus de langage, à désigner l'hémorrhagie du poumon, on devrait l'abandonner, comme un terme à la fois impropre et vicieux[2]. Le crachement de sang consécutif aux hémorrhagies broncho-pulmonaires, l'*hémoptysie*, n'est qu'un symptôme qui sert à désigner le rejet du sang venant des voies respiratoires, comme l'hématémèse désigne le vomissement de sang venant des voies digestives.

Étiologie. — Les hémorrhagies bronchiques (*bronchorrhagie*) sont causées par une fluxion sanguine (efforts, refroidissement, hystérie); elles sont parfois supplémen-

---

1. Picot. Traitement chirurgical de la gangrène pulmonaire aiguë. Th. de Paris 1910.

2. Le mot *apoplexie pulmonaire* fut créé par Latour en 1815 et adopté par Laënnec; cet abus de langage était dû à Rochoux qui, dans ses travaux sur l'hémorrhagie cérébrale, avait détourné le terme *apoplexie* de son vrai sens, et en avait fait le synonyme d'hémorrhagie. Plusieurs auteurs ont réagi contre cette dénomination vicieuse, Gendrin en créant le mot de *pneumo-hémorrhagie*, et Trousseau en nommant cette lésion *infiltration sanguine*.

taires d'un flux ou d'une hémorrhagie habituelle (menstruation, hémorroïdes) ; elles sont très souvent associées à la
tuberculose pulmonaire. Suivant le cas, les hémoptysies
tuberculeuses devancent ou accompagnent l'éclosion des
tubercules ; plus tard, elles peuvent être dues à la rupture
de petits anévrysmes dans les cavernes. Les hémorrhagies
bronchiques sont quelquefois associées à l'ectasie des artérioles qui accompagne la dilatation des bronches ; elles
accompagnent très fréquemment l'évolution des kystes
hydatiques du poumon. On verra au chapitre de la pleurésie
interlobaire à quoi tiennent les hémoptysies que j'ai nommées interlobaires. L'hémophilie et le purpura sont parfois
accompagnés d'hémoptysies.

Les *hémorrhagies pulmonaires* (pneumorrhagie) sont souvent passives (stase sanguine) : elles ont pour causes principales les maladies du cœur (surtout les lésions mitrales).
Le processus de la pneumorrhagie dans les affections du
cœur a été diversement interprété[1] : les uns invoquent la
gêne mécanique apportée à la circulation pulmonaire par
les lésions de l'orifice mitral ; les autres ajoutent à cette
cause l'hypertrophie fréquente du ventricule droit et l'altération des capillaires du poumon. Une théorie plus récente
attribue l'hémorrhagie à une embolie (Gerhardt) qui, partie
des coagulations de l'oreillette droite, arrive dans les petites
ramifications de l'artère pulmonaire et provoque, à la façon
des embolies capillaires, un infarctus hémorrhagique[2] décrit
à l'un des chapitres précédents.

Les fièvres éruptives (variole noire), l'ictère grave, etc.,
provoquent des hémorrhagies qui paraissent unies à la fois
à l'altération des capillaires et à un état pathologique du
sang, nommé, faute de mieux, état de dissolution. Les
causes des hémorrhagies pulmonaires associées au mal de
Bright sont mal connues.

1. On ne peut pas accuser ici les altérations athéromateuses, car elles
sont extrêmement rares dans les vaisseaux pulmonaires (Rokitansky).

2. Duguet. *De l'apoplexie pulmonaire*, Thèse d'agrégation. Paris, 1872.

Chez les nouveau-nés, on observe des hémorrhagies pulmonaires, liées au sclérème (Hervieux [1]).

Dans certains cas, il est difficile de dissocier l'origine de l'une ou l'autre hémorrhagie; telles sont les hémoptysies consécutives à la lithiase broncho-pulmonaire, à la syphilis, aux hydatides du poumon, à la gangrène pulmonaire, au cancer, à la pleurésie interlobaire, etc.

Anatomie pathologique. — Les altérations de l'hémorrhagie *bronchique* sont superficielles, la muqueuse des bronches est anémiée, ou congestionnée, avec ou sans coagulations sanguines dans les ramifications bronchiques.

Les lésions de l'hémorrhagie *pulmonaire* sont autrement importantes : si l'hémorrhagie, ce qui est rare, se fait par effraction, le sang déchire le parenchyme du poumon, il se réunit en *foyer diffus* comme dans le cerveau, et peut faire irruption dans la cavité pleurale (Gendrin, Guéneau de Mussy) [2].

Mais d'habitude, l'hémorrhagie procède autrement : le sang s'infiltre dans les alvéoles et dans le parenchyme sans trop le détruire, cette infiltration sanguine se fait *par noyaux* (infarctus hémorrhagiques de Laënnec), dont la forme conique, à base périphérique, à sommet dirigé vers le centre, rappelle la distribution des bronches et des vaisseaux. Ces infarctus hémoptoïques, variables comme volume et comme nombre, sont nettement circonscrits, et siègent de préférence dans la profondeur du poumon et aux lobes inférieurs. La coupe de ces noyaux est noirâtre; elle est granuleuse comme l'hépatisation de la pneumonie, à cause des coagulations fibrineuses qui mettent en relief les infundibula. Les bronches et les vaisseaux pulmonaires du territoire qui avoisine l'infarctus sont oblitérés par des caillots [3]. Le noyau hémoptoïque peut subir ou provoquer les modifications

1. *Gazette médicale de Paris*, 1863, p. 577.
2. *De l'apoplexie pulmonaire*, Thèse de Paris, 1844.
3. On se demande si les caillots des artérioles pulmonaires qui avoisinent l'infarctus sont primitifs ou consécutifs à l'infarctus : les partisans de la

suivantes : il s'indure et conserve sa pigmentation ; il passe
à la dégénérescence graisseuse ; il détermine à sa périphérie
une pneumonie secondaire ; il provoque une gangrène
limitée ; quand il est sous-jacent à la plèvre, il devient
cause de pleurésie partielle.

Symptômes. — L'hémorrhagie *bronchique* a pour symptôme dominant l'*hémoptysie* ; quand l'hémorrhagie est violente, le sang est rendu à flots par le nez et par la bouche
(expuition), il peut même être refoulé dans l'estomac, d'où
il sera rejeté sous forme d'hématémèse. Mais habituellement
l'hémoptysie est plus modérée, et le malade rend en toussant un sang vermeil, spumeux, prenant dans le crachoir
l'aspect « de l'écume qui se produit dans un vase lorsqu'on
saigne un animal » (Trousseau)[1]. Le crachement de sang
dure un temps variable, un quart d'heure, une demi-heure ;
il cesse et reparaît quelques heures plus tard, le lendemain
ou les jours suivants. Les derniers crachats rendus n'ont
plus cet aspect spumeux et rutilant, ils sont noirs et visqueux ; c'est le *reliquat* de l'hémorrhagie qui a séjourné plus
longtemps dans les bronches.

L'hémoptysie est tantôt subite, et le sujet est aussi surpris qu'effrayé de son crachement de sang, tantôt elle est
précédée d'oppression, de sensation de chaleur à la poitrine et à la gorge, parfois elle est devancée et annoncée
par une épistaxis[2]. Quand elle est supplémentaire du flux
menstruel, elle est *périodique* comme l'hémorrhagie qu'elle
remplace.

Les signes physiques de la bronchorrhagie sont nuls ou
sans valeur ; je parle, bien entendu, des signes directement

théorie de l'hémorrhagie par embolie admettent que ces caillots sont
postérieurs à l'embolie et antérieurs à l'infarctus.

1. *Clin. médicale de l'Hôtel-Dieu*, t. I, p. 615. *De l'hémoptysie.*

2. Il n'est pas rare que l'épistaxis survienne quelques minutes, un quart
d'heure avant l'hémoptysie ; ce fait n'a rien de surprenant, car la muqueuse
du nez comme celle des bronches fait partie des voies respiratoires, et
doit être soumise aux mêmes lois pathologiques, aux mêmes poussées
congestives.

liés à l'hémorrhagie, et non pas des signes dus aux lésions qui ont créé la bronchorrhagie.

Quand l'hémorrhagie est *pulmonaire*, et je fais surtout allusion à l'hémoptysie des cardiaques; le tableau clinique est bien différent : le sang infiltré dans la parenchyme pulmonaire n'a pas la même tendance à jaillir des voies respiratoires; l'hémoptysie n'est pas comme précédemment le symptôme dominant [1], elle fait souvent défaut et ses caractères la différencient de l'hémoptysie tuberculeuse bronchique. En effet, les crachats de la pneumorrhagie ne sont ni vermeils, ni aérés, ils sont noirâtres, visqueux et plus ou moins mélangés à des mucosités bronchiques ; la quantité de sang rendue est beaucoup moins abondante que dans la bronchorrhagie ; l'hémoptysie peut durer 10, 20 jours, et cette persistance était considérée par Grisolle comme un des meilleurs signes de diagnostic. Toutefois ces signes différentiels ne sont pas absolus, car le sang de la bronchorrhagie, s'il a longtemps séjourné dans les bronches, peut être rejeté sous forme de crachats analogues à ceux de la pneumorrhagie.

Quand l'hémorrhagie broncho-pulmonaire est abondante ou persistante, le malade présente les symptômes habituels des grandes hémorrhagies : pâleur du visage, petitesse du pouls, tendance aux syncopes, dyspnée, dont l'intensité est en rapport avec l'étendue de la lésion. Si les noyaux de pneumorrhagie sont volumineux ou superficiels, la percussion décèle à leur niveau une obscurité du son, l'auscultation fait entendre du souffle et de la bronchophonie. La broncho-pneumonie consécutive à l'hémorrhagie pulmonaire est assez rare : la gangrène et la perforation de la plèvre sont des complications presque toujours mortelles.

Diagnostic. — Le *diagnostic* des hémorrhagies bronchopulmonaires n'a qu'un signe certain, c'est l'hémoptysie.

---

1. L'hémoptysie foudroyante de sang noir peut provenir de l'ouverture d'une branche de l'artère pulmonaire.

Étant donnée une hémoptysie, il faut commencer par la différencier des autres hémorrhagies (épistaxis, stomatorrhagie, hématémèse), qui pourraient jusqu'à un certain point la simuler. Il faut ensuite remonter à la cause de cette hémoptysie ; et pour cela on interroge avec soin les caractères du crachement de sang, les symptômes qui l'ont accompagné, les circonstances au milieu desquelles il est survenu, on se livre à un examen minutieux du larynx, de l'aorte, des poumons et du cœur.

Il y a des *cancers du larynx*[1] qui provoquent parfois des hémoptysies abondantes ; il y a des *anévrysmes de l'aorte* qui s'ouvrent dans la trachée, dans les bronches, et qui donnent naissance tantôt à une hémoptysie foudroyante, tantôt à des hémoptysies légères qui se reproduisent plusieurs jours ou plusieurs semaines de suite. Ce sont là des cas exceptionnels ; mais encore faut-il les connaître, le pronostic y est engagé autant que le diagnostic. On ne prendra pas pour une hémoptysie d'origine tuberculeuse le crachement de sang survenant à titre d'hémorrhagie supplémentaire ; on n'oubliera pas que certaines hystériques ont des congestions et des hémoptysies qui n'ont rien de commun avec la tuberculose.

Quant à savoir si l'hémoptysie est d'origine pulmonaire (tuberculose) ou d'origine cardiaque (lésion mitrale), c'est là un diagnostic qui est rendu facile par les caractères distinctifs du crachement de sang et par l'existence des lésions respectives du poumon ou du cœur ; mais les choses ne sont pas toujours aussi simples ; et l'hémoptysie peut apparaître comme un *signe précoce*, avant que les lésions organiques soient perceptibles à nos moyens d'investigation ; de plus, les caractères distinctifs des crachats sanglants ne sont pas absolument rigoureux : telle hémoptysie qui se présente avec les apparences d'une bronchorragie a néanmoins été provoquée par une maladie de cœur. Trousseau a bien montré les difficultés de ce diagnostic[2].

1. Krishaber. Cancer du larynx. *Gaz. hebd.*, 1870.
2. Trousseau. *Clin. méd.*, t. I, p. 607.

Il est vrai que les difficultés concernant le diagnostic de la nature de l'hémoptysie sont bien aplanies depuis la découverte du *bacille* de la tuberculose. On examine avec soin, et à plusieurs reprises, les crachats ou le sang de l'hémoptysie, et la constatation du bacille permet quelquefois d'affirmer la lésion tuberculeuse. Cette partie du diagnostic est traitée en détail à l'article *phthisie pulmonaire*.

Bien qu'il n'y ait pas solidarité absolue entre les hémorrhagies broncho-pulmonaires et l'hémoptysie, il est difficile, en clinique, de les séparer, et souvent la gravité du *pronostic* se traduit par la persistance ou par l'abondance de l'hémoptysie. L'hémoptysie dite *foudroyante* appartient à l'ouverture d'un anévrysme aortique dans la trachée ou dans les bronches, à la rupture d'une branche de l'artère pulmonaire, à la rupture d'un petit anévrysme à l'intérieur d'une caverne tuberculeuse (anévrysme de Rasmussen). L'hémoptysie *fébrile*, chez les tuberculeux, est autrement grave que l'hémoptysie apyrétique. La gravité du pronostic dépend aussi des causes (lésions pulmonaires ou cardiaques) qui ont provoqué l'hémorrhagie.

Traitement. — L'hémorrhagie bronchique est plus accessible au traitement que l'hémorrhagie pulmonaire ; les hémoptysies initiales de la tuberculose peuvent être arrêtées par un vomitif :

Ipéca. . . . . 1 gramme.
Tartre stibié. . . . . 0 gr. 05

Donnez-en une fois, aussitôt que le malade est pris de son hémoptysie ; le crachement de sang est quelquefois arrêté avant l'effet complet du vomitif. On peut encore administrer l'ipéca à des doses nauséeuses, 5 centigrammes à la fois, renouvelées toutes les demi-heures ou toutes les heures. On obtient de bons résultats des inhalations de perchlorure de fer, à la dose de 2 grammes pour 150 grammes d'eau.

On a aussi recours aux boissons glacées et acidulées, vineuses ou alcoolisées; et l'on prescrit une potion ainsi composée :

        Eau distillée. . . . . 120 grammes.
        Sirop de ratanhia 40   —
        Eau de Rabel   2   —

A prendre toutes les quatre heures une grande cuillerée. On administre des pilules d'extrait thébaïque de 2 centigrammes chacune, à prendre d'heure en heure, de 4 à 10 pilules par vingt-quatre heures. On pratique des injections sous-cutanées d'ergotine, l'injection contenant 1 gramme d'ergotine Yvon ; on prescrit le chlorure de calcium à la dose de 3 à 4 grammes. On met un sac de glace en permanence sur la poitrine.

Les *vésicatoires* appliqués au thorax ou sur le siège même de la congestion, les révulsifs sur les membres inférieurs, ventouses sèches, sinapismes, doivent également être employés.

Du reste, ce traitement sera longuement étudié au chapitre de la *tuberculose pulmonaire*.

La digitale trouve ses indications dans le cas d'hémoptysie d'origine cardiaque.

§ 10. DE L'EMPHYSÈME PULMONAIRE.

Définition. — On donne le nom d'*emphysème* à la dilatation exagérée du tissu pulmonaire par l'air. Limité à l'ectasie des alvéoles ou des lobules, l'emphysème est dit alvéolaire ou *intralobulaire* : mais, lorsque le lobule pulmonaire vient à se rompre, l'air envahit le tissu interstitiel du poumon, l'emphysème est *interlobulaire*.

Anatomie pathologique et mécanisme. — A l'ouverture du thorax, les poumons emphysémateux apparaissent distendus et comme à l'étroit dans la poitrine, ils ont peu de tendance à s'affaisser ; les parties emphysémateuses sont d'un blanc grisâtre, elles crépitent peu et donnent au toucher la sensation du duvet (Laënnec). L'emphysème siège de préférence aux sommets et aux bords antérieurs des poumons : ceux-ci présentent à leur surface des saillies globuleuses de dimensions différentes, dues aux ectasies emphysémateuses des infundibula. Les vaisseaux de ces parties sont la plupart oblitérés, et la circulation y est amoindrie, tandis qu'elle est exagérée dans les parties voisines, qui deviennent le siège de congestions œdémateuses.

Quand on examine au microscope des sections d'un poumon emphysémateux, préalablement insufflé et desséché, on voit que les parois alvéolaires sont souvent atrophiées et perforées. L'atrophie des cloisons et de leur tissu élastique permet la dilatation des alvéoles et des lobules. La dilatation est d'abord limitée à quelques alvéoles ou à un infundibulum ; puis, la lésion faisant des progrès, les infundibula communiquent entre eux, et les dilatations emphysémateuses, d'abord grosses comme des grains de millet, finissent par dépasser le volume d'une noisette ; c'est ainsi que chez certains vieillards le sommet des poumons est transformé en un tissu lacunaire dans lequel l'air circule librement. Comment s'effectue la perforation des cloisons et la communication des infundibula ? « Sous une influence encore inconnue[1] », les cloisons amincies se transforment ; elles présentent à leur intérieur et à leur surface des amas ovoïdes de granulations graisseuses qui proviennent de l'épithélium pavimenteux alvéolaire ou peut-être des vaisseaux capillaires, et il est probable que cette dégénérescence granuleuse entre pour une large part dans les perforations de la paroi des alvéoles.

Le *mécanisme* d'après lequel se produit l'emphysème a été diversement interprété ; on admet deux ordres de causes, les unes *mécaniques*, les autres *trophiques*. Les brusques

1. Cornil et Ranvier, *loco citato*, t. II, p. 95.

efforts d'*expiration*[1], les quintes de la coqueluche, la toux du croup et de la broncho-pneumonie, dilatent à l'excès les alvéoles pulmonaires et produisent un emphysème aigu : il n'est donc pas étonnant que les mêmes causes, souvent répétées (asthme[2], bronchite chronique), arrivent à créer un emphysème, par *cause mécanique*. Dans d'autres circonstances, chez les vieillards, par exemple, les *lésions de nutrition* du lobule pulmonaire, l'atrophie et la perforation des alvéoles concordent si bien avec la marché envahissante de l'emphysème, que ces lésions semblent en être sinon la cause unique, du moins la cause principale.

Il est donc difficile de savoir exactement quelle part revient à l'acte mécanique et à l'acte trophique dans la détermination de l'emphysème. Dans bon nombre de cas, ce double processus paraît exister; peut-être même est-il favorisé par une tendance spéciale du tissu pulmonaire (hérédité).

La *rupture* des vésicules emphysémateuses constitue de graves complications; si la perforation atteint la cavité pleurale, un *pneumothorax* en est la conséquence; si la rupture se fait sous le feuillet viscéral de la plèvre ou dans le tissu interstitiel du poumon (*emphysème interlobulaire*), l'air chemine à travers le tissu conjonctif, il gagne le médiastin et il envahit le tissu cellulaire sous-cutané du cou, du thorax et des autres régions.

Symptômes. — La configuration du thorax chez les emphysémateux offre un aspect particulier : la poitrine est globuleuse et *bombée* dans les régions claviculaires, et, quand l'emphysème est très étendu, les espaces intercostaux paraissent dilatés et la poitrine est élargie à sa base. Dans

---

1. Cette théorie est due à Mendelssohn; au moment des saccades expiratoires l'air est refoulé vers le sommet et vers le bord antérieur des poumons, moins maintenus que les autres parties du poumon par la paroi thoracique, et si au même instant la glotte est fermée, comme on l'observe dans l'expiration avec effort, il en résulte que les parties en question sont violemment distendues par l'air expiré; et ces distensions répétées provoquent l'emphysème.

2. G. Sée. Art. Asthme. *Nouv. Dict. de méd. et de chir.*, t. III.

les régions envahies par l'emphysème, la percussion fai
entendre un son plus clair, plus éclatant qu'à l'état sain.
Cette sonorité peut même empiéter sur des régions habituellement mates, ainsi la matité du cœur est remplacée par
une sonorité exagérée. A l'auscultation on constate dans
les régions emphysémateuses une diminution notable du
murmure vésiculaire, la respiration prend un timbre rude,
l'inspiration est *humée* et l'expiration est prolongée. L'oblitération de vaisseaux dans les parties emphysémateuses
provoque une stase sanguine qui peut s'étendre jusqu'au
ventricule droit; la dilatation du ventricule et l'insuffisance
tricuspide en sont quelquefois la conséquence, et des troubles
de circulation cardio-pulmonaire viennent augmenter la gêne
de la respiration. L'emphysémateux a bien des raisons pour
mal respirer; la raréfaction du tissu pulmonaire, l'abaissement du diaphragme par ampliation exagérée des poumons,
l'insuffisance de l'expiration, et la diminution du champ de
l'hématose[1] diminuent la capacité respiratoire de 50 pour
100 et même au delà, fait démontré par la *spirométrie*.

Outre la dyspnée continue qui est le fait de l'emphysème,
il faut noter encore des *accès de suffocation*, qui surviennent
fréquemment chez les emphysémateux et qui sont dus aux
différentes maladies, asthme, congestion pulmonaire, lésions
mitrales, qui sont si souvent associées à l'emphysème
(Woillez)[2]. Ces différents types de dyspnée existent aussi
lorsque l'emphysème est associé à la tuberculose[3].

Le *diagnostic* de l'emphysème est facile, mais il ne faut
pas oublier que les lésions emphysémateuses, au lieu de
constituer toute la maladie, *ne sont souvent qu'un épisode*
dans le cours d'une autre maladie (asthme, tuberculose,
bronchite chronique) dont il faut aussi faire le diagnostic.

Traitement. — Les indications thérapeutiques s'adressent
surtout aux maladies qui ont provoqué l'emphysème; quant
aux lésions emphysémateuses elles-mêmes, on a peu de prise

1. Jaccoud. *Traité de pathol.*, t. I, p. 975.
2. *Mal. aig. des voies respirat.*, p. 570.
3. E. Hirtz. *Emph. chez les tub.* Th. Paris, 1878.

sur elles; les inhalations d'oxygène, les bains d'air comprimé sont cependant généralement conseillés.

§ 11. LES ŒDÈMES DU POUMON — ŒDÈME BRIGHTIQUE SURAIGU

L'œdème du poumon est dû à la transsudation du sérum sanguin dans les alvéoles pulmonaires et dans le tissu interstitiel. A la lésion œdémateuse se joint parfois un élément congestif dont la part est plus ou moins grande. Dans l'œdème pulmonaire des néphrites, l'œdème l'emporte de beaucoup sur la congestion tandis que, dans l'œdème pulmonaire des lésions cardiaques, la congestion a la même importance que l'œdème, et la lésion prend le nom d'œdème congestif ou de congestion pulmonaire œdémateuse.

A l'examen anatomique d'un poumon œdémateux, on peut trouver la congestion et l'atélectasie, associées à l'œdème. Le poumon est lourd et ne surnage pas. A la coupe, s'écoule un liquide abondant, spumeux, clair, quand l'œdème est seul en cause, teinté de rouge quand la congestion est associée à l'œdème.

Des causes multiples peuvent provoquer l'œdème du poumon. Il peut éclater brusquement à la suite de thoracentèse *mal faite*, alors que l'opérateur a eu le tort de retirer trop rapidement ou trop complètement une grande quantité de liquide pleural : à peine la thoracentèse est-elle terminée, que le malade est pris d'étouffements, d'angoisse, de quintes de toux, et il expectore quelque cent grammes, un litre, deux litres, d'un liquide spumeux, albumineux, rosé, qui est le témoin et la conséquence de l'œdème suraigu qui inonde les poumons. Heureux quand ce terrible accident ne se termine pas par la mort! J'en reparlerai au sujet du traitement de la pleurésie.

L'œdème congestif du poumon s'observe assez souvent au cours des maladies du cœur et aux périodes d'asystolie. Bien dés gens atteints de lésions mitrales mal compensées sont pris d'anhélation, d'accès d'oppression, qui tiennent à la stase sanguine, à l'élévation de la tension pulmonaire et à l'œdème qui en est la conséquence. Ces œdèmes congestifs occupent surtout les bases des poumons; à l'auscultation, on y rencontre des râles humides fins et nombreux. On entend du souffle si un épanchement pleural accompagne l'œdème pulmonaire. Chez certains cardiaques, l'œdème congestif du poumon existe, à l'exclusion de lésions d'autres organes; le poumon reçoit, le premier, le contre-coup de la gène circulatoire, il se congestionne, l'œdème apparaît et les troubles dyspnéiques sont le premier signal de la lésion cardiaque. Chez d'autres cardiaques, l'œdème pulmonaire est associé à des congestions du foie (foie cardiaque), du rein (rein cardiaque), à des œdèmes périphériques; en un mot, il fait partie du syndrome asystolique. Un traitement approprié peut donner les meilleurs résultats, ainsi que nous le verrons au chapitre des maladies du cœur.

La grippe (Teissier, Rendu), les lésions aortiques (Huchard) peuvent, par des mécanismes différents, provoquer l'œdème pulmonaire; mais, la cause la plus habituelle, la cause dominante de l'œdème du poumon, *c'est la néphrite* [1], néphrite aiguë ou néphrite chronique. Aussi aurai-je surtout en vue dans ce chapitre l'œdème du poumon associé aux néphrites.

ŒDÈME BRIGHTIQUE DU POUMON

FORME LENTE — FORME AIGUË — FORME SURAIGUË

Les œdèmes pulmonaires sont très fréquents au cours des néphrites aiguës et chroniques. Un malade est-il atteint de néphrite aiguë, néphrite scarlatineuse, néphrite syphilitique précoce, néphrite *a frigore*, il est rare que l'œdème pulmo-

---

1. L'œdème suraigu du poumon peut survenir au cours de la grossesse et cette complication, bien étudiée par M. Vinay (*Lyon médical*, 1897), est attribuée par lui, avec juste raison, à la néphrite gravidique.

naire ne vienne pas s'associer aux autres œdèmes et à l'anasarque. Tantôt cet œdème atteint les bronches plus encore que le poumon, c'est l'ancienne bronchite albuminurique de Lasègue; tantôt les poumons sont œdématiés pour leur propre compte, surtout à leur base, et l'auscultation y fait percevoir une multitude de râles fins. Limité à ces faibles proportions, l'œdème broncho-pulmonaire mérite à peine le nom de complication, il fait partie de la poussée œdémateuse qui tend à se faire de tous côtés, il gêne la respiration, il provoque l'essoufflement, la dyspnée, mais il n'occupe pas dans l'évolution de la néphrite aiguë une situation prépondérante. Il n'en est plus de même de l'œdème pulmonaire généralisé et surtout de l'*œdème pulmonaire suraigu*, complication aussi soudaine que terrible, que nous allons étudier dans un instant.

Mêmes remarques s'appliquent aux œdèmes pulmonaires des néphrites chroniques. Souvent, à l'auscultation de brightiques dyspnéiques, on entend, à la base des poumons, des râles sous-crépitants de congestion œdémateuse, qui s'immobilisent pendant des semaines et des mois, épiphénomène fréquent dans le cours des néphrites chroniques. Le malade est plus ou moins essoufflé, il a des accès d'oppression, il se croit asthmatique, il est parfois victime d'erreur de diagnostic, et il court les cures thermales à la recherche du meilleur traitement. En pareil cas, l'œdème du poumon n'a pas une importance de premier ordre, il est plus ou moins étendu, plus ou moins tenace, il participe pour sa part à la gêne respiratoire, mais, enfin, il ne concentre pas sur lui toute l'attention. Il n'en est plus de même de l'autre variété d'œdème, l'*œdème pulmonaire suraigu*, qui peut éclater soudainement au cours des néphrites chroniques, plus rarement au cours des néphrites aiguës et qui met en quelques heures la vie en danger. C'est donc sur cet *œdème suraigu* que va se concentrer notre attention.

Le cas suivant en donne une idée exacte. Un homme de 45 ans est pris d'une oppression si rapidement inquié-

tante, qu'on n'a que le temps de le mettre en voiture et
de le transporter à l'Hôtel-Dieu [1]. Dès son arrivée dans nos
salles, il donne aux élèves l'impression d'une asphyxie imminente et d'une mort prochaine. La face pâle, l'œil éteint,
les lèvres livides, les doigts et les ongles bleuâtres, la respiration anxieuse, le pouls misérable et accéléré, tel était
l'état du moribond. Dans ces conditions, l'interrogatoire du
malade était impraticable. L'auscultation du cœur était
impossible; l'auscultation de la poitrine faisait percevoir,
dans toute l'étendue des deux poumons, une véritable pluie
de râles fins sous-crépitants.

Au premier abord, cet état rappelait la bronchite capillaire, ou le catarrhe suffoquant, ou la granulie. Bien que
difficile, le diagnostic n'était pas insurmontable si l'on savait
mettre à profit quelques signes de grande valeur. Cet homme
toussait et crachait, et son expectoration abondante prenait
dans le crachoir une apparence mousseuse, spumeuse,
rosée. De plus, les paupières étaient bouffies, les jambes
étaient légèrement œdématiées, la température était abaissée
à 35°,2 et l'urine était fortement albumineuse. L'étude raisonnée de ces symptômes, l'oligurie, l'albuminurie, le léger
œdème du visage et des jambes, étaient l'indice d'une néphrite; et l'expectoration mousseuse, albumineuse, rosée,
jointe à la pluie de râles fins qui encombraient les poumons,
tout cela révélait l'existence d'un œdème brightique suraigu
du poumon.

En pareille circonstance, la médication s'imposait. Mon
chef de clinique, M. Charrier, appliqua immédiatement des
ventouses scarifiées et pratiqua une saignée de 300 grammes. L'effet produit par l'émission sanguine fut immédiat.
Il se fit, dans l'état du malade, un changement à vue. La respiration devint plus libre, l'expectoration plus rare ; en moins
d'une heure, la pluie de râles fins disparut aux parties supé-

---

1. Cette observation est tirée de ma leçon sur l'œdème brightique
suraigu du poumon, où j'en cite un grand nombre de cas. *Clinique médicale de l'Hôtel-Dieu*, 1897, p. 23.

rieures des poumons et la mort fut conjurée. Il n'est pas possible de voir un succès thérapeutique plus prompt et plus saisissant. On prescrivit le régime lacté absolu, les boissons lactosées, et une dose journalière de 20 grammes de vin diurétique de Trousseau.

Le lendemain, le malade était transformé, il respirait à son aise, et la température était normale. L'auscultation du cœur, devenue possible, laissait percevoir un léger bruit de galop, ce signe précieux que nous devons à M. Potain. A l'auscultation des poumons on n'entendait plus de râles qu'aux deux bases; partout ailleurs la respiration était devenue normale, les reins commençaient à fonctionner et les urines, presque nulles la veille, mais fort albumineuses, s'élevaient maintenant à 200 grammes. La partie était gagnée.

Dès le surlendemain, le malade pouvait nous donner sur son état antérieur les renseignements les plus circonstanciés; il nous raconta que depuis quelque temps sa santé s'était légèrement altérée; il avait éprouvé depuis plusieurs mois quelques-uns des petits accidents du brightisme : pollakiurie, crampes dans les mollets; sensation du doigt mort, œdème des paupières et des malléoles, et c'est dans le cours de ce brightisme qu'avaient éclaté les grands accidents d'œdème pulmonaire suraigu avec menace d'asphyxie.

Le traitement produisit une amélioration rapide. En quelques jours, la situation avait totalement changé; la respiration devenait régulière, c'est à peine si quelques râles persistaient aux bases des poumons, la bouffissure du visage et l'œdème des jambes avaient complètement disparu. Les urines atteignaient 1500 grammes, toutefois l'albumine persistait à la dose de 1 gr. 50 et la dépuration urinaire était encore insuffisante, car la toxicité des urines, expérimentalement recherchée, était loin d'avoir atteint son taux normal.

Cette observation donne une idée exacte de l'œdème brightique pulmonaire suraigu. Reprenons maintenant en détail cette importante question[1] en mettant à profit les observations qui sont consignées dans ma leçon clinique.

Symptômes. — Un premier point doit être mis en relief, c'est la brusquerie de cet œdème pulmonaire. En reprenant une à une les observations que j'ai réunies, on voit que cet œdème suraigu n'est généralement pas la conséquence d'une bronchite, ou d'un état pulmonaire qui aurait acquis peu à peu une intensité croissante. C'est autre chose. Presque toujours, le début de cette terrible complication est *soudain*, inattendu. L'accident survient tantôt le jour, tantôt la nuit, d'une façon inopinée. Le malade de ma deuxième observation est pris de son œdème suraigu à l'hôpital, pendant que nous l'interrogeons, et, en l'auscultant, je sens monter pour ainsi dire le flot liquide qui va encombrer ses poumons. Même brusquerie chez trois des malades de M. Giraudeau ; sa première malade est prise la nuit, en plein sommeil, comme on serait pris d'un accès d'asthme, alors que la veille encore elle était bien portante ; sa deuxième malade est également prise soudainement, pendant la nuit, de son accès d'œdème pulmonaire suraigu, dans le cours d'une santé qui était bonne en apparence. Même remarque pour son troisième malade, qui est pris brutalement, deux heures après dîner, alors que rien ne pouvait faire supposer pareil accident. Il en est de même des malades de M. Bouveret : l'un d'eux est pris brusquement de son œdème suraigu, avec une telle intensité, que la mort en est la conséquence ; quant à son autre malade, un premier accès d'œdème pulmonaire survient, il est vrai, après une course à pied de trois kilomètres ; mais les deux autres accès éclatent sans cause appréciable, alors que le malade était dans « un état de repos complet ».

Je ne dis pas, bien entendu, qu'il en soit toujours ainsi ; il est des cas dans lesquels l'œdème suraigu du poumon est

---

[1]. Le premier travail d'ensemble qui ait paru sur cette question est dû à M. Bouveret : *Œdème pulmonaire brightique suraigu. Revue de médecine*, 10 mars 1890, p. 241.

précédé de symptômes avant-coureurs; tel malade toussait déjà, tel autre était oppressé; et depuis quelques jours ou quelques semaines on avait constaté à l'auscultation des râles de sécrétion broncho-pulmonaire. En pareil cas, il semble que le terrain fût préparé; il en était ainsi chez le malade de ma première observation et chez une des malades de M. Giraudeau. Mais, je le répète avec intention, c'est là une exception, l'œdème brightique suraigu du poumon n'est presque jamais la conséquence de lésions broncho-pulmonaires préexistantes, il éclate soudainement, *à la façon d'un accès d'asthme*, alors que, quelques heures avant, rien ne pouvait en faire soupçonner l'imminence.

Un second point à bien mettre en évidence, c'est que l'œdème suraigu du poumon est, très souvent, un accident brightique isolé. Pour si paradoxal que cela paraisse, il n'est presque jamais associé aux grandes manifestations urémiques ou aux grands œdèmes brightiques. Pour qui ne connaît pas la question, il semblerait que l'œdème suraigu doive survenir de préférence chez les brightiques atteints d'anasarque, chez ceux qui ont déjà une tendance aux grands œdèmes. La chose est possible, surtout quand il s'agit de néphrite aiguë : témoin la jeune malade de M. Giraudeau, prise d'œdème pulmonaire suraigu dans le cours d'une néphrite aiguë avec anasarque. Mais c'est là un fait assez rare; presque toutes les observations que j'ai réunies concernent des gens chez lesquels la complication pulmonaire est apparue à titre d'accident brightique isolé dans le cours de néphrites parfois latentes.

On ne peut pas dire, cependant, que l'œdème suraigu du poumon surprenne les gens dans le courant d'une santé qui ne laissait rien à désirer; qu'on les examine de près et on verra qu'ils sont plus ou moins entachés de brightisme, ils sont plus ou moins albuminuriques. Qu'on veuille bien rechercher « les petits accidents du brightisme », et on pourra reconstituer chez eux l'évolution d'une néphrite parfois insidieuse; on retrouvera dans leur passé un groupe de symptômes significatifs : la sensation du doigt mort, la cryesthésie, les troubles auditifs, les crampes des mollets, la pollakiurie, les démangeaisons, les secousses électriques, les épistaxis; on apprendra qu'ils n'étaient pas absolument exempts de tout œdème, bouffissure des paupières, œdème malléolaire; on constatera chez eux une élévation notable de la tension artérielle, sinuosités de l'artère temporale, état du pouls radial, claquement des valvules sigmoïdes, bruit de galop cardiaque; on apprendra que ces malades étaient enclins à des céphalées qu'ils qualifiaient de migraines, à des étouffements qu'ils prenaient pour de l'asthme, à des rhumes qu'ils regardaient comme des bronchites vulgaires. Qu'on analyse leurs urines, on y découvrira de l'albumine; qu'on expérimente la toxicité de ces urines, on constatera qu'elle est abaissée. On verra, en un mot, par un examen attentif et approfondi de cet état, que j'ai dénommé depuis longtemps *le brightisme*, que tel malade, dont la santé paraissait bonne ou à peu près satisfaisante, était en réalité lésé dans ses reins, il était atteint dans sa dépuration urinaire, il était sous le coup, plus ou moins prévu, d'accidents parfois redoutables.

Après cette digression sur la façon dont débute l'œdème brightique suraigu du poumon, reprenons l'analyse clinique des symptômes. L'accès s'annonce par un chatouillement laryngé, par une toux quinteuse, saccadée, et par une oppression qui, en quelques minutes, en un quart d'heure, en quelques heures, atteint son apogée. Tous ces symptômes, la toux, l'oppression, la dyspnée, sont dus au brusque encombrement des alvéoles pulmonaires par un liquide séro-albumineux. Généralement, c'est par la base des poumons que commence l'inondation; elle peut gagner plus ou moins vite la totalité des poumons. Le sérum sanguin, transsudant sous pression dans les alvéoles et dans les bronchioles, le malade est aussitôt pris de quintes de toux et il rend alors un liquide tout à fait caractéristique, abondant, mousseux, albumineux, rosé, qui est signalé dans toutes les observations. Certains malades peuvent rendre en quelques heures, et plus vite encore, jusqu'à un litre et deux litres de ce liquide. Il se peut, toutefois, comme dans l'observation de M. Huchard [1], que les bronches n'aient pas la force d'expulser le liquide ainsi accumulé, et l'asphyxie est d'autant plus menaçante que l'expectoration est moindre.

Dès le début de l'accident, dès l'apparition de la dyspnée, on peut constater à l'auscultation, des deux côtés de la poitrine, une pluie de râles fins, sous-crépitants, sibilants, témoignage de l'inondation des alvéoles pulmonaires et des bronchioles. Suivant la rapidité et suivant l'extension de cette inondation, les râles envahissent plus ou moins rapidement la totalité ou la presque totalité des poumons.

A mesure que l'inondation fait des progrès, et pour peu que l'expectoration ne soit pas suffisante, la dyspnée augmente rapidement, le malade est pâle, anxieux, terrifié, conscient du danger extrême qui le menace; le pouls est petit et accéléré, les lèvres sont bleuâtres, les ongles sont livides, les extrémités se refroidissent et cette lutte peut se terminer par la mort, soit en peu d'instants, forme foudroyante, soit en une journée, forme rapide, soit en trois ou quatre jours, forme lente.

Chez quelques malades, la situation n'est pas absolument périlleuse tant que l'expectoration est assez abondante pour dégorger les poumons inondés; mais survienne un état parétique des muscles expulseurs, l'expectoration s'arrête, elle peut même faire complètement défaut, c'est alors la mort par asphyxie à brève échéance. Dans les cas heureux, le liquide est expectoré au fur et à mesure de sa formation, l'inondation s'arrête à temps, et après une durée qui varie de quelques heures à quelques jours, la dyspnée s'amende, les râles diminuent et le malade triomphe de ce terrible accident. Toutefois il ne faut pas trop se hâter de chanter victoire, car un premier accès, conjuré momentanément, peut être suivi à quelques heures, à quelques jours de distance, d'un deuxième ou d'un troisième accès mortel.

---

1. *Bulletin de l'Académie de médecine*, séance du 17 avril 1897.

Tantôt la convalescence exige plusieurs jours, tantôt la guérison survient brusquement, le malade pouvant, dès le lendemain, reprendre sa vie habituelle et ses occupations.

Ce qui aggrave encore l'œdème brightique suraigu du poumon, c'est que non seulement le malade peut succomber en quelques heures à son accès, mais alors même qu'il a récupéré l'intégrité complète de ses fonctions respiratoires, il reste sous le coup de nouvelles attaques. Plusieurs des malades dont j'ai relaté l'observation ont eu, à quelques mois ou à quelques années de distance, deux ou trois récidives d'œdème pulmonaire suraigu. La malade de la première observation de M. Giraudeau a eu trois accès en deux ans ; le malade de la deuxième observation de M. Bouveret a eu trois accès en six mois.

Diagnostic. — Le diagnostic de l'œdème brightique suraigu du poumon ressort de la description qui vient d'en être faite. Tel autre brightique peut avoir, lui aussi, de terribles accès de dyspnée, mais il s'agit chez lui d'une dyspnée toxique, urémique, revêtant souvent le type de Cheyne-Stokes, dyspnée qui n'est pas celle de l'œdème pulmonaire, et qui n'est accompagnée ni des râles, ni de l'expectoration caractéristique que je décrivais il y a un instant. Néanmoins la dyspnée d'origine toxique peut se combiner avec la dyspnée d'origine œdémateuse.

Voici encore un malade qui est en proie, lui aussi, à une dyspnée fort intense ; mais il s'agit d'un asthmatique vrai, et le diagnostic ne sera pas long à établir. Ici, en effet, le nombre des respirations n'est nullement accru, il est plutôt diminué ; tout révèle une dyspnée spasmodique, l'inspiration est pénible, l'expiration est sifflante, très prolongée ; ce qui domine à l'auscultation, ce ne sont pas les râles fins et innombrables de l'œdème pulmonaire, mais ce sont des râles associés à des signes d'emphysème aigu ; l'expectoration est nulle ou formée de quelques crachats filants, muqueux ou perlés, et en aucun cas, on ne constate l'expectoration mousseuse, albumineuse, rosée, de l'œdème suraigu. Pronostic et traitement, tout diffère, car cet accès

d'asthme ne comporte jamais de gravité, et l'émission sanguine n'est pas nécessaire.

Je ne peux pas passer en revue tous les grands états
dyspnéiques qui, de près ou de loin, ont quelque rapport
avec la dyspnée de l'œdème suraigu du poumon. Telles sont
les grandes dyspnées du catarrhe suffocant, de la granulie,
de l'asthme cardiaque, de l'angine de poitrine. N'oublions
pas qu'il est toujours possible d'arriver au diagnostic de
l'œdème brightique pulmonaire suraigu, grâce aux symptômes
suivants : brusquerie de la dyspnée, pluie de râles fins dans
une grande étendue ou dans la totalité de la poitrine, toux
incessante, expectoration abondante, mousseuse, albumineuse, rosée; œdèmes fréquents à la face ou aux jambes,
albuminurie; symptômes de brightisme antérieur.

Anatomie pathologique. — Quelques autopsies permettent de décrire les lésions de l'œdème brightique suraigu du
poumon. Dans le cas rapporté par M. Bouveret, les deux
poumons sont le siège d'un œdème congestif énorme, de la
base au sommet; le liquide ruisselle littéralement quand
on coupe et quand on presse un lobe entre les doigts; les
bronches sont pleines de ce même liquide mousseux et rosé.
Les reins sont petits, granuleux, kystiques. Le cœur est
énorme, l'aorte est très dilatée, mais non athéromateuse;
les valvules sigmoïdes sont saines. Les artères coronaires
présentent des plaques jaunes d'endartérite.

Dans le cas de M. Huchard, on trouve à l'autopsie une
néphrite, avec des reins petits et granuleux ne pesant que
170 grammes à eux deux. Il y a un peu de péricardite;
100 grammes environ de liquide séro-fibrineux dans le péricarde. Les poumons sont tellement infiltrés de sérosité qu'on
en exprime, par la simple pression des doigts, plus d'un
litre de liquide albumineux et rosé.

A l'autopsie de la jeune malade de M. Giraudeau, on trouve
les poumons volumineux et violacés; il s'en écoule, à la
coupe et à la pression, une grande quantité de liquide
mousseux et rosé comparable au liquide rejeté par l'expectoration. Les reins sont atteints de néphrite congestive

aiguë; ils sont gros, violacés, la capsule se détache facilement et on voit par places des hémorrhagies sous-capsulaires. Le cœur est atteint d'hypertrophie générale avec prédominance au ventricule gauche. Les orifices valvulaires et artériels sont sains. L'aorte ne présente *aucune trace d'aortite*, pas plus à son origine qu'au niveau de la crosse.

M. J. Renaut (de Lyon) a donné une bonne description des lésions histologiques; je la reproduis presque textuellement [1]. La lésion pulmonaire consiste en une énorme inondation séreuse des alvéoles pulmonaires; un coup de congestion diapédétique se produit de telle sorte, que tous les alvéoles sont remplis et distendus sous pression, par un liquide albumineux, dans lequel nagent des globules rouges, et surtout d'innombrables globules blancs. La preuve que l'irruption du liquide dans les alvéoles s'est faite sous une pression violente, c'est que, sur une multitude de points, les cloisons interalvéolaires se sont rompues. L'endothélium alvéolaire a partout disparu dans le territoire de l'œdème congestif, il a sans doute été enlevé par l'irruption subite du liquide, et probablement balayé par lui, puis expulsé, car il n'y en a plus trace sur les parois des bronchioles. Toutes les cavités aériennes sont emplies par ce liquide, comme les mailles du tissu conjonctif par une boule d'œdème. Les capillaires sanguins des parois alvéolaires sont tous imperméables, ils sont aplatis par contre-pression, et ne renferment aucun globule rouge. En revanche, les petites veines pulmonaires et bronchiques sont gorgées d'hématies; çà et là une veinule pulmonaire a éclaté, distendant alors de sang un ou plusieurs alvéoles, ce qui explique la coloration rosée de l'œdème.

M. Giraudeau a constaté les lésions histologiques suivantes dans les poumons de la jeune fille qui fait le sujet de sa cinquième observation [2] : les alvéoles pulmonaires sont rem-

---

1. *Bulletin de l'Académie de médecine*, séance du 11 mai 1897.
2. Les observations de M. Giraudeau, ainsi que celles dont j'ai parlé dans ce chapitre, sont consignées dans ma leçon clinique.

plis de liquide coagulé qui emprisonne des cellules épithéliales desquamées et quelques globules rouges. Les capillaires des cloisons sont gorgés de globules rouges ; il semble même que certaines cloisons sont épaissies par un véritable œdème interstitiel ; dans ces points les vaisseaux sanguins sont moins apparents, comme si la circulation avait été entravée par la compression à laquelle ces vaisseaux étaient exposés.

Pathogénie. — Comment expliquer l'œdème brightique suraigu du poumon ? Le fait clinique, indéniable, c'est que les brightiques ont une tendance à faire des œdèmes un peu partout, au poumon, au larynx, dans le tissu cellulaire, comme ils font des épanchements dans les cavités séreuses. Pourquoi la localisation aux poumons ? Je l'ignore. Ainsi que le fait remarquer M. Brouardel, au point de vue médicolégal, chez plusieurs personnes mortes de cet accident, le froid et l'alcoolisme paraissent avoir été des facteurs importants. Un individu parfois en état d'ivresse s'endort à la belle étoile par un froid intense ; il succombe, et à l'autopsie on constate un œdème suraigu des poumons avec lésions de néphrite qui ne manquent jamais. Quelques auteurs (Huchard et Renault) font jouer dans la genèse de ces accidents le rôle principal, sinon le rôle unique, à des lésions d'aortite et de péri-aortite. Pour M. Huchard, l'intermédiaire obligé entre l'œdème pulmonaire aigu et le brightisme, « c'est l'aortite, c'est la péri-aortite surtout, avec son retentissement inflammatoire ou réflexe sur les plexus cardiopulmonaires[1] ». J'ai le regret de n'être pas de l'avis de mes collègues. Je ne nie pas, bien entendu, que certains aortiques puissent avoir des congestions et des œdèmes du poumon ; mais ce que je soutiens, pièces en mains, c'est que l'œdème suraigu du poumon a été constaté chez bon nombre de brightiques, alors que pendant la vie, ou à l'autopsie, on ne trouvait chez eux aucune lésion aortique ou péri-aortique. Le sujet dont M. Bouveret a fait l'autopsie n'avait

---

1. *Bulletin de l'Académie de médecine*, séance du 27 avril 1897. « De l'œdème aigu du poumon », p. 492.

ni aortite ni péri-aortite ; les deux malades dont M. Giraudeau a fait l'autopsie n'avaient ni aortite ni péri-aortite ; le sujet dont nous avons fait l'autopsie n'avait ni aortite ni péri-aortite. M. Brouardel, qui a pratiqué, à la Morgue, l'autopsie de gens ayant succombé à un œdème suraigu du poumon, dit que les lésions aortiques sont loin d'être constantes, tandis que les lésions rénales ne font jamais défaut ; il signale, entre autres, l'autopsie d'un homme atteint de néphrite latente qui succomba à un œdème suraigu du poumon et dont l'autopsie révéla l'*intégrité de l'aorte*, mais on trouva des lésions de néphrite[1].

Aux preuves anatomiques, ajoutons les preuves cliniques : bon nombre de brightiques dont j'ai rapporté l'observation n'ont eu, ni avant ni après leur accident, d'œdème pulmonaire, aucun signe d'aortite. La question me paraît donc ʳugée.

L'anatomie pathologique et la clinique s'accordent pour démontrer, d'une façon indéniable, que les néphrites aiguës et chroniques peuvent favoriser des œdèmes, aux poumons, comme au larynx, comme ailleurs, sans qu'il soit nécessaire de faire intervenir comme facteur des lésions d'aortite ou de péri-aortite qui, souvent, n'existent pas. Quant à savoir par quel mécanisme se produit l'œdème suraigu des brightiques, la question reste livrée à des hypothèses ; je ne repousse pas toutefois l'idée de troubles vasculaires pulmonaires d'origine vaso-motrice, la circulation en retour étant momentanément annihilée et favorisant l'hypertension considérable dans les vaisseaux d'apport[2].

Loeper incrimine l'augmentation de la concentration sanguiné. Widal accuse l'augmentation du chlorure de sodium du sang.

Traitement.—Chez un malade atteint d'œdème brightique suraigu du poumon, l'indication urgente, dominante, c'est

---

1. Brouardel. *Académie de médecine*, séance du 11 mai 1896.
2. Loeper. Le mécanisme régulateur de la composition du sang. Thèse de Paris, 1905.

l'émission sanguine, surtout la saignée. Malgré le refroidissement du malade, malgré le collapsus imminent qui, au premier abord, pourraient paraître autant de contre-indications, il n'y a pas à hésiter, et sans perdre un instant, on retire 300 ou 400 grammes de sang; là est le salut. Il faut avoir vu de près le merveilleux résultat de la saignée pour en comprendre toute l'importance. Je n'exagère rien en disant qu'il se produit chez le malade un changement à vue dont beaucoup de mes élèves ont été témoins. Chez mon malade de l'hôpital Necker, l'œdème se faisait avec une telle rapidité, que la mort eût, pour ainsi dire, été foudroyante, sans la saignée qui fut pratiquée à temps par mon interne, M. Kahn, et le malade, qui n'avait en rien perdu la notion de ce qui se passait autour de lui, nous raconta plus tard qu'il s'était senti mourir et revivre en l'espace de quelques instants. Chez mon malade de l'Hôtel-Dieu, l'émission sanguine eut un si merveilleux résultat, que non seulement chez cet homme refroidi, livide, couvert de sueurs visqueuses, la mort imminente fut conjurée; mais, chose digne d'être notée, la pluie de râles qui encombrait la poitrine du haut en bas se dissipa comme par enchantement, ne laissant qu'un reliquat aux deux bases de la poitrine. La saignée donna un résultat analogue chez la malade de la première observation de M. Giraudeau[1].

De toutes les émissions sanguines, la saignée est, sans contredit, la plus favorable; mais, faute de saignée, on appliquera sur la poitrine trente ventouses scarifiées, ou mieux encore, deux douzaines de sangsues. Les ventouses sèches au thorax et aux membres inférieurs ont aussi leur utilité.

Les injections sous-cutanées de caféine et d'éther sont souvent indiquées. Toutefois n'oublions pas que nous avons affaire à des malades dont les reins sécrètent peu; usons donc de la caféine avec prudence; commençons par une

---

1. Je viens d'observer, dans mon service, deux autres cas d'œdème brightique suraigu du poumon; et ici encore la saignée a enrayé net l'asphyxie menaçante.

injection de 10 centigrammes, quitte à la renouveler plusieurs fois dans les heures qui suivent. L'oxygène à grandes doses peut également rendre quelques services. Il faut soutenir les forces du malade au moyen de lait, de thé léger faiblement alcoolisé.

Voilà ce qu'il faut faire. Reste à savoir ce qu'il faut éviter : sur cette poitrine pleine de râles, pas de vésicatoire, car le malade est un brightique, et l'action de la cantharide sur les reins ne fera qu'aggraver rapidement la situation.

En face d'un malade en proie à une si violente dyspnée, on pense à la morphine, mais il faut se méfier, car la morphine, en pareil cas, peut donner de graves mécomptes ; il me suffira de citer les paroles de M. Brouardel. « Voici des cas qu'il m'a été donné assez fréquemment d'observer. Un malade se met à étouffer ; c'est le soir, et l'on fait appeler l'un des médecins du service de nuit ; celui-ci fait une piqûre de morphine au malade, suivant une règle trop commune, mais le malade n'est pas soulagé ; une seconde, une troisième piqûre finissent par amener du calme, mais quelques minutes ou quelques heures après le malade succombe, et la famille ne manque pas alors d'incriminer le médecin qui a pratiqué les injections. De là, enquête et autopsie médico-légale. On constate alors que la mort est due à un œdème pulmonaire suraigu. »

Le péril une fois conjuré, ne perdons pas de vue le malade. Il faut lui prescrire le régime lacté absolu, éviter le chlorure de sodium qui favorise l'œdème (Widal) et surveiller de près la sécrétion urinaire. On doit le traiter, en un mot, comme un brightique et lui recommander d'éviter avec le plus grand soin toute cause de surmenage et de refroidissement.

§ 12. DE LA TUBERCULOSE EN GÉNÉRAL — BACILLE TOXINES — TUBERCULOSES LOCALES

Nature de la tuberculose. — Par ses immortels travaux

sur la phthisie pulmonaire, Laënnec avait légué au monde médical une étude si approfondie de cette maladie, il avait frappé si juste en décrivant ses lésions, ses formes, et en proclamant leur unité ; il avait si merveilleusement inventé et décrit les signes qui nous sont révélés par l'auscultation, que nous n'avons qu'à nous incliner devant l'œuvre impérissable de cet homme de génie.

Mais une grande question restait à résoudre, c'est la *nature* de la tuberculose. Cette question si diversement interprétée, à différentes époques, par des observateurs éminents, avait mis aux prises, dans une diatribe restée célèbre, Broussais et Laënnec.

La phthisie pulmonaire n'est-elle autre chose qu'un produit d'inflammation? le tubercule n'est-il qu'un nodule inflammatoire, un reliquat de catarrhe ou de pneumonie chronique (Broussais)? ou bien n'est-il pas une production étrangère à l'organisme ayant une vie spéciale (Laënnec), un parasite en un mot? On aurait disserté longtemps encore sur ce sujet, sans la grande découverte qui allait révolutionner l'histoire de la tuberculose.

Le 5 décembre 1865, Villemin fit à l'Académie de médecine une communication qui renversa toutes les idées préalablement émises sur la nature de la tuberculose. Par des expériences nombreuses et bien conduites, Villemin démontra que la tuberculose est une maladie *virulente, infectieuse* et *inoculable*.

« Faites une plaie sous-cutanée derrière les oreilles d'un lapin ; introduisez dans cette plaie des fragments de tubercule, de pneumonie caséeuse, ou des crachats d'un phthisique ; sacrifiez l'animal quelques semaines après, et vous trouverez des granulations ou des masses tuberculeuses sous la plèvre, dans le poumon et dans d'autres organes. »

Ces idées nouvelles rencontrèrent bien des incrédules, heurtèrent bien des convictions, et les adversaires de l'inoculabilité répondirent :

Les lésions développées par l'inoculation ne sont pas du vrai tubercule; c'est du pseudo-tubercule, qu'on peut du reste provoquer en plaçant sous la peau de l'animal des matières tout autres que le tubercule, telles que du cancer, du condylome, des débris de membranes, des parcelles d'éponge, etc., etc. Les lésions ainsi provoquées sont de nature embolique et se font par un mécanisme analogue à celui de l'infarctus; elles ne se produisent que si l'on a placé sous la peau de l'animal une certaine quantité de matières, différence essentielle avec les maladies virulentes, où une parcelle de virus suffit pour développer la maladie spécifique; enfin, beaucoup de ces lésions guérissent, autre différence essentielle avec la tuberculose, qui le plus souvent ne guérit pas.

Mais les inoculations en *série* eurent raison de ces faits en apparence contradictoires (Martin); anatomiquement, le pseudo-tubercule ressemble en effet au tubercule vrai, mais pathologiquement la différence est absolue, et le pseudo-tubercule de nouveau inoculé n'a aucune des propriétés virulentes de la tuberculose vraie[1] qui, elle, se reproduit indéfiniment.

A peine la découverte de Villemin fut-elle connue, que l'inoculation de la tuberculose fut répétée et variée à l'infini chez nous et à l'étranger. La matière tuberculeuse fut introduite dans les cavités séreuses, dans la plèvre, dans le péritoine. Cohnheim eut l'idée de l'inoculer, au moyen d'une fine aiguille, dans la chambre antérieure de l'œil, et, grâce à la transparence de la cornée, il put suivre jour par jour l'évolution du processus tuberculeux et, dans quelques cas, constater la généralisation de la tuberculose chez l'animal en expérience. M. Chauveau rendit phthisiques des animaux de l'espèce bovine, en leur faisant ingérer des matières tuberculeuses mélangées aux aliments, et il remarqua plusieurs fois que l'intestin qui avait servi d'entrée au virus

---

1. Martin. *Recherches anatomo-patholog. et expérim. sur la tuberculose.* Thèse de Paris, 1879.

tuberculeux était fortement altéré par la lésion. Tappeiner et Weichselbaum donnèrent la tuberculose à des chiens en leur faisant respirer des poussières de crachats rendus par des phthisiques. Krishaber et moi nous avons expérimenté sur le singe, afin d'agir sur l'animal qui se rapproche le plus de l'homme, et, dans les nombreuses expériences faites avec mon intime et regretté ami, nous avons été souvent frappés, à l'autopsie, de la violence du processus infectieux; les trois quarts de nos singes inoculés sont morts tuberculeux en quelques semaines, tandis que sur vingt-huit singes tenus éloignés de toute contamination, et non inoculés, un seul est mort tuberculeux[1].

Telle était, on le voit, l'importance de la découverte de Villemin, qu'elle avait complètement changé le courant des études sur la tuberculose en lui assignant une place nouvelle dans le cadre des maladies infectieuses et virulentes. Elle eut également pour résultat de consacrer d'une façon irréfutable la doctrine de Laënnec sur l'*identité* et l'*unicité* des lésions tuberculo-caséeuses, et elle ruina du même coup les doctrines allemandes qui, sous le haut patronage de Virchow et de Niemeyer, tendaient à dissocier l'œuvre de Laënnec en reléguant au rang de simple dégénérescence caséeuse, ou de phthisie dite scrofuleuse, les *infiltrations tuberculeuses* du poumon. Du reste, cette dernière partie de la question sera traitée avec les développements qu'elle comporte à l'un des chapitres suivants.

Bacille de la tuberculose. — La nature infectieuse et la contagiosité de la tuberculose étant démontrées, il s'agis-

1. L'ensemble de nos recherches porte sur 78 singes; en voici le résumé :

Sur 16 singes inoculés avec le tubercule de l'homme, 12 sont morts tuberculeux.

Sur 24 singes non inoculés, mais ayant vécu en promiscuité avec les sujets inoculés, 5 sont morts tuberculeux.

Sur 10 singes inoculés avec du pus phlegmoneux, un seul est mort tuberculeux.

Sur 28 singes tenus éloignés de toute cause de contamination, un seul est mort tuberculeux. (*Arch. de physiologie*, mars 1884, n° 5.)

PLANCHE I

Fig. 1.

PRÉPARATION D'UN CRACHAT DE TUBERCULEUX.

b, bacilles de tuberculose;
c, cellules épithéliales.

Fig. 2.

PRÉPARATION DE PAROI D'UNE CAVERNE
PULMONAIRE TUBERCULEUSE.

c, cellule géante avec de nombreux noyaux;
d, amas de bacilles déposés radialement à l'intérieur d'une cellule
     géante;
a, tissu pulmonaire désagrégé et rempli de bacilles.

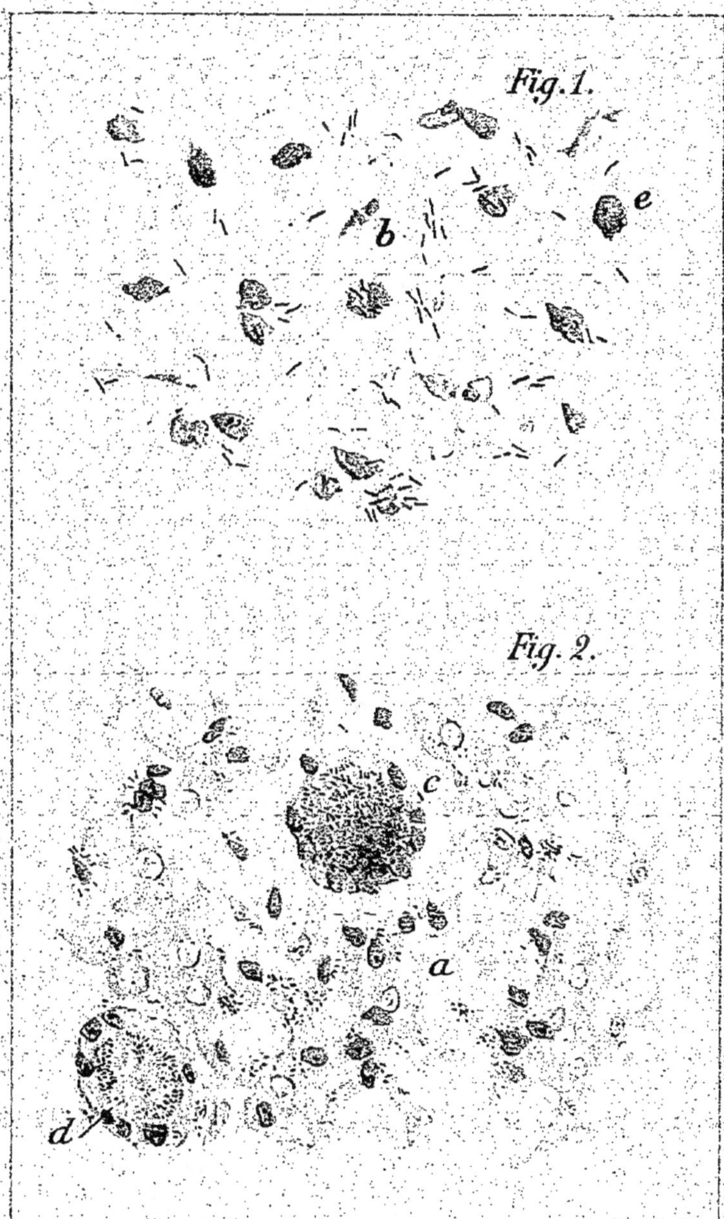
Fig.1.
b
e
Fig. 2.
c
a
d

sait maintenant de découvrir l'agent pathogène, le microbe de cette maladie. Les travaux de Pasteur et ses *procédés de culture*, qui avaient donné de si merveilleux résultats pour l'étude d'autres maladies (charbon), servirent de guide et de modèle. On se mit à l'œuvre, et au mois de mai 1882 Koch découvrit le microbe, le *bacille* de la tuberculose.

Le *bacille de la tuberculose* (*bacillus*, baguette) peut être décelé dans les crachats par le procédé indiqué ci-dessous[1] ; sa forme est celle d'un bâtonnet très grêle, droit ou infléchi, dont la longueur égale le tiers d'un globule sanguin, c'est-à-dire a 2 à 5 µ.

Sur toute sa longueur le bacille a un volume uniforme ; on distingue néanmoins des renflements ovoïdes qui seraient dus à la présence de spores. On a considéré également comme spores les petites vacuoles incolores, ovalaires, qu'on observe à l'intérieur du bacille. Ces caractères le

---

1. On prend avec une aiguille la partie la plus purulente du crachat, et on l'étale sur une lamelle préalablement lavée à l'acide nitrique dilué, puis à l'alcool. Sur cette lamelle on en pose une seconde, et par un frottement réciproque de l'une et de l'autre on enduit d'une manière à peu près égale les deux faces des lamelles de la matière à examiner. Ceci fait, on coagule l'albumine des crachats, soit en passant la lamelle trois fois dans la flamme d'un bec de Bunsen, soit en versant sur elle quelques gouttes d'un mélange à parties égales d'alcool et d'éther. Les lamelles peuvent être mises dans le bain colorant.

On ne se sert plus guère aujourd'hui, pour colorer le bacille de Koch que de la méthode de Ziehl, qui consiste à laisser 10 à 20 minutes les lamelles dans un bain de fuchsine phéniqué dant voici la formule :

Fuchsine.	1 gramme.
Acide phénique.	5 grammes.
Alcool absolu.	10 —
Eau distillée.	90 —

pui on décolore la préparation, soit par l'emploi de l'acide nitrique au tiers ou au quart, soit par un mélange de 5 parties d'alcool absolu pour une partie d'acide nitrique. Pour mieux faire ressortir les bacilles, on fait une seconde coloration de la lamelle avec du bleu de méthylène en solution hydro-alcoolique. On a ainsi les bacilles colorés en rouge, le tissu et les autres microbes colorés en bleu distinguent de tous les autres micro-organismes, il n'a d'analogie qu'avec celui de la lèpre.

Les bacilles dits pseudo-tuberculeux ou acido-résistants sont plus trapus et résistent moins à la décoloration par les acides, notamment par l'acide nitrique au tiers [1].

Les bacilles des crachats tuberculeux sont habituellement libres ; on les trouve rarement inclus dans les leucocytes ou dans les cellules épithéliales. Ils sont isolés ou réunis deux par deux ou groupés en amas.

Dans les préparations histologiques, on trouve des bacilles tuberculeux en amas dans les cellules géantes.

La découverte du bacille tuberculeux a eu une importance de premier ordre, car la présence du bacille est un signe certain de tuberculose. On le trouve dans les granulations tuberculeuses de toute dimension et de tout âge, même dans la tuberculose en voie de calcification ; dans les infiltrations tuberculo-caséeuses qui intéressent le poumon, les ganglions lymphatiques, les articulations et le tissu osseux ; dans les ulcérations tuberculeuses linguales, pharingées, nasales, laryngées, vaginales, intestinales, anales, et dans les sécrétions qui résultent de ces ulcérations ; dans le liquide de quelques pleurésies tuberculeuses, dans l'urine des gens atteints de tuberculose des voies uri-

1. Le bacille tuberculeux n'est pas le seul qui reste coloré par la méthode de Ziehl après décoloration par les acides. Il est un groupe d'autres bacilles qui possèdent la même propriété : on les appelle pour cette raison bacilles *acido-résistants* ou pseudotuberculeux. On les rencontre dans le lait et dans le beurre ; ils se trouvent également répandus dans la nature, sur les plantes, sur la terre, sur le fumier ; ils peuvent être pathogènes chez les animaux ; enfin, chez l'homme, on trouve des acido résistants dans le smegma préputial, dans le cérumen, dans le mucus nasal, dans certaines affections oculaires, urogénitales et enfin dans certaines affections du poumon, en particulier dans la gangrène pulmonaire. On conçoit à quelles erreurs de diagnostic ils peuvent donner lieu ; on devra donc les distinguer du bacille tuberculeux par quelques caractères spéciaux : ils résistent moins que lui à la décoloration par les acides ; l'acide nitrique au tiers qui ne décolore pas le bacille de Koch les décolore ; ils sont plus trapus, ils poussent sur tous les milieux de culture et ne sont pas capables de produire de tubercules par l'inoculation aux animaux. — Crouzon et Villaret. *Revue de la tuberculose*, 1803, p. 188.

naires, dans le pus des abcès tuberculeux, dans les selles diarrhéiques de quelques phtisiques. Le bacille existe surtout dans l'expectoration et même dans l'hémoptysie des tuberculeux.

La preuve que le bacille est bien l'agent actif de la tuberculose, comme la bactérie est l'agent actif du charbon, c'est que le bacille tuberculeux a pu être *isolé*, *cultivé* et *inoculé* avec succès. En effet, Koch, s'inspirant de la méthode des cultures, a procédé de la façon suivante : il prend une parcelle de matière tuberculeuse et la dépose sur le sérum préalablement gélatinisé et stérilisé qu'on met à l'étuve à 37°.

Roux et Nocard ont introduit, dans la pratique, les milieux *glycérinés*, qui sont un excellent terrain de culture[1]. On obtient de bons résultats par l'addition de 1 à 2 pour 100 de glucose aux milieux glycérinés[2].

Après douze ou quinze jours, on constate l'apparition de particules sèches ou écailleuses composées de colonies de bacilles. Ces colonies sont blanchâtres ou jaunâtres, non brillantes, nettement isolées les unes des autres, et peu adhérentes au milieu de culture.

Les particules tuberculeuses portées sur un autre milieu de culture reproduisent de nouvelles colonies de bacilles, et ainsi de suite pendant plusieurs cultures successives.

Bezançon et Griffon[5] ont préconisé l'usage du sang gélosé glycériné et le jaune d'œuf gélosé qui donnent des cultures plus précoces et plus certaines que d'autres milieux de culture. Avec le virus cultivé, on pratique des inoculations à différents animaux; il détermine chez eux la tuberculose plus sûrement encore qu'avec l'inoculation des fragments de tissus tuberculeux, et l'injection dans les veines de liquide chargé de bacilles détermine parfois une tuberculose aiguë rapide et généralisée.

1. Nocard et Roux. Culture des bacilles de la tuberculose. *Ann. de l'Instit. Pasteur*, 1888, p. 19.

2. Consultez l'important ouvrage de Straus : *la Tuberculose et son bacille*, 1895.

5. *Société de biologie*, 4 février 1899 et 9 mai 1905

Le parasite de la tuberculose se présente-t-il toujours à l'état de bacille? D'après les travaux de Malassez et Vignal[1], on trouve dans les produits tuberculeux des micrococques libres ou réunis en zooglées. Cette tuberculose zoogléique serait-elle différente de la tuberculose bacillaire? Pour certains auteurs, zooglées et bacilles représentent des états successifs dans le développement d'un même micro-organisme; la tuberculose zoogléique, après une ou plusieurs inoculations, peut engendrer la tuberculose bacillaire; mais pour d'autres auteurs, et ils sont les plus nombreux, la tuberculose zoogléique est une *pseudo-tuberculose*.

Au point de vue du *diagnostic*, la découverte du bacille tuberculeux a eu une influence considérable. On sait combien le diagnostic est souvent difficile entre la phtisie pulmonaire et d'autres affections, telles que : bronchites simples en apparence, catarrhe chronique, pneumonie chronique, dilatations bronchiques, laryngites chroniques, syphilis pulmonaire, hydatide du poumon, actinomycose, pseudo-tuberculose, etc.; eh bien, la présence du bacille dans les produits d'expectoration permet d'affirmer la tuberculose, et l'absence du bacille, après plusieurs examens successifs, permet d'écarter d'une façon à peu près certaine l'existence de la tuberculose et nous engage à suivre une autre piste.

Dans les cas où la recherche du bacille est infructueuse, on a recours aux *noculations* sur les animaux. Le cobaye est l'animal de choix. On inocule sous la peau du ventre de l'animal un fragment du tissu suspect; après quelques semaines on voit évoluer un nodule qui s'abcède et qui aboutit au *chancre tuberculeux*. Puis les ganglions du voisinage s'hypertrophient, la tuberculose se généralise, et l'animal succombe après un ou deux mois. Pour gagner du temps, il vaut mieux inoculer la cavité péritonéale, à la condition toutefois qu'il n'y ait pas de germes pyogènes associés au bacille de Koch.

La réponse est encore plus rapide si l'on injecte le produit

1. *Arch. de physiologie*, 11 août 1884. — Chantemesse. *Ann. de l'Instit. Pasteur*, 1887, p. 97. — Grancher et Ledoux-Lebard. *Arch. de méd. expérimentale*, 1889.

suspect dans la mamelle d'un cobaye femelle en lactation. Deux de mes élèves[1] ont fait connaître cet ingénieux procédé.

Tout animal inoculé (cobaye, lapin, chien) présente une réaction sanguine caractérisée d'abord par une leucocytose polynucléaire, puis par une lymphocytose[2].

Dans quelques cas spéciaux, on pourrait, pour déceler la tuberculose, avoir recours à la réaction provoquée par l'injection de *tuberculine*, dont il sera question au chapitre de la phthisie pulmonaire.

A propos de la *tuberculine*, je me contente de signaler, pour le moment, les recherches qui ont pour but de dégager et d'isoler les produits solubles sécrétés par le bacille de Koch; la toxine vaso-dilatatrice, la toxine convulsivante, la toxine nécrosante. Ces toxines jouent un rôle considérable dans les symptômes de la tuberculose.

Anatomie pathologique. — Les lésions tuberculeuses, quels que soient les organes et les tissus dans lesquels on les étudie, se présentent sous deux formes principales, l'une circonscrite et nodulaire (*granulation tuberculeuse*), l'autre diffuse (*infiltration tuberculeuse*). Ces deux formes sont fréquemment associées, et nous faisons remarquer à l'avance que les particularités anatomiques et la texture du tissu (poumon, larynx, séreuses, méninges, foie, peau, ganglions, tissu osseux, etc.) dans lequel se développent les lésions tuberculeuses peuvent modifier l'apparence extérieure de ces lésions.

1° La *granulation tuberculeuse*, celle qui répond à l'unité macroscopique, le tubercule proprement dit, est une nodosité saillante, arrondie, dure au toucher, grise et demi-transparente quand elle est jeune, opaque et jaune quand elle vieillit. Elle est visible à l'œil nu ou à la loupe; son volume est variable, et ses dimensions peuvent ne pas dépasser 1/20e de millimètre de diamètre.

1. Nattan-Larrier et Griffon. *Société de biologie*, 14 février 1903.
2. Achard et Loeper. Les globules blancs dans la tuberculose. *Société de biologie*, 8 décembre 1901.

Cette *granulation tuberculeuse* est elle-même formée d'une ou plusieurs granulations élémentaires plus petites, de *follicules tuberculeux* qui répondent à l'unité microscopique, de sorte qu'il peut y avoir 10, 15, 30 follicules tuberculeux agglomérés, pour former la granulation tuberculeuse.

Le *follicule tuberculeux* (Schüppel), ou *granulation élémentaire* (Malassez), ou *tubercule* proprement dit, a la *structure* suivante : quand on en fait la section, on trouve au centre une cellule gigantesque contenant un grand nombre de noyaux, disposés le plus souvent en couronne à la périphérie de la cellule ; ses dimensions lui ont fait donner le nom de *cellule géante* (Langhans). La cellule géante est entourée d'une zone de cellules assez volumineuses, dites *épithélioïdes*, et de cellules arrondies, tassées, confluentes, appartenant au type *embryonnaire*, c'est-à-dire ayant un noyau volumineux par rapport au protoplasma.

Tous ces éléments sont réunis entre eux par une substance fondamentale, fibrillaire ou grenue. La circulation est incomplète ou même nulle dans les granulations, car leurs vaisseaux, ici comme dans tout produit tuberculeux, sont arrêtés dans leur développement ou oblitérés par un travail d'endartérite ou de capillarité.

En somme, le follicule tuberculeux a des caractères assez bien tranchés, mais il est composé d'éléments qui ne sont *nullement* spécifiques. Ainsi la cellule géante manque dans un tiers des cas, et d'autre part on la rencontre dans des produits (syphilome, inflammations expérimentales du tissu conjonctif, circonscrites autour de corps étrangers, acné, éléphantiasis, lèpre, xanthome, actinomycose, processus infectieux ou parasitaires chroniques en général (*J. Darier*, Anatomie, Physiologie et Pathologie générale de la peau, Pratique dermatologique, Paris, 1900, p. 84), qui n'ont rien de commun avec les produits tuberculeux[1]. Pour certains, la cellule géante est en rapport avec la formation des vais-

---

1. Malassez et Ch. Monod, *Arch. de phys.*, 1878, p. 375.

seaux sanguins, elle a quelque analogie avec les *cellules vaso-formatives*. Pour la majorité des auteurs, la cellule géante est due à la transformation, à la dégénérescence partielle des cellules épithélioïdes, soit qu'une seule cellule s'hypertrophie, que ses noyaux se multiplient sans division du protoplasma dont le centre se nécrose, soit que plusieurs cellules épithélioïdes confluent et subissent une nécrose partielle (Baumgarten, Weigert, Cornil, Straus, etc.[1]). Pour M. *Metchnikoff*, cette nécrose partielle n'existe pas ; la cellule géante est une cellule parfaitement vivante ayant un rôle phagocytaire important[2]. La caractéristique de la lésion tuberculeuse, granulation ou infiltration, c'est le bacille.

La manière dont se forme le tubercule dans les tissus, son *histogenèse*, est encore discutée. Pour *Koch*, le tubercule était formé surtout par des globules blancs venus du sang, des vaisseaux ou de la lymphe. Pour M. *Metchnikoff* et ses élèves[3], le tubercule est en effet constitué par des leucocytes et représente une réaction de défense contre le bacille. Les cellules tuberculeuses, cellules épithélioïdes et cellules géantes, se forment uniquement aux dépens des phagocytes, c'est-à-dire, des grands leucocytes mononucléaires émigrés, et accessoirement des cellules endothéliales et conjonctives. Jamais aucune cellule épithéliale ne contribue à la formation du tubercule. « Le tubercule est composé d'une réunion de phagocytes d'origine mésodermique qui affluent vers les endroits où se trouvent les bacilles et les englobent. » Pour *Baumgarten, Ziegler, Cornil*[4], *Straus*,

1. Straus. *La tuberculose et son bacille.* Paris, 1895, p. 239.
2. Metchnikoff. Réponse à la critique de M. Weigert au sujet des cellules géantes de la tuberculose (*Annales de l'Institut Pasteur*, 1888, p. 604).
3. Metchnikoff. Leçons sur la Pathologie comparée de l'Inflammation. Paris, 1892, p. 190.
Yersin. Étude sur le développement du tubercule expérimental (*Annales de l'Institut Pasteur*, 1888, p. 245).
Borrel. Tuberculose pulmonaire expérimentale (*Annales Pasteur*, 1893, p. 593). — Tuberculose expérimentale du rein (*Ibid.*, 1894, p. 65).
4. Cornil. Sur les phénomènes de karyokinèse observés dans la tuber-

Brissaud et Toupet[1], *Kostenisch et Wolkon*[2], la lésion primitive et fondamentale du tubercule est une réaction des cellules fixes des tissus, cellules conjonctives et aussi cellules épithéliales qui prolifèrent en se divisant par karyokinèse et se transforment en cellules épithélioïdes et cellules géantes, éléments très riches en glycogène, ce qui indique nettement leur activité (Loeper). La lésion ne serait que secondairement envahie par les leucocytes migrateurs.

Les bacilles tuberculeux sont plus ou moins abondants dans le follicule tuberculeux; ils siègent en proportion mal définie dans la cellule géante et la périphérie du follicule. Le follicule tuberculeux peut être considéré comme l'élément primitif; par leur agglomération, les follicules tuberculeux forment le tubercule, et, à leur tour, les tubercules, par leur agglomération, peuvent constituer ces gros tubercules qui ont la dimension d'une noisette et même d'un œuf, et qu'on retrouve dans le poumon, dans l'encéphale, et quelquefois aussi dans d'autres organes. Toutes ces productions tuberculeuses ont un caractère commun (mais qui ne leur est pas exclusif); elles subissent la dégénération caséeuse du centre à la périphérie. La partie centrale du follicule tuberculeux ou de la granulation tuberculeuse s'infiltre de granulations graisseuses, elle devient opaque, et cette dégénération s'étend à la zone moyenne des grosses cellules et à la zone externe des petites cellules embryonnaires. A ce moment, le tubercule devient jaune, il se ramollit et concourt à la formation des ulcérations et des cellules.

Il ne faut pas croire, cependant, que l'état caséeux soit la terminaison fatale du tubercule; le tubercule peut se *calcifier*; il peut se transformer en un tissu de sclérose et devenir *fibreux*, c'est-à-dire inoffensif. Le plus souvent, l'altération

culose. Études sur la tuberculose, publiées par Verneuil, I, 1887, p. 1. *Id.* Journal des connaissances médicales, 1888, n⁰ˢ 4, 5 et 6.

1. Brissaud et Toupet. Sur la tuberculose du foie. Études sur la tuberculose, 1, 1887, p. 108.

2. Kostenisch et Wolkon. Recherches sur le développement du tubercule expérimental (*Archives de médecine exp.*, 1892, p. 741).

tuberculeuse semble débuter par les petits vaisseaux, par les capillaires (endartérite tuberculeuse), toutefois l'origine vasculaire de la tuberculose n'est pas absolue.

2° *L'infiltration tuberculeuse* représente la forme *diffuse* de la tuberculose. Ici les follicules tuberculeux n'ont aucune tendance à s'agglomérer sous forme de granulations; ils s'étalent en nappe, ils infiltrent les tissus, qui s'épaississent et prennent parfois un aspect lardacé. On trouvera ces *tuberculoses infiltrées* décrites en détail dans leurs chapitres respectifs : l'infiltration tuberculeuse du poumon qui joue un si grand rôle dans la phthisie pulmonaire; l'infiltration tuberculeuse laryngée, confondue, bien à tort, il y a quelques années encore, avec l'œdème laryngé; l'infiltration tuberculeuse des ganglions lymphatiques, considérée jusqu'à ces derniers temps comme étant de nature scrofuleuse; les infiltrations tuberculeuses des synoviales, des articulations, des os, qui, sous la dénomination de synovite fongueuse, de tumeur blanche, de carie, étaient trop souvent regardées comme d'origine scrofuleuse.

Les infiltrations tuberculeuses, bien étudiées par M. Grancher, sont sujettes à la même évolution que les granulations tuberculeuses : elles passent à l'état caséeux, elles se ramollissent, elles ont une coloration grisâtre, jaunâtre, et quand la transformation caséeuse est complète, on ne trouve plus aucun élément cellulaire différentiel; les bacilles eux-mêmes n'y sont plus qu'en très petit nombre. La tuberculose nodulaire et la tuberculose infiltrée sont souvent réunies dans un même tissu ou dans un même organe, et elles sont associées en proportions diverses, suivant le terrain où elles se développent, à des produits d'inflammation vulgaire. Telles sont, rapidement énumérées, les différentes formes que peut revêtir la tuberculose, et malgré l'importance et la valeur de travaux nombreux, on peut dire que l'anatomie pathologique, livrée à elle-même, eût été souvent embarrassée pour affirmer ou pour nier la nature d'un produit tuberculeux. C'est ce qui est arrivé pour la délimitation des lésions *scrofuleuses* et des lésions tuberculeuses. En cherchant la caractéristique de la lésion dans un élément anatomique spécial, ou dans un groupement spécial de ses éléments, on n'était arrivé à aucun résultat positif. Lebert s'était mépris en décrivant son fameux « corpuscule tuberculeux », et la cellule géante, considérée un moment comme l'élément spécifique de la tuberculose, n'a eu qu'un règne éphémère.

Le groupement des éléments qui constituent le tubercule n'a lui-même rien de spécifique.

Cette question de structure a perdu toute son importance. M. H. Martin, en introduisant dans le péritoine de certains animaux des poudres inertes, a obtenu des produits inflammatoires (granulations et infiltrations) qui *anatomiquement* ne diffèrent nullement du vrai tubercule et qui ont même la tendance aux dégénérescences ou à la cicatrisation fibreuse. La même observation s'applique aux lésions de pseudo-tuberculose *anatomiquement* identiques à la vraie tuberculose, et qui ont été constatées par M. Laulanié sur le poumon de chien dont les vaisseaux contenaient des œufs d'un hématoïde, le *strongylus vasorum*[1].

La morve, la lèpre, l'aspergillus fumigatus, déterminent des lésions anatomiquement analogues à celles de la tuberculose. Donc, « le tubercule ne peut pas être défini par ses caractères microscopiques, pas plus qu'il ne peut l'être par la forme ou par la disposition de ses éléments; ce qui est spécifique, ce n'est ni sa forme ni sa structure, c'est l'agent dont la présence a déterminé la lésion[2] ».

Ce qui permet d'*affirmer* la nature tuberculeuse d'un produit, c'est la constatation de ses bacilles: c'est l'inoculation du produit suspect. On pourra faire maintenant la part de la tuberculose et la part des altérations qui la simulent; on ne sera plus exposé à voir la scrofule empiéter sur un domaine qui ne lui appartient plus, on ne confondra plus la tuberculose vraie, bacillaire, avec les fausses tuberculoses.

<hr>

1. Laulanié. Communic. à l'Acad. des sciences, janvier 1882.
2. Debove. Leçons sur la tuberculose parasitaire. Paris, 1881.

Dans le chapitre que je consacre aux *fausses tuberculoses*, cette question est reprise en détail.

Il convient de mentionner l'association, rare, mais aujourd'hui incontestée, du cancer et de la tuberculose dans un même tissu. Les idées anciennes sur l'antagonisme des lésions tuberculeuses et cancéreuses doivent être abandonnées et il faut admettre des formes hybrides, la tuberculose pouvant se greffer sur le cancer, et, plus souvent, le cancer se greffant sur la tuberculose[1].

Tuberculoses locales. — En rendant à la tuberculose une partie des lésions qui avaient été grossir le bilan de la scrofulose, on arrive à envisager la question de la tuberculose un peu autrement qu'on ne l'avait fait jusqu'à ces dernières années. On voit qu'il y a des *tuberculoses locales*[2] qui se cantonnent à des ganglions, à des synoviales, à une articulation, à la prostate, au testicule, au scrotum[3] à l'ovaire, à l'utérus, à la mamelle, à la peau, à la plèvre, aux méninges, au cervelet, à l'œil[4], à l'amygdale, ainsi que je l'ai établi expérimentalement[5], etc.

Parmi ces tuberculoses locales, il en est qui se développent chez des sujets déjà suspects de tuberculose pulmonaire; celles-là ne méritent pas le nom de tuberculose locale; mais il en est d'autres qui paraissent être une manifestation isolée de la tuberculose. Certaines peuvent s'immobiliser sans se généraliser et sans atteindre le poumon; elles peuvent même guérir. D'autres atteignent le poumon et sont suivies tantôt de phthisie pulmonaire lente, tantôt d'une explosion de tuberculose aiguë. Que de gens atteints d'adénite suppurée, de tumeur blanche, d'abcès ossifluent, et qu'on regardait au-

---

1. Claude. *Soc. de biologie*, 28 janvier 1899. — Crouzon. *Revue de la tuberculose*, 1902.

2. Brissaud. Tuberculoses locales. *Arch. de méd.*, août et septembre 1880. — Charvot. De la tuberculose chirurgicale. *Revue de chir.*, 1884.

3. Rochette. Tuberculose primitive du scrotum. Thèse de Paris, 1885. — Reclus. *Études sur la tuberculose*, 1888, p. 131.

4. Woïtasiewicz. Tuberculose oculaire. Thèse de Paris, 1886.

5. Dieulafoy. Tuberculose larvée des trois amygdales. *Académie de médecine*, avril 1891.

trefois comme des scrofuleux, alors que ces lésions sont manifestement tuberculeuses! On les prenait pour des scrofuleux, parce que la lésion semblait localisée et curable, parce que leurs poumons étaient indemnes, parce qu'on ne s'étaient pas encore suffisamment affranchi de la loi posée par Louis, d'après laquelle la tuberculose pulmonaire doit forcément accompagner la tuberculose des autres organes. Cette question, on le voit, doit être autrement envisagée aujourd'hui, et pour éviter les répétitions, je renvoie à l'article *Scrofule,* où ces différents points sont traités en détail.

Tuberculose chez les animaux. — Après avoir étudié la tuberculose humaine, je dois dire quelques mots de la tuberculose chez les animaux. Le singe, le bœuf et le porc sont très sujets à la tuberculose; elle est assez fréquente chez le singe; elle est rare chez le cheval, chez le mouton et chez la chèvre.

Les carnassiers, le chien, le chat, sont peu tuberculeux.

La tuberculose des *gallinacés*, la tuberculose *aviaire*, diffère par plusieurs caractères de la tuberculose humaine[1]. Straus a magistralement traité cette question.

Voici les conclusions du travail de MM. Cadiot, Gilbert et Royer[2].

« La tuberculose aviaire, très fréquente chez les gallinacés, s'inocule à la poule, au pigeon, au lapin; elle se transmet, mais plus difficilement, au cobaye; elle peut s'observer, avec ses caractères particuliers, chez le bœuf et chez l'homme (observations de Kruse, Pansini).

« La tuberculose des mammifères frappe l'homme, le chien, le bœuf, le cheval; elle se transmet facilement au cobaye et au lapin, qui cependant y est peut-être moins sensible qu'à la tuberculose aviaire; elle s'inocule au perroquet et parfois à la poule.

« Les deux virus atteignent donc les mêmes animaux; les

---

1. Straus et Gamaléia. *Arch. de médecine expérimentale,* 1891, p. 457. — Straus. *La tuberculose et son bacille,* 1895.
2. *La Presse médicale,* 1893, p. 40.

épithètes qui les désignent ne se trouvent même pas exactes, puisque la tuberculose dite des mammifères est également celle des perroquets et que la tuberculose dite aviaire ne s'observe pas chez tous les oiseaux et peut se rencontrer parfois chez les mammifères. Les perroquets, contaminés par l'homme, deviennent donc à leur tour un foyer permanent d'infection tuberculeuse. »

La doctrine de l'unicité de la tuberculose de l'homme et des bovidés (Nocard, Arloing) a été attaquée par Koch, qui, dans une retentissante communication au Congrès de Londres, en 1901, a essayé d'établir : 1° que la pommelière diffère de la tuberculose humaine, celle-ci ne pouvant se transmettre aux bovidés ; 2° que la transmission par le lait ou par la viande des animaux infectés est à peine plus fréquente que la tuberculose héréditaire, laquelle, pour le savant allemand, serait presque exceptionnelle. Ces assertions ont été vivement combattues par Arloing[1], et nombre de travaux ont contribué à les réfuter (Ravenel, Spronck, Orth)[2].

§ 15. PHTHISIE PULMONAIRE — TUBERCULOSE CHRONIQUE COMMUNE

Le mot *phtisie* (φθίσις) n'est pas le synonyme de tuberculose : il représente les phases ultimes de la tuberculose, il caractérise la période de consomption des lésions phthisiogènes. Ces lésions phthisiogènes se présentent sous des aspects divers : les unes sont nettement circonscrites, c'est la *granulation tuberculine* ou tubercule proprement dit ; les autres sont diffuses, c'est l'*infiltration tuberculeuse* ou *caséeuse* ; mais leur nature est identique, elles sont toutes d'essence tuberculeuse. Lorsque ces lésions évoluent lente-

1. Conférence internationale de la tuberculose. Berlin, 23 octobre 1902.
2. *Société de médecine berlinoise*, juillet 1903. — Congrès international de la tuberculose. Paris, 1905.

ment, lorsque les ulcérations pulmonaires (*caverne*) se produisent tardivement, le malade dépérit par consomption, et cette forme, essentiellement *chronique* et de toutes la plus commune, prend le nom de *phthisie pulmonaire*, sans autre désignation. Si les produits tuberculeux ont une marche et une évolution rapides, s'ils aboutissent en peu de temps aux ulcérations précoces et à la consomption, la maladie prend alors le nom de *phthisie aiguë*. Enfin il est des cas où les granulations tuberculeuses, par leur extrême confluence, emportent le malade avant que leur évolution ultérieure (ramollissement et ulcération) ait eu le temps de s'effectuer, dans ce dernier cas, la maladie se nomme *tuberculose granuleuse aiguë*; il y a *tuberculose*, mais il n'y a pas phthisie.

Ce sont ces différentes formes que nous allons décrire. Dans ce chapitre, je n'aurai en vue que la phthisie commune à forme chronique ; les chapitres suivants seront consacrés, l'un à la phthisie aiguë, l'autre à la tuberculose granuleuse aiguë.

Anatomie pathologique. — A l'autopsie d'un phthisique, on retrouve dans les poumons, et principalement *aux sommets* des poumons, des lésions qui sont variables suivant leur forme et suivant leur période d'évolution : *granulations tuberculeuses, infiltrations tuberculeuses, ulcérations pulmonaires, cavernes, pneumonie interstitielle, dilatations bronchiques, adhérences pleurales*, etc. ; telles sont les lésions que nous avons à étudier.

La matière tuberculeuse revêt au poumon, comme ailleurs, deux formes principales, elle est granuleuse ou infiltrée : granulations tuberculeuses et infiltrations tuberculeuses, telles sont les deux formes isolées ou combinées que nous allons étudier.

Granulations tuberculeuses. — Les granulations tuberculeuses du poumon se présentent sous deux aspects un peu différents : la granulation grise et le tubercule miliaire.

La *granulation grise*, ainsi nommée par Bayle, est une petite nodosité dure, saillante, arrondie, transparente, beaucoup plus petite que le tubercule miliaire. Elle n'est parfois visible qu'à la loupe, et ses dimensions peuvent ne pas dépasser 1/20 de millimètre de diamètre. Cette granulation, de teinte grise, peut prendre néanmoins une teinte jaunâtre par la dégénérescence de ses éléments; elle est composée d'un amas de follicules tuberculeux dont la description a été faite en détail au chapitre précédent. La granulation grise peut naître en plusieurs endroits, mais elle a pour siège de prédilection la paroi des vaisseaux sanguins et lymphatiques; cette granulation grise se trouve surtout dans le cas de *tuberculose granuleuse aiguë*, où elle est confluente et généralisée aux deux poumons, tandis qu'elle est plus rare dans la variété de phthisie qui nous occupe actuellement. C'est le *tubercule miliaire* (Laënnec) qui est le tubercule par excellence de la phthisie chronique, et il se localise généralement au sommet du poumon pour envahir ensuite des régions plus inférieures.

Ce *tubercule miliaire* a plus ou moins la dimension d'un grain de millet; son diamètre varie de 1/2 millimètre à 1 millimètre 1/2; il est saillant, arrondi, grisâtre et demi-transparent au début, jaunâtre et opaque quand il est en dégénérescence. Comme tout tubercule, il est adhérent aux tissus voisins, et l'on ne peut ni l'isoler ni l'énucléer sans entraîner des parcelles de ces tissus.

La description que je donnais, il y a un instant, de la petite granulation tuberculeuse, n'est pas absolument applicable aux tubercules miliaires, qui, eux, ont une structure plus complexe, parce que « le contenu des alvéoles et des bronchioles, l'infiltration néoplasique du tissu conjonctif, des parois des bronches et des vaisseaux participent à leur formation ». Le tubercule miliaire paraît avoir une origine nettement délimitée; les follicules tuberculeux qui vont présider à sa formation se développeraient, d'après Rindfleisch, autour de la bronchiole intralobulaire terminale, au point où la bronchiole devient acineuse et s'abouche avec les conduits alvéolaires de l'acinus. Telle serait l'origine du *tubercule miliaire*, nommé par M. Charcot *nodule tuberculeux péribronchique*. Il faut même ajouter qu'on voit des bron-

chioles un peu plus volumineuses devenir le centre de
formation du tubercule.

Cette petite masse tuberculeuse affecte des dispositions
variées : tantôt elle prend la disposition d'un croissant et
n'entoure pas complètement la bronchiole, tantôt elle laisse
libre un des segments de la circonférence, ou bien elle engaine
la bronche à la façon d'un manchon, et les éléments tuberculeux diffus ne prennent « que de loin en loin la forme
agglomérée et circonscrite qu'on est habitué à regarder
comme la caractéristique du tubercule[1] ». De la bronche,
l'infiltration tuberculeuse gagne de proche en proche les
alvéoles voisins, et ainsi se constitue le nodule tuberculeux.
Il se fait une infiltration embryonnaire des parois de la bronche et de l'alvéole, la muqueuse de la bronche atteinte
d'inflammation perd son épithélium, sa cavité se remplit de
grosses cellules dont quelques-unes sont en dégénérescence
graisseuse ; il y a donc péribronchite tuberculeuse et bronchite catarrhale. On rencontre aussi de véritables *endo-bron-
chites oblitérantes*, les bourgeons tuberculeux faisant saillie
à l'intérieur de la branche et finissant par en oblitérer le
calibre.

Les granulations tuberculeuses qui se développent sur
les parois des *alvéoles* pulmonaires prennent la disposition
suivante : une granulation englobe toujours plusieurs
rangées d'alvéoles, et l'extension de l'agglomération tuberculeuse se fait par l'infiltration cellulaire des parois et des
cavités des alvéoles. L'endothélium de l'alvéole subit des
altérations analogues à celles de la pneumonie catarrhale.
Au milieu de cet envahissement tuberculeux, les parois des
alvéoles persistent, elles forment comme le canevas de a
masse tuberculeuse et les fibres élastiques indiquent encore
le squelette de l'alvéole.

Pendant ce temps, les vaisseaux bronchiques subissent
une telle dilatation qu'ils en deviennent variqueux, et « il
s'y fait une obstruction progressive par prolifération em-

1. Cornil et Ranvier, t. II, p. 142.

bryonnaire; c'est véritablement une *endartérite* ou une *capillarite* oblitérante » (Martin)[1]. L'envahissement des *vaisseaux* par le tubercule est primitif ou secondaire. L'endartérite débute par une infiltration embryonnaire de la paroi du vaisseau; l'infiltration est diffuse ou limitée; elle engaine complètement le vaisseau ou bien elle pousse des bourgeonnements à l'intérieur du vaisseau (*endartérite oblitérante*). Ces altérations se retrouvent sur les artérioles, sur les veines pulmonaires et sur les capillaires; on les retrouve aussi sur les vaisseaux lymphatiques. L'oblitération des vaisseaux sanguins joue un rôle considérable dans l'évolution des produits tuberculeux; cette *capillarité oblitérante* (Martin)[2] s'observe « sur les capillaires nourriciers des bronches, des artères et des parois alvéolaires ».

J'ai décrit au chapitre précédent le rôle des *bacilles* et leurs rapports avec les éléments de la granulation tuberculeuse, je n'y reviens pas.

Infiltration tuberculeuse. — Inflammations caséeuses. — Les granulations tuberculeuses et les tubercules miliaires ne constituent pas la lésion dominante dans les autopsies de phthisie pulmonaire; ce qu'on voit au premier abord, c'est une substance tantôt grisâtre et demi-transparente, tantôt jaunâtre et opaque, parfois amorphe et comme infiltrée dans le tissu pulmonaire, plus souvent réunie en foyers de dimensions variables : c'est ce que Laënnec nommait *infiltration tuberculeuse*, ce qu'on a nommé depuis substance *caséeuse*, à cause de son analogie avec le fromage (*caseum*). Elle est composée de cristaux de matières grasses, de cellules épithéliales et de globules lymphatiques plus ou moins dégénérés. Quelle est donc la nature et l'origine de cette substance caséeuse?

D'une façon générale, les granulations tuberculeuses, quel que soit leur siège (plèvre, péritoine, méninges ou poumons), déterminent autour d'elles une *zone inflamma-*

---

1. Martin. *Rev. anat. et expér. sur la tub.* Thèse de Paris, 1879.
2. Martin. *loc. cit.*, p. 68.

toire (Hérard et Cornil). Si la tuberculose se développe sur les parois bronchiques, des lésions d'endo-bronchite en sont la conséquence ; si elle frappe les alvéoles pulmonaires, ces alvéoles présentent les altérations de la pneumonie catarrhale, en même temps que l'infiltration embryonnaire.

Eh bien, la substance caséeuse est-elle due à la métamorphose de produits inflammatoires vulgaires, est-elle le reliquat de broncho-pneumonies nées au contact du tubercule, ou bien n'est-elle pas une véritable infiltration tuberculeuse, au même titre que le tubercule miliaire et la granulation grise ?

On avait fait jouer un rôle beaucoup trop considérable aux produits pneumoniques ; certes, les produits d'inflammation vulgaire *ne font pas défaut* au milieu des lésions d'essence tuberculeuse, mais ils n'occupent qu'un rang tout à fait secondaire ; les infiltrations dites caséeuses sont de véritables infiltrations tuberculeuses ayant subi la dégénérescence commune à bon nombre de productions tuberculeuses ; certaines masses caséeuses ne sont autre chose qu'une agglomération de tubercules miliaires, et nous verrons du reste, au sujet des pneumonies tuberculeuses, dites caséeuses, que les infiltrations tuberculeuses, qui sont en apparence diffuses et infiltrées, sont constituées en réalité, ainsi que M. Grancher l'a si bien établi, par des agglomérations plus ou moins confluentes de produits tuberculeux. De sorte que les produits tuberculeux qui se présentent sous une forme circonscrite (granulation, tubercule miliaire) ou sous une forme en apparence diffuse et infiltrée, ne sont, en somme, que le résultat d'un processus inflammatoire spécifique, et la phthisie commune, dont nous retraçons l'histoire dans ce chapitre, reconnaît pour lésions les plus habituelles *le tubercule miliaire, isolé ou aggloméré, et la broncho-pneumonie tuberculeuse chronique.*

Il est à remarquer que toutes ces inflammations de nature et d'origine tuberculeuses sont destinées à subir le même processus ; les vaisseaux primitivement ou secondairement envahis (endartérite, capillarite) s'oblitèrent, les produits inflammatoires, grisâtres d'abord, deviennent opaques, jaunâtres, et passent à l'état caséeux; ils se ramollissent, se déversent dans une bronche voisine et laissent à leur place une *ulcération*.

Il y a pourtant un processus qui tend vers la guérison : c'est la transformation *crétacée* ou *fibreuse* des produits tuberculeux, que nous étudierons un peu plus loin.

Cavernes pulmonaires. — La formation de l'excavation tuberculeuse est précédée de la *dilatation des bronches voisines*. Cette dilatation tient à la destruction des parois bronchiques, qui perdent toute résistance; aussi, quand le tubercule ramolli se déverse dans la bronche, celle-ci est déjà dilatée et fait partie de l'excavation. Les excavations primitives résultant de la fonte des tubercules miliaires pourraient être nommées *cavernes acineuses*[1]; la réunion de plusieurs cavernes acineuses formerait les *cavernes lobulaires*, lesquelles formeraient à leur tour les *cavernes lobaires* ou grandes cavernes.

Les *cavernes* de phthisiques ont des dimensions variables, du volume d'un pois à celui du poing et au delà ; elles sont souvent anfractueuses, divisées en loges et traversées par des brides de tissu conjonctif et par des vaisseaux qui ont résisté à l'ulcération. La cavité est tapissée par une membrane qui est formée de tissu embryonnaire et de bourgeons charnus. Cette surface fournit un liquide purulent, riche en toxines, dont la résorption n'est pas étrangère à la fièvre hectique. La surface de la caverne se transforme quelquefois en tissu cicatriciel, tissu de sclérose qui finit par amener la guérison. Parfois, la caverne est remplie de sang ; certaines contiennent dans leurs parois des *dilatations anévrysmatiques* de l'artère pulmonaire, qui font saillie dans la cavité, et qui peuvent, par leur rupture, occasionner des hémorrhagies mortelles. La coque des cavernes est riche en tissu de sclérose et en granulations tuberculeuses, elle est

---

1. Hanot. *Arch. de médec.*, 1879, p. 472. *Dictionn. de méd. et de chirurg.*, article Phthisie, t. XXVII. — La phthisie pulmonaire. Hérard, Cornil et Hanot, 1888.

privée de sang pulmonaire (sang de la fonction), mais il s'y forme des vaisseaux qui communiquent avec les artères bronchiques (sang de nutrition). (Natalis Guillot.)

La *localisation* des produits tuberculeux et leur généralisation dans les poumons se font suivant un mode merveilleusement observé par Laënnec. « Très souvent on trouve dans le même poumon des preuves évidentes de deux ou trois éruptions secondaires successives, et presque toujours alors, on peut remarquer que l'éruption primitive, occupant le sommet du poumon, est déjà arrivée au degré d'excavation ; que la seconde, située autour de la première et un peu plus bas, est formée par des tubercules déjà jaunes, au moins pour la plus grande partie, mais peu volumineux encore ; que la troisième, formée de tubercules miliaires crus, avec quelques points jaunes au centre, occupe une zone plus inférieure encore. »

Les éruptions tuberculeuses secondaires ne se bornent pas au poumon ; vers la même époque, des productions semblables se développent dans d'autres organes.

Les produits tuberculeux du poumon n'ont pas, il s'en faut, une évolution fatalement incurable : ils peuvent aboutir à la *guérison* par des processus divers ; ils peuvent se calcifier, se crétifier ou subir la transformation fibreuse. À l'autopsie de gens morts d'une autre maladie, et notamment chez des vieillards, on retrouve d'anciennes masses tuberculeuses du volume d'une tête d'épingle au volume d'un pois, et transformées en un tissu *calcifié*. Ces tissus sont formés de couches de densité différente, et entourés d'une coque de pneumonie interstitielle plus ou moins pigmentée. Ce sont là des cas de guérison de tuberculose. Lorsque la calcification n'est pas complète, c'est-à-dire lorsque la guérison n'est pas totalement effectuée, on trouve à la périphérie de la masse en voie de transformation des *bacilles* caractéristiques [1].

La transformation *fibreuse* est encore un mode de gué-

---

1. Dejerine. *Société de Biologie*, 26 juillet 1884.

rison qui peut atteindre les granulations et les excavations pulmonaires. Les granulations fibreuses avaient été bien vues par Cruveilhier [1], qui les appelait des granulations de guérison; elles ont été soigneusement étudiées dans ces derniers temps [2]; la granulation tuberculeuse, qu'il s'agisse de tuberculose chronique ou de tuberculose aiguë, peut passer à l'état fibreux. La paroi des cavernes peut être également entourée d'une zone fibreuse qui se continue avec des travées de sclérose pulmonaire, et une partie du sommet d'un poumon peut être ainsi transformée en tissu de sclérose. Cette question de la *phthisie fibreuse* fera l'objet du chapitre suivant,

Plèvre. — Les altérations de la *plèvre* (pleurésie sèche ou avec épanchement, adhérences, perforation, pneumothorax) occupent une place importante dans l'histoire de la phthisie pulmonaire. La pleurésie est quelquefois enkystée, limitée au sommet du poumon, interlobaire ou diaphragmatique. Souvent la pleurésie est sèche (fausses membranes et adhérences; dans quelques cas il y a un épanchement considérable dont la nature est extrêmement variable; le liquide est séreux, séro-fibrineux, hémorrhagique ou purulent. Ces pleurésies seront étudiées cliniquement aux chapitres consacrés à la pleurésie, j'en résume ici l'anatomie pathologique [3]. Les fausses membranes fibrineuses, plus ou moins adhérentes, qui tapissent les plèvres tuberculeuses, sont composées de lamelles fibrineuses séparées par des amas de cellules rondes. Dans ces couches superficielles il n'y a pas de bacilles. On rencontre des cellules géantes, des masses cellulaires et des bacilles dans les couches plus profondes, et les vaisseaux de la plèvre offrent souvent dans leur paroi un grand nombre de bacilles. Parfois on trouve des bacilles dans les fentes lymphatiques. Les granulations

<hr>

1. Cruveilhier. *Anat. path. gén.*, t. IV, p. 616.
2. Cornil et Babès. *Les bactéries*, p. 703.
3. Thaon. *Rech. sur l'anat. path. de la tubercul.* Thèse de Paris, 1873, p. 23. — Grancher. Tuberc. pulm. (*Arch. de phys.*, 1878, p. 18.

tuberculeuses siègent à la surface du poumon ou dans la plèvre.

La tuberculose des autres organes (adénopathie bronchique, phthisie laryngée, tuberculose des centres nerveux et tuberculose intestinale, stomacale, rénale, etc.) sera étudiée ailleurs. L'adénopathie tuberculeuse de l'*aisselle* s'observe parfois dans la tuberculose pleuro-pulmonaire[1].

Bactériologie. — L'étude du bacille de la tuberculose a été faite fin du chapitre précédent : je n'y reviens donc ici que brièvement. On trouve les *bacilles* dans toutes les granulations tuberculeuses, « entre les fibrilles de la fibrine coagulée à l'intérieur des alvéoles et dans le tissu conjonctif épaissi des cloisons; ils sont surtout nombreux dans les points où les cellules deviennent caséeuses, granuleuses, et où il est difficile de distinguer la limite des alvéoles, c'est-à-dire dans les parties centrales des tubercules ». Les bacilles existent en quantité dans les caillots intra-vasculaires, dans la paroi transformée du vaisseau, dans le tissu conjonctif périvasculaire.

On trouve également des bacilles à la surface des cavernes pulmonaires, mais là, le bacille de Koch est toujours associé à d'autres microbes. En effet, c'est une véritable flore qui se développe sur les parois des cavernes; on y trouve des streptocoques, des staphylocoques, des zooglées, des sarcines, le proteus vulgaris, le proteus mirabilis, le bacille du pus vert, etc. Ces nombreux agents pathogènes ont un rôle des plus actifs : certains provoquent la suppuration et la nécrose; d'autres, par leurs produits de sécrétion, par les *toxines* qu'ils élaborent, provoquent la septicémie, la fièvre hectique; tous enfin hâtent et complètent le travail de destruction commencé par le bacille. Plusieurs auteurs ayant constaté le streptocoque dans le sang des phthisiques ont fait jouer à cet agent un rôle considérable dans la production de la fièvre hectique. Straus a démontré que cette assertion est exagérée.

1. Sanchez Toledo. Th. de Paris, 1887.

Symptômes. — La phthisie pulmonaire est souvent précédée de prodromes à longue portée (*signes présomptifs*) : ce sont des laryngites et des bronchites à répétition, c'est une pleurésie qui date parfois de loin, ou qui s'est reproduite à plusieurs mois ou à plusieurs années de distance, c'est une hémoptysie qui est survenue sans cause appréciable dans le cours d'une santé en apparence excellente[1]. Bien des malades viennent se plaindre de ce qu'ils appellent un « rhume négligé »; ils ont pris, il y a plusieurs mois, une bronchite qui n'a jamais guéri; depuis cette époque leur santé ne s'est plus rétablie : ils ont souvent l'apparence d'anémiques ou de chloro-anémiques, ils toussent, ils maigrissent, ils perdent leurs forces, ils ont des crachats striés de sang, ils sont facilement essoufflés, ils ont la voix enrouée, ils ont « une extinction de voix qui n'en finit pas »; l'appétit est mauvais, les digestions sont pénibles et parfois accompagnées de régurgitations et de vomissements[2].

On les ausculte, et l'on trouve quelques légers signes de tuberculose commençante, de la rudesse à l'inspiration (Grancher); quelques craquements secs, fort limités, à l'un des sommets, une submatité à peine perceptible au même niveau; on examine leur expectoration, et l'on y découvre assez souvent le *bacille* de la tuberculose.

A cette période peu avancée, la maladie peut s'immobiliser pour un temps quelquefois indéfini, elle peut s'améliorer, elle peut fort bien guérir, mais plus fréquemment elle poursuit son évolution. Sa marche habituellement très lente est parfois entrecoupée de poussées aiguës, de laryngite, de bronchite, de fièvre, de petites hémoptysies, et trop souvent le tuberculeux s'achemine vers la seconde période de la maladie.

Jusque-là, pendant cette période de début, la nutrition

---

1. L'hémoptysie peut apparaître *longtemps avant tout autre symptôme*; cela prouve que le tubercule, même à sa période embryonnaire, est une cause puissante de bronchorrhagie.

2. Marfan. *Troubles gastriques chez les tuberculeux*. Thèse de Paris, 1887.

avait peu souffert, l'appétit avait été à peu près régulier et l'amaigrissement n'avait pas fait de rapides progrès ; mais si la maladie continue son évolution, la lésion s'étend et se ramollit, de gros râles humides apparaissent, le tissu pulmonaire s'ulcère, l'expectoration devient muco-purulente, la tuberculose n'est plus limitée à un seul côté, elle commence à envahir l'autre poumon. Malgré la gravité de cet état, l'amélioration et la guérison sont encore possibles.

Plus tard, quelquefois après bien des années, la *consomption* apparaît et elle imprime son cachet à l'organisme. Le phthisique a un aspect spécial : les joues et les tempes se creusent, les pommettes se colorent, les cils et les sourcils se développent, la conjonctive prend une teinte bleutée ; la dernière phalange des doigts se développe, l'ongle s'hypertrophie et s'incurve (doigt hippocratique). En même temps surviennent tous les symptômes de cette période : la fièvre, les sueurs profuses qui baignent la poitrine et la tête, surtout pendant le sommeil ou au réveil ; les vomissements alimentaires, les battements de cœur, les points de côté (névralgie intercostale ou pleurésie), les troubles de la voix et de la déglutition (phthisie laryngée). La fièvre redouble tous les soirs (fièvre hectique), le dévoiement est fréquent (diarrhée cachectique, ou tuberculose intestinale), l'amaigrissement est extrême, les pieds sont enflés (œdème cachectique), la langue est parfois couverte de muguet. Au milieu de cette déchéance générale, les facultés intellectuelles sont habituellement intactes, l'illusion est parfois complète, et c'est dans cet état de consomption, voisin de la mort, que le malade, confiant dans sa guérison, ou se croyant atteint d'une bronchite sans gravité, se livre aux plus beaux projets.

Telle est la marche de la phthisie pulmonaire quand elle n'est pas arrêtée par un processus de guérison. Étudions maintenant en détail les signes qui correspondent à son évolution. Il est d'usage, pour la facilité de la description, de diviser cette évolution de la phthisie pulmonaire en trois périodes :

A la *première période*, la percussion dénote une obscurité du son à l'un des sommets; on constate à l'auscultation, dans la fosse sus-épineuse où dans la région claviculaire, une respiration rude, une expiration longue et *saccadée*[1], des râles sous-crépitants secs (*craquements secs*) ou quelques râles sibilants. Encore même ces derniers signes font-ils souvent défaut, et ce n'est qu'après avoir fait tousser le malade qu'on parvient à découvrir quelques crépitements secs en un point limité.

Souvent, la lésion à ses débuts paraît se cantonner à la partie la plus externe de la région sus-épineuse; dans bien des cas, il m'est arrivé de constater à ce niveau, *presque sur l'épaule*, une légère submatité, et quelques craquements secs.

Pendant cette première période, dont la durée peut être fort longue, bon nombre de tuberculeux se considèrent à peine comme malades, ils toussent, mais ils crachent peu, ils ont peu ou pas de fièvre; ils se croient atteints d'une simple bronchite, ils ne changent rien à leur vie ordinaire jusqu'au jour où survient une hémoptysie qui leur donne l'éveil, ou une aggravation de symptômes avec lesquels il faut compter.

A une *seconde période*, les lésions sont plus étendues, le tissu de tuberculose se *ramollit*, les ulcérations pulmonaires se préparent, l'expectoration est plus abondante, les crachats sont nummulaires, souvent mélangés de sang, la fièvre peut apparaître, l'appétit est moins bon, l'amaigrissement commence. La percussion dénote une matité plus étendue; à l'auscultation, on perçoit des râles muqueux, les craquements secs de la première période sont devenus des *craquements humides*; la respiration est rude et soufflante, la voix est retentissante. On constate souvent quelques frottements pleuraux en diverses régions, et souvent des lésions tuberculeuses apparaissent dans le sommet du poumon qui était resté sain jusque-là. Les laryngites, les

1. Potain. De la respiration saccadée. *Rev. mens.*, 1877. — Grancher. *Maladies de l'appareil respiratoire.* Paris, 1890

trachéo-bronchites sont fréquentes ; le malade les met toujours sur le compte d'un refroidissement ou d'une imprudence ; au fond elles sont de nature tuberculeuse.

Enfin les lésions aboutissent à la *troisième période*, c'est-à-dire aux ulcérations, aux cavités, aux *cavernes pulmonaires*. On constate alors des signes cavitaires, dont l'intensité est en rapport avec les dimensions de la cavité. Si la caverne n'est qu'en voie de formation, un seul signe peut exister, le gargouillement ; mais, si la caverne est de dimension suffisante, on constate de nouveaux signes, qui sont le bruit de pot fêlé à la percussion, le gargouillement, le souffle caverneux et la pectoriloquie à l'auscultation. Si même la cavité pulmonaire est très étendue, elle peut donner à l'auscultation les mêmes signes que le pneumothorax : souffle amphorique, voix amphorique et tintement métallique. C'est à cette période que répond le mot de *phthisie* ou consomption, avec fièvre hectique, sueurs profuses, amaigrissement extrême, œdèmes cachectiques.

Telle est en résumé la description de la phthisie pulmonaire avec ses trois périodes. Nous étudierons au chapitre suivant le processus *fibreux de guérison*. Pour le moment, je dois insister plus longuement sur quelques symptômes de grande importance, tels que l'expectoration, la fièvre et l'hémoptysie.

L'*expectoration*, sans caractère au début, devient graduellement épaisse et opaque ; les crachats sont homogènes et leur forme comparable à une pièce de monnaie (*nummus*, pièce de monnaie) leur a valu le nom de *nummulaires* ; vus dans le crachoir, ils surnagent dans un liquide clair. A la dernière période, l'expectoration est complètement puriforme (liquide des cavernes). Les crachats nummulaires se voient également dans les bronchites de la rougeole, de la grippe, et dans la bronchectasie ; pour qu'un crachat muco-purulent prenne la forme nummulaire, il suffit de l'expectorer dans un crachoir contenant de l'eau. Les crachats des phthisiques contiennent en quantité des phosphates et du chlorure de sodium.

Au *microscope*, on découvre dans les crachats des globules de pus, des cellules épithéliales, des fibres élastiques qui témoignent de la destruction du parenchyme pulmonaire. Les *microbes* qu'on peut rencontrer dans les crachats de phthisiques sont fort nombreux; je citerai le staphylocoque, le streptocoque, le pneumocoque, le pneumo-bacille, le microbe pyocyanique, des sarcines, des leptothrix, des microbes qui colorent les crachats en vert, etc. Mais le microbe qui a une importance capitale, celui qui constitue une découverte de premier ordre, c'est le *bacille* de Koch. J'ai donné au chapitre précédent la description de ce bacille et les moyens de le déceler dans les crachats, je n'ai donc pas à y revenir ici. Nous verrons plus loin, à propos du diagnostic, que la présence du bacille de Koch dans les crachats est parfois l'unique preuve qui permettra d'affirmer la tuberculose. Le bacille peut exister dans les crachats, dès le début de la tuberculose pulmonaire, toutefois il y est plus abondant un peu plus tard. Généralement la gravité de la maladie est en rapport avec la quantité des bacilles.

Fièvre. — La fièvre a une importance de premier ordre, car *elle est l'indice presque certain de la gravité du pronostic*. Une tuberculose fébrile est toujours une tuberculose grave, une tuberculose non fébrile peut durer indéfiniment sans compromettre l'existence. Habituellement la fièvre se déclare à la deuxième période, avec le ramollissement des tubercules ou avec les inflammations broncho-pulmonaires concomitantes, néanmoins elle peut apparaître dès le début de la tuberculose. Certains malades ont même la fièvre avant le début apparent des lésions; on dirait que la fièvre résume chez eux, pour un temps, presque toute la maladie; à tel point que cette fièvre tuberculeuse mériterait presque le nom de fièvre prétuberculeuse.

Cette fièvre, qui accompagne l'évolution de la tuberculose à ses débuts[1], est due aux poussées successives de tubercules, et mieux encore à la virulence toute spéciale du

1. Landouzy. *Gaz. des hôp.*, janvier 1887. — Jeannel. *Congr. de la tubercul.*, 1888, p. 448. — Landouzy. *Semaine médicale*, 1891. — Billet *Arch. gén. de médecine*, août 1892.

bacille et à l'empoisonnement de l'économie par la tuberculine, si bien que les malades en question sont *plus tuber-
culinés que tuberculisés*. Ce qui est certain, je le répète, c'est
que toute tuberculose qui est fébrile à ses débuts est fort
grave; toute hémoptysie qui est fébrile est fort grave; la
fièvre est un élément qui assombrit considérablement le
pronostic de la tuberculose.

La fièvre tuberculeuse se traduit par l'élévation de la
température, par des transpirations abondantes et par une
accélération du pouls qui peut monter à 100 et 120 pulsations, alors même que la température serait peu élevée.
Parfois la température *locale*, prise au niveau du foyer
tuberculeux, est plus élevée que la température prise dans
le point symétrique du côté sain (Peter)[1].

A une période plus avancée, pendant la période de ramollissement, d'ulcérations pulmonaires et de cavernes, la
fièvre augmente d'intensité; elle est intermittente, elle
débute généralement vers cinq ou six heures du soir et elle
se termine dans la nuit au milieu de sueurs profuses;
l'accès est parfois annoncé par une sensation de froid, de
fraîcheur, et le thermomètre atteint fréquemment 40°. C'est
la fièvre *hectique*, habituellement accompagnée, ou suivie à
échéance plus ou moins proche, de son cortège de symptômes : de diarrhée, d'amaigrissement, de consomption, en
un mot de phthisie.

Cette fièvre des périodes avancées de la tuberculose est
due non seulement aux causes précédemment citées, mais
encore aux associations microbiennes qui créent, au point
de vue infectieux, un processus des plus compliqués. En
effet, les cavernes pulmonaires et les foyers caséeux sont
envahis par une armée de microbes, que j'énumérais il y a
un instant; ils s'établissent là en pays conquis; il en résulte
des infections secondaires qui entrent pour une large part
dans les symptômes fébriles et non fébriles qui caractérisent la période de consomption.

1. Peter. *Comm. de l'Acad. de méd.*, 10 sept. 1878. — Bagneris. *Temp
mor. loc.* Thèse de Paris, 1879, n° 20.

Hémoptysies. — Le crachement de sang est un des symptômes les plus importants de la tuberculose pulmonaire; c'est celui qui affole le plus les malades. Les *hémoptysies* surviennent à toutes les époques de la phthisie pulmonaire, mais elles sont surtout fréquentes au début de la maladie, comme symptôme initial, et vers la fin de la phthisie, à la période des cavernes.

Étudions d'abord les hémoptysies qu'on observe dans la première période de la maladie. Elles se présentent sous différentes formes : tantôt le malade ne rend que quelques crachats sanguinolents, tantôt il rejette, au milieu de saccades de toux, parfois très violentes, une certaine quantité de sang, rouge, vermeil et spumeux, qui prend dans la cuvette où il est rendu l'aspect « de l'écume qui se produit dans un vase lorsqu'on saigne un animal » (Trousseau)[1]. La durée du crachement de sang est variable : il s'arrête après un quart d'heure, une demi-heure; il reparaît quelques heures plus tard, le lendemain, les jours suivants. Les derniers crachats rendus n'ont plus l'aspect rutilant et spumeux, ils sont visqueux et foncés, ils représentent le reliquat de l'hémorrhagie qui a séjourné plus longtemps dans les bronches.

Dans quelques cas, l'hémoptysie est d'emblée très abondante. Le malade se met à tousser, un liquide chaud lui monte à la gorge et le sang jaillit en telle quantité que le tuberculeux n'a pas l'air de cracher le sang, on dirait qu'il le vomit.

Parfois l'hémoptysie survient sans prodromes, sans aucun avertissement, et le malade est aussi surpris qu'effrayé de son crachement de sang; parfois aussi elle est précédée d'oppression, de chaleur à la poitrine, de chatouillement à la gorge, de bouffées au visage et même d'épistaxis.

Avant l'hémorrhagie, pendant l'hémorrhagie et tant que la phase hémorrhagique n'est pas terminée, le pouls est habituellement dur, tendu et vibrant; dans quelques cas la

1. *Clinique de l'Hôtel-Dieu*, t. I, p. 613.

fièvre est violente et le pronostic de ces *hémoptysies fébriles* est généralement redoutable.

Les hémoptysies tuberculeuses peuvent *devancer* de plusieurs années les autres symptômes et se répéter au milieu d'une santé en apparence excellente, sans qu'il soit possible de découvrir à l'auscultation la moindre lésion. Cela prouve que, dès sa formation, dès son état embryonnaire, le tubercule provoque des fluxions; ces fluxions peuvent s'étendre par voie directe ou par acte réflexe aux voies respiratoires et même à la muqueuse nasale, et c'est un fait notoire que les tuberculeux ont parfois des épistaxis qui précèdent ou accompagnent les hémoptysies. C'est le *molimem hemorrhagicum* associé aux formations tuberculeuses.

La congestion pulmonaire d'origine tuberculeuse est donc une cause d'hémoptysie; cette assertion doit être admise sans contestation; elle repose sur des faits vérifiés à l'autopsie[1], mais il est probable que l'oblitération des vaisseaux par les produits tuberculeux (endartérite oblitérante) provoque des fluxions collatérales qui entrent pour une bonne part dans le processus des hémorrhagies bronchiques. Peut-être la congestion violente qui aboutit à la rupture des capillaires et à l'hémoptysie est-elle favorisée par la toxine du bacille tuberculeux, la toxine vaso-dilatatrice, à laquelle M. Bouchard a donné le nom d'ectasine.

C'est sur des cas d'hémoptysie précoce qu'avait été basée la théorie de Morton : *Ab hemopatæ tabes*. D'après cette théorie, l'hémorrhagie devenait elle-même le point de départ d'une tuberculisation de l'organe. Cette théorie est ruinée. Quand un individu qui a eu des hémoptysies devient phthisique, deux ou trois ans après le crachement de sang, ce

---

1. Un malade de M. Potain meurt de *méningite tuberculeuse*. A l'autopsie on trouve les poumons exempts de tubercules, mais on note une congestion exactement limitée aux sommets, principalement à l'un d'eux. On avait constaté pendant la vie une matité en rapport avec les parties trouvées congestionnées sur le cadavre (Lépine. *La pneumonie caséeuse*, Paris, 1872, p. 44)

n'est pas sa bronchorrhagie qui a déterminé chez lui la tuberculose, mais l'hémorrhagie n'était qu'un des signes avant-coureurs et précoces de la lésion tuberculeuse. Nous en avons du reste la preuve dans l'examen des crachats semi-sanguinolents qui suivent l'hémoptysie; on a plusieurs fois constaté dans ces crachats les bacilles de la tuberculose, alors que tous les autres signes de tuberculose étaient nuls.

Occupons-nous maintenant des hémoptysies *tardives*, celles qui surviennent à une période avancée de la phthisie, à la période des *cavernes*. Ces hémoptysies tardives peuvent être dues aux différentes causes que je viens d'énumérer plus haut, auquel cas elles sont le résultat de poussées nouvelles de tuberculose, mais, parfois aussi, elles sont provoquées par la rupture de *petits anévrysmes* formés aux dépens de l'artère pulmonaire dans la paroi des cavernes. Ces anévrysmes, qu'on pourrait appeler anévrysmes de Rasmussen, du nom du médecin danois qui les a le premier bien décrits, ces anévrysmes occupent les artérioles pulmonaires et bronchiques, du calibre de 1 à 5 millimètres. La dimension de ces anévrysmes est variable : ils atteignent le volume d'une tête d'épingle, d'un petit pois, d'une amande[1]. La rupture de l'anévrysme peut être retardée ou empêchée par la formation de caillots, mais, quand l'anévrysme se rompt, l'hémorrhagie est tellement abondante que le malade vomit le sang à pleine bouche, et la mort peut survenir en quelques minutes[2]. J'ai été témoin d'un fait de ce genre; la jeune malade à laquelle je fais allusion et que je voyais avec Axenfeld, fut prise d'une hémoptysie foudroyante et succomba en moins de cinq minutes.

Telle est, rapidement esquissée, la description des hémoptysies précoces et des hémoptysies tardives de la tuberculose pulmonaire; les hémoptysies précoces ne tuent jamais par leur abondance, les hémoptysies tardives peuvent, je le répète, enlever le malade en quelques minutes. L'absence

1. Jaccoud. *Clinique de l'hôpital Lariboisière*, p. 541.
2. Ménétrier. *Arch. de méd. expérimentale*, 1890, p. 97.

ou la présence de la *fièvre* constitue un appoint considérable pour le pronostic. L'hémoptysie non fébrile, surtout les hémoptysies précoces, ont peu de gravité, mais les hémoptysies fébriles ou associées aux formes fébriles de la tuberculose ont une gravité exceptionnelle.

Les deux tiers des phthisiques ont des hémoptysies, il y a même des hémoptysies qui peuvent se produire pendant des années à titre de symptôme *unique* d'une tuberculose presque latente; le fait cité par Andral est bien connu : un homme ayant eu des hémoptysies pendant toute sa vie meurt d'une maladie étrangère à la phthisie; à l'autopsie on trouve des tubercules crétacés: tous ses enfants étaient morts phthisiques. J'ai plusieurs fois constaté des faits analogues; plus souvent qu'on ne croit l'hémoptysie est l'*unique témoin* de la tuberculose pulmonaire. L'hémoptysie n'est pas un des symptômes de la tuberculose de l'enfance; elle est rare chez les tuberculeux qui n'ont pas atteint l'âge de quinze ans. Elle est plus fréquente chez la femme que chez l'homme, et bon nombre d'hémoptysies dites *supplémentaires* sont des hémoptysies tuberculeuses.

Considérées au point de vue de la tuberculose, les *fonctions génitales* sont moins atteintes chez l'homme que chez la femme[1]. A une époque plus ou moins avancée de la phthisie, les règles deviennent irrégulières, se suppriment, et sont quelquefois remplacées par de la leucorrhée. Ces troubles expliquent pourquoi la grossesse[2] est plus rare chez les femmes phthisiques. L'état puerpéral et l'allaitement n'ont, du reste, qu'une mauvaise influence sur la marche de la maladie.

Les *œdèmes* qu'on observe dans le cours de la phthisie pulmonaire ont des origines diverses : il y a un œdème cachectique, qui débute par les extrémités inférieures, un œdème douloureux, dû à des coagulations veineuses (*phlegmatia*

---

1. Raulx. *Troubles des fonct. génit. dans la phthis. pulm. de la femme.* Thèse de Paris, 1877, n° 510.

2. Gaulard. *Influence de la grossesse sur la tuberculose.* Th. d'agrégation Paris, 1880.

alba dolens), généralement limité à une seule jambe, et un œdème diffus avec lésions du rein et albuminurie.

Lésions des autres organes. — Dans la description précédente, je n'ai eu en vue que des lésions du poumon et je n'ai étudié que les symptômes les plus habituels de la phthisie pulmonaire. Mais il n'est presque pas d'organe qui échappe à l'infection tuberculeuse. Que l'infection tuberculeuse soit seule en cause, ou qu'elle soit aidée dans son œuvre de destruction par des infections secondaires, par des associations microbiennes, par les toxines de ces microbes, par les agents de la suppuration, il en résulte des troubles divers et variés, qui modifient le tableau de la maladie, ou qui en précipitent la marche. L'étude de ces complications sera faite en détail au sujet de la tuberculose de chaque organe; je me contente d'en faire ici une rapide énumération.

a. *Appareil digestif*[1]. — Aux altérations de l'appareil digestif se rapportent les ulcérations tuberculeuses de la langue, de la bouche et du pharynx, la tuberculose des amygdales, la gastrite parfois ulcéreuse, toutes les variétés de dyspepsie, l'entérite chronique, les ulcérations de l'anus, la fistule anale, la tuberculose des ganglions mésentériques, la péritonite aiguë et chronique.

Les lésions du *foie* présentent les modalités les plus diverses, car le foie comme tous les organes fait la tuberculose à sa manière. La granulation tuberculeuse n'y est pas seule en cause, il s'en faut; on trouve au foie des altérations tuberculeuses affectant le type de la cirrhose, de la dégénérescence graisseuse, de la dégénérescence amyloïde.

b. *Appareil circulatoire*. — Aux troubles de l'appareil circulatoire appartiennent les palpitations, si fréquentes chez les phthisiques, la dilatation du cœur droit, la péricardite tuberculeuse, l'endocardite tuberculeuse, la formation des caillots dans les veines des membres, la thrombose de l'artère pulmonaire, cause possible de mort rapide[2].

1. Spillmann. *Tuberc. de l'appar. digest.* Thèse d'agrég. Paris, 1878.
2. Baréty. Mort chez les phthis. par thrombose de l'art. pulm. *Nice médic.*, 1877.

c. *Appareil génito-urinaire*. — Le testicule, la prostate, la vessie, le rein[1], les ovaires, l'utérus, peuvent être atteints de tuberculose. Parfois ces tuberculoses existent et persistent à l'état de *tuberculoses locales* ou devancent la tuberculose pulmonaire.

d. *Système nerveux*. — Ici se placent les méningites étendues ou localisées, les lésions corticales du cerveau avec tout leur cortège de symptômes, les lésions tuberculeuses du mésocéphale, de la protubérance et du bulbe, les lésions de la moelle épinière (leptomyélites tuberculeuses)[2], qui ne diffèrent pas dans leur description clinique des autres variétés de myélite.

En opposition à ces lésions des centres nerveux, je signalerai les *névrites périphériques*, bien étudiées dans ces dernières années. Ces névrites périphériques, provoquées par l'infection tuberculeuse, sont analogues aux névrites périphériques provoquées par le tabes, par le diabète, par l'alcoolisme. Anatomiquement, elles ont tous les caractères de la névrite parenchymateuse. Cliniquement, elles se traduisent par des troubles de sensibilité (névralgie, hyperesthésie, anesthésie), par des troubles de motilité (paralysies, parésies), par des troubles trophiques (amyotrophie, zona). Ces différents symptômes sont souvent associés; ainsi tel malade se plaint de douleurs vives dans la sphère du nerf sciatique, et l'amyotrophie apparaît quelques jours après dans les muscles correspondants. Tel autre accuse une douleur vive intercostale, et au bout de quelques jours un zona apparaît; tel autre est pris de douleurs musculaires ou articulaires pseudo-rhumatismales, avec parésie ou atrophie musculaire consécutive. Dans ces différents cas il s'agit le plus souvent de névrites périphériques, diffuses, et n'ayant aucune relation avec des lésions de la moelle ou des racines[3].

Aux névrites périphériques doivent être rapportées les

---

1. Voir le chapitre de la tuberculose rénale.
2. Raymond. *Revue de médecine*, mars 1886, p. 230.
3. Pitres et Vaillard. *Revue de médecine*, mars 1886, p. 1. — Giraudeau. *Arch. de méd.*, octobre 1887.

paralysies parcellaire ou dissociés des muscles du larynx, des muscles moteurs de l'œil; j'ai observé il y a quelques années, chez un tuberculeux de l'hôpital Necker, une paralysie dissociée du moteur oculaire commun.

Organes des sens. — L'*otite* des phthisiques est un catarrhe de la caisse (otorrhée) avec perforation de la membrane du tympan. L'ulcération de la muqueuse, qui sert en même temps de périoste, amène la carie et la nécrose du rocher. Cette otite serait consécutive à un catarrhe du pharynx propagé à la caisse par la trompe d'Eustache (Bellière) [1]. La tuberculose du *nez* (lupus) et la tuberculose des fosses nasales ont été étudiées au chapitre de la tuberculose nasale.

Tuberculose de l'enfant. — Après avoir décrit le cas le plus fréquent, qui est la tuberculose de l'adolescent et de l'adulte, je vais dire quelques mots de la tuberculose de l'enfant et du vieillard. L'enfant peut devenir tuberculeux à tous les âges, mais le tout jeune enfant, celui qui a de quelques jours à deux ans, présente une forme de tuberculose qui est assez fréquente et qui a été bien étudiée par MM. Landouzy et Queyrat [2]. Cette tuberculose infantile ne présente-souvent d'autre localisation qu'une broncho-pneumonie. Parfois elle peut rappeler de tous points les lésions de la tuberculose de l'adulte, avec cavernes pulmonaires entourées de tissu sclérosé, anévrysme de Rasmussen prédisposant aux hémoptysies foudroyantes [3]. La tuberculose est transmise au nouveau-né, soit par contagion médiate, soit par hérédité.

Chez le *vieillard* la tuberculose est plus fréquente qu'on ne le croit habituellement ; mais elle n'a pas les allures de la phthisie de l'adulte : elle est plus lente, plus torpide, et ses symptômes sont moins accusés [4].

Marche. — Pronostic. — Terminaisons. — La marche

1. Bellière. *Otite des phthis.* Thèse de Paris, 1874.
2. *Soc. méd. des hôp.*, 9 avril 1888. — Queyrat. Thèse de doctorat, Paris, 1886. — Landouzy. *Congrès pour la tuberculose*, Paris, 1889, p. 192.
3. Mairesse. *Cavernes tuberculeuses dans le premier âge.* Thèse de Paris, 1903.
4. Gilbert. *Tuberculose chez le vieillard.* Thèse de Paris, 1885.

et la durée de la phthisie pulmonaire sont extrêmement variables ; tel individu, par exemple, supportera pendant bien des années l'évolution de ses produits tuberculeux sans arriver à la période de phthisie, tandis que tel autre, après huit ou dix mois de maladie, sera déjà en proie aux sueurs, à l'amaigrissement, à la diarrhée, à la fièvre hectique. Certaines personnes ayant eu des hémoptysies en apparence insignifiantes, ne sont prises de symptômes de tuberculose avérée que dix ou quinze ans plus tard. D'autres ont eu à plusieurs reprises des hémoptysies, des bronchites invétérées, et ont traîné une existence plus ou moins maladive, sans jamais aboutir à la période de phthisie. Bien des causes hâtent ou retardent la marche de la phthisie pulmonaire : c'est d'abord la nature du terrain sur lequel la maladie s'est développée ; ce sont ensuite les soins de toute espèce, l'hygiène, les questions de climat, de nourriture, de confortable ; et voilà pourquoi la tuberculose marche plus vite dans les classes pauvres, tandis qu'on peut si souvent en ralentir ou en modifier l'évolution dans les classes aisées. On a dit que lorsque l'emphysème se déclare dans un poumon tuberculeux, il arrête pour un temps la marche de la tuberculose.

Entre les altérations locales du poumon et l'état général du sujet, il s'en faut qu'il y ait toujours parallélisme : on voit des gens qui ont tous les signes locaux d'une tuberculose avancée (ramollissement et cavernes), et qui vivent indéfiniment avec ces lésions sans arriver à la période de consomption. Il faut connaître ces exemples, afin d'éviter de grosses erreurs de *pronostic*.

La fin naturelle de la tuberculose pulmonaire est souvent la mort par phthisie ; néanmoins les cas de guérison *sont fréquents* (Grancher). J'ai vu guérir assez souvent la tuberculose pulmonaire surtout quand elle est soignée à une période peu avancée ; le tubercule peut *guérir* (état crétacé et fibreux) et les petites cavernes peuvent se cicatriser. Dans certaines circonstances, la mort survient par le fait de complications, telles que *phthisie laryngée, pleurésie puru-*

lente, pneumothorax, entérite, péritonite, méningite, etc. La syncope, l'embolie ou la thrombose de l'artère pulmonaire sont des causes de mort subite.

Étiologie. — L'*hérédité* et la *contagion*[1] sont deux grandes causes de phthisie pulmonaire, et en cela la tuberculose n'est pas sans analogie avec la syphilis. Dans la syphilis et dans la tuberculose, en effet, l'hérédité se traduit tantôt par des manifestations précoces, tantôt par des manifestations tardives. Les manifestations précoces sont, pour l'une, la syphilis du nouveau-né, la syphilis infantile, dont je n'ai pas à m'occuper ici; pour l'autre, c'est la broncho-pneumonie tuberculeuse du premier âge, c'est la méningite tuberculeuse, la tuberculisation du péritoine et des ganglions bronchiques. Les manifestations tardives sont, pour l'une les lésions multiples de la syphilis héréditaire, pour l'autre c'est la phthisie pulmonaire, et les différentes tuberculoses locales considérées naguère encore comme lésions scrofuleuses.

Tantôt les *parents* sont notoirement phthisiques, tantôt ils n'ont de la tuberculose que des manifestations incomplètes, des hémoptysies, des bronchites invétérées, des adénites suppurées, regardées à tort comme scrofuleuses; ils traînent une existence plus ou moins maladive, sans aboutir à la phthisie confirmée, ils peuvent même guérir ou se croire guéris; mais tout cela c'est le plus souvent de la graine à tubercules, et les enfants issus d'une pareille souche ont malheureusement des chances d'hériter de la tache originelle. Parfois même, dans une famille où règne la tuberculose ou la scrofule, ce qui est identique, des parents jusque-là bien portants et chez lesquels le germe existait à l'état latent mettent au monde des enfants qui sont frappés par la tuberculose, et eux, les parents, n'en sont atteints que plus tard.

L'*hérédité* étant admise, il y a deux manières de la com-

---

1. La tuberculose dans les familles. Leudet. *Académie de médecine,* 14 avril 1885

prendre: ou bien le sujet hérite du principe infectieux, c'est-à-dire de la graine, ou bien il n'hérite que de la prédisposition à contracter la tuberculose, c'est-à-dire de la *nature du terrain* favorable à son éclosion. Beaucoup d'auteurs se rattachent à cette dernière opinion : on ne naît pas tuberculeux, mais *tuberculisable*, dit Peter. Ce que les parents transmettent à leurs enfants, c'est la tuberculose en expectative et non en nature, dit M. Bouchard.

Cette opinion est admissible, mais il n'en est pas moins vrai que la lésion héréditaire a été surprise en flagrant délit chez le fœtus. L'inoculation du sang d'un fœtus conçu par une mère phthisique a pu déterminer chez des cobayes une tuberculose analogue à celle que détermine un fragment de poumon tuberculeux[1].

On possède aujourd'hui des faits indéniables de *tuberculose congénitale*[2]. Deux fois sur cinq, le bacille de Koch a été trouvé dans le sang de la veine ombilicale de fœtus humains issus de mères tuberculeuses (Bar et Rénon)[3]. On a constaté la tuberculose sur des fœtus à différents âges. Il pourrait se faire, dit Kuss, que les germes arrivés au fœtus peu de temps avant l'accouchement ou au moment même de la naissance (grâce à la déplétion placentaire provoquée par les premières inspirations) n'arrivent à constituer des foyers microscopiquement appréciables qu'au bout de plusieurs mois[4]. Il est donc rationnel d'admettre que la tuberculose héréditaire se transmet directement par la graine. Toute la question est de savoir quelles seront les conditions qui tôt ou tard favoriseront la germination de la graine, qui

1. Landouzy et Martin. *Revue de médecine*, 1885, p. 1014. — Firket, conditions anatomiques de l'hérédité dans la tuberculose. *Revue de médecine*, janvier 1887.

2. Aviragnet. *Tub. chez les enfants.* Th. de Paris, 1892. — Staïcovici. *Tub. congénitales.* Th. de Paris, 1892.

3. Bar et Rénon. Présence du bacille de Koch dans le sang de la veine ombilicale de fœtus humains issus de mères tuberculeuses. *Société de biologie*, 29 juin 1895.

4. Kuss. *Hérédité parasitaire de la tuberculose humaine.* Thèse de Paris, 1898.

peut rester longtemps à l'état latent. Cette latence des bacilles n'a rien qui nous surprenne.

La *contagion* ou la *contagiosité* de la tuberculose était admise depuis longtemps, mais elle a été nettement établie par M. Villemin [1]. Aujourd'hui elle est basée sur un nombre considérable d'observations [2]. Les faits de contagion sont relativement fréquents entre mari et femme ; ainsi un mari parfaitement sain devient tuberculeux au contact de sa femme, qui meurt phthisique ; il se remarie et à son tour donne la tuberculose à sa nouvelle femme, qui était bien portante. Un jeune homme né de parents vigoureux devient phthisique au régiment ; il rentre dans sa famille et transmet la tuberculose à ses parents et à ses deux frères, qui avaient toujours eu une excellente santé. Je pourrais multiplier les exemples ; la contagion est d'autant plus à craindre que la vie en commun avec les phthisiques est plus intime [3].

J'ai longuement étudié, au chapitre précédent, les modes de transmission de la tuberculose par voie expérimentale ; comment pouvons-nous expliquer ses modes de transmission dans l'espèce humaine? Il est possible que le bacille tuberculeux pénètre dans les voies digestives avec les aliments et les boissons, et à ce sujet le lait [4], aussi bien le lait des animaux tuberculeux que le lait d'une nourrice tuberculeuse, a été incriminé. D'après M. Calmette, la voie

1. *Bulletin de la Soc. méd. des hôpit.*, 1860, t. V, p. 29.

2. De Musgrave-Clay. *Étude sur la contagiosité de la phthisie pulmonaire.* Thèse de Paris, 1879.

3. Ces propositions sont générales et s'appliquent aussi bien aux animaux qu'à l'homme. Dans l'étude que nous avons faite en 1883, Krishaber et moi, sur la tuberculose expérimentale du singe, nous n'avons perdu qu'un seul singe tuberculeux sur vingt-huit singes vivant ensemble, mais tenus éloignés de toute cause de contamination; tandis que nous avons perdu cinq singes tuberculeux sur vingt-quatre singes qui avaient vécu en promiscuité avec des sujets tuberculeux ; ils s'étaient tuberculisés par *contagion.* (*Arch. de physiologie*, 1883.)

4. Fréquence de la tuberculose consécutive à l'inoculation du lait. Martin. *Revue de médecine*, février 1884. — Nocart, Bang, Baillet, Butet, Aureggio. *Congrès pour l'étude de la tuberculose*, 1888, p. 49.

intestinale serait souvent la porte d'entrée de la tuberculose pulmonaire. Verneuil pense que la contagion peut se faire par la voie des organes génitaux (orchite tuberculeuse)[1]. D'après quelques observations, c'est par une blessure à la peau, au bras, au doigt, que la tuberculose a pénétré dans l'économie[2].

Les voies respiratoires sont la porte d'entrée habituelle du germe infectieux (spore ou bacille), et le poumon est, dans la plus grande majorité de cas, le premier organe infecté. Le germe infectieux existe en abondance dans les crachats des phtisiques, et l'expérience a prouvé que ces crachats peuvent être desséchés, pulvérisés et conservés sans qu'ils aient perdu leur virulence, puisque, réduits en poussière, il suffit de les faire respirer aux animaux pour que ceux-ci deviennent tuberculeux (Tappeiner). Eh bien, il est probable que c'est par un procédé analogue que se fait la transmission chez l'homme; des détritus de crachats réduits en poussière voltigent dans l'air et pénètrent dans les bronches. Mais, pour que le germe infectieux ainsi introduit produise son effet nuisible, peut-être est-il nécessaire que la bronche ait perdu son épithélium, et l'on peut se demander si la bronchite et la broncho-pneumonie (rougeole, coqueluche) ne favorisent pas singulièrement la pénétration du germe; il faut, peut-être, que l'individu contaminé soit *en état de réceptivité*, question capitale quand il s'agit de *contagion*, car il y a des terrains favorables et des terrains réfractaires à l'éclosion des graines qu'on leur a confiées.

Sont en *état de réceptivité* les sujets issus de souche tuberculeuse, les malades atteints de *diabète* ou convalescents de certaines maladies aiguës (rougeole, coqueluche, fièvre typhoïde). Le terrain est mis en état de réceptivité par la dénutrition, par la déchéance de l'économie, par les excès de toute espèce, épuisement, fatigue, chagrins, grossesses

1. Hypothèses sur l'origine de certaines tuberculoses génitales dans les deux sexes. *Gaz. hebdom.*, 1883, n° 14.
2. Hamot. Tuberculose cutanée. *Arch. de physiol*, juillet 1886. — Lefèvre. Th. de Paris, 1888.

répétées. « On peut dire que la tuberculose est l'aboutissant commun de toutes les détériorations constitutionnelles de la famille et de l'individu. » (Jaccoud.)

Peter[1], reprenant en détail chacune des causes de la phthisie acquise, admet que la tuberculisation peut survenir toutes les fois qu'il y a déviation de la nutrition ou alimentation insuffisante, ce qu'il traduit par un seul mot, l'*inanitiation*. Par conséquent, sont enclins à devenir tuberculeux :

Les gens frappés d'inanitiation par les voies digestives : rétrécissement de l'œsophage, cancer de l'estomac, anorexie hystérique ; les femmes qui ont des grossesses répétées ; etc.

Le *traumatisme*, les contusions du thorax, peuvent être mis au rang des causes prédisposantes, en labourant le terrain dans lequel le bacille était à l'état latent. Depuis que l'attention est appelée sur ce point, on a même réuni un grand nombre d'observations, et j'en possède plusieurs, où le *traumatisme* du thorax a été suivi de lésions pulmonaires ou pleuro-pulmonaires et de tuberculose.

La tuberculose est surtout l'apanage de la jeunesse ; elle apparaît néanmoins aux autres époques de la vie ; elle est même assez fréquente à un âge avancé et chez les enfants du premier âge. Elle est plus commune dans les *climats* chauds, et assez rare dans les pays dont l'altitude est élevée.

Diagnostic. — Le diagnostic de la phthisie pulmonaire est parfois difficile, non seulement au début de la maladie, mais à ses périodes plus avancées. Sée[2] divise les phthisies en phthisies latentes, phthisies larvées et pseudo-phthisies. Les phthisies *latentes*, par leurs symptômes incomplets ou mal accusés, ne se traduisent que par une pâleur chloro-anémique, ou par un amaigrissement avec ou sans fièvre, ou par une toux catarrhale, ou par une hémoptysie. Les phthisies *larvées* sont celles qui prennent le masque d'une affection aiguë des voies respiratoires, d'une bronchite, d'une pleurésie, d'une broncho-pneumonie, d'une laryngite, simple en

---

1. *Clin. méd.*, t. II, p. 15 et suiv.
2. Sée. *De la phthisie bacillaire des poumons*. Paris, 1884.

apparence. Les pseudo-phthisies sont des maladies, telles que la dilatation bronchique, les gommes syphilitiques du poumon, l'actinomycose, les kystes hydatiques pulmonaires, la tuberculose aspergillaire, les néoplasmes de différente nature qui simulent la phthisie, mais qui n'ont nullement une origine tuberculeuse. Dans ces différents cas, le diagnostic n'est pas toujours simple, et la constatation des *bacilles* de Koch dans les crachats rend le plus grand service.

Au sujet du *diagnostic*, je crois utile de formuler les préceptes suivants :

Tout adolescent, tout adulte, qui maigrit beaucoup et rapidement, avec ou sans fièvre, alors qu'il n'est ni diabétique ni atteint de maladie de Basedow, doit être suspecté de tuberculose.

Toute jeune fille, toute jeune femme, qui n'est pas une chlorotique franche, qui n'est pas chloro-brightique, qui n'a pas d'anémie syphilitique et qui présente à peu près le masque de la chloro-anémie, doit être suspectée de tuberculose.

Tout individu qui a des hémoptysies doit être suspecté de tuberculose ; les hémoptysies dites *supplémentaires* sont bien souvent des hémoptysies tuberculeuses ; mais, d'autre part, il ne faut pas oublier qu'il y a tout un groupe d'hémoptysies *non* tuberculeuses, telles sont les hémoptysies de la bronchectasie, de l'hydatide du poumon, de la syphilis du poumon, de l'actinomycose, des fausses tuberculoses, etc.

La tuberculine de Koch a un *pouvoir diagnostique* incontesté ; elle révèle les tares tuberculeuses les plus ignorées et les plus latentes. A ce point de vue, elle a attiré l'attention des hygiénistes et elle est très employée en médecine vétérinaire pour le diagnostic précoce de la tuberculose dans la race bovine (Nocard)[1].

Chez l'homme, il faut être très prudent quand on se sert des injections de tuberculine comme moyen de diagnostic de la tuberculose. L'injection ne doit pas dépasser un ou deux dixièmes de milligramme de tuberculine ; on peut faire

---

1. Nocard. Académie de médecine, 1895.

ainsi deux ou trois injections à deux ou trois jours d'intervalle. Au cas de réaction positive, la température s'élève de cinq à six dixièmes et au delà. Cette élévation de température est souvent accompagnée de fatigue et de céphalée[1].

L'intradermoréaction et l'ophtalmoréaction peuvent être utilisées pour le diagnostic.

Pronostic. — Je n'insisterai pas longtemps sur le pronostic de la phthisie pulmonaire; on a vu, d'après les descriptions précédentes, combien est grave cette maladie. Mais il y a un point sur lequel je désire appeler l'attention, c'est que la tuberculose guérit bien plus souvent qu'on ne pense; non seulement elle est curable à ses débuts, mais elle est encore curable à une période déjà avancée[2]. On retrouve souvent, à l'autopsie de gens morts de toute autre maladie, on retrouve, dis-je, d'anciennes lésions tuberculeuses, fibreuses ou crétacées, témoins indéniables que ces gens-là avaient été autrefois affectés de tuberculose. Cette question de la *phthisie fibreuse* sera traitée au chapitre suivant.

Traitement. — Occupons-nous d'abord du traitement *prophylactique*[5], qui a pour but : 1° de modifier autant que possible les mauvaises chances d'*hérédité* que présente un sujet issu de souche tuberculeuse; 2° d'éloigner les causes de *contagion*. Le sujet issu de souche tuberculeuse doit, dès son enfance, vivre au grand air, à la campagne, fréquenter les localités à altitude élevée, faire beaucoup d'exercice, se bien nourrir et éviter toutes les causes de contagion, car plus que tout autre, à cause de son origine, il est *en état de réceptivité*.

Les moyens destinés à prévenir la contagion sont les suivants : choisir pour l'enfant une nourrice qui n'ait aucune tare tuberculeuse. Ne faire jamais coucher un enfant dans la chambre de ses parents phthisiques. Défendre aux époux d'avoir un lit commun ou une chambre commune. Recueillir

---

1. Rénon. Conférences sur les maladies du cœur et des poumons, 1906.
2. Jaccoud. *Curabilité et traitement de la phthisie pulmonaire.*
5. Rapport de M. Grancher sur la prophylaxie de la tuberculose. *Académie de médecine*, séance du 28 juin 1898. Discussion : MM. Landouzy et Vallin.

autant que possible les produits d'expectoration dans un vase qui est vidé et lavé plusieurs fois par jour, et ne pas laisser les crachats s'égarer sur des linges, sur des mouchoirs, sur le parquet, où ils se dessèchent, se réduisent en poussière et deviennent une cause puissante de contagion. Purifier les chambres et les objets de literie après le décès d'un phthisique. Passer à la vapeur, à 100 degrés, les vêtements qui ont servi à un phthisique, et mieux encore, les brûler [1]. Si ces prescriptions étaient suivies, on verrait baisser fortement le bilan de la phthisie pulmonaire.

La tuberculose pulmonaire une fois déclarée, quel traitement faut-il mettre en usage? Analysons d'abord les divers médicaments et leur efficacité respective.

Le tuberculeux doit s'habituer à vivre à l'air; la croisée (sauf indication) doit être ouverte même la nuit.

L'huile de foie de morue est un médicament reconstituant à la condition qu'on la donne à doses suffisantes: l'intolérance de l'estomac et le dévoiement sont une contre-indication: toutefois, en donnant, à doses progressives, de la bonne huile de foie de morue *très refroidie* dans un mélange réfrigérant, on arrive à établir la tolérance. J'ai obtenu de l'huile de foie de morue à forte dose des résultats excellents; je la fais prendre à grands verres; quelques malades en ont bu 400 et 500 grammes par jour pendant plusieurs semaines. Je répète que les résultats obtenus sont souvent surprenants; je publierai plus tard, à ce sujet, les observations que j'ai recueillies. Quand l'huile de foie de morue est mal tolérée, je la remplace par des aliments gras et huileux, caviar, sardines à l'huile, thon mariné, tartines de beurre, pâté de foie gras, etc. : on obtient parfois des résultats remarquables. Je recommande tout particulièrement les œufs et la viande crue prise en quantité.

Le suc musculaire a été utilisé efficacement (Richet et Héricourt, Josias et Roux). Les bons effets de ce régime

---

1. Vallin. *Société méd. des hôpitaux*, 11 juillet 1884.

reposent sur une qualité particulière de l'aliment[1].

La *glycérine* est un médicament d'épargne fort utile; on la donne tous les jours à la dose de 50 à 60 grammes, associée à quelques grammes de rhum et aromatisée avec une goutte d'essence de menthe (Jaccoud). Les préparations *arsenicales*, à cause de leur action eutrophique, sont bien indiquées; on donne l'arséniate de soude à la dose de quelques milligrammes à demi-centigramme par jour, en solution dans de l'eau distillée, ou l'acide arsénieux à la dose de 5 à 6 milligrammes par jour, sous forme de granules contenant chacun 1 milligramme. Le cacodylate de soude en injections journalières à la dose de 4 à 5 centigrammes et au delà est une excellente médication.

La *créosote* (Bouchard, Gimbert) stimule l'appétit et modère les sécrétions bronchiques; on l'administre sous forme de capsules, de vin ou associée à l'huile de foie de morue à la glycérine. Je préfère les capsules ou les pilules contenant chacune 5 centigrammes de créosote; on en prend jusqu'à dix, vingt, dans le courant des repas, de façon à prendre 50 centigrammes à 2 grammes de créosote par jour.

Le traitement *révulsif*, cautères, pointes de feu, est efficacement employé pour combattre l'élément inflammatoire et l'élément congestif. Pour ma part, je fais largement usage du traitement révulsif. Il est bon d'appliquer des *cautères* et de les faire suppurer aussi longtemps que possible. Il est fort utile d'appliquer deux ou trois cents pointes de feu par semaine en continuant longtemps cette médication.

La *fièvre* de la tuberculose, surtout la fièvre qui tend à prendre la forme de fièvre hectique, fièvre de résorption, est efficacement combattue par l'acide salicylique, suivant la méthode préconisée par M. Jaccoud. On donne le matin un gramme et demi d'acide salicylique en trois cachets, distants chacun d'une demi-heure. Suivant le cas, on diminue, on suspend ou l'on reprend la même dose après quelques jours.

1. Cornil et Chantemesse. Congrès britannique de la tuberculose, 22 juillet 1901.

L'*aspirine*, acide acétyl-salicyliques, combat efficacement la fièvre des phthisiques à la dose de 20 centigrammes, répétée deux, trois ou quatre fois par jour (Rénon); les transpirations abondantes en limitent l'usage. La *cryogénine* à la dose de deux ou trois cachets, chacun de 20 centigrammes, possède également une action antithermique remarquable.

L'antipyrine est efficace à la dose de 2 à 5 grammes par jour. J'ai souvent prescrit, pour combattre la fièvre, les affusions d'eau tiède et les bains frais, au grand bien-être des malades.

Les *hémoptysies* doivent être combattues de la manière suivante : Si l'hémoptysie est très abondante, elle est parfois arrêtée par un vomitif, l'ipéca à la dose de 2 grammes. Si l'hémoptysie est plus légère, on prescrit l'ipéca à dose nauséeuse et l'on administre toutes les heures, ou toutes les deux heures, une ou deux des pilules suivantes :

Ipéca . . . .   5 centigrammes.
Extrait thébaïque . . . .   2 milligrammes.

D'autres moyens sont encore mis en usage contre l'hémoptysie : les injections sous-cutanées d'ergotine, les pulvérisations avec de l'eau additionnée de perchlorure de fer, ra révulsion sur la poitrine au moyen d'un vésicatoire. Le malade atteint d'hémoptysie doit être au repos absolu; on lui donne des boissons glacées et acidulées, une alimentation froide, abondante et divisée en petits repas. On peut encore prescrire la potion suivante, à prendre par cuillerées toutes es trois heures :

Eau distillée. . . . .   120 grammes.
Sirop de ratanhia.   40   —
Eau de Rabel.   5   —

Les *sueurs* des phthisiques sont heureusement combattues par l'agaric blanc (Trousseau) à la dose de 20 centigrammes à prendre tous les soirs dans un cachet; par l'atropine (Vulpian) à la dose de 1 demi-milligramme en granules; par

le camphorate de pyramidon à la dose de 40 à 50 centigrammes par cachet.

La *diarhhée*. qui est souvent profuse chez les tuberculeux,
peut être combattue par la craie à haute dose (6 à 8 grammes
par jour); par la décoction blanche de Sydenham (150 grammes
par jour); par les opiacés (5 à 10 pilules contenant chacune
1 centigramme d'opium espacées dans le courant de 24 heures); par le bleu de méthylène[1] en prescrivant tous les jours
trois cachets contenant chacun 20 centigrammes de lactose
et 5 centigrammes de bleu de méthylène.

Les *vomissements* sont efficacement amendés, tantôt par
deux gouttes de laudanum prises avant le repas ou par une
cuillerée d'eau de chaux additionnée de 1 milligramme de
chlorhydrate de cocaïne, tantôt par le lavage de l'estomac,
et mieux encore par l'alimentation artificielle. Cette alimentation artificielle (suralimentation, gavage), mise en usage
par M. Debove[2], a souvent permis de combattre non seulement les vomissements alimentaires, mais encore la dénutrition. Ce procédé consiste à introduire dans l'estomac, au
moyen d'une sonde, une certaine quantité d'aliments, du
lait, de la farine de lentilles, et surtout des poudres de
viande. Du reste, certains malades avalent très bien, sans
le secours de la sonde, 200 grammes de poudre de viande
en vingt-quatre heures, la poudre étant délayée dans du lait
ou du bouillon et administrée en plusieurs fois. La suralimentation produit parfois des effets remarquables.

La *tuberculine de Koch*. — Je dois maintenant étudier
avec quelques détails le traitement de la tuberculose par la
tuberculine de Koch.

Le 13 novembre 1890, Koch, dans une communication
restée célèbre, annonça qu'il avait trouvé un remède efficace
contre la tuberculose cutanée, osseuse, ganglionnaire ou
pulmonaire, et ce remède, la *lymphe de Koch*, expérimenté
immédiatement par beaucoup de médecins, resta secret

---

1. Rénon. *Soc. de thérapeutique*, 27 mai 1903.
2. *Tuberculose parasitaire*. Paris, 1884, p. 80.

jusqu'au début de 1891, où, dans une seconde communication, Koch établit ce qu'était la tuberculine.

La tuberculine est un extrait glycériné des cultures pures du bacille de la tuberculose; c'est un liquide limpide et brunâtre, sans action quand il est introduit par la bouche, très actif au contraire quand on l'injecte soit sous la peau, soit par la voie sanguine. Chez l'homme sain, une dose de 0,25 produit des effets très marqués, tandis que chez le cobaye une dose de 2 centimètres cubes reste inactive : l'homme serait donc 1500 fois plus sensible à l'action de la tuberculine que le cobaye.

Chez le cobaye déjà tuberculeux, la tuberculine, donnée à doses peu élevées et répétées, n'a aucune action sur les bacilles, mais bien sur les tissus qui entourent les tubercules. Ces tissus sont le siège d'une abondante exsudation de sérosité et d'une diapédèse active; ils peuvent ou non se nécroser : avec la nécrose, le tissu éliminé entraîne une quantité plus ou moins considérable de bacilles, et l'ulcération ainsi produite peut se transformer en plaie simple recouverte de bourgeons charnus pouvant aboutir à la cicatrisation.

Chez l'homme sain, il faut 1 centimètre cube de lymphe pour produire une élévation de température à 38 degrés. Chez l'homme tuberculeux, une dose de 1 à 3 millimètres cubes de lymphe suffit pour provoquer, au bout de 3 à 4 heures, un frisson, une température de 30 à 40 degrés, de la toux, des vomissements, des douleurs très vives, de l'hypertrophie de la rate, un peu de délire. Ces symptômes durent 12 à 15 heures. Dans le cas de *lupus*, on peut apprécier la réaction locale au niveau des lésions tuberculeuses : au bout de 5 à 6 heures, les parties lupiques se gonflent, rougissent et parfois se nécrosent. La rougeur diminue après deux à trois jours, et s'accompagne de squames : les eschares peuvent se détacher 2 à 3 semaines plus tard, laissant, dans les cas favorables, une cicatrice durable. Il en est de même de la tuberculose ganglionnaire, osseuse ou articulaire, mais les réactions y sont moins nettes. Quant à la tuberculose pulmonaire, après des injections sous-cutanées de très faibles doses de lymphe, si l'on a la chance de tomber sur des cas heureux, la toux est plus rare, l'expectoration devient muqueuse, les bacilles diminuent, finissent par disparaître et l'état général s'améliore.

Tels seraient les résultats de la tuberculine dans les cas heureux, mais ces cas, il faut le dire, ont été l'*extrême exception*, et, après un grand nombre d'observations bien conduites, l'engouement du premier jour a fait place au plus profond discrédit.

A la suite des inoculations de tuberculine, on a vu survenir les accidents les plus graves et la mort; au nombre de ces accidents je signalerai les méningites, l'endocardite, l'œdème de la glotte, l'œdème du poumon, des broncho-pneumonies, etc. A la suite des inoculations que j'ai tentées dans mon service avec la plus grande prudence, j'ai constaté la perforation de la membrane du tympan avec otite suppurée. Des résultats aussi funestes ont fait abandonner l'usage des injections de tuberculine dans le traitement de la tuberculose pulmonaire.

La commission des médecins de Saint-Louis[1], qui pendant deux mois et demi a expérimenté la tuberculine sur 30 malades atteints de *lupus*, a conclu au rejet de la méthode de Koch dans le traitement de cette maladie : parfois on constatait, au début, une certaine amélioration, une réduction temporaire de la masse lupique et une atténuation momentanée de la lésion tuberculeuse, mais jamais on n'a obtenu la guérison. Dans le cours de ces expériences, on n'a heureusement perdu aucun malade, mais on a constaté des accidents très graves du côté du cœur, du cerveau et des reins, avec symptômes généraux des plus alarmants; on a réveillé dans quelques cas des foyers tuberculeux pulmonaires jusque-là latents, et l'on a eu

---

1. Commission des médecins de l'hôpital Saint-Louis. *Résultat de 50 observations de lupus traité par la lymphe de Koch* (Société de climatologie, 12 février 1891.)

beaucoup de peine à arrêter la lésion qui avait été ravivée à l'état aigu.

La tuberculocidine. — Klebs, dans la tuberculine de Koch, a séparé les principes nuisibles, les alcaloïdes, du principe actif, qui est une albumose. Cette lymphe purifiée, la tuberculocidine, ne donne pas de réaction fébrile ; elle produirait la régression des tissus tuberculeux sans produire leur nécrose, enfin elle amènerait la destruction des bacilles. La dose, au début du traitement, est de 5 milligrammes ; elle peut dans la suite être portée à 50 centigrammes. Les résultats sont encourageants : sur 150 phtisiques traités depuis un an, Klebs compte 17 pour 100 de résultats nuls, 22 pour 100 d'améliorations légères, 50 pour 100 d'améliorations très notables et 8 pour 100 de guérisons. La dyspnée disparaît en général la première ; la fièvre hectique diminue et le pouls se régularise.

C. Spengler (de Davos) a combiné l'action de la tuberculine de Koch à la tuberculocidine de Klebs. Il a injecté un mélange du $1/10$ à $1/50$ de milligramme de tuberculine avec 5 à 20 milligrammes de tuberculocidine : les injections ont été faites plusieurs jours de suite et la fièvre a cédé dans certains cas. Chez trois malades atteints de tuberculose pulmonaire, Spengler a obtenu des résultats favorables : dans un cas de lupus de la face, au bout de quelques jours la guérison était en bonne voie.

La *sérothérapie* a été largement expérimentée dans le traitement de la tuberculose pulmonaire. Les injections sous-cutanées du sérum artificiel donneraient de bons résultats (Babes)[1]. Le sérum de Behring n'a pas donné des résultats favorables.

Denys (de Louvain) a employé dans le traitement de la tuberculose humaine le bouillon filtré du bacille de Koch. Il l'administre de préférence par injections hypodermiques à doses variant de 1 à 25 centimètres cubes. Il a pu en

---

1. Congrès de la tuberculose. Paris, 1893.

constater de bons effets, mais on n'est pas encore fixé sur sa valeur.

Occupons-nous maintenant du traitement thermal et du traitement climatérique, appliqués à la tuberculose pulmonaire, importante question si remarquablement étudiée par M. Jaccoud dans un ouvrage auquel j'ai déjà fait de nombreux emprunts[1]. D'une façon générale, les *cures thermales* sont absolument contre-indiquées tant que le malade est sous le coup d'hémoptysies ou d'accidents fébriles; on ne peut penser à la cure qu'après une certaine sédation. Aux malades atteints de tuberculose à forme torpide, peu enclins aux réactions vives, aux hémoptysies, aux phlegmasies broncho-pulmonaires fébriles, on conseillera le Mont-Dore, la Bourboule, ou des eaux sulfureuses, telles que Cauterets, Luchon, Eaux-Bonnes, etc. Mais aux malades atteints de tuberculose pulmonaire à forme éréthique, fluxionnaire, on conseillera les eaux alcalines chaudes de Royat, d'Ems, ou les sources sulfureuses froides d'Allevard.

Une distinction analogue doit être établie quand il s'agit de choisir un lieu de résidence favorable aux tuberculeux. Ceux qui ne sont pas enclins aux formes éréthiques de la phthisie, aux excitations fébriles, aux battements de cœur, se trouveront bien des stations à altitude élevée, et en premier lieu se placent Davosplatz et Saint-Moritz[2]; ces stations élevées, par la pureté de l'air, par l'activité qu'elles impriment à la respiration, donnent, comme amélioration et comme guérison, des résultats *vraiment remarquables*. Mais toutes les formes de la phtisie ne peuvent pas s'accommoder de ces hautes altitudes : c'est alors qu'on s'adresse à la station de Pau, ou aux stations maritimes de Cannes, de Menton, d'Arcachon [5], d'Alger, de Madère, etc.

1. Jaccoud. *Curabilité et trait. de la phthisie pulm.* Paris, 1881. — Dettweiler. *Rev. de méd.*, sept. 1888.

2. Jaccoud. *La station médicale de Saint-Moritz.* Paris, 1875.

5. Lalesque. *La mer et les tuberculeux.* Paris, 1904. — Guinon. Congrès de climatothérapie et d'hygiène urbaine d'Arcachon, 1905. — Guiter. Congrès de Nice, 1904. — Rénon. Congrès de Nice, 1904. — Rénon. *Les maladies populaires (étude médico-sociale).* Paris, 1904.

Le traitement *chirurgical* des lésions tuberculeuses du poumon, les injections interstitielles médicamenteuses, la pneumotomie, sont des questions à l'étude, sur lesquelles il serait prématuré de se prononcer [1]. Toutefois, je ne fonde aucune espérance sur le traitement chirurgical.

§ 14. PHTHISIE FIBREUSE

Les tubercules pulmonaires, au lieu de subir la fonte caséeuse, peuvent se transformer en *tissu fibreux*. Ils forment alors des granulations isolées, saillantes, très dures au toucher, dont la structure est complètement modifiée par la sclérose qui les a envahies.

Les tubercules fibreux avaient été déjà vus par Bayle; mais c'est Cruveilhier qui montra tout l'intérêt de cette transformation : « Les tubercules pulmonaires sont trop généralement considérés comme marqués au sceau de l'incurabilité[2]; ils peuvent se cicatirser. » Il avait vu « les granulations et les *tubercules de guérison* », granulations et tubercules inertes, parfaitement distincts des granulations et des tubercules en voie de développement avec lesquels ils avaient été confondus[3]. Cruveilhier avait également vu « que les lésions tuberculeuses peuvent guérir à toutes les périodes de leur développement, depuis la granulation miliaire jusqu'à la caverne, par transformation, cicatrisation fibreuse de ces lésions », et que, de plus, il existe fréquemment « une transformation en tissu fibreux cicatriciel de la portion du tissu pulmonaire qui environne les tubercules », transformation constituant un moyen d'isolement et de guérison des foyers tuberculeux. C'est la phlegmasie indurée de guérison, ou l'induration mélanique

<hr>

1. Truc. De la pneumotomie. *Revue de médecine*, 1886.

2. Cruveilhier. *Anatomie pathologique*, avec planches. T. II. Paris, 1835, 1842. 5e livraison, pl. 5 texte p. 5.

3. Cruveilhier. *Traité d'anatomie pathologique générale*, IV, 1862, p. 615.

ardoisée, que nous appelons aujourd'hui pneumonie interstitielle des phthisiques.

Plus tard, Grancher [1] et Charcot montrèrent que la transformation fibreuse des granulations tuberculeuses est un phénomène très fréquent, qui peut s'effectuer à une phase très jeune de la granulation et qui doit être considérée comme un des modes de l'évolution du tubercule.

De plus, les travaux de ces auteurs et ceux de Renaut [2], de Bard [3], de Cornil [4], de Thaon [5] firent voir que l'induration mélanique ardoisée de Cruveilhier peut aboutir à une véritable sclérose pulmonaire avec toutes ses conséquences, phthisie fibroïde (Charcot), phthisie fibreuse (Bard), et que si la transformation fibreuse du tubercule jeune est un véritable processus de guérison, la cirrhose pulmonaire qui entoure les tubercules caséeux n'a pas toujours ce résultat heureux. En effet, nous savons maintenant que, dans les tubercules caséeux entourés de tissus fibreux, le bacille de Koch peut rester vivant pendant très longtemps [6], de plus, la sclérose pulmonaire *envahissante* peut avoir des conséquences redoutables et constituer à elle seule une lésion grave.

Enfin, Cruveilhier avait montré que les gros tubercules fibreux, surtout chez les vieillards, peuvent contenir non seulement de la substance caséeuse semblable à du mastic desséché, mais aussi des grains pierreux. De très petits grains calcaires ont été vus par Schüppel, par Ziegler, dans

---

1. Grancher. Tuberculose pulmonaire. *Archives de physiologie*, 1878, p. 50. — *Maladies de l'appareil respiratoire*. Paris, 1890, p. 244.

2. J. Renaut. Note sur la tuberculose en général et sur ses formes fibreuses pneumoniques en particulier. *Lyon médical*, 1879, p. 51.

3. Bard. *De la phthisie fibreuse chronique*. Thèse de Lyon, 1879.

4. Cornil et Ranvier. *Manuel d'histologie pathologique*, 1re éd., 1869-76, p. 723 et 2e éd. Paris, 1884, II, p. 157. — Hérard, Cornil et Hanot. *La phthisie pulmonaire*, 2e éd. Paris, 1888, p. 236.

5. Thaon. *Recherches sur l'anatomie pathologique de la tuberculose*. Thèse de Paris, 1875.

6. J. Grancher et H. Barbier. Tuberculose, in *Traité de médecine*, par Brouardel et Gilbert, VII, p. 557.

les follicules tuberculeux, où ils affectent une disposition toute particulière; ils sont formés de couches concentriques.

M. Metchnikoff[1] a constaté des corps calcaires du même
genre dans les tubercules de la gerbille d'Algérie inoculée
de tuberculose (*Meriones Shawi*), animal chez lequel l'infection se fait avec une grande lenteur. Or, au centre de ces
corps calcaires, on trouve des bacilles tuberculeux qui, dans
les stades jeunes de la lésion, apparaissent parfaitement
normaux et sont entourés d'une couche de substance amorphe.
Plus tard, ils perdent la faculté de se colorer, ils dégénè-
rent et disparaissent au centre des corps calcaires stratifiés.
M. Metchnikoff d'après ces couches stratifiées sont des
cuticules multiples que sécrète le bacille pour se défendre
et le phosphate de chaux est déposé probablement dans
cette cuticule par la cellule géante même, dans sa réaction
contre le bacille.

Sans être encore applicables aux corps calcaires des
tubercules de l'homme, ces faits sont très intéressants à
rapprocher des tubercules de guérison et de l'idée que nous
nous en faisons.

Étudions maintenant l'évolution histologique des lésions
fibreuses de la phthisie.

a) *Tubercule fibreux.* — Lorsque le tubercule est parvenu
à sa période d'état, on voit apparaître des fibres conjonctives nouvelles qui s'interposent entre les cellules et
finissent par constituer la plus grande partie de la granulation, dans laquelle on peut rencontrer encore des cellules
géantes, au centre ou à la périphérie. « Ces cellules géantes
sont situées souvent dans une loge qui les contient exactement et qui est constituée par des faisceaux fibreux formant
un cercle autour d'elles. Les tubercules fibreux isolés et la
périphérie des gros tubercules confluents de même nature
possèdent dans leur intérieur des vaisseaux capillaires per-

---

1. Metchnikoff. *Leçons sur la pathologie comparée de l'inflammation.*
Paris, 1892, p. 194, 195.

méables au sang[1] ». La paroi de ces vaisseaux est souvent épaissie, comme le plus souvent, dans les tissus sclérosés. Pendant que le tissu même de la granulation devient fibreux, « les cloisons des alvéoles pulmonaires ont de la tendance à s'épaissir, et il se produit ainsi de la pneumonie interstitielle autour des granulations devenues fibreuses[2] ». Dans les parois épaissies des alvéoles, on voit, en grande quantité, de petites cellules arrondies infiltrant les faisceaux du tissu conjonctif. Dans les tubercules fibreux plus anciens et surtout confluents, les cellules géantes disparaissent au centre de l'îlot, qui n'est plus formé que par du tissu conjonctif fibrillaire, sans vaisseaux, sans infiltration cellulaire, tandis qu'à la périphérie on retrouve des tubercules fibreux possédant des cellules géantes et des vaisseaux perméables.

Les tubercules fibreux anciens peuvent s'infiltrer de pigment noir. Ces granulations noires, formées de particules charbonneuses, et aussi de véritable pigment sanguin modifié, peuvent occuper toute la granulation ou seulement une partie de celle-ci : elles siègent alors surtout à la périphérie, car on les trouve surtout dans les cellules; on peut les voir dans les cellules géantes.

Ces tubercules fibreux, même lorsqu'ils contiennent des cellules géantes, peuvent être considérés comme absolument arrêtés dans leur évolution.

b) *Pneumonie interstitielle.* — Les tubercules fibreux et pigmentés déterminent souvent autour d'eux, comme nous l'avons vu, un épaississement des cloisons du poumon, de sorte qu'ils peuvent siéger au milieu d'un tissu conjonctif induré ne présentant pour ainsi dire plus de cavités alvéolaires. Autour de ces masses, qui n'ont plus rien de la structure du poumon, le tissu pulmonaire présente toutes les lésions de la pneumonie interstitielle : épaississement des cloisons alvéolaires constituées par des fibres de tissu conjonctif et des cellules plates dont le protoplasma contient du

1. Cornil et Ranvier. *Loc. cit.*, 2ᵉ éd., II, p. 161.
2. *Id.*, p. 157.

pigment noir; exsudat alvéolaire formé par des leucocytes et des cellules épithéliales pigmentées, cloisons alvéolaires tapissées de couches de grandes cellules épithéliales tuméfiées, rétrécissement des alvéoles qui prennent une forme allongée et dont la direction est perpendiculaire à celle des cloisons interlobulaires épaissies. Par places, on trouve dans le tissu conjonctif les vaisseaux distendus et rapprochés formant une sorte de tissu caverneux[1]. A côté des lésions de pneumonie interstitielle, on peut voir quelquefois des formations opaques qui à l'œil nu ressemblent à des tubercules. Il s'agit là en réalité de thromboses veineuses entourées de zones fibreuses où l'on distingue une riche circulation collatérale de suppléance (Cornil). Cette pneumonie interstitielle peut se retrouver autour des foyers caséeux et autour des cavernes guéries à paroi épaissie. C'est ce qu'on voit dans les poumons où la lésion de cirrhose a marché lentement; dans ces cas on la retrouve souvent associée à la pleurésie chronique avec symphise et à l'épaississement du tissu conjonctif sous-pleural. Ainsi se forment des lésions de véritable sclérose pulmonaire, qui non seulement privent de toute fonction une partie d'un poumon ou un poumon entier, mais qui encore, peuvent aboutir à des déformations thoraciques et à des dilatations bronchiques.

Dans d'autres cas, la phthisie fibreuse n'évolue plus de la même façon. L'induration pulmonaire existe alors dans tout un lobe ou même dans les deux poumons, par îlots ou par grandes masses autour de tubercules miliaires indurés ou caséeux, sans cavernes ou avec des cavernes petites. La pneumonie interstitielle caractérise alors une forme de phthisie subaiguë, évoluant parfois assez rapidement en six mois ou une année (Cornil).

En résumé, la transformation fibreuse peut atteindre les tubercules isolés et jeunes, elle constitue alors une évolution particulière de ces lésions, ayant la signification d'une véri-

---

1. Cornil. Sur quelques points d'histologie pathologique relatifs à la pneumonie interstitielle des phthisiques. *Bulletins et Mémoires de la Société anatomique.* Janvier, 1899, p. 21.

table guérison. La pneumonie interstitielle qui s'y rajoute souvent, et la transformation fibreuse des lésions plus avancées ont souvent une signification heureuse ; mais, d'une part, elles n'arrêtent pas toujours l'évolution des lésions ; d'autre part, elles peuvent aller au delà du but et constituer une véritable *sclérose pulmonaire* avec ses conséquences.

§ 15. PHTHISIE PNEUMONIQUE — PNEUMONIE TUBERCULEUSE PNEUMONIE CASÉEUSE

Depuis le jour où Laënnec, avec une méthode et une précision que seul donne le génie, eut retracé l'histoire anatomique et clinique de la phthisie, depuis ce jour deux grands courants se sont formés, l'un affirmant l'*unité*, l'autre proclamant la *dualité* des lésions phthisiogènes.

Pour les *unicistes*, la tuberculose pulmonaire et la pneumonie caséeuse ne forment qu'une même maladie ; elles sont également passibles de l'hérédité, elles marchent vers un même terme, la phthisie, et si leurs lésions granulations tuberculeuses et inflammations caséeuses présentent quelque différence, cette différence ne porte que sur la forme des produits morbides et nullement sur leur nature. C'est donc la doctrine de l'unité au double point de vue anatomique et clinique, telle, ou peu s'en faut, que nous l'avait léguée Laënnec.

Pour les *dualistes*, au contraire, la tuberculose pulmonaire et la pneumonie caséeuse représentaient deux maladies bien distinctes : dès 1850, Reinhardt avait affirmé que la lésion décrite par Laënnec sous le nom d'infiltration tuberculeuse n'était autre chose « qu'une pneumonie caséeuse ». A entendre les dualistes, l'anatomie pathologique, la marche, le pronostic, étaient différents dans les deux cas ; les granulations tuberculeuses et l'inflammation caséeuse n'avaient ni même provenance ni même nature : l'hérédité était principalement dévolue au tuberculeux ; quant au caséeux, il en était quitte pour une pneumonie que Virchow nommait scrofuleuse, « s'il n'avait en perspective la mauvaise chance de devenir tuberculeux ». (Niemeyer.)

Vous voyez, disaient les dualistes, que cette pneumonie (scrofuleuse de Virchow) n'a rien de commun avec la tuberculose pulmonaire, puisque entre ces deux maladies il y a différence de forme, de siège, d'origine et de nature : différence de forme, car la granulation tuberculeuse est nodulaire et la pneumonie caséeuse est diffuse ; différence de siège, car la granulation prend naissance en dehors de l'alvéole et la pneumonie caséeuse au dedans ; différence d'origine, car la granulation tuberculeuse se développe aux dépens du tissu conjonctif et la pneumonie caséeuse aux dépens de l'endothélium pulmonaire.

Tels étaient les arguments anatomiques et histologiques invoqués par les dualistes, et c'est sur ce même terrain que chacune de leurs conclusions a été vigoureusement attaquée et victorieusement combattue dans différents travaux, et notamment par M. Grancher dans une thèse[1] qui est un éloquent et solide plaidoyer en faveur de l'œuvre de Laënnec.

Mais ce qui a définitivement ruiné la doctrine dualiste, ce qui a permis de proclamer définitivement le triomphe de l'École française, c'est d'une part la découverte de Villemin, et d'autre part la découverte de Koch. Nous savons, depuis les mémorables expériences de Villemin, que tous les produits tuberculeux sont virulents et inoculables, *quelle que soit leur forme*, nodules tuberculeux ou infiltrats tuberculeux, et nous savons également, depuis la grande découverte de Koch, que tous ces produits contiennent le *bacille* spécifique de la tuberculose.

Les expériences d'Auclair[2] méritent d'être citées : chez le lapin, la pneumonie caséeuse succède à l'inoculation intra-trachéale d'un extrait éthéré du corps des bacilles

1. *De l'unité de la phthisie.* Thèse de doctorat. Paris, 1875. *Archives de physiologie*, janvier 1877. — Charcot. *Revue mens.*, 1887, p. 877. Tubercul. et pneum. caséeuse. — Hanot. *Arch. de méd.*, 1879, p. 448. Phthisie pulm. et tuberc. pulm. — Thaon. *Clin. climatol. des mal. chron.* Paris, 1877, p. 3
2. Auclair. *Arch. de méd. expérim.* Mars 1900.

tuberculeux humains; la pneumonie interstitielle peut être le résultat de l'inoculation d'un extrait chloroformé de ces mêmes bacilles. La double évolution fibro-caséeuse du tubercule semble donc dépendre d'une double toxine qui explique l'orientation des lésions vers l'un ou l'autre processus ou vers les deux à la fois.

Il n'y a plus de raison pour conserver l'ancienne dénomination de pneumonie caséeuse. La maladie infectieuse qu'on appelle tuberculose, et qui évolue dans le poumon et ailleurs, à l'état aigu, subaigu ou chronique, se traduit anatomiquement par des produits de nature tuberculeuse. Ces produits ont tantôt de petites dimensions à forme nodulaire (granulations grises, tubercules miliaires), tantôt ils acquièrent des dimensions considérables (noyaux pneumoniques tuberculeux, discrets ou confluents, infiltration tuberculeuse). La forme granuleuse peut exister seule : c'est la *tuberculose granuleuse aiguë*; la forme pneumonique, discrète ou confluente, peut exister seule : c'est l'ancienne pneumonie caséeuse, mieux nommée broncho-pneumonie tuberculeuse, dont l'évolution plus ou moins rapide crée la *phthisie aiguë* et la *phthisie subaiguë*.

Anatomie pathologique. — La pneumonie tuberculeuse se localise habituellement à un seul poumon ; elle peut se limiter à quelques lobules ou envahir le lobe tout entier. Elle prend le lobe inférieur aussi bien que le lobe supérieur.

Le poumon présente des aspects différents suivant que la lésion est arrivée à un stade plus ou moins avancé. Au stade le plus avancé, le tissu pulmonaire ressemble à du fromage de Roquefort, d'où la dénomination de pneumonie caséeuse, des parties grisâtres forment avec des parties jaunâtres et brunâtres une sorte de mosaïque. Cette hépatisation tuberculeuse ne présente pas à la coupe l'état granuleux de la pneumonie lobaire, la surface de section est plus opaque, plus lisse, plus sèche, plus homogène, plus anémiée.

A côté de blocs caséeux, on constate des lésions de pneumonie tuberculeuse à ses débuts : ce sont des amas de substance rosée, tremblotante, demi-transparente : c'est l'*infiltration colloïde* de Laënnec, décrite depuis sous la dénomination de *pneumonie colloïde caséeuse* (Thaon). On voit également des amas de substance grise, homogène, demi-transparente : c'est l'*infiltration grise* de Laënnec. Ces infiltrations tuberculeuses, d'apparences diverses, aboutissent à l'état caséeux.

En étudiant de près l'infiltration caséeuse, on voit qu'elle n'est pas disséminée au hasard dans le poumon : elle est formée de nodules plus ou moins confluents, plus ou moins nombreux, laissant dans leur intervalle du parenchyme pulmonaire sain ou atteint des lésions de la broncho-pneumonie vulgaire. Les nodules caséeux ont une texture spéciale, et la plupart se sont développés autour d'une petite bronche, qui leur a servi de centre de formation (nodules péribronchiques). Ils sont formés : 1° d'une région centrale; 2° d'une zone périphérique. La région centrale est d'autant plus caséeuse qu'elle est plus âgée ; on y découvre quelques vestiges du poumon ; des artérioles, des anneaux et des travées de fibres élastiques qui représentent les bronchioles et les parois alvéolaires. Autour de cette région centrale, qui rappelle le centre caséeux du follicule tuberculeux, on voit une zone bien limitée du côté de la région centrale, mais irrégulière à la périphérie. Cette zone, dite *zone embryonnaire* (Grancher[1]), est formée de cellules embryonnaires qui infiltrent les parois des alvéoles et leurs cavités, et présentent, disposées régulièrement, en forme de couronne, des *cellules géantes* (Charcot[2]) qui complètent l'analogie entre le nodule caséeux et le follicule tuberculeux. Ici, comme dans le tubercule, c'est par le centre que commence la dégénération, et par la périphérie que la lésion s'étend. Ces nodules caséeux, qu'on retrouve dans les différentes variétés de pneumonie caséeuse, sont de véritables agglomérations de nature tuberculeuse; c'est l'infiltration tuberculeuse de Laënnec dans son sens le plus absolu : les inflammations caséeuses portent, avec le cachet des lésions tuberculeuses, le bacille de Koch.

Le ramollissement de la substance caséeuse, l'ulcération

1. *Arch. de phys.*, 1878, p. 633.
2. Cours de M. Charcot. *Revue mens.*, 1877, p. 876.

qui en est la conséquence, et la caverne, se produisent d'après le processus que nous avons déjà décrit à propos des tubercules ; toutefois, la pneumonie caséeuse peut durer longtemps sans aboutir aux ulcérations pulmonaires ; des masses considérables peuvent rester dans le même état pendant longtemps, bien que le poumon soit imperméable à l'air et au sang (Cornil et Ranvier).

La pneumonie caséeuse chronique, comme la tuberculose chronique, est toujours accompagnée de pneumonie interstitielle (Grancher), et souvent de pleurésie fibrineuse ; nous verrons plus loin dans quels rapports les granulations tuberculeuses lui sont associées.

Bactériologie.— Le *bacille* tuberculeux a toujours été rencontré dans les poumons atteints de pneumonie caséeuse. Dans la pneumonie caséeuse lobaire, on trouve les bacilles au centre des infundibula, au milieu des cellules embryonnaires qui remplissent les alvéoles, dans les parois des alvéoles. Même distribution dans les formes lobulaires. Mais le bacille tuberculeux n'est pas seul en cause dans les lésions de la pneumonie et de la broncho-pneumonie tuberculeuses. Ici comme dans toutes les broncho-pneumonies il s'agit d'infections mixtes ; le pneumocoque, le pneumo-bacille, le streptocoque, prédominent dans la zone malade qui entoure les masses caséeuses. Cette zone périphérique représente le stade le moins avancé de la lésion, tandis que la lésion caséeuse centrale représente la lésion achevée. Or les microbes secondaires ou associés prédominant dans la zone périphérique, il est probable que ce sont eux qui engendrent les foyers de broncho-pneumonie et qui préparent la lésion que le bacille achève et caséifie.

Description. — La pneumonie tuberculeuse est lobulaire ou pseudo-lobulaire (Vulpian). On a décrit aussi une forme lobaire, mais, d'après Charcot, la pneumonie tuberculeuse n'est jamais lobaire, et celles qu'on a prises pour lobaires sont des pneumonies lobulaires confluentes ou pseudo-lobaires.

Qu'elle soit *lobulaire* ou *pseudo-lobaire*, la pneumonie tuberculeuse revêt tantôt les apparences bruyantes d'une phlegmasie *aiguë*, tantôt les allures plus tranquilles des maladies primitivement *chroniques*, et entre ces deux extrêmes il y a place pour tous les intermédiaires, notamment pour une variété *subaiguë*.

La pneumonie tuberculose *aiguë* pseudo-lobaire débute brusquement par la fièvre, les frissons et le point de côté, et il se peut même que la violence du frisson, l'élévation de la température, les crachats colorés et visqueux, donnent à la maladie les apparences d'une pneumonie franchement lobaire. Je me rappelle avoir vu, il y a quelques années, un étudiant en médecine qui fut emporté en trois semaines par une pneumonie tuberculeuse du lobe moyen ; la sœur de ce jeune homme était morte quelques temps avant de tuberculose chronique.

La pneumonie tuberculeuse *aiguë* lobulaire se rapproche par des symptômes initiaux de la broncho-pneumonie.

Ces formes aiguës peuvent enlever le malade très rapidement, en quelques semaines, avant même que les ulcérations pulmonaires aient eu le temps de se produire ; d'autres fois les cavités pulmonaires se creusent de bonne heure, et l'auscultation permet d'en suivre l'évolution. Quand la marche de la maladie est un peu plus lente, on a le tableau clinique de la pneumonie tuberculeuse *subaiguë*. Ces formes de pneumonie tuberculeuse-aiguë et subaiguë répondent aux désignations de *phthisie aiguë*, de *phthisie pneumonique aiguë*.

Les pneumonies tuberculeuses *chroniques* succèdent à l'état aigu ou sont *chroniques d'emblée*. Dans ce dernier cas, la maladie *débute sans bruit*, précédée ou non de quelques manifestations suspectes, laryngite, bronchite, hémoptysie ; le malade tousse et se plaint d'une *oppression souvent paroxystique*[1], comparable à la dyspnée des maladies du cœur ou à l'angoisse d'un accès d'asthme ; il perd ses forces et maigrit ; on l'ausculte et l'on trouve, dans un ou plusieurs lobes, du souffle, des râles sous-crépitants, et une diminution notable du murmure vésiculaire. Ces signes ont par-

---

1. Chouppe. *Pneum. caséeuse lobaire* (*Arch de méd.*, 1874, p. 2).

fois un caractère dominant : ils *s'immobilisent* avec une ténacité désespérante dans les régions envahies, et la lésion, malgré son étendue, ne détermine chez quelques malades qu'une fièvre modérée et une expectoration insignifiante ou purement catarrhale.

Il est exceptionnel que la pneumonie caséeuse puisse guérir; le plus souvent, la forme chronique aboutit à l'ulcération pulmonaire, aux *cavernes*, à la *consomption lente*, à la phthisie dans le vrai sens du mot. Dans d'autres circonstances, et malgré une durée de plusieurs mois, le malade succombe, sans ulcérations pulmonaires; il est emporté par l'asphyxie et par des symptômes d'hecticité, fièvres, sueurs, dévoiement. J'ai eu l'occasion d'observer deux faits de ce genre : l'un, avec M. Tardieu, chez une jeune fille dont le frère mourut deux ans plus tard de tuberculose commune ; l'autre, avec MM. Krank et Leudet, chez une jeune femme dont la pneumonie caséeuse se compliqua, comme il arrive souvent, d'une pleurésie fibrineuse. Chez ces deux malades, la presque totalité du poumon droit paraissait transformée en un vaste bloc caséeux, la matité était absolue, et l'*absence* de *tout bruit normal ou anormal* alternait par places avec un peu de souffle ou quelques râles sous-crépitants. La dyspnée croissante et l'asphyxie furent pendant toute la maladie les symptômes dominants.

Chez les enfants du premier âge, ainsi que j'ai eu occasion de le dire au chapitre de la phthisie pulmonaire, la tuberculose se traduit souvent par une broncho-pneumonie.

Diagnostic. — Le *diagnostic* de la pneumonie tuberculeuse est extrêmement difficile au début; les formes aiguës simulent une broncho-pneumonie ou une pneumonie légitime, et l'on s'aperçoit bientôt qu'on a affaire à une phthisie aiguë. Il faut dire cependant que les pneumonies caséeuses aiguës ont *rarement les allures d'une phlegmasie franche*. Ainsi, dans la forme qui simule la pneumonie lobaire, les crachats sont plus sanglants ou accompagnés de véritables hémoptysies, la défervescence ne se fait pas, l'amaigrissement est rapide, quelquefois des signes cavitaires apparaissent et le malade est emporté par une consomption aiguë.

Les formes *chroniques* ou *subaiguës* de la pneumonie caséeuse ont des allures tout aussi insidieuses : la phlegmasie est mal caractérisée; les signes stéthoscopiques, les râles, le souffle, s'immobilisent; on pense à une pneumonie secondaire dont on recherche ailleurs la cause première; on se demande si le malade n'est pas diabétique, brightique ou cardiaque, mais bientôt l'apparition de nouveaux symptômes vient éclairer le diagnostic.

Dans tous ces cas douteux et difficiles, on ne saurait s'entourer de trop de renseignements; les antécédents du malade (hémoptysie, bronchites suspectes) et la question d'hérédité (phthisie chez les antécédents ou chez les collatéraux) auront une grande valeur pour le diagnostic.

La présence de *bacilles* tuberculeux dans les crachats de malades atteints de pneumonie caséeuse est moins fréquente que dans les cas de tuberculose vulgaire. Les bacilles peuvent faire défaut dans l'expectoration, bien qu'on les ait retrouvés ensuite à l'autopsie dans le tissu du poumon[1].

§ 16. TUBERCULOSE GRANULEUSE AIGUË — TUBERCULISATION GÉNÉRALISÉE AIGUË

Les désignations de *galopante* et d'*aiguë* appliquées à la phthisie et à la tuberculose ont été diversement interprétées par les auteurs, et cette confusion a certainement compliqué l'étude de ces maladies. Il faut abandonner la désignation de galopante et conserver seulement l'épithète d'*aiguë en opposition à l'épithète de chronique*. Il y a une phthisie chronique et une phthisie aiguë. La phthisie est chronique lorsque les lésions tuberculeuses et caséeuses ont une évolution qui aboutit lentement et graduellement aux ulcérations du poumon, aux cavernes et à la consomption; la

1. Dejerine et Babinsky. *Revue de médecine*, février 1884.

phthisie est subaiguë ou aiguë lorsque l'évolution de ces lésions est rapide, comme on l'observe dans certaines pneumonies tuberculeuses; le malade parcourt alors les phases de sa phthisie en peu de mois ou en quelques semaines, au lieu de les parcourir en plusieurs années.

Ces différentes formes, la phthisie chronique qui est la plus commune, la phthisie subaiguë et la phthisie aiguë, ont été décrites dans les chapitres précédents, je n'y reviens pas : j'ai en vue actuellement la description d'une autre forme de l'infection tuberculeuse, la *tuberculose granuleuse aiguë*, la *granulose aiguë*, la *granulie* d'Empis.

Dans les différentes variétés de phthisie que nous avons passées en revue dans les chapitres précédents, la granulation grise était reléguée au second plan, tandis que les tubercules miliaires, les infiltrations tuberculeuses diffuses ou circonscrites faisaient presque tous les frais de la lésion. Dans la *tuberculose granuleuse aiguë* les choses se passent autrement; la lésion dominante est la granulation tuberculeuse, les hyperémies et les phlegmasies broncho-pulmonaires n'occupent que le second plan. Les granulations tuberculeuses sont tellement confluentes, l'asphyxie et la mort sont si rapides, que les dégénérescences secondaires, les ulcérations du poumon, compagnes des phthisies, n'ont pas le temps de se produire. Toutefois, il ne faut pas oublier que les différentes formes de l'infection tuberculeuse peuvent exister simultanément chez un même sujet, auquel cas on retrouve, à l'autopsie, des lésions de phthisie chronique ou de pneumonie tuberculeuse aiguë et les granulations confluentes de la tuberculose aiguë.

Anatomie pathologique. — Les lésions de la tuberculose aiguë (granulie de M. Empis[1]) présentent des différences notables, suivant que les granulations tuberculeuses sont, ou non, accompagnées de congestion, de bronchite, de broncho-pneumonie, de pleurésie, ou d'anciennes lésions tuberculeuses.

1. Empis. *De la granulie.* Paris, 1865.

1° Dans certains cas, les granulations tuberculeuses constituent la seule lésion ou, du moins, les phlegmasies de voisinage qui les accompagnent sont insignifiantes; le parenchyme pulmonaire est criblé de granulations à sa surface et dans sa profondeur, « *il grêle des tubercules* » (Peter), on en retrouve partout; dans le tissu pulmonaire et sur les feuillets de la plèvre. A la section, le poumon apparaît hérissé de granulations qui sont presque toutes jeunes, grises et demi-transparentes; celles qui sont plus âgées ont subi la dégénérescence de leur centre. Tandis que dans la tuberculose chronique (phthisie commune), le tubercule miliaire se développe surtout autour d'une bronchiole qui lui sert de centre de formation, dans la tuberculose aiguë les granulations grises se développent surtout autour des vaisseaux sanguins et lymphatiques, et la structure de la granulation est celle que j'ai décrite ailleurs.

2° Dans d'autres circonstances, les granulations tuberculeuses de la *tuberculose aiguë* n'évoluent pas isolément, elles sont accompagnées de congestion violente, de bronchite capillaire, de broncho-pneumonie, de pleurésie. Si la maladie a une certaine durée, les granulations tuberculeuses et les infiltrations broncho-pulmonaires ont déjà subi un commencement de ramollissement et de caséification.

3° Dans un grand nombre d'autopsies, on retrouve à la fois des poussées aiguës et tout à fait récentes de granulations tuberculeuses, avec une ancienne lésion tuberculeuse, un noyau caséeux de broncho-pneumonie tuberculeuse. C'est même sur les faits de ce genre qu'a été édifiée la théorie de Bühl, d'après laquelle les poussées de tuberculose aiguë, ne seraient que des lésions secondaires greffées sur la lésion chronique qui a favorisé leur développement.

Les faits d'infection secondaire, connus depuis Laënnec, sont en effet très fréquents; ils méritent d'être pris en sérieuse considération, ils prouvent que tel individu frappé de tuberculose aiguë était déjà en puissance de l'infection tuberculeuse, puisqu'on trouve dans les poumons, dans l'encéphale[1] ou dans d'autres organes, d'anciennes lésions tuberculeuses qui avaient évolué silencieusement. On a cité des faits de tuberculose aiguë secondaire chez des gens primitivement affectés de tuberculose de l'œil, d'infiltration tuberculeuse du rachis, d'infiltration tuberculeuse des ganglions lymphatiques, etc.; ce qui n'empêche pas que la tuberculose aiguë peut se déclarer primitivement, ainsi qu'on l'a constaté, dans bon nombre d'observations.

La tuberculose aiguë ne reste pas généralement limitée à l'appareil respiratoire : elle envahit souvent d'autres organes, elle se généralise à un grand nombre d'appareils et mérite alors le nom de *tuberculisation aiguë*. Peu d'organes lui échappent : péritoine, méninges, péricarde, endocarde, synoviales, foie, rate, reins, choroïde, corps thyroïde, ganglions bronchiques et mésentériques, etc., sont envahis par les granulations tuberculeuses.

Les *ganglions* prennent rapidement un volume énorme, et c'est à ce développement rapide qu'il faut rapporter certains accidents tels que « la compression des bronches et les symptômes asphyxiques, la compression des artères mésentériques et la gangrène intestinale, la compression du canal cholédoque et l'ictère[2] ».

Dans la tuberculose aiguë, les granulations tuberculeuses semblent prendre naissance de préférence dans le tissu vasculaire et lymphatique. On a constaté des formations tuberculeuses, cellules géantes et bacilles tuberculeux dans la tunique interne des vaisseaux méningés, dans la fibrine qui oblitère les vaisseaux thrombosés par des tubercules ; on les a constatées dans la membrane interne des veines pulmonaires (Mügge), dans la tunique interne de l'endocarde du cœur droit, dans les végétations de l'endocardite (Weigert), dans la paroi des veines, dans la tunique interne de la veine cave inférieure, dans le sang, dans la paroi du canal

1. Ces éruptions secondaires de tubercules avaient été signalées par Laënnec (voyez Lépine, thèse d'agrégation, 1872, p. 84.
2. Colin. *Soc. méd. des hôp.*, 1875, p. 94, et *Étud. clin.* p. 77.

thoracique (Ponfick), dans la paroi des vaisseaux lymphatiques, en sorte que la tuberculose aiguë ou les poussées de tuberculose aiguë « résultent, suivant toute vraisemblance, de l'entrée des bactéries dans la situation générale des plasmas sanguin ou lymphatique[1] ».

Description. — La tuberculose aiguë se présente sous des aspects si divers qu'on a essayé de classer ses formes principales en prenant pour base de classification tantôt la lésion anatomique, tantôt le symptôme prédominant. Bien que les différentes classifications proposées soient de pure fantaisie et peu d'accord avec les données de la clinique, je reconnais cependant qu'elles sont nécessaires pour une description de pathologie.

1° Il y a une forme catarrhale, aux allures bénignes, où la tuberculose aiguë, *presque latente* (Leudet), revêt les apparences d'une fièvre saisonnière avec quelques déterminations pulmonaires ou gastriques, et le malade est emporté rapidement par accès de suffocation ou par syncope, après une durée plus ou moins longue de cet état qui paraissait peu sérieux, et qu'on supposait être une bronchite ou une grippe. Ces formes latentes sont d'autant plus insidieuses qu'elles peuvent être *apyrétiques*; j'en ai observé un cas à l'hôpital Necker.

2° La forme *suffocante,* que Graves[2] nomme *asphyxie tuberculeuse aiguë,* et qui ressemble, dit Andral[3], à un accès d'asthme aigu, est caractérisée par une dyspnée et par une asphyxie croissantes qui surviennent sans prodromes, ou du moins au milieu de symptômes insignifiants; il n'y a ni douleur, ni toux, ni expectoration; la fièvre est modérée, et l'auscultation ne dénote que des râles sans valeur. Cette forme, souvent accompagnée de congestion broncho-pulmonaire, peut emporter le malade en moins de quinze jours, en cinq jours (observation personnelle)[4], en quatre jours

1. Cornil et Babès. *Les bactéries*, p. 696.
2. Graves. *Trad. Jaccoud*, t. II, p. 139.
3. Andral. *Clin. méd.*, t. IV, p. 359.
4. Dieulafoy. *Gaz. hebd.*, 1878.

(Colin[1]). Et si quelque chose peut mettre sur la voie du diagnostic, c'est précisément l'absence de signes, ou du moins la disproportion qui existe entre la gravité des symptômes et les signes révélés par l'examen physique.

3° La tuberculose aiguë peut être associée aux infections de l'appareil respiratoire (diphtérie), et alors elle est en partie masquée par elles. Ainsi, quand elle prend les allures d'une *bronchite capillaire*, elle en a la toux, la dyspnée, l'expectoration; ce sont les mêmes râles fins, sibilants et sous-crépitants, et si d'autres symptômes, crachats sanglants, développement de la rate, troubles abdominaux ou céphaliques ne viennent pas se joindre au tableau clinique, le diagnostic est fort difficile.

Quand la tuberculose aiguë est associée à une *broncho-pneumonie (phthisie aiguë)*, les difficultés de diagnostic sont les mêmes que précédemment; la maladie poursuit ses périodes en quelques semaines, en deux ou trois mois; on assiste alors à la formation des ulcérations rapides du poumon, à la consomption du malade, et cette variété se confond avec la phthisie pneumonique décrite au chapitre des pneumonies caséeuses.

Dans certains cas, les inflammations broncho-pulmonaires cèdent le pas à l'inflammation pleurale, et la *pleurésie* séro-fibrineuse ou *hémorrhagique* domine la situation au point que la tuberculose aiguë passe inaperçue jusqu'au jour où elle se révèle par des symptômes qui n'ont rien de commun avec la pleurésie simple.

4° La forme *typhoïde*[2] répond surtout à la *tuberculisation aiguë généralisée*; elle a les plus grandes analogies avec la fièvre typhoïde : céphalalgie, insomnie, congestion pulmonaire, épistaxis, troubles abdominaux et encéphaliques, taches rosées lenticulaires, rien n'y manque. Néanmoins il existe quelques signes distinctifs qui peuvent aider au diagnostic : dans la tuberculose aiguë, la stupeur est moins

---

1. Colin. *Gaz. hebd.*, 1868, p. 100.
2. Hérard, Cornil et Hanot. *La phthisie pulm.*, p. 589.

profonde, l'hyperesthésie thoracique est vive (Bouchut), l'examen ophthalmoscopique révèle quelquefois des granulations tuberculeuses de la choroïde (Bouchut), les signes stéthoscopiques sont plus accentués au sommet des poumons, les crachats sont parfois mêlés de sang rouge; le malade a des accès de dyspnée, et la courbe thermique présente quelques différences. En effet, tandis que le cycle fébrile de la dothiénentérie se compose de trois périodes, où la température est successivement ascendante, stationnaire et descendante, la température de la tuberculose aiguë, beaucoup plus élevée le soir que le matin, ne s'écarte guère de ce type durant toute la maladie. Le *séro-diagnostic* (Widal) lèvera tous les doutes entre la fièvre typhoïde et la granulie.

5° La forme *cérébrale*[1] de la tuberculose aiguë peut se manifester brusquement par une perte de connaissance suivie de coma et de phénomènes méningitiques; ces symptômes rappellent ce qu'on décrit sous le nom d'hydrocéphalie aiguë, et, par le fait, on retrouve à l'autopsie un abondant épanchement ventriculaire. Les symptômes cérébraux ne surviennent pas à titre de simple épisode, comme on l'observe dans les autres variétés de tuberculisation aiguë et chronique; ici, ils concentrent sur eux toute l'attention.

6° *Formes insolites.* — Il est des cas, plus rares et plus insidieux encore que les précédents, où la tuberculose aiguë se traduit par des symptômes si insolites qu'on méconnaît, au début, la nature du mal. M. Colin[2] a publié l'histoire d'un malade chez lequel la poussée granuleuse s'était d'abord accomplie dans les reins, et la maladie avait d'abord été prise pour une *néphrite aiguë*. Dans une observation de M. Laveran[3], la tuberculose avait d'abord envahi les synoviales articulaires, et dans les premiers jours la maladie fut prise pour un rhumatisme articulaire aigu.

7° Dans quelques cas, les lésions tuberculeuses sont peu

1. *Tuberc. mil. aig. à form. cér. apopl.* Demouch. Th. de Paris, 1878.
2. *Études cliniques,* p. 43.
3. *Soc. méd. des hôpit.,* 14 juillet 1876.

accusées, mais la virulence du bacille est exaltée et la maladie mérite vraiment la dénomination de *fièvre tuberculeuse infectieuse aiguë*[1]. Le malade a les apparences d'un typhoïde, néanmoins il n'en a pas la stupeur, et la fièvre peut s'amender sous l'influence de l'antipyrine[2].

Diagnostic. — Pronostic. — J'ai indiqué les difficultés du *diagnostic*, à propos de chacune des formes que peut revêtir la tuberculose granuleuse aiguë. La recherche des *bacilles* dans les crachats ne devra jamais être négligée : c'est le moyen de diagnostic le plus précieux, et dans plusieurs circonstances il a permis d'affirmer un diagnostic douteux.

La tuberculose aiguë et la tuberculisation aiguë généralisée sont presque fatalement mortelles, et certaines formes enlèvent le malade en peu de jours. A cette règle il y a quelques exceptions : parfois les granulations tuberculeuses procèdent par poussées intermittentes; la maladie n'est plus aiguë, elle dure plusieurs mois ; d'autres fois, la poussée aiguë fait place à un état chronique, et la tuberculose aiguë se transforme en phthisie pulmonaire commune; dans quelques circonstances, quand la poussée de granulations n'a pas été confluente, les tubercules passent à l'*état fibreux*, la tuberculose devient chronique[3], et elle serait dès lors presque inoffensive, si le malade n'était sous le coup des autres manifestations aiguës ou chroniques de l'infection tuberculeuse.

La tuberculose aiguë frappe surtout les jeunes gens, les jeunes soldats, et les médecins militaires ont insisté sur son caractère *quasi-épidémique*. Elle n'est pas rare chez les très jeunes enfants, jusqu'à l'âge de quinze à dix-huit mois, et bien que chez eux elle soit presque toujours généralisée, l'absence de symptômes locaux rend le diagnostic très difficile (Parrot).

1. Landouzy. *Gaz. des hôp.*, janvier 1886.
3. Jeannel. *Congr. de la tuberc.*, 1889, p. 145.
5. Mairet. Thèse d'agrég., 1877, p. 61.

Le *traitement* de la tuberculose aiguë varie suivant les formes que revêt la maladie ; le tanin à la dose de 1 gramme par jour, l'iodure de sodium à la dose de 8 à 20 grammes par jour (Lépine), paraissent avoir donné de bons résultats.

§ 17. LES FAUSSES TUBERCULOSES DU POUMON

Le *tubercule*, mode de réaction des tissus vis-à-vis des agents pathogènes, n'est en aucune façon spécifique de la tuberculose bacillaire de Koch ; il peut se rencontrer dans différentes affections caractérisées histologiquement seulement par des tubercules : ce sont les pseudo-tuberculoses.

Les causes de ces pseudo-tuberculoses sont multiples ; je citerai certains parasites animaux, le strongylus vasorum, dont les œufs provoquent chez le chien une réaction tuberculeuse du pancréas (Laulanié)[1], l'ollulanus tricuspis, le pseudalius ovis pulmonalis, qui produisent l'un la pneumonie vermineuse du chat, l'autre celle du mouton. D'autres fois on observe des parasites bactériens, par exemple, les bacilles de la tuberculose zoogléique de Malassez et Vignal ; parfois, enfin, les tubercules sont produits par des champignons, le favus (Sabrazès et Dubreuilh), les cladothrix, le streptothrix d'Eppinger (Picot, Rivière et Sabrazès), les aspergillus : aspergillus sulfuscus (Olsen et Gade), aspergillus nidulans (Lindt), aspergillus flavescens, et surtout aspergillus fumigatus. La pseudo-tuberculose due à ce dernier champignon, étant la seule qui ait été observée d'une manière à peu près complète chez l'homme, c'est la seule que nous décrirons ici, sous le nom de pseudo-tuberculose aspergillaire.

---

1. Laulanié. Sur quelques affections parasitaires des poumons et leur rapport avec la tuberculose. *Archives de physiologie*, 1884.

PSEUDO-TUBERCULOSE ASPERGILLAIRE

Chez l'homme, la pseudo-tuberculose aspergillaire (aspergillose pulmonaire) a surtout été rencontrée chez les *gaveurs de pigeons* et chez les *peigneurs de cheveux*; j'ai eu l'occasion de l'observer plusieurs fois dans mon service à l'hôpital Necker[1] et elle a fait le sujet de la thèse fort remarquable et d'une série de nombreux travaux de mon ancien interne, Rénon[2].

Bactériologie. — L'aspergillus fumigatus, de l'ordre des Ascomycètes et de la famille des Périsporiacées, est essentiellement constitué à l'état adulte par un mycélium formé d'hyphes alternes, courts, un peu dilatés à leurs extrémités, et donnant des rameaux stériles cloisonnés et incolores, et

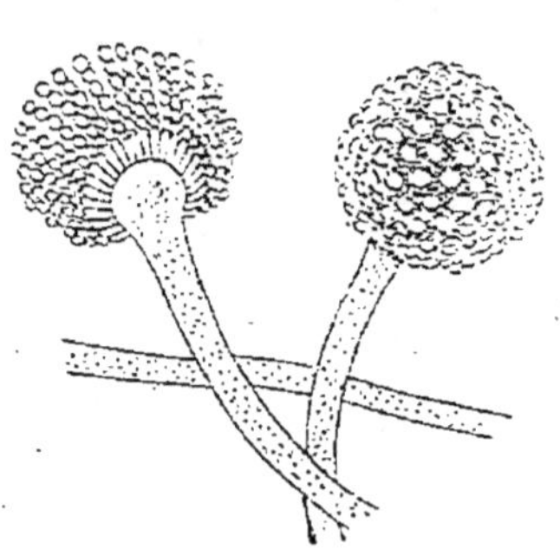

des rameaux fructifères, incolores, ou légèrement colorés. Ces derniers supportent les spores, qui reposent sur le réceptacle ou tête sporifère dont elles émanent par l'étranglement de petites cellules ayant la forme de quilles, les basidies.

L'aspergillus fumigatus présente des spores qui sont vertes ou brunes suivant les milieux, leur maximum de développement se fait à 37 ou 38 degrés, température voisine de celle du corps humain. Ces spores poussent très bien sur liquide de Raulin, sur moût de bière et sur maltose de Sabouraud; leur couleur est brune sur le premier milieu de culture et verte sur le second; dans

1. Dieulafoy, Chantemesse et Widal. *Une pseudo-tuberculose mycosique.* Congrès de Berlin, 1889.

2. Rénon. *Recherches cliniques et expérimentales sur la pseudo-tuberculose aspergillaire.* Thèse de Paris, 1893 et *Étude sur l'aspergillose chez les animaux et chez l'homme.* — Communications à la Société de biologie, 1895-1896. Paris, 1897.

certains cas elles peuvent prendre une couleur jaunâtre. La gélatine est liquéfiée par l'aspergillus fumigatus.

Chez les animaux, l'action pathogène de ce champignon est considérable : les pigeons meurent 3 à 4 jours après inoculation de spores dans la veine axillaire; les lapins meurent en 6 à 8 jours et les cobayes en 4 à 5 jours après l'injection dans les veines de l'oreille; le singe y est moins sensible et cette action pathogène, nulle pour le mouton, existe pour le chien et le chat (Saxer)[1]. Les inhalations dans la trachée tuent les pigeons en 12 à 15 jours : l'ingestion de spores provoque exceptionnellement chez le lapin des lésions tuberculeuses de l'intestin, lésions qui peuvent aller jusqu'à la perforation (Rénon).

L'aspergillose spontanée est assez fréquente chez les oiseaux; elle peut envahir les œufs en incubation et les transmettre même à l'embryon (Lucet[2]) : elle est assez rare chez les mammifères, où elle prend l'allure soit d'une phthisie chronique, soit d'une septicémie hémorrhagique suraiguë (Lucet). Les spores de l'aspergillus fumigatus existent dans l'air, sur les arbres, dans les couches les plus superficielles du sol; on les trouve même dans le mucus nasal et la salive des personnes saines ou atteintes d'affections les plus diverses, mais la surface des graines est leur habitat de prédilection (Rénon).

La résistance des spores est considérable et leur vitalité énorme. Elles se reproduisent encore au bout de 3 à 4 années de séjour dans une vieille culture et leur virulence s'en trouve atténuée. Leur vitalité s'atténue aussi par le séjour plus ou moins prolongé dans les membranes organiques (Rénon). La chaleur les tue : elles deviennent alors inoffensives pour les animaux, mais l'animal n'en reste pas moins accessible à l'injection de spores virulentes et il paraît succomber d'autant plus vite, que le degré de cha-

---

1. Saxer. *Pneumonomykosis aspergillina*. Dissertation. Iéna, 1900.
2. Lucet. *L'aspergillus fumigatus chez les animaux domestiques et dans les œufs en incubation*. Paris, 1897.

leur nécessaire à la stérilisation des spores primitivement injectées a été plus élevé. Ce n'est que par une inoculation progressivement croissante de spores virulentes qu'on peut faire supporter aux lapins les doses considérables qui tuent rapidement les témoins.

L'aspergillus fumigatus ne produit pas de toxines. Ni le liquide de culture, ni les substances extraites du mycélium ne possèdent de propriétés vaccinantes (Kotliar[1], Rénon). Chez le lapin les spores traversent le placenta et se transmettent directement de la mère au fœtus.

Étiologie. Pathogénie. — Il est intéressant de savoir comment les gaveurs de pigeons peuvent prendre la maladie. Les pigeons contaminés présentent au plancher buccal une petite tumeur, « un chancre », qui peut être, de bec à bouche, une cause de contamination pour les gaveurs. Il est probable que, plus habituellement, pigeon et gaveur trouvent la cause commune de leur mal dans les spores d'aspergillus fumigatus que les graines de millet et de vesce portent souvent à leur surface.

Les peigneurs de cheveux[2] peuvent contracter, eux aussi, la tuberculose aspergillaire. Ils sont contaminés par la farine qu'ils répandent sur les cheveux pour les dégraisser : cette farine contient beaucoup de spores de champignons tandis que les cheveux non apprêtés, ramassés chaque matin dans les boîtes à ordure par les chiffonniers de Paris, en renferment à peine. Les oiseaux qui vivent dans cette atmosphère de poussière y succombent en quinze jours à trois semaines; d'ailleurs des pigeons à qui on fait inhaler ces poussières meurent de tuberculose aspergillaire.

Dans certains cas, l'aspergillose trouve chez l'homme un terrain tout préparé par des phlegmasies antérieures de l'appareil broncho-pulmonaire : l'affection est alors secon-

---

1. Kotliar. Contribution à l'étude de la pseudo-tuberculose aspergillaire *Annales de l'Institut Pasteur*, 25 juillet 1894.

2. Rénon. Deux cas familiaux de tuberculose aspergillaire simple chez des peigneurs de cheveux. *Gazette hebdomadaire de médecine et de chirurgie*, 1895, p. 542.

daire, son évolution est tardive et presque toujours masquée par les symptômes de la maladie primitive : elle n'est plus souvent reconnue qu'à l'autopsie. Dans d'autres cas, la pseudo-tuberculose aspergillaire est une affection primitive, autonome, identique à la maladie observée chez l'animal, et c'est elle que j'ai surtout en vue dans ce chapitre. Cette conception française de l'aspergillose primitive (Dieulafoy, Chantemesse et Widal, Potain, Rénon, Gaucher et Sergent), après avoir été vivement combattue en Allemagne, y est complètement admise aujourd'hui; elle est indiscutable, car elle répond à la réalité des faits anatomiques, expérimentaux et cliniques (Rénon). Les cas se sont multipliés depuis quelques années, et pour Saxer l'aspergillose primitive est beaucoup plus fréquente qu'on ne paraît le supposer[1].

La seule différence qui sépare encore l'école française de l'école allemande tient à la dénomination de pseudo-tuberculose appliquée en France au processus ulcératif aspergillaire primitif du poumon; si l'on songe que cette affection nécrosant le parenchyme pulmonaire présente tous les signes cliniques de la tuberculose, on voit qu'on est bien près de s'entendre, et qu'en tout cas la notion de l'aspergillose, maladie primitive, reçoit une éclatante confirmation[2].

Symptômes. — La pseudo-tuberculose aspergillaire se présente sous des aspects différents. Parfois le début se fait par une hémoptysie légère ou abondante, en général suivie de plusieurs autres hémoptysies à intervalles de quelques mois, d'une ou de deux années.

En même temps apparaît une certaine fatigue, une déperdition des forces, avec dyspepsie, digestions pénibles, anorexie. La toux est sèche, quinteuse, revenant par petits accès. L'expectoration, d'abord spumeuse, devient verdâtre, purulente, et les crachats sont souvent striés de sang.

1. Saxer. *Loco citato*, p. 161.
2. Rénon. L'aspergillose, maladie primitive. *Congrès international de médecine*, Paris 1900.

A l'auscultation, on observe tous les signes d'une tuberculose pulmonaire à sa première période; légère induration d'un sommet avec respiration rude, parfois expiration prolongée. On peut noter une élévation de température jusqu'à 58,5 avec ou sans transpirations nocturnes; quelquefois aussi, on constate des traces de pleurésie avec ou sans épanchement. Chez certains malades, les hémoptysies sont rares, et les signes bronchitiques attirent toute l'attention : la toux est incessante, la suffocation est intense, surtout pendant la nuit. On constate même de véritables accès de « pseudo-asthme » (Rénon), l'essoufflement diminue pendant le jour, mais à la condition que le malade ne fasse aucun effort. Les crachats sont verdâtres, purulents, parfois nummulaires. Pendant les accès, on entend à l'auscultation un véritable bruit de tempête avec râles ronflants, sibilants et sous-crépitants; en dehors des accès, il n'est pas rare d'observer au sommet du poumon des symptômes d'induration pulmonaire.

Généralement les autres organes sont sains, le foie et le rein sont particulièrement indemnes.

La marche de la maladie n'est point fatalement progressive : on constate des améliorations d'une durée variable, alternant avec une aggravation passagère qui peut disparaître pour un temps : il n'y a point, comme dans la tuberculose ordinaire, une extension graduelle et progressive des lésions. Après une période de cachexie transitoire, les malades reprennent de l'embonpoint, et ils ressemblent même parfois si peu à des tuberculeux, qu'on ne les croirait pas malades, si on ne les auscultait pas. La régression est d'ailleurs presque toujours la règle, l'aspergillus disparaît peu à peu dans l'expectoration, et la guérison définitive peut s'obtenir par sclérose, comme on l'observe chez les animaux.

La complication la plus redoutable est l'envahissement de l'appareil broncho-pulmonaire par le bacille de Koch, qui prend peu à peu la place du champignon; l'évolution se fait alors comme dans la tuberculose pulmonaire chro-

nique commune, s'accompagnant d'autres localisations tuberculeuses, telles que fistule anale ou tubeculose cutanée.
Cependant l'action sclérosante de l'aspergillus permet la
lutte contre le nouveau parasite, le processus curatif peut
même dépasser le but, et dans un cas, Rénon et Sergent
ont observé un tel envahissement cirrhotique que la sclérose pulmonaire est devenue à son tour la complication
dominante et le malade a succombé par dilatation du cœur
droit avec asystolie.

La durée de la tuberculose aspergillaire est fort longue;
elle a été de 5 ans, 6 ans, 8 ans et plus, dans les cas
observés jusqu'ici.

L'aspergillus fumigatus peut ne pas léser le poumon et
envahir seulement l'appareil bronchique. Il en résulte une
bronchite membraneuse particulière, essentiellement chronique dans les deux seuls cas connus jusqu'ici; les membranes composées uniquement de mycélium et de spores,
siègent dans les grosses bronches, et sont expulsées environ
tous les mois au milieu d'une violente crise de dyspnée.
(Obici[1], Rénon et Devillers[2].)

Diagnostic. — Il importe de faire un diagnostic précoce,
et ce diagnostic est impossible avec les seules ressources
de la clinique. On songera à l'aspergillose quand chez un
malade porteur de lésions tuberculeuses reconnues telles à
l'examen physique, la marche des accidents sera lente, leur
évolution torpide, avec persistance d'un bon état général.
La probabilité deviendra beaucoup plus grande si le malade
est par sa profession exposé à manier souvent les graines
ou les farines (gaveurs de pigeons, peigneurs de cheveux,
meuniers, grainetiers, etc.); elle se changera en certitude
si l'on constate dans les crachats l'absence du bacille de
Koch et si l'on y trouve du mycélium. C'est donc sur l'examen bactériologique que repose entièrement le diagnostic.

1. Obici. Ueber die pathogenen Eigenschaften des Aspergillus fumigatus.
Beiträge zur path. Anat. und zur allg. Path. Bd XXIII, p. 197.

2. Rénon et Devillers. Bronchite membraneuse chronique aspergillaire
primitive. *Soc. méd. des hôpitaux*, 1ᵉ décembre 1899.

Pour la recherche des bacilles, on se servira du procédé courant de Ziehl-Kühne. Si cet examen est négatif, il faut s'assurer de l'absence de bacilles par l'inoculation des crachats au cobaye : si 30 à 40 jours après l'inoculation, les animaux ne présentent aucune lésion tuberculeuse vérifiée bactériologiquement au point d'inoculation, la question est jugée : il ne s'agit point de la tuberculose de Koch.

La recherche des fragments de mycélium dans les crachats sera faite à l'aide d'une solution aqueuse de safranine, ou mieux par coloration à la thionine. Si la recherche est négative, il faudra recourir aux cultures ; si elle est positive, le même procédé sera employé, pour s'assurer qu'il s'agit bien d'un mycélium aspergillaire. Les crachats frais et recueillis aseptiquement seront ensemencés sur tubes de liquide de Raulin stérilisé, que l'on portera à l'étuve à 37°. Si le crachat contient des spores ou du mycélium, on verra dès le second jour s'élever *de la parcelle ensemencée*, des filaments isolés qui se réuniront en une touffe de mycélium ; celle-ci montera progressivement vers la surface du liquide et mettra un temps variable, de trois à dix jours, pour gagner la surface. Il s'y formera, quelques heures plus tard, un tapis velouté blanchâtre, absolument caractéristique qui, vingt heures après, se couvre de spores verdâtres prenant, en peu de jours, la couleur noir de fumée. Il faut encore aller plus loin, vérifier sur le lapin l'action pathogène du champignon ainsi trouvé, et faire ainsi la preuve absolue de l'aspergillus fumigatus, deux autres espèces développées dans ces conditions, l'aspergillus niger et l'aspergillus glaucus, n'étant point pathogènes. L'animal succombera en quelques jours à une tuberculose aspergillaire généralisée à tous les viscères, surtout aux reins : un fragment de cet organe ensemencé dans un tube de liquide de Raulin reproduira en cinq ou six jours une culture d'aspergillus fumigatus. Le cycle sera complet, et on ne pourra *en aucune façon* mettre en doute l'existence du champignon dans les crachats.

Il n'y a pas place, en effet, pour d'autre maladie, l'asthme, la bronchite chronique et la tuberculose de Koch se trouvent éliminés par cela même. La pseudo-tuberculose provoquée par le rhizomucor parasiticus (Lucet et Costantin[1]) ressemble beaucoup à l'aspergillose; l'examen minutieux du parasite trouvé dans les crachats, et les cultures, permettront seules d'éviter l'erreur. L'actinomycose du sommet du poumon s'accompagne souvent d'une expectoration chocolat, mélange de sang et de pus, dans laquelle on retrouve les grains d'actinomyces avec leur aspect particulier. Dans les cas exceptionnels de mycose pulmonaire due au streptothrix d'Eppinger, la forme du mycélium des crachats est différente, et les cultures jugent la question.

Pronostic. — Le pronostic de la pseudo-tuberculose aspergillaire est relativement peu grave; il n'en est pas de même de la pseudo-tuberculose compliquée de bacillose de Koch : les rémissions sont moins fréquentes et moins longues, les signes pulmonaires sont plus accentués, et au bout d'un temps, en général très long, la mort peut survenir.

Anatomie pathologique. — Quand la pseudo-tuberculose aspergillaire est secondaire, quand elle vient compliquer une bronchite chronique, une tuberculose pulmonaire antérieure, elle n'est en général qu'une surprise d'autopsie : sur les parois des cavernes on trouve de petites touffes veloutées, verdâtres, foncées, parfois brunes, composées d'un mycélium adhérent. La cavité contient des spores épanouies. En dehors de cette infiltration des parois caverneuses par le champignon, il n'est pas rare (Lichtheim, Cohnheim, Fürbinger) d'observer des tubercules, de la grosseur d'une noisette à un grain de millet, qui, au microscope, présentent un mycélium abondant s'étendant du tubercule aux alvéoles.

Les lésions de la pseudo-tuberculose aspergillaire simple et primitive ont été étudiées chez l'homme (Ribbert, Boyce,

1. Lucet et Costantin. Sur une nouvelle mucorinée pathogène. *Acad. des sciences*, 11 décembre 1899.

Saxer) et surtout chez les animaux (Dieulafoy, Chantemesse et Widal, Ribbert, Rénon, Obici, Saxer). Au point de vue microscopique, il n'y a aucune différence entre le tubercule aspergillaire et le tubercule bacillaire de Koch. Chez les pigeons, les lésions atteignent surtout les poumons et le foie; chez les lapins, elles touchent les reins et l'on peut noter de la pleurésie, de l'entérite avec perforation intestinale, de la péritonite, de la cystite, de l'ostéite vertébrale avec abcès par congestion simulant le mal de Pott : toutes ces lésions sont *de forme tuberculeuse*. Le mycélium passe dans les urines quand les altérations rénales sont accentuées (Rénon).

Les tubercules sont de grosseur variable, d'une tête d'épingle à un petit pois : ils peuvent subir la dégénérescence vitreuse, la caséification, avec formation de véritables cavernes; d'autres fois, il existe une infiltration tuberculeuse en nappe. Le tubercule aspergillaire peut passer à l'état fibreux, et c'est un de ses modes actifs de guérison. Ce processus s'observe aussi chez l'homme, même quand la bacillose vient compliquer l'aspergillose : à l'autopsie d'un gaveur de pigeons atteint successivement de ces deux affections, Rénon et Sergent ont pu noter des lésions considérables de pneumonie chronique; le tissu fibreux s'étendait des bronches à la plèvre en étouffant le tissu propre du poumon[1].

« Les lésions histologiques sont, de tous points, comparables à celles de la tuberculose bacillaire. Sur une coupe de poumon on voit une grande quantité de nodules tuberculeux entourés à leur périphérie de cellules géantes. On peut suivre facilement l'évolution de ces nodules. Les plus jeunes sont formés par une agglomération de cellules leucocytiques ou épithéliales autour d'un ou de plusieurs rameaux mycéliques. Les granulations plus anciennes présentent à leur centre un feutrage de mycélium dont les

---

1. Rénon et Sergent. Lésions pulmonaires chez un gaveur de pigeons. *Société de biologie*, 27 avril 1895.

rameaux entrelacés se colorent mieux à la périphérie, au
voisinage immédiat des cellules géantes. Dans certains cas,
le tubercule est uniquement représenté par une très grande
cellule à noyaux multiples, dont le protoplasma contient une
ramification de mycélium, soit vivante et bien colorée, soit
altérée dans sa structure, moliniforme, décolorée et comme
en partie digérée par la phagocytose. » (Diculafoy, Chantemesse et Widal.) Parfois, dans les cas chroniques, on peut
trouver dans les tubercules de véritables touffes de mycélium abondant, et qui présentent une grande similitude d'aspect avec l'actinomycose (Laulanié, Rénon, Ribbert, Boyce),
et avec les formes actinomycosiques du bacille de Koch (Rénon).

Actuellement, pour l'école allemande, le rôle du champignon dans la production des lésions histologiques du poumon de l'homme devient dominant : l'aspergillus provoquerait des foyers de nécrose dont l'élimination amènerait la
formation de cavités pulmonaires ; ce processus serait spécifique (Saxer). On voit que l'accord est bien près d'être fait
entre deux opinions d'abord inconciliables, puisque l'action
primitive pathogène du parasite restait vivement discutée.

Traitement. — Le traitement est symptomatique et
général : on combattra les hémorrhagies par la médication
qu'on trouvera décrite à l'article Tuberculose pulmonaire,
on modérera la bronchite par la créosote, par la terpine, on
s'opposera aux accès de suffocation par la teinture de lobélie associée à l'iodure de potassium, qui a donné chez les
animaux des résultats appréciables (Rénon). L'état général
sera stimulé par la suralimentation, par les doses élevées
d'huile de foie de morue (100 à 150 grammes par jour), on
conseillera le séjour à la campagne, le bord de la mer et
les climats d'altitude.

§ 18. CANCER DU POUMON

Étiologie. — Le cancer du poumon est primitif, ce qui
est rare, ou secondaire, ce qui est l'usage.

Le cancer *secondaire* s'observe assez souvent à la suite du cancer du sein, ce cancer s'avançant jusqu'à la plèvre pariétale, et les lymphatiques sous-pleuraux transportant au poumon les cellules cancéreuses. Le mécanisme est le même pour la propagation des cancers du médiastin au poumon.

Le cancer du poumon est parfois consécutif au cancer des organes de l'abdomen, ganglions, estomac, intestin, foie, ovaire. La propagation du cancer de ces organes au poumon se fait par différents mécanismes[1] : par embolies veineuses suivant le trajet de la veine porte, de la veine cave, du cœur droit et de l'artère pulmonaire ; par la voie des lymphatiques, le cancer atteignant le péritoine diaphragmatique, traversant le diaphragme au moyen des communications lymphatiques qui existent entre le péritoine et la plèvre, et envahissant la plèvre viscérale et le poumon. Quand le cancer pulmonaire est consécutif à un cancer des membres ou de la tête, la propagation se fait par voie veineuse.

Anatomie pathologique. — Le cancer pulmonaire est lobaire ou diffus : lobaire, il forme une masse volumineuse qui peut englober ou comprimer les organes voisins (trachée, œsophage, vaisseaux artériels et veineux); diffus, il est disséminé en noyaux dans la profondeur ou à la superficie de l'organe.

Le cancer lobaire est habituellement primitif et unilatéral. Le cancer diffus ou nodulaire est presque toujours secondaire et disséminé dans les deux poumons; les noyaux cancéreux sont superficiels (sous-pleuraux) ou profonds intra-pulmonaires). Ces noyaux ont toutes les dimensions; on en voit qui ne sont pas plus volumineux que des têtes d'épingle, c'est la carcinose miliaire, qui n'est pas sans analogie avec la tuberculose. D'autres noyaux ont le volume d'un pois, d'une noix et au delà.

Le cancer primitif revêt presque toujours la forme *encé-*

---

1. Girode. Lymphangite cancéreuse pleuro-pulmonaire. *Arch. gén. de médecine*, janvier 1889.

phaloïde. Le cancer secondaire est la reproduction du cancer qui lui a donné naissance, squirrhe, cancer mélanique, cancer colloïde, cancer hématode, adénome (Marfan). La masse cancéreuse, dans son évolution, finit par se ramollir; dans quelques cas on la trouve à l'état de pulpe sanguinolente dont l'élimination peut faire place à une caverne.

L'examen microscopique fait sur des coupes de poumon atteint de cancer primitif, montre les alvéoles encombrés de cellules sphériques ou polygonales à gros noyaux ovoïdes. Les parois alvéolaires sont habituellement normales, « il n'y a pas de stroma de nouvelle formation dans le carcinome du poumon, c'est la charpente fibreuse de cet organe qui en tient lieu[1] ». L'origine épithéliale a été définitivement démontrée par Malassez : le cancer naît de l'épithélium alvéolaire; reste à savoir si l'épithélium bronchique ou glandulaire ne pourrait pas lui donner naissance.

Tous les organes du médiastin, la trachée, les bronches, l'œsophage, le cœur, les gros vaisseaux, les nerfs, peuvent être envahis par le cancer pulmonaire. Les vaisseaux lymphatiques, les ganglions correspondants (cervicaux, axillaires), surtout les ganglions bronchiques, sont le siège d'inflammation simple ou de transformation cancéreuse[2]. La plèvre participe généralement au cancer pulmonaire : il en résulte une pleurésie dont le liquide est le plus souvent hémorrhagique, question qui sera traitée en détail au chapitre des *Pleurésies hémorrhagiques.*

Description. — Dans la description du cancer du poumon il faut distinguer les symptômes qui lui appartiennent en propre, et les symptômes de voisinage qui appartiennent à l'envahissement cancéreux du médiastin et de la plèvre; mais cette distinction est fort difficile, car il est rare que le cancer reste confiné au poumon sans atteindre la plèvre ou les ganglions du médiastin.

Les symptômes propres au cancer du poumon sont assez

1 Cornil et Ranvier. *Man. d'histol.*, p. 716.
2. *Recherch. sur les lymph. pulm.* Troisier. Thèse de Paris, 1874.

limités : le malade se plaint d'une douleur (point de côté avec ou sans irradiations) dont l'intensité est progressive ; parfois la douleur est brachiale, cervicale, intercostale et même accompagnée de zona. La toux est un symptôme habituel. La *dyspnée* peut revêtir toutes les formes, elle est légère, intense, continue, paroxystique, avec ou sans cornage, ce qui tient à la multiplicité de ses causes ; en effet, la compression de la trachée et des bronches, la compression des nerfs pneumogastrique et récurrent, les lésions de la plèvre, l'épanchement pleural, sont autant de causes de dyspnée.

Les *hémoptysies* sont assez fréquentes, et certains auteurs ont donné comme caractéristique une expectoration semblable à la gelée de groseille, formée de crachats hématiques gélatineux, tremblotants, qui contiennent les éléments du cancer et des fibres élastiques du poumon. J'ai eu l'occasion de voir récemment un cas type de cette expectoration, avec le D\u1d63 Marcano, chez une malade atteinte de cancer pulmonaire, consécutif à un cancer du sein. Suivant que le cancer est lobaire ou diffus, la matité donne des renseignements plus ou moins précis ; l'auscultation fait constater quelquefois du souffle et de la bronchophonie.

Quand les ganglions bronchiques sont envahis par le cancer, on retrouve au complet les symptômes que nous étudierons avec les tumeurs du médiastin ; je me contente de signaler ici quelques-uns de ces symptômes : la dyspnée paroxystique ou intermittente (compression des nerfs pneumogastrique et phrénique), la toux souvent coqueluchoïde, c'est-à-dire analogue aux quintes de la coqueluche.

La masse cancéreuse peut encore déterminer la compression d'un nerf récurrent (dysphonie et spasmes de la glotte), la compression de l'œsophage (dysphagie), la compression des canaux veineux (œdème de la face et du cou, circulation supplémentaire).

Il arrive parfois qu'une *pleurésie* aiguë, subaiguë ou latente masque le développement du cancer pulmonaire ; le malade ne se plaint que lorsque l'oppression due à l'épanchement ou à d'autres causes a pris de fortes proportions ; on constate la pleurésie, on pratique la thoracentèse, on retire un liquide, le plus souvent hémorrhagique ; mais, en dépit de l'opération, la douleur, la toux et la dyspnée continuent. J'ai eu l'occasion de voir plusieurs cas analogues, un entre autres avec M. le docteur Auburtin ; le malade avait un épanchement pleural considérable : je vidai, en quatre séances, 4 litres de liquide hémorrhagique ; l'amélioration fut de courte durée, l'épanchement ne se reproduisit pas, mais le cancer pulmonaire continua son évolution. Nous verrons à l'un des chapitres suivants quelle est l'importance de ces pleurésies hémorrhagiques cancéreuses.

Après une durée fort variable, de un mois à deux ans, le cancer se termine par la mort. La mort qui survient par dyspnée croissante et par asphyxie est atrocement douloureuse : nous en avons observé un cas avec M. Verneuil ; la morphine en injections est, en pareil cas, le seul palliatif efficace. La mort rapide et même la mort subite ont plusieurs fois été signalées. Dans d'autres cas, le malade meurt comme un asystolique, avec œdèmes généralisés, cyanose, état comateux. Parfois survient une fièvre hectique qui termine la scène.

Le *diagnostic* du cancer pulmonaire présente de sérieuses difficultés, surtout quand le cancer est primitif et quand il suit une marche aiguë[1]. On est tellement habitué à l'évolution lente des cancers, à la déchéance graduelle de l'individu, à la teinte caractéristique de la peau que, lorsqu'un cancer suit une marche aiguë, le diagnostic est souvent en défaut. Cette marche *aiguë* n'est pas rare dans le cancer pulmonaire ; un individu, au milieu d'une bonne santé, est pris d'accidents qu'on mettrait volontiers sur le compte d'une phthisie aiguë ; il meurt en quelques semaines, et l'on trouve à l'autopsie un cancer pulmonaire.

Dans les cas douteux et incertains, il ne faut jamais omettre de rechercher si d'autres organes ne sont pas ou

---

1. *Du cancer pleuro-pulmonaire.* Darolles. Thèse de Paris, 1877.

n'ont pas été cancéreux, s'il n'y a pas de nodosité cancéreuse sous-cutanée[1], s'il n'existe pas un cancer du foie[2], du rectum[3], du testicule[4], de l'utérus. Une opération subie par le malade, la présence d'une cicatrice (sein), peuvent mettre sur la voie du diagnostic. J'ai vu deux fois le cancer du poumon chez des malades opérés, l'un du testicule gauche, l'autre d'un ostéosarcome du genou[5]. Il faut aussi s'assurer de l'état des ganglions axillaires ou cervicaux correspondants, car ce témoignage des ganglions, cancéreux, bien qu'inconstant[6], n'en est pas moins précieux quand il existe.

§ 19. LITHIASE BRONCHO-PULMONAIRE

Anatomie pathologique et pathogénie. — « Les pierres du poumon », ou lithiase broncho-pulmonaire, ont été fort bien étudiées dans la thèse remarquable de mon ancien interne Paulalion[7]. On peut, au point de vue histologique, les diviser en trois catégories : productions cartilagineuses ou cartilaginiformes, productions osseuses, productions calcaires proprement dites. On doit aussi différencier, les unes des autres, les productions et les métamorphoses qui se font dans l'épaisseur même des tissus broncho-pleuro-pulmonaires et qui constituent des concrétions *parenchymateuses*, cartilagineuses, osseuses ou calcaires, et les productions et métamorphoses qui se font à l'intérieur de *cavités normales* ou *accidentelles* de l'appareil respiratoire, qui sont

1. Mazand. *Nodosités s.-cutan. dans le canc. visc.* Th. de Paris, 1877.
2. Lépine. *Bulletin Soc. anat.*, 1875, p. 524.
3. Jean. *Soc. anat.*, 1872, p. 572.
4. Cauchois. *Soc. anat.*, 1872, p. 572.
5. Ce dernier malade, que j'ai vu avec Dechambre, avait un cancer du lobe supérieur gauche, présentant les apparences d'une pleurésie enkystée.
6. Jaccoud. *Clin. méd.*, 1867, p. 131.
7. Paulalion. *Les pierres du poumon, de la plèvre et des bronches.* Thèse de Paris, 1891.

toujours de nature calcaire et constituent les calculs proprement dits (broncholithes).

a. Les productions *cartilagineuses* ou *cartilaciniformes* sont caractérisées par du tissu cartilagineux ou du tissu fibroïde très dense ; elles peuvent siéger dans les parois bronchiques, dans la plèvre, ou dans le tissu pulmonaire. Elles ont l'aspect des cartilages ; elles sont résistantes, élastiques, blanchâtres, opalines, à reflets bleuâtres. Ces calculs peuvent avoir pour origine des cartilages trachéaux ou bronchiques, des enchondroses des cartilages trachéo-bronchiques d'origine inflammatoire (Virchow), des chondromes vrais du poumon.

b. Les productions *osseuses* sont caractérisées par l'existence d'ostéoplastes et par la présence de canaux de Havers de nouvelle formation. Dans le poumon, l'ossification peut se présenter sous forme nodulaire, ou plus fréquemment sous forme de masse diffuse, irrégulièrement ramifiée. Ces calculs osseux ont pour origine des cartilages bronchiques ossifiés (dilatation bronchique, phthisie pulmonaire), des ossifications de la muqueuse trachéo-bronchique, des ossifications pleurales développées dans la coque fibreuse d'anciennes pleurésies, ou enfin des ossifications pulmonaires formées dans des parois d'abcès et dans des scléroses tuberculeuses.

c. Les productions *calcaires* résultent de la calcification des divers tissus de l'appareil respiratoire, de leur incrustation par des granulations de phosphate tribasique de chaux et de carbonate de chaux. Elles sont dues à la sénilité, à une nécrose des tissus (Gübler), à une diathèse calcaire (Virchow, Talamon), ou même à un processus microbien (Galippe). Elles peuvent se produire dans les parois des bronches, dans la plèvre, dans l'épaisseur du parenchyme ganglionnaire ou pulmonaire. Quand elles se produisent dans les tissus sains, les granulations calcaires se déposent à l'intérieur du tissu par simple incrustation ; quand, au contraire, le tissu est préalablement altéré, à chaque particule granulo-graisseuse ou caséeuse se substitue une granulation calcaire qui est parfois complète (concrétion calcaire), parfois incomplète, et formée de granulations calcaires et de particules graisseuses ou caséeuses (concrétion crétacée). Parmi les lésions pulmonaires susceptibles de subir la transformation calcaire, il faut citer en première ligne le tubercule caséeux bacillaire, puis les infarctus, les nodules broncho-pneumoniques, les abcès miliaires, les pseudo-tubercules de l'actinomycose, de l'aspergillus, entre les kystes et tumeurs du poumon.

Le poumon peut ne contenir que quelques concrétions calcaires isolées, et c'est le cas pour les nodules caséeux de la tuberculose commune, en voie de cicatrisation et de guérison. D'autres fois, au contraire, les concrétions sont en nombre considérable dans le parenchyme pulmonaire, qui en est comme criblé; c'est une véritable *granulose calcaire des poumons* (Poulalion).

Les concrétions *parenchymateuses* peuvent s'immobiliser et rester latentes, mais, dans d'autres cas, elles subissent un travail d'énucléation qui leur fait accomplir une migration dans les tissus, et qui se termine en général par leur mise en liberté dans les voies aériennes.

Les calculs *intra-cavitaires*, par leur formation et par leur évolution, présentent la plus grande analogie avec les calculs biliaires et urinaires : ils peuvent comme ceux-ci avoir pour noyau d'origine des corps étrangers venus du dehors, ou des concrétions parenchymateuses mises en liberté; ils se forment dans les voies bronchiques ou dans les cavités accidentellement développées (cavernes).

Symptômes. — Dans certains cas, la lithiase broncho-pulmonaire, surtout dans ses formes parenchymateuses, peut évoluer à l'état latent, ne produire aucun trouble et n'être qu'une trouvaille d'autopsie : généralement il n'en est pas ainsi, et la présence de calculs dans les voies respiratoires produit des accidents analogues à ceux que produisent les calculs des voies biliaires ou urinaires. Il existe de véritables crises de *colique bronchique et pulmonaire*.

Tantôt l'expulsion de la concrétion a lieu sans que le malade s'en aperçoive ; il expectore le calcul en toussant ; tantôt, au contraire, et c'était le cas chez le malade de mon service, cette expulsion est précédée de pesanteur, de dyspnée, de douleur, de constriction, d'angoisse, de sensation d'arrachement, soit à la région sternale, soit aux côtés de la poitrine. Ces douleurs sont presque toujours suivies d'une toux tenace et quinteuse, pendant laquelle le malade éprouve tout à coup une sensation brusque de déchirement au larynx, avec redoublement de son angoisse dyspnéique, suivie immédiatement de l'expulsion d'un corps dur qui vient buter contre la face postérieure des dents incisives. L'expectoration du calcul accomplie, la *colique bronchique* est terminée, et il n'est pas rare de voir céder aussitôt la toux et la douleur. Parfois on n'assiste qu'à une colique bronchique avortée ; le malade éprouve en toussant une douloureuse sensation, un sentiment de corps étranger qui monte dans la trachée, puis qui redescend dans les bronches et dans le poumon. Là durée de la crise est des plus variables : elle dure quelques instants, quelques heures, parfois 48 (Poulalion). La quantité des calculs rendus et leurs dimensions sont également fort variables ; on a pu en compter jusqu'à 400, ils atteignent le volume d'une tête d'épingle, d'un grain de millet, d'une noisette et au delà.

L'expectoration de calculs bronchiques et pulmonaires s'accompagne souvent d'*hémoptysie*, généralement peu abondante, quelquefois foudroyante ; elle peut précéder de plusieurs jours l'expulsion du calcul, mais en général elle l'accompagne.

Parfois on observe de la fièvre, qui est due à des lésions inflammatoires de voisinage, ou à l'action du calcul sur la muqueuse altérée avec résorption consécutive de produits septiques. L'exploration du thorax, avant, pendant, ou après la crise calculeuse, ne donne le plus souvent que des renseignements insignifiants : on entend des râles de bronchite, et ce n'est qu'au cas d'obstruction d'une bronche volumineuse par une concrétion que l'on peut constater au-dessous de l'obstacle une obscurité respiratoire plus ou moins étendue.

Il est des cas où la lithiase broncho-pulmonaire évolue dans le cours d'une *tuberculose* dont elle favorise parfois le développement.

Dans d'autres circonstances, l'évolution chronique de la lithiase *simule* la phthisie pulmonaire alors qu'il n'existe pas du tout de tuberculose ; c'est la *pseudo-phthisie pulmonaire d'origine calculeuse* (Paulalion). Pendant un temps plus ou moins long, le malade est pris d'une toux d'abord sèche, puis accompagnée de crachats muqueux ou muco-purulents. Ces symptômes s'aggravent : on constate souvent des signes d'induration, de congestion pulmonaire, de bronchite localisée et même des signes de petites excavations. L'état général devient mauvais, avec amaigrissement et sueurs nocturnes. Les hémoptysies ne sont pas rares. Mais l'attention est surtout attirée par la dyspnée et par la douleur : l'une et l'autre reviennent par accès plus ou moins intenses, jusqu'au jour où, dans une crise de toux plus violente que les autres, le malade rend un calcul avec ou sans hémoptysie. Dès lors tout s'améliore, d'une façon définitive quand il n'existe qu'un seul calcul ; pour un temps seulement quand il y a plusieurs calculs dont l'expulsion sera toujours précédée d'une période d'aggravation. Jamais, dans cette forme, on n'observe de bacilles de Koch à l'examen des crachats.

La guérison est la règle quand il n'y a pas de complications. Au nombre de ces complications, je citerai : la bronchite aiguë, qui se termine en général favorablement, la pleuro-pneumonie, qui est souvent mortelle, les abcès du poumon, qui parfois donnent naissance à une vomique, ou qui aboutissent à la perforation de la plèvre et au pyopneumothorax. On a signalé la mort subite, due à l'obstruction d'une grosse bronche par un calcul (Tice).

Diagnostic. — Le diagnostic, avant l'expectoration du broncholithe, est presque impossible. La toux, la dyspnée, les douleurs thoraciques sont des signes absolument insuffisants, et il faut attendre le rejet du calcul. On devra rechercher alors si le malade est tuberculeux ou non, et si la concrétion expectorée est d'origine intra-parenchymateuse ou d'origine intra-cavitaire. L'examen des crachats au point de vue bacillaire, leur inoculation au cobaye, serviront à fixer le premier point; quant au second, on l'établira par l'examen du calcul à la coupe et surtout par son examen histologique.

Le diagnostic différentiel sera fait avec des fragments osseux rendus par l'expectoration, mais ne venant pas de l'appareil respiratoire; avec des fragments de vertèbre dans un mal de Pott (Chenieux), avec un séquestre venu du larynx, avec des concrétions calcaires formées dans les ventricules du larynx (Pravaz), avec des concrétions des cryptes amygdaliennes, avec des rhinolithes tombés dans l'arrière-gorge, enfin avec des corps étrangers introduits du dehors dans les poumons.

Le *pronostic* de la pseudo-phthisie pulmonaire calculeuse est peu grave, quand le malade rend le corps étranger, cause de tous les accidents; mais, en dehors de toutes les complications signalées tout à l'heure, on doit tenir grand compte, dans le pronostic, de l'état d'infériorité dans lequel se trouve le poumon, et du développement possible et secondaire de la tuberculose.

Le *traitement* ne peut guère être que symptomatique : l'intervention chirurgicale ne paraît guère possible, en raison du manque d'indications précises sur le siège du calcul. Si l'on admet que la transformation calcaire des tubercules est favorable à leur guérison, on peut aider cette calcification par l'usage des phosphates solubles et par une alimentation végétale bien comprise.

§ 20. KYSTES HYDATIQUES DU POUMON ET DE LA PLÈVRE

Anatomie pathologique. — Comme fréquence, les kystes hydatiques du poumon viennent après les kystes hydatiques du foie; c'est dire qu'on les voit assez fréquemment. J'ai décrit en détail, à propos des kystes hydatiques du foie,

l'histoire naturelle, la formation et l'évolution de l'hydatide;
je n'y reviens pas et je me contente de signaler ici les particularités qui sont inhérentes à l'hydatide du poumon.

Ce kyste hydatique du poumon a pour siège de prédilection
la base du poumon droit. Il est parfois associé à un kyste
du foie. Le kyste pulmonaire est uniloculaire, le kyste alvéolaire est extrêmement rare[1].

Pour atteindre le poumon, l'embryon hexacanthe suit différents trajets. Il peut être aspiré comme une simple poussière et pénétrer directement dans les voies respiratoires; il
peut être ingéré avec les aliments et les boissons, passer de
l'intestin dans les veines du système porte, traverser le
foie, suivre les veines sus-hépatiques et la veine cave, traverser le cœur et s'arrêter dans le poumon. L'embryon
pénètre peut-être par les veines hémorroïdales, suit la hon-
teuse, l'hypogastrique, atteint la veine cave inférieure sans
passer par le foie (Chachereau), et chemine dans le cœur et
dans le poumon. Dans le cas de coexistence d'hydatide du
foie et du poumon, on peut se demander si l'embryon n'a
pas migré directement de l'un à l'autre de ces organes.

L'enveloppe adventice des kystes hydatiques du poumon
est *très mince* et très ténue; elle peut même manquer complètement, ce qui expliquerait la facilité avec laquelle le
kyste s'ouvre dans les bronches. Le kyste hydatique de la
plèvre est absolument rare, à moins que la plèvre n'ait été
envahie secondairement par le kyste pulmonaire. Je décrirai
successivement les kystes hydatiques du poumon et de la
plèvre. Commençons par les kystes hydatiques du poumon.

Description. — Le poumon est moins tolérant que le
foie, aussi la période initiale du kyste pulmonaire, période
pendant laquelle il commence à se développer, est-elle rarement tout à fait silencieuse. Dans le foie, on voit des kystes
qui évoluent pendant longtemps et qui atteignent de fortes
proportions sans provoquer ni symptômes, ni accidents; le
développement exagéré de l'hypochondre droit est parfois le

1. Rénon. *Société médicale des hôpitaux*. Séance du 27 avril 1900.

premier signe d'un kyste hépatique qui, jusque-là, était passé inaperçu. Dans le poumon, au contraire, il est exceptionnel que l'hydatide reste longtemps silencieuse, et même, elle peut trahir sa présence dès la période de formation par des symptômes importants dont le plus saillant est l'hémoptysie. Analysons ces symptômes.

Période de début. — La *toux* sèche et quinteuse peut exister seule, pendant des semaines, avant tout autre symptôme. Elle est le résultat d'un réflexe, elle simule la toux de la tuberculose, avec cette différence toutefois, que la toux de la tuberculose est presque toujours suivie d'expectoration, pour si minime que soit cette expectoration.

La *douleur* est rarement vive dès la première période de l'hydatide pulmonaire; elle simule tantôt un point pleurétique, tantôt une névralgie intercostale; dans quelques cas, elle est tenace, avec irradiations multiples, au cou, à l'épaule, à l'épigastre.

La *dyspnée* est un symptôme que nous retrouverons plus loin, à une phase avancée de l'hydatide, et au moment des complications; elle est rare à la période de formation de l'hydatide; elle est pourtant citée dans quelques observations.

L'*hémoptysie*, voilà le grand symptôme qui, vu son importance et sa fréquence, doit nous arrêter longuement. Les hémoptysies, faibles ou fortes, plus ou moins répétées, jouent un grand rôle dans l'histoire de l'hydatide pulmonaire. Il y a des hémoptysies précoces, qui éclatent dès le début de la maladie, avant même tout autre symptôme, et il y a des hémoptysies tardives qui coïncident avec l'ouverture du kyste.

Les hémoptysies *précoces* surviennent à titre de signe précurseur, ici, comme dans bon nombre d'affections pulmonaires. C'est même une chose remarquable que ce *premier cri de révolte* du poumon de face en l'envahisseur; peut-être c'est-il pour le poumon un moyen de défense; attaqué par l'ennemi, la phagocytose ne lui suffit pas, les vaisseaux se mettent de la partie, et, dans une éjaculation sanguine, on dirait que le poumon cherche à se débarrasser de son adversaire; il réussit quelquefois, et l'hémoptysie n'ayant pas de suite est alors classée, faute de mieux, sous la rubrique d'hémoptysie essentielle.

C'est à ces hémoptysies précoces que j'ai donné le nom d'hémoptysies *de défense*. Elles sont très fréquentes dans la *tuberculose pulmonaire*; l'hémoptysie tuberculeuse, en effet, peut éclater dans le cours d'une santé en apparence excellente, avant tout autre symptôme, et à une époque où rien ne pourrait faire soupçonner la tuberculose. Des parents qui ont été autrefois atteints d'hémosptysies pourront engendrer des enfants tuberculeux, alors qu'eux, les parents, peuvent fort bien n'avoir eu comme témoin de leur tuberculose que ces hémoptysies dont ils ont guéri sans aucun reliquat.

Nous retrouvons encore des hémoptysies *précoces* dans les fausses tuberculoses pulmonaires; je les ai plusieurs fois constatées chez les gaveurs de pigeons atteints de cette tuberculose *aspergillaire* dont on a lu la description à l'un des chapitres précédents.

On observe également les hémoptysies précoces chez les gens qui ont des *concrétions brancho-pulmonaires*, broncholithes ou pneumolithes, si bien que ces malades sont soupçonnés de tuberculose, jusqu'au jour où, dans un effort douloureux de colique bronchique (Paulalion), ils rejettent leurs concrétions pierreuses.

Eh bien, le kyste hydatique du poumon provoque, lui aussi, par excellence, des hémoptysies précoces, ainsi qu'on en pourra juger par les exemples suivants tirés de la leçon clinique que j'ai consacrée à ce sujet[1].

Voici l'histoire d'un malade qui me fut adressé à l'Hôtel-Dieu par le Docteur Leroy.

Le 22 mai 1898, sans cause appréciable, survient une première hémoptysie. En même temps apparaît, au côté droit de la poitrine, un point douloureux dit pleurétique. Quatre mois plus tard, le 18 septembre, éclate une nouvelle et forte

---

1. Dieulafoy. *Clinique médicale de l'Hôtel-Dieu.* Paris, 1903. Les hémoptysies des kystes hydatiques du poumon, 16ᵉ leçon.

hémoptysie évaluée à un demi-litre environ de sang spumeux et rutilant. A dater de ce moment, la toux s'installe avec ténacité ; le malade est convaincu qu'il est tuberculeux. On le soigne en conséquence, mais sans succès, car les forces décroissent graduellement. Par intervalles, des douleurs reparaissent au côté droit de la poitrine, l'appétit diminue et l'amaigrissement aboutit, en six mois, à une perte de poids de 15 kilogrammes.

L'année suivante, en 1899, mêmes symptômes : la toux est fréquente, quinteuse, et les crachements de sang reparaissent avec une nouvelle intensité. On note quatre grandes hémoptysies : le 3 mai, le 8 juillet, le 4 août et le 9 novembre. Chaque fois, l'hémoptysie est traitée par l'ergotine, par des potions à l'eau de Rabel et par des applications de glace, avec repos absolu au lit. Chacune de ces fortes hémoptysies laisse le malade encore plus affaibli ; toutefois, il n'a pas de fièvre ; il tousse continuellement ; la situation s'aggrave, et le diagnostic de tuberculose pulmonaire à forme hémoptoïque ne paraît plus douteux.

Sur ces entrefaites survient un incident décisif, qui, du même coup, renverse le diagnostic de tuberculose pulmonaire et révèle la vraie nature de l'affection. Le 12 novembre, c'est-à-dire dix-sept mois après la première hémoptysie, le malade est pris de quintes de toux plus violentes que jamais, et, au milieu de crachats sanguinolents et abondants, il rejette une large membrane de kyste hydatique. Dès lors, tout s'explique. La douleur thoracique, la toux et les nombreuses et abondantes hémoptysies que le malade avait eues pendant dix-sept mois, tout cela devait être mis sur le compte non pas d'une tuberculose pulmonaire, mais sur le compte d'un kyste hydatique du poumon que rien n'avait permis de reconnaître jusque-là.

A dater de ce moment, l'expulsion des membranes hydatiques et les hémoptysies se sont renouvelées un grand nombre de fois. L'expulsion des membranes hydatiques est presque toujours annoncée vingt-quatre heures avant, par une recrudescence des quintes de toux et par des hémoptysies plus ou moins abondantes : par contre, il est des hémoptysies qui ne sont suivies d'aucune vomique hydatique. Ainsi, du 24 mars aux premiers jours d'avril 1901, on a compté treize grandes hémoptysies sans aucune expulsion de pus ou de membranes. Les hémoptysies ont continué pendant le mois de mai, et ce n'est que le 25 août qu'un nouveau crachement de sang a été suivi du rejet de pus et de larges membranes. Pendant les quatre derniers mois de l'année 1901, les hémoptysies ont reparu, et elles ont presque toujours été suivies de vomique hydatique avec ou sans crachats purulents. En 1902, les hémoptysies et les vomiques hydatiques ont continué, et, du 22 mai 1898 au 12 avril 1902, cet homme a eu une soixantaine d'hémoptysies et quarante-trois vomiques hydatiques. Il est actuellement complètement guéri.

Dans une observation publiée par Laveran[1], il s'agit d'un homme de vingt-six ans, militaire réformé, qui, jusqu'à la fin du mois d'octobre 1890, s'était très bien porté. Il culti-vait beaucoup l'escrime dans l'espoir de devenir prévôt. Dans les derniers jours d'octobre, pendant un assaut, il ressentit tout à coup une vive douleur dans la poitrine et il rendit du sang d'un rouge vif. L'hémoptysie fut abondante, le malade estimait qu'il avait rendu un verre de sang pur. Au bout de quelques jours, il reprit son service et recommença ses exercices d'escrime; mais il éprouva bientôt des douleurs des deux côtés de la poitrine, et il eut de nouvelles hémo-ptysies. Le 5 décembre 1890, il est envoyé à l'hôpital mili-taire de Belfort, où le diagnostic de tuberculose pulmonaire est porté et où la réforme est prononcée. En avril 1891, on eut la raison de ces hémoptysies; le malade cracha du pus en assez grande quantité, avec des membranes d'hydatide. Voilà donc un individu, considéré à tort comme tuberculeux, et qui rendit son kyste hydatique sept mois après le premier crachement de sang.

Un étudiant en médecine, Marconnet, a publié sa propre

____

1. Laveran. *Médecine moderne*, 4 février 1892.

observation[1]. Après les accidents d'une pleurésie, sur laquelle je reviendrai plus loin, le malade est pris, en avril 1889, d'une légère hémoptysie. Les crachements sont aérés et teintés d'un beau sang rouge. Les médecins, à la fin d'avril, constatent des signes de congestion et des râles crépitants au sommet droit. Pendant le mois de mai, le malade suit un traitement antituberculeux, vin de quinquina, vin créosoté, etc. Il est pris d'accès fébriles, puis il perd l'appétit. Le 25 mai 1889, nouvelle hémoptysie. Enfin, après une série d'accidents considérés par la plupart des médecins comme appartenant à la tuberculose, dans la nuit du 13 au 14 janvier 1890, neuf mois après la première sensation qu'un corps étranger lui passe par la gorge, il trouve au milieu de crachats purulents un morceau de membrane hydatique de 4 à 5 centimètres carrés.

Watelet m'a fait part de l'observation suivante : Un homme d'une quarantaine d'années est pris d'hémoptysies et se met à maigrir; on constate quelques râles dans le poumon gauche et l'on croit à la tuberculose. Quatre mois plus tard, les hémoptysies reparaissent et sont suivies de l'expulsion de crachats fétides et d'une énorme membrane d'hydatide.

Une malade de Landouzy[2] eut cinq hémoptysies trois mois avant l'ouverture de son kyste hydatique pulmonaire. Ces hémoptysies étaient constituées par du sang rutilant, aéré, évalué chaque fois à un demi-verre. Cette jeune femme avait été prise pour une tuberculeuse.

Fenger et Hollister[3] citent l'observation d'un malade qui, depuis douze ans, avait des hémoptysies. Il rendit plus tard son kyste hydatique par vomique ; la pneumotomie devint nécessaire ; il guérit du même coup de ses hémoptysies et de son hydatide.

Dans une observation rapportée par Delgrange, les hémoptysies ont persisté pendant cinq mois, parfois légères, par-

1. Marconnet. *Progrès médical*, 4 juillet 1891.
2. *Progrès médical*, 1883, p. 507.
3. Thèse de Bezou sur les kystes hydatiques du poumon, Paris, 1893.

fois très abondantes[1], chez un malade atteint d'hydatide pulmonaire.

Dans son admirable leçon sur les hydatides du poumon, Trousseau[2] a bien soin de dire que les hémoptysies ont été notées dans presque toutes les observations d'hydatides du poumon et, entre autres exemples, il cite le cas de Mercier concernant un homme sujet *depuis plusieurs années à de fréquentes hémoptysies*, bien qu'il ne présentât d'ailleurs aucun signe de tuberculose ; cet homme fut prit subitement d'une douleur aiguë dans le côté droit ; l'examen de la poitrine fit reconnaître un hydro-pneumothorax et la mort survint rapidement. A l'autopsie, on trouva une hydatide pulmonaire ayant donné lieu d'une part à une perforation de la plèvre, d'autre part à l'ulcération d'une bronche.

Un habitant de la République Argentine se croyant atteint de tuberculose pulmonaire était venu me consulter au commencement de 1902. Il se plaignait depuis deux mois de toux opiniâtre et d'hémoptysies fréquemment répétées. Il n'expectorait pas. A l'auscultation je ne découvris nulle part trace de tuberculose, ni râles, ni matité. L'examen des crachats nous manquait, puisque le malade ne crachait pas. L'appétit était mauvais et cet homme maigrissait. Je laissai le diagnostic en suspens. A quelques semaines d'intervalle, je revis le patient une deuxième et une troisième fois et l'investigation la plus minutieuse ne me permit de rien découvrir. Les hémoptysies continuaient.

Un jour le malade me porta un flacon contenant un liquide trouble, avec une quantité de lambeaux membraneux hydatiques qu'il avait rendus pendant la nuit au prix de terribles quintes de toux et d'étouffement allant jusqu'à la suffocation. Le diagnostic était fait, et je portai à l'Hôtel-Dieu le corps du délit en racontant à mes élèves l'histoire de ce malade.

1. Delgrange. *De l'expectoration dans les kystes hydatiques pulmonaires.* Thèse de Paris, 1879.

2. Trousseau. Hydatides du poumon. *Clinique médicale*, t. I, p. 743.

Hearn, dans son travail qui comprend cent quarante-quatre observations de kyste hydatique pulmonaire, met en relief la fréquence de l'hémoptysie. « C'est à peine, dit-il, si dans le cinquième de nos observations il n'en est point parlé. »

En Islande, où l'hydatie est si fréquente, Finsen dit qu'on peut à peu près conclure des crachements de sang à l'échinocoque pulmonaire.

Vegar et Cranwell dans leur monographie sur les kystes hydatiques de la République Argentine[1], disent que les hémoptysies constituent un des symptômes les plus importants des kystes du poumon.

Widal[2] a rapporté l'observation d'un malade atteint de kyste hydatique du poumon chez lequel une hémoptysie quotidienne sans fièvre, sans expectoration, est restée pendant quatre mois le symptôme dominant.

En résumé, les hémoptysies précoces ou antérieures à la rupture du kyste présentent différents aspects. Dans quelques cas, l'hémoptysie est réduite au minimum; ce sont des crachats sanglants, brunâtres, rougeâtres, de coloration groseille ou cassis; ces crachats sont rejetés par la toux; ils se répètent plusieurs fois par jour, pendant des semaines ou des mois, avec ou sans temps d'arrêt. Parfois ce sont de véritables hémoptysies de sang pur et rutilant, qui reparaissent à intervalles plus ou moins rapprochés pendant des mois et même des années.

En compulsant les observations, nous voyons que les hémoptysies peuvent devancer les autres signes et survenir à titre de signe précurseur. Je pense que l'embryon exacanthe peut devenir, dès sa fixation dans le poumon, une cause d'hémoptysie; je crois que les hémoptysies peuvent se répéter alors que le kyste hydatique, tout à fait à ses débuts, n'a que les dimensions d'une tête d'épingle, d'un petit pois, d'une noisette, et elles peuvent continuer à se produire

1. Buénos-Ayres, 1901.
2. *Société médicale des hôpitaux.* Séance du 24 juillet.

pendant l'évolution du kyste hydatique, avant sa rupture. Telles sont les hémoptysies précoces. On comprend qu'il est essentiel de les bien connaître.

Nous voici, je pense, suffisamment édifiés sur les hémoptysies *précoces* qui accompagnent l'évolution pulmonaire ; nous aurons plus loin à étudier les hémoptysies tardives, celles qui accompagnent la rupture du kyste.

Étudions maintenant un autre accident de l'hydatide, accident plus rare il est vrai, mais qui peut néanmoins survenir dès la première période, je veux parler de la pleurésie.

La *pleurésie* survenant au début de l'hydatide pulmonaire est un fait important à connaître. Je ne parle pas, bien entendu, de l'hydatide de la plèvre, localisation extrêmement rare, comme nous le verrons plus loin : je fais allusion à ces pleurésies qui se développent avec les apparences d'une pleurésie vulgaire, dès le début du kyste pulmonaire. Je ne sais pas exactement quelle en est la pathogénie, mais il est certain que la pleurésie peut se développer au cas d'hydatide du poumon comme au cas d'hydatide du foie. En voici quelques exemples :

Un infirmier de mon service, qui avait été soigné pendant un mois pour une pleurésie dont il guérit, rendit quatre mois plus tard, par vomique, des crachats fétides et des membranes d'hydatide.

Marconnet, l'étudiant en médecine qui a rapporté sa propre observation, fut pris d'une pleurésie qui devança les autres symptômes de l'hydatide pulmonaire. « Les nombreuses pleurésies, dit Marconnet, dont je fus atteint pendant ma maladie, étaient assurément dues au kyste en formation. Elles étaient d'ailleurs si bizarres qu'elles déroutaient les médecins : les épanchements disparaissaient comme par enchantement. Si l'on admet que ma première pleurésie ait été primitive et qu'elle ait été non point l'effet, mais la cause de localisation de l'hexacanthe, comment expliquer les pleurésies qui lui furent consécutives? N'est-il par plus rationnel de les considérer toutes comme causées par la présence du parasite? »

Un autre étudiant en médecine, Chachereau[1], qui a également rapporté sa propre observation d'hydatide pulmonaire, eut à l'âge de vingt-trois ans une pleurésie qui précéda l'apparition des autres symptômes du kyste. C'était à la fin de 1872, il fut atteint d'une pleurésie gauche à grand épanchement. Le docteur Léonardi qualifia son état de grave et pensa à la ponction. L'allure de cette pleurésie fut remarquablement insidieuse; l'épanchement se résorba avec rapidité, c'est plus tard que les autres symptômes de l'hydatide firent leur apparition.

Dès les premiers mois de sa formation, l'hydatide pulmonaire peut susciter des symptômes généraux, la perte des forces, l'anorexie, l'amaigrissement, symptômes qu'on trouve signalés dans un assez grand nombre d'observations.

En résumé, on voit que, dès sa première période, l'hydatide du poumon manifeste sa présence par des symptômes qui *simulent à s'y méprendre la tuberculose pulmonaire*. Un malade se présente à nous, ayant des hémoptysies; il nous dit que depuis quelque temps il tousse et il maigrit; il est bien naturel de supposer chez ce malade un début de tuberculose. Cependant il ne crache pas, les râles qu'on perçoit dans quelques cas ne sont pas nettement localisés au sommet du poumon, la recherche des bacilles dans le sang des hémoptysies est négative, tout cela est vrai, et néanmoins, en face des hémoptysies répétées, en face de la toux, de l'anorexie, de l'amaigrissement, de poussées pleurétiques, on ne peut se défendre de l'idée d'une tuberculose commençante. Il suffit de relire les observations pour se convaincre que l'erreur a presque toujours été commise. En pareil cas, il ne faut pas négliger de pratiquer le séro-diagnostic de la tuberculose, car un séro-diagnostic négatif prend une grande valeur. La radiographie peut rendre quelques services.

---

1. Chachereau. *Kyste hydatique du poumon; urticaire hydatique*. Th. de Paris, 1884.

Évolution du kyste. — Après avoir étudié l'hydatide pulmonaire à ses débuts, suivons-la, maintenant, aux autres phases de son évolution. Si le kyste continue à s'accroître, s'il atteint les dimensions d'une tête de fœtus ou d'adulte, s'il se porte vers les parois du thorax, ces parois peuvent subir une déformation, une *voussure*. D'après la localisation du kyste, la voussure occupe les parties inférieure, latérale ou supérieure de la poitrine ; elle simule, suivant le cas, une tumeur intra-thoracique ou une pleurésie enkystée. Parfois, même, le kyste, s'il est très étendu, peut simuler une pleurésie généralisée. Voici quelques exemples de ces diverses modalités :

Dans une observation de Moutard-Martin[1], le malade, qui avait eu déjà de nombreuses hémoptysies, présentait une voussure de la partie latérale et inférieure du thorax, du côté gauche. Cette voussure remontait jusqu'au septième espace intercostal; dans toute cette région, la matité était complète, les vibrations étaient abolies et le murmure vésiculaire normal était remplacé par du souffle. Tout en faisant des réserves, on crut avoir affaire à une pleurésie enkystée, on pratiqua la thoracentèse et l'on reconnut qu'on avait ponctionné un kyste hydatique du poumon.

Le malade de l'observation de Danlos[2] présentait une déformation, une voussure de la partie inférieure latérale et postérieure du côté droit du thorax. Cette voussure remontait jusqu'au quatrième espace intercostal. A ce niveau, les espaces intercostaux bombaient à l'extérieur; on percevait à la percussion une matité complète, et à l'auscultation on constatait l'abolition du murmure vésiculaire. Le malade avait un kyste hydatique du poumon.

Chez le malade dont l'observation a été rapportée par Debove[3], on retrouvait tous les signes d'un épanchement pleural enkysté du côté gauche : abolition des vibrations

1. Thèse de Delgrange, p. 41.
2. Thèse de Casabianca, p. 46.
3. Thèse de Delgrange, p. 44.

thoraciques, matité à la percussion, absence de murmure vésiculaire, déviation du cœur. Il s'agissait d'une hydatide pulmonaire.

Dans une observation de Landouzy[1], la malade, qui avait eu de violentes hémoptysies, présentait une dilatation du thorax du côté gauche avec une voussure au-dessous de la clavicule : matité à la percussion, abolition des vibrations thoraciques, souffle à l'auscultation, forte déviation du cœur. La ponction justifia le diagnostic, on retira 3250 grammes de liquide provenant d'un kyste hydatique pulmonaire.

Les grands kystes pulmonaires peuvent donc provoquer une déformation, une voussure du thorax ; ils peuvent dévier le cœur et simuler un épanchement pleurétique enkysté ou étendu. Dans quelques cas, ils provoquent, en outre, d'autres symptômes, dont les plus importants sont la douleur, la dyspnée, du myosis du même côté que le kyste (Widal), et des signes de compression tels que les œdèmes des membres inférieurs et supérieurs.

Diagnostic. — Au début de sa formation, le kyste hydatique du poumon, surtout s'il est profondément situé, échappe à nos moyens d'investigation ; il ne provoque encore ni matité, ni déformation, ni voussure thoracique ; vient-on à percevoir quelques râles dus à la congestion pulmonaire périkystique, ces râles ne peuvent mettre sur la voie du diagnostic. La radiographie pourrait fournir quelques renseignements. Les hémoptysies doivent être prises en grande considération. Chez un individu atteint d'hémoptysies répétées et chez lequel rien ne permet de soupçonner la tuberculose, ni l'aspergillose, ni la calculose, ni la bronchectasie, on doit penser avant tout au kyste hydatique du poumon. Ce diagnostic prendrait une réelle importance si les hémoptysies étaient accompagnées *d'urticaire* comme chez M. Chachereau.

Le *diagnostic* des kystes hydatiques pulmonaires, lorsqu'ils

1. Landouzy. *Progrès médical*, 50 juin 1883.

déterminent une déformation ou une voussure thoracique, est encore fort difficile; pour la facilité de la discussion, divisons-les en deux catégories. Dans quelques cas, la voussure est si nettement limitée, que le kyste *forme tumeur*; si la voussure occupe la base droite et antéro-latérale du thorax, on pense à un kyste hydatique du foie; si la voussure déforme la région supérieure du thorax, on pense tout d'abord à un anévrysme, à une tumeur du médiastin; si la voussure est postérieure et latérale, l'idée d'une pleurésie interlobaire vient à l'esprit; si la déformation thoracique occupe la partie postérieure et inférieure du thorax, on diagnostique un épanchement pleural de la base. Dans d'autres cas, le kyste ne forme pas tumeur, mais il arrive, par la grande étendue qu'il occupe, à simuler une pleurésie de la grande cavité pleurale; il en présente la plupart des signes et des symptômes : dilatation du thorax, matité absolue, abolition des vibrations, souffle à l'auscultation, déviation du cœur; tout est fait pour induire en erreur. Pour lever tous les doutes, il suffirait, dira-t-on, de pratiquer une simple ponction aspiratrice. Oui, mais on verra plus loin à quel danger redoutable peut exposer la ponction d'un kyste du poumon. Pour arriver au diagnostic, il faut s'enquérir avec soins des symptômes qui ont signalé le début de la maladie et qui l'ont accompagnée dans son évolution. Les hémoptysies y occupent une place prépondérante.

La recherche de la déviation du complément par les anticorps hydatiques, ou réaction de Weinberg[1], peut être utilement appliquée au diagnostic des kystes hydatiques du poumon.

Rupture du kyste. — Tous les kystes hydatiques pulmonaires ne se portent pas vers les parois thoraciques, tous n'acquièrent pas, il s'en faut, un grand développement; il y en a beaucoup, sur le nombre, dont les dimensions ne se traduisent par aucun signe de déformation ou de voussure

---

1. Weimberg. *Annales de l'Institut Pasteur*, 1909.

thoracique : mais, quel que soit le volume du kyste, qu'il soit grand ou petit, un moment arrive où des accidents d'un autre genre se préparent ; ces accidents sont l'inflammation des régions voisines, l'infection, la suppuration du kyste et sa rupture dans les bronches ou dans la plèvre.

Dans bien des cas, la rupture du kyste est précédée ou accompagnée de lésions broncho-pulmonaires, importantes à connaître : la congestion pulmonaire, la broncho-pneumonie, la pleuro-pneumonie, ont été observées, soit pendant l'évolution du kyste, soit au moment de l'infection kystique (Walske, Lorieux). Ce côté de la question a été délaissé par quelques-uns des auteurs qui ont écrit l'hydatide pulmonaire ; je vais le résumer en rappelant un cas que j'ai observé dans mon service à l'hôpital Necker. Il s'agit d'un de mes infirmiers, qui avait eu quelques mois avant une hémoptysie, et qui fut pris de fièvre, de toux, de douleurs thoraciques et d'une expectoration hémoptoïque. A l'examen du malade, on trouva des râles muqueux, sous-crépitants, et un souffle léger dans le tiers moyen de la poitrine, en arrière, du côté droit. Cet état-là simulait une pneumonie bâtarde ou un infarctus pulmonaire. Pendant plusieurs jours, les signes stéthoscopiques ne se modifièrent pas, à l'exception de quelques frottements qui vinrent se mélanger aux râles diffus.

L'expectoration continuait à être abondante, visqueuse et hémoptoïque, puis elle changea de nature, elle devint muco-purulente, et un jour le malade rendit et nous montra quelques lambeaux de membranes hydatiques qui permirent immédiatement de faire le diagnostic de cette lésion broncho-pleuro-pulmonaire. La fièvre céda : le kyste hydatique avait suppuré et tout le territoire pulmonaire avoisinant en avait subi le contre-coup sous forme de pneumonie bâtarde.

Tant que le kyste n'est pas infecté, tant qu'il n'est pas envahi par la suppuration, la rupture ne se fait point ; les exceptions à cette règle sont extrêmement rares (cas de Marconnet). Le kyste peut s'ouvrir dans les bronches (vomique), ce qui est le cas le plus fréquent, ou dans la plèvre, ou bien, à la fois, dans les plèvres et dans les bronches (pyo-pneumo-thorax). Étudions ces différentes modalités :

L'ouverture du kyste *dans les bronches* est parfois précédée d'une phase fébrile avec bronchite, congestion pulmonaire, toux incessante, expectoration purulente, sanguinolente et souvent fétide ; à ce moment, le kyste est *fissuré*, il n'est pas encore franchement ouvert. Si le kyste est peu volumineux, ou si la communication avec la bronche est de petite dimension, l'ouverture du kyste ne prend pas tout à fait les allures d'une vomique. Le malade, à la suite de quintes de toux, rend des crachats homogènes, purulents, colorés, analogues à de la gelée de groseille, parfois l'expectoration est franchement sanguinolente, et au milieu du sang des hémoptysies, ou dans le liquide d'une expectoration parfois fétide, on retrouve des crochets d'échinocoque, des lambeaux ou des vésicules d'hydatides qui permettent d'affirmer le diagnostic.

Si le kyste est volumineux, si la communication avec la bronche est largement établie, le malade est pris de terribles quintes de toux, de sensation de déchirure, d'angoisse, de suffocation voisine de l'asphyxie, suffocation provoquée par le liquide, par les membranes qui encombrent l'arbre aérien, et il rend, sous forme de *vomique*, une grande quantité de liquide, qui est clair et transparent comme de l'eau de roche, si la suppuration ne s'est pas emparée du kyste (cas de Marconnet), mais qui est louche, séropurulent, sanguinolent, d'odeur et de goût nauséabonds, si le kyste rompu était en suppuration. Dans le liquide de la vomique, on retrouve parfois des vésicules entières d'hydatide, du volume d'une tête d'épingle à une noisette ou à une noix, plus souvent des lambeaux membraneux d'hydatide de dimension variable.

La première vomique est généralement la plus forte, mais elle est rarement unique ; on voit parfois une série de vomiques qui se répètent pendant des jours, des semaines et des mois. Dans l'espace d'une année, Chachereau a eu quinze vomiques, ou du moins quinze expulsions d'hydatides.

Habituellement, je le répète, la première vomique est la plus violente, les autres vomiques sont plutôt une expectoration purulente avec rejet de lambeaux de membranes. L'haleine et l'expectoration sont souvent fétides. Tant que les hydatides ne sont pas complètement rejetées, l'expectoration purulente ne tarit pas.

Dans bien des cas, la rupture du kyste est annoncée ou accompagnée par des *hémoptysies* qui sont plus abondantes, plus tenaces, plus terribles que les hémoptysies précoces que nous avons étudiées à la première période de l'évolution kystique. Ces hémoptysies *tardives* peuvent même persister longtemps après la rupture du kyste. Chachereau a eu une quinzaine d'hémoptysies en dix-huit mois; elles avaient été légères avant la rupture du kyste, elles furent abondantes au moment de la rupture et elles persistèrent cinq mois après la dernière vomique. Marconnet a eu des hémopytsies peu importantes avant la rupture du kyste, mais terribles et presque mortelles au moment de la rupture. Dans une observation de Haberston, les hémoptysies déterminèrent la mort du malade et l'on trouva à l'autopsie la veine pulmonaire sectionnée, cause de l'hémorrhagie[1].

L'*urticaire* accompagne assez souvent la rupture de l'hydatide pulmonaire comme la rupture des hydatides de toutes les régions[2]. Arnault a cité un cas d'urticaire généralisée après rupture du kyste pulmonaire dans les bronches[3]. Chachereau eut sa première poussée d'urticaire quelques jours après l'ouverture de son kyste dans les bronches et il eut successivement dix poussées d'urticaires parfois si violentes, que le sommeil devenait impossible. Delagenière cite l'observation d'une femme qui fut prise d'urticaire, après la perforation de son kyste dans la plèvre. L'urticaire est donc un symptôme qui accompagne assez souvent la rupture du kyste hydatique pulmonaire.

1. Behr. Thèse de Paris, 1893, p. 50.
2. Voyez le chapitre des *Hydatiques du foie*.
3. Arnault. *Bulletin médical du Nord*, 1881.

Après la rupture du kyste dans les bronches, de nouveaux signes apparaissent. On constate à l'auscultation des râles multiples, parfois du souffle cavitaire. Le foyer kystique étant souvent le siège d'infection secondaire, la fièvre n'est pas rare, et avec elle apparaît son cortège habituel, transpiration, anorexie, amaigrissement. A voir ces malades, émaciés, anémiés, crachant du pus et du sang, ayant les ongles hippocratiques (Trousseau), on ne pourrait se défendre de l'idée de phthisie pulmonaire, si l'examen bactériologique n'était là pour rectifier le diagnostic.

Le *diagnostic* de la *vomique hydatique* est fort simple quand on trouve dans les matières rendues des membranes hydatiques ou des lambeaux de membranes. Faute de membranes d'hydatide, dont la conformation, on le sait, est caractéristique, il faut rechercher avec soin les crochets d'échinocoque, car il suffit de trouver un seul crochet pour affirmer un diagnostic hésitant. Dans bien des cas, la vomique n'éclate pas avec ses grands symptômes caractéristiques et rien alors ne nous met sur la voie du diagnostic; les malades se croient le plus souvent atteints de bronchite; ils nous racontent que pendant huit jours, pendant quinze jours, ou depuis longtemps, ils ont rejeté des crachats muco-purulents ou sanguinolents; ils ne parlent en rien des lambeaux d'hydatides, qui peuvent être passés inaperçus : on examine alors ces malades et l'on constate chez l'un des signes de dilatation bronchique avec fétidité ; chez l'autre, des signes de bronchite chronique avec bronchorrhée; chez un troisième, des signes de caverne pulmonaire avec hémoptysies répétées; chez un quatrième, des signes rappelant la vomique consécutive à une pleurésie enkystée et interlobaire. Jusque-là, il est parfois difficile de faire un diagnostic ; l'urticaire, il est vrai, quand elle existe, est un appoint de grande valeur, mais il ne faut jamais négliger l'examen histologique des crachats et des matières expectorées, car la présence des membranes hydatiques et des crochets peut seule donner une certitude.

La rupture du kyste dans les bronches est parfois un mode de guérison ; mais, souvent aussi, le clapier pulmonaire, véritable lieu d'infection, devient une source intarissable d'expectoration purulente et d'hémoptysies ; le malade continue à rendre des membranes, des crachats abondants, purulents et fétides, la fièvre survient avec le cortège des accidents septiques, diarrhée, perte d'appétit, amaigrissement, sueurs ; alors se déclare une véritable phthisie hydatique, provoquée par les infections secondaires. La *tuberculose* peut également se développer à titre d'infection secondaire dans le cours de l'hydatide pulmonaire.

Rupture dans la plèvre. — Après avoir étudié la rupture du kyste dans les bronches et la vomique, qui en est la conséquence, étudions la rupture du kyste *dans la plèvre*.

Mais je dois au préalable discuter une intéressante question : Le kyste hydatique peut-il se développer primitivement dans la cavité pleurale ; n'y a-t-il pas des kystes hydatiques de la plèvre comme il y a des kystes hydatiques du poumon ? Le kyste hydatique primitif de la plèvre est exceptionnellement rare ; Laënnec, Cruveilhier, Davaine, Trousseau, admettent à peine la possibilité du développement *primitif* du kyste hydatique dans la cavité pleurale. Davaine, sur 25 cas d'hydatides thoraciques, n'a trouvé qu'une seule fois l'hydatide primitivement pleurale. Dupuytren et Joffroy avaient rapporté une observation d'hydatide pleurale, mais en y regardant de près, dit Trousseau, on voit que c'était un kyste du poumon ouvert dans la plèvre, le malade ayant eu des hémoptysies. Vigla [1], dans son travail sur les hydatides de la cavité thoracique, ne cite qu'un seul cas d'hydatide pleurale, cas fort discutable, manquant de contrôle anatomique. Maydl (de Vienne) a publié en 1891 un mémoire sur les échinocoques de la plèvre ; mais, après avoir analysé en détail chacune des observations contenues dans ce travail, je trouve qu'il s'agit là, non pas d'hydatides primitives de la plèvre, mais d'hyda-

---

1. Vigla. *Archives de médecine*, 1855.

tides secondaires venues du poumon ou du foie. Du reste, autant le kyste hydatique primitif est fréquent dans les parenchymes, autant il est exceptionnel dans les cavités séreuses[1] ; on trouve l'hydatide dans le foie et dans les tissus sous-péritonéaux, mais peu dans le péritoine; on trouve l'hydatide dans le cerveau, mais peu dans la cavité méningée ; dans le cœur, mais peu dans le péricarde; dans le poumon, mais peu dans la plèvre. Les kystes des cavités séreuses, les kystes de la cavité pleurale, sont des kystes, qui, le plus souvent, y ont pénétré par effraction; le kyste du poumon peut *décoller* la plèvre *épaissie* au point de simuler un kyste de la plèvre (Trousseau).

De tout ceci, il faut conclure que l'hydatide de la plèvre est presque toujours secondaire à une hydatide née dans un organe du voisinage et pénétrant dans la cavité pleurale par perforation. La plèvre épaissie s'oppose souvent à la perforation et à l'envahissement pleural, et, quand cette perforation se fait, tantôt elle consiste en un simple pertuis, tantôt elle atteint les proportions d'une vaste déchirure de la plèvre. Étudions donc l'envahissement de la plèvre par l'hydatide.

Dans quelques cas, l'ouverture du kyste dans la plèvre se fait d'une façon insidieuse ; plus souvent elle est accompagnée de symptômes dyspnéiques et douloureux. Le malade présente les signes d'une pleurésie sèche (frottements) ou les signes d'un épanchement pleural. En voici une observation caractéristique[2] : un garçon d'apparence tuberculeuse fut pris subitement d'une douleur lancinante dans le poumon droit; à l'auscultation, on entendait des frottements. On constata bientôt que tout le côté droit du thorax était élargi, dilaté, et absolument immobile pendant les mouvements respiratoires; la matitié était absolue. Le malade mourut et à l'autopsie on trouva la plèvre droite rompue et remplie par le contenu séro-purulent et par les

1. Rebière. *Kystes hydat. prim. de la plèvre.* Th. de Paris, 1894.
2. Lehman. *Kystes hydatiques du poumon ouverts dans la plèvre.* Th. de Paris, 1882.

membranes d'une vaste hydatide du poumon rompue dans la cavité pleurale.

Dans d'autre cas, qui sont les plus fréquents, le kyste pulmonaire est le siège de deux perforations qui le font communiquer, d'une part avec la plèvre, d'autre part avec les bronches; j'ai analysé avec soin toutes les observations de ce genre, et j'ai vu que c'est presque toujours la perforation bronchique qui se fait la première : un peu plus tard se fait la perforation pleurale. La perforation bronchique est généralement petite, limitée, à l'état de fissure; aussi elle ne provoque pas la grande vomique à symptômes bruyants; le malade paraît n'avoir qu'une bronchite fétide, ou de la broncho-pneumonie avec gangrène; il rend des crachats purulents, fétides, sanguinolents; sur ces entrefaites, la plèvre se perfore et le pneumothorax se déclare. Dans le cas où la perforation de la plèvre se fait avant la perforation des bronches, et si, au moment de la perforation pleurale, le poumon était préalablement fixé à la plèvre par des adhérences, l'apparition du pneumothorax peut n'être pas accompagnée de symptômes violents, mais dans les autres cas le pneumothorax éclate au milieu d'accidents dramatiques tels que : douleur terrible, angoisse inexprimable, asphyxie menaçante. Voici quelques observations qui rendent bien compte de ces différentes modalités.

Dans une observation de Bucquoy[1], la perforation de la plèvre précéda la perforation des bronches. Le malade qui fait le sujet de cette observation était atteint de kyste hydatique pulmonaire droit. A un moment donné se déclara rapidement un épanchement très abondant de la plèvre droite (ouverture du kyste pulmonaire dans la plèvre); plus tard survint un pneumothorax avec tous ses signes (ouverture de la cavité kystique dans les bronches), et le malade rendit alors, sous forme de vomiques plusieurs fois répétées, une certaine quantité de liquide purulent fétide. La situation devenant fort grave, on pratiqua l'empyème, et l'incision

1. Thèse de Lehman.

donna passage à du liquide purulent infect et à un kyste hydatique du volume d'une orange.

Dans une observation de Danlos[1], la perforation des bronches précéda la perforation de la plèvre, le début du pneumothorax fut dramatique et suivi de mort. Cette observation concerne un homme de 45 ans qui présentait à la partie inférieure latérale et postérieure du côté droit du thorax une déformation et une voussure. On diagnostique un kyste hydatique du poumon. Bientôt le malade est pris d'une toux quinteuse avec rejets de crachats purulents et fétides (petite ouverture du kyste dans une bronche). Dix jours plus tard, le malade éprouve au côté droit une douleur horrible avec angoisse et dyspnée; on constate à l'auscultation un souffle amphorique (perforation de la plèvre et pneumothorax). Le malade succombe, et à l'autopsie on trouve un vaste kyste hydatique de la base du poumon droit, cause des accidents successifs que je viens d'énumérer.

Dans une observation de Fouquier[2], le pneumothorax éclate subitement, la malade succombe et l'on trouve à l'autopsie un kyste hydatique pulmonaire du lobe inférieur droit, communiquant d'une part avec deux bronches, et d'autre part avec la cavité de la plèvre, par une ouverture arrondie, à bords relevés, dans laquelle on pouvait facilement introduire l'extrémité de l'index.

Résumé. — Le diagnostic de l'hydatide pulmonaire est bien difficile, avant la perforation du kyste et avant la vomique. Les hémoptysies, la pleurésie, les poussées pneumoniques ne fournissent au diagnostic qu'un appoint insuffisant; néanmoins, l'apparition d'une voussure thoracique, la constatation d'une matité nettement délimitée, le tout précédé ou accompagné d'hémoptysies non tuberculeuses, voilà des éléments précieux de diagnostic. On sait avec quelle prudence il faut avoir recours aux ponctions exploratrices, qui sont cependant le seul moyen d'affirmer le diagnostic avant la rupture du kyste.

1. Thèse de Casabianca, p. 46.
2. Thèse de Lehmann, p. 50.

Quand on voit un malade qui tousse, qui maigrit, qui a des hémoptysies répétées et des complications pleurales, on pense avant tout à la tuberculose pulmonaire. On recherche les bacilles, on n'en trouve pas, et le diagnostic reste en suspens. Puis un jour vient, où le malade rend une vomique dans les conditions que nous venons d'étudier, avec vésicules ou membranes hydatiques. Ce jour-là le diagnostic est fait.

Mais, dans quelques cas, même après la vomique, même après le rejet du liquide séro-purulent à travers les bronches, le diagnostic est fort difficile parce que les lambeaux membraneux rejetés par le malade peuvent ne pas attirer son attention, et la lésion passerait inaperçue si l'on ne découvrait au microscope quelques vestiges de membranes ou des crochets d'échinocoque. Dans d'autres circonstances, enfin, la maladie revêt à un moment donné les apparences d'une broncho-pneumonie, comme chez l'infirmier de mon service, et l'hydatide pulmonaire serait méconnue si, au milieu de l'expectoration, on ne retrouvait les témoins de l'hydatide, membranes et crochets d'échinocoque.

Même remarque au sujet du passage de l'hydatide dans la cavité pleurale et au sujet du pyo-pneumothorax.

Du reste j'ai eu soin de discuter le *diagnostic*, au fur et à mesure des différentes complications qui peuvent surgir au cours de l'hydatide pulmonaire ; je n'y reviens pas.

Pronostic. — Dans le courant de ce chapitre, j'ai passé en revue les complications de l'hydatide pulmonaire, et on a pu voir quelle en est la gravité. Dans les cas exceptionnellement heureux, le kyste hydatique peut guérir spontanément, c'est-à-dire qu'il peut subir sur place une nécrobiose qui équivaut pour le malade à la guérison. Dans quelques circonstances, l'ouverture du kyste dans les bronches aboutit à un processus curatif, mais, avant que la guérison soit définitive, le malade peut rester pendant longtemps sous le coup des plus graves complications : d'abord, au moment même de la rupture du kyste, les hémoptysies, la vomique. le pyo-pneumothorax, et, plus tard, les infections secondaires, l'hecticité, la tuberculose.

Traitement. — Le traitement médical n'a aucune prise sur l'hydatide pulmonaire : il faut s'adresser au traitement chirurgical.

Certains auteurs ont conseillé l'expectation, mais cette thérapeutique expectante n'a guère donné de bons résultats, ainsi que le prouvent les statistiques suivantes[1]. Hearn, sur 128 cas d'hydatide pulmonaire abandonnés à leur évolution naturelle, compte 82 morts, soit une mortalité de 64 pour 100. Madelung, sur 19 cas non traités, compte 6 morts.

Davies Thomas, sur 133 cas d'hydatides pulmonaires ouverts dans les bronches, compte 51 morts. De pareilles statistiques ne sont pas encourageantes, elles expliquent la nécessité de l'intervention chirurgicale.

La ponction aspiratrice est insuffisante et fréquemment *redoutable* dans les kystes hydatiques du poumon. Mirallié a réuni 43 cas dans lesquels la ponction simple a été pratiquée; ils ont donné 11 guérisons, 22 morts et 10 résultats négatifs. La ponction est fréquemment suivie de mort subite ou de mort rapide; ainsi, sur les 22 cas de mort signalés ci-dessus, nous voyons qu'on peut les décomposer de la façon suivante (Mirallié) : Dans un cas, le malade meurt après une ponction blanche ; dans 10 cas, la mort est subite ou presque subite ; elle survient en une minute (Acland, Philippe, etc.); en cinq minutes (Holden); en sept minutes (Bristowe) ; en une demi-heure (Lansdale et Holden); en deux heures (Mackensie, Hector); en neuf heures (Cornil et Gibier) ; en treize heures (Duffey). Dans presque tous ces cas, subitement ou rapidement mortels, l'accident se produit au milieu d'accès de toux formidables, avec cyanose, asphyxie, refroidissement des extrémités et parfois rejet de sang et de liquide. La ponction est donc un procédé qu'il faut abandonner ; elle est même redoutable à titre de ponction exploratrice.

---

1. Ces statistiques sont tirées de l'excellent article de Mirallié sur les kystes hydatiques du poumon. *Gazette des hôpitaux*, 1893, p. 105.

La *pneumotomie* est la méthode de choix, elle est absolument indiquée; elle donne de si bons résultats qu'on peut chiffrer les guérisons à 90 pour 100[1].

§ 21. SYPHILIS DU POUMON, ACQUISE ET HÉRÉDITAIRE
PNEUMOPATHIES SYPHILITIQUES

Discussion. — La syphilis du poumon a une importance de premier ordre; on la méconnaît trop souvent parce qu'on ne pense pas assez à la rechercher; elle met la vie du malade en danger et, d'autre part, elle est une occasion de véritable triomphe thérapeutique, car on rend parfois la santé, en quelques semaines, en quelques mois, à des gens qui semblaient arrivés à la période ultime de la phthisie pulmonaire.

Broncho-pneumonies d'apparence tuberculeuse, cavernes simulant la phthisie, gangrène, sclérose pulmonaire, dilatation des bronches, telles sont les manifestations de la syphilis pulmonaire, sans compter les adénopathies médiastines et les pleurésies syphilitiques. Mais, avant d'entreprendre l'étude clinique de ces diverses manifestations syphilitiques, précisons un premier point : à quelle date la syphilis peut-elle atteindre le poumon : est-ce à une époque voisine de l'infection ou à une époque éloignée; en d'autres termes, existe-t-il une syphilis pulmonaire précoce et une syphilis pulmonaire tardive ? Cette division en lésions syphilitiques précoces et tardives est nettement accentuée dans quelques organes, au cerveau, à la moelle épinière, aux reins, etc. Prenons pour exemple la syphilis cérébrale; ses lésions sont tantôt tardives, tantôt précoces; les lésions tardives, artérite oblitérante ou ectasiante, lésions gommeuses, scléro-gommeuses, osseuses, méningées, lésions

1. Tuffier. *Pneumotomie dans les kystes hydatiques du poumon.* Congrès de chirurgie, octobre 1896.

cérébrales (paralysie générale), toutes ces lésions s'observent à titre d'accidents tertiaires, bien des années après
l'infection syphilitique. Mais il existe également une syphilis
cérébrale précoce, très précoce, qui se cantonne presque
exclusivement aux artères de l'hexagone de Willis et qui
peut déterminer, dès les premiers mois de l'infection syphilitique, des endartérites oblitérantes avec ramollissement
cérébral et hémiplégie, et des artérites ectasiantes avec
rupture d'anévrysme, hémorrhagie méningée et mort par
apoplexie.

Cette distinction en lésions syphilitiques précoces et tardives n'est nulle part plus accusée qu'aux reins. Il y a une
syphilis rénale précoce et une syphilis rénale tardive. La
syphilis rénale tardive, tertiaire, se manifeste presque toujours sous forme de néphrite chronique avec ou sans
lésions gommeuses, scléro-gommeuses et amyloïdes, tandis
que la syphilis rénale précoce, celle qui apparaît les premiers mois après le chancre, crée une néphrite syphilitique
aiguë, suraiguë, parfois des plus redoutables.

On croyait autrefois que la syphilis n'atteignait les organes
qu'à une période avancée de l'infection, à la période dite
tertiaire; il n'en est pas ainsi, il s'en faut; certains organes
sont frappés par la syphilis d'une façon tout à fait précoce,
et, quoique précoces, les lésions sont loin d'être légères
ou bénignes; leur gravité est au moins comparable aux
lésions tertiaires des phases avancées de la syphilis.

Eh bien, je pose de nouveau la question : y a-t-il au
poumon une syphilis précoce, contemporaine des premiers
mois de la syphilis, et une syphilis tardive n'apparaissant qu'aux époques éloignées? La réponse est catégorique;
les lésions syphilitiques du poumon ne sont jamais ou
pour ainsi dire jamais précoces. Qu'on veuille bien remarquer que je parle du poumon et non des bronches; la
bronchite, elle, peut être l'une des manifestations les plus
précoces de l'infection syphilitique. Que de gens qui n'avaient,
avant leur syphilis, ni laryngite, ni trachéo-bronchite et
qui, une fois syphilitiques, s'enrhument avec la plus grande

facilité. Ils prennent une laryngite, une trachéo-bronchite, ils toussent, ils expectorent, on entend à l'auscultation des râles sibilants, des râles muqueux, et, faute de penser à la syphilis qu'ils ont récemment contractée, on met cette bronchite sur le compte d'une grippe ou d'un refroidissement banal. Cette trachéo-bronchite syphilitique peut se répéter plusieurs fois, dès les premières années de l'infection, elle éveille parfois des idées non justifiées de tuberculose. C'est pour ces soi-disant bronchites, dont la cause est trop souvent méconnue, qu'on envoie les malades faire une cure au Mont-Dore, à Cauterets, aux Eaux-Bonnes, à Luchon, alors qu'on aurait dû commencer par leur prescrire le traitement mercuriel. La laryngo-trachéo-bronchite est donc une des manifestations précoces de l'infection syphilitique; les pneumopathies syphilitiques, au contraire, sont des manifestations tardives, et, parmi toutes les autres déterminations viscérales, il n'en est pas, dit fort judicieusement M. Mauriac[1], qui se développe à une époque plus reculée. Cette règle me paraît absolue et, à part quelques cas exceptionnels, on peut dire de la syphilis du poumon, qu'elle n'apparaît qu'aux époques éloignées du tertiarisme.

Après ces explications préliminaires, entrons dans notre sujet. La syphilis du *poumon*, comme la syphilis des autres organes, se présente sous plusieurs formes : la gomme (syphilome circonscrit), le syphilome diffus et la sclérose. Ces différentes formes sont isolées ou associées. Afin de mettre un peu d'ordre dans cette grande question, je propose la classification que j'avais adoptée autrefois dans mon cours de pathologie à la Faculté[2] et que j'ai suivie dans mes leçons cliniques de l'Hôtel-Dieu[3]. La syphilis pulmonaire peut se présenter sous les formes suivantes :

Premier type. — Syphilome pulmonaire à marche aiguë

1. Mauriac. *Syphilis tertiaire et syphilis héréditaire*, 1890, p. 659.
2. Dieulafoy. Syphilis du poumon et de la plèvre. *Gaz. hebdom.*, 1889.
3. Dieulafoy. Syphilis du poumon et de la plèvre. *Clinique médicale de l'Hôtel-Dieu*, 1898. Leçons 18 et 19.

fébrile, simulant la tuberculose aiguë ou la broncho-pneumonie tuberculeuse aiguë.

Deuxième type. — Syphilome pulmonaire à marche lente, simulant la tuberculose chronique vulgaire et la phthisie à la période des cavernes.

Troisième type. — Syphilome broncho-pulmonaire à prédominance scléreuse ou scléro-gommeuse, simulant la pneumonie chronique, la cirrhose du poumon, avec ou sans dilatation des bronches, avec ou sans pleurésie, avec ou sans adénopathie trachéo-bronchique.

Quatrième type. — Gangrène pulmonaire syphilitique.

Cinquième type. — Pneumopathie syphilitique compliquée de tuberculose pulmonaire.

Sixième type. — Syphilis pulmonaire héréditaire.

1° — SYPHILOME PULMONAIRE A MARCHE AIGUË
SIMULANT LA TUBERCULOSE AIGUË

Dans certains cas qui sont rares, il est vrai, la syphilis du poumon offre le tableau presque fidèle de la broncho-pneumonie tuberculeuse aiguë : début assez brusque, fièvre vive, toux incessante, dyspnée violente, expectoration muco-purulente, amaigrissement rapide, sueurs profuses; matité à la percussion; râles et souffle à l'auscultation; tels sont les signes et les symptômes qui peuvent être communs à la broncho-pneumonie syphilitique et à la broncho-pneumonie tuberculeuse aiguë ou subaiguë. En voici un remarquable exemple observé par M. Giraudeau dans le service de M. Hayem[1]. La malade a trente-cinq ans; elle tousse, et depuis une huitaine de jours la fièvre est presque continuelle, la température atteint même 40 degrés. On examine cette femme le jour de son entrée à l'hôpital, et on trouve à la partie moyenne du poumon gauche, en arrière, une zone mate, avec respiration soufflante et râles sous-crépitants. Rien ailleurs; le poumon droit est sain. La toux est fré-

1. M. Jacquin. *Phthisie syphilitique chez l'adulte.* Thèse de Paris, 1884.

quente, l'expectoration est abondante. Les jours suivants, on assiste à la formation rapide d'une caverne ; bientôt, le souffle est tubaire, l'expectoration est muco-purulente ; plus tard, au souffle tubaire s'adjoignent de gros râles muqueux ; l'amaigrissement est considérable ; il y a des sueurs nocturnes. Le 21 février, c'est-à-dire en vingt jours, la caverne pulmonaire est constituée : souffle caverneux, pectoriloquie et bronchophonie dans la majeure partie du lobe moyen ; gargouillement, crachats nummulaires striés de sang. La malade paraît atteinte de *phthisie aiguë*.

Le 28 février, l'examen au spéculum fait découvrir, dans le cul-de-sac latéral droit, une ulcération arrondie, de la dimension d'une pièce de 50 centimes, taillée à l'emporte-pièce, et recouverte d'une couche grisâtre très adhérente. Cette ulcération, d'apparence *gommeuse*, fournit l'indication formelle d'un traitement spécifique ; on songe alors à l'origine syphilitique possible de la pneumopathie, et on donne le sirop de Gibert à la dose de deux cuillerées par jour. Après quelques semaines de cette thérapeutique, la situation s'améliore, l'appétit revient, les crachats nummulaires, les sueurs, la fièvre disparaissent ; à la place du souffle caverneux et du gargouillement, on ne perçoit plus qu'une respiration rude ; *la caverne est cicatrisée*. On suspend le traitement mercuriel qui avait provoqué de la stomatite, on prescrit tous les jours 3 grammes d'iodure de potassium, et, quand la malade quitte l'hôpital, elle a repris les apparences de la santé et l'ulcération gommeuse vaginale est en voie de cicatrisation. Peu après, cette femme revient se faire soigner, non plus pour son poumon, qui est en bon état, mais pour une ostéo-périostite de l'os frontal, qui cède au même traitement antisyphilitique. Il est donc indéniable que cette femme avait été atteinte, en peu de temps, d'accidents syphilitiques diversement localisés, gomme vaginale, syphilis du poumon, ostéo-périostite frontale. A en juger par la marche rapide et exceptionnellement grave de la lésion syphilitique pulmonaire, cette femme était destinée à mourir ; elle fut sauvée par le traitement spécifique.

J'ai été témoin d'un fait du même genre. Je soignais, rue Richelieu, un malade qui se croyait atteint de grippe. Il toussait, il était fébricitant et se plaignait de douleurs thoraciques surtout au sommet du poumon gauche. En ce point, je constatai du souffle et des râles de congestion pulmonaire. Cet homme, jusque-là de constitution robuste, demanda un vésicatoire que je prescrivis ainsi qu'une potion au kermès. Les jours suivants, la situation empira; la toux et la dyspnée devinrent les symptômes dominants, la toux était incessante et la dyspnée prenait pendant la nuit des proportions inusitées. Les crachats ne tardèrent pas à devenir muco-purulents et nummulaires; les râles du début se transformèrent en gargouillement; les forces déclinèrent et je pensai, je l'avoue, à une pneumonie tuberculeuse aiguë.

Le pronostic était des plus graves. Incidemment le malade me confia que depuis quelques jours il souffrait du testicule gauche. J'examinai ce testicule, il était gros et douloureux; c'était bien une orchite et non une épididymite; du reste il n'y avait point de blennorrhagie, et je pensai aussitôt à un accident tertiaire syphilitique. J'interrogeai le malade dans ce sens, et il me répondit avoir eu un chancre dix ans auparavant. Cette révélation fut pour moi un trait de lumière : la syphilis ne pouvait-elle pas être à la fois la cause des lésions pulmonaire et testiculaire? Je prescrivis l'iodure de potassium à haute dose, et je demandai aussitôt l'avis de M. Fournier qui n'hésita pas dans son diagnostic; l'orchite et la pneumopathie lui parurent également syphilitiques, et il conseilla des frictions mercurielles associées à l'iodure de potassium. La scène changea si brusquement, que déjà, les nuits suivantes, il n'y avait plus de dyspnée. Quinze jours après le début de ce traitement, la fièvre était tombée, l'état général était devenu excellent, souffle et gargouillement avaient disparu, et, comme signe local, il ne restait au sommet du poumon gauche qu'une légère matité avec quelques râles qui finirent par disparaître. La lésion testiculaire fut du même coup améliorée et guérie. C'est là un fait indéniable de syphilome pulmonaire à marche aiguë et phagédénique, aboutissant rapidement à la fonte du sommet du poumon, et arrêté net dans son évolution par le traitement spécifique. Je n'ai jamais perdu de vue cette personne, je l'ai même traitée depuis cette époque pour un panaris syphilitique, mais il n'a jamais plus été question d'accidents pulmonaires.

On trouvera, dans mes leçons cliniques, plusieurs observations de ce syphilome broncho-pneumonique fébrile, aigu et subaigu. Dans presque tous ces cas, il a simulé la broncho-pneumonie tuberculeuse aiguë. Début assez brusque, fièvre vive, toux et dyspnée, expectoration muco-purulente, amaigrissement rapide, sueurs profuses; matité, râles, souffle et gargouillements; tels sont les signes et les symptômes communs au syphilome broncho-pneumonique aigu et à la broncho-pneumonie tuberculeuse aiguë ou subaiguë.

On a dit que la pneumopathie syphilitique s'installait sans fièvre, sans amaigrissement, sans aucun phénomène d'hecticité. Cela est vrai pour un certain nombre de cas, à marche lente, que nous allons étudier plus loin, mais non pour les formes aiguës, dont le diagnostic est extrêmement difficile. Qu'on veuille bien réfléchir aux observations concernant les cas aigus et on conviendra que des malades atteints de fièvre, chez lesquels on constate des signes de ramollissement pulmonaire, qui ont des crachats purulents, qui sont tourmentés par des sueurs nocturnes et qui vont à une consomption rapide, le tout évoluant en quelques semaines, on conviendra, dis-je, que ces malades ressemblent cliniquement à des gens atteints de phthisie aiguë.

Chez eux, il est vrai, la dyspnée est souvent intense, hors de proportion avec la lésion, mais ce symptôme ne suffit pas à mettre sur la voie du diagnostic. Les signes physiques, râles, souffle, gargouillement, sont ceux de la phthisie aiguë. La localisation des lésions, a-t-on dit, peut révéler l'existence d'un syphilome, parce que la lésion syphilitique siège souvent à la partie moyenne du poumon, surtout à droite. Cette topographie spéciale est en effet importante à connaître ; elle peut faire penser à la syphilis, mais elle n'est pas constante, puisque, dans un cas de M. Raymond et dans l'une de mes observations, la lésion était au sommet du poumon, siège habituel de la tuberculose.

Le syphilome aigu et la broncho-pneumonie tuberculeuse aiguë ont donc les plus grandes analogies. Aussi ne peut-on faire le diagnostic de syphilis pulmonaire que si le malade présente en même temps d'autres lésions syphilitiques, une ostéite ou une périostite douloureuse, une gomme ulcérée, une éruption spécifique, un testicule syphilitique. Il suffit de dépister un stigmate syphilitique, une exostose du tibia, une périostose du frontal, il suffit de la présence des cicatrices syphilitiques et de l'absence plusieurs fois constatée de bacilles de Koch dans les crachats, pour nous engager à porter le diagnostic de pneumopathie syphilitique aiguë. En un mot, s'il n'existe pas de symptômes pathognomoniques du syphilome pneumonique aigu, il faut du moins s'entourer de tous les renseignements qui peuvent mettre sur la voie du diagnostic. Chez un de mes malades de l'Hôtel-Dieu, le syphilome pneumonique a été diagnostiqué grâce aux syphilides tertiaires de l'épaule et du dos ; chez le malade que j'ai vu avec M. Fournier, c'est la syphilis du testicule qui nous a révélé la nature syphilitique de la lésion pulmonaire ; chez la malade de M. Giraudeau, c'est une gomme ulcérée du vagin qui a permis de dépister la syphilis aiguë du poumon.

Sous quelle forme évoluent les lésions qui provoquent le syphilome aigu et fébrile du poumon ? Ce syphilome peut être circonscrit (gomme syphilitique) ou diffus (syphilome broncho-pneumonique). Les *gommes* du poumon ont le volume d'une lentille, d'une noisette, d'un œuf et au delà, elles sont plus ou moins nombreuses ; elles siègent à la superficie du poumon, sous la plèvre, ou dans la profondeur de l'organe. Indurées et grisâtres à la première phase de leur évolution, elles finissent par se ramollir, elles se transforment en une bouillie jaunâtre qui peut se déverser dans une bronche en laissant à sa place une cavité, une caverne gommeuse dont les parois sont formées de tissu fibroïde. Sous l'influence du processus curateur, les parois de la caverne peuvent bourgeonner, la cavité se rétrécit et finit par disparaître; elle est remplacée par un tissu cicatriciel de guérison.

Le *syphilome diffus* du poumon revêt une forme spéciale, il détermine une sorte de *broncho-pneumonie syphilitique* dont la marche peut être aiguë, subaiguë ou chronique. La forme *aiguë*, celle dont il vient d'être question dans les exemples cités plus haut, est une forme assez rare; l'examen microscopique de cette broncho-pneumonie syphilitique aiguë[1] a donné à M. Rémy les résultats suivants :

« A l'examen microscopique, dit M. Rémy, la tumeur est constituée par un certain nombre de noyaux de broncho-pneumonie à divers états (catarrhal, fibrineux et caséeux). Il n'existe pas d'encapsulement bien net par une zone de tissu fibreux, comme dans les gommes, sur toute l'étendue de la lésion. Cependant, en quelques points, on voit cet encapsulement; mais il n'est pas dû à un tissu de nouvelle formation, il est constitué par la cloison du lobule. On ne trouve pas une artère comme centre; les lésions sont plutôt groupées autour des bronches comme dans la broncho-pneumonie. L'ensemble total résulte de plusieurs petits amas d'apparence caséeuse, entourés de zones plus vivantes. L'amas caséeux est constitué par des alvéoles pulmonaires remplis de cellules dont la forme est impossible à délimiter et qui semblent être en dégénérescence graisseuse. L'enveloppe de chaque amas caséeux est formée tantôt par une cloison fibreuse interlobulaire épaissie, tantôt par des alvéoles remplis de leucocytes et présentant des parois épaissies. On constate, en outre, dans le voisinage et dans l'épaisseur des bronches, des vaisseaux ou des cloisons interlobulaires, des amas de jeunes cellules qui révèlent un état phlegmasique. »

La broncho-pneumonie syphilitique a été bien étudiée

1. Jacquin. Thèse de Paris, 1884, p. 50.

chez le fœtus et chez le nouveau-né par MM. Balzer et Grandhomme[1]; ils ont trouvé des lésions analogues à celles de la broncho-pneumonie vulgaire; toutefois, les lésions vasculaires et interstitielles leur ont paru prédominantes, tandis qu'ils ont constaté une desquamation épithéliale et des exsudats moins intenses.

Quoi qu'il en soit, que le syphilome pulmonaire diffus débute par une broncho-pneumonie à forme bâtarde, avec infiltration parenchymateuse engainant la bronche et l'alvéole, ou que le processus prédomine aux artérioles, il n'en est pas moins vrai que le syphilome diffus peut avoir une évolution rapide ou une évolution lente. Au cas d'évolution rapide, la lésion aboutit à la fonte des tissus envahis; la syphilis tertiaire détermine alors une sorte de *phagédénisme* du poumon, comme elle détermine ailleurs le phagédénisme du voile du palais ou du pharynx; ces cas-là simulent la broncho-pneumonie tuberculeuse aiguë.

2° — SYPHILOME PULMONAIRE SIMULANT
LA TUBERCULOSE CHRONIQUE VULGAIRE

Après avoir étudié le syphilome broncho-pneumonique aigu, fébrile, simulant la broncho-pneumonie tuberculeuse aiguë, étudions une autre forme de syphilis pulmonaire, la forme lente qui simule la tuberculose chronique vulgaire, avec ou sans cavernes. Les exemples suivants nous serviront de type :

En novembre 1878, M. Fournier[2] rapportait l'histoire d'une femme, qui était venue lui demander ses soins à l'hôpital de Lourcine pour un énorme ulcère phagédénique syphilitique occupant l'extrémité du pied, la face plantaire, la portion

---

1. Balzer et Grandhomme. *Revue mensuelle des maladies de l'enfance*, 1887.

2. Fournier. Phagédénisme tertiaire du pied; phthisie syphilitique simulant la phthisie commune, traitement spécifique; guérison. *Bulletin de l'Académie de médecine*, 19 novembre 1878.

antérieure du métatarse, et ayant déterminé à ce niveau des mutilations considérables. M. Fournier ordonne des frictions mercurielles et l'iodure de potassium. Cette malade avait en outre un aspect cachectique ; sa physionomie était celle d'une phthisique, si bien que l'on soupçonna chez elle tout d'abord une *tuberculose pulmonaire*.

« Cette présomption, déduite de l'habitus extérieur, dit M. Fournier, trouvait immédiatement un appoint formel dans certains troubles accusés par la malade qui disait tousser depuis plusieurs mois, qui expectorait en abondance des crachats verts et purulents, qui, de plus, se plaignait d'accès fébriles et de sueurs nocturnes profuses, etc., etc. L'examen physique du thorax achevait de diriger le diagnostic dans le même sens. La percussion et l'auscultation, en effet, nous révélaient ceci : au sommet gauche (là seulement, il est vrai, le reste des poumons paraissant indemne), matité assez étendue, soit en avant, soit en arrière ; au même niveau, souffle rude, intense et véritablement caverneux ; en plus, râles caverneux, gargouillement à grosses bulles après la toux. En résumé, troubles généraux, troubles fonctionnels locaux, signes physiques, tout concordait à accuser la phthisie pulmonaire. »

Bien que l'idée d'une affection pulmonaire d'origine syphilitique soit venue à l'esprit de M. Fournier, ce maître éminent crut devoir s'en tenir au diagnostic le plus probable, à celui de *phthisie tuberculeuse* ; le diagnostic à cette époque n'était pas éclairé par la recherche du bacille de Koch. L'évolution ultérieure ne devait pas donner raison à M. Fournier. Cette malade, « dont on eût escompté les jours à brève échéance », se prit soudainement, sous l'influence du traitement spécifique, à mieux aller, ses forces se relevèrent, si bien que lorsqu'elle quitta l'hôpital après un séjour de quatre mois, elle était grosse et grasse, absolument bien portante, ayant repris sa santé première. Ce n'est pas tout. Les lésions locales et les troubles fonctionnels s'étaient amendés en même temps que l'état général.

L'oppression, les points de côté s'étaient dissipés et les bruits d'auscultation étaient réduits à quelques craquements ou quelques râles sous-crépitants disséminés. Lorsque M. Fournier revit la malade après plusieurs mois, il fallait véritablement une auscultation minutieuse pour retrouver des indices minimes de la lésion.

M. Panas a publié, sur la syphilis pulmonaire simulant la tuberculose, une observation du même genre; en voici le résumé : « Une femme de trente-deux ans vient me consulter, dit M. Panas, pour une lésion de l'œil gauche et pour une maladie du poumon. Elle raconte que la lésion de l'œil a débuté par un petit point blanchâtre au bord interne de la cornée. Un peu plus gros qu'une tête d'épingle, ce bouton a augmenté rapidement; l'œil est devenu rouge et la vue s'est perdue en quinze jours. Nous trouvons l'œil très augmenté de volume; la cornée, hypervascularisée et opaque, ne peut être différenciée de la conjonctive. Près de son bord interne, se dessine, sous un chémosis intense, un bouton jaunâtre, analogue à un tubercule. Au-dessus, à travers une perforation sclérale, le corps ciliaire fait hernie sous forme d'un champignon noirâtre. La perception lumineuse est abolie. Tel était l'état de l'œil. A l'examen du thorax, le poumon gauche est sain, mais le poumon droit est mat dans son tiers supérieur et l'auscultation y révèle, en arrière, comme en avant, de gros râles muqueux et des gargouillements, indices d'une tuberculose arrivant à la fin de sa deuxième période et marchant vers la caverne. Ajoutez à cela de petites hémoptysies, une toux continuelle avec légère expectoration et un amaigrissement de vingt kilogrammes. Malgré cet amaigrissement, la malade a gardé les apparences de la santé; elle a de l'appétit, une mine rose et ne souffre pas. Ce ne serait pas une raison pour écarter la phthisie, mais je suis mis en éveil par l'existence d'une *corona veneris* que la malade porte au front. Cette femme avait eu la syphilis, il y a sept ans; le chancre était passé inaperçu, mais deux fausses couches, deux enfants morts en bas âge, puis une éruption généralisée de syphilides ulcéreuses qui ont laissé sur tout le corps de nombreuses cicatrices ; tout cela joint aux syphilides du front affirmait suffisamment le diagnostic. On pouvait dès lors espérer que la lésion oculaire et la lésion pulmonaire étaient de nature syphilitique.

« Je donnai aussitôt l'hydrargyre en injections hypodermiques ; tous les deux jours, une injection de peptonate de mercure à la dose de XX gouttes, ce qui représente à peu près un centigramme de principe actif. Dès la seconde injection, l'amélioration a été remarquable et les progrès étaient sensibles à chaque nouvelle injection. Sur cet œil, qui était une coque rouge, staphylomateuse et crevée en un point, nous avons vu, peu à peu, la sclérotique, la cornée et l'iris se différencier et l'œil reprendre sa forme et son volume. En même temps, le poumon se modifiait rapidement : la matité, les râles diminuaient, puis disparaissaient[1]. »

Nous avons eu dans mon service de l'Hôtel-Dieu des cas tout aussi concluants. J'ai été témoin, il y a quelques années, d'un fait du même genre. Je fus mandé auprès d'un jeune homme condamné comme phthisique ; il s'agissait de décider s'il était en état de partir pour le Midi afin d'y passer les quelques mois qui lui restaient à vivre. Je me rendis auprès du malade, mais, dès que j'eus pénétré dans sa chambre, il me regarda d'un œil significatif, il venait de me reconnaître comme je le reconnaissais moi-même pour être venu me consulter l'année précédente pour une large syphilide ulcéreuse qui avait envahi le bras, le coude et l'avant-bras. Sur cette plaie ulcéreuse et purulente, il avait appliqué des pommades, des onguents, des emplâtres sans le moindre succès. Le traitement spécifique que j'avais prescrit à cette époque, frictions mercurielles et iodure de potassium, eut rapidement raison de cette ulcération tertiaire syphilitique qui durait depuis près d'un an. Actuellement, je

1. Panas. Gommes syphilitiques de l'œil et du poumon simulant la tuberculose. *Médecine moderne*, 5 février 1891.

retrouvais ce jeune homme avec toutes les apparences d'un phthisique arrivé à une période avancée; il me raconta qu'il avait eu « un rhume négligé » huit mois avant; il s'était mis à tousser, à cracher et plusieurs fois même il avait eu de légères hémoptysies. Puis il avait perdu l'appétit, des sueurs nocturnes étaient apparues, l'expectoration était devenue muco-purulente, et les différentes médications qu'on a l'habitude de prescrire contre la tuberculose pulmonaire étaient restées sans résultat.

A l'auscultation, je constatai, vers l'angle inférieur de l'omoplate du côté droit, un souffle caverneux, et du gargouillement. Ce siège, insolite pour une caverne tuberculeuse, me donna déjà à réfléchir; mais avant tout, instruit du passé, par l'ulcération tertiaire que j'avais soignée et guérie l'année précédente, je soupçonnai la syphilis pulmonaire et je prescrivis le traitement spécifique consistant en frictions mercurielles et iodure de potassium dont la dose fut élevée jusqu'à 10 grammes par jour. En quelques semaines, la métamorphose fut complète; en même temps que le malade revenait à la vie, les signes physiques disparaissaient; ici comme chez les malades de M. Fournier, et de Gübler, la cavité pulmonaire se comblait, l'expectoration diminuait, d'un jour à l'autre les progrès étaient sensibles. La guérison ne s'est pas démentie.

Les observations précédentes donnent une idée du syphilome pulmonaire à marche lente *simulant la tuberculose chronique commune.* Cette forme de pneumopathie syphilitique s'installe insidieusement, presque sans fièvre : dans sa première phase, elle simule une bronchite, un foyer de congestion pulmonaire, une broncho-pneumonie mal-définie; l'appétit est conservé, le malade ne maigrit pas, la toux est fréquente, l'expectoration n'a encore aucun caractère particulier. Plus tard, d'autres symptômes apparaissent: douleurs, dyspnée parfois violente, augmentant surtout le soir et la nuit; expectoration purulente, sueurs nocturnes, perte de l'appétit, amaigrissement; plus tard enfin, fièvre hectique, gargouillement, souffle bronchique, souffle caverneux, suvant le degré de la lésion (induration, ramollissement, caverne). On a parlé d'expectoration gommeuse, de vomique syphilitique, je pense que c'est là un fait bien exceptionnel. Les hémoptysies sont rares et peu abondantes; le malade ne rend, le plus souvent, que des crachats hémoptoïques; néanmoins, dans une observation de M. Lancereaux, beaucoup de sang fut expectoré, et, dans une observation personnelle, la quantité de sang rendu avait atteint la valeur de deux verres.

Le syphilome chronique occupe souvent la partie moyenne du poumon droit, en dehors du hile, comme les pneumopathies syphilitiques à marche aiguë. Le foyer des bruits d'auscultation est donc localisé, soit au niveau de l'épine de l'omoplate, soit en avant, au niveau des troisième et quatrième espaces intercostaux. A cette règle, il y a de nombreuses exceptions (observations de Fournier et de Gübler).

Si le syphilitique pulmonaire devient moins rapidement phthisique que le tuberculeux, si, tout en expectorant des fibres élastiques, voire même des fragments de gomme, il peut conserver pendant quelque temps une bonne santé apparente, il ne faut cependant pas exagérer cette idée de Bazin, que le syphilitique est toujours un « caverneux bien portant ». Quel que soit le mode de début de cette pneumopathie syphilitique, alors même que le malade a conservé pendant un certain temps les apparences de la santé, il est rare que la guérison survienne si le traitement n'intervient pas; tôt ou tard, les troubles fonctionnels apparaissent, les crachats deviennent nummulaires, la fièvre s'allume, les sueurs nocturnes sont profuses, l'amaigrissement fait des progrès rapides, les ongles s'incurvent, et, faute de traitement, le malade meurt en pleine consomption, comme meurt un phthisique tuberculeux.

Quelles sont donc les causes de cette phthisie syphilitique? Nous comprenons facilement comment des gommes pulmonaires finissent, après ramollissement, par laisser des cavernes; nous comprenons encore que le syphilitique devienne cachectique par le développement simultané de lésions spécifiques ou de dégénérescence amyloïde dans les autres parenchymes (foie, reins, rate, larynx); mais comment la syphilis pulmonaire peut-elle faire du malade un phthisique? Il n'est pas dans les allures de la syphilis tertiaire des autres organes de déterminer la fièvre hectique et la consomption avec sueurs nocturnes et ongles hippocratiques. Les découvertes microbiologiques semblent simplifier le problème, et je pense que, chez le syphilitique pulmonaire, la fièvre hectique n'est pas directement le fait de la syphilis; elle est le résultat d'infections sècondaires dont la genèse est facile à saisir. La syphilis crée dans le poumon des ulcérations, des cavernes, dans lesquelles pullulent des micro-organismes. Quelques-uns de ces microbes trouvent dans l'excavation pulmonaire un terrain favorable aux produits infectieux et toxiques.

Le *diagnostic* du syphilome pulmonaire chronique est entouré des plus grandes difficultés, en raison de ce fait, que pas un seul signe, par sa présence ou par son absence, ne permet d'affirmer que la pneumopathie est syphilitique. La présence du bacille de Koch dans les crachats tranche la difficulté, mais tubercule et syphilome peuvent se développer simultanément dans le même poumon, et alors tout conspire pour égarer le diagnostic, troubles fonctionnels, signes physiques et examen bactériologique.

Sans un hasard heureux, amenant en une région quelconque le développement d'une gomme, d'une ostéo-périostique, d'une éruption tertiaire, sans la présence de cicatrices caractéristiques, la nature de la pneumopathie passerait souvent inaperçue. Chez un de mes malades de la salle Saint-Christophe, c'est la glossite tertiaire qui nous a mis sur la voie du diagnostic; chez un malade de Gübler, la nature de la lésion pulmonaire fut soupçonnée grâce à l'exostose du tibia; chez le soi-disant phthisique auprès duquel je fus appelé, c'est l'ulcération tertiaire du bras qui révéla le diagnostic; c'est la *corona veneris* qui fit supposer à M. Panas que la caverne pulmonaire de sa malade était d'origine syphilitique. Règle générale, malgré l'immense supériorité de fréquence de la tuberculose sur la syphilis pulmonaire, on doit toujours scruter les antécédents personnels et héréditaires des malades, et, si l'on dépiste quelques stigmates de syphilis, il faut, sans hésiter, instituer le traitement spécifique.

La syphilose pulmonaire que je viens de décrire est due au syphilome-circonscrit (la gomme) et au syphilome diffus. Au cas d'évolution aiguë, les événements se précipitent et la maladie prend les apparences de lésions pulmonaires tuberculeuses aiguës. Au cas d'évolution lente, les lésions aboutissent peu à peu à la caséification, à l'ulcération pulmonaire, à la caverne; elles simulent la tuberculose chronique vulgaire. En résumé, qu'il s'agisse de syphilome gommeux circonscrit (la gomme), ou d'infiltration gommeuse diffuse (la fausse broncho-pneumonie), nous assistons à un processus pulmonaire à tendance ulcéreuse, dont l'évolution peut être *rapide* ou *lente* avec *tous les intermédiaires.*

3° — SYPHILOME PULMONAIRE A PRÉDOMINANCE SCLÉREUSE, SCLÉRO-GOMMEUSE, AVEC OU SANS DILATATIONS BRONCHIQUES, AVEC OU SANS ADÉNOPATHIES

Dans la variété de syphilome pulmonaire que nous allons actuellement étudier, la lésion est constituée par une hyperplasie du tissu conjonctif qui forme le stroma du poumon. Un véritable tissu de sclérose est ainsi répandu et disséminé dans tout le parenchyme. Cette *cirrhose pulmonaire syphilitique,* qui cliniquement revêt le plus souvent l'aspect de la broncho-pneumonie chronique, présente, en général, les altérations anatomiques suivantes : dans un lobe du poumon apparaît un bloc gris rougeâtre, dur, criant sous le scalpel, parsemé de bronchectasies ampullaires ou sacciformes, recouvert d'une plèvre très épaissie et avoisinée par des lésions de périostite intercostale. Parfois le poumon est raviné à sa surface par des sillons qui irradient à la façon des cicatrices que l'on observe sur le foie des syphilitiques; il est encore sillonné dans sa profondeur par de larges bandes de sclérose ayant l'aspect blanc nacré des tendons. La lésion peut offrir un mode d'agencement très variable; elle peut être *purement scléreuse*, sans nodules caséeux ou gommeux apparents; elle peut être *scléro-gommeuse* : on découvre alors sur les bronches, ou dans le tissu sclérosé péri-bronchique et péri-lobulaire, des gommes parfois si petites qu'on ne saurait dire au premier abord si ce sont des granulations tuberculeuses ou des gommes microscopiques. La lésion peut revêtir une forme analogue à la pneumopathie syphilitique des nouveau-nés, que nous aurons à étudier plus loin sous le nom de *pneumonie blanche*.

Le processus de cette sclérose pulmonaire et son histogenèse présentent quelques particularités intéressantes. La lésion débute le plus souvent autour des bronches de moyen calibre, au niveau même du hile, d'où elle semble irradier dans le parenchyme pulmonaire. Le tissu de nouvelle formation forme ainsi un manchon fibreux, parfois chondroïde, autour des bronches ou des artérioles qui les accompagnent. Il entoure enfin l'alvéole, puis le lobule pulmonaire luimême, et constitue, par sa répartition, une bronchopneumonie véritable. La prolifération conjonctive exerce une action déformante sur les bronchioles, qui peuvent être *dilatées* ou diminuées de volume. Quant aux alvéoles, ils sont tassés les uns contre les autres, et leur épithélium est souvent en dégénérescence graisseuse.

Dans quelques cas, les lésions syphilitiques bronchopulmonaires sont accompagnées de *pleurésie* chronique avec épaississement de la plèvre et *épanchement pleural*; l'épanchement peut même être la lésion dominante, ainsi que nous le verrons au chapitre concernant la pleurésie syphilitique.

La cirrhose pulmonaire syphilitique est difficile à dépister.

On diagnostique bien une broncho-pneumonie chronique,
d'après tels ou tels signes que le malade présente depuis
des mois ou des années; plus tard, si des crachats abondants et fétides apparaissent, avec gargouillement et souffle
caverneux, on reconnaît aisément une dilatation des
bronches; diagnostic facilité d'ailleurs par les antécédents
pulmonaires et par l'absence de bacilles de Koch dans les
crachats. Un médecin soucieux des signes fournis par
l'auscultation arrive donc à poser un diagnostic anatomique
précis et dit : broncho-pneumonie chronique, état fibroïde
du poumon avec ou sans dilatation des bronches. Mais, ce
qui lui échappe, c'est l'origine de cette pneumopathie; il
ne trouve, pour l'expliquer, ni rougeole, ni coqueluche
antérieure, et sans l'apparition d'une lésion spécifique au
larynx, à la peau, au tibia, ou ailleurs, sans la présence
de cicatrices syphilitiques, la nature syphilitique de la lésion
pulmonaire passerait inaperçue. Cette broncho-pneumonie
scléreuse, dont la marche est en général lente, peut, par
exception, procéder par poussées aiguës. Elle est susceptible
d'être améliorée par le traitement antisyphilitique.

Le syphilome scléreux est souvent accompagné de *dilatation bronchique*, qu'il s'agisse de syphilis héréditaire
(Balzer, Grandhomme et Grawitz) ou de syphilis acquise.
Parfois même, l'ectasie bronchique occupe une place prépondérante. Plusieurs observations de bronchectasie syphilitique sont consignées dans la thèse de M. Bourdieu[1]; en
voici un exemple : Un homme de cinquante-huit ans, ayant
eu la syphilis à l'âge de vingt-cinq ans, entre dans le service de M. Lancereaux pour une affection broncho-pulmonaire caractérisée par une toux incessante et par une abondante expectoration. Cet homme tousse depuis dix ans, il rend
jusqu'à 200 et 300 grammes de crachats purulents en vingt-
quatre heures. A l'examen du thorax, on constate, aux bases
plus qu'aux sommets, des gargouillements qui, joints aux

---

1. Bourdieu. *Contribution à l'étude de la syphilis pulmonaire*. (Dilatation des bronches. Thèse de Paris, 1896.

signes précédemment cités, font diagnostiquer la dilatation des bronches. D'autres signes, l'albuminurie, l'œdème des membres inférieurs, la dyspnée font admettre également l'existence d'une néphrite. Le malade succombe et l'autopsie donne les résultats suivants : toutes les bronches sont dilatées d'une façon uniforme et cylindrique ; la paroi des bronches dilatées est transformée en un tissu grisâtre, résistant, qui empiète sur le parenchyme voisin. Le tissu de nouvelle formation qui remplace la paroi bronchique est infiltré de gommes miliaires ; plusieurs de ces gommes sont calcifiées ; elles ont l'apparence de petites pierres du volume d'une tête d'épingle à un pois. Le tissu interbronchique est résistant et parcouru de tractus fibreux peu épais. La lésion bronchique scléro-gommeuse domine la sclérose pulmonaire, car on ne constate nulle part ces blocs fibreux résistant à la coupe, répondant à la description de la pneumonie interstitielle syphilitique. Le foie est syphilitique et réalise le type du foie ficelé. Les reins sont atteints de dégénérescence amyloïde d'origine syphilitique. C'est en détruisant tout le système de résistance des parois bronchiques, que la syphilis a créé la bronchectasie.

De toutes les formes anatomiques de la syphilose pulmonaire, la *bronchectasie*, restreinte ou généralisée, est certainement la plus rare. Elle est toujours associée en proportions diverses à de la broncho-pneumonie, à de la sclérose, à de la pleurésie. Les symptômes et l'évolution de la bronchectasie syphilitique ne diffèrent en rien des symptômes qui accompagnent la bronchectasie en général.

Au syphilome pulmonaire s'associent parfois des *adénopathies syphilitiques du médiastin*. Ces adénopathies trachéo-bronchiques existent aux cas d'hérédo-syphilis ou au cas de syphilis acquise. Elles ne sont pas fréquentes, mais elles peuvent acquérir une importance prépondérante par la compression qu'elles exercent sur les organes du voisinage. Voici une observation d'adénopathie hérédo-syphilitique[1] :

1. Dufourg. *De l'adénopathie trachéo-bronchique syphilitique*. Thèse de Bordeaux, 1887.

A. G... est accompagnée par sa mère à la consultation gratuite de l'hôpital Saint-André, le 28 janvier 1885. Cette enfant, âgée de dix ans et demi, souffre depuis trois mois de palpitations cardiaques, d'étourdissements avec anhélation et céphalée violente vespérale. Une toux très opiniâtre et très pénible, survenant par quintes, fatigue la petite malade depuis à peu près trois mois.

Nous apprenons que la mère a fait deux fausses couches à sept mois et demi et à huit mois. Avant la naissance de A..., cette femme a eu mal à la gorge, elle a perdu ses cheveux et elle a constaté sur le corps des taches et une éruption à la paume des mains. Un mois et demi avant ces accidents, le mari avait présenté des phénomènes analogues. Examen de la petite malade : les dents sont des dents hérédo-syphilitiques, crénelées, cuspidées à trois points sur leur bord libre, ulcérées sur leur face antérieure. A la palpation du cou, on trouve des deux côtés une chaîne ganglionnaire, les ganglions sont durs, non agglomérés ; le thorax est maigre, en carène ; les creux sus et sous-claviculaires sont déprimés et fortement prononcés. Les veines jugulaires sont dilatées, et sur la face antérieure du cou se voit un lacis veineux abondant, affaissé au repos, mais qui gonfle sous l'influence d'un effort. A la percussion, on constate une zone de matité, surtout prononcée au niveau de l'articulation sterno-claviculaire droite et, en arrière, au niveau des trois premières vertèbres dorsales. Dans tout le sommet droit, on trouve un souffle dur, presque caverneux, avec quelques râles humides. L'enfant a des quintes de toux qui durent plusieurs minutes et qui la menacent d'asphyxie. En somme, on trouve là les symptômes de l'adénopathie médiastine trachéo-bronchique. L'expectoration est muco-purulente et considérable. Étant donné le diagnostic d'hérédo-syphilis, on ordonne : iodure de potassium, 10 grammes ; sublimé corrosif, 5 centigrammes ; sirop de groseille, 150 grammes. Trois cuillerées à café par jour. Chlorate de potasse 5 grammes par jour.

Sous l'influence de la médication spécifique, l'appétit

revient dès la première semaine et la céphalalgie cesse; le cœur reprend l'allure normale; la respiration s'améliore. Des modifications parallèles s'observent dans la chaîne ganglionnaire. Après vingt-cinq jours de traitement, c'est à peine si l'on trouve de la matité au niveau de l'articulation sterno-claviculaire droite. Sous la clavicule droite, le murmure vésiculaire reparaît, la toux est moins quinteuse, les crises de suffocation spasmodique disparaissent. L'enfant est examinée en janvier 1886 : cœur et poumons ne présentent plus rien d'anormal. Elle est encore revue en 1887 à plusieurs reprises. La guérison se maintient. L'adénopathie trachéo-bronchique, d'origine *syphilitique*, était donc ici indéniable.

M. Balzer a rapporté un cas d'adénopathie trachéo-bronchique dans un cas de syphilis acquise[1]. Il s'agit d'un malade qui avait eu, entre autres symptômes, du *cornage* et du *tirage* ; on trouva à l'autopsie : une adénopathie scléro-gommeuse des ganglions trachéo-bronchiques avec syphilome scléreux broncho-pleuro-pulmonaire. Dans un cas publié par M. Raymond, au sujet d'une malade qui avait eu, entre autres symptômes, du cornage et du tirage, on trouva à l'autopsie une adénopathie syphilitique péri-trachéale avec rétrécissement de la trachée et compression du nerf récurrent droit[2].

Pour compléter cette étude, prière de lire le chapitre concernant la *médiastinite* syphilitique.

4° — GANGRÈNE PULMONAIRE SYPHILITIQUE

Il y a une *gangrène pulmonaire syphilitique*. « En pareil cas, dit M. Mauriac[3], l'expectoration exhale une mauvaise odeur qui va jusqu'à la fétidité gangréneuse. Le fait n'est

---

1. Forget. *Syphilose pulmonaire compliquée d'adénopathie trachéo-bronchique.* Thèse de Bordeaux, 1890.
2. Raymond. *Société médicale des hôpitaux*, juin 1890.
3. Mauriac. *Syphilis tertiaire et syphilis héréditaire*, 1890, p. 436.

pas commun, mais on doit le noter ; il est même surprenant qu'il soit si rare, car bien des conditions favorables
à la gangrène sont ici réunies : nécrobiose du parenchyme,
contact de l'air avec les produits de régression pulmonaire, stagnation des crachats dans les bronches dilatées ou
dans les cavités gommeuses. »

L'observation suivante due à Feulard est un cas de gangrène pulmonaire syphilitique[1]. Un homme de trente-sept
ans, syphilitique depuis l'âge de vingt ans, fut pris après
quelques jours de malaise, d'un point de côté, avec fièvre
et expectoration. A l'auscultation, on trouve une inspiration
soufflante et un foyer de râles localisé en arrière au tiers
moyen du poumon droit. L'expectoration est noirâtre et
d'une odeur alliacée. On porte le diagnostic de gangrène
pulmonaire et, le malade étant syphilitique, on le soumet à
l'iodure de potassium. Il se produisit d'abord une amélioration, mais un mois plus tard, à la suite de quintes violentes,
le malade rendit des crachats *fétides*, rougeâtres et purulents. En deux mois, on put constater la formation d'une
caverne sous la clavicule droite ; l'état général et les signes
d'auscultation étaient tels que M. Duguet n'hésita pas à faire
de ce malade un phthisique arrivé à la période cachectique.
Toutefois, l'examen des crachats fait par Feulard et confirmé
par M. Chantemesse n'ayant décelé aucun bacille de Koch,
on revient à l'iodure de potassium à la dose de 4 et 5 grammes par jour, avec l'idée que la lésion pulmonaire était
peut-être bien syphilitique. A la suite de cette médication,
l'amélioration fut manifeste ; néanmoins, une nouvelle
vomique gangréneuse se produisit un mois plus tard. Les
frictions mercurielles furent associées au traitement ioduré
et dès lors le succès thérapeutique fut complet ; en trois
mois la cavité pulmonaire était comblée et six ans après,
Feulard ayant revu cet homme, put constater que la guérison ne s'était pas démentie.

1. Feulard. *Soc. de dermat. et de syphiligraphie*, séance du 18 mai
1895.

J'ai cité dans le cours de ce chapitre une observation du
Dr Latty ayant trait à une fillette de huit ans, manifestement hérédo-syphilitique et sœur de plusieurs enfants également infectés de syphilis héréditaire. Cette petite malade
fut prise d'une pneumopathie ayant tous les symptômes de
la *gangrène pulmonaire*; elle éliminait ses produits gommeux par des crachats couleur lie de vin et d'une horrible
fétidité. L'enfant guérit et l'évacuation de ses gommes fut
suivie d'un retrait énorme de l'une des moitiés du thorax.

5° — PNEUMOPATHIE SYPHILITIQUE

ASSOCIÉE A LA TUBERCULOSE PULMONAIRE

Occupons-nous maintenant de l'association possible de la
syphilis pulmonaire et de la tuberculose. Cette association
tuberculo-syphilitique peut se faire de deux façons : tantôt
c'est la tuberculose qui vient compliquer la syphilis, tantôt
c'est la syphilis qui vient compliquer la tuberculose. Envisageons ces deux modalités.

Dans la première catégorie, la tuberculose se déclare chez
un syphilitique; elle peut faire son apparition, d'une façon
précoce, dès les premiers mois de la syphilis ou, d'une
façon tardive, quelques années plus tard. L'apparition pré
coce de la tuberculose est parfois tellement hâtive, qu'elle
est contemporaine de la roséole et des premières plaques
muqueuses; je me demande, en pareil cas, si la tuberculose n'existait pas déjà à l'état latent et si la syphilis n'a
pas fait germer ou éclore des graines bacillaires qui som-
meillaient. J'ai vu deux cas de ce genre, dont l'un avec
M. Fournier : chez un jeune garçon de vingt ans, solide et
d'apparence robuste, les premières hémoptysies et les signes
initiaux de tuberculose pulmonaire au sommet gauche apparurent deux mois après le chancre syphilitique. M. Jacquinet
a réuni dans sa thèse[1] huit observations concernant l'appa-

1. Jacquinet. *Tuberculose pulmonaire chez les syphilitiques.* Thèse de
Paris, 1895.

rition précoce de la tuberculose chez des individus en pleine
période secondaire, alors qu'ils présentaient des syphilides
cutanées ou muqueuses, l'infection syphilitique ne remontant qu'à quelques mois ou à peine quelques années. « Dans
ces cas, la tuberculose pulmonaire a suivi une marche
rapide et l'évolution de la maladie s'est faite en peu de mois.
Si l'on consulte les statistiques, il semble que les cas graves
de tuberculose pulmonaire appartiennent à la période où la
syphilis a le plus grand degré d'activité et de virulence. »
Cette assertion est possible, ajoutons qu'elle n'est pas
absolue.

C'est à la période tertiaire de la syphilis que la tuberculose fait le plus souvent son apparition. Au chapitre des
laryngopathies syphilitiques nous avons vu comment une
syphilide laryngée ulcérée peut déterminer la fixation du
bacille de Koch ; c'est par un procédé analogue que chez un
individu sain et vigoureux, exempt de tout antécédent
tuberculeux, une syphilide tertiaire du poumon peut favoriser la fixation du bacille et l'éclosion de tubercules dans
cet organe. Voilà qui nous explique pourquoi, après avoir
longtemps cherché en vain le bacille de Koch dans les crachats de malades porteurs de gommes pulmonaires, on peut
finir par l'y rencontrer un jour. Si, dans un même poumon,
le tubercule s'unit ainsi au syphilome, ce n'est pas qu'il
existe un état anatomique hybride, combinaison de ces
deux lésions, sous forme de scrofulate de vérole, comme
disait Ricord. La lésion syphilitique et la lésion tuberculeuse naissent, se développent, évoluent côte à côte, mais
séparément, et chacune pour son compte ; la preuve anatomique en a été faite par M. Potain au sujet d'une autopsie
où il rencontra des tubercules disséminés autour d'un bloc
de pneumonie blanche syphilitique. Cette infection secondaire du poumon syphilitique par la tuberculose nous permet de paraphraser le vieil adage de Niemeyer : « Le plus
grand danger pour un phthisique syphilitique est de devenir
tuberculeux ».

Pour M. Landouzy, l'apparition de la tuberculose chez un

ancien syphilitique n'a pas la même gravité que l'apparition de la tuberculose au début de la syphilis. « Tout autres m'ont paru les choses, dit M. Landouzy, quand il s'est agi d'un ancien syphilitique, ayant quelque vingt années de syphilis, auquel venait s'attaquer la tuberculose. Les malades ressortissant à cette variété chronologique d'association morbide m'ont paru, dans une dizaine de cas au moins, faire une tuberculose toute particulière, laquelle tuberculose s'affirmait, au point de vue anatomo-pathologique, plutôt fibreuse, et au point de vue de l'évolution, lente, torpide, apyrétique, non diffusante. C'est à propos de cette catégorie de malades, anciens syphilisés, néo-tuberculeux, que j'ai l'habitude de dire familièrement qu'ils aboutissent au vérolate de tuberculose.»

La syphilis héréditaire a, sur le développement de la tuberculose, une action qu'on peut interpréter de différentes façons, mais qui est indiscutable[1].« Ce qui ressort, en toute évidence, de l'observation clinique, dit M. Fournier, c'est que l'hérédité syphilitique, en raison sans doute de l'état d'appauvrissement relatif qu'elle inflige à l'organisme, constitue une prédisposition puissante à diverses maladies. C'est ainsi qu'on a remarqué de vieille date la fréquence des affections scrofulo-tuberculeuses chez les enfants issus de souche syphilitique. Il est certain que le terrain syphilitique est éminemment propice à la culture du bacille; car, de par les statistiques, de par l'observation contemporaine, qui n'a fait que confirmer sur ce point les résultats de nos prédécesseurs, il est indéniable que les hérédo-syphilitiques payent un large tribut aux diverses manifestations de la scrofulo-tuberculose, notamment aux affections osseuses (mal de Pott, coxalgie, etc.), voire au lupus tuberculeux. On peut se demander pour quelle raison le syphilitique donne si souvent naissance à un enfant tuberculeux, si c'est par suite de l'état de cachexie, ce qui n'est pas constant, ou par suite de la transmission d'un agent spécifique qui favorise le développement de l'autre.

1. Sergent. *Syphilis et tuberculose.* Paris, 1907.

On sait aussi que la syphilis est une des maladies constitutionnelles qui produisent le plus d'avortements, d'adénites strumeuses, de scrofules abâtardies, en un mot, de ces êtres chétifs, de ces sujets malingres ou frappés d'infantilisme, qui sont pour la tuberculose une proie facile. »

6° — SYPHILIS PULMONAIRE HÉRÉDITAIRE

Revenons sur l'importante question de l'hérédo-syphilis, la syphilis *héréditaire* pouvant se porter au poumon comme ailleurs. La syphilis *héréditaire* du poumon est précoce ou tardive. *Précoce*, elle n'est plus à démontrer aujourd'hui. On la rencontre chez les mort-nés et chez les enfants qui ont vécu pendant quelques mois : elle n'a guère qu'un intérêt anatomo-pathologique. Depaul avait déjà observé chez le fœtus syphilitique, porteur d'altérations cutanées ou viscérales, cette lésion du poumon que Virchow devait étudier plus tard sous le nom de *pneumonia alba*. Cette pneumonie blanche, bien décrite encore par Parrot en 1877, et plus tard, en 1879, par M. Cornil chez les enfants morts aux cinquième, sixième et septième mois, caractérise la cachexie syphilitique du nouveau-né, au même titre que le foie silex de Gübler. Elle est bien nommée pneumonie blanche, car son tissu est blanc ou grisâtre. La lésion est tantôt disséminée, sous forme lobulaire, tantôt confluente, sous forme pseudo-lobaire[1]. Les nodules hépatisés sont lisses, durs, denses, crient sous le scalpel et tombent au fond de l'eau. Les lésions histologiques peuvent se résumer en quelques mots : épaississement des parois des bronchioles et des alvéoles, lésions de pneumonie épithéliale et desquamative dans l'intérieur même des alvéoles, dont les cellules sont tombées en dégénérescence granulograisseuse.

Tardive, la syphilis héréditaire du poumon est moins bien connue, mais aussi beaucoup plus intéressante. Elle est

1. Balzer et Grandhomme, *loco citato*.

moins fréquente que l'hérédo-syphilis du larynx, puisque, en 1886, sur un total de deux cent douze cas relatifs à divers accidents de syphilis héréditaire tardive, M. Fournier, dans son livre sur la *Syphilis héréditaire tardive*, n'avait pu réunir que cinq observations de phthisie hérédo-syphilitique. Elle peut apparaître quelques mois après la naissance, mais on l'observe le plus souvent vers la sixième ou la septième année, jusqu'à la vingtième et peut-être même plus tard. C'est donc le plus souvent un accident de la seconde enfance, de la jeunesse et quelquefois même de l'âge mûr.

Je n'insiste pas sur les lésions scléro-gommeuses de la syphilis pulmonaire héréditaire tardive; elles sont calquées sur celles de la syphilis acquise. Je me bornerai à citer les observations prouvant que des lésions syphilitiques pulmonaires peuvent se développer chez les enfants issus de parents syphilitiques.

M. Fournier a rapporté l'histoire d'un enfant de sept ans qui, atteint de lésions hérédo-syphilitiques, mourut par hasard d'une maladie aiguë intercurrente. A l'autopsie, il trouva trois petites gommes pulmonaires qui, pendant la vie, n'avaient donné lieu à aucun trouble morbide.

M. Lannelongue et M. Lancereaux ont observé chacun un cas analogue. La constatation de gommes pulmonaires faites par eux chez les hérédo-syphilitiques fut une surprise d'autopsie.

M. Fournier cite une observation du docteur Latty ayant trait à une fillette de huit ans, manifestement hérédo-syphilitique et sœur de plusieurs enfants également infectés de syphilis héréditaire. Cette petite malade fut prise d'une pneumopathie ayant tous les symptômes de la gangrène pulmonaire; elle éliminait ses produits gommeux par des crachats couleur lie de vin et d'une horrible fétidité. L'enfant guérit et l'évacuation de ses gommes fut suivie d'un retrait énorme de l'une des moitiés du thorax.

J'ai observé un cas de syphilis pulmonaire héréditaire dans les circonstances que voici : je fus appelé, en 1884, dans une famille russe, pour donner mes soins à un jeune enfant de quatorze ou quinze mois, dont j'avais autrefois soigné le père atteint de syphilis. Mon petit malade, après avoir souffert successivement de troubles oculaires, de suppuration de l'oreille et de périostite double des deux poignets, fut reconduit en Russie par ses parents. Deux ans plus tard, le père revenait à Paris pour m'amener son fils qu'il croyait cette fois voué à une mort certaine. L'enfant portait tous les signes d'une caverne à la partie moyenne de l'un des poumons et présentait tout l'aspect d'un phthisique. Connaissant la syphilis du père, je n'hésitai pas à diagnostiquer une pneumopathie syphilitique héréditaire ; j'instituai le traitement spécifique et je donnai l'espoir d'une guérison prochaine. Mes prévisions se réalisèrent, car déjà, après quelques jours, les transpirations s'étaient arrêtées, l'appétit était revenu, les signes stéthoscopiques s'étaient amendés et, au bout de quelques semaines, il ne restait plus signe de la pneumopathie. Il se peut que, si cet enfant eût été vu par un médecin ignorant la syphilis du père, il eût été traité comme tuberculeux et cette erreur lui aurait coûté la vie.

Je peux encore citer une observation de syphilis pulmonaire recueillie dans mon service, en 1886, par M. Legrand, alors mon interne ; la pneumopathie était-elle héréditaire ; qu'on en juge : un homme était entré à l'hôpital Saint-Antoine avec de la toux, des hémoptysies et tous les signes rationnels de la phthisie pulmonaire tuberculeuse. Nous fûmes cependant arrêtés dans notre diagnostic par la localisation bizarre de la lésion à la partie moyenne du poumon, par l'absence de bacilles dans les crachats, et, enfin, par la constatation de dents typiques d'Hutchinson. Fouillant alors le passé de notre malade, nous trouvâmes chez lui des stigmates de syphilis dont la filiation chronologique était bien faite pour nous surprendre. Cet homme, quelques années auparavant, avait souffert de gommes du tibia, constatées par le Dr Barbe ; mais, chose étonnante, il avait contracté ensuite un chancre induré de la verge, dont il portait la cicatrice depuis seize mois seulement. Notre malade avait donc eu successivement deux syphilis : une première, *héréditaire* (les déformations dentaires et les gommes des membres inférieurs le témoignaient); une seconde, *acquise* (le chancre induré, de date relativement récente, en témoignait). C'était plus qu'il n'en fallait pour administrer l'iodure de potassium et le mercure, qui amenèrent la guérison de la lésion pulmonaire à brève échéance.

Je ne connais pas d'observation plus concluante que celle de MM. Dubousquet-Laborderie et Gaucher[1]. En voici le résumé. Il s'agit d'une fillette de huit ans et demi, en état d'émaciation et de faiblesse voisin de la cachexie; elle tousse continuellement, elle ne mange plus, la température est à 39 degrés, le pouls est à 140. En un mot, l'état général est celui d'une phthisique arrivée à la dernière période. A l'auscultation, on trouve du souffle caverneux et du gargouillement dans la fosse sus-épineuse droite; de gros râles muqueux sont disséminés dans toute la poitrine. On porte le diagnostic de tuberculose pulmonaire au troisième degré. Le traitement institué contre la tuberculose ne donne aucun résultat; la fièvre, la toux, l'amaigrissement, les signes fournis par l'auscultation ne subissent aucune modification, l'état ne fait qu'empirer. Sur ces entrefaites, l'enfant se plaint de douleurs très vives à la partie moyenne du sternum; la pression est très douloureuse, et on croit tout d'abord à une ostéite tuberculeuse. En quelques jours, une tumeur se développe sur la région douloureuse. Cette tumeur atteint le volume d'une petite orange, elle devient fluctuante, la peau s'amincit et l'ulcération se prépare. La ponction donne issue à du liquide puriforme, gélatineux et filant. La marche insolite de cette tumeur, prise d'abord pour un abcès, et la nature de son contenu font penser à une gomme, d'autant plus que l'enfant présente des altérations dentaires qu'on avait jusque-là rattachées au rachitisme.

Dès lors, admettant l'origine syphilitique héréditaire pos-

1. Dubousquet-Laborderie et Gaucher. *Revue de médecine*, 10 août 1884.

sible de la lésion pulmonaire, on prescrit le sirop de Gibert;
à la dose d'une demi-cuillerée à café matin et soir. Quelques
jours après, le diagnostic de syphilis héréditaire est confirmé,
le père de l'enfant vient consulter le Dr Dubousquet pour une
onyxis syphilitique de la main gauche et pour un épaississement du périoste tibial de la jambe droite. Grâce au sirop
de Gibert, ces deux lésions syphilitiques guérissent en quinze
jours. Quant à la fillette, elle continue pendant huit jours le
sirop de Gibert, puis elle est soumise aux frictions mercurielles,
et l'iodure de potassium est donné à doses graduellement
croissantes jusqu'à 60 centigrammes par jour. L'amélioration
ne se fait pas longtemps attendre; les forces reviennent, la
fièvre vespérale disparaît, les signes sthéthoscopiques diminuent rapidement, il n'est plus question de caverne, la cavité
est comblée, et, au bout d'un mois, on ne trouve au sommet
qu'une respiration un peu soufflante. La gomme sternale,
après avoir suppuré pendant quelque temps, se recouvre de
bourgeons charnus et ne tarde pas à se cicatriser complètement. Au bout de deux mois environ, l'enfant est complètement rétablie. Au commencement du mois de mai 1884,
c'est-à-dire dix mois environ après la première constatation
des accidents, la guérison ne s'est pas démentie. Que de
faits de ce genre doivent passer inaperçus !

Au cas d'hérédo-syphilis broncho-pulmonaire, on est mis
sur la voie du diagnostic par les signes les plus habituels de
la syphilis héréditaire, qui sont résumés dans les quelques
lignes suivantes : a. Malformations dentaires; dentelures,
excavations cupuliformes, stries transversales des dents;
petites dimensions des incisives. — b. Lésions oculaires;
kératite interstitielle diffuse. — c. Lesions et troubles de
l'ouïe, surdité. — d. Malformations du tibia, tuméfaction
de l'épiphyse, inégalité, bosselures de la diaphyse, aplatissement de la crête de l'os (Fournier).

Traitement. — Après ce long chapitre consacré à la description de la syphilis pulmonaire, occupons-nous du *traitement*. Ici, comme dans toute syphilis, les agents thérapeuti-

ques sont le mercure et l'iodure. Ces deux médicaments ont
une merveilleuse action sur la syphilis; mais, si je devais
choisir entre les deux, c'est incontestablement au mercure
que je donnerais la préférence, et du reste, je ne donne
pour ainsi dire plus l'iodure de potassium. Les anciennes
préparations mercurielles, le protoiodure d'hydargyre, la
liqueur de van Swieten, les frictions mercurielles, etc.,
rendent de réels services; mais rien ne vaut, à mon sens,
l'injection mercurielle, surtout l'injection de solution
aqueuse de bi-iodure d'hydrargyre. Les ampoules contenant
le médicament sont préparées et titrées. On pratique une
première série de quinze injections, de façon à injecter tous
les jours, suivant le cas, un demi-centigramme, un, deux,
trois centigrammes de bi-iodure d'hydrargyre.

Après cette première série, on interrompt les injections
et on les remplace par l'iodure de potassium. Dix à quinze
jours après la médication iodurée, qui ne me paraît pas
indispensable, on recommence les injections mercurielles, et
ainsi de suite, si on le juge nécessaire, à plusieurs reprises.

Les résultats obtenus par cette médication spécifique sont
variables suivant les formes de la syphilose pulmonaire. Au
cas de syphilome broncho-pulmonaire scléreux, avec transformation scléreuse du parenchyme pulmonaire, des
bronches, de la plèvre, les résultats thérapeutiques sont
lents, l'amélioration se fait attendre et la guérison complète
est bien rarement obtenue, parce que la transformation des
tissus est définitive. Mais si le syphilome pulmonaire est encore en évolution active, s'il s'agit de gomme circonscrite
ou de syphilome infiltré à forme broncho-pneumonique aigu,
subaigu ou chronique, on obtient des résultats qui, parfois,
sont vraiment surprenants. Il suffit pour s'en convaincre de
rappeler l'histoire de malades dont il est question dans ce
chapitre ou dans mes leçons cliniques de l'Hôtel-Dieu : deux
malades de la salle Saint-Christophe ont été guéris, l'un de
son syphilome pulmonaire aigu, l'autre de son syphilome
pulmonaire chronique. La malade de M. Giraudeau, cette
femme à laquelle une caverne pulmonaire à évolution rapide

avait donné toutes les apparences de la phthisie aiguë, fut rapidement et définitivement guérie en quelques semaines. La malade de Gubler, avec sa caverne pulmonaire et ses symptômes de phthisie, fut également guérie en peu de temps. Chez le malade auquel M. Fournier et moi avions constaté une fonte rapide du sommet du poumon droit et un testicule syphilitique, la guérison fut obtenue en quelques semaines. Le jeune homme qui paraissait arrivé à la dernière période de la phthisie et chez lequel je constatai une énorme caverne du poumon droit fut guéri avec une rapidité vraiment merveilleuse. La guérison fut tout aussi surprenante chez la malade dont M. Fournier a rapporté l'histoire à l'Académie. J'en dirai autant de la fillette soignée par MM. Dubousquet-Laborderie et Gaucher. Tout aussi remarquable est la guérison obtenue par M. Panas chez la jeune femme dont la caverne pulmonaire avait évolué en même temps qu'une syphilide tertiaire du front. C'est en groupant ces observations, c'est en voyant comment on rend à la santé et à la vie des gens cachectiques, qui présentaient le tableau de la phthisie aiguë ou de la tuberculose pulmonaire avancée, que l'on comprend l'impérieuse nécessité de faire un bon diagnostic et un bon traitement.

Et la preuve irréfutable que tous ces malades sauvés par le traitement spécifique avaient bien des lésions syphilitiques du poumon, c'est qu'ils ont également guéri de manifestations syphilitiques, *visibles, tangibles, qui évoluaient ailleurs, en même temps que leur syphilome pulmonaire.* Ainsi, le malade que j'ai soigné avec M. Fournier a guéri simultanément de son syphilome pulmonaire et de son syphilome testiculaire. La malade de M. Giraudeau a guéri successivement de son syphilome pulmonaire, de sa gomme vaginale et de sa périostite frontale. La malade de Gubler a guéri de son syphilome pulmonaire et de son exostose tibiale. Le malade de M. Fournier a guéri successivement de son ulcération phagédénique du pied et de sa syphilose cavitaire pulmonaire. La malade de M. Panas a guéri presque en même temps de sa *corona veneris* et de l'excavation de son poumon. La fillette soignée par MM. Dubousquet-Laborderie et Gaucher a guéri simultanément de sa caverne pulmonaire et de sa périostite syphilitique sternale.

Tant de preuves accumulées ne peuvent et ne doivent laisser aucun doute sur l'existence du syphilome pulmonaire et sur l'efficacité parfois surprenante du traitement. Aussi, en face d'un malade suspect de tuberculose pulmonaire, pensons toujours à la possibilité de la syphilis; en face d'un malade considéré comme phthisique incurable, pensons encore à la syphilis, et, si des examens de crachats plusieurs fois répétés dénotent l'absence du bacille de Koch, ayons recours sans tarder au traitement spécifique, suffisamment intense; pratiquons des injections de biiodure d'hydrargyre : *c'est la pierre de touche*, nous aurons peut-être la chance d'obtenir des guérisons inespérées.

CHAPITRE V

MALADIES DE LA PLÈVRE

§ 1. PLEURÉSIES AIGUËS SÉRO-FIBRINEUSES
PLEURÉSIE TUBERCULEUSE SÉRO-FIBRINEUSE

La *pleurésie* est l'inflammation de la plèvre. Suivant son *siège*, la pleurésie est générale, partielle, diaphragmatique, médiastine ou interlobaire; suivant la *nature* de son épanchement, elle est séro-fibrineuse, hémorrhagique ou purulente. Ces deux dernières variétés seront étudiées dans les chapitres suivants : je n'ai en vue dans ce chapitre que la pleurésie aiguë, séro-fibrineuse de la grande cavité pleurale, qui, je le dis à l'avance, est presque toujours tuberculeuse. La pleurésie aiguë, autrefois nommée pleurésie franche, légitime, *a frigore*, n'est le plus souvent qu'une pleurésie tuberculeuse.

Étiologie. — La pleurésie aiguë, séro-fibrineuse, s'observe à tous les âges ; néanmoins, elle est exceptionnelle chez les très jeunes enfants ; elle augmente de fréquence vers l'âge de cinq ou six ans, elle atteint son maximum chez l'adulte et elle devient beaucoup plus rare chez le vieillard. Le *refroidissement* a longtemps été considéré comme la cause la plus puissante, presque unique, de cette pleurésie, dénommée pour cette raison *a frigore*. Et, en effet, il semble, au premier abord, que le refroidissement, sous ses différentes formes, doive être souvent incriminé ; il peut être, en effet, un agent provocateur ; mais toute pleurésie aiguë, même d'apparence primitive, est associée à une toxi-infection, et cette toxi-infection est par excellence la tuberculose. On comprend toute l'importance de cette question, qui sera longuement discutée au chapitre suivant.

Anatomie pathologique. — Nous avons à étudier : la plèvre, les fausses membranes, le liquide pleurétique et le poumon.

Les deux feuillets de la *plèvre* sont congestionnés et recouverts de membranes fibrineuses ; la séreuse est infiltrée de leucocytes, les vaisseaux sanguins sont dilatés, les vaisseaux lymphatiques sont gorgés de globules blancs et les alvéoles pulmonaires les plus superficiels offrent les altérations de la pneumonie catarrhale. Sous la couche fibrineuse, la plèvre présente des bourgeonnements formés de tissu conjonctif embryonnaire et de jeunes vaisseaux ; ces néoformations, en se soudant aux bourgeonnements du feuillet opposé, forment des *adhérences* (fausses membranes organisées) rares dans la forme aiguë et fréquentes dans la forme chronique de la pleurésie.

Les *fausses membranes* sont plus ou moins étendues à la surface des plèvres ; elles se laissent facilement déchirer. Leur surface est lisse ou mamelonnée ; parfois elles s'étendent d'une plèvre à l'autre sous forme de brides, souvent elles sont flottantes dans le liquide pleural. Les fausses membranes sont formées de fibrine englobant dans ses mailles des globules blancs, des globules rouges et des cellules épithéliales.

Le *liquide épanché* est en quantité variable; on en trouve quelques centaines de grammes, deux, trois, quatre litres et au delà; il est fibrineux, transparent et citrin, et, d'après mes observations, il ne commence à prendre une teinte rosée hémorrhagique que lorsqu'il contient cinq à six mille globules rouges par millimètre cube. En examinant au microscope le liquide de la pleurésie aiguë, au moment même où il sort de la plèvre, pendant l'opération de la thoracentèse, j'ai toujours compté une grande quantité de globules rouges par millimètre cube; on peut dire de cette pleurésie, qu'elle est *histologiquement hémorrhagique*. Le liquide retiré par la thoracentèse, abandonné dans une cuvette ou dans un bocal, se transforme, en partie, en une masse gélatiniforme plus ou moins importante suivant que le liquide est plus ou moins fibrineux. En faisant passer ce liquide coagulé à travers un linge fin que l'on tord fortement, on obtient dans le linge un résidu fibrineux, une sorte de membrane qui doit sa coloration rosée aux globules rouges contenus dans ses mailles.

Le liquide pleural a une densité de 1012 à 1022. La *tension* du liquide dans la cavité pleurale est rarement négative, elle atteint ou dépasse $+$ 10 et $+$ 15. La concentration moléculaire, le point de congélation de ces liquides est très voisin de celui du sérum sanguin[1]. Le chlorure de sodium ingéré par le malade passe facilement dans l'exsudat et semble s'y accumuler en favorisant l'augmentation du liquide (Achard et Loeper).

Le poumon sous-jacent à l'épanchement est, suivant le cas, aplati, congestionné, atélectasié; les lésions de pneumonie interstitielle et de carnification du poumon ne concernent que les vieilles pleurésies.

---

1. Achard et Loeper. *Bull. de la Soc. de biologie*, 1902.

Bactériologie. — L'examen bactériologique du liquide des pleurésies séro-fibrineuses prouve qu'un épanchement de nature tuberculeuse peut aussi contenir un microbe pathogène banal. On a constaté ainsi dans des cas, très rares il est vrai, l'existence du streptocoque (Lacaze), du pneumocoque, du staphylocoque, du bactérium coli (Le Damany[1]), du bacille d'Eberth (Kelsh[2]) et même du tétragène. Les inoculations à l'animal peuvent prouver la virulence de ces microbes sans qu'on soit en droit d'en tirer aucune conclusion au point de vue du pronostic et du diagnostic pathogénique de la pleurésie. Ces associations bactériennes ne semblent pas influencer la marche de la pleurésie séro-fibrineuse tuberculeuse, qui n'évolue presque jamais vers la purulence, alors même que l'épanchement contient des microbes piogènes. La rareté de ces faits est telle, d'ailleurs, que MM. Netter, Vaillard et Lemoine[3] admettent que toute pleurésie séro-fibrineuse dont l'ensemencement reste stérile doit être tenue *a priori* pour suspecte de tuberculose : il faudrait toutefois faire une exception pour les pleurésies séreuses méta-pneumoniques, dans lesquelles le pneumocoque peut avoir disparu au moment de la ponction[4]. Prudder a voulu tirer de ce fait une théorie générale suivant laquelle les microbes, quelle que soit leur espèce, joueraient un rôle important au début de la pleurésie, mais disparaîtraient lorsque l'épanchement serait nettement constitué. Une opinion différente a été soutenue par Fernet en France, Lecoq en Autriche, Pansini en Italie.

Perméabilité pleurale. — L'étude de la perméabilité pleurale (Ramon, Tourlet et Castaigne) a pour but de rechercher si le pouvoir absorbant de la séreuse varie suivant l'âge d'un même épanchement et s'il diffère suivant la nature des épanchements séro-fibrineux. Renon et Latron viennent de faire cette recherche dans deux cas. Widal et

1. Thèse, Paris, 1897.
2. Lanne. Thèse de Lyon, 1893.
3. Soc. méd. des hôp., 1893, p. 459.
4. Netter. Soc. méd. des hôp. 1ᵉʳ août 1892.

Ravaut ont proposé pour cette étude l'usage du salicylate de soude injecté à la dose de 0gr,30 sous la peau d'abord et dans la plèvre ensuite. L'acide salicylique a l'avantage de pouvoir être dosé avec grande précision et de s'éliminer par les urines d'une façon plus rapide que le bleu de méthylène et l'iodure de potassium. Les deux injections (sous-cutanée et intra-pleurale) peuvent être faites, à très peu d'intervalle. Il s'agit en somme d'une double épreuve de physiologie pathologique faite sur le malade, dont il sera intéressant de poursuivre l'étude.

Voici les conclusions que MM. Widal et Ravaut ont tirées de l'examen de cinq cas. Dans un cas de pleurésie tuberculeuse primitive, la perméabilité pleurale était diminuée ; dans un cas de pleurésie pneumonique, elle était altérée dans sa durée, mais non dans la quantité d'acide salicylique éliminé ; dans trois cas de pleurésie mécanique d'origine cardiaque ou brightique, deux fois la perméabilité était normale, voire même légèrement augmentée, tandis que chez le troisième malade elle était diminuée.

Nous ferons au chapitre suivant, avec la discussion sur les pleurésies tuberculeuses, l'étude du cyto-diagnostic.

Symptômes. — Comment débute la pleurésie séro-fibrineuse aiguë? Entre un début douloureux fébrile et un début insidieux, latent, on observe tous les intermédiaires. Parfois des frissons et la fièvre ouvrent la scène, le malade est pris d'une toux sèche et pénible, et dans l'un des côtés de la poitrine, le plus souvent dans la région du mamelon[1], survient une *douleur plus ou moins vive, pongitive (point de côté)*, dont l'acuité redouble à chaque saccade de toux et même à chaque inspiration. Toutefois cette douleur n'a pas toujours, il s'en faut, la même intensité ; elle peut être fort modérée, elle peut manquer totalement.

---

1. Ce point de côté ne siège pas toujours au niveau du mamelon ; il affecte d s irradiations multiples. et, suivant l'opinion la plus accréditée, il serait dû à une névrite des nerfs intercostaux. Voy. Peter. *Clin. méd.*, t. I.

La gêne respiratoire que le malade éprouve à cette période se traduit par une respiration brève, saccadée, incomplète, due à la douleur ; on ne peut donc pas la considérer comme une dyspnée vraie. La *congestion pulmonaire* qui accompagne si souvent la pleurésie (pleuro-congestion), si bien étudiée par Potain, peut être également une cause d'oppression.

Dès cette période, et avant toute trace d'épanchement, on constate les signes suivants : la percussion dénote une submatité sans caractère et *sans limites précises* ; l'expansion vésiculaire est affaiblie dans le côté malade, et l'auscultation fait percevoir, ou des frottements vrais, ou bien une sorte de bruit analogue à un râle fin qu'on peut entendre en arrière de la poitrine, ou dans l'aisselle, aux deux temps de la respiration. Ce bruit est plus humide et plus mouillé que le râle crépitant de la pneumonie, il est également beaucoup plus diffus. On est peu d'accord sur l'interprétation de ce bruit : les uns en font un *frottement,* les autres en font un *râle* dû à la pneumonie *corticale* qui accompagne souvent la pleurésie (Trousseau), et Damoiseau lui donnait le nom de *frottement-râle.* Dans quelques cas, le frottement-râle fait défaut.

Cette période initiale dure plusieurs jours, sans qu'il soit possible de lui fixer une limite même approximative. S'il ne survient pas d'exsudat, j'entends un exsudat cliniquement appréciable, on dit que la pleurésie est *sèche* ; mais cette forme sèche, qui est si fréquente dans les pleurésies secondaires ou dans la fluxion de poitrine, est *bien rare dans la pleurésie franchement aiguë.* Laënnec[1] la met en doute ; Woillez[2] ne l'a constatée qu'une fois sur quatre-vingt-deux observations, et je ne l'ai, pour ma part, que bien rarement rencontrée.

L'épanchement est donc la règle dans la pleurésie aiguë, mais il apparaît à une époque qui n'a rien de précis, et qui varie du deuxième au quinzième jour ; j'en ai même observé

---

1. Laënnec, t. II, p. 109.
2. Woillez. *Traité clin. des malad. aiguës des voies resp.*, Paris, 1872.

un cas au dix-septième jour[1]. Supposons, pour notre description, que le malade est au cinquième ou sixième jour de sa pleurésie, avec un épanchement encore peu abondant, un épanchement d'un litre environ. A ce moment, les signes *incertains et mal caractérisés du début* ont fait place à des signes nouveaux qui, eux, sont nettement accentués; jusque-là le diagnostic *pouvait être hésitant*, actuellement il s'impose. La douleur s'est amendée. La douleur étant moindre, le malade respire plus librement. A la percussion, on constate à la partie postérieure et inférieure du thorax une *matité*, que Piorry appelait *matité hydrique*, dont la limite supérieure ne cesse pas brusquement, mais se modifie graduellement jusqu'à la sonorité[2]. En opposition à cette matité, la percussion donne, dans la région claviculaire du côté malade, une résonance exagérée nommée par Trousseau *son skodique*[3], qui disparaît lorsque l'épanchement devient très abondant et remonte très haut. Au niveau de la région envahie par le liquide, en arrière, on constate, à la palpation, que les *vibrations thoraciques* sont diminuées ou abolies, et la mensuration pratiquée au cyrtomètre (Woillez) permet d'apprécier l'ampliation et la déformation du thorax.

L'auscultation pratiquée au-dessus de l'épanchement, ou dans l'aisselle, ou à la partie antéro-supérieure du thorax, peut faire percevoir, en différents points, des frottements ou du frottement-râle, mais ces frottements n'existent plus dans la zone occupée par le liquide, les deux feuillets de la plèvre étant séparés l'un de l'autre par l'épanchement.

L'auscultation pratiquée dans la région de l'épanchement révèle les quatre signes suivants : 1° l'absence de murmure vésiculaire; 2° la présence d'un souffle lointain tantôt voilé,

---

1. Sancet. Thèse de Paris, 1882. *Du moment où peut apparaître l'épanchement dans la pleurésie aiguë.*

2. La ligne supérieure de la matité forme, dans la pleurésie fibrineuse, une courbe à convexité supérieure (Damoiseau).

3. Ce n'est pas Skoda, mais Avenbrugger, qui a découvert cette résonance exagérée.

tantôt aigu, qu'on n'entend qu'à l'expiration, et principale
ment à la fin de l'expiration ; 3° le chevrotement des mots
prononcés à haute voix par le malade, chevrotement nommé
par Laënnec *égophonie*[1], voix de chèvre, de mirliton ou de
polichinelle ; 4° la *pectoriloquie aphone*[2], c'est-à-dire la
transmission nette et articulée des mots prononcés à *voix
basse* par le malade (Bacelli, Guéneau de Mussy). Ces diffé
rents signes ont généralement leur maximum d'intensité
vers l'angle inférieur de l'omoplate, ils ont une grande
importance, et cependant aucun d'eux n'est pathognomonique des épanchements pleuraux ; ils peuvent même perdre
leur pureté et être défigurés, si derrière l'épanchement le
poumon est congestionné et densifié (pleuro-congestion).

Je ferai quelques remarques au sujet du procédé à employer pour pratiquer la percussion et pour rechercher l'absence ou la diminution des vibrations thoraciques. Pour que
la percussion donne des renseignements réellement profi-
tables, il ne faut pas la pratiquer, comme on le fait trop
souvent, avec force, car le bruit que l'on fait en percutant
fortement détruit en grande partie les nuances de matité
ou de submatité, parfois fort délicates, qui permettent d'affirmer ou non la présence de l'épanchement. Il faut donc
avoir soin de percuter avec la plus grande légèreté, le plus
doucement possible, sans bruit, afin de laisser à la percussion toute sa valeur.

Je ferai une observation analogue au sujet de la recherche des vibrations thoraciques : si l'on fait compter le
malade à voix élevée, les vibrations se transmettent, moins
fortes, il est vrai, du côté de l'épanchement, mais elles s'y

1. L'égophonie, la pectoriloquie et la bronchophonie sont trois phénomènes physiques caractérisés par le retentissement de la voix ; mais dans
l'égophonie la voix est chevrotante, elle est diffuse dans la bronchophonie,
et nettement articulée dans la pectoriloquie.

2. Laënnec avait déjà indiqué ce phénomène ; M. Bacelli a montré tout
le parti qu'on peut tirer de la pectoriloquie aphone comme signe des
épanchements de la plèvre. M. Oulmont avait aussi étudié la pectoriloquie dans la pleurésie. Voyez Guéneau de Mussy. *Quelques considérations
sur les signes physiques de la pleurésie*, Paris, 1876.

transmettent, tout de même, et leur présence peut induire en erreur; si l'on a soin, au contraire, de faire compter le malade à voix *peu élevée*, quelquefois même à voix très peu élevée, les vibrations peuvent se transmettre encore du côté sain, mais elles font totalement défaut du côté de l'épanchement.

A mesure que l'épanchement fait des progrès (1500 à 1800 grammes), certains signes se modifient; l'égophonie devient moins nette et se rapproche de la résonance bronchophonique, le souffle doux de l'expiration prend un timbre bronchique qu'on entend aux deux temps de la respiration, l'auscultation pratiquée du côté sain fait entendre une respiration exagérée nommée puérile[1], et le liquide, par ses progrès incessants, *refoule* et *déplace* les organes voisins.

Ce déplacement des organes est un signe précieux quand il s'agit d'évaluer la quantité du liquide épanché. Il a moins de valeur pour les épanchements du côté droit, parce que le foie est beaucoup moins mobile que le cœur et ne se laisse abaisser que lorsque le liquide atteint au moins deux litres, tandis que pour les épanchements du côté gauche la déviation du cœur constitue un signe sur lequel je ne saurais trop insister Cette *déviation du cœur* se perçoit à la vue, au toucher et à l'auscultation. Ce qui se dévie, ce n'est point seulement la pointe du cœur, c'est le cœur tout entier, et en changeant de position il change en même temps ses rapports avec la paroi thoracique. Pour constater la déviation du cœur, il faut donc chercher le *point maximum de la systole cardiaque*, ce qui est facile à constater, je le répète, par la vue, par le toucher et par l'auscultation. Mes nombreuses observations me permettent de conclure approximativement que ce *point maximum* atteint déjà le bord gauche du sternum, avec un épanche-

---

1. Cette respiration exagérée serait due à l'excès de travail du poumon sain chargé de la suppléance ; pour d'autres (Voillez), ce serait une inspiration pathologique, soufflante, due à la compression des bronches et du poumon sain par l'épanchement.

ment pleural de 5 à 600 grammes; il atteint le bord droit du sternum avec un épanchement de 1200 grammes; il est entre le sternum et le mamelon droit avec un épanchement de 1800 à 2000 grammes; c'est le moment, nous le verrons bientôt, où il faut pratiquer la *thoracentèse.*

Avec de tels épanchements, quand la pleurésie siège à gauche, la matité remplace le son tympanique normal de l'espace de Traube. Sous le nom d'*espace semi-lunaire*, ou espace de Traube, on désigne une zone qui siège à la base *gauche* de la poitrine et qui correspond en partie au cul-de-sac pleuro-pariéto-diaphragmatique. Elle a pour limites supérieures le cinquième ou sixième cartilage costal en avant, les neuvième et dixième côtes en arrière; elle a pour limite inférieure le bord du thorax. A sa partie moyenne, c'est-à-dire sur le prolongement du mamelon, la hauteur verticale de cette zone est de 8 à 10 centimètres; sa longueur transversale est de 9 à 11 centimètres. A la zone semi-lunaire correspondent anatomiquement la paroi costale et sa plèvre, le diaphragme et sa plèvre, le côlon et l'estomac; le poumon n'en effleure que la limite supérieure (Jaccoud). On comprend qu'à l'état normal la percussion de cette zone donne un son tympanique; au contraire, dans le cas de fort épanchement gauche, le diaphragme s'abaisse et la matité remplace la sonorité. Il est vrai que cette sonorité normale peut également disparaître, au moins dans sa partie supérieure, sous l'influence d'adhérences[1].

Quand le liquide épanché est très considérable (3 litres et au delà), le son skodique disparaît dans la région claviculaire, la matité devient absolue dans tout le côté affecté, le déplacement des organes est porté au maximum, le médiastin tout entier est refoulé, et la gêne qu'en éprouve la circulation pulmonaire est sans doute la cause des thromboses pulmonaires et l'une des causes des morts soudaines qui surviennent parfois avec les forts épanchements. A

1. Jaccoud. Séméiologie de l'espace semi-lunaire. *Leçons de clinique médic.*, 1885, p. 238.

l'auscultation, on constate une absence totale de tout bruit normal et anormal, ou bien on entend une souffle dont l'ampleur peut rappeler le souffle caverneux et même le timbre amphorique (Landouzy)[1].

La *parésie* des muscles du thorax, du côté malade, est plus ou moins accusée, mais elle est constante. Elle est accompagnée ou suivie d'*atrophies musculaires* qui peuvent débuter dès les premiers jours de la pleurésie, et persister après elle. Ces atrophies musculaires atteignent les muscles intercostaux, pectoraux, grand dorsal, grand dentelé, etc., et il est facile de les apprécier soit à première vue, soit par les troubles qu'elles apportent dans le fonctionnement de la respiration. Ces altérations musculaires expliquent en partie les modifications du type respiratoire, l'ampliation moindre du thorax (côté de la pleurésie), son immobilité relative perceptible à la vue et au toucher, et la gêne respiratoire qui en est la conséquence. Ces mêmes altérations musculaires entrent pour une bonne part dans les déformations extérieures et dans les déformations du squelette qui accompagnent la pleurésie et qui lui survivent[2].

Symptômes fonctionnels. — Aussitôt que le liquide pleural atteint un certain volume, le malade se couche instinctivement du côté de sa pleurésie, afin de dégager le poumon sain, la respiration est parfois un peu gêné, mais cette gêne arrive bien rarement jusqu'à la dyspnée.

La dyspnée n'est pas un symptôme habituel de la pleurésie avec épanchement. — L'épanchement, même quand il atteint 1800 grammes et 2 litres, accélère peu le rythme respiratoire. Je ne parle pas, bien entendu, de la période douloureuse du début, qui est souvent accompagnée d'une fausse dyspnée, et je fais des réserves pour le cas où une congestion du poumon accompagne la pleurésie. Mais dans toutes les autres circonstances, pleurésie aiguë, pleurésie subaiguë,

1. *Arch. de méd.*, 1856. Ce souffle de la pleurésie, à timbre caverneux ou emphorique, témoigne généralement d'un très fort épanchement.
2. Desplats. *Semaine médicale*, 1885, n° 16.

pleurésie latente, il n'y a pas de forte dypsnée, même avec un épanchement de deux litres, et comme nous le verrons dans un instant, en discutant les indications de la *thoracentèse*, on aurait grandement tort d'attendre l'oppression du malade pour fixer le pronostic et le traitement de la pleurésie.

Une conséquence ressort de cette absence habituelle d'oppression dans le cas d'épanchement pleural, même assez considérable, c'est que la dyspnée est un indice de pleurésie avec *complication*. Quand un malade atteint d'un épanchement a plus de trente respirations par minute, c'est que l'épanchement pleural est très abondant, dans les environs de trois litres, ou bien c'est qu'il y a autre chose avec la pleurésie. Qu'on cherche attentivement, et l'on verra que la pleurésie est secondaire, qu'elle s'est développée dans le cours d'une maladie de Bright ou d'une affection cardiaque; on découvrira d'autres phlegmasies, telles que pleurésie double, bronchite, pneumonie, péricardite, fluxion de poitrine ou *congestion* du poumon.

Je dois m'arrêter un instant sur la *congestion du poumon* qui, si fréquemment, accompagne la pleurésie. C'est un fait qui a été bien mis en lumière par M. Potain. La fluxion d'un lobe pulmonaire ou d'une partie du poumon accompagne souvent la pleurésie surtout à sa période de formation; il en résulte que les signes de l'épanchement pleural sont un peu défigurés par les signes que donne ce poumon fluxionné; l'égophonie, au lieu d'être pure, devient de la bronchoégophonie : le souffle, au lieu d'être lointain et voilé, devient un souffle plus rude; la qualité de la matité et les nuances des vibrations thoraciques sont modifiées. Quand on n'est pas familiarisé avec ces questions délicates, on peut méconnaître un épanchement qui existe et tout rapporter à la fluxion pulmonaire, ou au contraire on peut supposer avoir affaire à un fort épanchement alors que le liquide est encore peu abondant. Je vais reprendre cette question dans un instant, au sujet du diagnostic.

Dans la pleurésie aiguë, la *fièvre* est modérée, quelquefois nulle ; la température ne monte guère au-dessus de 39°,5, et la défervescence se fait assez vite ou lentement, à des époques variables et indéterminées, parfois au milieu de quelques symptômes de *crise*.

Marche. Durée. Terminaison. — On peut dire de la pleurésie qu'elle est une maladie à surprises. Sa marche est insidieuse, et l'*extrême irrégularité de ses allures* ne constitue pas le côté le moins intéressant de son histoire[1].

Aussi j'ai été fort surpris de voir émettre, à l'Académie de médecine, l'idée que la pleurésie est une maladie *cyclique*[2].

Je n'ai qu'à consulter les nombreuses observations que mes internes publient tous les ans, pour affirmer que la pleurésie est *tout le contraire d'une maladie cyclique*. Chez le pleurétique, tout est imprévu : la succession des symptômes, la courbe de la température, l'époque de la défervescence le moment où l'épanchement apparaît et se résorbe. Chez tel malade, la pleurésie est fébrile, douloureuse, et l'épanchement apparaît à une époque qui varie du deuxième au quinzième jour. Chez tel autre, la pleurésie est insidieuse, et l'épanchement existe depuis un mois, six semaines, lorsque le malade arrive à l'hôpital, avec une sensation de gêne ou de pesanteur qui souvent mérite à peine le nom de dyspnée. Plusieurs fois, j'ai vu la fièvre persister quoique l'épanchement diminuât ; une des observations du mémoire de M. Binet est un remarquable exemple[3]. Dans bien des circonstances, la fièvre disparaît avec ou sans symptômes critiques, le malade se considère comme guéri, et néanmoins l'épanchement continue à progresser[4]. En résumé, la pleurésie est tellement irrégulière dans sa marche, tellement ment capricieuse dans ses allures, qu'elle se présente sous des aspects pour ainsi dire variables avec chaque malade. Il n'est pas possible de savoir si la période fébrile sera

<hr>

1. Dieulafoy. Des irrégularités de la pleurésie aiguë. *Gazette hebdomad.*, 1878, n° 3.

2. *Académie de médecine*, avril 1892.

3. *Archives de médecine*, avril 1884, p. 406.

4. Observation VII et XI du même mémoire.

longue ou de courte durée, et l'épanchement sera considérable ou peu abondant, à quel moment se fera la défervescence si cette défervescence coïncidera ou non avec la résorption du liquide, si cette résorption sera nulle ou facile, et si, malgré la chute de la fièvre, le liquide ne continuera pas sa marche ascendante. Ces considérations cliniques ne m'autorisent-elles pas à admettre que la pleurésie procède *tout autrement* que les maladies clycliques? On ne peut donc pas parler de cycle dans la pleurésie, cette question va être reprise plus loin, avec les indications de la thoracentèse.

Si l'épanchement est lent à se résorber, l'insuffisance de l'hémathose et le manque d'appétit sont des causes fréquentes de faiblesse et d'anémie. Dans quelques cas, exceptionnellement rares, la pleurésie séro-fibrineuse s'est terminée par vomique[1]. Quand la pleurésie se termine favorablement, ce qui est très fréquent, l'épanchement se résorbe, les organes déplacés réviennent à leur position primitive, le poumon reprend ses fonctions, et l'on entend aux deux temps de la respiration un *frottement* râpeux, bruit de *cuir neuf*, qui indique à la fois la résorption du liquide et la présence de fausses membranes sur les deux feuillets de la plèvre. Ce *frottement* de retour peut se percevoir en plusieurs endroits, en avant et dans l'aisselle. Il est parfois si intense qu'on peut le sentir à la palpation. Certains signes survivent longtemps à la pleurésie : ainsi, il n'est pas rare de constater une submatité thoracique et un affaiblissement du murmure vésiculaire bien des mois après la guérison.

Le *pronostic* immédiat est peu grave; toutefois il ne faut pas oublier que les grands épanchements, quel que soit le mécanisme à invoquer, peuvent déterminer une thrombose des vaisseaux pulmonaires, une embolie cardiaque, et entraîner la syncope, l'asphyxie rapide et la mort, question de premier ordre, que je vais reprendre plus loin au sujet de la thoracentèse. La *convalescence* est habituellement fort

1. Dujol. *Journal de méd. et de chirurg. pratiques*, 1887, p. 264.

longue, et beaucoup de pleurétiques, même ceux qui ont été pris en pleine santé apparente, restent affaiblis et conservent pendant plusieurs mois le stigmate de leur maladie.

La pleurésie laisse quelquefois après elle des *fausses membranes* et des *adhérences* qui par leur persistance compromettent le fonctionnement des organes voisins (diaphragme, poumon, péricarde), et peuvent devenir ultérieurement la cause de pleurésie cloisonnées. Un autre fait a son importance comme pronostic, c'est que la pleurésie la plus franche en apparence n'est bien souvent que le prélude d'une tuberculose pulmonaire qui se déclarera après plusieurs mois ou plusieurs années. Nous reviendrons au chapitre suivant sur cette question.

Diagnostic. — Au début de la pleurésie, avant l'épanchement, le diagnostic présente quelque difficulté. On ne confondra pas la pleurésie avec la pneumonie lobaire, car celle-ci à pour elle un frisson unique et violent, une température initiale très élevée, une dyspnée intense, du râle crépitant et des crachats rouillés, il y a pourtant des cas où le diagnostic n'est pas sans difficulté, car le frottement, râle initial de la pleurésie n'est pas sans analogie avec le râle de la pneumonie Les douleurs de la *névralgie intercostale* et de la *colique hépatique* peuvent simuler le *point de côté* de la pleurésie, mais elles en diffèrent par l'absence de fièvre et de signes stéthoscopiques. La *pleurodynie* fébrile a plus d'analogie avec la pleurésie, et il n'est même pas rare qu'elle coïncide avec une pleurésie sèche partielle; cette partie de la question a été traitée au sujet de la *fluxion de poitrine.*

La congestion pulmonaire (*fluxion*), la pneumonie massive, la spléno-pneumonie (Grancher), ont avec l'épanchement pleural plusieurs signes communs; néanmoins, dans le cas de lésion pulmonaire, la matité est moins complète, les vibrations thoraciques sont mieux conservées, les organes voisins ne sont pas déplacés, et la pectoriloquie aphone est moins nette. Malgré tous ces signes distinctifs, je reconnais qu'il y a des cas où le diagnostic, au début, est difficile.

Il importe aussi de faire le diagnostic des maladies qui peuvent être associées à la pleurésie. Ainsi la coexistence de la *congestion pulmonaire* et de la pleurésie (pleuro-congestion) est fort importante à connaître, car la présence de la congestion pulmonaire, ainsi que je le disais il y a un instant, modifie les signes de l'épanchement. Par suite de la congestion, *la répartition du liquide dans la plèvre est modifiée* ; le poumon congestionné, devenu plus dense, ne se laisse pas aplatir ; il plonge dans le liquide, il en relève le niveau, et sans un examen attentif l'épanchement paraîtrait fort abondant alors qu'il peut être en assez petite quantité (Potain)[1]. La localisation de la matité, la nature du souffle, les caractères de la voix, la présence fréquente de râles bronchiques, sont les éléments les plus importants de ce diagnostic.

Il faut faire le diagnostic entre l'épanchement pleural dû à une pleurésie et l'épanchement pleural dû à un hydrothorax. L'hydrothorax n'est pas rare dans le cours des néphrites aiguës et chroniques, parfois même il occupe les deux plèvres. Tantôt cet hydrothorax est associé à l'anasarque, aux œdèmes périphériques, à l'œdème du poumon, c'est surtout le fait des néphrites aiguës ; tantôt cet hydrothorax est une manifestation isolée d'une néphrite chronique, au même titre que les œdèmes du larynx ou du poumon qui, eux aussi, peuvent survenir à titre de manifestation isolée dans le cours des néphrites chroniques. Règle générale : tout hydrothorax dû aux néphrites détermine une dyspnée autrement forte que l'épanchement de la pleurésie, par la raison que l'hydrothorax brightique est presque toujours associé à de l'œdème pulmonaire ou à de la dyspnée urémique ; la recherche des symptômes du brightisme et de l'albuminurie compléteront le diagnostic.

1. Serran. *Rapports entre la congest. pulm. et la pleur. avec épanch.* Thèse de Paris, 1878.

Il faut encore faire le diagnostic entre l'épanchement pleural dû à une pleurésie et l'hydrothorax consécutif à une maladie du cœur.

Le diagnostic des épanchements de la plèvre présente d'autres difficultés, ainsi qu'on va le voir. Voici, par exemple, un malade atteint d'oppression ou de dyspnée; on l'examine et l'on constate dans un des côtés de la poitrine les signes d'un grand épanchement; la matité est complète, ou peu s'en faut, les vibrations thoraciques sont affaiblies, et à l'auscultation on perçoit de l'égophonie, de la pectoriloquie aphone, du souffle, et même du souffle caverneux et amphorique. Eh bien, un malade qui présente ces signes, ou quelques-uns de ces signes, peut en effet avoir un épanchement pleural, comme il peut avoir un kyste du foie, de la rate ou du rein, qui, ayant refoulé le diaphragme, a fait saillie dans la cavité thoracique; tel autre malade peut avoir un encéphaloïde du poumon[1], une hypertrophie cancéreuse des ganglions thoraciques, etc. ; c'est même au sujet d'un malade ayant toutes les apparences d'un épanchement pleural, et chez lequel on trouva un cancer ganglionnaire, que M. Vergely a fort judicieusement discuté ces différents éléments de diagnostic[2]. L'égophonie, la pectoriloquie aphone, le souffle, ont certainement une grande valeur, mais ces signes peuvent exister sans qu'il y ait dans la plèvre un grand épanchement; la présence de fausses membranes, le développement de tumeurs, l'aplatissement des bronches et la condensation du tissu pulmonaire modifient les conditions normales de l'auscultation dans des proportions qui ne sont pas encore bien définies et simulent parfois un épanchement pleural. Dans un cas douteux, le signe le plus certain de l'épanchement pleural du côté gauche, c'est la *déviation du cœur*; et quand l'épanchement est à droite, l'*abaissement du foie* doit être pris en considération. On verra, quand

1. Trousseau. *Clin. méd.*, t. 1, p. 607.
2. Vergely. Égophonie et souffle amphorique dans un cas de pleurésie sèche avec cancer ganglionnaire et hépatique. *Journal de méd. de Bordeaux*, sept. 1882.

nous étudierons les kystes hydatiques du foie et de la rate; sur quels signes il faut baser le diagnostic quand ces kystes simulent un épanchement pleural.

La pleurésie étant reconnue, il faut aussi faire le diagnostic de sa cause, savoir si elle est *séro-fibrineuse, hémorrhagique* ou *purulente*, et si elle n'est pas associée à une *tuberculose latente* ou déjà en voie d'évolution; cette dernière question va être discutée au chapitre suivant.

Quant à savoir si l'épanchement est séro-fibrineux ou hémorrhagique, c'est là un diagnostic qui ne se fait qu'au moment de la ponction; il arrive souvent que l'on croit ponctionner une pleurésie séro-fibrineuse et l'on est surpris d trouver un liquide hémorrhagique.

Variétés cliniques. — Je n'ai décrit jusqu'ici que la pleurésie aiguë séro-fibrineuse à évolution normale, mais la pleurésie présente de nombreuses variétés cliniques qu'il est utile de connaître :

A. *Pleurésie latente.* — La pleurésie aiguë ne débute pas toujours, il s'en faut, par les symptômes bruyants et fébriles que j'ai décrits au commencement de ce chapitre. La douleur est parfois légère, les symptômes du début sont parfois si peu accusés, que nous voyons fréquemment dans nos hôpitaux des gens qui ont continué de vaquer à leurs occupations, sans qu'il leur soit possible de fixer le début de leur mal. Il n'est pas rare de voir des pleurésies dites *latentes* qui s'établissent sourdement, sans fièvre, sans douleur, presque sans dyspnée, et dont l'épanchement atteint, à l'insu du malade, des proportions considérables. Mais ces pleurésies, une fois formées, sont accompagnées, dans quelques cas, d'un état fébrile, qui prend même parfois le type intermittent; c'est habituellement l'indice d'une transformation du liquide infecté.

B. La pleurésie *rhumatismale* est sèche ou avec épanchement, elle est simple et double ; elle apparaît, se modifie et disparaît avec une grande mobilité (t. IV, art. *Rhumatisme*).

Dans bien des circonstances, la pleurésie est provoquée par une lésion du *voisinage* ou par une lésion encore plus éloignée (kyste hydatique du foie, kyste hydatique du poumon, etc.).

Traitement. — Dans toute pleurésie aiguë, deux éléments principaux sont à combattre, la *douleur* et *l'épanchement*. A la douleur, on oppose avec avantage les ventouses scarifiées, les sangsues, les injections de morphine, l'antipyrine ; mais plus tard, si l'épanchement fait de rapides progrès, quelle conduite faut-il tenir ? Les vésicatoires n'ont qu'une très médiocre utilité dans le traitement de la pleurésie : que de malades qui ont eu trois, quatre et cinq vésicatoires dans le cours de leur pleurésie, et qui ont été exposés aux complications de la cystite, de l'érysipèle et de l'éruption furonculeuse, sans avoir retiré le moindre bénéfice de la médication vésicante ! Je crois donc que les vésicatoires n'ont aucune action efficace sur les épanchement de la plèvre, et je m'abstiens de les prescrire. Je sais bien que, dans les familles, un médecin résiste difficilement à l'étonnement que fait naître dans l'entourage l'abstention du vésicatoire. Eh bien, on s'y fera, le médecin est le seul juge de la situation, il ne relève que de sa conscience.

Les autres moyens médicaux, la saignée, les purgatifs, les diurétiques et sudorifiques, ne me paraissent occuper qu'un rang très secondaire dans le traitement des épanchements pleurétiques : plus je vais, plus je reconnais que tous ces moyens sont inutiles et parfois nuisibles, c'est donc le cas de discuter la valeur et l'opportunité de l'intervention chirurgicale, la *thoracentèse*. Le traitement général concernant la convalescence et l'avenir des pleurétiques sera fait au chapitre suivant.

Thoracentèse. — A mon illustre et vénéré maître Trousseau revient l'honneur d'avoir nettement formulé les indications et le manuel opératoire de la ponction de la poitrine, et, malgré la vive opposition qu'il rencontra d'abord, Trousseau a tellement vulgarisé cette opération, délaissée avant lui, qu'il pourrait à juste titre en être considéré comme l'inventeur. Trousseau ne ponctionnait la poitrine que lorsque l'épanchement atteignait des proportions inquiétantes pour la vie du malade, et l'opérateur pratiquait la thoracentèse au moyen des instruments usités à cette époque, le trocart de Reybard, muni d'une baudruche [1].

Mais lorsque, en 1869, j'imaginai l'appareil auquel je donnai le nom d'*aspirateur*, et lorsque j'eus fait connaître et appliqué la *méthode de l'aspiration* au traitement des épanchements de la plèvre, le manuel opératoire de la thoracentèse fut si simplifié qu'on abandonna graduellement l'ancien procédé, et, il faut le dire, on abusa bientôt du nouveau. Depuis cette époque, la *thoracentèse par aspiration* [2] ayant été partout adoptée, c'est elle que je vais décrire suivant les règles que j'ai formulées dans une série de publications.

Indications. — Dans cette grande question de la thoracentèse, un premier point est à débattre, c'est celui des *indications*. Faut-il opérer malgré la fièvre, ou attendre la défervescence? Faut-il appliquer l'aspiration aux épanchements moyens, ou la réserver pour les épanchements considérables? Dans quelle mesure, enfin, doit-on se préoccuper des complications qui peuvent accompagner la thoracentèse? Toutes ces questions, souvent débattues et diversement jugées, se réduisent à la proposition suivante, qui résume la question d'opportunité : Étant donnée une pleurésie aiguë avec épanchement, deux cas peuvent se présenter : *dans l'un la thoracentèse est urgente, dans l'autre elle est discutable.* Quand est-elle urgente et quand est-elle discutable? Tel est le terrain sur lequel doit s'engager la discussion.

L'*urgence* de la thoracentèse ne peut et ne doit être basée que sur l'évaluation de la *quantité du liquide épanché.* Que le malade ait la fièvre ou non, qu'il soit ou qu'il ne soit pas oppressé, ce sont là des considérations secondaires : il faut *avant tout* consulter la quantité du liquide épanché. S'en rapporter à la dyspnée serait un grand tort, car la dyspnée est un guide trompeur : des épanchements considérables sont parfois associés à une oppression insignifiante, et il ne manque pas de pleurétiques ayant deux ou trois

1. Trousseau. *Cliniq. médic.*, t. I, p. 655.
2. Dieulafoy. *Traité de l'aspiration des liquides morbides.* Paris. 1873.

litres de liquide dans leur plèvre, qui marchent et se pro-
mènent sans que leur respiration soit compromise. Trousseau raconte qu'une nourrice vint à pied, et portant son
enfant avec elle, de la pointe Saint-Eustache à l'hôpital
Necker, sans éprouver une grande fatigue ; et son épanchement était si considérable que la thoracentèse, aussitôt pra
tiquée, donna issue à 2 500 grammes de liquide. Un charre-
tier, dont parle Andral, conduisait ses chevaux, n'éprouvant
qu'une gêne insignifiante, bien que sa plèvre contînt un
très fort épanchement. On voit, dit Landouzy, venir à l'hôpital, à pied, et de plusieurs lieues, des gens qui se plaignent
uniquement de maux d'estomac ou d'accès de fièvre, et qui
ont d'énormes épanchements [1]. J'ai souvent observé des faits
analogues ; j'ai pratiqué la thoracentèse chez un étudiant de
mon service qui venait régulièrement à l'hôpital, et qui
n'éprouvait qu'une gêne insignifiante, malgré les deux litres
de liquide qu'il avait dans sa plèvre. *La dyspnée est un guide
infidèle et trompeur* [2], et attendre pour évacuer un épanchement de la plèvre que le pleurétique soit atteint de dyspnée, c'est attendre que l'épanchement ait pris de telles proportions, que la vie du malade est depuis longtemps en
danger quand on en arrive à cette décision.

A plus forte raison ne doit-on pas attendre pour pratiquer
la thoracentèse que le malade soit atteint de cyanose du
visage et des doigts, comme le voudraient certains auteurs !
On ne connaît pas, on ne publie pas tous les cas de mort
subite ou de mort rapide provoquées par les grands épanchements ; c'est fâcheux, on serait peut-être moins sévère
pour la thoracentèse et l'on apprendrait à en mieux connaître les indications.

Trousseau a trois fois été témoin de la mort subite au
cours de la pleurésie : l'un de ses malades avait une oppression *si minime* que la thoracentèse fut renvoyée au lende-

<hr>

1. Landouzy. *Arch. gén. de méd.* Indicat. de la thoracent., etc. Paris,
1856.
2. Dieulafoy. De la dyspnée dans la pleur. aig., *Gaz. hebd.*, 1878, n° 39.
— Vergely. *Obs. de pleur. suiv. de réflex.* Bordeaux, 1879.

main, mais le lendemain matin le malade expirait[1]. Le
malade dont M. Landouzy a rapporté l'observation n'avait
aucune dyspnée; ce qui n'empêche pas qu'il mourait subitement de son épanchement pleural. Le malade de M. Dujardin-
Beaumetz n'avait ni dyspnée, ni cyanose, et cependant il
était tué subitement par son épanchement pleural. Le malade
de M. Oulmont avait si peu de dyspnée qu'il était descendu
au jardin causer avec ses camarades; il remonte pour se
coucher, et il tombe mort du fait de son épanchement
pleural. Le malade de M. Netter était, lui aussi, si peu dyspnéique, qu'il était resté l'après-midi dans la cour de l'hôpital;
il regagne son lit, il cause avec ses voisins, il se retourne
pour dormir, et il meurt subitement sans angoisse, sans
phrase, foudroyé pour ainsi dire par son épanchement
pleural. Le malade dont parle M. Kelsch, ce soldat du 7e cuirassiers, avait si peu de dyspnée, qu'il continuait à faire son
service. Il meurt subitement, causant avec ses camarades,
au moment où il allait être dirigé sur l'hôpital du Val-de-
Grâce.

Ils n'avaient point de dyspnée, les deux malades dont les
observations ont été longuement rapportées par mes internes, MM. Binet et Legrand. L'un de ces malades se sentait si peu atteint, qu'il refuse la thoracentèse et demande
qu'elle soit renvoyée à plus tard. Deux heures après, il mourait du fait de son épanchement pleural. L'autre malade
était dans les mêmes conditions de bien-être apparent, et
lui aussi mourait subitement du fait de son épanchement.

Eh bien, après de tels enseignements, faut-il encore attendre la phase dyspnéique de la pleurésie pour prononcer
l'urgence de la thoracentèse? Et ces catastrophes, nous ne
les connaissons pas toutes, il s'en faut, la plupart ne sont
pas publiées; j'ai pu en réunir quarante observations que
j'ai fait connaître à l'Académie[2]; que serait-ce si l'on en
pouvait dresser la liste complète!

En jetant un coup d'œil sur ces observations, on dirait

1. Trousseau, *loco citato*, p. 673.
2. *Acad. de méd.* Séance du 12 avril 1892.

qu'elles sont la plupart calquées les unes sur les autres : on voit à chaque instant que le malade qui a succombé subitement était atteint d'un épanchement qui ne déterminait chez lui qu'une dyspnée *insignifiante*, si insignifiante que, dans bien des cas, la thoracentèse était rejetée ou imprudemment renvoyée au lendemain.

Je pense donc, pour ma part, qu'il faut en finir, une bonne fois, avec les indications peu précises ou insuffisantes sur lesquelles on voudrait baser l'urgence de la thoracentèse. Peu importe la date de la pleurésie, peu importe que le malade ait encore la fièvre ou qu'il ne l'ait pas ; peu importe qu'il soit ou qu'il ne soit pas dyspnéique. Ce qui importe, c'est la quantité du liquide épanché.

Au risque de me répéter et de revenir encore une fois sur une question dont l'importance est dominante, je dis que la dyspnée est un signe *infidèle*, un guide *trompeur*, quand il s'agit de décider l'urgence de la thoracentèse. Attendre la phase dyspnéique, à plus forte raison attendre la cyanose du visage, et la coloration bleuâtre des doigts, c'est aller gratuitement au-devant d'une catastrophe. Qu'on cherche dans cette hécatombe de pleurétiques morts subitement pour n'avoir pas été ponctionnés en temps voulu, et l'on trouvera bon nombre d'exemples qui démontrent, d'une façon indéniable, qu'un grand épanchement pleural peut vous tuer, alors même qu'il n'a déterminé qu'une dyspnée insignifiante. Il peut vous tuer, à plus forte raison, si la dyspnée est intense, alors qu'on perd un temps précieux à appliquer vésicatoires sur vésicatoires, mauvaise médication, je le répète. contre laquelle je ne saurais trop m'élever.

Les morts subites ou rapides, dues à l'épanchement pleural, reconnaissent différents mécanismes. Parfois, elles sont dues à des caillots pulmonaires ou cardiaques. Les caillots (thrombose ou embolie) prennent naissance dans le cœur, dans les gros vaisseaux ou dans le parenchyme même du poumon. Si le caillot se forme dans les grosses veines pulmonaires ou dans le cœur gauche, il détermine une embolie le plus souvent cérébrale avec toutes ses conséquences, l'apoplexie, l'hémiplégie, l'aphasie, etc. (Vallin, Potain [1].) Si le caillot se forme dans le cœur droit ou dans l'artère pulmonaire, il peut produire l'asphyxie rapide et la mort : tels sont les cas de Paget, de Smith, de M. Blachez, dont le malade atteint de pleurésie gauche succomba subitement par syncope; à l'autopsie on trouva un caillot qui commençait dans le tronc de l'artère pulmonaire et se prolongeait jusqu'aux ramifications de troisième et quatrième ordre [2].

Dans un certain nombre de cas la mort est survenue subitement par syncope, l'épanchement siégeant à droite aussi souvent, plus souvent qu'à gauche, sans que le mécanisme de la syncope soit facile à expliquer.

Louis s'était donc mépris en avançant que la pleurésie simple n'est pas une cause de mort immédiate. « On peut mourir, et mourir subitement, par le fait d'un épanchement pleurétique aigu (Trousseau). » Ces accidents sont imputables à l'épanchement : c'est donc, je le répète, la quantité du liquide épanché qui *seule* doit régler l'*urgence* de la thoracentèse. Mais, dira-t-on, à quel moment s'impose l'urgence ? Est-ce quand l'épanchement atteint deux ou trois litres; et d'ailleurs comment évaluer la quantité du liquide épanché, comment savoir qu'il atteint 1500, 2000 ou 2500 grammes?

D'après les autopsies de mort subite que j'ai analysées, j'ai vu que la mort n'a jamais été provoquée par un épanchement inférieur à deux litres; une fois seulement (Blachez) la plèvre contenait 1500 grammes de sérosité. Ce cas exceptionnel ne doit pas nous servir de base, et j'estime que chez un adulte bien conformé, c'est lorsque l'épanchement atteint 1800 grammes à deux litres environ, que l'urgence de la thoracentèse doit être déclarée.

Mais alors se présente cette autre question : Comment évaluer à quelque cent grammes près la quantité du liquide

1. Ces observations sont consignées dans la Thèse de M. de Valicourt. *Hémiplégies dans le cours de la pleur.*, 1875, n° 395.
2. Weill. Mort subite dans la pleurésie. *Revue de méd.*, janv. 1887.

épanche? La radioscopie peut rendre quelques services, mais voici les renseignements qui sont fournis par l'étude attentive des signes de la pleurésie : Dans les petits épanchements, le souffle est voilé et limité à l'expiration; dans les épanchements moyens (1000 à 1500 grammes), le souffle prend un timbre bronchique et s'entend aux deux temps de la respiration; dans les forts épanchements (deux à trois litres et au delà), le souffle est, dans quelques cas, caverneux et amphorique, parfois il n'y a plus de souffle. Tout cela est vrai; mais ces données de l'auscultation ne sont pas absolues : c'est dire qu'elles sont insuffisantes pour évaluer la quantité du liquide épanché. J'en dirai autant de la mensuration de la poitrine au cystomètre (Woillez)[1], moyen parfois excellent, mais bien souvent en défaut. Force est donc d'associer les signes précédents aux signes plus certains qui sont fournis par l'étendue de la matité et par le déplacement des organes.

— Prenons d'abord pour exemple une pleurésie gauche: lorsque la matité et l'absence des vibrations remontent en arrière jusqu'à l'épine de l'omoplate, lorsque la sonorité de l'espace de Traube a disparu, lorsque la submatité remplace, à la région claviculaire, la tonalité du son skodique, lorsque, surtout, le cœur est dévié, au point que le maximum du bruit systolique siège au bord droit du sternum ou entre le sternum et le sein droit, bien qu'à ce moment la cavité pleurale ne soit pas remplie au maximum, de tels signes, chez un adulte, dénotent que l'épanchement atteint ou avoisine deux litres. Dès lors la thoracentèse est urgente; elle s'impose, il faut opérer, et ne pas oublier *que remettre au lendemain est une formule malheureuse* qui coûte la vie aux malades.

Quand l'épanchement pleural siège du côté droit, l'évaluation de la quantité du liquide épanché est un peu plus difficile, car on n'a pas ici, comme du côté gauche, la déviation du cœur, qui est un signe si précieux. Néanmoins,

---

1. *Maladies aiguës des voies respiratoires*. Paris. 1875.

les signes tirés de la percussion et de l'examen des vibrations thoraciques donnent des renseignements analogues à ceux que je signalais il y a un instant. J'ajouterai que l'abaissement du foie, quand il existe, est un signe de grande valeur. Le foie, en effet, ne se laisse déprimer et abaisser que sous l'influence d'épanchements déjà considérables, que j'estime environ à 1500 ou 1800 grammes. L'évaluation de l'épanchement est donc un peu plus difficile du côté droit, mais elle n'en est pas moins tout aussi importante, car, dans la statistique que j'ai établie plus haut, la mort subite, survenue du fait de l'épanchement, est plus fréquente dans les pleurésies droites que dans les pleurésies gauches.

Jusqu'ici la discussion, concernant l'urgence de la thoracentèse, n'a visé que la pleurésie simple; les mêmes préceptes sont applicables aux pleurésies compliquées. Les *complications* directes ou indirectes de la pleurésie, congestion pulmonaire, adhérences anciennes, altérations valvulaires du cœur, péricardite, en un mot, toutes les lésions qui entravent la circulation pulmonaire ou qui rétrécissent le champ de l'hématose, ne sont pas une contre-indication de la thoracentèse; elles l'imposent au contraire, dès que la quantité du liquide épanché *atteint de fortes proportions*. Seulement, l'évacuation du liquide *exige, en pareil cas, des précautions* qui seront indiquées plus loin. L'évaluation de la quantité du liquide épanché est parfois difficile, témoin les faits encore assez nombreux, dans lesquels le poumon, plus ou moins congestionné, fait croire à une quantité de liquide plus grande que celle qui existe réellement. Ces faits ont été spécialement bien étudiés par M. Potain; ce n'est vraiment que par des nuances fort délicates d'auscultation et de percussion qu'on peut arriver cliniquement à faire la part du poumon fluxionné et la part de l'épanchement. Le pire qui pourrait arriver en pareil cas, ce serait d'évaluer une quantité de liquide plus considérable que celle qui existe en réalité. Mais où serait le mal? Ne vaut-il pas mieux retirer un litre de liquide alors que l'urgence n'est pas absolue, que d'exposer le malade à une mort subite pour n'avoir pas pratiqué la thoracentèse en temps opportun?

Je viens d'étudier la thoracentèse dite d'urgence. A part cette thoracentèse d'*urgence*, dont le guide le plus certain est, je le répète, la quantité du liquide épanché, en toute autre circonstance, la thoracentèse est *discutable*; les uns l'admettent, les autres la rejettent, et certains la considèrent même comme nuisible. Discutons ces diverses opinions.

Tant que la température est élevée, c'est-à-dire tant que persiste la phase aiguë de la pleurésie, il vaut mieux attendre la défervescence pour prendre une décision. Si la décroissance de l'épanchement se fait naturellement, et si sa résorption paraît devoir être rapide, il est inutile d'intervenir; mais, si le liquide épanché reste stationnaire, ou si la résorption paraît devoir être lente et difficile, il faut retirer le liquide. Ce n'est pas impunément qu'un liquide séjourne longtemps dans la plèvre; les organes déplacés s'immobilisent dans leurs positions vicieuses; le poumon aplati et adhérent respire mal; deux des principales fonctions de l'économie, l'hématose et la circulation, sont compromises, sans compter le passage de la phlegmasie à la chronicité et la porte ouverte à la purulence (Trousseau). La thoracentèse, pratiquée au *moment voulu*, peut abréger de plusieurs semaines la durée de la maladie; elle fait tomber le reliquat de fièvre qui accompagne souvent les épanchements lents à se résorber.

Manuel opératoire. — Jusqu'en 1869, un seul procédé était en usage : c'est celui que Trousseau nous a légué. Trousseau pratiquait la ponction de la poitrine dans le sixième ou septième espace intercostal en comptant du haut en bas, à 4 ou 5 centimètres du bord externe du muscle grand pectoral, c'est-à-dire dans la région axillaire. Il faisait d'abord une petite incision à la peau, afin de frayer la route au trocart; puis, par un coup sec, il pénétrait dans la poitrine au moyen du trocart de Reybard. Le pavillon de ce trocart était armé d'une baudruche qui, par son rôle de soupape, s'opposait à l'entrée de l'air dans la poitrine au moment de l'inspiration. Le liquide pleural s'échappait de la poitrine d'abord par saccades, puis en bavant, et au cours de l'opération le malade était généralement pris d'une toux quinteuse, pénible, parfois « violente, invincible, très douloureuse », que Trousseau considérait comme utile pour favoriser l'issue du liquide au dehors, et qui, chez certains malades, se prolongeait durant une partie de la journée. Ajoutons qu'il n'était pas rare que vers la fin de l'opération le liquide fût coloré en rouge par son mélange avec le sang.

Ainsi faite, la thoracentèse de la poitrine, sans être une opération bien difficile, demandait quelque habileté, parfois même quelque audace, de la part du chirurgien, et quelque résignation de la part du malade : aussi était-elle réservée pour les cas urgents, et pratiquée par un nombre relativement restreint de médecins.

Lorsque j'imaginai, en 1869, l'appareil auquel je donnai le nom d'*aspirateur*, j'appliquai l'*aspiration* aux épanchements de la plèvre, le trocart, la baudruche et l'incision de l'espace intercostal furent remplacés par une piqûre d'aiguille si insignifiante que, l'opération terminée, il n'en restait pour ainsi dire pas vestige à la peau ; et le liquide, au lieu d'être projeté par saccades douloureuses au milieu de quintes de toux fort pénibles et longtemps prolongées, passait à l'insu du malade de la cavité thoracique dans l'aspirateur.

Ainsi simplifiée, la thoracentèse était mise à la portée du praticien le moins expérimenté ; elle devenait la plus facile, la plus simple, la moins douloureuse de toutes les opérations, et dans mon service il n'est pas d'élève, si peu avancé qu'il soit dans ses études médicales, à qui je ne la fasse pratiquer.

Voici comment je procède :

Le malade est assis sur son lit, les deux bras tendus en avant. Je marque sur la peau, préalablement lavée avec une solution de sublimé, le point où doit porter la piqûre, et je pratique la ponction *en arrière*, dans le septième ou huitième espace intercostal, sur le prolongement de l'angle inférieur de l'omoplate. Ce lieu d'élection est placé plus bas et plus en arrière que dans l'ancien procédé ; j'y trouve l'avantage d'attaquer le liquide dans une position plus déclive.

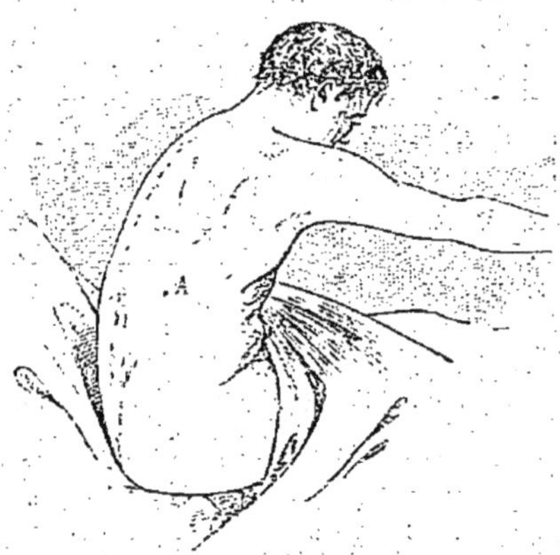

A, lieu d'élection de la ponction.

La thoracentèse doit être faite *avec l'aiguille* n° 2 ou avec l'aiguille n° 3, absolument aseptique, et *non pas* avec une aiguille ou un trocart d'un diamètre supérieur. On s'est assuré de la *perméabilité* de l'aiguille au moyen d'un fil d'argent ; on la met en communication avec l'aspirateur par le tube de caoutchouc ; le vide préalable est fait dans l'appareil, et on pratique la ponction. Pour céla, l'opérateur recherche avec l'index de la main gauche l'espace intercostal, de manière à limiter la côte de dessus avec le rebord supérieur de l'index, et la côte de dessous avec son rebord inférieur ; se servant alors de l'extrémité de l'index comme d'un conducteur, et tenant l'aiguille aspiratrice de la main droite, il pénètre à coup sûr dans l'espace intercostal et dans la plèvre. L'aiguille, introduite dans les tissus, est poussée à 2 ou 3 centimètres de profondeur, le robinet correspondant de l'aspirateur est ouvert, et le liquide, traversant l'index en cristal, jaillit dans l'appareil. Si le liquide n'apparaît pas, c'est que l'aiguille n'a pas été suffisamment enfoncée; on la pousse sans crainte, le *vide préalable* indi-quant l'instant précis où elle rencontre le liquide. L'aspira-teur une fois rempli, on le vide lentement, sans se presser, et cet arrêt de quelques instants est un *bienfait pour le poumon*, qui n'est pas sollicité à se déplisser trop rapidement. On recommence cette manœuvre plusieurs fois, suivant la capacité de l'aspirateur, et après avoir retiré *un litre de liquide*, ce qui est facile à vérifier, l'aspirateur étant gradué, on arrête l'écoulement. L'aiguille est retirée, l'opération a duré huit à dix minutes; c'est à peine si l'on retrouve sur la peau les traces de la piqûre et il n'est besoin d'aucun pansement.

Quand l'opération est méthodiquement faite, le malade ne doit éprouver ni quinte de toux, ni douleur, ni malaise. Si la pleurésie est associée à d'autres lésions, et si le champ de l'hématose est rétréci par des lésions cardiaques ou pul-monaires, si l'on suppose qu'il existe des adhérences pleu-rales, *si surtout le malade accuse* pendant l'opération une sensation de déchirement ou de *douleur à l'intérieur de la poitrine*, il est préférable, quitte à recommencer le lende-main, *de suspendre l'écoulement*, n'eût-on retiré que quelques centaines de grammes. Mais ces précautions, qu'on n'a du reste jamais tort d'exagérer dans les pleurésies compliquées, constituent la grande exception dans la pleurésie simple.

L'opération terminée, comment doit-on se comporter à l'égard du liquide laissé dans la poitrine? Si l'épanchement est très considérable, s'il dépasse 2 litres, on retire le len-demain ou le surlendemain un nouveau litre de liquide, et ainsi de suite jusqu'à épuisement de l'épanchement. Mais, si la quantité du liquide n'avait été primitivement évaluée qu'à 1600 ou 1800 grammes, et si l'on a déjà retiré un litre, est-il nécessaire de recommencer l'opération pour quelques centaines de grammes? Non. Il m'est souvent arrivé, pour des épanchements évalués à 1500 ou 1800 grammes, de retirer un litre de liquide et de négliger le reliquat, ce qui n'a pas empêché la guérison de se produire rapidement, le *reliquat étant d'autant plus vite absorbé, qu'une partie du liquide a été retirée*. Je pense donc qu'une nouvelle thoracentèse n'est indiquée que dans le cas où le liquide laissé dans la plèvre atteint ou dépasse un litre environ.

N'oublions pas que dans certaines pleurésies le liquide évacué se reproduit avec rapidité et avec ténacité. On doit alors pratiquer la thoracentèse *aussi souvent* qu'on la juge nécessaire en ayant soin d'examiner le malade les jours qui suivent la thoracentèse, car le liquide peut se reproduire insidieusement et déterminer la mort subite. Grâce à la thoracentèse pratiquée en temps voulu, le pleurétique ne doit pas mourir du fait de son épanchement.

Pour pratiquer la thoracentèse, le choix de l'aspirateur[1] est indifférent; néanmoins c'est l'aspirateur à crémaillère qui me paraît le plus commode. Ce qui importe surtout, c'est le choix de l'aiguille aspiratrice, et je recommande *exclusivement* l'aiguille n° 2, dont le calibre ne mesure que $1^{mm},2$ de diamètre. Plusieurs objections ont été faites à cette aiguille : on a dit qu'elle ne permet qu'un lent écoulement du liquide, qu'elle s'oblitère facilement, et que sa pointe acérée peut menacer le poumon. Qu'y a-t-il de fondé dans ces objections?

Le petit calibre de l'aiguille retarde l'écoulement du liquide : tant mieux! c'est au bénéfice du malade, car la lenteur de l'écoulement permet au poumon de se déplisser sans secousses et supprime les quintes de toux si douloureuses qui accompagnent la thoracentèse par l'ancien procédé.

L'hypothèse qu'une aiguille si fine peut facilement s'oblitérer n'est presque jamais réalisée, et en supposant qu'elle se produise, on en est quitte pour retirer l'aiguille et pour faire une nouvelle ponction.

Une autre objection faite à l'aiguille, c'est que sa pointe peut blesser le poumon; pour parer à cet inconvénient, on a imaginé (Castiaux) un trocart à pointe cachée.

1 Depuis le premier *aspirateur* que j'ai présenté à l'Académie en 1869, il a été fait en France ou à l'étranger à trente-trois modèles différents : je me sers de l'aspirateur à crémaillère, qui me paraît remplir toutes les conditions. Voyez Dieulafoy, *Traité de l'aspiration*, 1873, p. 459.

Je n'ai jamais vu que le poumon ait été blessé par l'aiguille ; le poumon, tassé et refoulé par le liquide, se déplisse lentement ; il n'arrive pas si vite à la rencontre de l'aiguille et au contact de la paroi ; du reste, il y a une petite manœuvre qui met à l'abri de toute éventualité : il suffit de retirer graduellement l'aiguille à mesure que le liquide s'écoule, et de la faire basculer de façon à la rendre à peu près parallèle à la paroi intercostale.

Accidents consécutifs. — Congestion et œdème pulmonaires, expectoration albumineuse, asphyxie lente ou brusque, syncope, hémiplégie[1], apoplexie, mort plus ou moins rapide, transformation purulente de l'épanchement, tels sont les accidents qui ont pu être observés à la suite de la thoracentèse.

Plus d'une fois, l'aspiration a été accusée de ces méfaits, accusation à laquelle, du reste, n'avait pas échappé le trocart de Reybard. Je m'empresse de dire que ces accusations n'ont rien de fondé.

L'abus de la thoracentèse est né de l'aspiration, je le reconnais et je le regrette ; mais, à côté de cette question d'abus, peut-être y a-t-il parfois une question, sinon d'inexpérience, du moins de connaissance imparfaite de manuel opératoire ; car il ne suffit pas d'avoir en main une aiguille et un aspirateur, il faut encore savoir *manier le vide*.

J'analyserai donc les accidents imputés à l'aspiration, j'en rechercherai la cause et j'en discuterai la valeur, espérant prouver qu'avec des indications précises et un manuel opératoire bien conduit, la thoracentèse par aspiration est la plus innocente de toutes les opérations.

a. *Expectoration albumineuse.* — *Asphyxie.* — Voici comment se présentent les accidents dyspnéiques et asphyxiques que je réunis dans un premier groupe. Aussitôt, ou peu après la thoracentèse, le malade est pris de toux et d'oppression, d'expectoration spumeuse, sanguinolente, albumineuse, et l'on entend à l'auscultation des râles fins d'œdème

1. Janselme. *Revue de médecine*, juillet 1892.

pulmonaire. Dans les cas bénins, ces symptômes s'amendent rapidement, et l'accident est terminé. Mais, dans d'autres cas, la complication est plus redoutable; la toux est quinteuse, l'anxiété et l'oppression sont croissantes et le malade rend 50 grammes (Woillez)[1], 250 grammes (Vulpian), 1 litre (Desnos), et jusqu'à 2 litres (Moutard-Martin) d'une expectoration qui, dans le vase où elle est rejetée, se divise en plusieurs couches, la supérieure mousseuse et jaunâtre, l'inférieure plus dense et *albumineuse*. L'intensité de la dyspnée, la durée et la quantité de l'expectoration sont variables, et ce n'est qu'après une demi-journée ou une journée que le malade revient à son état normal. Enfin, dans quelques circonstances heureusement exceptionnelles (je n'en connais que six observations), les accidents ont été mortels, et l'asphyxie s'est déclarée si rapidement après la thoracentèse, que les malades ont été emportés en dix minutes (Girard)[2], en un quart d'heure (Gombault), en quelques minutes (Legendre), très rapidement (Dumontpallier), en quatre heures (Béhier et Liouville), en deux heures (Bouveret).

Dès 1853, ces accidents dyspnéiques avaient été étudiés (Pinault[3], d'Espine[4], Woillez[5], Marotte[6]), et différemment interprétés (Terrillon, Foucart[7], Mercier[8], Lereboullet[9]). A quoi donc les attribuer, comment expliquer l'expectoration albumineuse et l'asphyxie? On n'a pas trouvé de blessure

<hr>

1. Woillez. *Traité des malad. aig. des voies resp.*, p. 468. — Vulpian. Thèse de Terrillon, p. 76. — Desnos. *Id.*, obs. XIV. — Moutard-Martin. *Id.*, obs. IX.

2. Girard. *Gaz. des hôpit.*, 1864, n° 55. — Gombault. Thèse de Terrillon. *Expector. album.*, Paris, 1875, p. 52. — Legendre. *Gazette des hôpitaux*, 50 janvier 1875. — Dumontpallier. *Soc. de biol.*, 1875. — Béhier et Liouville. *Soc. de biol.*, 1885. — Bouveret. *France médicale*, 1878, n° 4.

3. *Considérations cliniques sur la thoracentèse.* Thèse de Paris, 1853.

4. *Société de biologie*, 1869.

5. *Traité des maladies des voies respiratoires.* Paris, 1892.

6. *Bulletin de l'Académie de médecine*, 22 mai 1872.

7. *De la mort subite ou rapide après la thoracentèse.* Thèse Paris, 1875.

8. *De l'œdème aigu du poumon*, etc. Thèse de Paris, 1876.

9. *Gazette hebdomadaire*, 1876, n° 6 et 8.

du poumon dans les autopsies, et en supposant qu'une piqûre de cet organe ait permis au liquide pleural de passer dans les bronches, elle eût permis, réciproquement, à l'air des bronches de passer dans la plèvre : or, on eût constaté les symptômes d'un hydro-pneumothorax. Il ne faut donc pas accuser la blessure ou la perforation spontanée du poumon : ce qu'il faut accuser, c'est l'*œdème aigu du poumon*, c'est la congestion pulmonaire rapide, qui déterminent l'expectoration albumineuse, la dyspnée et l'asphyxie (Hérard)[1].

Reste à expliquer la *cause de la congestion et de l'œdème aigu des poumons*.

On a accusé la *méthode aspiratrice*; on a prétendu que l'aspiration abaissait la tension pleurale et précipitait trop rapidement le liquide pleural au dehors. Pour démontrer combien l'accusation est peu fondée, il suffit de consulter les observations, et l'on voit précisément que sur 16 cas où l'opération a été suivie d'expectoration albumineuse (thèse de Terrillon), la thoracentèse avait été faite 12 fois avec le trocart et la baudruche *sans* aspiration, et 4 fois seulement par aspiration; et sur les 6 cas qui se sont terminés par la mort, l'opération avait été faite 3 fois avec le trocart et la baudruche *sans* aspiration, et 3 fois par aspiration. Donc l'aspiration n'est pas directement coupable, puisque les accidents *les plus nombreux* sont survenus en *dehors* d'elle.

Si ces accidents n'ont rien à voir avec le procédé opératoire, à quoi donc sont-ils dus? Sur 6 observations où l'opération a été suivie de mort, il s'agissait 5 fois de pleurésie *compliquée*. Dans la 1re (Gombault), le poumon du côté opposé à la pleurésie était en partie fibreux et bridé de tous côtés par les adhérences d'une ancienne pleurésie; dans la 2e (Girard), la malade était atteinte d'un rhumatisme aigu généralisé, avec double pleurésie; dans la 3e (Béhier), il y avait en même temps une broncho-pneumonie tuberculeuse du côté droit; dans la 4e (Dumontpallier), le malade avait,

1. *Acad. de méd*. Séance du 30 juillet 1872.

outre sa pleurésie droite, une bronchite et des adhérences du poumon gauche ; dans la 5ᵉ (Bouveret), le malade, cyanosé et asphyxiant, avait une vieille pleurésie tuberculeuse avec adhérences et 4 litres de liquide.

Analysons les observations où la thoracentèse a été suivie (Thèse de Terrillon) d'œdème pulmonaire et d'expectoration albumineuse, et ici encore la plupart des cas concernent des pleurésies *compliquées* : ainsi, dans les obs. XIII et XVII (Lasègue), les pleurétiques avaient aussi des lésions aortiques et mitrales, œdème des extrémités inférieures, etc. ; dans l'obs. III (Bucquoy), je retrouve une hypertrophie cardiaque avec souffle mitral et aortique ; dans l'obs. XV (Lancereaux), la malade était au quatrième mois de sa grossesse, et sujette à des bronchites chroniques avec sueurs nocturnes ; dans l'obs. VII (Marotte), le pleurétique était en outre atteint de tuberculose pulmonaire.

Et, pour ce qui est des accidents dus à la thoracentèse, alors que la pleurésie n'était associée à aucune complication, je remarque que ces accidents ont toujours été dus à ce qu'on a retiré *rapidement, et en une seule fois, une trop grande quantité de liquide* : 5500 grammes dans l'obs. VI (Marotte), 4 litres (Worms), 3 litres dans l'obs. XVIII (Faussillon), 2 litres dans l'obs. IX (Moutard-Martin), 2 litres dans d'autres observations.

De sorte que les accidents bénins, graves ou mortels, d'œdèmes pulmonaires et d'expectoration albumineuse, *ont toujours été associés,* soit à des *complications* de la pleurésie, soit à l'issue immédiate d'une très grande quantité de liquide, et *le plus souvent* A CES DEUX CAUSES RÉUNIES. Qu'on ne dise donc pas que ces accidents sont directement imputables à l'abaissement exagéré de la tension pleurale produite par l'aspiration [1], puisque les mêmes accidents surviennent avec le trocart de Reybard, sans aspiration, alors que la tension est la *même à l'intérieur et à l'extérieur* de la poitrine.

1. Peyrot. *Thorax des pleurét. et pleurotomie.* Th. de Paris, 1876.

Néanmoins il y a dans l'aspiration *mal dirigée* un inconvénient réel, mais ce n'est pas affaire de *qualité* du vide, c'est affaire de *quantité*. Ce n'est pas parce qu'on aura retiré 1000 grammes de liquide avec un vide bien fait que les accidents pourront survenir, mais c'est parce qu'on en aura retiré 2000 ou 3000 grammes *en une fois*, même avec un vide incomplet, *même sans vide du tout*. Ce qui est mauvais, qu'on le sache bien, ce n'est pas l'aspiration, *mais c'est la façon dont on en fait usage*. Comment ! voilà un malade qui depuis cinq, six semaines, deux mois, a un épanchement de 3 ou 4 litres dans la poitrine ; le cœur et les vaisseaux pulmonaires sont déviés, le poumon est aplati, la circulation cardio-pulmonaire est entravée ; on prive tout d'un coup ces organes des 3 litres de liquide qui depuis longtemps gênaient leur fonctionnement, et brusquement, sans transition, le sang se précipite dans les vaisseaux pulmonaires, l'air se précipite dans les alvéoles, et l'on s'étonne qu'il survienne des accidents ! Mais, ce qui m'étonne, c'est qu'il n'en survienne pas davantage. Non, ce n'est pas à l'aspiration, ce n'est pas à un vide trop parfait qu'il faut reprocher les accidents : c'est à l'aspiration prolongée *outre mesure* ; c'est à l'emploi de trocarts *trop volumineux* ; c'est, en un mot, à la manœuvre mal comprise, qui, sans tenir compte des préceptes dont on ne devrait pas se départir, permet à un épanchement considérable de sortir en une seule fois, et trop rapidement de la cavité thoracique. Voilà pourquoi, je le répète encore une fois, le secret, pour se mettre à l'abri de tout accident, et de tout incident, consiste à faire usage de l'aiguille n° 2, et à limiter à un litre la quantité de liquide retiré en une séance.

C'est ainsi que j'ai toujours agi, et dans les 180 observations qui m'ont servi de base, lors de la discussion à l'Académie de médecine, on peut voir que les malades ont été à l'abri de tout accident, et qu'on n'a jamais constaté ni congestion pulmonaire, ni expectoration albumineuse, ni menace d'asphyxie,

La conclusion générale qui me paraît donc ressortir de

cette étude est la suivante : la thoracentèse, méthodiquement pratiquée, ne détermine jamais ni accident, ni incident fâcheux ; tandis que la thoracentèse, imprudemment rejetée ou imprudemment différée, expose à la mort subite tout malade atteint d'un grand épanchement.

Syncope précoce ou tardive[1]. — Dans quelques cas, les malades opérés sont morts le jour même, le lendemain ou le surlendemain, à la suite de syncope. L'analyse de ces observations prouve que les accidents ont été produits par des causes diverses, et dans tous les cas *indépendantes* de la thoracentèse : caillot cardiaque (Vergeley[2]), caillot pulmonaire (Guyot[3]), phlébite et thrombose (Chaillou[4]), gangrène pleurale (Besnier[5]).

b. *Transformation purulente.* — La transformation d'un liquide séreux en liquide purulent est certainement une des plus graves accusations qui aient été portées contre la thoracentèse, accusation qui s'est encore reproduite au cours de la dernière discussion de l'Académie[6]. Elle n'est pas fondée. Si l'on ponctionne la pleurésie à la première phase de son évolution, et si l'on se contente d'un examen superficiel du liquide, on croit avoir affaire à un épanchement de bonne nature, transparent et citrin ; puis, si l'on ponctionne de nouveau à une époque plus éloignée, on accuse à tort la thoracentèse d'avoir rendu purulent un liquide séreux, sans voir qu'on a tout simplement ponctionné la pleurésie *aux deux phases de son évolution*, la thoracentèse n'ayant rien de commun avec cette transformation.

Une remarque analogue peut être faite, relativement aux *agents pathogènes* contenus dans le liquide des pleurésies séro-fibrineuses : telle pleurésie contenant le pneumocoque

---

1. Pour plus de détails : Dieulafoy. *Thorac. dans la pleur. aig.* Paris, 1878, p. 55, chez Masson.
2. Vergely. *Gazette hebdomadaire,* 1877, n° 24.
3. Thèse de M. Foucart.
4. Chaillou. *Quelques obs. de pleur. traitées par la thorac.,* in *Gaz. des hôpit.,* 1872.
5. *Société médicale des hôpitaux,* 25 juin 1875.
6. *Académie de médecine,* avril et mai 1893.

ou le staphylocoque peut donner au début, à une première ponction, un liquide séro-fibrineux, liquide qui peut devenir purulent, du fait même de son évolution, et non pas du fait de la thoracentèse.

La question de la transformation des pleurésies séro-fibrineuses en pleurésies purulentes à la suite de la thoracentèse me parait donc définitivement jugée : la thoracentèse aseptiquement pratiquée est incapable de transformer une pleurésie séro-fibrineuse en pleurésie purulente, et si la transformation a lieu, ce n'est pas en tout cas l'opération qu'il faudrait incriminer, mais l'*opérateur*.

§ 2. — COMMENT SAVOIR SI UNE PLEURÉSIE SÉRO-FIBRINEUSE AIGUË EST OU N'EST PAS TUBERCULEUSE CYTO-DIAGNOSTIC — SÉRO-DIAGNOSTIC

Discussion. — Après avoir étudié les symptômes, l'évolution et le traitement des pleurésies séro-fibrineuses aiguës, abordons la discussion concernant la nature tuberculeuse de ces pleurésies, discussion du plus haut intérêt. On est souvent consulté par des malades qui ont été pris en pleine santé de pleurésie aiguë séro-fibrineuse. Leur pleurésie a toutes les apparences d'une pleurésie de bon aloi, elle a les allures de la pleurésie dite franche ou primitive; les conditions dans lesquelles elle s'est développée semblent en faire une pleurésie *a frigore*, et cependant, instruits par l'expérience, on doute de la bénignité du mal et l'on se demande, non sans quelque anxiété, si cette pleurésie d'apparence primitive n'est pas en réalité une pleurésie tuberculeuse, ce qui modifie singulièrement le pronostic.

Comment résoudre ce problème parfois si difficile ? Sommes-nous en mesure d'affirmer que cette pleurésie est ou n'est pas tuberculeuse? Telle est la discussion que nous allons entreprendre[1].

A l'époque où j'ai commencé mes études médicales, on classait les pleurésies aiguës en primitive et secondaires. La pleurésie primitive résultait, croyait-on, d'un refroidissement, d'où le nom de pleurésie *a frigore* ; on l'appelait encore idiopathique, voulant indiquer par là qu'elle ne dérivait d'aucun autre processus pathologique ; on la nommait aussi pleurésie franche, ce qui excluait l'idée de toute tare originelle. C'est cette pleurésie primitive, idiopathique, *a frigore*, qui avait servi de type à la description générale de la pleurésie séro-fibrineuse aiguë ; en un mot, elle était « la pleurésie » sans autre dénomination.

A cette pleurésie primitive on opposait les pleurésies secondaires, celles qui surviennent dans le cours d'une autre maladie, pneumonie, rhumatisme, mal de Bright, etc., ou qui sont consécutives à des lésions de voisinage, lésions d'organes thoraciques et abdominaux. Dans le groupe disparate de ces pleurésies secondaires, la pleurésie tuberculeuse occupait une situation prépondérante, mais on n'était pas encore familiarisé avec la pleuro-tuberculose primitive, et la pleurésie tuberculeuse était surtout considérée comme une complication de la tuberculose pulmonaire.

Peu à peu la question des pleurésies tuberculeuses a été élucidée et l'on a vu que toutes les pleurésies tuberculeuses ne se ressemblent pas, il s'en faut. A une première catégorie appartiennent les pleurésies qui surviennent chez des individus atteints de tuberculose pulmonaire avérée : lésions du poumon et bacilles dans les crachats, rien n'y manque. Une pleurésie qui apparaît dans ces conditions est presque certainement tuberculeuse, et, du reste, ceci n'a qu'une importance secondaire pour la discussion que nous allons entreprendre, puisque chez pareil malade le but de nos

1. Dieulafoy. *Clinique médicale de l'Hôtel-Dieu*, 1903, première et deuxième leçon .

investigations est connu d'avance : ce pleurétique est un tuberculeux.

Rangeons dans une seconde catégorie les pleurésies qu'on *suppose* être tuberculeuses ; on n'a pas de certitude, mais on a des présomptions ; le poumon paraît indemne, c'est vrai ; néanmoins, les gens chez lesquels se développent ces pleurésies sont suspects de tuberculose ; les uns sont de souche tuberculeuse ; les autres ont eu antérieurement une bronchite tenace, une hémoptysie, une fistule à l'anus, un soi-disant rhumatisme qui n'était qu'un pseudo-rhumatisme tuberculeux (Poncet); certains avaient eu dans leur enfance une adénite cervicale suppurée dont on trouve les traces, une coxalgie qui a laissé une légère claudication, une hypertrophie adénoïdienne avec tuberculose larvée des amygdales [1]. Bref, les pleurésies de cette catégorie ont été précédées à époque plus ou moins éloignée de localisations tuberculeuses dont elles sont une émanation. Parfois elles font suite à une phase prodromique, de durée indéterminée, caractérisée par l'affaiblissement, par l'amaigrissement du sujet ; cliniquement, je le répète, elles sont suspectes de tuberculose.

Tout autres sont les pleurésies tuberculeuses qui vont maintenant nous occuper ; ici rien ne sent la tuberculose, ni dans le passé ni dans le présent ; le sujet a été pris de sa pleurésie en pleine santé, sans cause appréciable, ou bien à l'occasion d'un refroidissement, comme on est pris d'amygdalite ou de coryza. Le début et la marche de la pleurésie, l'évolution de l'épanchement, les résultats de la thoracentèse (si elle a été pratiquée), la convalescence elle-même, tout rappelle « les phlegmasies franches » ; c'est le tableau de la pleurésie dite primitive, *a frigore*. Et cependant les apparences sont souvent trompeuses, car c'est ce même individu, guéri de sa pleurésie, que vous retrouverez quelques années plus tard atteint de tuberculose pulmonaire

---

1. Dieulafoy. Tuberculose larvée des trois amygdales. *Académie de méde-cine*, séance du 30 avril 1895, et *Manuel de pathologie interne*, t. II, p. 197

plus ou moins avancée, la pleurésie, dont il a guéri, ayant été chez lui la manifestation initiale de l'infection tuberculeuse, qui a suivi son cours : pleurésie phthisiogène de Jaccoud. C'est tel autre individu qui était complètement guéri de sa pleurésie et qui succombe six mois, un an plus tard à une méningite tuberculeuse. Et ces cas ne sont pas isolés, ils sont au contraire fréquents : ce sont eux qui ont donné l'éveil et qui ont jeté le doute sur l'existence de la pleurésie *a frigore*.

C'est Landouzy[1] qui, le premier, dès 1884, a formulé l'accusation, en dépouillant la pleurésie primitive, *a frigore*, de ses anciens privilèges. Toute pleurésie, dit-il, qui ne fait pas sa preuve, est une pleurésie tuberculeuse, le malade atteint de cette pleurésie fût-il robuste et vigoureux. Kelsch et Vaillard soutinrent l'accusation, et le courant se fit si bien dans ce sens, que la pleurésie *a frigore* perdit une partie de son prestige.

Cependant l'opinion de Landouzy ne fut pas sans soulever de vives protestations et l'on chercha des faits à lui opposer. De différents côtés furent publiées des observations concernant des gens atteints de pleurésie franchement aiguë, *a frigore*, n'ayant rien à voir, disait-on, avec la tuberculose, puisque ces pleurésies avaient complètement guéri, sans reliquats. Dans les deux camps se rangèrent des partisans également convaincus, et la pleurésie *a frigore*, bien qu'amoindrie, continua à être admise par beaucoup de médecins.

De quel côté se trouve la vérité? Telle est la question que nous avons à débattre. Examinons avec attention les pièces du procès, car il n'est pas indifférent, pour l'avenir d'un pleurétique, de savoir si sa pleurésie est ou n'est pas tuberculeuse.

Consultons d'abord l'anatomie pathologique; recherchons les cas de mort subite chez des individus atteints de pleu-

---

1. Landouzy. *Gazette des hôp.*, 1884, p. 1001. — *Revue de méd.*, 1886, p. 611.

résie dite franche, *a frigore*, et voyons si l'autopsie décèle ou non chez eux des lésions tuberculeuses.

L'observation suivante, de Landouzy, pourrait être citée comme un type de pleurésie *a frigore*[1]. Un homme robuste, boulanger de son état, n'ayant aucun antécédent morbide, quitte un soir, tout en sueur, le sous-sol dans lequel il pétrissait la pâte, pour aller chez un cabaretier acheter un litre de vin. Dans cette course, il se sentit *pris de froid*; il travailla pourtant comme de coutume, et se coucha le lendemain matin. A ce moment éclatèrent les signes pleuraux : point de côté, gêne respiratoire et fièvre. La pleurésie suivit son cours. Quelques semaines plus tard, il était dans le service de Landouzy, où il mourut subitement. A l'autopsie, on trouva dans la plèvre droite un épanchement séro-fibrineux abondant, et l'on constata au poumon droit quelques petits foyers de tuberculose qui avaient évolué jusque-là d'une façon latente. Bien qu'ayant les apparences de la pleurésie *a frigore*, cette pleurésie était donc de nature tuberculeuse.

Kelsch et Vaillard ont publié les cas suivants[2] : Un soldat au 7e cuirassiers, homme vigoureux et de stature athlétique, est pris d'une pleurésie aiguë. Il meurt subitement en causant avec ses camarades au moment où il allait être dirigé sur l'hôpital du Val-de-Grâce. A l'autopsie, on trouve un grand épanchement de la plèvre droite; la plèvre est semée de granulations tuberculeuses.

Un autre soldat de constitution robuste est atteint d'une pleurésie droite. Le malade lisait près de son lit, lorsque subitement il s'affaisse et meurt. A l'autopsie, on trouve dans la plèvre droite un grand épanchement; la plèvre est parsemée de nodules tuberculeux. Ces pleurésies séreuses, disent Kelsch et Vaillard, « survenues chez des hommes vigoureux, sans tare tuberculeuse aucune, ayant évolué avec toutes les allures de la pleurésie banale, eussent certai-

---

1. Landouzy. Pleurésie dite *a frigore. Revue de médecine*, 10 juillet 1886.
2. Kelsch et Vaillard. *Archives de physiologie*, 15 août 1886.

nement été considérées comme des pleurésies phlegmasiques, si la mort subite n'était venue en interrompre le cours, et révéler leur véritable nature ».

J'ai été témoin autrefois, dans mon service de l'hôpital Saint-Antoine, des deux faits suivants qui ont été publiés par mes internes Binet[1] et Legrand[2] : un homme de bonne santé habituelle est pris de pleurésie droite attribuée par lui à un refroidissement. Pendant plusieurs jours, nous suivons la marche ascendante de l'épanchement qui, d'après notre évaluation, finit par atteindre 2 litres environ. Bien que le malade n'éprouvât aucune dyspnée, nous décidons la thoracentèse; il était 11 heures du matin. Le malade se récrie et, sur sa demande, la ponction est différée jusqu'au soir. Mais, une heure après notre visite, cet homme veut se lever; il est pris de syncope et il meurt avant qu'on ait pu lui porter secours. Au moment de l'autopsie, désirant connaître exactement la quantité de l'épanchement, je pratique la thoracentèse sur le cadavre et je retire 2200 grammes de liquide citrin. Chez cet homme évoluait une tuberculose latente; nous trouvons, au sommet du poumon, un tubercule crétacé.

Le second de mes cas concerne un homme robuste n'ayant aucun antécédent tuberculeux. Son métier l'expose à de brusques changements de température, surtout à des refroidissements locaux; il tire des blocs de glace de la glacière et il les porte à dos dans une sorte de hotte. Plèvres et poumons sont donc particulièrement exposés au froid. Cet homme prend un jour une pleurésie, et vient se faire traiter dans notre service. Nous constatons à droite un épanchement évalué à 3 litres environ. On retire successivement en quelques jours 3 litres de liquide, 1 litre par ponction. Dès lors, le malade se sent très bien; toutefois, le liquide continue à se reformer. Quelques jours plus tard, cet homme venait de déjeuner dans son lit, il se lève, mais à peine a-t-il

---

1. Binet. *Archives générales de médecine*, avril 1884.
2. Legrand. *Archives générales de médecine*, septembre 1887.

fait quelques pas qu'il tombe, le visage cyanosé, les lèvres bleuâtres, et il meurt en quelques instants. Au moment de l'autopsie, voulant me renseigner d'une façon exacte sur la quantité de l'épanchement, cause de la mort subite, je pratique la thoracentèse sur le cadavre et je retire 2130 gr. de liquide. Je constate ensuite que chez cet homme évoluait une tuberculose pulmonaire et pleurale, et cette pleurésie, qui avait les apparences d'une pleurésie *a frigore*, prise au contact d'une hotte glacée, était en réalité tuberculeuse, car nous trouvions une tuberculose de la plèvre et un noyau tuberculeux du poumon.

Une observation de Widal dont je parlerai plus loin concerne un jeune garçon atteint d'une pleurésie ayant les caractères de la pleurésie franchement aiguë à grand épanchement. Le malade succombe subitement et à l'autopsie on trouve une tuberculose pleurale en voie d'évolution.

Parfois, l'individu attteint de pleurésie franchement aiguë recouvre après sa maladie toute les apparences de la santé, mais voilà que, quelques mois plus tard, il est enlevé par une granulie ou par une méningite témoignant de la nature tuberculeuse de sa pleurésie. J'ai été témoin en 1884 du fait suivant : un garçon de vingt-huit ans, vigoureux mécanicien de son état, entre dans mon service pour pleurésie *a frigore* prise trois semaines avant. Rien ne pouvait faire suspecter la tuberculose ; c'était un type de pleurésie franche. Je constate à gauche un grand épanchement que j'évalue à 2 litres ; je commence par retirer un litre de liquide séro-fibrineux. Quelques jours plus tard, je retire un second litre. Tout va bien, le malade guérit et retrouve sa belle santé. Mais, six mois plus tard, il revient dans mon service avec les signes d'une méningite et il succombe en quelques jours. A l'autopsie, nous constatons la guérison de la pleurésie, il ne reste plus que quelques adhérences pleurales, mais nous trouvons une méningite tuberculeuse et quelques granulations tuberculeuses au poumon [1].

1. Binet. *Archives générales de médecine*, avril 1884.

Dans ses recherches anatomiques et expérimentales sur les tuberculoses de la plèvre, M. Péron arrive aux conclusions suivantes : « La pleurésie dite franche aiguë est de nature tuberculeuse dans l'immense majorité des cas; elle est due à une infection tuberculeuse souvent discrète de la plèvre[1] ».

Les recherches anatomo-pathologiques plaident donc en faveur de la nature tuberculeuse de la pleurésie dite franchement aiguë, *a frigore*.

Maintenant, que nous enseigne la clinique? Elle nous enseigne, elle aussi, que bon nombre de malades atteints de pleurésie en apparence primitive et franche sont en réalité entachés de tuberculose, puisque, alors même qu'ils seraient guéris de leur pleurésie, l'infection tuberculeuse, quelques mois ou quelques années plus tard, envahit les poumons, les méninges, le péritoine, ou d'autres régions de l'économie. Mais la clinique nous apprend également qu'il est d'autres malades chez lesquels la pleurésie franchement aiguë, à grand épanchement, peut guérir sans laisser aucune tare tuberculeuse, et le malade, devenu désormais un sujet bien portant, va parcourir dix ans, vingt ans de son existence, sans que ni lui ni ses descendants éprouvent aucune des manifestations de l'infection tuberculeuse.

On peut à ce sujet consulter plusieurs statistiques : celle de Fiedler, en Allemagne, porte sur 92 pleurétiques atteints de pleurésie séro-fibrineuse qu'il a ponctionnés; sur ce nombre, 17 sont morts tuberculeux à l'hôpital, 8 ont succombé à la tuberculose après leur sortie de l'hôpital, 66 ont quitté l'hôpital tuberculeux ou suspects de tuberculose, et 21 étaient en bonne santé un ou deux ans au moins plus tard[2]. Les statistiques de Barrs et de Bowditch en Angleterre, celles de MM. Mayor et Ricochon en France, donnent des résultats qui ne sont pas concordants, mais néanmoins l'élément tuberculeux y occupe la plus large part. Il y a quelques années, je me suis livré à une enquête auprès de mes col-

---

1. Péron. Thèse de Paris, 1895, et *Presse médicale*, 19 février 1898.
2. Netter. *Traité de médecine*, t. IV, p. 979.

lègues (Brouardel, Grancher, Vergely, Lépine, etc.) afin de connaître leur opinion et le résultat de leurs observations. M. Vergely m'a envoyé quatre observations concernant des pleurétiques ponctionnés il y a quinze ans, vingt ans, vingt-deux ans, et étant fort bien portants, eux et leur descendance. M. Lépine m'a fait part d'une demi-douzaine d'observations concernant des pleurésies observées il y a un grand nombre d'années et n'ayant jamais été suivies de manifestations tuberculeuses. E. Corriveaud[1] a publié un intéressant travail à ce sujet.

Depuis mes premiers travaux sur la thoracentèse par aspiration, qui datent de plus de trente ans, j'ai ponctionné un grand nombre de pleurésies. J'ai perdu de vue presque tous les malades d'hôpital, mais j'ai pu suivre de près bien des malades traités en ville et je puis citer bien des cas concernant des gens atteints de pleurésie franchement aiguë, ponctionnés par moi, qui ont guéri sans que jamais ait apparu aucune manifestation tuberculeuse.

Je dois au Dr Lamarre (de Saint-Germain) le récit d'un fait bien intéressant qu'il avait déjà raconté à Potain. Le voici : Autrefois, à Saint-Germain, le magasin à fourrages du régiment était situé rue d'Alsace, à 1 kilomètre du quartier. La place du Château est à moitié distance, à peu près, du chemin qui va du magasin à fourrages au quartier. Quand M. Lamarre fut nommé médecin adjoint de l'hôpital de Saint-Germain, hôpital à la fois civil et militaire, on venait de raser à la hauteur d'un mètre les murs extérieurs des fossés du château, qui, de pénitencier militaire qu'il était, allait devenir un musée. Ce mur devint un reposoir tout naturel pour les soldats qui portaient à dos 50 kilogrammes de paille ou de foin; partis du magasin à fourrages et arrivés à moitié de leur course, en sueur, ils s'adossaient contre le mur, de façon à faire reposer leur fardeau sur la crête du mur. C'était une halte à mi-chemin

---

1. Corriveaud. *Rapports de la pleurésie avec la tuberculose.* Bordeaux, 1888.

dont les hommes avaient pris l'habitude. Mais voilà qu'une épidémie de pleurésie aiguë *a frigore* éclata dans le régiment, tandis qu'on n'en voyait pas dans la population civile. Toutes ces pleurésies étaient à droite ; elles guérissaient fort bien, avec ou sans ponction suivant le cas.

Il s'agissait bien là, dit M. Lamarre, de pleurésie *a frigore*. Le coin de la place du Château où se reposaient les militaires en sueur était abrité contre les vents, moins le vent nord-est, parfois glacial, qui cinglait le côté droit de la poitrine de ces hommes. C'était un vrai coup de froid. A la demande de M. Lamarre et du médecin-major du régiment, le colonel fit défendre aux hommes en corvée de s'arrêter à cet endroit dangereux, et l'on ne vit plus de pleurésies.

Mais les régiments de garde changent tous les six mois, et, dans le régiment nouvellement arrivé, la même cause provoqua de nouvelles pleurésies : il fallut de nouveau interdire aux hommes de corvée l'arrêt et le repos contre le mur. Cette expérience (car ce fait a la valeur d'une expérience) fut plusieurs fois renouvelée avec la même régularité.

A ne s'en tenir qu'aux faits cliniques, on voit donc que la *guérison* de la pleurésie franchement aiguë sans aucun reliquat de tuberculose n'est pas tellement rare. Ces faits fournissent un appoint aux défenseurs de la pleurésie aiguë *a frigore* : « Vous voyez bien, disent-ils, que ces pleurésies-là ne sont pas tuberculeuses ! » Du reste, ajoutent-ils, la pleurésie *a frigore* existe chez les animaux, pourquoi n'existerait-elle pas chez l'homme ? Trasbot, dans une intéressante communication[1], a démontré que la pleurésie *a frigore* est fréquente chez le cheval, chez le chien, chez le mouton, et peut n'avoir chez les animaux rien de commun avec la tuberculose. A l'appui de cette opinion, il a cité les faits suivants : En 1871, dans un régiment de marche des cuirassiers qui venait d'être formé avec des chevaux *tondus*, récemment achetés, lesquels couchaient dehors, attachés au

____

1. Trasbot. *Académie de médecine*, séance du 24 mai 1892.

piquet, souvent sans couverture, il y eut en quelques semaines une trentaine de pleurésies, presque toutes mortelles. Le fait a été si frappant que l'administration militaire a défendu aussitôt de continuer les achats de chevaux tondus.

Duvieusart a vu 100 cas de pleurésie, dont 60 terminés par la mort, dans un troupeau de 400 moutons qu'on venait de tondre pendant un mois de février très froid. Or ces animaux n'étaient nullement tuberculeux, et le liquide de leur pleurésie injecté à des cobayes n'a jamais engendré la tuberculose.

Rousseau a vu plusieurs chiens très vigoureux atteints de pleurésie après avoir, en plein hiver, suivi pendant près d'une heure un cerf dans un étang. Dans tous ces cas, ajoute Trasbot, il ne s'agissait nullement de sujets tuberculeux.

Je cite textuellement les paroles de Trasbot : « Les trois espèces domestiques, cheval, chien et mouton, chez lesquelles on rencontre le plus souvent la pleurésie, sont précisément celles qui sont le plus rarement tuberculeuses.... Ainsi les faits tirés de l'observation clinique étendue à diverses espèces animales sont en contradiction formelle avec l'idée que la pleurésie puisse être dans ces espèces une forme de la tuberculose. Or, cette proposition, qui se dégage ainsi avec une évidence parfaite des données de la clinique, est en outre absolument confirmée par l'expérimentation. En injectant à des cobayes ou à des lapins le liquide de la pleurésie séro-fibrineuse du cheval ou du chien, on ne leur a jamais communiqué la tuberculose. »

Il paraît donc indéniable que la pleurésie *a frigore* non tuberculeuse est fréquente chez les animaux. Cette étude de médecine vétérinaire montre la valeur du refroidissement dans la détermination de la pleurésie chez les animaux; mais bornons notre étude à la médecine humaine et posons de nouveau la question : existe-t-il chez l'homme une vraie pleurésie *a frigore*, non tuberculeuse, et, si elle existe, par quels moyens peut-on la différencier de la tuberculeuse?

Recherches de laboratoire. — Pour répondre à cette question, on a fait appel aux ressources multiples du laboratoire.

Inoculations. — On a pensé que l'inoculation du liquide pleurétique dans le péritoine des cobayes fournirait des renseignements importants, l'inoculation devant transmettre à l'animal la tuberculose expérimentale, si le liquide inoculé était de nature tuberculeuse[1]. En effet, la méthode des inoculations donne des renseignements précieux, mais, dans un assez grand nombre de cas, elle laisse planer le doute sur la nature tuberculeuse ou non tuberculeuse de la pleurésie; la valeur de l'inoculation est absolue quand le résultat est positif, mais un résultat négatif ne prouve pas que la pleurésie ne soit pas tuberculeuse. Tous les observateurs ont constaté qu'une pleurésie manifestement tuberculeuse peut donner des résultats négatifs après inoculation de liquide pleural[2]. Le résultat négatif est facile à comprendre, l'épanchement pouvant être très peu virulent et les bacilles pouvant être répartis dans le liquide pleural à un tel degré de dilution qu'on n'introduit dans le péritoine de l'animal que quelques micro-organismes rapidement annihilés et détruits.

Les injections de tuberculine fournissent des renseignements dont la valeur est incontestable[3]. D'après le compte rendu officiel des cliniques en Prusse, les malades atteints de pleurésie, simple en apparence, mais en réalité tuberculeuse, sont presque aussi sensibles aux injections de tuberculine que les malades franchement tuberculeux. Mais l'injection de tuberculine, même maniée avec prudence, suivant les préceptes de Grasset, n'est pas toujours exempte d'inconvénients.

Cultures. — L'application de la méthode des cultures à la recherche du bacille tuberculeux des épanchements n'a été

1. Chauffard et Gombault. *Société médicale des hôpitaux*, 9 avril 1886.
2. Netter. *Société médicale des hôpitaux*, 17 avril 1891.
3. Le Damany. Recherches sur les pleurésies séro-fibrineuses primitives et secondaires. Thèse de Paris, 1897.
4. Netter. *Société médicale des hôpitaux*, 31 juillet 1891.

pratiquée avec succès que tout récemment. Pour obtenir des résultats positifs, il fallait avoir un milieu de culture extrêmement favorable au bacille
de Koch. Ce milieu, c'est le sang gélosé
glycériné, tel que MM. Bezançon et
Griffon l'ont fait connaître[1].

L'incorporation, dans la gélose, de
sang de lapin recueilli aseptiquement,
fournit un terrain de culture sur lequel se développent abondamment les
microbes qui ne poussent pas sur les
milieux usuels. Si l'on ajoute préalablement de la glycérine à l'agar-agar,
on obtient le sang gélosé-glycériné,
à la surface duquel il n'y a qu'à déposer le liquide soupçonné tuberculeux,
qu'il s'agisse de pus tuberculeux, de
liquide céphalo-rachidien retiré par
ponction lombaire[2], de liquide pleural, etc.

Au lieu de tubes de culture ordinaire, on peut se servir de petits fla-
cons d'Erlenmeyer, au fond desquels
on laisse se figer une couche du mélange de sang et de gélose glycérinée.
On peut ainsi répandre à la surface
du milieu une quantité beaucoup plus
grande du liquide à ensemencer.

Le tube est soigneusement encapu-
chonné, et placé à l'étuve à 37 degrés.
Après trois ou quatre semaines, on voit
apparaître quelques colonies qui aug-

Culture du bacille de
Koch dans un tube
de sang gélosé-gly-
cériné.

35[...]

1. Bezançon et Griffon. *Congrès internatio
nal de médecine.* Paris, 2 août 1900.
2. Bezançon et Griffon. *Société de biologie,*
24 juin 1899.

T. L.

mentent de nombre et prennent les caractères suivants :
au début, les colonies sont plus petites qu'une tête d'épingle;
elles deviennent bientôt plus grosses, en s'accroissant de
masses saillantes, sphériques, granuleuses, mûriformes, de
coloration chocolat.

Au microscope, les préparations montrent des bacilles
isolés ou agglomérés, suivant le mode habituel, en mous-
taches tordues. Le nombre des colonies visibles à l'œil nu
est en rapport avec la quantité d'épanchement ensemencé,
et surtout avec la richesse de cet épanchement en bacilles.

Les résultats obtenus par ce procédé sont inconstants;
néanmoins, c'est un excellent moyen de contrôle, et nous y
avons eu recours plusieurs fois à la clinique.

Séro-diagnostic. — Que pouvons-nous attendre du *séro-
diagnostic?* Je rappelle d'abord ce qu'est le séro-diagnostic
de la tuberculose. D'une façon générale, tout séro-diagnostic
suppose deux facteurs, qu'il s'agisse d'infection typhique,
pneumonique ou tuberculeuse; il faut, d'une part, une culture homogène en milieu liquide, où les microbes vivent séparés les uns des autres : il faut, d'autre part, du sérum du
malade infecté, dont le mélange à la culture provoque
l'agglutination des microbes.

En 1898, Arloing[1] rechercha pour la tuberculose un séro-
diagnostic comparable au séro-diagnostic de Widal pour la
fièvre typhoïde. Le problème fut résolu le jour où il trouva
le moyen d'obtenir des cultures homogènes du bacille de Koch
en milieu liquide (Courmont[2], Mongour et Bérard[3], Clément[4]).

Pour se placer dans les conditions les plus favorables de
réussite, il faut se servir d'une culture de bacilles tubercu-

1. Arloing. Sur l'obtention de cultures et d'émulsion homogènes du bacille de la tuberculose humaine en milieux liquides. *Académie des sciences.*
Paris, 9 mai 1898 et 16 mai 1898.

2. Arloing et Courmont. Le séro-diagnostic de la tuberculose. *Gazette
des hôpitaux*, 1er décembre 1900.

3. Mongour et Bérard *Société de biologie*, 24 juin et 10 décembre 1898;
15 juillet 1899. — Bérard. De la séro-réaction tuberculeuse. Thèse de
Bordeaux, 1900.

4. Clément. Séro-diagnostic de la tuberculose. Thèse de Lyon, 1900.

leux âgée de douze jours. Une faible quantité de culture est placée dans un tube de toute petite dimension. On mélange à cette culture du sérum provenant de sang retiré par piqûre de lancette à la pulpe du doigt du sujet supposé atteint de lésion tuberculeuse. Le mélange est fait de telle sorte qu'il représente une partie de sérum pour cinq parties de culture (mélange à 1/15), ou une partie de sérum pour dix parties de culture (mélange à 1/10), ou une partie de sérum pour vingt parties de culture (mélange à 1/20). On agite le tube afin de favoriser le mélange et l'on attend l'effet produit. Si le résultat est positif, on voit se produire après un temps variable, de une à cinq heures, le phénomène de l'agglutination. Les couches supérieures du mélange se clarifient, tandis qu'à la partie inférieure du tube s'accumulent des flocons qui donnent à cette couche un aspect trouble qui contraste avec la limpidité des couches supérieures. L'examen microscopique vient confirmer le résultat de l'agglutination et les bacilles de Koch apparaissent réunis en amas au lieu d'être isolés.

Ce séro-diagnostic de la tuberculose est applicable au diagnostic des pleurésies tuberculeuses. Courmont a vu qu'on peut obtenir une séro-réaction positive en mélangeant à la culture du bacille de Koch, soit le sérum sanguin, soit le liquide pleural du pleurétique; mélanges à 1 p. 20, 1 p. 10, 1 p. 5.

Le pouvoir agglutinant du sang n'est pas toujours égal à celui de la sérosité; il peut être plus ou moins élevé et exister en l'absence de celui de la sérosité, et réciproquement.

Courmont[1] a résumé dans le tableau suivant le résultat des séro-réactions positives et négatives avec la sérosité pleurale et avec le sérum sanguin

Sur 51 cas ;	Séro-réactions positives 18 cas (81 p. 100).	1 cas à 1 p. 20.	
avec		6 cas à 1 p. 10.	
		16 cas à 1 p. 5.	
la sérosité pleurale.	Séro-réaction négative à 1 p. 5; 8 cas (26 p. 100).		

1. Courmont. *Archives de médecine expérimentale*, novembre 1900.

Sur 22 cas ; avec le sérum sanguin. { Séro-réactions positives 25 cas (74 p. 100). { 5 cas à 1 p. 20 / 9 cas à 1 p. 15, 1 p. 10. / 6 cas à 1 p. 5. / Séro-réactions négatives : 4 cas (19 p. 100.)

Les résultats que nous avons obtenus dans mon service à l'Hôtel-Dieu confirment la valeur du séro-diagnostic au cas de pleurésie tuberculeuse ; néanmoins, il faut reconnaître que ce procédé est quelquefois en défaut.

Cyto-diagnostic. — Arrivons au *cyto-diagnostic*. Le cyto-diagnostic est basé sur la recherche des éléments cellulaires qu'on trouve dans le liquide des pleurésies et dans les épanchements des séreuses en général. Quelques mots d'explication sont nécessaires : à l'attaque des agents pathogènes, quels qu'ils soient, certains éléments cellulaires répondent par une réaction de lutte et de défense ; mais ce ne sont pas toujours les mêmes cellules qui réagissent vis-à-vis des divers agents provocateurs ; il y a, suivant le cas, une sorte de *sélection* cellulaire.

Ainsi les polynucléaires neutrophiles ou microphages de Metschnikoff englobent des microbes tels que les streptocoques ou les pneumocoques. Les gros mononucléaires ou macrophages ont une action plus puissante : ils absorbent et parviennent quelquefois à détruire le bacille de la tuberculose ; ils digèrent couramment de gros éléments cellulaires tels que les hématies et les polynucléaires. Aussi était-il naturel de penser que tel ou tel élément cellulaire retrouvé dans le liquide pleural devait servir de témoin et refléter la nature de l'agent pathogène provocateur. De cette idée est né le cyto-diagnostic.

C'est en 1900 que, sous le nom de cyto-diagnostic, Widal et Ravaut[1] firent paraître leur beau travail ; en voici les traits principaux :

Étant donné un malade atteint de pleurésie, on veut connaître les éléments cellulaires qui sont contenus dans le

1. Widal et Ravaut. Applications cliniques de l'étude histologique des épanchements séro-fibrineux de la plèvre (pleurésies tuberculeuses). *Société de biologie*, séance du 30 juin 1900. Ravaut, Thèse de Paris, 1901.

liquide de cette pleurésie. Pour cela, on retire aseptiquement, au moyen d'une seringue stérilisée, quelques grammes de liquide pleural, on verse ce liquide dans un tube à essai, on centrifuge, et un culot se forme au fond du tube. On décante, de façon à ne laisser dans le tube qu'un peu de liquide, qui sert à former une émulsion trouble avec le culot cellulaire délayé. Une goutte de cette émulsion est étalée sur une lamelle de verre, au moyen d'un fil de platine, et l'on fait des préparations à la thionine, à l'éosine-hématéine et au triacide d'Erlich.

Quand on examine au microscope des préparations provenant de liquides pleuraux, on peut y |voir des éléments cellulaires d'aspect varié : globules rouges, leucocytes polynucléaires, grandes cellules mononucléaires, lymphocytes, cellules endothéliales isolées ou fusionnées, placards endothéliaux. Mais ces éléments n'existent pas indifféremment dans toutes les pleurésies ; une même pleurésie ne contient pas à la fois, et en quantité, des polynucléaires, des lymphocytes et des cellules endothéliales ; abstraction faite des globules rouges qui, eux, existent en proportion plus ou moins grande dans la plupart des liquides pleuraux, tel liquide pleural ne contient presque que des lymphocytes : les polynucléaires et les cellules endothéliales sont absents ou en infime minorité ; tel autre liquide pleural ne contient presque que des polynucléaires : les lymphocytes et les cellules endothéliales sont absents ou en infime minorité ; enfin, tel autre liquide pleural ne contient presque que des cellules endothéliales et des placards endothéliaux : les lymphocytes et les polynucléaires sont absents ou en infime minorité.

Cette prépondérance parfois exclusive de tel ou tel élément cellulaire dans le liquide d'un épanchement pleural, constitue la *formule cellulaire* de ce liquide, et conduit au cyto-diagnostic. A ce point de vue, Widal et Ravaut ont admis trois variétés de pleurésies, à chacune desquelles répond un cyto-diagnostic différent.

La *première* de ces variétés concerne les épanchements pleuraux des cardiaques, des brightiques, des cancéreux, ainsi que les épanchements dus à une irritation ou à une compression de voisinage. Ici, pas d'agents infectieux, par conséquent pas de lutte cellulaire, mais seulement des actes en partie mécaniques de transsudation et de desquamation; c'est une sorte d'œdème congestif. Pour me servir d'une ancienne expression, il s'agit ici moins d'un *exsudat* que d'un *transsudat*; c'est par transsudation que le liquide entraîne les cellules endothéliales de la séreuse dans le liquide pleural. Aussi ces épanchements pleuraux, dits *mécaniques*, ont-ils une formule cellulaire qui leur est spéciale; le liquide ne contient habituellement ni lymphocytes ni polynucléaires (du moins, à une première période), on n'y trouve presque exclusivement que les grandes cellules endothéliales qui proviennent de la desquamation de la séreuse.

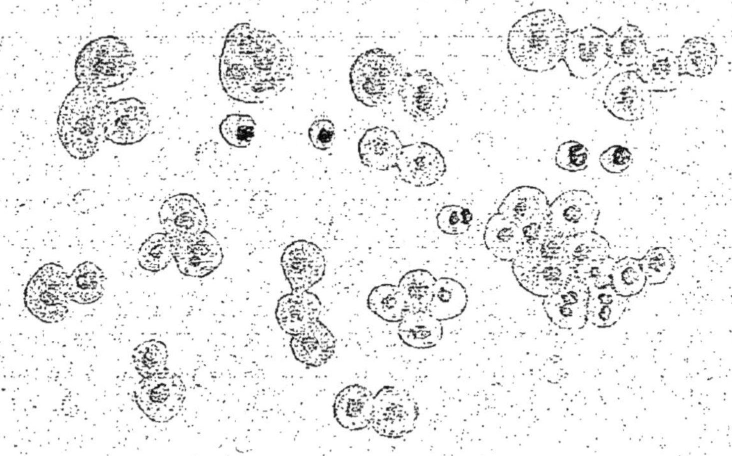

Ces cellules endothéliales, ainsi qu'on le voit sur la planche ci-dessus, sont très volumineuses par rapport au volume des globules rouges et des leucocytes. Elles sont isolées ou agglomérées, bilobées, trilobées, ou fusionnées en larges *placards endothéliaux* à bords polycycliques. Par coloration à l'éosine-hématéine, on voit que le noyau est beaucoup plus teinté que le protoplasma. Le contour des cellules est à peu près circulaire; toutefois, en placards endothéliaux, le contour des cellules disparaît dans les points où leur protoplasma se fusionne.

Ces placards endothéliaux, plus ou moins larges et nombreux, caractérisent les pleurésies dites mécaniques, Widal et Ravaut les ont constatés dans douze cas de pleurésie mé 'canique; l'autopsie de trois malades atteints de ces pleurésies et d'autre part les résultats négatifs des inoculations intra-péritonéales faites aux cobayes avec le liquide de sept autres pleurésies de même nature, prouvent qu'en pareil cas la tuberculose ne peut être mise en cause. Non seulement ces amas endothéliaux sont la caractéristique des pleurésies mécaniques, mais leur présence dans un liquide pleural permet d'exclure l'hypothèse de la tuberculose pleurale; on ne les trouve pas dans le liquide des pleurésies tuberculeuses récentes, sans doute « parce que la néomembrane tuberculeuse pleurale s'oppose à la desquamation en lambeaux de l'endothélium de la séreuse ». Mêmes constatations ont été faites dans notre service : le liquide de nos pleurésies tuberculeuses, très riche en lymphocytes, ne contenait pas de placards endothéliaux. Pareille assertion s'applique surtout aux premières phases des pleurésies mécaniques, mais, plus tard, les lymphocytes peuvent affluer; néanmoins, la présence des placards suffit pour préciser le diagnostic.

Dans une *deuxième* variété de pleurésie, le liquide pleural a une formule cellulaire toute différente. Il s'agit ici de pleurésies infectieuses aiguës. Les agents pathogènes, streptocoque, pneumocoque, bacille typhique, etc., après avoir provoqué des réactions cellulaires de lutte et de défense, peuvent ne plus exister dans le liquide, mais les témoins de cette lutte, cellules phagocytaires on phagocytes, leucocytes polynucléaires, existent en abondance; on y trouve également ment des grosses cellules mononucléaires, qui tantôt sont de grands leucocytes et tantôt dérivent de la séreuse, comme en témoigne parfois la présence de quelques cellules endothéliales isolées ou restées absolument normales.

Relativement à ces pleurésies, Widal et Ravaut donnent les renseignements suivants : Trois fois sur sept pleurésies typhoïdiques, l'abondance relative de grands leucocytes polynucléaires a caractérisé la formule de l'épanchement. Dans le cas d'une pleurésie séro-fibrineuse streptococcique, il n'y avait que des polynucléaires neutrophiles à noyau déformé. La pleurésie pneumococcique séro-fibrineuse est celle dont la formule histologique de l'épanchement donne le plus l'impression de lutte et de défense. Cette formule est caractérisée par la présence de globules rouges et de quelques lymphocytes, mais surtout par l'abondance des polynucléaires et par l'existence d'un plus ou moins grand nombre de grandes cellules mononucléaires, dont quelques-unes, véritables macrophages, englobent des polynucléaires dans leur protoplasma. On n'observe que par exception deux ou trois cellules endothéliales soudées ensemble.

Chez un malade de notre service atteint de pleurésie droite, on retire par ponction exploratrice du liquide séreux, sans odeur. Examiné par mon chef de clinique Apert au point de vue du cysto-diagnostic, ce liquide ne contient que des polynucléaires ; on ne constate ni lymphocytose, ni placards endothéliaux. L'absence de lymphocytose permet d'exclure l'hypothèse d'une pleurésie tuberculeuse aiguë; l'absence de placards endothéliaux met hors de cause toute pleurésie mécanique. Quelques jours plus tard, par une nouvelle ponction, on retire un liquide analogue à de l'eau sale, trouble et très *fétide*. Ce liquide, qui, lors de la première ponction, avant la fétidité était riche en polynucléaires, ne contient plus maintenant que quelques éléments cellulaires sous forme de masses granuleuses sur lesquelles les matières colorantes se fixent mal; ce sont des leucocytes morts en dégénérescence granulo-graisseuse. Les cultures aérobies et anaérobies du liquide avaient révélé une flore microbienne variée. Sur culture aérobie, il s'était développé du staphylocoque blanc. Sur culture anaérobie (gélose profonde), il s'était développé des colonies ayant l'aspect de points blanchâtres constitués par un fin microcoque disposé en amas. La formule leucocy-

taire de cette pleurésie fétide était celle des autres pleurésies infectieuses. En somme, les éléments polynucléaires et
mononucléaires caractérisent les pleurésies infectieuses
aiguës; les lymphocytes, quand on en trouve, sont au
second plan, et l'on n'observe que par exception quelques
petits amas endothéliaux à deux ou trois noyaux. La planche ci-dessous représente la formule cellulaire de ces pleurésies. On y voit une quantité de leucocytes polynucléaires
et une grosse cellule uninucléaire.

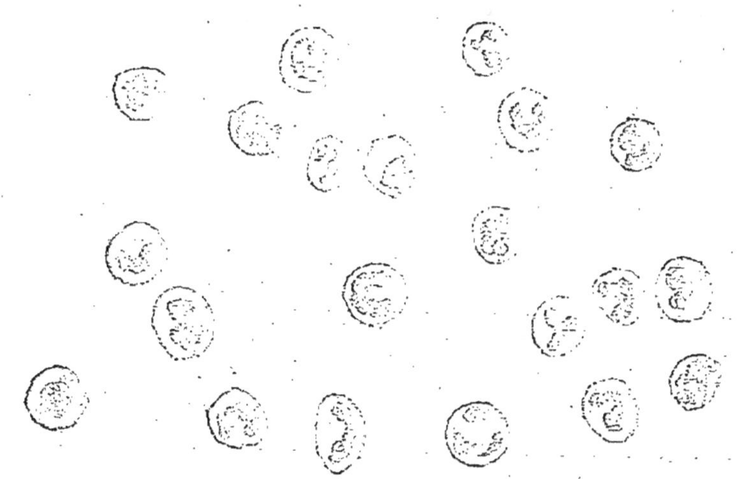

Arrivons à la *troisième* variété de pleurésies, la plus
importante de toutes, celle qui répond le mieux à la pleurésie banale, dite *a frigore*. En examinant au microscope
les préparations faites avec le liquide de cette pleurésie,
on voit que sa forme cellulaire est caractérisée « par la
présence presque exclusive de *lymphocytes* très confluents
et mêlés à un nombre relativement considérable de globules rouges. Parfois, en même temps que les lymphocytes, qui, à première vue, semblent être les seuls éléments
leucocytaires de la préparation, on aperçoit de loin en loin
un élément uninucléé. » Les polynucléaires, quand on en

constate, sont trés peu abondants ; ils sont peut-être le résultat d'une infection secondaire. Quant aux placards endothéliaux, ils doivent être bien rares, puisque sur dix-sept cas Widal et Ravaut ne les ont jamais constatés.

La planche ci-dessous représente la formule cellulaire de ces pleurésies ; elle reproduit les préparations faites avec le liquide pleural de nos sept pleurétiques des salles Saint-Christophe et Sainte-Jeanne : on n'y trouve que des lymphocytes en quantité, et des globules rouges ; il n'y a ni polynucléaires ni placards endothéliaux. C'est la reproduction de la description donnée par Widal et Ravaut.

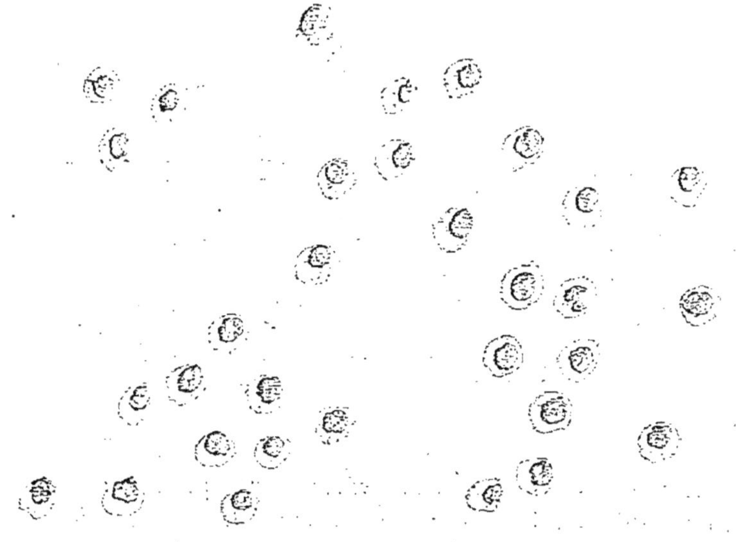

Eh bien, cette formule cellulaire, cette *lymphocytose pleurale* avec globules rouges, permet de dire que la pleurésie est *tuberculeuse*. L'examen histologique de la plèvre et les inoculations dans le péritoine des cobayes avec le liquide de ces pleurésies à lymphocytes confirment leur nature tuberculeuse. L'observation suivante, qui m'a été donnée par Widal, en est un saisissant exemple.

Un jeune garçon est pris des symptômes d'une pleurésie

a frigore : frissons répétés, point de côté à droite et toux sans expectoration. Le neuvième jour de la maladie, il entre dans le service de Widal avec tous les signes d'une pleurésie droite classique à grand épanchement. On pratique la thoracentèse, et l'on retire deux litres de liquide citrin. Ce liquide présentait une formule lymphocytique typique, indice d'une pleuro-tuberculose. Le lendemain, la température oscille entre 39 et 40 degrés. Quatre jours après la ponction, à cinq heures du matin, le malade se dresse tout à coup sur son lit, étouffe, pâlit, et meurt en quelques instants.

Résultats de l'autopsie : le poumon gauche a l'aspect d'un infarctus gorgé de sang ; cet état paraît dépendre de l'oblitération des branches de l'artère pulmonaire par un caillot ; il n'y a de tubercules ni au poumon gauche ni au poumon droit. La cavité pleurale droite contient 1500 grammes de

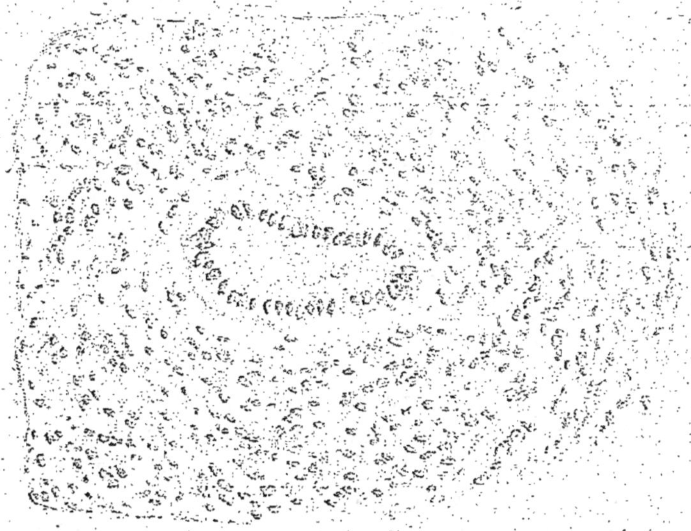

liquide séro-fibrineux. Les plèvres sont très épaissies. On n'y découvre à l'œil nu aucune granulation tuberculeuse. Mais des coupes histologiques ont permis de constater partout du tissu de tuberculose ; on voit un nombre considérable de cellules géantes au milieu de la gangue fibreuse de la séreuse enflammée. La planche ci-dessus représente ces lésions. Sur cette coupe histologique de la plèvre épaissie, le tissu pleural est infiltré de nombreux éléments cellulaires. On voit au centre de la préparation une cellule géante contenant de nombreux noyaux disposés en couronne à la périphérie de la cellule.

Toute la plèvre n'est en somme qu'une vaste membrane tuberculeuse semée de cellules géantes, sans participation du poumon. C'est une pleuro-tuberculose primitive. Le liquide de cette pleurésie inoculé à des cobayes avait rendu ces animaux tuberculeux.

Cette observation résume bien la question. Voilà une pleurésie franchement aiguë qu'on eût considérée autrefois comme une pleurésie simple, *a frigore*, alors qu'elle était tuberculeuse (pleuro-tuberculose primitive). On pratique l'examen cytoscopique du liquide, on ne trouve que des lymphocytes, et l'on fait en conséquence le diagnostic de pleurésie tuberculeuse, diagnostic vérifié par l'examen histologique de la plèvre et par la tuberculose développée chez les cobayes inoculés avec le liquide pleural.

En résumé, nous sommes en possession de procédés multiples destinés à déceler la nature tuberculeuse d'une pleurésie aiguë; mais, de tous ces procédés, celui qui a ma préférence c'est le cyto-diagnostic, parce qu'il est simple et expéditif.

Tout liquide de pleurésie aiguë (le malade fût-il vigoureux et indemne de toute tare) dans lequel on constate une abondance de lymphocytes, et absence de placards endothéliaux, est un liquide de pleurésie tuberculeuse. L'examen cytoscopique d'un liquide pleural est aussi nécessaire que l'analyse bactériologique des crachats au cas de tuberculose pulmonaire douteuse. Dans toute pleurésie le cyto-diagnostic s'impose. Toute observation de pleurésie dans laquelle le cyto-diagnostic fait défaut est une observation incomplète. On le sait dans mon service, et l'on n'y manque jamais.

En effet, pour si certain que l'on soit du diagnostic clinique, cela ne suffit pas; on peut avoir des surprises. Telle pleurésie que l'on considère comme tuberculeuse parce qu'elle est survenue dans le cours d'une tuberculose pulmonaire avérée, peut n'être pas tuberculeuse ; telle autre pleurésie qu'on suppose grippale parce qu'elle s'est déclarée dans le cours ou dans la convalescence de la grippe, est peut-être une pleurésie tuberculeuse qui s'est développée à la faveur de l'infection grippale ; on en a cité des exemples[1]. Certaines pleurésies séro-fibrineuses d'origine traumatique, qu'on serait tenté de rapporter au seul tramatisme, sont en réalité des pleurésies tuberculeuses, le traumatisme ayant favorisé l'apparition d'une bacillose jusqu'alors latente[2].

Dans cette étude je n'ai visé que la pleurésie tuberculeuse aiguë ou de date récente. La formule leucocytaire du liquide pleural peut être tout autre s'il s'agit d'hydropneumothorax tuberculeux, développé au contact de grosses lésions tuberculeuses du poumon. En pareille circonstance, ce n'est pas la lymphocytose qui domine, ce sont « des polynucléaires vieillis, déformés, à noyau très divisé, ainsi que des éléments à protoplasma vésiculeux et quelquefois même des masses amorphes qui semblent dériver de l'endothélium ». Pour cette catégorie de pleurésies, c'est surtout à la clinique de faire le diagnostic.

Il est un ingénieux procédé dû à l'un de mes élèves, M. Nattan-Larrier, qui consiste à injecter dans la mamelle d'une femelle de cobaye en lactation un demi-centimètre cube de liquide pleural. La mamelle se comporte comme un milieu de culture vivant. C'est du cinquième au dixième jour que les bacilles commencent à se montrer dans le lait. Lorsqu'on veut faire l'examen du lait, on place l'animal sur e dos et l'on saisit entre les doigts de la main gauche la glande mammaire que l'on exprime fortement ; un gouttelette de liquide apparaît au mamelon ; recueillie sur une lame de verre, elle est étalée en un mince frottis. Les pré-

---

1. Dopter et Tanton. *Loco citato.*

2. Chauffard. *Semaine médicale,* 1896, p. 81. — Barjon et Lesieur. *Lyon médical,* 5 mai 1901.

parations sont fixées par l'alcool éther, colorées par la fuchsine de Ziehl, et enfin différenciées par l'acide nitrique au tiers; le fond se teinte au bleu de Kühn. Au cinquième jour, on voit déjà parfois quelques bacilles englobés par des macrophages, ou isolés dans l'intervalle des leucocytes, mais, quelques jours plus tard, les bacilles se sont multipliés et leur recherche est plus aisée[1]. Ce procédé d'inoculation à la mamelle a du reste été appliqué par l'auteur à tous les liquides (épanchement prétonéal, liquide céphalorachidien, etc.). Il a été souvent mis en pratique dans mon service de l'Hôtel-Dieu et j'en ai constaté les bons résultats.

Par ce procédé, la recherche quotidienne des bacilles, dans le lait, permet de suivre, par une sorte de biopsie, l'évolution de l'inoculation et elle décèle la tuberculose mammaire dès qu'elle commence à se développer. On voit d'ailleurs, quelques jours plus tard, la glande devenir volumineuse et les ganglions inguinaux se tuméfier : la mamelle est dès lors le siège de lésions très étendues.

Revenons à l'origine de notre discussion. La question posée au début de cette étude était la suivante : pouvons-nous savoir si une pleurésie séro-fibrineuse franchement aiguë est ou n'est pas tuberculeuse? Eh bien oui, nous pouvons le savoir.

Il nous sera possible désormais de dresser avec précision le bilan de l'ancienne pleurésie dite essentielle. Nous verrons d'abord que la plupart des pleurésies qui répondent à la description de la pleurésie dite franche, *a frigore*, sont en réalité des pleurésies tuberculeuses; le cyto-diagnostic les stigmatise, la lymphocytose pleurale démasque leur origine.

Nous verrons ensuite (fait beaucoup plus rare et que nous connaissions déjà) qu'il est des agents infectieux capables

1. Nattan-Larrier. *Comptes rendus de la Société de biologie*, 1er décembre 1900. — Diagnostic de la tuberculose par les procédés de laboratoire. *L'œuvre médico-chirurgicale*, 1905.

de créer des pleurésies aiguës qui n'ont rien à voir avec la tuberculose. Tel individu fait une pleurésie séro-fibrineuse avec épanchement comme il ferait une pneumonie : c'est le pneumocoque qui en est l'agent provocateur; tel autre fait également une pleurésie aiguë avec épanchement : c'est le streptocoque qui en est l'agent pathogène ; chez un troisième qui fait lui aussi une pleurésie aiguë avec épanchement, on découvre une infection pleurale, fétide ou non, par aérobies ou anaérobies, etc. Ce groupe de pleurésies aiguës, que je pourrais élargir encore, n'a rien à voir avec la tuberculose; la bactériologie avait classé ces pleurésies d'après leurs agents pathogènes; le cyto-diagnostic les englobe dans la même formule cellulaire : ce sont des pleurésies à cellules polynucléaires et mononucléaires.

Le diagnostic pathogénique des pleurésies, autrefois indécis, est maintenant si nettement élucidé qu'on se demande quelle place pourrait occuper en médecine humaine l'ancienne pleurésie essentielle, *a frigore*, celle qui ne reconnaîtrait d'autre agent provocateur que le froid. Cette pleurésie, traquée de tous côtés, doit-elle disparaître à tout jamais du cadre nosologique, après y avoir occupé une situation dominante? Faut-il la rayer définitivement ou lui réserver encore une place modeste? L'avenir nous le dira.

Curabilité de la pleurésie tuberculeuse. — Abordons maintenant un autre côté de la question. La pleurésie aiguë, dite *a frigore*, étant reconnue tuberculeuse, comment expliquer qu'elle guérisse assez souvent sans laisser aucune trace de son passage? C'est même cette curabilité qui avait été le principal argument qu'on invoquait contre la tuberculose. A cela nous répondrons que, si ces pleurésies guérissent, cela ne veut pas dire qu'elles ne soient pas tuberculeuses. Les pleurésies tuberculeuses sont parfois des tuberculoses locales de la plèvre (pleuro-tuberculose primitive), la plèvre seule est atteinte, le poumon est indemne, le reste de l'organisme est sain ; la séreuse étant bien armée pour la défense, et la virulence étant faible, il n'est pas surprenant que la pleurésie guérisse sans que l'infection se porte ailleurs.

Du reste cette curabilité n'est pas seulement spéciale à la tuberculose de la plèvre ; d'autres séreuses ont le même privilège. La tuberculose des synoviales articulaires, depuis la simple arthrite jusqu'au pseudo-rhumatisme tuberculeux, guérit assez souvent. La tuberculose du péricarde est dans le même cas. Rendu[1] en a publié une observation. On ne compte plus les cas de guérison de tuberculose péritonéale à forme ascitique. Les ascites, autrefois cataloguées sous la rubrique d'ascite essentielle ou *a frigore*, sont certainement des péritonites tuberculeuses atténuées facilement curables ; les unes guérissent médicalement sans le secours de l'intervention chirurgicale, les autres guérissent après ponction avec ou sans injections consécutives ; il en est qui guérissent après laparotomie. La guérison d'une de ces ascites fit grand bruit autrefois : le 20 mars 1840, à une époque où nul n'osait toucher au péritoine, mon oncle Paul Dieulafoy[1], professeur de clinique chirurgicale à Toulouse, eut la hardiesse, le premier, de faire une injection de teinture d'iode dans la cavité péritonéale vidée de son liquide ; cette opération fut suivie de succès, et depuis cette époque les faits se sont multipliés.

Cette curabilité, je l'ai souvent constatée dans la tuberculose simultanée de la plèvre et du péritoine, tuberculose pleuro-péritonéale bien étudiée par Fernet[3].

La pleurésie tuberculeuse est donc parfaitement curable, on peut même dire qu'elle est parfois d'une réelle bénignité. Péron, qui a étudié cette question au point de vue anatomique et expérimental, arrive aux mêmes conclusions : « Dans la pleurésie séro-fibrineuse tuberculeuse, qui revêt l'allure

---

1. Rendu. *Société médicale des hôpitaux*, 22 mars 1901.

2. Paul Dieulafoy. Ascite traitée par l'injection iodée. *Académie de médecine*, 27 janvier 1846. — *Bulletin de l'Académie*, t. II, p. 415.

3. Fernet. *Société médicale des hôpitaux*, 8 février 1884.

clinique de la tuberculose dite franche aiguë, l'infection bacillaire est à son minimum; l'ensemble des réactions organiques est considérable [1]. »

Un de mes chefs de laboratoire, Griffon, en collaboration avec Bezançon, vient d'apporter à cette notion une confirmation expérimentale, en mesurant le degré de virulence du liquide pleurétique de plusieurs malades de mon service [2]. De ces recherches, il résulte que l'épanchement de la pleurésie franche, tuberculisant le cobaye, animal réactif trop sensible, se montre généralement sans virulence vis à vis d'un animal plus résistant, tel que le lapin. De tous nos malades un seul a présenté un liquide pleurétique assez virulent pour donner au lapin inoculé une tuberculose expérimentale; or son affection pleurale fut longue et très fébrile, et aujourd'hui ce malade est revenu dans nos salles, atteint de tuberculose pulmonaire, secondaire à sa pleurésie.

La curabilité de la pleurésie tuberculeuse me suggère quelques réflexions. Quand nous parlons de guérison de la pleurésie tuberculeuse, ce n'est pas en réalité à la plèvre que s'arrête notre pensée : la pleurésie une fois guérie, qu'adviendra-t-il plus tard des poumons? le malade est-il destiné à devenir plus tard un tuberculeux? Tout est là; voilà le nœud de la question. A cela, il est assez difficile de répondre; on dit avec juste raison que la guérison définitive, sans reliquats, est surtout l'apanage des pleuro-tuberculoses primitives, à localisation purement pleurale, le poumon étant indemne. C'est vrai; mais comment affirmer que le poumon est absolument indemne chez un individu atteint de pleuro-tuberculose d'apparence primitive? Ne savons-nous pas, Potain nous l'a appris, que la pleurésie aiguë est souvent accompagnée d'une poussée fluxionnaire du poumon? Quelle est la nature de cette pleuro-congestion? Un tout petit foyer de tuberculose peut exister au

1. Péron. Thèse de Paris, 1895.
2. Bezançon et Griffon, *Société de biologie*, 21 février 1903.

poumon, sans se démasquer par le moindre symptôme, et ce foyer latent, ignoré, peut devenir à un moment donné l'origine d'une explosion tuberculeuse. C'est ainsi qu'une granulie pulmonaire rapidement mortelle peut revêtir les apparences d'une maladie primitive, alors qu'elle est consécutive (l'autopsie le démontre) à un petit foyer tuberculeux qui avait évolué jusque-là sournoisement.

Même réflexion pour la pleurésie tuberculeuse. Un individu est pris en bonne santé d'une pleurésie franchement aiguë : le cyto-diagnostic (lymphocytose pleurale) démontre que cette pleurésie est tuberculeuse; tout plaide en faveur d'une pleuro-tuberculose primitive; l'examen le plus minutieux, y compris le schéma de Grancher, ne décèle pas de lésions pulmonaires. Et cependant cette pleuro-tuberculose, en apparence primitive, peut fort bien être consécutive à un tout petit foyer pulmonaire qui a ensemencé la plèvre, et qui avait évolué jusque-là insidieusement. Nous en avons la preuve dans les observations que j'ai citées plus haut. Le malade de Landouzy est pris en pleine santé d'une pleurésie tuberculeuse aiguë d'apparence primitive, il meurt subitement, et à l'autopsie on trouve un petit foyer pulmonaire, cause de tout le mal. Mes deux malades, qui sont morts subitement, avaient été pris, l'un et l'autre, étant bien portants, d'une pleurésie tuberculeuse aiguë d'apparence primitive, et à l'autopsie nous trouvons un tout petit foyer pulmonaire, origine de l'infection tuberculeuse pleurale.

Tout ceci prouve que la pleuro-tuberculose réellement primitive, celle qui n'est associée à aucune lésion préexistante du poumon, et la pleuro-tuberculose secondaire, celle qui a été ensemencée par un tout petit foyer pulmonaire jusqu'alors latent, peuvent revêtir l'une et l'autre les allures de la pleurésie dite franche ou *a frigore*. Dans bien des cas il n'est pas possible de les distinguer; cliniquement, elles peuvent n'offrir aucune différence, mais le cyto-diagnostic les confond dans une même formule cellulaire, et les inoculations aux cobayes donnent le plus souvent des résultats positifs.

Toutefois, ces deux variétés de pleurésies tuberculeuses ne sont pas comparables comme pronostic ; l'une est moins grave que l'autre. Avec une pleuro-tuberculose primitive, on peut avoir la bonne chance que la lésion pleurale guérisse sans se généraliser au poumon ou ailleurs. Mais si le poumon était déjà adultéré, pour si minime que soit la lésion, les chances sont moindres pour l'avenir car il s'agit alors de guérir une double tuberculose, celle de la plèvre et celle du poumon. Le pronostic des pleurésies tuberculeuses aiguës à longue échéance est, on le voit, assez incertain.

Traitement. — Je renvoie pour le traitement au chapitre précédent ; j'ai néanmoins quelques considérations à ajouter ici. La pleuro-tuberculose aiguë est généralement une pleurésie à grand épanchement. Peut-être cet épanchement est-il un mode de défense ; peut-être le poumon refoulé et tassé par l'épanchement a-t-il moins de tendance à se laisser envahir par la tuberculose pleurale. Je n'oserais l'affirmer. Si cette hypothèse était réelle, il y aurait avantage à ne pas pratiquer trop hâtivement la thoracentèse. Mais, d'autre part, on sait combien il est redoutable de laisser s'accumuler dans la plèvre une trop grande quantité de liquide ; la mort subite peut en être la conséquence, quelle que soit la théorie invoquée pour expliquer cette mort subite. Il faut donc pratiquer la thoracentèse en temps voulu.

Autre question qui a également son importance. Au cas de pleurésie tuberculeuse aiguë, le liquide pleural peut se reformer rapidement et abondamment, alors qu'il semblait avoir été épuisé par la thoracentèse. J'ai constaté que cette reproduction rapide et tenace du liquide est beaucoup moindre dans les pleurésies infectieuses aiguës qui ne sont pas tuberculeuses. Il m'est arrivé plusieurs fois, chez des malades atteints de pleurésie tuberculeuse aiguë, de retirer en deux ou trois ponctions deux et trois litres de liquide séro-fibrineux ; l'épanchement semblait momentanément tari ; le malade se considérait comme guéri, et voilà qu'insidieusement, sans fièvre, sans dyspnée, sans douleur, le liquide pleural se reformait au point d'atteindre en quelques jours un litre et demi, deux litres et au delà. On doit donc continuer à surveiller le malade, même si la phase aiguë paraît terminée, et ne pas oublier que l'épanchement qui a été évacué peut se reformer rapidement, et préparer une mort subite, si l'on n'a paré le coup.

Je viens de faire mes recommandations pour la phase active de la pleurésie, mais là ne s'arrête pas le traitement. Le pleurétique est entré en convalescence, mais sous les apparences de la santé qui revient, se cache la lésion tuberculeuse. Quel avenir est réservé à cette pleurésie tuberculeuse? est-elle destinée à guérir sans laisser de reliquat, ou bien n'est-elle que la première étape d'une infection tuberculeuse qui, à échéance plus ou moins éloignée, se portera au poumon ou ailleurs? Nous n'en savons rien, mais nous savons que le malade est entaché de tuberculose et nous devons le placer dans les meilleures conditions thérapeutiques et hygiéniques. Voici comment:

Tout individu convalescent d'une pleurésie aiguë tuberculeuse doit se soigner longtemps, alors même qu'il se considérerait comme guéri après la phase active de sa pleurésie. L'infection tuberculeuse le guette. Il faut des années avant qu'on puisse le considérer à l'abri de toute atteinte de tuberculose.

C'est surtout à l'hygiène qu'on devra s'adresser. Le malade doit éviter toute cause de surmenage et de déperdition des forces. L'alimentation sera substantielle et variée; on choisira les aliments et les boissons qui excitent l'appétit. En fait de résidence, on donnera la préférence à un climat d'altitude, et l'on s'habituera à la vie au grand air. Tous les exercices sont permis, à la condition qu'ils n'aboutissent jamais à la fatigue.

En fait de médicaments toniques et reconstituants, on prescrit l'huile de foie de morue à dose croissante, 40 à 200 grammes par jour, si elle est facilement tolérée; bien des malades avalent sans sourciller un grand verre d'huile de foie de morue avant les repas. Pour la rendre moins désagréable, on la fait rafraîchir en plongeant le verre dans la glace. Nous avons vu plusieurs fois dans notre service des guérisons étonnantes de scrofulo-tuberculose par cette médication puissante.

Aux personnes qui ne supportent pas bien l'huile de foie de morue, on conseille les aliments gras, la crème de lait et les tartines de beurre. Certains hors-d'œuvre, huîtres, caviar, sardines à l'huile, thon mariné, poissons et viandes fumées, doivent faire partie de l'alimentation. On peut recourir à la viande crue et au suc musculaire, qui ont été utilisés efficacement dans le traitement de la tuberculose (Richet et Héricourt, Josias et Roux). Les injections de cacodylate de soude doivent faire partie du traitement.

§3. — PLEURÉSIES HÉMORRHAGIQUES

Considérations générales. — Il y a bien des années, alors que je m'occupais de l'examen histologique du liquide des pleurésies aiguës, j'avais vu que le liquide des pleurésies aiguës contient plusieurs centaines, et même plusieurs milliers de globules rouges par millimètre cube.

Avec 1500, 2000, 3000 globules rouges par millimètre cube, la coloration du liquide n'est pas sensiblement modifiée, il garde son aspect citrin. Ce sont ces pleurésies-là que j'avais nommées *histologiquement hémorrhagiques*, pour les différencier des pleurésies qui sont franchement hémorrhagiques. Le liquide de la pleurésie ne prend une teinte rosée que lorsqu'il contient 5 à 6000 globules rouges par millimètre cube. Une pleurésie histologiquement hémorrhagique n'aboutit pas généralement à la pleurésie franchement hémorrhagique. Il m'est arrivé de ponctionner trois, quatre, cinq fois, des pleurésies séro-fibrineuses dont le liquide se reproduisait avec ténacité; la pleurésie restait à l'état de pleurésie histologiquement hémorrhagique sans aboutir à la pleurésie hémorrhagique au vrai sens du mot.

Je laisse de côté dans ce chapitre l'hémothorax traumatique qui sera étudié à l'un des chapitres suivants.

Sous la dénomination de pleurésie hémorrhagique il est d'usage d'englober des états morbides fort différents. Les épanchements hémorrhagiques de la plèvre consécutifs à des lésions tuberculeuses ou cancéreuses, sont les plus fréquents. Parfois ces épanchements hémorrhagiques n'ont que la valeur d'un symptôme, ils n'occupent que le second rang; ils se développent à titre de complication dans le cours d'un cancer ou d'une tuberculose pleuro-pulmonaire; parfois ils concentrent tout d'abord l'attention, ils se présentent comme le signe avant-coureur de lésions tuberculeuses ou cancéreuses encore cachées. Dans quelques cas, les épanchements hémorrhagiques de la plèvre semblent indépendants de toute lésion tuberculeuse ou cancéreuse; ils ont l'air d'avoir une véritable autonomie : tel est l'hématome simple de la plèvre. Mais cet hématome simple de la plèvre doit être extrêmement rare et plus j'étudie la question, plus je crois que cet hématome pleural n'est presque toujours qu'une pleurésie hémorrhagique tuberculeuse, bénigne ou curable.

Il n'y a donc pas « une pleurésie hémorrhagique », il y a « des pleurésies hémorrhagiques ». Le liquide hémorrhagique, retiré de la plèvre par la thoracentèse, est plus ou moins rougeâtre ou noirâtre; plus ou moins riche en fibrine, en hématine, en globules rouges, en éléments dissous; tout cela dépend de la nature de la pleurésie, de l'abondance et de l'ancienneté du liquide.

Je le dis à l'avance, la nature hémorrhagique du liquide pleural est presque toujours une surprise; c'est en pratiquant la thoracentèse qu'on s'aperçoit que le liquide est hémorrhagique. Affirmer, avant la thoracentèse, qu'une pleurésie est hémorrhagique, me paraît chose à peu près impossible. Et, en effet, d'après quels signes, d'après quels symptômes pourrait-on porter ce diagnostic? Dans la grande majorité des cas, la pleurésie hémorrhagique a toutes les apparences d'une pleurésie séro-fibrineuse; je ne vois entre elles aucun signe distinctif; leur évolution peut, dans les deux cas, être aiguë, subaiguë ou latente : à la palpation, mêmes modifications des vibrations thoraciques; à la percussion, même caractère de la matité; à l'auscultation, même souffle et même égophonie; la pectoriloquie aphone, qui avait été donnée primitivement comme un signe distinctif entre les épanchements séro-fibrineux et les épanchements plus denses, purulents ou hémorrhagiques, cette pectoriloquie aphone, je la retrouve dans la plupart de mes observations, et elle était très nettement accusée dans un cas de pleurésie hémorrhagique qui a fait le sujet d'une leçon clinique de M. Jaccoud[1]. Aussi, je le répète, la qualité hémorrhagique du liquide est-elle une surprise; on pratique la thoracentèse croyant retirer de la plèvre un liquide séro-fibrineux, et l'on est souvent fort étonné de trouver un liquide hémorrhagique.

Dans quelques circonstances, la pleurésie hémorrhagique peut simuler une pleurésie purulente; les symptômes généraux qui poussent à cette erreur de diagnostic sont dus aux lésions tuberculeuses ou cancéreuses qui ont provoqué la pleurésie. Le malade est affaibli, il a le teint pâle et terreux, il présente de l'œdème aux membres inférieurs et à la paroi thoracique : on pratique la thoracentèse, croyant qu'on va retirer un liquide purulent, et ici encore on est fort étonné de retrouver un liquide hémorrhagique. On commet l'erreur, parce qu'on est trop habitué à considérer l'œdème de la paroi thoracique comme un signe de purulence; c'est un signe précieux en effet, mais il n'est pas exclusif aux épanchements purulents de la plèvre. On le rencontre également dans les épanchements hémorrhagiques et même dans les épanchements séro-fibrineux[2].

Il est cependant des cas où la pleurésie hémorrhagique

<hr>

1. Jaccoud. *Leçons de clinique médicale.* Paris 1885.
2. Barbe. *OEdème de la paroi thoracique dans les pleurésies purulentes.* Thèse de Paris, 1885.

peut être soupçonnée à l'avance : c'est lorsqu'une pleurésie se déclare chez un individu manifestement cancéreux. Que le cancer pleuro-pulmonaire soit primitif ou secondaire, on peut en pareil cas avancer que l'épanchement pleural est *peut-être* hémorrhagique ; je dis peut-être, car dans un tiers des cas au moins, l'épanchement pleural, d'origine cancéreuse, est séro-fibrineux.

En résumé, le diagnostic de la nature hémorrhagique du liquide ne repose sur aucun signe certain, elle est habituellement méconnue ; on peut en soupçonner l'existence, on peut faire ses réserves sur les qualités d'un épanchement qui s'annonce avec des caractères un peu insolites, mais quant à affirmer la nature hémorrhagique de cet épanchement, c'est chose impossible.

D'après ces quelques considérations, on voit que l'étude des pleurésies hémorrhagiques est entourée de difficultés ; aussi, pour en faciliter la description, je diviserai ces pleurésies hémorrhagiques en quatre groupes, et j'utiliserai à ce sujet les observations et les articles que j'ai publiés dans la *Gazette hebdomadaire* [1].

Premier groupe. — Les pleurésies hémorrhagiques, artificiellement réunies dans ce groupe, sont celles qui surviennent dans le cours de la cirrhose hépatique et du mal de Bright ; elles apparaissent à titre d'hémorrhagie pleurale dans le cours des fièvres graves, scorbut, fièvres éruptives. Dans ce groupe, je place également les épanchements hémorrhagiques de la plèvre dépendant de l'ouverture d'un anévrysme aortique ou de la rupture d'une aorte athéromateuse. Ce groupe, on le voit, contient les variétés le plus disparates.

Deuxième groupe. — Ici prennent place les pleurésies hémorrhagiques tuberculeuses. Trois variétés doivent être distinguées. Dans la première variété, la pleurésie hémorrhagique fait partie d'une tuberculose pleuro-pulmonaire à

---

1. Dieulafoy. Des pleurésies hémorrhagiques. *Gaz. hebdomadaire.* 1887, nᵒˢ 17, 18, 20, 21, 25, et 1886, nᵒ 8.

forme *aiguë*, tuberculose aiguë. Dans une deuxième variété, la pleurésie hémorrhagique survient à titre d'épiphénomène dans le cours d'une tuberculose *chronique* commune. Dans une troisième variété, la pleurésie hémorrhagique apparaît comme la révélation initiale de la tuberculose; elle est le résultat d'une *tuberculose locale* ou *primitive* de la plèvre.

Troisième groupe. — A cette catégorie appartiennent les pleurésies *cancéreuses*, que le cancer pleural soit primitif ou secondaire.

Quatrième groupe. — L'*hématome simple* de la plèvre forme le dernier groupe.

PREMIER GROUPE

Description. — Dans ce premier groupe, je le répète, prennent place les épanchements hémorrhagiques les plus disparates. La *cirrhose du foie* mérite-t-elle la place qu'on se plaît à lui donner dans la pathogénie des pleurésies hémorrhagiques? Je ne le pense pas. Dans le remarquable travail de Moutard-Martin, deux cas de pleurésies hémorrhagiques sont considérés à tort, selon moi, comme dépendant d'une cirrhose du foie[1]. L'un de ces cas concerne la fameuse observation de Laënnec, où les lésions de la cirrhose atrophique sont pour la première fois si merveilleusement décrites[2]. Le malade qui avait cette cirrhose atrophique avait également une pleurésie hémorrhagique du côté *gauche*. Mais Laënnec ne dit pas que cette pleurésie fût tributaire de la cirrhose; je crois plus volontiers que cette pleurésie était de nature tuberculeuse, peut-être même sagissait-il d'une tuberculose pleurale, car, d'après la relation de l'autopsie, « la couche profonde de la plèvre contenait dans son épaisseur une quantité innombrable de tubercules grisâtres »…. L'autre cas, également considéré comme une pleurésie

---

1. Moutard-Martin. *Pleurésies hémorrhagiques.* Thèse de Paris, 1878.
2. Laënnec, t. II, p. 194; 2ᵉ édition, 1826.

hémorrhagique dépendant d'une cirrhose du foie, me paraît devoir être mis sur le compte de lésions pleurales indépendantes, car, si l'on veut bien se reporter aux détails de l'autopsie[1], on conviendra qu'il est difficile de considérer comme atteint de cirrhose atrophique un foie de « volume normal, qui offre une friabilité remarquable et dans lequel le doigt, en pénétrant, soulève des grumeaux presque pulvérulents ».

Je ne nie pas, bien entendu, la forme hémorrhagique de la pleurésie dans le cours de la cirrhose hépatique, j'en ai même observé plusieurs cas, mais je pense que c'est chose rare, contrairement à la forme séro-fibrineuse qui, elle, est assez fréquente.

Je regarde également comme exceptionnelle la pleurésie hémorrhagique associée à la *maladie de Bright*, bien que l mal de Bright prédispose, d'une part aux épanchements, et d'autre part aux hémorrhagies[2].

Dans les *phlegmasies pleuro-pulmonaires* de nature infectieuse (pleuro-pneumonie grippale, fièvre typhoïde), le liquide pleural est parfois hémorrhagique. La pleurésie hémorrhagique rhumatismale sera décrite au chapitre du rhumatisme.

Dans les *fièvres éruptives* à forme hémorrhagique, on rencontre parfois un épanchement pleural hémorrhagique ; mais il s'agit ici d'une hémorrhagie de la plèvre plutôt que d'un état phlegmasique proprement dit.

L'épanchement hémorrhagique de la plèvre peut encore provenir de l'ouverture d'un *anévrysme* de *l'aorte* ou de la rupture d'une aorte athéromateuse. On en a publié plusieurs observations[3] ; en voici une qui m'a été communiquée par mon interne, Ribail : Un homme de trente-cinq ans, atteint de palpitations, d'essoufflement et d'angine de poitrine, entre à l'hôpital Beaujon, dans le service de Gombault. On diagnostique un anévrysme de l'aorte avec insuffisance aortique. Un mois après, une vive douleur se déclare au côté gauche ; on constate un épanchement de la plèvre et l'on pratique

1. Morand. *Gazette des hôpitaux*, 1864, p. 406.
2. Poulin. *Société clinique*, 1879. — Rendu. *France médicale*, 7 août 1886.
3. Thèse de M. Moutard-Martin, p. 61.

successivement trois ponctions donnant issue, la première à 400 grammes, les deux autres à 500 grammes de liquide très sanguinolent. Plus tard, le malade meurt subitement, dans un accès d'angine de poitrine. A l'autopsie, on trouve la plèvre gauche tapissée par un caillot, et ce caillot se continuait par un petit orifice jusque dans la poche de l'anévrysme aortique.

Les épanchements hémorrhagiques de la plèvre réunis dans ce premier groupe sont, on le voit, fort disparates.

DEUXIÈME GROUPE

PLEURÉSIES HÉMORRHAGIQUES TUBERCULEUSES

Description. — A ce groupe appartiennent les pleurésies hémorrhagiques de *nature tuberculeuse*. Je les divise en trois variétés. Dans une première variété, la pleurésie hémorrhagique est associée aux formes *aiguës* de la tuberculose pulmonaire, tuberculose granuleuse aiguë, ou broncho-pneumonie tuberculeuse aiguë[1]. En pareil cas, la pleurésie hémorrhagique évolue en même temps que la lésion pulmonaire; aussi les symptômes généraux sont-ils habituellement très accentués : la *fièvre* est intense, la température est fort élevée, la dyspnée est très vive, continue, parfois paroxystique. L'évaluation de la quantité du liquide épanché est fort difficile, parce que les signes de pleurésie sont dénaturés par les lésions sous-jacentes, congestion pulmonaire, granulie, broncho-pneumonie tuberculeuse.

Parfois la dyspnée est si violente, la quantité du liquide épanché *paraît* si considérable, qu'on pratique d'urgence la thorencentèse; on retire quelques 100 grammes ou 1 litre de liquide hémorrhagique, mais le soulagement éprouvé par le malade est nul ou presque nul, parce que la dyspnée, comme tous les autres symptômes, est due bien plus aux lésions pulmonaires qu'à l'épanchement pleural.

---

1. Nolais. *Pleurésies hémorrhagiques.* Th. de Paris, 1882, p. 44.

Cependant l'épanchement pleural, par sa précocité ou par son abondance, paraît être parfois la lésion dominante ; le malade éprouve quelque soulagement après l'évacuation du liquide, il réclame même une deuxième, une troisième thoracentèse ; mais l'intensité des symptômes généraux, l'élévation de la température, la persistance ou la réapparition rapide de la dyspnée après l'évacuation du liquide, l'amaigrissement, les signes perçus à l'auscultation des poumons, tout cela prouve que la pleurésie hémorrhagique est associée aux formes aiguës de la tuberculose pleuro-pulmonaire. La recherche des bacilles dans les crachats ne doit pas être négligée. Dans ces formes de pleurésie hémorrhagique tuberculeuse *aiguë*, le pronostic est presque toujours rapidement fatal.

Dans une deuxième variété, la pleurésie hémorrhagique est associée aux formes *chroniques*, vulgaires, de la phthisie pulmonaire.

Ici, le diagnostic pathogénique de la pleurésie hémorrhagique est fort simple : le malade présente à la fois des symptômes de tuberculose pulmonaire et des symptômes de pleurésie. Cette pleurésie peut n'être *pas* fébrile, elle peut évoluer sans symptômes bruyants, sans douleur, sans dyspnée ; elle peut céder après une ou plusieurs thoracentèses, et elle peut guérir, la pleurésie hémorrhagique n'ayant été, en somme, qu'un incident dans le cours de la tuberculose, au même titre que bon nombre de pleurésies sérofibrineuses.

Dans une troisième variété, et j'appelle tout spécialement l'attention sur ce point, la pleurésie hémorrhagique apparaît comme la *révélation initiale* de la tuberculose : elle est le résultat d'une *tuberculose locale* de la plèvre ou du moins d'une tnberculose *pleurale primitive*. La tuberculose peut débuter par la plèvre, de même qu'elle peut débuter par une synoviale, par un testicule, par la prostate, par l'œil, par la peau, par le péricarde, etc., y rester cantonnée plus ou moins longtemps à l'état de tuberculose locale, et guérir sans se généraliser.

Ainsi qu'on l'a vu au chapitre de la *Pleurésie séro-fibri-neuse*, il arrive souvent d'observer une *pleurésie* chez un individu qui guérit de sa pleurésie et qui, six mois, un an, quelques années plus tard, présente des signes de tuberculose pulmonaire; chez ce malade, la pleurésie, simple d'apparence, n'était que le résultat d'une tuberculose pleurale qui s'est manifestée d'abord par un épanchement séro-fibrineux et qui s'est ensuite généralisée au poumon.

Eh bien, la pleurésie hémorrhagique peut résulter, elle aussi, d'une tuberculose locale ou initiale de la plèvre; et de même que certaines personnes ont des hémoptysies bien longtemps avant les autres signes de tuberculose pulmonaire, de même d'autres personnes ont des pleurésies hémorrhagiques qui devancent tout autre symptôme; qu'on me permette cette expression, ces personnes *font leur hémoptysie dans leur plèvre*. Ces pleurésies-là peuvent présenter tous les signes de la pleurésie séro-fibrineuse; on ne reconnaît la nature hémorrhagique du liquide qu'à la ponction; on pratique une, deux, trois, quatre fois la thoracentèse, on tarit le liquide, on guérit la pleurésie, on croit avoir affaire à un *hématome simple* de la plèvre, mais dans certains cas, quelques mois plus tard, des signes de tuberculose pulmonaire éclatent chez le malade et témoignent de l'erreur de diagnostic.

Il résulte de ces considérations, que le *diagnostic pathogénique* de la pleurésie hémorrhagique tuberculeuse est, suivant le cas, assez facile ou très difficile. Il est facile, si le malade atteint de pleurésie hémorrhagique présente des signes certains de tuberculose pulmonaire aiguë ou chronique; mais si la pleurésie éclate au cours d'une santé, bonne en apparence, le diagnostic pathogénique ne saurait être établi, ni par la qualité ni par la quantité du liquide épanché, ni par la marche de la pleurésie, qui peut être indifféremment aiguë, subaiguë ou latente. En pareil cas, il faut mettre en usage les différents modes de recherches de laboratoire que j'ai étudiés au chapitre précédent.

Chez un malade de mon service, atteint de diabète et de

pleurésie hémorrhagique sucrée, la lymphocytose du liquide pleural a permis d'affirmer la nature tuberculeuse de la pleurésie.

La pleurésie hémorrhagique tuberculeuse, *accompagnée de fièvre*, est beaucoup plus grave que la forme non fébrile ; ce qui est grave surtout, ce n'est pas la localisation tuberculeuse pleurale, c'est la localisation tuberculeuse pulmonaire concomitante. Quoi qu'il en soit, la pleurésie hémorrhagique tuberculeuse peut parfaitement guérir après une ou plusieurs thoracentèses ; j'en ai publié quelques observations, et M. Lereboullet en a cité quelques autres. Tantôt le malade est définitivement guéri, auquel cas il est probable que sa pleurésie hémorrhagique était le résultat d'une tuberculose *locale* de la plèvre, tantôt le malade, guéri de sa pleurésie hémorrhagique, est pris à échéance plus ou moins éloignée de tuberculose pulmonaire.

Anatomie pathologique. — Les lésions de la pleurésie tuberculeuse hémorrhagique présentent quelques particularités. Tantôt la lésion tuberculeuse siège à la fois au poumon, à la plèvre, sous la plèvre, dans les fausses membranes ; tantôt elle se localise à la plèvre ou même aux fausses membranes, la plèvre étant à peine atteinte. Les parois des vaisseaux sont vitreuses, nécrosées, et M. Kelsch pense que l'hémorrhagie est due à la nécrose de ces vaisseaux[1]. De nombreux vaisseaux sont obstrués par des thrombus vitreux ; les parois vasculaires cessent d'être distinctes et sont entourées de réseaux fibroïdes.

Les néo-membranes pleurales sont généralement stratifiées et riches en vaisseaux, friables si elles sont jeunes, épaisses et consistantes si elles sont anciennes. Ces néo-membranes sont constituées par des végétations très vasculaires (tissu des bourgeons charnus) et par des couches plus profondes formées de cellules lymphatiques, de faisceaux conjonctifs et de tissu fibreux (Malassez).

____

1. Kelsch et Vaillard, *Arch. de Phys.*, p. 102.

TROISIÈME GROUPE

PLEURÉSIES HÉMORRHAGIQUES CANCÉREUSES

Description. — Les pleurésies qu'on observe dans le cours du *cancer pleuro-pulmonaire* ne sont pas toujours hémorrhagiques ; elles sont séro-fibrineuses au moins dans un tiers des cas [1] ; il faut être bien pénétré de cette notion sur laquelle j'ai insisté, car on s'exposerait à une erreur si, en face d'une pleurésie séro-fibrineuse, on rejetait l'hypothèse du cancer pour la raison que l'épanchement est séro-fibrineux. Mais la forme hémorrhagique doit seule nous occuper actuellement. La pleurésie hémorrhagique cancéreuse éclate tantôt assez brusquement, comme une pleurésie aiguë, tantôt elle s'installe insidieusement, à l'insu du malade, qui peut difficilement en préciser le début. Ces différentes modalités se retrouvent, du reste, dans toutes les pleurésies, qu'elles soient séro-fibrineuses, hémorrhagiques, purulentes, tuberculeuses ou cancéreuses.

Au point de vue clinique, je divise la pleurésie cancéreuse hémorrhagique en deux variétés.

Dans une *première variété*, la pleurésie se déclare chez un individu qui était déjà manifestement cancéreux. Ainsi, tel malade a un cancer de l'estomac, de l'œsophage, de l'intestin, du rectum, de l'épiploon, du foie, du rein, de la vessie, de la prostate, du testicule, de l'œil, de la peau, d'un os des vertèbres ; telle malade a un cancer de l'utérus ou du sein ; dans le cours de ces maladies cancéreuses apparaissent des symptômes pleuro-pulmonaires, tels que la toux, les douleurs thoraciques, une dyspnée continue ou paroxystique, une expectoration sanguinolente, gelée de groseille. Sur ces entrefaites, on découvre un épanchement pleural, la thoracentèse donne issue à un liquide hémorrhagique ; en pareil

---

1. Mlle Krierer. *La pleurésie non hémorrhagique dans le cancer pleuro-pulmonaire.* Thèse de Paris, 1899.

cas, le diagnostic pathogénique s'impose, il y a cancer secondaire du poumon et de la plèvre, et l'on peut affirmer que cette pleurésie hémorrhagique à laquelle on vient de donner issue est bien d'origine cancéreuse.

Parfois on n'assiste pas à l'évolution des lésions cancéreuses que je viens de passer en revue, mais le malade chez lequel la pleurésie se déclare porte les traces d'une *cicatrice* plus ou moins récente, il a été opéré d'un épithéliome du nez[1] ou de la lèvre, d'un cancer du sein, du testicule, ou d'un ostéosarcome; à un moment donné, une pleurésie se déclare, la thoracentèse donne issue à un liquide hémorrhagique; ici encore il est certain que la pleurésie est d'origine cancéreuse, le poumon et la plèvre ayant été atteints de cancer secondaire.

Mais il s'en faut que le diagnostic pathogénique soit toujours aussi simple. Dans les cas qui constituent la *deuxième variété*, la pleurésie hémorrhagique se déclare sans avoir été précédée de lésions cancéreuses autrement appréciables; ou même le cancer peut se localiser *primitivement* à la plèvre, sans révéler sa présence autrement que par la pleurésie. Cette pleurésie peut débuter d'une façon *aiguë*, comme une pleurésie franche, chose qu'il faut bien savoir, ou bien elle s'installe progressivement et lentement. Le diagnostic pathogénique est parfois difficile.

Oh! si la pleurésie hémorrhagique consécutive à un cancer médiastino-pulmonaire était toujours accompagnée de quelques symptômes spéciaux, tels que dysphagie, aphonie, œdème du bras ou de la face, apparition de circulation collatérale, symptômes de compression habituels aux tumeurs du médiastin; si encore le malade atteint de pleurésie hémorrhagique présentait des ganglions sus-claviculaires, une expectoration gelée de groseille, de violents accès de dyspnée, symptômes habituels au cancer du poumon, le diagnostic pathogénique de la pleurésie serait singulièrement simplifié, mais il est des cas où rien ne peut faire supposer l'existence d'un cancer du médiastin ou du poumon; il est même des

1. Féréol. *Soc. méd. des hôp.*, octobre 1899.

cas où le cancer de la plèvre est primitif ou associé à un cancer du poumon si peu développé que celui-ci passe inaperçu; l'épanchement pleural domine alors la situation et l'on se trouve en face d'une pleurésie hémorrhagique dont le diagnostic pathogénique offre les plus sérieuses difficultés.

Voici, cependant, quelques signes qui ne sont pas sans valeur :

Les *douleurs* sont fréquentes, parfois vives, persistantes, et ne ressemblent pas au « point de côté » de la pleurésie vulgaire. Suivant le cas, elles sont étalées à la base du thorax, elles irradient aux épaules, aux bras, aux poignets, si bien que quelques malades se croient atteints de rhumatisme. C'est une névralgie du plexus brachial qui était le symptôme dominant dans une observation de Béhier; un malade de M. Lancereaux accusait « une vive douleur dans le côté gauche du cou et dans l'épaule du même côté », et plus tard survint un gonflement des articulations du bras et du poignet gauches.

La *dyspnée* est un des symptômes habituels de la pleurésie cancéreuse. Cette dyspnée, continue ou avec paroxysmes, est peu soulagée par la thoracentèse, et encore ce soulagement n'a-t-il qu'une courte durée. Cette dyspnée se retrouve dans la plupart des observations de pleurésie cancéreuse, je l'ai vue trois fois angoissante et terrible; elle tient moins à l'épanchement pleural qu'aux lésions cancéreuses du médiastin et du poumon. Pareille dyspnée n'existe pas dans la pleurésie hémorrhagique tuberculeuse à forme chronique. Cependant certaines pleurésies hémorrhagiques associées à la tuberculose *aiguë* du poumon et de la plèvre peuvent susciter une vive dyspnée, mais dans ce cas la fièvre est violente, ce qui n'a pas lieu pour la pleurésie cancéreuse.

La *déviation permanente du cœur* est signalée dans la pleurésie cancéreuse *gauche*, d'abord à cause du liquide, et puis parce que la lésion cancéreuse des ganglions et du poumon peut entrer pour une part dans cette déviation. De plus, les battements cardiaques s'entendent dans toutes les régions de la poitrine, comme si ces battements étaient transmis à l'oreille par un poumon densifié, bon conducteur du son.

L'*accélération du pouls* a été souvent observée; quelques malades, alors qu'ils n'ont pas la fièvre, ont néanmoins 100, 120 à 130 pulsations par minute; on peut se demander si cette accélération ne tient pas à une action du cancer pleuropulmonaire sur le nerf pneumo-gastrique. Chez un de mes malades qui avait eu le pouls continuellement accéléré, j'ai trouvé à l'autopsie un noyau cancéreux du volume d'un grain de chènevis dans la cloison interventriculaire du cœur[1].

La *nature du liquide* retiré par la thoracentèse peut fournir quelques indices en faveur du cancer; ce liquide est souvent brunâtre, noirâtre. Ce liquide est très *peu fibrineux*, il a peu de tendance à former des caillots, contrairement au liquide hémorrhagique des pleurésies tuberculeuses qui contient habituellement une notable proportion de fibrine.

D'après Bard[2], après centrifugation du liquide pleural, le sérum resterait coloré par l'hémoglobine dans les pleurésies cancéreuses, tandis qu'il serait incolore dans les autres épanchements hémorrhagiques. Cette action hémolytique, facile à constater à l'œil nu, se préciserait par l'addition de la teinture de gaïac et de la térébenthine (coloration bleue du sérum laqué en présence de ce réactif). Ces recherches ne sont pas confirmées par tous les auteurs[3].

Dans quelques cas, le liquide pleurétique est constitué par du sang presque pur; on pratique la thoracentèse, on retire un liquide qui a l'aspect de sang rouge ou de sang veineux et on éprouve alors un moment d'anxiété. Chez un de mes malades, dont l'observation est consignée dans la thèse de mon élève J. Vergely[4], la ponction donna issue à un liquide ayant l'apparence de sang rouge et qui me fit croire au premier abord qu'il s'agissait là d'un hématome intra-pleural consécutif à la

---

1. Dieulafoy. Cancer primitif de la plèvre. *Soc. méd. des hôpitaux*, 11 février 1886.

2. *Société de biologie*, 25 février 1902.

3. Milian. *Société de biologie*, 25 février 1905. — Pagniez. Thèse de Paris, 1902.

4. J. Vergely. *Hématome néoplastique de la plèvre*. Thèse de Bordeaux, 1896.

rupture d'une aorte athéromateuse ou ectasiée. Toutes les tumeurs malignes, lymphosarcome, sarcome colloïde, épithélioma, carcinome endothélial, peuvent provoquer pareilles hémorrhagies intra-pleurales. Le sang ne se prend pas en caillots, il reste liquide.

La *reproduction rapide* et *persistante* de l'épanchement pleural hémorrhagique après thoracentèse, est un signe commun aux pleurésies hémorrhagiques tuberculeuse et cancéreuse ; il est cependant beaucoup plus accusé au cas de cancer. Ainsi, chez un de mes malades, les thoracentèses se sont succédé coup sur coup, au point qu'on a dû en pratiquer trente-cinq en cinq mois et retirer 20 litres de liquide hémorrhagique. Dans une observation de Desnos, on a pratiqué trente fois la thoracentèse en six mois chez une jeune femme de trente et un ans, atteinte d'un cancer pleural, et l'on a retiré 40 litres de liquide hémorrhagique. Cependant il y a des cas, et j'en ai observé, où le liquide hémorrhagique d'un cancer pleuro-pulmonaire peut être tari après quélques ponctions ; et, d'autre part, j'ai vu des pleurésies hémorrhagiques tuberculeuses qui reproduisaient leur liquide avec une telle ténacité, que six, dix et quinze ponctions ont été nécessaires. Il ne faudrait donc pas se baser d'une manière absolue sur le *tarissement* ou la ténacité du liquide hémorrhagique pour éloigner l'idée de cancer.

Le jeune âge du malade n'est pas un argument à invoquer contre l'hypothèse d'une pleurésie cancéreuse, car le cancer pleuro-pulmonaire a été trouvé chez des sujets qui n'avaient que vingt-huit ans, vingt-quatre ans, vingt-trois ans[1], vingt-deux ans[2], dix ans[3]. Un de mes malades n'avait que vingt ans et une jeune femme que j'ai vue le 19 octobre dernier n'avait que trente-deux ans ; elle avait été prise en pleine santé d'une pleurésie hémorrhagique cancéreuse primitive. L'âge ne fournit donc qu'une indication bien vague sur le diagnostic causal.

---

1. Darolles. *Cancer pleuro-pulm.* Thèse de Paris, 1877, p. 43, 77, 80.
2. Hayem et Graux. *Cancer pleuro-pulmonaire.* Société de biologie, 1874.
3. Lépine cité par Arnault de la Ménardière.

Dans bien des cas, surtout au début de la pleurésie, le diagnostic de la lésion cancéreuse ne peut être affirmé que par l'examen cytologique du liquide.

Déjà depuis longtemps (Fraenckel, Quincke), on avait constaté dans le liquide pleural des cellules épithéliales polymorphes, agglomérées ou isolées, renfermant un gros noyau et des vacuoles. Un de mes élèves, Nattan-Larrier, en s'appuyant sur l'étude des pleurésies cancéreuses observées dans mon service a pu préciser la formule cytologique de ces épanchements[1]. On y peut rencontrer, outre des globules rouges, des éléments de deux types différents : 1° des bourgeons cellulaires, parfois volumineux, épais, à contours polycycliques : bourgeons formés de cellules, disposées sur plusieurs plans, à dimensions variables, à contours peu distincts, à protoplasmas réfringents et vacuolaires, à noyaux irréguliers et inégalement colorés. 2° Des cellules cancéreuses isolées, facilement reconnaissables à leurs dimensions inégales et supérieures aux leucocytes ou aux cellules endothéliales, à leur forme ovoïde ou irrégulière, à leurs contours très nets, à leur protoplasma réfringent, semé de grains basophiles et de vacuoles claires, à leurs noyaux multiples, bourgeonnants, irrégulièrement disposés et inégalement colorables. Jamais on ne rencontre de polynucléaires éosinophiles dans le liquide de ces pleurésies hémorrhagiques.

Les figures suivantes sont tirées de ma leçon sur la pleurésie hémorrhagique cancéreuse[2]. La première planche concerne le sédiment du liquide hémorrhagique retiré chez une malade atteinte de cancer pleural dans le cours d'une excellente santé. La plupart des cellules ne répondent ni à la morphologie des éléments du sang (lymphocytes grands mononucléaires et polynucléaires), ni à la morphologie des cellules endothéliales de la plèvre. Elles sont métatypiques, polymorphes, ovoïdes, polygonales, en raquette, leur proto-

1. L. Nattan-Larrier. Cytologie des pleurésies cancéreuses. *Soc. de biol.*, 15 avril 1905.

2. Dieulafoy. Pleurésie hémorrhagique cancéreuse. *Clinique médicale de l'Hôtel-Dieu*, 1909, 6° volume, quatorzième leçon.

plasma est semé de vacuoles, leur noyau n'est parfois re-présenté que par quelques grains anguleux.

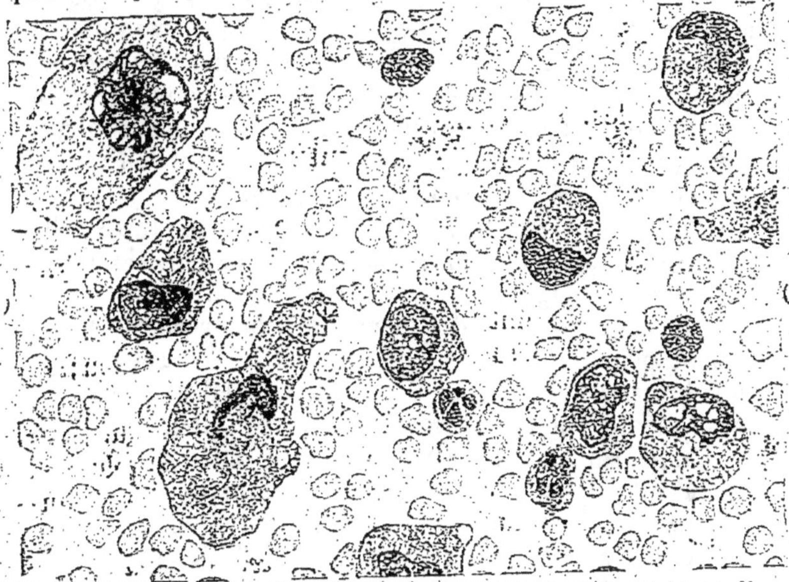

La seconde planche concerne l'examen cytologique d'un autre liquide pleural d'origine cancéreuse.

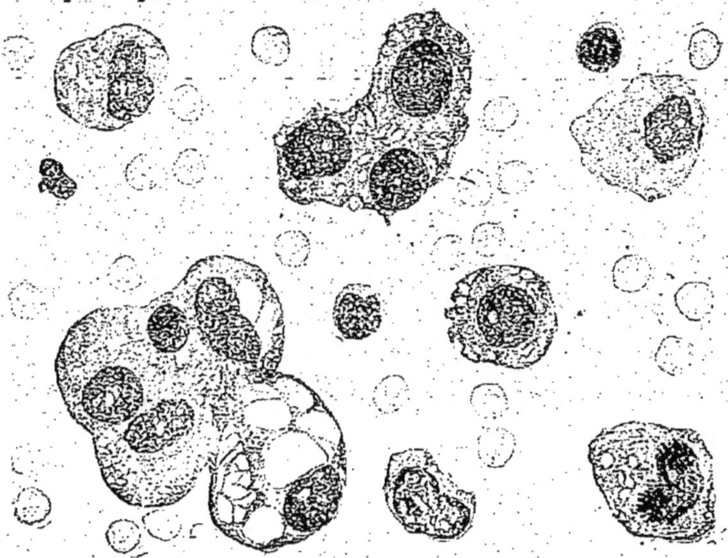

On voit sur la figure précédente des bourgeons et des cellules. Les *bourgeons* cellulaires ont une notable épaisseur; ils sont formés de grosses cellules d'inégal volume; le protoplasma est coloré en rose violacé et semé de vacuoles; les noyaux, riches en chromatine, sont de volume et de forme variables. Les éléments cellulaires qui ne sont pas agglomérés en bourgeons présentent les mêmes caractères que les cellules qui sont réunies en bourgeons.

Je termine cette étude en répétant ce que je disais plus haut. Il est des cas où, cliniquement, le diagnostic d'une pleurésie hémorrhagique cancéreuse est facile à faire : c'est lorsque le sujet atteint de pleurésie hémorrhagique est également porteur d'un cancer en une autre région; le diagnostic causal est encore assez facile à faire, lorsque la pleurésie hémorrhagique se déclare chez un sujet qui a été opéré d'une tumeur cancéreuse à une époque plus ou moins récente. Mais, par contre, le diagnostic de la pleurésie cancéreuse est impossible à faire, cliniquement, chez des individus qui, *dans le cours d'une excellente santé*, sont pris de pleurésie hémorrhagique. On se demande alors s'il s'agit d'un hématome simple de la plèvre ou d'une pleurotuberculose primitive; à peine ose-t-on penser au cancer, et cependant l'examen cytologique du liquide hémorrhagique vient démontrer la nature cancéreuse de la pleurésie sans laquelle le diagnostic causal fût encore resté longtemps indécis.

J'ai été témoin d'un fait de ce genre le 19 octobre dernier chez une jeune fille qui avait été prise *en pleine santé* d'une pleurésie d'allure insidieuse. La thoracentèse avait donné issue à un liquide hémorrhagique. On n'aurait pas osé, cliniquement, porter le diagnostic de cancer pleural et cependant l'examen cytologique du liquide fait dans mon laboratoire démontra l'existence des cellules cancéreuses. La jeune malade succomba en six mois après plusieurs thoracentèses.

QUATRIÈME GROUPE

HÉMATOME PLEURAL

Description. — Sous la dénomination d'*hématome pleural*, il faut comprendre les pleurésies hémorrhagiques, non tuberculeuses, non cancéreuses, et dont le processus anatomique est en quelques points comparable à la vaginalite chronique, et à la pachyméningite; c'est une pachypleurite hémorrhagique[1].

Dans quelques cas, l'hématome pleural évoluerait, d'après Wintrich comme une pleurésie franche, dans laquelle l'intensité de la fluxion initiale pleurale déterminerait une véritable hémorrhagie pleurale.

Voici un type d'*hématome simple* de la plèvre. Un malade a une pleurésie hémorrhagique; tantôt les symptômes ressemblent à ceux d'une pleurésie simple, tantôt l'aspect du malade et les symptômes généraux font redouter une pleurésie tuberculeuse. On pratique la thoracentèse, et l'on retire un liquide plus ou moins hémorrhagique. L'épanchement pleural cède à la thoracentèse une ou plusieurs fois répétée; le soulagement qui suit la thoracentèse est notable, et l'état général suit une amélioration parallèle et progressive.

Toutefois, il ne faut pas se hâter de porter le diagnostic d'hématome simple, alors même que la pleurésie hémorrhagique a cédé à la thoracentèse. Il y a des cas, je l'ai dit au courant de cette étude, où la pleurésie hémorrhagique est le seul phénomène révélateur d'une *tuberculose locale* ou *primitive* de la plèvre; cette pleurésie hémorrhagique peut guérir fort bien par la thoracentèse, on porte alors un pronostic favorable; on croit avoir guéri un simple hématome pleural, et quelques mois plus tard on reconnaît l'erreur,

---

1. Chouppe. *Gazette hebdomadaire*, 1874. — Moutard-Martin. *Société médicale des hôpitaux*, 14 décembre 1885, et thèse de doctorat. *Loc. cit.*

lorsque apparaissent des signes non douteux de tuberculose.

Plus je vais, et plus je crois à la rareté de l'hématome pleural; c'est presque toujours de la tuberculose. J'ai eu dans mon service à l'hôpital Necker un malade qui avait toutes les apparences de l'hématome pleural; le liquide fut tari par une seule ponction; ce liquide inoculé à des cobayes ne détermina chez eux aucune lésion tuberculeuse; le malade, qui n'avait jamais eu le moindre signe de tuberculose pulmonaire, quitta l'hôpital avec toutes les apparences de la santé. Si j'avais perdu ce malade de vue, j'aurais cru avoir eu affaire à un simple hématome, mais cet homme me revenait un an plus tard avec des lésions de tuberculose pulmonaire : son soi-disant hématome pleural était donc une pleurésie hémorrhagique tuberculeuse. J'ai repris en détail cette question dans l'une de mes leçons cliniques intitulée : « Existe-t-il un hématome simple de la plèvre? » (tome VI, page 242).

TRAITEMENT DES PLEURÉSIES HÉMORRHAGIQUES

Le *traitement* de la pleurésie hémorrhagique est fort simple. Les révulsifs et autres moyens médicaux, tels que les diurétiques, les purgatifs, etc., n'ont ici aucune efficacité, pas plus qu'ils n'en ont, du reste, dans la pleurésie séro-fibrineuse.

En face d'une pleurésie hémorrhagique, quelle conduite faut-il donc tenir? Un seul traitement est rationnel, c'est l'aspiration du liquide. La pleurotomie, en usage dans la pleurésie purulente, n'a rien à voir avec la pleurésie hémorrhagique.

Les préceptes que j'ai formulés concernant l'aspiration du liquide dans la pleurésie simple sont de tous points applicables aux épanchements hémorrhagiques. On pratique la ponction de la plèvre avec l'aiguille aspiratrice n° 2 ou n° 3, en ayant soin de ne jamais retirer plus d'un litre de liquide en une séance : c'est le moyen d'éviter les quintes de toux, les accès d'oppression, les tiraillements intra-thoraciques et autres accidents bien plus graves qui accompagnent parfois la thoracentèse, *quand on a le tort* de retirer en une séance une trop grande quantité de liquide. J'ai assez longuement insisté sur cette importante question de la thoracentèse pour qu'il soit inutile d'y revenir ici. L'évacuation d'un litre de liquide par séance, qui représente le chiffre *maximum* dans le cas de pleurésie simple, est même un chiffre généralement trop élevé dans le cas de pleurésie hémorrhagique. Après l'évacuation de 700 à 800 grammes de liquide hémorrhagique, le malade éprouve souvent des douleurs et des tiraillements, et plusieurs fois nous avons dû arrêter l'écoulement après 400 ou 500 grammes.

A la suite de la thoracentèse pratiquée dans le cas de pleurésie hémorrhagique, le malade éprouve rarement le *soulagement* notable qui suit l'évacuation du liquide dans la pleurésie simple, cela dépend beaucoup de l'état de la plèvre et du poumon et de leurs lésions respectives. J'ai toujours vu que le soulagement qui suit la thoracentèse est plus accusé dans le cas de tuberculose que dans le cancer.

Quand le liquide hémorrhagique se reproduit avec rapidité et avec ténacité, on est obligé de pratiquer la thoracentèse un grand nombre de fois, et le malade finit par *la réclamer avec insistance*, car l'issue de quelques centaines de grammes de liquide est un soulagement momentané à son oppression.

J'ai soigné une dame qui m'avait été adressée de Lisbonne par Lancastre, et qui me suppliait de pratiquer la thoracentèse tous les quatre ou cinq jours. Grâce aux ponctions fréquemment répétées et grâce aux injections de morphine, j'arrivais à modérer l'angoisse dyspnéique, qui était terrible. Il ne faut pratiquer la thoracentèse que lorsqu'il y a nécessité, et manœuvrer de telle sorte qu'on ne retire que le *trop-plein* de la plèvre. En effet, le liquide hémorrhagique étant parfois très riche en éléments du sang, la thoracentèse constitue une véritable saignée, et la ponction trop souvent répétée devient une cause d'affaiblissement.

Il y a des pleurésies hémorrhagiques dont le liquide cède après une, deux ou trois ponctions : c'est le cas dans l'hématome simple de la plèvre et dans quelques pleurésies tuberculeuses. C'est dans la pleurésie cancéreuse que le liquide se reproduit avec le plus de ténacité. Toutefois, dans quelques cas, on arrive à tarir le liquide de pleurésies hémorrhagiques cancéreuses. Toutes les pleurésies hémorrhagiques peuvent donc être curables ; ce qui est peu curable, c'est la tuberculose, et ce qui n'est pas curable, c'est le cancer. Dans quelques circonstances, le liquide hémorrhagique, qui était très hémorrhagique aux premières ponctions, devient moins hémorrhagique aux ponctions suivantes ; il perd sa teinte et se rapproche par ces caractères des liquides séreux. Ces modifications s'observent, qu'il s'agisse de tuberculose ou de cancer, ainsi que j'en ai rapporté des exemples[1] ; ce sont là des faits fort importants : ils nous montrent qu'il ne faudrait pas se baser sur le tarissement et sur la décoloration d'un liquide hémorrhagique pour porter un pronostic favorable ou défavorable sur la cause de l'hémorrhagie : *l'évolution des liquides hémorrhagiques de la plèvre* ne nous donne aucun renseignement suffisant sur la cause et sur la nature de la lésion qui produit l'hémorrhagie.

Les pleurésies hémorrhagiques ne *deviennent* purulentes, *ce qui est fort rare,* que si les agents habituels des suppurations se joignent à titre d'affection secondaire à la pleurésie ; dans le cas contraire, quel que soit le nombre des ponctions, elles ne tournent pas à la purulence, qu'il s'agisse d'hématome simple, de pleurésie tuberculeuse ou de pleurésie cancéreuse.

J'ai pratiqué ou j'ai fait pratiquer par les élèves de mon service plus de trente ponctions à un même malade, sans que le liquide hémorrhagique soit devenu purulent.

En dehors des ponctions, nous n'avons aucun moyen à opposer aux pleurésies hémorrhagiques cancéreuses. La

1. Pleurésies observées dans le service de M. Dieulafoy à l'hôpital Saint-Antoine. *Loco citato.*

dyspnée prend habituellement des proportions si terribles
qu'on est obligé de recourir aux injections de morphine
plusieurs fois par jour. Reste le traitement banal des toniques et reconstituants : l'arsenic, la lécithine, les préparations de coca et de kola.

§ 4. DE L'HÉMOTHORAX TRAUMATIQUE

L'hémothorax traumatique est une de ces questions médico-
chirurgicales que le médecin doit bien connaître. Sa place
est donc marquée dans un ouvrage de pathologie interne.
Les leçons cliniques que je lui ai consacrées[1] me serviront
à écrire ce chapitre de pathologie.

Exposé d'un fait clinique. — Le 24 septembre 1906, un
garçon de vingt-deux ans, au cours d'une rixe avec un camarade, reçoit un coup de couteau dans le dos. Il se rend à
l'Hôtel-Dieu, où il est reçu en chirurgie dans le service de
M. Le Dentu. Le surlendemain, la douleur thoracique et la
dyspnée étant assez fortes, on fait passer le malade dans
mon service, et je l'examine. Le coup de couteau date de
trois jours. La plaie est cicatrisée ; elle est située en arrière,
dans le cinquième espace intercostal gauche, à deux travers
de doigt de la colonne vertébrale. A l'inspection du thorax,
on constate à la base gauche une légère voussure avec absence
de vibrations et matité. L'espace de Traube est encore sonore.

L'auscultation donne les signes d'un épanchement pleurétique gauche : souffle d'expiration à timbre doux, égophonie et pectoriloquie aphone. On ne constate aucun signe
de pneumothorax. Le cœur n'est presque pas dévié. La toux
est fréquente, la dyspnée est assez forte, et la température
atteint 39°,2, ce qui attire tout spécialement notre attention.
Le malade ne crache pas ; il n'a eu ni hémoptysie, ni expectoration sanguinolente. On fait le diagnostic d'hémothorax
traumatique.

1. Dieulafoy. *Clinique médicale de l'Hôtel-Dieu*, 1906, 11e et 12e leçon.

Afin d'étudier la composition de l'épanchement pleural, et aussi pour savoir si la plèvre est infectée, on pratique, séance tenante, une ponction, et on retire 20 centimètres cubes d'un liquide presque aussi rutilant que du sang pur, liquide dont l'analyse sera donnée plus loin.

Pendant la première semaine d'octobre, la situation varie peu, néanmoins le liquide pleural augmente. La semaine suivante, l'épanchement est manifestement abondant : la matité thoracique remonte plus haut, les vibrations thoraciques sont abolies dans les deux tiers inférieurs de la poitrine, et le cœur est dévié à droite. Cette augmentation de l'épanchement n'est pas due à une quantité plus grande de sang épanché dans la plèvre, mais elle vient de l'adjonction d'une pleurésie séro-fibrineuse qui est démontrée par les ponctions. En effet, le liquide retiré le 18 octobre est un liquide fibrineux qui n'a plus la teinte rutilante du liquide retiré par la précédente ponction. On perçoit au-dessus de l'épanchement des frottements pleuraux témoins de la pleurésie séro-fibrineuse qui s'est faite à la suite de l'hémothorax.

Le 1er novembre, l'épanchement est en partie résorbé ; et on perçoit des frottements pleuraux jusque dans la région axillaire. Une ponction de 20 centimètres cubes, ramène un liquide citrin et fibrineux. Le malade mange de bon appétit, son état général est excellent, et le 11 novembre il part en convalescence pour Vincennes.

Mais quelques jours plus tard, le 19 novembre, il revient dans notre service parce qu'il respire moins bien. Le liquide pleural est de nouveau assez abondant. Une dernière ponction de 20 centimètres cubes ramène un liquide comparable au liquide de la pleurésie séro-fibrineuse. Quinze jours après, notre homme nous quitte en bonne santé.

Les ponctions faites à plusieurs reprises par l'un de nos chefs de laboratoire, Nattan-Larrier, nous ont renseigné sur la nature et sur la composition des différents échantillons du liquide retiré de la plèvre.

Des cultures aérobies et anaérobies, faites en milieux liquides et solides ayant démontré l'absolue *stérilité* du liquide nous pouvions affirmer que la fièvre de notre malade ne venait pas d'une infection pleurale.

Lors de la première ponction, faite le 27 septembre, trois jours après la blessure, le liquide est presque aussi rutilant que du sang. Il contient : globules rouges, 2 100 000 ; globules blancs, 4000. On met ce liquide dans un tube, et, en vingt-quatre heures, il se forme un sédiment rouge qui contient les éléments figurés du sang et qui ne représente que la cinquième partie du liquide versé dans le tube. Le liquide qui surmonte ce sédiment n'a pas de teinte laquée, il est d'un jaune citrin, il n'est pas fibrineux, il ne présente aucune trace de coagulation. Du reste, deux mois et demi plus tard, le 10 décembre, aucun caillot ne s'était encore formé dans ce premier tube. Une chose était faite pour nous surprendre : le sédiment n'occupe que la cinquième partie du liquide, tandis que la sérosité en occupe les quatre cinquièmes ; d'où vient cet excès de sérosité, viendrait-il de caillots intra-pleuraux ? Ce serait la preuve qu'une partie du sang de l'hémothorax s'était coagulée.

Ponction du 18 octobre. — Le liquide retiré de la plèvre est bien différent du liquide précédent ; il n'est plus rutilant ; sa teinte rosée démontre la rapidité avec laquelle les hématies ont été résorbées. En effet, ce liquide ne contient plus que 35 000 globules rouges pour 6200 globules blancs.

Eosinophiles	35 p. 100
Lymphocytes	35 —
Macrophages	20 —
Cellules pleurales desquamées	10 —

Globules rouges nucléés : 1 à 2 par préparation.

Placé dans un tube, ce liquide se sédimente, mais le culot n'est plus rutilant comme précédemment, il est rosé, et son volume n'occupe plus que la trentième partie de la totalité du liquide au lieu d'en occuper la cinquième partie. Dans ce liquide citrin nage un flocon fibrineux, tandis que la fibrine était absente lors de la première ponction.

Ponction du 11 novembre. — Le liquide retiré de la plèvre ressemble au liquide de quelques pleurésies séro-fibrineuses banales. Il contient 13 000 globules rouges pour 8500 globules blancs. Il pourrait presque rentrer dans le cadre des pleurésies que j'ai décrites autrefois sous le nom de pleurésies histologiquement hémorrhagiques. En tube ordinaire, aucune sédimentation ne se produit ; ce n'est qu'après centrifugation, qu'on obtient un culot ayant l'aspect d'une mince lamelle de teinte rosée. Le liquide est franchement séro-fibrineux, et un bloc de coagulation s'est formé dans le tube.

La planche ci-dessous représente les modifications de notre hémothorax aux différentes phases de son évolution.

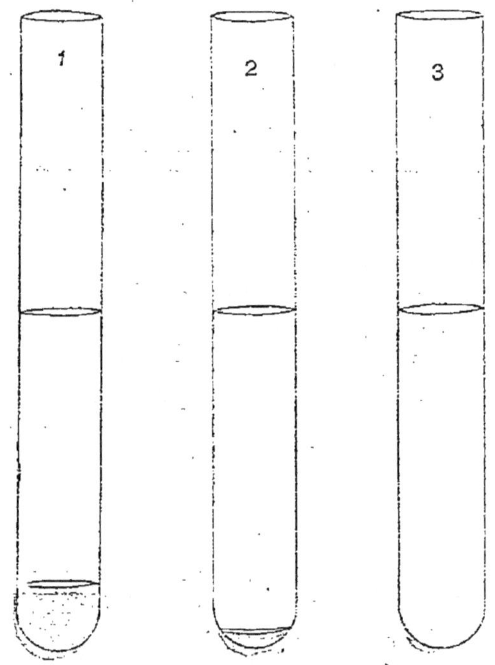

Dans le tube n° 1, on voit un sédiment rutilant, surmonté de liquide séreux, jaune citrin, sans le moindre vestige de coagulation. — Dans le tube n° 2, on voit un petit sédiment rosé surmonté de liquide séro-fibrineux dans lequel nage un flocon fibrineux. — Dans le tube n° 3, on distingue à peine le culot rosé et le liquide est franchement fibrineux.

La numération des globules du sang de notre malade a donné les résultats suivants :

1er novembre. — Globules rouges, 3.200.000; globules blancs, 5.000.
11 novembre. — Globules rouges, 5.810.000; globules blancs, 4.400.
22 novembre. — Globules rouges, 4.200.000; globules blancs, 6.000.
Les éosinophiles sont dans la proportion de 10 p. 100.

Physiologie pathologique. — Au cas d'hémothorax, le sang épanché dans la plèvre reste-t-il liquide ou peut-il se prendre en caillots? A la suite d'expériences entreprises avec Leblanc, Trousseau[1] avait vu que, lorsqu'à la suite de la section d'une artère intercostale, chez un cheval, on laisse couler le sang dans la plèvre de l'animal, une partie de ce sang se prend en caillots. Trousseau en concluait que pareille coagulation du sang dans la plèvre peut exister chez l'homme atteint d'hémothorax traumatique.

L'opinion de Trousseau, partout adoptée, a été récemment combattue par Tuffier et Milian[2], qui posent en principe qu'au cas d'hémothorax traumatique « l'épanchement sanglant accumulé dans la plèvre *ne se coagule pas* ». Pour juger la question, il suffit de consulter les observations qui ont été publiées sur l'hémothorax traumatique. Bon nombre de cas sont rapportés dans la thèse de Chastenet de Géry[3].

Un premier cas concerne un homme qui tombe sur un brancard et qui est pris d'un hémothorax gauche des plus graves. Une première thoracentèse donne issue à trois litres de sang très vif. Plus tard, une deuxième thoracentèse donne issue à deux litres et demi de sang « mélangé de *caillots* qui arrêtent parfois l'écoulement du liquide ». — Un second cas a trait à une jeune femme blessée par une balle de revolver. Un hémothorax se forme rapidement, la malade a plusieurs hémoptysies, l'affaiblissement devient extrême, et la syncope est imminente. L'opération est pra-

1. Trousseau. *Clinique médicale de l'Hôtel-Dieu*, t. I, p. 755.
2. Tuffier et Milian. Contribution à l'étude physiologique et cytologique de l'hémothorax. *Revue de chirurgie*, 1901, p. 457.
3. Chastenet de Géry. *Les hémothorax traumatiques*. Thèse de Paris, 1901.

tiquée trois heures après l'accident. On enlève 4 centimètres de la onzième côte afin de créer une large ouverture. Le sang s'écoule à flots, puis « des *caillots* noirâtres, les plus gros comme des oranges, sont expulsés au moment de l'expiration ». — Un troisième cas concerne un homme qui s'est tiré un coup de revolver dans le cinquième espace intercostal gauche. Un hémothorax en est la conséquence. La situation est tellement grave que l'opération est pratiquée séance tenante. Plusieurs côtes sont mises à découvert et réséquées. La plèvre est vidée par aspiration du sang qui la remplit « et les *caillots* non adhérents sont enlevés avec la main ». — Un quatrième cas a trait à un homme qui reçoit un coup de hache avec plaie pénétrante au niveau de la neuvième côte. Un hémothorax se déclare. Le lendemain on pratique l'opération et on enlève quatre centimètres de côte. Du sang fluide « et en *caillots* » sort en abondance de la plèvre.

Je pourrais multiplier les citations, elles prouvent que l'opinion de Trousseau reste vraie : le sang de l'hémothorax peut se coaguler dans la plèvre, il peut y former des caillots, de même que des caillots peuvent se former dans d'autres séreuses, dans le péritoine[1], dans le péricarde (Léo), dans les méninges, dans les articulations. Ce fait anatomopathologique, si bien vu par Trousseau, a une application pratique importante ; car le caillot fibrineux peut jouer vis-à-vis de la plaie pulmonaire le rôle d'un bouchon obturateur. Voici le résultat des expériences de Trousseau relatives à ce processus bienfaisant de coagulation :

On fait à un cheval une plaie pénétrante qui intéresse le poumon. Un hémothorax en est la conséquence. On sacrifie l'animal et on étudie ce qui se passe du côté de la plaie pulmonaire. « Le trajet de la blessure du poumon se trouve formé par de la fibrine, véritable caillot occupant le trajet de la plaie comme une lame dans un fourreau. Ce caillot protecteur se retrouve quelquefois une demi-heure après que

---

1. Observation X de la thèse de M. Chastenet de Géry.

la blessure a été faite, et, lorsqu'on veut l'arracher, il faut le rompre, attendu qu'il s'enfonce dans le tissu cellulaire interlobulaire par des radicules fibrineuses innombrables qu'il faut briser pour l'attirer au dehors. Si l'autopsie de l'animal n'est faite que quarante-huit ou soixante-douze heures après la blessure, on voit alors que celle-ci s'est fermée par un procédé vraiment remarquable.

« Les lésions de la plaie pulmonaire se sont enflammées, et, à l'entour, la plèvre elle-même a participé à l'inflammation dans l'étendue d'un à plusieurs centimètres ; il s'est fait alors une exsudation plastique adhérente à la membrane séreuse et venant se confondre avec le noyau fibrineux du trajet de la plaie, noyau avec lequel celle-ci contracte des adhérences intimes. De sorte que cette plaie, dans tout son trajet, se trouve oblitérée par un caillot fibrineux, et que ses lèvres sont recouvertes par un disque fibrineux, adhérent tout à la fois à la plèvre, aux lèvres de la solution de continuité et au caillot obturateur. »

Ainsi donc, au cas d'hémothorax traumatique, le sang épanché dans la plèvre peut se coaguler et former des caillots, mais, chose assez inattendue, ce même sang retiré de la plèvre et placé dans un vase, ou dans une éprouvette, ne se coagule pas ou du moins, le phénomène de coagulation est amoindri ou retardé. Pour fixer nos idées à ce sujet, consultons les observations :

Prenons d'abord notre observation. Le liquide sanguinolent retiré de la plèvre et placé dans un tube ne s'est nullement coagulé. Le tube a été conservé au laboratoire, et deux mois plus tard il n'y avait pas trace de caillot.

Dans une observation de Sacquépée[1], le liquide franchement sanglant retiré de la plèvre, et laissé au repos, s'est comporté comme du sang défibriné, il ne s'est pas coagulé. Il a été conservé pendant deux mois sans manifester aucune tendance à la coagulation. Dans une observation de Patel

---

1. Sacquépée. Étude physiologique et cytologique sur l'hémothorax traumatique. *Gazette hebdomadaire de médecine et de chirurgie*, 1902, p. 613.

et Leriche[1], on ponctionne la plèvre quatre jours après la blessure, et on retire 200 grammes de sang. Le soir, ce liquide de l'hémothorax ne s'était pas coagulé. — Dans un cas publié par un de mes chefs de clinique, Gaultier, en collaboration avec Français[2], la ponction de l'hémothorax est faite au vingt et unième jour. On retire un litre et demi d'un liquide ayant la teinte du sang d'une saignée. La coagulation de ce liquide dans le bocal ne commence à se produire que six heures après, et le caillot ne se rétracte que douze heures plus tard, tandis que du sang frais, retiré de la pulpe du doigt du même malade, s'est coagulé normalement au bout d'une demi-heure. — Dans l'observation de Milian, la ponction de l'hémothorax est faite le seizième jour après la blessure. On retire de la plèvre un liquide franchement sanglant. Ce liquide se coagule, au bout d'une heure, et la rétraction du caillot laisse exsuder un liquide citrin. Les quelques exemples que je viens de citer prouvent que nous sommes encore mal édifiés sur les propriétés du liquide de l'hémothorax retiré de la plèvre. Habituellement il ne se coagule pas, quelquefois il se coagule, et, dans ce dernier cas, la coagulation peut être tardive.

Autre question. Le sang de l'hémothorax reste vivant, ses globules rouges ne sont pas dissous, il n'y a pas hématolyse; aussi le sérum exsudé ne prend-il pas la teinte laquée, il reste d'un jaune citrin. Ici tous les auteurs sont d'accord, les exemples suivants le prouvent :

Dans notre observation, l'hématolyse faisait complètement défaut, les globules rouges étaient intacts et le sérum exsudé présentait une teinte jaune citrin qu'il conserva pendant six semaines. Dans l'observation de Tuffier et Milian, il est dit « qu'il n'est possible à aucun moment de découvrir dans le liquide des éléments globulaires en voie de mortification. Hématies et leucocytes conservent perpétuellement leur phy-

1. Patel et Leriche. Sur un cas d'hémothorax traumatique. *Gazette des hôpitaux*, 15 octobre 1904.

2. Gaultier et Français. Examen cytologique d'un hémothorax traumatique. *La Tribune médicale*, 10 décembre 1901.

sionomie ordinaire, leurs réactions habituelles; ils se colorent parfaitement; bref, ils restent vivants. Le sérum exsudé *in vitro* après rétraction du caillot est nettement citrin et ne présente pas la moindre teinte rouge; en un mot, il n'est pas laqué. Cela indique qu'il n'y a pas d'hématolyse dans l'épanchement, et que, par suite, les globules rouges intacts sont destinés à être résorbés purement et simplement. » Dans l'observation de Sacquépée, « la sérosité qui surmonte le sédiment rutilant présente une coloration jaune citrin très prononcée; elle n'est nullement teintée par l'hémoglobine, elle n'est pas laquée; le même caractère se trouve dans tous les échantillons qui ont été prélevés ». Dans l'observation de Gaultier et Français, « le sérum exsudé présente une coloration jaune citrin, les éléments sanguins sont intacts, ils ne sont pas détruits, il n'y a pas d'hématolyse ».

La question est donc jugée : dans l'hémothorax traumatique, il n'y a pas d'hématolyse, le sang « n'est pas dissous », suivant une ancienne expression.

L'examen cytologique du sang de l'hémothorax donne des renseignements intéressants. En faisant connaître la formule cellulaire concernant l'hémothorax de notre malade, j'ai signalé le nombre considérable d'éosinophiles qui atteint 35 pour 100. Les éosinophiles de son sang sont dans la proportion de 10 pour 100, tandis que le sang normal n'en contient que 2 à 4 pour 100.

D'autres observations signalent cette énorme prédominance des éosinophiles. Dans une des numérations faites par Sacquépée, les éosinophiles étaient dans la proportion de 35 pour 100.

Je ne veux pas entreprendre ici une discussion concernant la formation des éosinophiles dans les pleurésies hémorragiques en général, et dans l'hémothorax en particulier. Voici ce qu'en dit Burnet dans sa thèse sur l'éosinophilie pleurale[1].

« Les affinités de coloration sont telles, entre les granula-

---

1. Burnet. *L'éosinophilie pleurale.* Thèse de Paris. 1901.

tions éosinophiles et les hématies, qu'on a pensé que l'éosinophile est un polynucléaire chargé de globules rouges (Pouchet). Une observation de Klein a trait à une pleurésie hémorrhagique avec forte éosinophilie de l'exsudat et du sang. Ces éosinophiles seraient, d'après Klein, non pas des leucocytes normalement chargés d'hémoglobine, mais des phagocytes qui ont débarrassé les tissus d'hématies dégénérées. »

Widal et Faure-Beaulieu ont fait sur l'éosinophilie pleurale[1] un travail dont voici les conclusions : « Nos constatations cytologiques apportent des arguments en faveur des idées de Dominici sur l'origine lymphatique possible des éosinophiles. Nos recherches nous permettent de conclure que l'éosinophilie pleurale naît bien sur place au niveau de la séreuse, et que l'éosinophilie sanguine n'est que la conséquence de la migration des éléments développés au niveau du foyer morbide. »

Quoi qu'il en soit, il est certain que notre malade avait 35 pour 100 d'éosinophiles dans le liquide de son hémothorax et 10 pour 100 dans son sang.

La résorption des globules rouges de l'hémothorax se fait parfois très rapidement. En huit jours, en quinze jours, le liquide, qui avait une teinte fortemeut hémorrhagique, n'a plus qu'une teinte rosée. Chez notre malade, le nombre des globules tomba en trois semaines de 2 100 000 à 35 000. Dans le cas de Tuffier et Milian, les globules rouges de l'hémothorax tombèrent en seize jours de 590 000 à 22 500. « Or, puisque nous savons, par la numération, que le nombre des globules rouges diminue tous les jours dans l'épanchement et que, d'autre part, nous savons que ces globules rouges ne sont pas détruits, ils ne peuvent être que résorbés, » On a discuté et on discute encore sur le mécanisme de cette résorption rapide des globules rouges de l'hémothorax. On ne peut faire intervenir l'hématolyse, puisque les globules rouges, nous venons de le dire, restent

1. Widal et Faure-Beaulieu. *Société médicale des hôpitaux*, séance du 13 juillet 1906.

intacts, ils ne perdent pas leur hémoglobine, ainsi que le prouve la teinte non laquée de la sérosité pleurale après sédimentation. Alors comment disparaissent-ils? les éosinophiles se chargent-ils de la résorption des hématies? « Il est vraisemblable que les polynucléaires et les mononucléaires captent directement les globules rouges pour les détruire et en emportent les débris. D'autre part, les cellules endothéliales ne restent pas inertes; dans leur nappe protoplasmique, on rencontre souvent des globules rouges parfaitement intacts; d'autres sont gonflés, peu colorables, entourés d'une vacuole; un certain nombre d'hématies disparaissent ainsi, par digestion intra-protoplasmique. Mais ces deux modes ne paraissent pas suffisants à mener à bout une tâche aussi rude. Sans doute interviennent d'autres causes actuellement inconnues » (Sacquépée).

Il est remarquable que le chiffre des globules blancs s'accroît, pendant que le chiffre des globules rouges diminue rapidement. Ainsi, chez notre malade, le nombre des globules blancs monta de 4000 à 8500. Ce sont les polynucléaires qui disparaissent les premiers, les lymphocytes persistent longtemps dans le liquide pleural.

Symptômes. — Passons à l'étude clinique de l'hémothorax traumatique. Laissons de côté les grands traumatismes du thorax, les larges plaies de poitrine, les blessures du cœur et des gros vaisseaux, qui sont d'emblée du domaine chirurgical, et occupons-nous des cas fréquents où l'hémothorax est surtout du domaine de la médecine.

Commençons par analyser l'évolution d'un hémothorax exempt de complications. L'étude des complications et des infections secondaires sera faite plus tard.

Un individu vient d'être blessé à la poitrine (coup de couteau, coup de fleuret, projectile d'arme à feu, etc.); que la plaie pénétrante intéresse l'ensemble des téguments, ou qu'elle ne soit pas apparente à l'extérieur (fracture des côtes), que le sang vienne d'un vaisseau de la paroi (artère intercostale, mammaire interne), ou qu'il vienne de la plaie du poumon, la cavité pleurale est dans les meilleures conditions pour attirer le sang extravasé, et l'hémothorax est constitué.

Suivant l'importance de la blessure et de l'hémorrhagie, les symptômes initiaux sont quelque peu différents. Parfois le blessé pâlit, s'émotionne, se plaint de douleur et d'oppression, et perd connaissance. Parfois aussi la blessure passe presque inaperçue, et elle ne se révèle au premier abord que par le sang qui s'écoule de la plaie.

La plaie du poumon se traduit quelquefois par une hémoptysie qui ne se fait pas attendre. Tantôt le blessé ne rend que quelques crachats sanguinolents, tantôt il a une ou plusieurs hémoptysies, à sang spumeux et rutilant, qui est expulsé au milieu de quintes de toux. L'un de nos malades eut, après un coup de pistolet, une hémoptysie abondante, suivie d'hémoptysies plus légères. Le malade de Sacquépée eut des hémoptysies qui durèrent quelques jours. Je cite, à titre exceptionnel, le cas rapporté par Connelsville, concernant un malade qui mourut d'hémoptysie en quelques minutes; à l'autopsie, on vit que le poumon avait été embroché par un fragment de côte.

Logiquement, on pourrait supposer qu'une blessure du poumon doit toujours être suivie, sinon d'une hémoptysie abondante, du moins de crachats hémoptoïques témoins de la lésion pulmonaire. Or, il n'en est rien; les hémoptysies, petites ou grandes, sont loin d'être fréquentes. Ainsi, celui de nos blessés qui avait reçu un coup de couteau n'eut pas un seul crachat sanglant. Sur les quarante-quatre observations d'hémothorax traumatique réunies dans la thèse de Chastenet de Géry, les hémoptysies ne sont signalées que dans huit ou dix cas. Il est vrai que parfois l'hémothorax n'est pas associé à une blessure du poumon, le sang épanché dans la plèvre peut venir uniquement des parois thoraciques, et en pareille circonstance l'absence d'hémoptysie s'explique naturellement.

A mesure que le sang envahit la cavité pleurale, la matité, l'abolition des vibrations thoraciques, le souffle, parfois même l'égophonie, sont les signes qui permettent de diagnostiquer l'épanchement et son abondance. La toux, la dyspnée, la faiblesse, la pâleur des téguments varient suivant l'importance de l'hémothorax.

L'hémothorax peut n'être pas accompagné de fièvre, mais parfois, du troisième au quinzième jour, la température monte à 38, 39 et même 40 degrés, et se maintient élevée pendant une assez longue période [1]. On se demande alors si la plèvre n'a pas été infectée par l'agent vulnérant, arme blanche, projectile d'arme à feu, fragments de vêtements introduits dans la plaie, etc. En face de cette fièvre, on redoute la pneumonie traumatique, on craint une pleurésie septique, une pleurésie purulente. On est d'autant plus inquiet, que le blessé se sent plus souffrant, plus oppressé, et le liquide augmente dans la plèvre.

Certes, pareille poussée fébrile et pleurale mérite d'éveiller notre attention, mais fort heureusement elle n'est pas habituellement l'indice d'une complication redoutable. Quand notre malade nous est arrivé salle Saint-Christophe avec une température qui, au quatrième jour de l'accident, atteignait 39°,2 nous n'avons pas été autrement étonnés, nous avons mis en culture le liquide pleural qui est resté parfaitement stérile, et nous avons pensé que la poussée fébrile était l'annonce de la résorption de l'hémorrhagie et le prélude d'une pleurésie séro-fibrineuse secondaire.

On sait, en effet, aujourd'hui, que la fièvre peut survenir et persister quelque temps, en dehors de toute infection, chez des gens atteints d'hémothorax. Notre observation vient s'ajouter à celles de Bartoli, Lorin, Millard, Tuffier et Milian, etc. On admet actuellement que la résorption pleurale des hématies extravasées peut déterminer un mouvement fébrile et une réaction pleurale qui se traduit par un appel de liquide inflammatoire séro-fibrineux.

Ce fait est comparable à ce qui arrive dans l'hémorrhagie sous-arachnoïdienne de l'encéphale avec pénétration du liquide sanguin dans les cavités ventriculaires du cerveau

---

1. Peyrot. *Traité de chirurgie*, t. VI, p. 50.

et dans la cavité sous-arachnoidienne du rachis; le sang ainsi que Prus l'avait affirmé, peut avoir une action très irritante sur les parties avec lesquelles il est en contact. « La constatation du signe de Kernig et les réactions hématophagiques et hématolytiques dans l'hémorrhagie sous-arachnoïdienne, permet de doter l'hématie extravasée d'un rôle phlogogène indiscutable[1]. »

Du reste, quoi qu'il en soit des hypothèses, il est certain que l'apparition de la fièvre au cours d'un hémothorax *stérile* peut coïncider avec la résorption des hématies, avec la décoloration graduelle de l'épanchement hémorrhagique, avec l'apparition d'un liquide séro-fibrineux parfois abondant, et avec la constatation plus tardive de frottements pleuraux. Les observations suivantes en sont la preuve :

Chez notre malade, la fièvre atteignait 59°,2 le jour de son entrée et la poussée fébrile fut de courte durée. Un peu plus tard, on put constater l'augmentation du liquide pleural coïncidant avec la rapide décoloration de l'épanchement initial, l'état fibrineux du liquide nouvellement formé, la diminution considérable du nombre des hématies et l'apparition de frottements pleuraux témoins de la pleurésie.

Dans l'observation de Sacquépée, il est dit que la quantité du liquide pleural reste stationnaire pendant quelque temps, bien que les hématies diminuent en proportion considérable. « Il faut en conclure, qu'à cette époque, il s'est déversé dans la plèvre une assez grande quantité de sérosité, suffisante pour compenser en volume la résorption de la partie solide. »

Dans l'observation de Tuffier et Milian, le malade a la fièvre, l'épanchement de sérosité pleurale augmente, tandis que les ponctions ramènent un liquide de moins en moins riche en globules rouges. Plus tard, on entend des frottements pleuraux dans l'aisselle.

Je dois à l'obligeance de M. Millard deux intéressantes observations d'hémothorax traumatique avec fièvre et apparition de pleurésie secondaire.

<hr>

1. Froin. *Les hémorrhagies sous-arachnoïdiennes.* Thèse de Paris, 1904.

La pleurésie séro-fibrineuse consécutive à l'hemothorax traumatique est précoce ou tardive; elle peut se développer dès les premiers jours, ou à une époque plus éloignée. Du reste, il est impossible de savoir exactement à quel moment elle débute, car les signes qui lui appartiennent (matité, disparition des vibrations, souffle, égophonie), ces signes appartiennent également à l'hémothorax.

Quand on n'est pas prévenu, cette pleurésie peut induire en erreur et faire croire que l'épanchement de sang continue à se faire dans la plèvre, alors que c'est l'épanchement séro-fibrineux qui envahit la cavité pleurale. Pour être renseigné sur l'importance relative de l'épanchement sanglant et de l'épanchement séro-fibrineux, il suffit de retirer de la plèvre, à différentes reprises, quelques grammes de liquide qu'on met dans de petits tubes, et qui servent d'échantillons, ainsi que nous l'avons fait pour l'un de nos malades. La comparaison des échantillons, l'atténuation rapide de la teinte rouge du culot qui concorde avec la diminution du nombre des hématies contenues dans le liquide, l'apparition de la fibrine dans la sérosité qui surmonte le culot, tels sont les témoins de la pleurésie qui s'adjoint à l'hémothorax. A un moment donné, les frottements pleuraux complètent le diagnostic.

Quant à la fièvre qui est souvent associée à cette pleurésie, on peut craindre tout d'abord qu'elle soit due à une infection du poumon où à une pleurésie en voie de purulence. Mais vous avez à votre disposition un moyen bien simple de juger la question : mettez du liquide pleural en culture, assurez-vous que ce liquide est stérile, et toute idée d'infection est écartée.

Complications. — Je viens de retracer l'évolution de l'hémothorax traumatique exempt de toute complication. Le pronostic en est presque toujours bénin et la guérison survient assez souvent en quelques semaines sans qu'on ait à recourir à l'intervention chirurgicale. Passons maintenant, en revue les *complications* de l'hémothorax, et commençons par le *pneumothorax* dont la présence constitue l'hémo-pneumothorax. La pénétration de l'air dans la cavité pleurale peut se faire par la plaie thoracique et par la plaie du poumon. Cette double voie de pénétration laisserait supposer que le pneumothorax consécutif aux plaies de poitrine doit être une fréquente complication. Je crois au contraire que c'est une complication assez rare. Ainsi, le pneumothorax n'existait pas chez nos blessés de la salle Saint-Christophe, il n'en est pas question dans les observations de Sacquépée, Tuffier et Milian, Millard, Patel et Leriche, Gaultier et Français, et il n'est signalé qu'une douzaine de fois dans les quarante-quatre observations de la thèse de Chastenet de Géry. Peut-être passe-t-il quelquefois inaperçu, parce qu'on est obligé de se contenter d'une inspection un peu sommaire chez un blessé qui perd son sang, qui est affaibli, et dans un état voisin de la défaillance.

La présence du pneumothorax aggrave la situation; ainsi l'angoisse, la suffocation, la petitesse du pouls, l'état lipothymique, sont plus accentués quand le pneumothorax complique l'hémothorax. Les ménagements qu'on doit au malade ne nous autorisent pas toujours à faire un examen complet, ils ne permettent pas de rechercher la succussion hippocratique; mais la sonorité tympanique qu'on provoque par une légère percussion à la partie supérieure de la poitrine, suffit habituellement pour déceler le pneumothorax, surtout si le souffle amphorique accompagne la sonorité tympanique.

Chez quelques blessés, à chaque respiration on entend l'air entrer et sortir par la plaie béante du thorax.

Étudions maintenant l'*hémothorax suppuré*. Dans quelques cas la plèvre s'infecte et un épanchement purulent vient s'ajouter à l'épanchement de sang. En voici quelques exemples[1] :

Le cas de Greenleaf concerne un homme dont la poitrine a été traversée par une balle. Un hémothorax se déclare dans la plèvre droite. La thoracentèse permet de retirer une petite

---

1. Les trois observations suivantes sont consignées dans la thèse de M. Chastenet de Géry.

quantité de sang. Plus tard survient une pleurésie purulente, on pratique l'opération d'Estlander et le malade finit
par guérir.

L'observation de Christovitch a trait à un jeune garçon
qui reçoit à bout portant un coup de revolver. On le laisse
trois jours au repos absolu. Le quatrième jour on constate
un épanchement pleural abondant avec fièvre et dyspnée;
Le sixième jour la suffocation est devenue tellement intense
que le blessé est sur le point de succomber. On décide alors
l'opération. Une ponction exploratrice faite dans le 7ᵉ espace
intercostal ramène un liquide sanglant qui exhale une odeur
de putréfaction. On résèque les cinquième et sixième côtes.
on incise la plèvre et le poumon, et par la plaie sort une
quantité de pus et de sang. On retire la balle et trois fragments de poumon gangrené. Deux mois plus tard la guérison
était complète.

Elimoff a publié le cas suivant : un homme reçoit, au-
dessous du creux axillaire, un coup de fusil chargé à plomb.
On constate les signes d'un hémo-pneumothorax. A cause de
la faiblesse du malade, on pense qu'il est préférable de ne
pas opérer. Mais, quelques jours plus tard, à chaque quinte
de toux, un liquide sanguinolent, d'odeur fétide, s'échappe
par la plaie ; bientôt même les sécrétions contiennent des
débris de la bourre qui avait pénétré avec la charge de plomb.
Douze jours après l'accident, une quantité de pus sort par
la blessure thoracique; on propose alors l'opération de l'empyème, qui est refusée par le malade. Les jours suivants,
l'amélioration se fait rapidement et, six semaines après l'accident, la guérison est définitive.

Une observation de M. Peyrot[1] concerne un garçon qui
reçoit une balle de revolver dans le 2ᵉ espace intercostal
droit. On constate un hémothorax. Douze jours plus tard,
éclatent soudainement des phénomènes d'ordre infectieux ;
température à 39 degrés, pouls à 112, respiration rapide,

---

1. Bergeaud. *Épanchements sanguins traumatiques de la plèvre*. Thèse
de Paris, 1904.

affaissement considérable du blessé. Une ponction ramène 1 500 grammes d'un liquide rouge, d'odeur fétide. Les jours suivants, les symptômes s'aggravent. On fait d'urgence une pleurotomie avec résection costale, mais le malade succombe sur la table d'opération, bien qu'il n'ait pas été chloroformé. L'opération avait donné issue à près de 5 litres d'un liquide rougeâtre, mélangé de gaz fétides. L'examen bactériologique de ce liquide démontra la présence de streptocoques et de microbes anaérobies.

Un de mes chefs de clinique, M. Lœper, m'a fait part de l'observation que voici : un jeune garçon, a reçu sept jours avant un coup de couteau dans le 5e espace intercostal gauche. Il respire péniblement et il se plaint de douleurs vives à gauche de la poitrine. On constate l'abolition des vibrations thoraciques dans toute la hauteur, y compris la région sous-claviculaire. La matité est absolue dans les mêmes régions. Le malade est fort agité. Le soir, sa température est à 39°,7 ; le lendemain soir, elle atteint 40 degrés, puis elle oscille entre 38 et 40 degrés.

Par piqûre du doigt, on retire du sang qui est d'aspect normal ; la coagulation en est rapide et le caillot est bien rétracté. Le sérum, assez foncé en couleur, contient de l'urobiline et un taux de chlorure qui est normal. Il congèle à 0°,57 et à 0°,60. La proportion des globules rouges est très abaissée ; on n'en trouve que 2 650 000, avec un assez grand nombre de globules petits et déformés. Par contre, la proportion des globules blancs est très élevée ; on en compte 17 500, dont 84 pour 100 de polynucléaires et 16 pour 100 de formes mononucléées.

En somme, le malade avait les signes d'un épanchement pleural gauche, mais la forte élévation de la température, l'intensité des phénomènes généraux, l'existence d'une leucocytose polynucléaire accentuée, n'étaient en faveur ni d'un simple hémothorax, ni d'un épanchement séro-fibrineux banal.

On ponctionne alors le 4e espace intercostal gauche et on retire un liquide qui a une teinte chocolat. Ce liquide est inodore ; il congèle à 0°,47 ; examiné au microscope, on y trouve des globules rouges intacts et un assez grand nombre de globules blancs polynucléaires, les uns normaux, les autres en voie de désintégration, indice de la suppuration de l'épanchement. On ensemence le liquide sur gélose et sur bouillon. Au bout de vingt-quatre heures la culture sur bouillon contient un petit bacille, légèrement mobile, à l'état de pureté, et qui paraît être du colibacille. Mais, quarante-huit heures plus tard, la culture se colore en vert et présente tous les caractères du pyocyanique. Les jours suivants la teinte verte tourne au brun noirâtre. Les colonies sur gélose passent par les mêmes phases de coloration verte et brunâtre. Le sérum du malade agglutine à 1/40 le bacille contenu dans le liquide pleural. On est donc en présence d'un hémothorax infecté, en voie de suppuration, et on pratique l'opération de la thoracotomie qui donne issue à un flot de liquide brunâtre, hématique, légèrement fétide, contenant une quantité de caillots. Il n'y avait pas de gaz. Les suites opératoires furent simples, la fièvre tomba aussitôt et la guérison complète fut obtenue en six semaines.

L'infection pleurale est donc une complication assez fréquente au cours de l'hémothorax traumatique. Lorsqu'on voit survenir la fièvre chez un individu atteint d'hémothorax, il faut sans tarder rechercher la cause de cet incident. Il se peut que cet état coïncide simplement avec la résorption du sang et avec l'apparition de la pleurésie séro-fibrineuse dont je parlais il y a un instant, mais il se peut aussi que cet état fébrile, avec son cortège de symptômes, soit dû à une infection pleurale qui deviendra fort redoutable si l'on n'intervient pas en temps opportun. Il faut donc se hâter de préciser le diagnostic. La présence d'une polynucléose est en faveur de la purulence pleurale, mais c'est la culture du liquide pleural qui fournit les renseignements les plus précis.

Ainsi chez notre malade, la culture du liquide hémorrhagique fut stérile et, malgré la fièvre, nous eûmes la conviction que la plèvre n'était pas infectée. Chez le malade de Sacquépée tous les échantillons du liquide hémorrhagique prélevés dans la plèvre furent soumis à l'analyse bactériologique (culture en bouillon), et tous furent parfaitement stériles, preuve que la plèvre n'était pas infectée. Chez le malade de Tuffier et Milian, les ensemencements du liquide pleural furent pratiqués à deux reprises, sur bouillon, gélose, gélose sucrée profonde (tubes de Liborius et de Veillon pour les anaérobies), alors que le malade était en pleine période fébrile, et ils restèrent complètement stériles, preuve que la plèvre n'était pas infectée. Par contre, chez les malades de M. Peyrot et de M. Lœper, l'hémothorax était infecté et les cultures mirent en évidence la nature des agents infectieux. N'oublions pas que chez un malade atteint d'hémothorax traumatique, avec ou sans pneumothorax, l'infection pleurale est à redouter. Toute plèvre infectée doit être opérée, et si tel malade a succombé malgré l'opération, c'est peut-être parce qu'il a été opéré trop tard.

Je viens de parler des formes aiguës, parfois très redoutables de l'hémothorax infecté. Mais la complication peut revêtir une autre allure. Parfois les symptômes initiaux s'apaisent, la fièvre tombe, le malade semble marcher vers la guérison, mais l'infection pleurale persiste sous une forme torpide et chronique. Peyrot raconte l'histoire d'un homme qui allait quitter l'hôpital après guérison apparente d'une blessure reçue au sommet de l'aisselle droite. Il était complètement apyrétique, et on l'aurait considéré comme guéri, s'il n'avait pas conservé les signes d'un épanchement assez notable. Une ponction aspiratrice faite dans le 8ᵉ espace intercostal démontra l'existence de pus granuleux, mal lié et peu coloré.

Dans deux cas rapportés par Ch. Nélaton, des collections hémato-purulentes fétides furent expulsées sous forme de *vomique*, longtemps après la blessure pénétrante de poitrine. Voici le résumé du second cas rapporté par Peyrot : une femme avait reçu un coup de couteau dans la poitrine. Les signes d'un épanchement de sang dans la plèvre avaient été reconnus; la malade allait bien, lorsque, plusieurs mois plus tard, elle rendit tout à coup, par expectoration, une quantité de sang extrêmement fétide. Après cet accident (qui n'était autre qu'une vomique), tout rentra dans l'ordre. La malade se crut guérie, et sa santé paraissait excellente, lorsque, au bout de quelques semaines, le même phénomène survint de nouveau. Il se reproduisit à plusieurs reprises pendant plus d'un an.

L'hémothorax traumatique est souvent accompagné d'emphysème sous-cutané qui donne au toucher la sensation bien connue de crépitation neigeuse. Cet emphysème débute aux environs de la plaie, surtout si la plaie est petite et anfractueuse; il reste habituellement limité au voisinage et il est rare qu'il s'étende à de grandes distances.

Quant à la *pneumonie* dite traumatique, c'est une complication qui est surtout fréquente au cas de fractures de côtes. Cette pneumonie est assez difficile à dépister, car les signes habituels de la pneumonie, les râles crépitants, le souffle tubaire, les crachats rouillés, sont défigurés ou en partie perdus au milieu des signes de l'hémothorax ou de l'hémopneumothorax. Cette pneumonie n'est pas une complication négligeable, elle est grave par elle-même, et, de plus, elle est parfois l'origine de l'infection de la plèvre.

Traitement. — Abordons le traitement, qui emprunte ses indications à la médecine et à la chirurgie, et envisageons d'abord les cas d'hémothorax qui peuvent guérir sans intervention chirurgicale. Deux de nos blessés rentraient dans cette catégorie.

Un individu vient d'être atteint à la poitrine d'une plaie pénétrante par arme blanche ou par arme à feu. Vous êtes appelé auprès du blessé. La plaie est saignante, le blessé est pâle et assez angoissé, il respire mal, il tousse et il expectore du sang, preuve que le poumon est atteint; la fièvre est nulle, le pouls est accéléré mais il est d'assez bonne qualité; jusque-là on peut supposer que l'hémorragie intra-pleurale n'est pas fort abondante.

Ne fatiguez pas le malade par des manœuvres inutiles, gardez-vous bien de sonder la plaie, contentez-vous de la désinfecter et d'appliquer un pansement par occlusion. Conseillez un calme et un repos absolus. Placez le malade au lit. Prenez de grands ménagements pour ausculter et percuter le thorax. Si vous ne constatez ni sonorité tympanique ni souffle amphorique, c'est qu'il n'y a sans doute pas pneumothorax. La matité dans les parties déclives vous donnera la mesure de l'épanchement de sang.

Si le malade est énervé, angoissé, et s'il se plaint de douleurs thoraciques, pratiquez une piqûre d'un demi-centigramme ou d'un centigramme de morphine, que vous répéterez au besoin ; si le cœur faiblit, ayez recours aux injections de caféine à la dose de 25 centigrammes par injection ; si l'état de faiblesse s'accentue, faites toutes les trois heures une injection de 100 grammes de sérum et donnez des boissons stimulantes, du thé avec une cuillerée de rhum, du café avec une cuillerée de cognac, de l'élixir de maté à la dose journalière de 30 grammes. Contre les petites hémoptysies prescrivez une potion à l'eau de Rabel et au sirop de ratanhia ; alimentez le blessé avec du lait, des laitages, des œufs, du bouillon, des viandes froides.

Il est un procédé que je vous recommande quand il s'agit de savoir si le sang (venant du poumon ou de la paroi) continue à se déverser dans la plèvre. Dès la première visite que vous faites au blessé, ayez soin de prendre à son doigt quelques gouttes de sang et faites la numération des globules rouges. Recommencez le même examen toutes les deux ou trois heures si l'état du malade paraît s'aggraver, et si après deux ou trois examens vous constatez que le chiffre des hématies s'abaisse rapidement, c'est une raison pour penser que l'hémorrhagie continue à se faire dans la cavité pleurale.

Mais supposons le cas où votre blessé ne va pas plus mal ; vingt-quatre heures se passent et l'état général est meilleur. Un examen plus complet permet de constater un épanchement pleural qui peut être évalué à un demi-litre environ. Les jours suivants la situation reste sensiblement la même. En pareille circonstance il n'est pas nécessaire d'évacuer le liquide car la résorption de l'épanchement sanglant est parfois très rapide ; il n'y a qu'à attendre les événements. Les cas d'hémothorax traumatique aboutissant à la guérison sans que le liquide ait été évacué sont très fréquents. Les observations rapportées par Millard, Sacquépée, Tuffier et Milian, neuf des cas qui sont consignés dans la thèse de Chastenet de Géry, plusieurs des cas qui sont rapportés dans la thèse de Bergeaud, ainsi que deux de nos cas, rentrent dans cette catégorie ; ils concernent des hémothorax traumatiques, parfois assez intenses, et complètement guéris sans que le liquide pleural ait été retiré par la ponction.

Mais il n'en est pas toujours ainsi, et vous verrez des blessés qui, quelques heures ou peu de temps après leur blessure, sont dans un état inquiétant parce que l'hémorrhagie intra-pleurale a continué à se faire. Que le malade ait ou non des hémoptysies, qu'il ait ou non un pneumothorax, son état s'est aggravé. Il respire plus mal, le moindre mouvement provoque un accès d'oppression, le pouls s'accélère, les forces déclinent, la syncope est menaçante, peut-être la quantité de sang épanché dans la plèvre atteint-elle un litre et demi, deux litres et au delà.

Quelle résolution allez-vous prendre et quelle conduite allez-vous tenir ? S'il ne s'agissait que de combattre un épanchement qui menace la vie à cause de son abondance, le problème serait vite résolu, car il suffirait de pratiquer la ponction de la plèvre afin de retirer le sang épanché. Mais la situation n'est pas toujours aussi simple, la source de l'hémorrhagie peut n'être pas tarie, le sang qui vient du poumon ou de la paroi peut n'avoir pas cessé de couler dans la plèvre, la situation est fort grave. Ici je laisse la parole aux chirurgiens et notamment à M. Delorme qui a fait une étude très documentée de cette question[1]. Au chirurgien de décider l'opportunité de la thoracotomie avec résection des côtes, afin de faire une exploration complète de la cavité thoracique et de pratiquer l'hémostase de tout ce qui saigne, soit au poumon, soit à la paroi.

Mais entre les deux cas extrêmes que je viens de choisir

1. Delorme. *Société de chirurgie*, 5 juin 1907.

pour ma description, l'un concernant un hémothorax de moyenne intensité, l'autre d'apparence redoutable pour lequel l'intervention chirurgicale s'impose, n'y a-t-il pas des cas intermédiaires où la ponction est indiquée sans qu'il soit urgent de recourir à la thoracotomie? Oui, il est des cas où la ponction rend des services (Bouilly, Peyrot, Jaboulay, Lejars). Elle a été faite au troisième, quatrième, sixième, onzième, treizième, vingt et unième jour, au bénéfice des malades.

Mais quelles sont les indications de la ponction? doit-elle être précoce ou tardive; et faut-il se contenter de retirer seulement une partie du liquide, ou peut-on impunément en retirer, d'un seul coup, une grande quantité?

Je dirai d'abord que l'opportunité de la thoracentèse ne peut être basée que sur l'état du blessé. Si l'aggravation des symptômes (dyspnée, accès d'oppression) coïncide avec des signes (matité, perte des vibrations, etc.) qui permettent de constater l'abondance de l'épanchement pleural, et si rien cependant ne justifie une intervention chirurgicale immédiate, la ponction me paraît indiquée, et, pour ma part, je n'hésite pas à la pratiquer.

Quant à déterminer la quantité du liquide qu'il faut retirer par la ponction, certains disent qu'il faut se contenter de retirer peu de liquide, d'autres disent qu'on peut le retirer en quantité. En voici des exemples divers :

Un homme atteint d'hémothorax traumatique entre dans le service de Jaboulay[1]. Le malade étant pris de symptômes inquiétants, Jaboulay pratique la thoracentèse le quatrième jour ; mais il limite l'écoulement à 200 grammes et en se félicitant du résultat obtenu, il insiste sur l'utilité de la thoracentèse à petite dose, au cas d'hémothorax traumatique.

Une autre observation[2] concerne un blessé atteint d'hémopneumothorax à la suite d'un coup de revolver. Quelques jours plus tard, la dypsnée acquiert une violente intensité.

1. Potel et Leriche. *Loco citato.*
2. Bergeaud. *Épanchements sanguins traumatiques de la plèvre.* Thèse de Paris, 1904.

L'examen du thorax décèle un grand épanchement. Devant ces symptômes inquiétants, Souligoux pratique la thoracentèse le septième jour après la blessure, et il se contente de retirer 200 grammes de liquide sanglant. Le blessé s'améliore et guérit.

Lejars cite un cas d'hémothorax traumatique, où l'on retira, dix jours après la blessure, un litre et demi de liquide sanguinolent. On se félicita du résultat obtenu, car la guérison survint sans incidents.

Chez un malade atteint d'hémothorax traumatique dont l'épanchement était lent à se résorber, Gaultier et Français pratiquent la thoracentèse vingt et un jour après la blessure, et ils retirent un litre et demi de liquide sanglant. Le malade s'améliore et guérit.

Un homme tombe sur le brancard d'un chariot, et le thorax (côté gauche) est comprimé par la roue. Un chirurgien ne constate aucune fracture et porte un pronostic favorable. A 9 heures du soir, le Dr Jagot[1] est appelé près de cet homme ; il le trouve pâle, anxieux, dyspnéique ; le côté gauche de la poitrine est mat et le cœur est fortement refoulé à droite. M. Jagot porte aussitôt le diagnostic d'hémothorax abondant et pratique une thoracentèse qui donne issue exactement à trois litres de sang très vif. Le malade est soulagé, mais, une vingtaine de jours après, l'épanchement s'étant reformé, une nouvelle thoracentèse donne issue à deux litres de liquide de teinte chocolat mélangé de caillots. Cet état s'est terminé par la guérison.

Cette série d'exemples prouve que la guérison est survenue, quelle que soit la quantité de liquide, petite ou grande, qui ait été retirée par la thoracentèse. En ce qui me concerne, je ne vois pas la nécessité de retirer d'un seul coup un litre et demi, deux litres et trois litres de liquide ; je craindrais de rappeler une hémorrhagie mal arrêtée ou un pneumothorax mal fermé. Je préférerais retirer un demi-litre de liquide, et, suivant le résultat obtenu, pratiquer plus ou moins vite

1. Thèse de M. Chastenet de Géry.

une deuxième et une troisième thoracentèse. Mais ne perdons pas de vue les cas dans lesquels l'intervention chirurgicale s'impose ; trop attendre ou ne savoir pas se décider en temps opportun peut coûter la vie au blessé.

§ 5. PLEURÉSIES PURULENTES
DE LA GRANDE CAVITÉ PLEURALE

Discussion. — On décrivait autrefois « une pleurésie purulente », on doit décrire aujourd'hui « des pleurésies purulentes ». La bactériologie a complètement modifié certaines questions de pathologie interne, et la pleurésie purulente est de ce nombre. Je n'ai en vue dans ce chapitre que les pleurésies purulentes de la grande cavité pleurale ; nous étudierons aux chapitres suivants les pleurésies purulentes partielles (interlobaire, médiastine, diaphragmatique).

On ne peut plus écrire aujourd'hui son chapitre d'ensemble sur la pleurésie purulente, pour la bonne raison que chacune des pleurésies purulentes nécessite une description spéciale, qu'il s'agisse de pleurésie purulente à pneumocoque, de pleurésie purulente à streptocoque, de pleurésie purulente tuberculeuse, de pleurésie purulente appendiculaire, de pleurésie purulente putride avec formation de gaz, etc. Chacun de ces types sera décrit à son tour et l'on verra combien ces types diffèrent les uns des autres : c'est à tel ou tel agent pathogène que la pleurésie purulente doit sa physionomie propre, ses allures spéciales, son degré de gravité, et c'est là le côté nouveau et intéressant de la question.

Néanmoins, il est quelques considérations générales qui peuvent trouver leur place ici.

Anatomie pathologique. — Plus les pleurésies purulentes sont anciennes et plus les lésions sont accentuées. Au début,

le liquide est louche et séro-purulent, parfois purulent
d'emblée; les fausses membranes sont peu épaisses. Mais plus
tard les lésions s'accentuent, les fausses membranes se généralisent aux deux feuillets de la plèvre et peuvent acquérir, surtout sur la plèvre pariétale, une épaisseur de 6 à
8 millimètres. Les *adhérences* qui s'établissent entre les
deux feuillets de la séreuse en cloisonnent la cavité et
forment des clapiers et de véritables kystes purulents; elles
étendent encore plus loin leur action nuisible, elles immobilisent les côtes, en gênent le fonctionnement, et contribuent à la déformation de la paroi thoracique, qui s'aplatit
et se rétrécit à la région latérale et postérieure.

Le *liquide* purulent est en quantité variable, il peut atteindre 2, 3 et 4 litres. Le poumon, refoulé et aplati, est peu
altéré tant que la pleurésie est récente; mais, dans les vieilles
pleurésies, le poumon est réduit à une sorte de moignon du
volume du poing, il est induré, sclérosé (Brouardel), tassé
dans la gouttière costo-vertébrale, refoulé vers le médiastin,
entouré de fausses membranes, et par conséquent réduit à
un état qui le rend incapable de reprendre son volume
et ses fonctions. Le squelette du thorax est atteint; le périoste des côtes adhère aux membranes pleurales et les
côtes sont le siège d'ostéite. Le pus contenu dans la plèvre
peut se faire jour au dehors par différentes voies, et par les
bronches (*vomique*), par un espace intercostal (et c'est le
plus souvent le cinquième espace). La fréquence relative
de ces perforations est ainsi établie dans la thèse de
M. Flammarion[1] :

Fistules pleuro-cutanées. 10
—   pleuro-broncho-cutanées.   5
—   pleuro-bronchiques   3
—   pleuro-abdominales   1

Cette statistique prouve que les pleurésies purulentes de la
grande cavité pleurale se vident plus souvent par un espace

1. Flammarion. *Des fistules thoraciques.* Thèse de Strasbourg, 1869.

intercostal que par les bronches, et, chose remarquable, la perforation intercostale se fait non pas en arrière dans les parties déclives, mais en avant, à la partie moyenne de l'espace intercostal, dans la proportion de 11 sur 3. Je m'empresse d'ajouter que ces terminaisons de la pleurésie purulente, qui étaient assez fréquentes autrefois, à une époque que j'ai appelée la *période préhistorique* des pleurésies, ces terminaisons et ces complications sont devenues absolument rares depuis les ressources thérapeutiques actuelles[1] qui permettent de pratiquer en temps voulu l'opération de l'empyème.

La présence de l'air dans la cavité pleurale (pneumothorax par perforation) ou la formation de gaz au cas de pleurésies putrides (pneumo-thorax par putréfaction, constituent le *pyo-pneumothorax*. Le rein, le foie, la rate sont parfois atteints de dégénérescence amyloïde quand la pleurésie purulente est de vieille date.

Signes communs. — Quelques signes peuvent être communs à diverses pleurésies purulentes.

La *matité* est absolue dans toute l'étendue de l'épanchement; ou bien elle alterne avec des zones sonores, si la pleurésie est cloisonnée ou enkystée, comme c'est l'usage dans la pleurésie interlobaire, qui pour le moment ne nous occupe pas. Parfois, à la suite d'adhérences, le pus s'accumule à la base du thorax, il déprime le diaphragme aux dépens des organes abdominaux qui s'abaissent, et la *pleurésie enkystée de la base* simule alors une tumeur du foie, de la rate ou du rein.

Les *vibrations thoraciques* sont abolies ou affaiblies dans la région de l'épanchement, elles persistent souvent au niveau des adhérences. Le thorax subit du côté de l'épanchement une ampliation passagère, une voussure, à laquelle fait suite un retrait, un aplatissement des derniers espaces intercostaux; cet aplatissement s'accuse malgré la présence du liquide, à condition, bien entendu, que le liquide ne soit pas en trop grande quantité; dans ce dernier cas, les espaces

---

1. Dieulafoy, *Académie de médecine*, 31 mai 1892.

intercostaux se dilatent et le thorax, devenu globuleux, forme une forte voussure. La *déformation* thoracique prend à la longue de notables proportions, surtout après l'évacuation naturelle ou artificielle de l'épanchement ; l'épaule s'abaisse, le thorax s'aplatit, les muscles s'atrophient, et la colonne vertébrale subit une incurvation dont la concavité regarde le côté affecté. Cette déformation, qui peut persister indéfiniment après la guérison, est un artifice naturel et nécessaire, destiné à combler le vide thoracique laissé par le poumon en partie atrophié.

Dans le cours des pleurésies purulentes, et même à une époque assez rapprochée du début, on observe souvent un *œdème* de la paroi thoracique, du côté malade, œdème qui se localise à l'aisselle, à son bord postérieur, ou qui s'étend au bras, à la main. Dans les vieilles pleurésies purulentes, il n'est pas rare de voir se dessiner sur la peau du thorax les fines arborisations d'une circulation complémentaire.

Les organes voisins sont refoulés par l'épanchement, *le cœur est dévié* dans la pleurésie gauche, le foie est abaissé dans la pleurésie droite, et ces positions vicieuses sont d'autant plus durables qu'elles sont maintenues par les fausses membranes.

Les signes tirés de l'auscultation sont variables, surtout quand la pleurésie purulente est déjà un peu ancienne ; ils sont parfois négatifs : on ausculte la poitrine et l'on n'entend rien, c'est une *absence* totale de bruits normaux et anormaux ; d'autres fois, il y a un souffle à timbre bronchique, caverneux et même amphorique (Landouzy)[1]. L'égophonie, qui peut exister quand la pleurésie débute par une phase aiguë et quand le liquide est séro-purulent, fait défaut dans les autres cas, et la pectoriloquie aphone, si nette dans les épanchements séro-fibrineux, peut perdre ici ses caractères (Bacelli). Dans les points où les fausses membranes existent seules, sans adhérence et sans liquide, on peut entendre un *frottement* rude et râpeux.

1. Landouzy. *Arch. de méd.*, 1856.

Dans quelques cas de pleurésie purulente gauche, on perçoit dans la région de l'épanchemeut une tumeur *pulsatile* ou des mouvements d'expansion, analogues aux battements d'un anévrysme, c'est l'*empyème pulsatile*, auquel je consacrerai plus loin un chapitre spécial.

La *fièvre* dans la pleurésie purulente n'a aucun caractère déterminé ; elle est plus ou moins forte, périodique, intermittente ; elle peut être nulle, ou prendre à la longue les allures de la fièvre hectique, avec exaspération vespérale et sueurs abondantes. La *dyspnée* est en rapport avec l'abondance du liquide, avec l'étendue des adhérences et avec l'état des organes voisins (*tuberculose pulmonaire, péricardite, broncho-pneumonie,* etc.).

Quand le pus doit se faire jour à travers un espace intercostal, ce qui ne se voit guère plus aujourd'hui grâce à l'intervention chirurgicale précoce, le malade éprouve une douleur en un point qui est bientôt plus proéminent que les parties voisines. La tumeur met plusieurs jours ou plusieurs semaines à se former ; elle devient fluctuante, elle envahit un espace ou deux espaces intercostaux, elle prend une forme allongée, elle est réductible. La peau, qui jusque-là n'avait pas changé de coloration, rougit, s'amincit et se perfore ; la *fistule* est constituée, et à travers la fistule ou à travers plusieurs fistules, le pus s'écoule. Suivant la disposition du trajet fistuleux, l'air extérieur pénètre ou non dans la plèvre, et, dans la première hypothèse, on constate les symptômes d'un *pneumothorax*. Le pus qui s'écoule par la fistule thoracique a quelquefois une odeur fétide, et, après une amélioration passagère qui coïncide avec les premières évacuations du foyer purulent, il n'est pas rare d'observer des symptômes de résorption purulente et d'hecticité, si l'on n'agit pas aussitôt par un traitement approprié.

Parfois (c'est une chose qui ne se voit presque plus aujourd'hui), la collection purulente pleurale chemine à travers les tissus, à la façon d'un abcès par congestion, et elle vient faire saillie à la *région lombaire*, le plus souvent du côté gauche ; mais pour y arriver elle peut suivre différents trajets[1]. Tantôt elle se fraye une route assez superficielle à travers la partie postérieure des derniers espaces intercostaux et sous le muscle grand dorsal, et dans ce cas le soulèvement progressif des téguments indique le trajet que suit la collection; tantôt elle choisit une route plus profonde, elle traverse le diaphragme près de la colonne vertébrale, elle suit la face antérieure du grand dorsal ou le bord externe du carré des lombes, et fait son apparition à la région lombaire. Cette tumeur lombaire peut prendre, à la longue, un grand développement; elle est oblongue, fluctuante, indolore, en partie réductible et parfois animée de battements expansifs (voir le chapitre de l'empyème pulsatile); elle peut s'ulcérer et contribuer à l'évacuation de la pleurésie purulente. Quand le pus se fraye un passage à travers les bronches (*fistule pleuro-bronchique*), on dit qu'il y a *vomique*. Je n'insiste pas sur cette question des vomiques qui sera étudiée aux chapitres concernant la pleurésie interlobaire et les vomiques.

La transformation d'un liquide séro-fibrineux ou hémorrhagique en liquide purulent, consécutivement à la thoracentèse, est un fait qui ne peut plus être admis aujourd'hui; je dis que cette transformation ne peut avoir lieu, à la condition toutefois que l'opérateur s'entoure de toutes les précautions voulues. J'ai longuement discuté cette question dans l'un des chapitres précédents, au sujet de la thoracentèse; je n'y reviens pas.

Quelle que soit la cause, locale ou générale, qni produit la pleurésie purulente, il faut en arriver, en fin de compte, aux agents pathogènes qui ont engendré la purulence. Après ces quelques considérations générales dont plusieurs sont un peu démodées, nous allons étudier à part chaque pleurésie purulente et mettre en relief les principales variétés de ces pleurésies purulentes qui doivent à leurs agents pathogènes des caractères spéciaux. Ce côté de la question a été étudié avec le plus grand soin par M. Netter.

1. Delotté. *Migration de l'empyème dans la région lombaire*. Th. de Paris, 1884.

PLEURÉSIE PURULENTE A STREPTOCOQUES

Description. — Le *streptocoque*, qui est un agent fréquent de la suppuration des séreuses, est peut-être le microbe le plus habituel de la pleurésie purulente chez l'adulte; je dis chez l'adulte, parce que chez l'enfant le microbe le plus habituel de la pleurésie purulente paraît être le pneumocoque.

La présence du streptocoque dans le liquide pleural ne détermine pas fatalement la purulence; il y a des pleurésies à streptocoques qui sont séro-fibrineuses[1]. La purulence s'observe surtout quant au contact de la plèvre existe un foyer riche en streptocoques (foyer de broncho-pneumonie grippale, dilatation bronchique, tuberculose, gangrène pulmonaire (foyer dont les dimensions peuvent être si petites que, sans un examen minutieux, il passerait inaperçu à l'autopsie. Dans d'autres cas, le foyer est éloigné de la plèvre (lésions du médiastin, lésions du sein, infection puerpérale), etc. Parfois, enfin, la pleurésie purulente à streptocoques éclate dans le cours d'une maladie infectieuse (scarlatine, fièvre typhoïde, érysipèle, diphtérie, etc.); elle peut même éclater à titre d'infection primitive, la porte d'entrée de l'agent pathogène étant inconnue.

Le liquide purulent de la pleurésie à streptocoques est rarement purulent d'emblée; il passe habituellement par les phases *successives* de liquide louche, séro-purulent et purulent. L'apparence louche du début est parfois si peu accusée, que ce liquide, retiré par la thoracentèse, peut être pris, à un examen superficiel, pour un liquide séro-fibrineux, mais l'examen microscopique y décèle habituellement des globules rouges et des polynucléaires; l'examen bactériologique, y compris les cultures, y décèle des micrococoques en chaînettes.

Quand le liquide est devenu purulent, le pus n'est pas homogène, louable, comme le pus qui est dû au pneumocoque; il est mal lié, et, placé dans un verre, il se sépare en

1. Griffon. Pleurésie primitive, séreuse, à streptocoque. *Clinique de l'Hôtel-Dieu*, conférences du mercredi, 1906, p. 120.

deux parties, l'une séreuse qui surnage et une partie plus dense, poussiéreuse, qui tombe au fond du verre.

Les fausses membranes qui tapissent la plèvre costale et la plèvre pulmonaire sont moins épaisses, moins résistantes dans la pleurésie purulente à streptocoques que dans la pleurésie purulente à pneumocoques.

Les foyers métastatiques, l'endocardite, la péricardite, la méningite, l'otite, etc., sont *beaucoup plus rares* dans la pleurésie purulente à streptocoques que dans la pleurésie purulente à pneumocoques ; néanmoins, on observe assez souvent la méningite suppurée.

Les *symptômes* et la marche de la pleurésie à streptocoques n'offrent rien de bien particulier. Parfois cependant la fièvre et la température subissent de grandes oscillations, l'œdème des parois thoraciques est plus fréquent que dans la pleurésie pneumococcique ; parfois aussi la maladie prend les allures *rapides* et *typhoïdes* qui répondent aux descriptions des pleurésies purulentes *septiques* ; souvent enfin la marche de la maladie est lente, les symptômes sont modérés, la fièvre est peu élevée, la maladie est presque latente. On voit donc que la pleurésie purulente à streptocoques, cliniquement parlant, peut revêtir toutes les modalités. La *vomique* est plus rare dans la pleurésie purulente à streptocoques que dans la pleurésie purulente à pneumocoques.

Dans quelques cas, les pleurésies puerpérales à streptocoques ont une marche rapide, une virulence excessive et un pronostic des plus graves ; elles apparaissaient sous forme épidémique à une époque où l'on voyait des épidémies de fièvre puerpérale ; on n'en voit plus aujourd'hui, ou du moins on n'en devrait plus voir.

Le *diagnostic* de la pleurésie purulente à streptocoques ne pourra être affirmé que par l'étude bactériologique du pus. Retiré à titre de ponction exploratrice, le liquide purulent, je l'ai déjà dit, se montre sous des aspects différents, suivant qu'il est louche, séro-purulent ou purulent. L'examen bactériologique et les cultures permettront de retrouver l'agent pathogène. « L'apparence de chaînettes après coloration au

violet de gentiane, ne suffit à admettre la nature streptococcique de l'agent pathogène, que s'il s'agit de chaînettes
longues, flexueuses, à grains très ronds ; car il ne faut pas
oublier que les pneumocoques dans les séreuses sont souvent disposés en chaînettes, plus rigides, il est vrai, moins
flexueuses, que celles du streptocoque, et composées d'éléments plus allongés et moins nombreux. » (Netter.) Ajoutons que le pneumocoque est encapsulé.

Le *traitement* de la pleurésie purulente à streptocoques
est la thoracotomie. L'opération de l'empyème, avec ou sans
résection costale, est le traitement rationnel de cette pleurésie. Il est extrêmement rare, en effet, que la pleurésie
purulente streptococcique guérisse comme la pleurésie purulente à pneumocoques par simple ponction, ou alors c'est
que la virulence du streptocoque est singulièrement atténuée. J'ai observé un cas de ce genre dans mon service de
l'hôpital Necker ; il est consigné dans la remarquable thèse
de mon ancien interne, aujourd'hui mon collègue, Widal[1].
La pleurésie avait apparu comme accident tardif de l'état
puerpéral, elle formait, à ce moment, toute la maladie.
L'examen et la culture du liquide prouvèrent qu'il s'agissait d'une pleurésie à streptocoques, et les inoculations
démontrèrent que le pus avait perdu une partie de sa virulence. A chaque ponction nouvelle, le liquide était moins
riche en microbes et la virulence diminuait, si bien que le
malade put guérir par les ponctions aspiratrices sans subir
l'opération de l'empyème. Mais, encore une fois, ceci est
une exception ; la règle, c'est l'intervention chirurgicale
plutôt précoce que tardive.

PLEURÉSIE PURULENTE A PNEUMOCOQUES

Description. — La pleurésie purulente à pneumocoques
est plus rare chez l'adulte que la pleurésie purulente à

1. Widal. *Étude sur l'infection puerpérale, la phlegmatia alba dolens
et l'érysipèle.* Paris, 1889.

streptocoques; elle est au contraire beaucoup plus fréquente chez l'enfant. Le pneumocoque existe le plus souvent dans le liquide purulent à l'état de pureté, les autres microbes ne s'y rencontrent que dans un quart des cas.

Ces pleurésies à pneumocoques sont le plus souvent associées à une pneumonie, mais elles peuvent en être indépendantes, l'infection pneumonique frappant la plèvre pour son propre compte. La plèvre est presque toujours atteinte dans le cours de la pneumonie. Souvent la pleurésie est sèche et se réduit à la production de fausses membranes fibrino-purulentes d'épaisseur variable, tapissant la plèvre dans une certaine étendue, surtout au niveau des scissures interlobaires. Dans d'autres cas, la pleurésie est accompagnée d'épanchement séro-fibrineux[1] ou purulent. Chose remarquable, le pneumocoque, qui n'est pas pyogène dans le poumon, est facilement pyogène dans les séreuses (plèvre, péricarde, méninges).

Maragliano a ponctionné *systématiquement* la plèvre chez 58 pneumoniques, à titre de ponction exploratrice; chez 58 de ceux-ci, c'est-à-dire chez plus de la moitié des pneumoniques, il a constaté un épanchement séro-fibrineux ou fibrino-purulent.

Le pus de la pleurésie à pneumocoques est un pus « louable, de bonne nature », suivant l'expression des anciens auteurs. Ce pus est riche en éléments cellulaires et en fibrine, il est d'un jaune verdâtre, il est épais, visqueux, crémeux, bien lié, habituellement inodore; placé dans un verre, il ne se sépare pas en sérosité et en plasma comme le liquide purulent dû au streptocoque.

L'examen bactériologique et les cultures permettent de reconnaître la présence du pneumocoque. « Les pneumocoques dans les pleurésies purulentes se présentent souvent sous forme de longues séries linéaires qui pourraient être prises pour des chaînettes de streptocoque pyogène. En

1. Troisier. *Soc. méd. des hôpitaux*, 1889. — *Soc. méd. des hôpitaux*, 1ᵉʳ avril 1892.

revanche le pneumocoque, dans ces pleurésies, présente presque toujours des capsules colorables très faciles à déceler, et ses éléments ont une forme lancéolée plus marquée que dans l'expectoration pneumonique. Les figures de *phagocytose* sont fréquentes dans les pleurésies purulentes à pneumocoques, et surtout dans les formes bénignes en voie de guérison. » (Netter.)

La pleurésie purulente pneumonique survient surtout au décours de la pneumonie, ou même en pleine convalescence. Dans bien des cas, la pneumonie est terminée depuis deux, trois semaines, quand la pleurésie apparaît. Aussi ces pleurésies ont-elles reçu le nom de *métapneumoniques* ou post-pneumoniques. Les pleurésies métapneumoniques (Gerhardt) peuvent être séro-fibrineuses, mais je ne m'occupe dans ce chapitre que de la forme purulente, qui est plus fréquente.

La pléurésie purulente métapneumonique[1] envahit tantôt la grande cavité pleurale, tantôt, et *plus souvent*, elle se cantonne à une partie de la plèvre, sous forme de pleurésies partielles, interlobaire, médiastine ou diaphragmatique, qui seront étudiées dans les chapitres suivants.

Les pleurésies métapneumoniques s'observent quelquefois par *séries*, comme si elles étaient tributaires de l'épidémie ou de la constitution médicale (grippe).

Les pleurésies pneumoniques s'annoncent rarement avec les allures bruyantes d'une pleurésie aiguë, plus habituellement leur début est insidieux; la pleurésie est presque latente, elle évolue sans douleur, sans recrudescence fébrile. L'œdème des parois thoraciques, si fréquent dans la pleurésie purulente à streptocoques, est exceptionnel dans la pleurésie purulente à pneumocoques (Netter).

Dans un quart des cas environ, surtout dans les formes enkystées, les pleurésies purulentes pneumoniques se terminent par *vomique*; la vomique, beaucoup plus fréquente ici que dans les autres variétés de pleurésie purulente, sur-

---

1. Netter. *Société médicale des hôpitaux*, 11 janvier 1889.

vient du quinzième au trentième jour de la pleurésie. Dans d'autres cas, le pus n'est pas évacué par les bronches, il fuse, et vient faire saillie dans un espace intercostal ou vers le triangle de Scarpa; enfin il peut s'enkyster sous forme d'abcès, il peut même se résorber, surtout chez les enfants.

La pleurésie pneumococcique est notablement *moins grave* que la pleurésie streptococcique; elle peut guérir par vomique, ou par résorption du liquide, elle participe de la bénignité relative du pneumocoque, qui, on le sait, n'est pas doué d'une grande vitalité. Après l'évacuation du liquide, le poumon reprend vite son ampliation. A ces pleurésies métapneumoniques on peut essayer d'opposer, surtout chez les enfants, la simple aspiration du liquide, avec ou sans lavage antiseptique; l'opération de l'empyème peut quelquefois être évitée.

Dans quelques cas, la pleurésie purulente métapneumonique est plus grave, surtout quand, au pneumocoque, s'associent d'autres organismes pyogènes, tels que staphylocoques et streptocoques.

Tout cela est vrai; il ne faudrait pas néanmoins avoir une trop grande confiance dans la bonne renommée du pneumocoque; il y a des cas où, *tout isolé* qu'il est, sa virulence est aussi redoutable que celle des agents pyogènes les plus virulents. J'ai eu dans mon service un jeune garçon atteint d'une terrible pleurésie purulente et il n'a pas été possible de trouver un autre agent que le pneumocoque. Il m'est arrivé de traiter par la thoracentèse des pleurésies purulentes dont l'agent pathogène était *exclusivement* le pneumocoque; je pratiquais une première, une deuxième ponction, espérant, grâce à la bénignité proverbiale du pneumocoque, pouvoir éviter l'opération de l'empyème, mais la fièvre restant élevée et le liquide se reproduisant au milieu de symptômes généraux intenses, il fallait pratiquer la thoracotomie. Je me rappelle notamment deux cas de pleurésie purulente exclusivement pneumococcique; je pratiquai sans résultat deux ponctions successives, et sur ma demande elles furent opérées avec succès, l'une par Terrier, l'autre par Berger.

Tout ce que je viens de dire concernant l'étude des pleurésies purulentes métapneumoniques peut s'appliquer aux pleurésies purulentes pneumococciques *primitives*, celles qui surviennent sans pneumonie préalable.

Outre les pleurésies purulentes *métapneumoniques*, il y a des pleurésies pneumococciques *précoces*, celles dont l'épanchement évolue en même temps que la pneumonie. Lemoine[1] leur a donné le nom de *parapneumoniques*.

N'oublions pas de signaler les pleurésies puriformes, aseptiques (Widal), qu'il ne faut pas confondre avec les pleurésies purulentes septiques et qui seront étudiées à l'un des chapitres suivants.

PLEURÉSIES PURULENTES A STAPHYLOCOQUES

« Les *staphylocoques pyogènes*, qui jouent un rôle si important dans les suppurations du tissu cellulaire, des glandes et des os, n'occupent qu'un rang relativement assez *infime* dans l'étiologie des suppurations pleurales. » (Netter.) Plus souvent les staphylocoques sont associés aux autres microbes.

La rareté de la pleurésie purulente staphylococcique ne permet pas de retracer son histoire. Mais ce qui est important à savoir, c'est que staphylocoque a été constaté dans les épanchements séro-fibrineux, et qui sont restés séro-fibrineux ; il a été trouvé également dans le liquide de pleurésies séro-fibrineuses qui sont devenues plus tard purulentes sans adjonction de nouveaux microbes.

Les plaies, le traumatisme, sont susceptibles de provoquer des pleurésies purulentes à staphylocoque. Le *staphylococcus*

1. *Semaine médicale*, 11 janvier 1895.

aureus peut provenir d'une ostéomyélite, d'un anthrax, d'une amygdalite suppurée (Frænkel)[1] ; il envahit surtout la plèvre des gens qui offrent un terrain favorable à sa culture et qui sont déjà en proie à la fièvre typhoïde, à la scarlatine, au brightisme, au surmenage, etc. On ne trouve pas toujours la porte d'entrée du staphylocoque dans l'organisme, on peut se demander s'il n'y existait pas à l'état latent, attendant l'occasion favorable à son développement.

PLEURÉSIE PURULENTE TUBERCULEUSE

Nous avons étudié, dans les premiers chapitres consacrés aux pleurésies, la pleurésie tuberculeuse séro-fibrineuse et la pleurésie tuberculeuse hémorrhagique. Occupons-nous maintenant de la pleurésie tuberculeuse purulente. Cette pleurésie est celle qui est due au bacille de la tuberculose sans autre association microbienne ; s'il y avait d'autres bacilles, ce serait une pleurésie purulente chez un tuberculeux, mais la pleurésie ne serait pas tuberculeuse au vrai sens du mot. La pleurésie purulente, vraiment tuberculeuse, ne comprend que la dixième partie environ des pleurésies purulentes.

Le liquide de ces pleurésies est séro-purulent, très peu fibrineux, louche, verdâtre, à dépôt pulvérulent : il n'a donc aucun des caractères du « pus louable » des pleurésies pneumococciques. Parfois le liquide purulent, surtout dans les vieux épanchements, est graisseux, chyliforme. Dans le liquide, on peut découvrir le bacille de Koch : si la pleurésie tuberculeuse n'est pas à l'état de pureté, on y trouve en quantité plus ou moins considérable d'autres agents pyogènes.

Cette pleurésie est rarement purulente d'emblée ; au début, le liquide est souvent séro-fibrineux, mais il est particulièrement riche en globules rouges et en lymphocytes.

1. *Société de méd. de Berlin*, 1887.

Plus tard, le liquide devient louche et séro-purulent. Comme ce liquide se reproduit facilement et qu'on est parfois obligé de pratiquer à plusieurs reprises la ponction, on avait mis, autrefois, à l'actif de la thoracentèse, la transformation purulente de l'épanchement, alors que la nature changeante de l'épanchement vient de ce qu'on ponctionne la pleurésie aux diverses phases de son évolution.

Ce qui domine dans la description de la pleurésie purulente tuberculeuse, c'est qu'elle peut s'installer *insidieusement*, et parcourir ses phases sans symptômes bruyants. Aussi correspond-elle, en partie, aux variétés autrefois décrites sous la dénomination de pleurésie purulente, latente, chronique, dont la durée peut se prolonger bien des mois sans modification notable dans l'état du sujet.

La pleurésie purulente tuberculeuse est parfois accompagnée de *perforation* de la plèvre (*pyopneumothorax*), elle est bien rarement suivie de *vomique*.

Le diagnostic de la tuberculose, au cas de pleurésie purulente, est souvent difficile. Je ne fais pas allusion aux cas qui concernent les malades ayant déjà une tuberculose pulmonaire avérée, avec ou sans pneumothorax ; en pareil cas, la nature tuberculeuse de l'épanchement est évidente, mais je fais allusion aux pleurésies purulentes qui sont le résultat d'une tuberculose localisée à la plèvre ; comment arriver au diagnostic pathogénique? On recherche dans le liquide le bacille de la tuberculose, mais on l'y trouve rarement. Pour en déceler la nature tuberculeuse, on aura recours aux moyens que j'ai indiqués au chapitre des pleurésies tuberculeuses séro-fibrineuses.

L'inoculation d'une faible quantité de pus dans la mamelle de la cobaye en lactation a été pratiquée par un de mes chefs de laboratoire, Nattan-Larrier, pour six malades de notre service. Le passage des bacilles dans le lait s'est fait dans un délai de 5 à 10 jours, ce qui a permis d'affirmer la nature tuberculeuse de ces pleurésies purulentes.

Quel traitement doit-on opposer à la pleurésie purulente tuberculeuse? Autant je suis d'avis qu'il faut intervenir

chirurgicalement dans d'autres variétés de pleurésie puru
lente, autant je. pense, avec beaucoup d'auteurs, que la
pleurésie purulente tuberculeuse doit être habituellement
respectée. La thoracotomie, la résection pluricostale, donnent souvent de mauvais résultats. Le malade doit être
traité médicalement; on se contentera d'enlever par ponctions aspiratrices le trop-plein de la plèvre, quand on le
jugera nécessaire.

AUTRES PLEURÉSIES PURULENTES

D'autres microbes sont susceptibles de provoquer la pleurésie purulente, tels sont : le *micrococcus pyogenes tenuis*
(Rosenbach), le pneumo-bacille de Friedlander. le *micrococcus
tetragenes* (Netter)[1], le bacille de la fièvre typhoïde (Rendu et
de Gennes), l'actynomycose, le coli-bacille, le gonocoque. La
pleurésie *appendiculaire* fera l'objet d'un chapitre spécial.

Enfin, dans beaucoup de circonstances, plnsieurs agents
pathogènes sont associés; ces infectious secondaires, surajoutées, enlèvent aux formes pures leur physionomie propre,
je dirais presque leur spécificité ; il en résulte des types cliniques multiples, sans caractères et sans évolution bien nettement déterminés.

§ 6. ÉPANCHEMENTS PURIFORMES ASEPTIQUES DE LA PLÉVRE
INTÉGRITÉ DES POLYNUCLÉAIRES

Épanchement *puriforme* n'est pas toujours synonyme
d'épanchement septique, car on observe en clinique des
liquides louches qui restent stériles depuis leur apparition
jusqu'à leur résorption[2]. Le pus aseptique ne comporte pas

1. Netter. *Revue d'hygiène,* 1889, p. 6.
2. Widal, Lemierre et Boidin. Liquide céphalo-rachidien puriforme au
cours de la syphilis des centres nerveux. Intégrité des polynucléaires.
Bulletin Société médicale des hôpitaux, 22 juin 1906.
Widal et Gougerot. Pleurésies puriformes aseptiques. Intégrité de

le pronostic sévère du pus microbien ; il est donc nécessaire de savoir en faire la distinction.

Les recherches bactériologiques (examen direct ou cultures) permettent d'établir l'absence de micro-organismes dans le pus aseptique, mais il est un caractère dominant qui a été mis en relief par M. Widal, qu'il s'agisse de liquides puriformes des méninges ou de la plèvre : ce caractère c'est l'intégrité des polynucléaires contenus dans le liquide trouble. Quand le liquide purulent est septique, les polynucléaires sont avariés par la lutte soutenue contre les microbes et leurs toxines, leur noyau et le protoplasma sont déformés. C'est une conséquence des lois de la phagocytose de Metchnikoff. Au contraire, dans les liquides puriformes aseptiques, on constate l'intégrité des polynucléaires dont les noyaux et les protoplasmas ne sont nullement altérés.

Depuis quelques années, nous avons observé à la clinique de l'Hôtel-Dieu plusieurs cas d'épanchements puriformes aseptiques de la plèvre, avec intégrité des polynucléaires. Voici le résumé de ces observations :

1° En mai 1900, entrait, salle Sainte-Jeanne, une femme atteinte de pneumonie du sommet droit ; la défervescence s'était produite, lorsque nous pûmes constater à la base du poumon l'existence d'une zone de matité de 10 centimètres environ. Une ponction exploratrice ramena un liquide séro-fibrineux et aseptique. Trois jours après, l'épanchement ayant un peu augmenté, une nouvelle ponction fut faite. Elle permit de retirer cette fois un liquide franchement puriforme ; au premier abord, on aurait pu croire à une pleurésie purulente parapneumonique, mais mis en culture et inoculé, ce liquide se montra stérile. On fit de nombreuses préparations de ce pus, où l'on constata la parfaite intégrité

polynucléaires de l'épanchement. *Bulletin de la Société médicale des hôpitaux,* 27 juillet 1906.

Widal et Philibert. Épanchement puriforme aseptique des méninges avec polynucléaires intactes. Bénignité du pronostic. *Bulletin de l'Académie de médecine,* 30 avril 1907.

Widal et Gougerot. Épanchements puriformes aseptiques de la plèvre à polynucléaires intacts. *Bulletin de l'Académie de médecine,* 9 juillet 1907.

des polynucléaires, dont les noyaux et les protoplasmas n'étaient nullement altérés. Ce liquide puriforme se résorba rapidement, et quatre jours plus tard nous avions grand peine à obtenir quelques centimètres cubes d'un liquide qui était à nouveau devenu sérofibrineux.

2° Un homme de trente-neuf ans entre dans notre salle Saint-Christophe, en mai 1905, pour une congestion pulmonaire bâtarde de la base gauche. L'affection a débuté brusquement, comme une pneumonie, par un frisson violent, avec élévation de température à 40°,5. Elle est au troisième jour lorsque le malade est amené à l'hôpital. On l'examine : on trouve à gauche, une zone de submatité avec augmentation des vibrations thoraciques, respiration légèrement soufflante, râles sous-crépitants fins. La maladie tourne court le cinquième jour, et la température redevient normale. Mais le septième jour, survient une nouvelle élévation de la température à 58°,2. Le malade ne semble pas souffrir. sa respiration n'est pas accélérée. A la base gauche les râles ont disparu ; un léger souffle lointain, doux, expiratif, est perceptible. Les vibrations sont presque complètement abolies. On suspecte une pleurésie et l'on fait une ponction exploratrice. Le liquide retiré est louche, comme une sérosité d'arthrite rhumatismale. S'agit-il d'une pleurésie purulente, septique, c'est ce que la clinique ne peut établir de façon absolue. Le liquide est centrifugé : au microscope on trouve quelques macrophages et un très grand nombre de polynucléaires intacts, à granulations nettement colorables par le triacide. La réaction glycogénique est des plus manifestes. La culture de ce liquide est négative. C'était un type de pleurésie puriforme aseptique.

Le lendemain, l'épanchement a presque complètement disparu. Deux jours après, une ponction exploratrice est négative.

3° Il s'agit d'une femme de vingt-huit ans, entrée salle Sainte-Jeanne n° 24, en décembre 1905, pour une grippe. La localisation pulmonaire est prédominante à droite : submatité, diminution des vibrations, pas de souffle, obscurité respiratoire, râles sous-crépitants. Le lendemain de l'entrée à l'hôpital, les râles ont diminué, mais l'obscurité respiratoire s'est accrue. La température est à 38°,8. Les vibrations sont abolies à la base. On pratique une ponction exploratrice, et l'on trouve un liquide louche, puriforme. qui se coagule instantanément dans la seringue de Pravaz. On retire alors 10 centimètres cubes que l'on défibrine aussitôt. L'examen histologique du dépôt montre un grand nombre de leucocytes polynucléaires, pour la plupart très bien conservés, avec leur noyau découpé et leur corps protoplasmatique intact. La réaction glycogénique est positive. L'ensemencement ne donne aucune culture. Il s'agissait donc d'un liquide puriforme aseptique. Quatre jours après la ponction, la malade était guérie et ne présentait plus que quelques frottements à la base droite.

4° Un homme de trente-deux ans est pris, le 27 avril 1905, d'un frisson violent, avec point de côté sous le mamelon droit. Des vomissements apparaissent. On le transporte dans notre service, salle Saint-Christophe n° 22, où la pneumonie évolue normalement. Le onzième jour, alors que la défervescence est complète, on constate de l'obscurité à la partie inférieure du poumon droit, et quelques frottements à la région moyenne. On ponctionne : liquide trouble, puriforme, fibrineux. Culture négative. Examen bactériologique sur lame, négatif. On centrifuge et l'on ne retrouve que des polynucléaires. Tous ces éléments présentent leurs contours réguliers, les noyaux sont intacts et la plupart des granulations sont nettement colorables. Le glycogène est abondant dans les éléments cellulaires. Cette pleurésie, histologiquement purulente, persiste deux jours et semble disparaître. Elle reparaît au dix-huitième jour de la maladie. La ponction est faite à nouveau : polynucléaires intacts et culture encore négative. Le vingtième jour la disparition de la matité et de l'obscurité respiratoire est complète, et le malade peut être considéré comme guéri de cette pleurésie puriforme aseptique. Il sort de l'hôpital le vingt-cinquième jour de sa maladie.

MM. Widal et Gougerot ont constaté des épanchements

puriformes aseptiques de la plèvre, soit dans le cours d'une pneumonie, soit à la suite d'infarctus pulmonaires d'origine cardiaque. Chez les pneumoniques, dont ils rapportent les observations, l'intégrité des polynucléaires leur a permis de ne pas confondre un épanchement pleural puriforme aseptique avec un épanchement pleural septique, à pneumocoques, ce qui est tout à fait différent au point de vue de l'évolution et du pronostic de l'épanchement. Ainsi, chez un de leurs malades, on retire de la plèvre, au 7ᵉ jour d'une pneumonie 100 centimètres cubes d'un liquide louche à polynucléaires intacts. Le 10ᵉ jour, les signes d'épanchement avaient complètement regressé et le 12ᵉ jour, des ponctions répétées restent complètement négatives; le liquide puriforme était aseptique. Chez un autre pneumonique on retire le 4ᵉ jour un liquide purulent à polynucléaires intacts. Le 9ᵉ jour il ne reste plus que des frottements qui eux-mêmes disparaissent quelques jours plus tard.

Le liquide des pleurésies des *cardiaques* garde, en général, toute sa limpidité malgré l'existence de cellules endothéliales et de polynucléaires dont la présence traduit l'état de congestion du poumon sous-jacent. On peut voir cependant chez des cardiaques asystoliques le liquide d'une pleurésie prendre un aspect trouble après l'apparition d'un foyer d'apoplexie pulmonaire qui se traduit cliniquement par des crachats hémoptoïques. (Widal et Gougerot.)

Les liquides puriformes aseptiques ont tantôt la couleur jaunâtre des pus collectés depuis longtemps, tantôt la teinte louche et blanchâtre des pus en voie de formation récente. En laissant reposer le liquide, on assiste presque toujours à la formation d'un coagulum fibrineux. Lorsque la teinte était au préalable très opaque, le coagulum en se formant laisse au liquide qui le baigne une teinte franchement puriforme. Lorsque la teinte de l'épanchement était seulement louche et blanchâtre, le caillot emprisonne dans ses mailles presque tous les éléments figurés épars; il apparaît alors flottant avec un aspect louche et laiteux au milieu d'un liquide presque complètement éclairci.

Les deux éléments d'appréciation qui permettent avant tout de juger de l'intégrité d'un polynucléaire sont l'homogénéité du protoplasma qui est finement granuleux, et la netteté du contour du noyau qui reste nettement arrondi, non déchiqueté et comme taillé à l'emporte-pièce. La simple coloration à l'hématéine-éosine après fixation à l'alcooléther et assèchement à l'air du culot largement étalé sur lame, suffit au diagnostic.

L'aspect louche des liquides puriformes aseptiques est dû à l'accumulation de polynucléaires restés normaux après être sortis abondamment par diapédèse des vaisseaux sanguins congestionnés. L'apparition de pleurésies puriformes aseptiques chez des cardiaques atteints d'apoplexie pulmonaire démontre à l'évidence cette origine congestive. L'énorme congestion sous-pleurale que détermine un infarctus pulmonaire superficiel occasionne dans les capillaires sanguins la stase des globules rouges qui, doués de mouvements passifs, ne peuvent à moins d'effraction passer à travers les stomates créées par la diapédèse des globules blancs. Grâce à leurs mouvements amiboïdes, les polynucléaires franchissent les parois capillaires et la barrière endothéliale et tombent intacts dans la sérosité pleurale ; ils s'y collectent parfois en assez grand nombre pour louchir l'épanchement. La congestion est souvent si violente qu'elle entraîne l'exsudation de nombreux globules rouges ou même la rupture de capillaires ; la teinte rouge des hématies déversées dans la cavité pleurale efface alors la teinte blanchâtre que donnent les polynucléaires, lorsqu'ils sont répandus sans mélange dans le liquide.

On voit, en tout cas, qu'une sorte de sélection peut s'établir entre les parois des capillaires et l'endothélium pleural et que, d'une façon pour ainsi dire paradoxale, la fluxion *rouge* du parenchyme peut aboutir à un exsudat *blanc* de la séreuse.

Telle est la pathogénie invoquée par M. Widal pour expliquer l'origine de ces épanchement puriformes. L'asepsie de l'épanchement puriforme développé dans une plèvre voisine d'un foyer infectieux pneumonique semble à première

vue paradoxale, mais, cette asepsie peut s'expliquer par ce
fait que le polynucléaire peut seulement provenir de l'hyperémie excessive des tissus sous-jacents (Widal).

Un épanchement pleural aseptique développé au voisinage
d'un bloc pneumonique n'a rien de spécifique ; il est seulement satellite d'une infection pulmonaire (Le Damany), il
est le résultat d'une fluxion ou d'une congestion péri-inflam-
matoire, il n'est que le témoin d'un état congestif, il doit
être soigneusement distingué de l'épanchement purulent
septique produit par l'invasion pleural de pneumocoques
qui avarient les polynucléaires arrivés pour les combattre.

L'expérimentation peut reproduire des exsudats blancs
aseptiques semblables à ceux qui se développent spontanément dans les séreuses de l'homme. On provoque, en effet,
des épanchements puriformes amicrobiens, en injectant des
bouillons aseptiques dans le péritoine des cobayes. L'aspect
louche de ces exsudats expérimentaux est dû à l'accumulation
de nombreux polynucléaires ayant conservé toute leur intégrité morphologique et fonctionnelle, si bien qu'ils peuvent
révéler *in vitro* toutes leurs aptitudes phagocytaires. C'est
là le procédé employé dans les laboratoires pour recueillir
des leucocytes vivants.

L'évolution des liquides puriformes aseptiques et celle des
liquides purulents ou séro-purulents microbiens à polynucléaires lésés présente une opposition frappante. Les épanchements puriformes aseptiques sont aussi fugaces que la
congestion sous-jacente qui les commande : ils disparaissent
en quelques jours.

Les cas jusqu'ici publiés de pleurésies purulentes développées au cours de la pneumonie et guéries par simple
ponction, tout comme les cas de méningite cérébro-spinale
qui ont semblé céder à une simple rachicentèse, doivent être
pour la plupart des faits de suppuration aseptique à polynucléaires intacts.

L'étude du pus que l'on vient de retirer d'une plèvre
impose donc en même temps que des recherches bactériologiques un examen cytologique portant sur l'état d'intégrité

ou d'avarie des polynucléaires. La constatation de leucocytes intacts [1] peut donner du premier coup d'œil la preuve que l'on est en présence d'un liquide aseptique et entraîne par conséquent un pronostic bénin.

En résumé, on ne saurait porter trop d'attention a l'examen des épanchements pleuraux, troubles, puriformes ou paraissant en voie de purulence. Rien ne permet de conclure au premier abord si ces liquides sont septiques ou aseptiques. Et cependant toute la question est là. Un épanchement puriforme de la plèvre est-il aseptique, il ne comporte aucun pronostic sévère, il ne fait pas redouter la vomique, il n'éveille aucune idée d'intervention chirurgicale, il guérit assez rapidement comme ont guéri tous les malades dont je viens de rapporter les observations.

Au contraire un épanchement puriforme de la plèvre est-il septique, il est plus ou moins redoutable, la simple thoracentèse en a rarement raison et l'intervention chirurgicale précoce s'impose le plus souvent.

§ 7. L'EMPYÉME PULSATILE

La question de l'*empyème pulsatile* a suscité de nombreux travaux et je lui ai consacré deux leçons dans ma clinique de l'Hôtel-Dieu [2]. M. Comby en a fait une étude spéciale, appelant cette maladie tantôt empyème pulsatile, tantôt

1. L'intégrité des leucocytes polynucléaires peut être mise en évidence, par la réaction glycogénique ou iodophile. On sait que cette réaction, découverte par Ehrlich, consiste dans la coloration rouge brun que prennent, sous l'influence de la gomme iodée ou des vapeurs d'iode, certains éléments cellulaires. Elle est des plus manifestes, ainsi que l'a montré Loeper (*Archives de médecine expérimentale*, juillet 1903), dans les leucocytes des pleurésies puriformes, et beaucoup moins considérable dans les éléments altérés des pleurésies purulentes véritables. Dans certains cas d'interprétation difficile, la recherche de la glycogénèse des leucocytes de l'exsudat semble donc pouvoir rendre des services, aussi bien en ce qui concerne les pleurésies que les épanchements articulaires du rhumatisme aigu ou blennorragique.

2. Dieulafoy. *Clinique médicale de l'Hôtel-Dieu*, 1898, p. 118.

pleurésie pulsatile[1]. La dénomination d'empyème pulsatile
me paraît préférable à la dénomination de pleurésie pulsatile,
car elle indique que l'épanchement pleural pulsatile est un
épanchement purulent. En cherchant bien, on trouverait
néanmoins quelques exceptions ; sur une soixantaine d'observations d'épanchements pleuraux pulsatiles, on pourrait
citer trois ou quatre cas où le liquide n'était pas purulent,
mais en y regardant de près, quelques-uns de ces cas doivent être revisés ; le cas, rapporté par Rummo, concerne
une pleurésie pulsatile hémorrhagique ; un cas, reproduit
par Comby, concerne une pleurésie pulsatile étiquetée comme
séreuse, bien que le liquide fût purulent dès la deuxième
ponction. Dans une observation de Lépine, le liquide était
séreux mais un peu louche[2]. Dans le cas, publié par Piussan[3],
concernant un malade chez lequel on percevait des battements à l'auscultation du thorax, on admit l'existence d'une
pleurésie séreuse, mais « l'incertitude du diagnostic ayant
fait rejeter la thoracentèse », cette observation n'a pas
de contrôle. On voit par là qu'il ne reste pas grand'chose
de ces quelques cas exceptionnels ; les pleurésies pulsatiles
à liquide séreux sont extrêmement rares ; le liquide est
presque toujours, sinon toujours, un liquide purulent, aussi
la dénomination d'*empyème pulsatile* mérite-t-elle d'être
conservée.

Un autre fait important, c'est que l'empyème pulsatile
occupe toujours le côté *gauche* de la poitrine ; je ne connais
qu'un seul cas sur soixante-dix qui fasse exception à cette
règle. On peut donc en principe admettre que les épanchements pleuraux pulsatiles, à moins de très rares exceptions,
sont *purulents* et occupent la plèvre *gauche*.

Description. — Dans tout empyème pulsatile, il y a deux
périodes : une période de pleurésie purulente, avec ou sans

1. Comby. *De l'empyème pulsatile.* Thèse de Paris, 1881. Les pleurésies
pulsatiles. *Archives générales de médecine*, avril 1889. L'empyème pulsatile. *Bibliothèque médicale*, 1895.
2. *La Province médicale*, 1896, p. 95.
3. Piussan. *Journal de médecine de Bordeaux*, 22 août 1892.

pneumothorax, qui dure un temps indéterminé, des semaines ou des mois, sans le moindre symptôme pulsatile, et une deuxième période, où apparaissent les pulsations, avec ou sans tumeur pulsatile extra-thoracique.

Décrire la première période, c'est décrire la pleurésie purulente gauche, avec ses origines multiples et avec ses agents pathogènes divers. Toute pleurésie purulente gauche, fût-elle tuberculeuse, streptococcique, pneumococcique, etc., peut aboutir à l'empyème pulsatile; il y a pourtant une condition, c'est que la pleurésie occupe la grande cavité pleurale et soit susceptible d'un grand épanchement. Une pleurésie purulente, à petit épanchement, enkystée, inter-lobaire, diaphragmatique, cloisonnée, n'aboutit pas généralement à l'empyème pulsatile. Tantôt la pleurésie purulente a été précédée d'une pneumonie (observation de notre premier malade); tantôt elle est primitive (observation de notre second malade); souvent elle est consécutive à un pneumothorax. Mais que la pleurésie purulente soit secondaire ou primitive, que son début soit insidieux ou annoncé par des symptômes fébriles et douloureux, il y a là une première phase plus ou moins longue, pendant laquelle on ne constate rien autre, que les signes d'un épanchement gauche avec ou sans pneumothorax. Ces signes varient suivant la quantité de liquide épanché et suivant la présence ou l'absence du pneumothorax.

Ici, comme dans tout épanchement pleural, la matité, la diminution ou l'abolition des vibrations thoraciques, l'absence de murmure vésiculaire dans la zone de l'épanchement, le souffle d'expiration ou le double souffle, l'égophonie ou la broncho-égophonie, parfois même la pectoriloquie aphone, la déviation du cœur (la pleurésie étant à gauche), sont les signes habituels du liquide épanché. Ces signes se modifient suivant l'abondance de l'épanchement. Ajoutons à cela l'œdème de la paroi thoracique, fréquent dans les épanchements purulents, et en quelques mots, nous avons le tableau de l'épanchement purulent pleural, avant l'apparition des symptômes pulsatiles.

Pendant cette première phase, l'état général du malade peut présenter des modalités les plus diverses. Chez l'un, la fièvre persiste sans céder, les transpirations sont abondantes, l'appétit est nul, l'amaigrissement est rapide. Chez tel autre malade, au contraire, l'épanchement pleural purulent se fait à la façon d'un abcès froid, sans douleurs, sans réaction ; la fièvre est nulle ou peu s'en faut, l'appétit est conservé ou à peu près, le malade se lève et se livre à quelques occupations, n'ayant que peu d'oppression ; il ne s'arrête que lorsque l'épanchement, par son abondance, entrave les fonctions.

Assez souvent, je l'ai dit plus haut, la pleurésie purulente est associée à un pneumothorax ; le pneumothorax a pu se former insidieusement, à l'insu du malade, sans dyspnée, sans douleur, ou bien il a éclaté bruyamment au milieu de symptômes douloureux et angoissants. Quoi qu'il en soit, les signes du pneumothorax et la succussion hypocratique révèlent l'existence du pyopneumothorax. Telle est la première phase de la maladie, phase de la pleurésie purulente accompagnée ou non de pneumothorax. La durée en est fort variable et l'état général du malade est subordonné à bien des causes.

Arrivons à la *seconde phase*. A un moment donné, apparaît le signe caractéristique de la maladie qui nous occupe, je veux parler des *battements* et *les pulsations*. Ici je dois scinder la description de l'empyème pulsatile, car deux cas peuvent se présenter, suivant que l'empyème pulsatile *se révèle ou non par une tumeur extra-thoracique.*

Occupons-nous d'abord de l'empyème pulsatile *sans* tumeur extra-thoracique. Un jour, à l'examen d'un malade, atteint d'un épanchement gauche, on est tout surpris de percevoir à l'auscultation ou à la palpation, des pulsations, des battements, dans des régions où on n'a pas l'habitude d'en trouver. Que ce soit en arrière, à la partie inférieure du thorax, ou en avant, près du sternum, ou sur le côté, on a la sensation d'un battement cardiaque, ou la sensation pulsatile d'un gros anévrysme. On applique la main sur la région *qui bat*, et la pulsation se traduit nettement par un choc sans thrill, sans frémissement. On ausculte, et le battement se transmet très nettement à l'oreille, battement isochrone au pouls artériel, mais sans souffle et sans claquement. En regardant attentivement la région sur laquelle on vient de constater des battements, on perçoit généralement un mouvement d'ondulation ou de soulèvement.

On a publié bon nombre d'observations concernant cet empyème pulsatile *sans* tumeur extérieure, voici le résumé d'un cas de Traube : Un homme de vingt-quatre ans entre à l'hôpital pour une pleurésie gauche ; le plastron costo-sternal est comme bombé ; la paroi est œdématiée ; la matité est complète, le cœur est fortement dévié à droite. De plus, presque toute la région thoracique supérieure gauche, du deuxième au sixième espace intercostal, se soulève sous forme de battements isochrones avec le pouls carotidien. Il s'agissait là d'un empyème pulsatile, ainsi que l'a confirmé l'autopsie. Dans cette variété, je le répète, les battements de l'empyème pulsatile sont perceptibles à la vue, à la palpation et à l'auscultation, ils peuvent s'étendre à une assez grande surface du thorax, aux parties antérieure latérale et postérieure de la poitrine, mais il n'y a pas tumeur au vrai sens du mot.

Il est une autre forme d'empyème pulsatile, plus fréquente que la précédente, dans laquelle le choc pulsatile *s'extériorise*; le pus traversant un espace intercostal fait saillie sous les téguments, il se collecte *en forme de tumeur étalée ou arrondie*; c'est la variété que nous avons observée chez nos deux malades de l'Hôtel-Dieu. Voici le résumé de ces deux cas :

Un homme de 27 ans entre dans mon service avec une pneumonie classique du poumon gauche. On perçoit également quelques frottements pleuraux. Toutefois, la défervescence attendue ne se produit pas. A la phase pneumonique fait suite une nouvelle phase *subintrante* dont les signes sont mal caractérisés. Le malade est fébricitant, il a des transpirations nocturnes, il prend peu à peu les apparences d'un tuberculeux. La respiration est soufflante et les râles ne disparaissent pas. L'idée d'une pneumonie tuberculeuse vient naturellement à l'esprit, et cependant l'expectoration, plusieurs fois examinée, ne contient pas de bacilles de Koch. La matité se prononce peu à peu à la base gauche du thorax, puis dans l'aisselle du même côté. Dans ces régions, la respiration normale s'éteint et les vibrations thoraciques disparaissent. Le malade est dyspnéique; le cœur se dévie à droite, un épanchement pleural est en formation et bien qu'il n'y ait aucun œdème de la paroi thoracique, il est probable que l'épanchement est purulent. Alors, survient un nouvel épisode : le malade éprouve à la partie supérieure du thorax, à gauche, près du sternum, une vive douleur accrue par les saccades de toux. On ne constate rien à la vue, mais, à la pression, les côtes sont aussi douloureuses que si elles étaient atteintes d'ostéite aiguë. Les jours suivants, une tuméfaction apparaît dans cette région. La tuméfaction s'accuse sous forme de tumeur saillante, de la dimension de la paume de la main. Cette tumeur devient *pulsatile* et expansive; elle est soulevée par des battements isochrones à la systole cardiaque; on dirait un gros anévrysme de l'aorte développé dans le voisinage du sternum. A l'auscultation, on ne perçoit ni souffle, ni claquements.

Pendant que la tumeur pulsatile bombait ainsi à l'extérieur, l'épanchement pleural faisait des progrès. Tout le diagnostic se déroulait maintenant avec netteté; nous étions en face d'un *empyème pulsatile* consécutif à une pleurésie purulente métapneumonique. Je pratiquai une ponction en pleine poche pulsatile et je retirai un pus crémeux, bien lié, du pus pneumococcique. L'examen bactériologique y décela du pneumocoque en abondance sans adjonction d'aucun autre microbe; les cultures donnèrent le même résultat et l'inoculation à la souris démontra que ce pus n'était pas doué d'une bien forte virulence. C'était bien là un type d'empyème pulsatile, avec formation de tumeur extérieure; la collection purulente pleurale s'était fait jour à travers un espace intercostal et était venue faire saillie à la partie supérieure du thorax. Je fis opérer le malade (opération de l'empyème avec résection de plusieurs côtes), et quelques semaines plus tard il était complètement guéri.

Voici l'observation résumée de mon second malade : Un homme de 40 ans nous arrive à l'Hôtel-Dieu avec un pyo-pneumothorax gauche; peu d'air et beaucoup de liquide. Les jours suivants, accroissement de l'épanchement. A mesure que le liquide augmente dans la plèvre, le bruit de succussion s'atténue; la dyspnée augmente, la matité occupe les deux tiers de la poitrine sans qu'il y ait toutefois œdème des parois, et le malade réclame lui-même la ponction. Le 8 mai, je fais évacuer un litre de liquide. Le pus, qu'on retire est épais, verdâtre, bien lié, absolument sans odeur, et tout à fait semblable à du pus pneumococcique, mais l'examen microscopique extemporané et les cultures, établissent l'absence du pneumocoque et démontrent la présence exclusive du streptocoque en petite quantité. Je fais expérimenter ce streptocoque au point de vue de sa virulence : un lapin à qui on a injecté 5 centimètres cubes n'éprouve que quelques phénomènes réactionnels et se rétablit complètement; ce streptocoque est donc peu virulent. L'inoculation aux cobayes a été négative au point de vue de la tuberculose.

Le malade se trouve très amélioré par la ponction, mais progressivement le liquide se reforme et tous les signes du grand épanchement reparaissent : élargissement de la base du thorax, matité, dyspnée, perte de l'appétit. Un nouvel épisode allait surgir.

Un matin, cet homme se plaint de ne pouvoir se coucher sur le côté gauche, tant les côtes sont douloureuses. Nous le faisons asseoir sur son lit, nous examinons la partie latérale gauche du thorax, et au niveau des neuvième et dixième espaces intercostaux nous constatons une petite saillie régulièrement arrondie, du volume d'une noix, qui fait comme hernie sur la base dilatée du thorax. Cette saillie

n'est pas spontanément douloureuse, mais lorsqu'on la
comprime un peu fortement, on détermine une douleur
profonde qui se répercute jusque dans l'épaule. Notre première idée, c'est que l'épanchement purulent pleural va se
faire jour à travers un espace intercostal. Le lendemain,
cette tumeur s'est étalée, elle remonte jusqu'au huitième
espace intercostal. Quand on l'examine à jour frisant, on
voit qu'elle est animée de légers battements, elle est pulsatile; on perçoit également des battements en posant légèrement la paume de la main à la surface de la tumeur. Il
ne peut y avoir dès lors aucun doute sur le diagnostic, ce
malade est atteint d'*empyème pulsatile*.

Les jours suivants, les battements deviennent très nets.
La tumeur est pulsatile, mais pas expansive; elle n'est pas
réductible; il est vrai que la pression étant fort douloureuse
on évite de la prolonger outre mesure. Je fais pratiquer
une ponction aspiratrice dans le sixième espace intercostal,
au-dessus de la tumeur pulsatile, et, à mesure que se fait
l'évacuation du pus, la tumeur diminue et s'affaisse, ce qui
prouve qu'elle communique bien avec la cavité pleurale. Le
lendemain, par une nouvelle ponction, on retire encore deux
litres de liquide ayant toujours le même caractère de pus
homogène, verdâtre, sans odeur. Mais à la suite de cette
nouvelle évacuation, la tumeur pulsatile disparaît. Après
quelques jours d'accalmie, le liquide se reforme et la tumeur
reparaît avec ses caractères pulsatiles.

Dès l'arrivée de ce malade dans mon service, je m'étais
demandé si l'on ne devrait pas recourir à l'intervention chirurgicale; car cette vieille pleurésie purulente streptococcique ne me paraissait pas devoir guérir par de simples
ponctions; je craignais, en plus, que cette grande cavité
pleurale, jusqu'alors peu infectée, ne devînt un jour ou
l'autre un foyer d'infection secondaire redoutable. Mais le
malade ne voulait pas entendre parler d'opération, les
ponctions lui suffisaient, et il eût quitté l'hôpital si j'avais
essayé de le pressurer davantage. J'ajouterai même, qu'après
mûre réflexion, je n'avais qu'une confiance médiocre dans

les résultats d'une opération qui aurait été faite, somme toute, dans d'assez mauvaises conditions; la maladie datait de sept mois et demi, le poumon devait être réduit à l'état de moignon carnifié, adhérent, entouré d'épaisses membranes et incapable de reprendre ses fonctions. Comment arriver, même en enlevant un grand nombre de côtes, à combler cette immense cavité, et si le malade était tuberculeux, ce qui me paraissait fort probable, comment son économie ferait-elle les frais d'un pareil délabrement? Évidemment le plus sage était de s'abstenir; du reste, le malade rendait notre décision facile, car il ne voulait décidément pas entendre parler d'opération. On s'en tint donc au traitement palliatif, en pratiquant une série de ponctions tous les douze ou quinze jours, ponctions qu'il réclamait dès que la dyspnée reparaissait.

Un jour, cet homme nous fait part de son désir de retourner dans son pays natal, à Venise. On pratique une dernière ponction afin de le mettre dans les meilleures conditions pour son voyage, et l'on retire 2 litres de pus, toujours le même pus verdâtre, homogène, sans odeur.

Telle est l'observation de ce malade; ce qui la rend intéressante au point de vue de la pathogénie, c'est que chez cet homme il y avait coexistence de pneumothorax et d'empyème pulsatile, ce qui n'était pas le cas chez le malade précédent. Chez l'un d'eux l'empyème était de date récente et associé au pneumocoque; il a guéri; chez l'autre l'empyème était de date ancienne et associé à un streptocoque peu virulent. Cet homme, vraisemblablement tuberculeux, succombera, alors même qu'il se déciderait à tenter une opération.

Reprenons en détail les traits les plus saillants de l'empyème pulsatile. Le passage du pus pleural dans l'espace intercostal est parfois annoncé par des *douleurs* d'une vive intensité. Je suis même surpris que cette douleur annonçant l'extériorisation de l'empyème pulsatile n'ait pas plus attiré l'attention des auteurs. Notre second malade eut des douleurs très vives dans le septième espace intercostal avant même que rien n'eût apparu à l'extérieur. Chez notre premier malade, les douleurs furent encore plus intenses, elles précédèrent de trois jours l'empâtement sous-claviculaire et elles prirent d'emblée une telle intensité qu'elles simulaient l'ostéopériostite la plus aiguë. Ce n'est que par des piqûres de morphine et par des pansements humides, jour et nuit renouvelés, qu'on parvenait à calmer ces douleurs. L'apparition de la poche purulente s'annonce donc, au moins dans les cas que j'ai observés, par des symptômes douloureux. La tumeur n'est pas toujours animée de battements dès sa formation; chez notre second malade, les battements n'apparurent qu'au troisième jour; ils ne devinrent manifestes qu'au quatrième jour chez notre premier malade.

La *tumeur pulsatile* est tantôt étalée, tantôt arrondie; une fois formée, elle peut avoir les dimensions d'une noix, d'une orange et au delà. Parfois, comme chez notre premier malade, elle a toutes les apparences d'un anévrysme; elle est pulsatile et expansive; en la prenant dans la paume de la main, on a tout à fait la sensation d'un gros anévrysme. Les mouvements expansifs de la tumeur, mis en doute par quelques auteurs, sont néanmoins signalés dans la plupart des observations; ils étaient assez nets chez notre second malade et indéniables chez le premier. Aussi, suis-je de l'avis de M. Bouveret : « Si l'empyème pulsatile intra-pleural ne présente guère qu'un mouvement de soulèvement, l'empyème pulsatile extra-pleural possède un véritable mouvement d'expansion. Il est entièrement comparable à la pulsation d'une poche anévrysmale. A chaque pulsation du cœur, toute la surface de la tumeur pulsatile se dilate brusquement et bat non seulement dans le sens vertical, mais aussi dans le sens transversal[1]. »

Dans quelques cas, la tumeur de l'empyème pulsatile est réductible; on peut, par la pression, faire rentrer le pus dans la cavité pleurale. L'auscultation ne révèle ni souffle, ni claquement.

____

1. Bouveret. *Traité de l'empyème*, 1888, p. 571.

La tumeur pulsatile peut se développer en différents points, en arrière ou en avant du thorax, néanmoins son siège le plus habituel est à gauche du sternum au niveau des deuxième, troisième et quatrième espaces intercostaux Tel était le cas chez notre premier malade. Même localisation est consignée dans l'observation rapportée par Bérard [1]. « Un jeune homme, après une maladie aiguë, vit une tumeur se développer rapidement en avant de la poitrine, à *gauche du sternum*. Cette tumeur était agitée de mouvements d'expansion et de resserrement isochrones à ceux du pouls. Le cœur battait sous la clavicule droite. Tout le monde crut à un anévrysme, et l'on voyait avec frayeur arriver le moment où la peau amincie allait se rompre et donner lieu à une hémorrhagie foudroyante. Le malade seul, auquel on avait caché ce qu'on pensait de son état, attendait avec impatience la rupture de la tumeur qu'il regardait comme un abcès, et, voulant hâter le travail de la nature, il prend une épingle, la plonge dans le sommet de la tumeur et se pratique ainsi l'opération de l'empyème. Le pus sort en petite quantité d'abord, puis à flot lorsque l'ulcération eut agrandi la plaie. J'ai vu, depuis, ce jeune homme jouissant de la meilleure santé. » Il est permis de croire, à la lecture de cette observation, que l'empyème pulsatile de ce malade était consécutif à une pleurésie purulente pneumococcique.

Voici un autre cas rapporté par Aran [2], où la même localisation de l'empyème pulsatile est consignée : il s'agit d'une jeune malade de douze ans qui avait contracté une bronchite (et certainement aussi une pleurésie). Survint une petite tumeur en haut de la poitrine, à *gauche du sternum*; cette petite tumeur, après avoir disparu quelque temps, se montra de nouveau et prit rapidement un assez fort volume. Quand Aran fut consulté, la tumeur, de forme hémisphérique,

---

1. Bérard. *Du diagnostic dans les maladies chirurgicales, de ses sources, de ses incertitudes et de ses erreurs*. Paris, 1856, p. 179.
2. Aran. *Société médicale des hôpitaux de Paris*, 9 juin 1858, t. IV, p. 91.

occupait, à gauche, l'intervalle compris entre le troisième et
le septième espace intercostal. La peau était amincie, d'un
rouge livide, et semblait sur le point de se rompre; la
tumeur était animée de battements isochrones à ceux du
pouls: il existait aussi des mouvements d'expansion. Cette
tumeur simulait à s'y méprendre un anévrysme, mais Aran,
se rappelant le cas de Stokes, reconnut l'empyème pulsatile,
et il fit une ponction exploratrice qui donna issue à un
grand verre de pus. La petite plaie étant restée béante,
la tumeur diminua, ainsi que les battements. La plaie s'étant
refermée, le liquide se reproduisit. Aran fit une nouvelle
ponction avec un trocart plus gros et retira un litre et demi
de pus, ce qui fit disparaître la tumeur pulsatile. En même
temps, le cœur, qui avait subi un déplacement notable,
reprit sa place accoutumée.

Parfois la tumeur de l'empyème pulsatile atteint la région
lombaire, comme dans l'observation de M. Courbon[1] dont
voici le résumé : une femme de vingt-quatre ans, ayant
une tumeur de la région lombaire gauche, entre à l'hôpital
de Tours. Cette tumeur est exactement située en dehors
du carré des lombes, immédiatement au-dessous de la dernière côte. Elle est allongée, fluctuante, non douloureuse,
presque entièrement réductible, sans changement de couleur
de la peau. Elle a la forme d'une ellipse à grand axe. Mais
ce qui attire surtout l'attention, ce sont les battements de
la tumeur. Ces battements sont expansifs, tout à fait isochrones au pouls. Il existe dans toute la tumeur un double
mouvement alternatif de dilatation et de retrait qui est
perceptible non seulement au toucher, mais aussi à la vue.
La palpation ne fait percevoir aucun frémissement et l'auscultation ne dénote aucun bruit de souffle. La malade s'est
aperçue de sa tumeur il y a deux mois; depuis quatre ans,
sa santé laissait à désirer, elle éprouvait des douleurs aux
dernières vertèbres dorsales avec irradiations au côté gauche
du thorax. En même temps, dyspnée, palpitations et accès

1. Observation relatée dans l'ouvrage de M. Comby, p. 51.

de suffocation survenaient dès que la malade travaillait plus que d'habitude ou montait un escalier.

Quelques mois après le début de ses souffrances, elle était entrée à l'hôpital de Blois, où elle a séjourné près d'un an. Actuellement, le cœur est refoulé à droite, et sa pointe vient battre sous l'appendice xyphoïde. Le côté gauche du thorax est distendu, absolument mat dans toute son étendue et silencieux à l'auscultation. M. Courbon hésite entre un abcès de la plèvre proéminant à la région lombaire et un anévrysme de l'aorte thoracique descendante ; il finit par adopter la seconde opinion. Cependant, la tumeur augmentait, et chaque jour les battements devenaient plus marqués ; ils furent bientôt tellement prononcés que ceux qui avaient hésité admirent l'anévrysme. Un jour, la peau amincie finit par se rompre, en laissant écouler une grande quantité de pus ; aussitôt la tumeur s'affaisse, les battements disparaissent, et la matité diminue dans le côté gauche. Il s'agissait en somme d'un empyème pulsatile.

Dans l'observation suivante, présentée par M. Millard, le 28 juin 1889, à la Société médicale des hôpitaux, l'empyème pulsatile, simulant un anévrysme, formait tumeur à la région dorsale gauche. Voici cette intéressante observation : Un homme de 36 ans, de souche tuberculeuse, sujet à des bronchites, est pris, en mai 1887, d'une pleurésie gauche compliquée de pneumothorax. Il se rétablit tant bien que mal ; quelques mois plus tard il est repris de dyspnée avec retour des signes du pneumothorax. Depuis cette époque, il garde le lit. En juillet 1888, on voit apparaître à gauche de la colonne vertébrale, au niveau des dernières côtes, une tumeur qui atteint rapidement le volume d'une orange. Bientôt la tumeur présente des battements isochrones aux pulsations du pouls.

Un médecin n'avait pas hésité à rattacher cette poche pulsatile à un anévrysme de l'aorte descendante. M. Millard arriva à un tout autre diagnostic et reconnut l'existence d'un vaste épanchement pleural gauche avec empyème pulsatile formant tumeur à l'extérieur. Il reçut le malade dans son service, et la ponction faite au niveau de la tumeur donna issue à 3 litres 1/2 d'un pus crémeux et inodore. La tumeur pulsatile s'affaissa, les battements disparurent immédiatement et la ponction procura un grand soulagement au malade. La pleurotomie ne parut pas indiquée, car la maladie remontait à quinze mois, et Millard préféra recourir aux injections intra-pleurales de teinture d'iode iodurée. Après amélioration passagère, la situation empire. Peyrot pratique la pleurotomie avec résection de la neuvième côte, et retire environ 3 litres de pus fétide. A dater de ce moment, on fait plusieurs lavages par jour, mais le malade s'affaiblit rapidement et succombe à la fièvre hectique avec diarrhée colliquative.

Je viens de décrire deux variétés d'empyème pulsatile : dans une première variété, les pulsations, les battements répercutés à l'extérieur, sont intra-thoraciques et restent intra-thoraciques, sans tumeur hors du thorax; dans la seconde variété, l'empyème fait saillie sous les téguments, à travers une perforation intercostale; il en résulte une tumeur pulsatile qui se développe de préférence à gauche du sternum et parfois en d'autres régions.

L'empyème pulsatile peut persister longtemps sans autre modification, sans ouverture spontanée de la poche purulente; toutefois, la *vomique* a été signalée dans quelques cas: la collection purulente pleurale s'ouvre dans les bronches, sans que la vomique diffère en rien des vomiques consécutives aux pleurésies purulentes.

Pathogénie. — Tels sont les faits cliniques : le moment est venu d'étudier la pathogénie de cet empyème pulsatile, mais je serai bref sur cette question qui ajoute peu de chose à nos connaissances et qui n'est pas encore élucidée. J'ai déjà dit, au début de cet article, que la pleurésie séro-fibrineuse, quelle que soit l'abondance de l'épanchement, n'est jamais pulsatile. J'ai vu des centaines de pleurésies séro-fibrineuses, je les ai étudiées de bien près, puisque depuis bientôt trente ans, l'aspiration dans la pleurésie a particulièrement attiré mon attention, eh bien, je n'ai jamais vu que la pleurésie séro-fibrineuse fût pulsatile à un moment quelconque de son évolution. La pleurésie purulente seule (à quelques très rares exceptions près) a le privilège de devenir pulsatile, mais si elle devient pulsatile, ce n'est pas parce que le liquide est purulent c'est parce qu'au cas de pleurésie purulente, les lésions des organes du voisinage favorisent la transmission des pulsations cardiaques.

Ici commencent les théories : pour Féréol, le pneumothorax est l'agent essentiel de l'empyème pulsatile; pour lui, « l'empyème pulsatile ne peut se produire qu'autant qu'il y a pneumothorax de petite étendue et grand épanchement liquide avec refoulement du cœur. C'est l'élasticité d'un gaz compressible qui permet ce mouvement d'expansion et de retrait ». La théorie de Féréol est ruinée par le fait que, dans bon nombre de cas d'empyème pulsatile (comme chez notre premier malade), le pneumothorax recherché avec le plus grand soin fait totalement défaut. Comby admet une autre théorie; pour lui, « le poumon atélectasié et densifié jouerait le rôle de caisse de renforcement, mais l'auteur se déclare « prêt à abandonner cette théorie pour une théorie meilleure ». D'autres auteurs, Rummo, Keppler, Traube, invoquent des causes multiples : pression intrapleurale, adhérences, parésie des muscles intercostaux, exagération des battements cardiaques, etc., mais toutes ces théories sont, elles aussi, passibles de critiques, si bien que nous ne sommes pas absolument édifiés sur la pathogénie de l'empyème pulsatile.

Diagnostic. — Comment reconnaître l'empyème pulsatile; comment le distinguer des maladies qui peuvent le simuler? Le diagnostic doit être fait avec différentes tumeurs pulsatiles du thorax. Quand la tumeur de l'empyème pulsatile bat au niveau des premiers espaces intercostaux, à gauche du sternum, l'analogie est grande, au premier abord, avec un anévrysme de l'aorte faisant saillie à l'extérieur; les battements pulsatiles et expansifs, perceptible à la vue et au toucher, existent de part et d'autre. Quelques signes différentiels permettent néanmoins d'arriver au diagnostic; au cas d'empyème, l'apparition de la tumeur pulsatile est si rapide, qu'elle se fait en quelques jours, presque d'un jour à l'autre; nous l'avons vu chez nos malades; en trois jours, la tumeur était formée et le quatrième jour elle était animée de battements. Au cas d'anévrysme aortique, la tumeur met vingt fois plus de temps à apparaître et à se confirmer; il faut des mois pour que l'ostéite raréfiante, qui aboutit à la disparition des côtes, permette à l'anévrysme de faire saillie à l'extérieur. En second lieu, le malade atteint d'empyème pulsatile, quelle que soit la localisation de sa tumeur pulsatile, a toujours un grand épanchement pleural gauche, avec ou sans pneumothorax; on constate donc les signes de ce grand épanchement, y compris la *déviation du cœur à droite*. L'anévrysme aortique n'est accompagné de rien de semblable; au cas d'anévrysme, on ne trouve ni grand épanchement pleural, ni déviation du cœur à droite. Enfin, les souffles et les bruits qu'on perçoit quelquefois à l'auscultation de la poche anévrysmale n'existent peu à l'auscultation de la poche pulsatile purulente. On voit donc que si les pulsations créent quelque analogie entre l'anévrysme et l'empyème pulsatile, un examen méthodique et raisonné permet toujours d'arriver au diagnostic.

On peut rencontrer au thorax des *abcès pulsatiles* qui n'ont rien de commun avec l'empyème pulsatile. Une ostéite costale ou costo-sternale peut donner naissance à un abcès ossifluent, en bouton de chemise, qui se développe d'une part sous les tissus qu'il soulève et, d'autre part, sous la plèvre pariétale qu'il décolle. La collection sous-pleurale ainsi formée n'a rien à voir avec la cavité pleurale, elle peut néanmoins être placée de telle sorte qu'elle subisse le contre-coup du choc cardiaque; le battement est transmis à la collection purulente extérieure qui bombe sous les tissus, et la tumeur acquiert des mouvements pulsatiles et expansifs, comparables à ceux de l'empyème. Plusieurs faits de ce genre ont été signalés[1]. Ce qui permet de distinguer ces abcès ossifluents pulsatiles de l'empyème pulsatile, c'est qu'ils ne sont pas accompagnés des signes d'un épanchement pleural; on ne constate ni matité étendue, ni absence de vibrations thoraciques, ni déviation du cœur à droite, ni autres signes qui sont l'indice de la pleurésie purulente gauche avec ou sans pneumothorax.

Il ne suffit pas de diagnostiquer l'empyème pulsatile, il faut encore rechercher la cause de cet empyème; le pronostic et le traitement y sont également intéressés. Règle générale, la constatation du pneumothorax chez un malade atteint d'empyème pulsatile est un indice certain de tuberculose, abstraction faite, bien entendu, du pneumothorax consécutif à une vomique ou à l'opération. La recherche des bacilles dans les crachats ne doit jamais être négligée; toutefois l'absence des bacilles ne suffit pas toujours à faire rejeter la tuberculose. On pourrait avoir recours aux injections de très faibles doses de tuberculine suivant les préceptes posés par Grasset, mais, pour si sagement que soit maniée la tuberculine, on peut voir survenir des incidents regrettables; je comprends qu'on en fasse usage, mais je n'y aurais recours qu'au cas de nécessité absolue.

Le pronostic de l'empyème pulsatile n'est pas également redoutable dans tous les cas; la gravité est surtout inhérente à la cause du mal. L'empyème pulsatile survenant chez un tuberculeux avec ou sans pneumothorax est d'autant plus grave, qu'en pareille circonstance l'intervention chirurgicale laisse peu d'espoir; elle est même souvent contre-indiquée : c'est dans ce cas qu'il faut se contenter de ponctions répétées. Au contraire, dans l'empyème pulsatile survenant chez un individu atteint de pleurésie purulente à pneumocoques, le pronostic est d'autant moins grave que

1. Potain. *Médecine moderne*, 29 novembre 1893. — Peyrot. Congrès français de chirurgie, 20 octobre 1897.

l'intervention chirurgicale, dans les pleurésies pneumococciques, donne les meilleurs résultats.

Traitement. — Le traitement de l'empyème pulsatile est,
en somme, le traitement des pleurésies purulentes : c'est
l'intervention chirurgicale. Les ponctions répétées avec ou
sans injections de liquide antiseptique sont un moyen purement palliatif ; elles prolongent l'existence, elles soulagent
le malade, mais elles ne le guérissent pas. Dans quelques
circonstances (pleurésie pneumococcique), la pleurotomie
sans résection costale pourrait peut-être amener la guérison, mais je n'y aurais qu'une médiocre confiance ; le plus
souvent, il faut recourir à la thoracotomie avec résection
costale largement faite. C'est ce dernier procédé qui a sauvé
notre malade.

§ 8. LES PACHYPLEURITES ET LES PLEURÉSIES INTARISSABLES

Pour écrire ce chapitre, j'utilise ma communication récente
à l'Académie de Médecine[1].

La plèvre peut fabriquer et refabriquer en quelques jours
une très grande quantité de liquide. Au cours de pleurésies
aiguës et banales, il n'est pas rare de voir l'épanchement
s'accroître journellement de plusieurs centaines de grammes.
Parfois même le liquide se reforme si vite que, quatre ou
cinq jours après la thoracentèse, la plèvre est de nouveau
remplie. C'est un fait que j'ai plusieurs fois constaté, et le
cas suivant, publié par M. Graux, en est un remarquable
exemple :

Il s'agit d'un jeune femme qui, arrivée au terme de sa
grossesse, est prise d'une pleurésie droite avec épanche-

---

1. Dieulafoy. Les pachypleurites et les pleurésies intarrissables. Communication faite à l'Académie de médecine (séance du mardi
7 juin 1910).

ment si considérable que la dyspnée menace de se terminer par suffocation ou par syncope. Évidemment, la thoracentèse est urgente; mais, comme la jeune femme est en plein travail, on n'ose pas opérer; on redoute un accident. D'autre part, on se demande si l'accouchement pourra se bien terminer, car la malade est en proie à une telle dyspnée que tout effort d'expulsion paraît impossible. Bref, on est fort perplexe. Heureusement, l'accouchement se fait en quelques heures, sans incident fâcheux. Trois jours après, on pratique la thoracentèse et l'on retire lentement, avec temps d'arrêt, 5 litres de liquide séro-fibrineux. La malade en éprouve un très grand soulagement et tout va bien, mais dès le cinquième jour la plèvre est de nouveau remplie, la suffocation et l'état syncopal deviennent menaçants, et l'on pratique une deuxième thoracentèse qui donne issue à 5 litres de liquide.

Même résultat qu'après la première ponction; grande amélioration, mais, en quelques jours, le liquide se reforme, la plèvre est encore pleine, les accès de suffocation reparaissent, et l'on pratique une troisième thoracentèse qui donne 4 litres 1/2 de liquide. A dater de ce moment, l'épanchement pleural se reproduit avec une telle rapidité qu'on est obligé de pratiquer, à intervalles plus ou moins rapprochés, une série de ponctions, si bien qu'en moins de deux mois la nouvelle accouchée a été ponctionnée 15 fois, la plèvre ayant fabriqué en un si court espace de temps 40 litres de liquide. La pleurésie s'est terminée par la guérison, mais l'évolution ultérieure d'une tuberculose pulmonaire a démontré que cette pleurésie était, en réalité, de nature tuberculeuse.

Non seulement la plèvre peut fabriquer coup sur coup une forte quantité de liquide, mais cet état pathologique peut s'éterniser à la faveur d'une *pachypleurite*, pendant 10 ans, 20 ans, et plus encore; il semble vraiment que le liquide pleural soit inépuisable; aussi ai-je donné à ces pleurésies le nom de *pleurésies intarissables*, ainsi que le prouvent les deux cas suivants :

Faits cliniques. — Il y a 10 ans, le 2 Février 1900, Blanchet, âgé de 55 ans, vient à l'Hôtel-Dieu consulter Brissaud. Cet homme, d'une santé jusque-là excellente, était atteint de pleurésie droite. La thoracentèse est pratiquée et on retire un litre de liquide légèrement sanguinolent. A partir de ce moment, l'épanchement pleural se reforme avec ténacité; et, dans le courant de l'année 1900, on pratique 12 ponctions qui donnent un total de 27 litres[1].

A dater de la sixième ponction, l'état général s'était tellement amélioré que Blanchet avait quitté l'hôpital pour reprendre son commerce de marchand de vin. Quand il se sentait oppressé, il savait à quoi s'en tenir, il venait à l'hôpital se faire ponctionner et, aussitôt après la thoracentèse, il rentrait chez lui faire un bon repas et se remettre au travail.

Pensant que ce cas pouvait m'intéresser, Brissaud m'avait adressé le malade. J'avais constaté l'existence d'une pleurésie chronique avec reproduction indéfinie du liquide, mais je fus incapable de formuler rien de précis sur la cause de cette pleurésie. Quand l'essoufflement devenait gênant, Blanchet arrivait dans mon service pour nous demander une ponction; il se plaçait à cheval sur une chaise, on faisait usage de l'aiguille n° 2 ou de l'aiguille n° 3 de l'aspirateur, on retirait 2 litres, 2 lit. 1/2 de liquide, et, aussitôt après,

1. Ci-joint le tableau détaillé des ponctions faites en l'année 1900.

Année 1900.

5 Février.	1 litre.
16 Février.	1,500
5 Mars.	1,400
24 Mars.	1,500
28 Avril.	1,400
25 Mai.	2,200
12 Juin.	2,400
14 Juillet.	5,100
24 Août.	5,250
19 Septembre.	2
12 Octobre.	2,000
5 Novembre.	2,500
20 Décembre.	2,650
15 ponctions	27 litres.

l'opéré nous quittait pour aller déjeuner et pour vaquer à ses occupations. On pratiqua ainsi, en 1901, 12 ponctions qui donnèrent issue à 52 litres d'un liquide tantôt rougeâtre, tantôt verdâtre. Notre homme gardait les apparences de la santé, il ne toussait pas, il n'avait pas de fièvre, l'appétit était excellent, tous les organes étaient en bon état. Rien ne pouvait nous autoriser à soupçonner la tuberculose.

En 1902, la situation ne fut nullement modifiée et l'on pratiqua dans le courant de cette année 11 ponctions qui donnèrent issue à 27 lit. 1/2 d'un liquide dont la coloration variait du brun au gris-verdâtre. La plèvre était très épaissie (pachypleurite) ; on s'en rendait compte d'après la sensation qu'on éprouvait en poussant profondément l'aiguille aspiratrice à travers un tissu résistant et fibroïde.

En 1905, on pratiqua 12 fois la thoracentèse et on retira de la plèvre 51 lit. 1/2 d'un liquide qui avait presque toujours l'apparence de liquide purulent. En 1904, la quantité de liquide fut encore plus considérable ; on pratiqua 15 ponctions qui donnèrent issue à 55 lit. 1/2 d'un liquide purulent, dont l'odeur était parfois extrêmement fetide. Chose remarquable, cette pleurésie durait depuis 5 ans sans porter la moindre atteinte à la santé. Blanchet était fier de nous montrer ses muscles d'athlète et son large thorax. Comme force et comme vigueur il en aurait, disait-il, remontré à ses ouvriers.

En 1905, on fait 12 ponctions et on retire 50 lit. 1/2 de liquide. En 1906, 10 ponctions donnent issue à 21 lit. 1/2 de liquide. L'état général est toujours excellent. En 1907, la thoracentèse n'est pratiquée que 7 fois et la quantité de liquide retiré de la plèvre ne dépasse pas 11 litres. Le liquide est toujours purulent et fétide. En 1908, on ne pratique que 5 ponctions qui donnent issue à 10 litres de liquide purulent.

L'amélioration est encore plus manifeste en 1909 ; on ne fait plus que 4 ponctions et on ne retire que 4 litres de liquide toujours purulent et fétide. L'auscultation permet de constater que la respiration n'est pas abolie dans toute l'étendue du poumon droit et une radiographie faite par M. Lacaille confirme les résultats de l'auscultation. L'année 1910 s'annonce bien; les cinq ponctions qui ont été faites jusqu'ici ont donné quatre litres de liquide. Blanchet nous fait remarquer que depuis quelque temps, il peut se coucher sur le côté gauche aussi bien que sur le côté droit, alors que depuis dix ans il ne pouvait dormir que sur le côté de pleurésie.

En résumé, voilà un homme qui est atteint d'une pachypleurite dont l'épanchement se reforme avec une telle ténacité que, depuis 10 ans, on a dû pratiquer une centaine de ponctions qui ont donné issue à 230 litres de liquide. C'est plus que l'équivalent d'une barrique bordelaise.

La plèvre doit avoir environ 2 centimètres d'épaisseur, si l'on en juge par la profondeur à laquelle il faut enfoncer l'aiguille aspiratrice et par la sensation de résistance qu'on éprouve pendant que l'aiguille traverse le tissu induré. Dans cette carapace fibroïde, peut-être incrustée de sels calcaires, s'épanche un liquide qui a été tour à tour hémorrhagique, purulent et très fétide.

Ce qui est assez surprenant, c'est que la cage thoracique n'ait subi aucune déformation. Il y a lieu également d'être surpris que Blanchet ait conservé une excellente santé. Voilà un homme qui depuis 10 ans a subi plus de 100 fois l'opération de la thoracentèse; sa plèvre a fabriqué plus de 250 litres de liquide[1]; ce liquide est depuis des années purulent et fétide, et, malgré tout, l'homme est resté

1. Nombre de ponctions et quantité de liquide retiré de la plèvre en 10 ans.

Année	Ponctions		Liquide
1900.	13 ponctions		27^l
1901.	12	—	52^l
1902.	11	—	27^l 1/2
1903.	12	—	51^l 1/2
1904.	12	—	55^l 1/2
1905.	12	—	50^l
1906.	10	—	21^l 1/2
1907.	7	—	11^l
1908.	5	—	10^l
1909.	4	—	4^l
1910.	5	—	4^l
	102 ponctions		232^l

robuste et vigoureux; il n'éprouve qu'un seul symptôme, c'est l'essoufflement qui survient quand le sac pleural est trop plein; mais on vide le sac pleural et tout va bien.

Quelle est donc la nature de cette singulière pleurésie; est-elle aseptique ou est-elle virulente, contient-elle des microbes et quels sont ces microbes? C'est ce que nous allons examiner :

Depuis bien des années le liquide de cette pleurésie a été étudié par nos chefs de Laboratoire, MM. Nattan-Larrier, Gaultier, Le Play, Sézary, etc. Voici le résumé des dernières recherches faites par M. Sézary :

1° *Examen à l'ultra-microscope.* — Cet examen, qui est reproduit sur la planche ci-dessous, montre des corpuscules

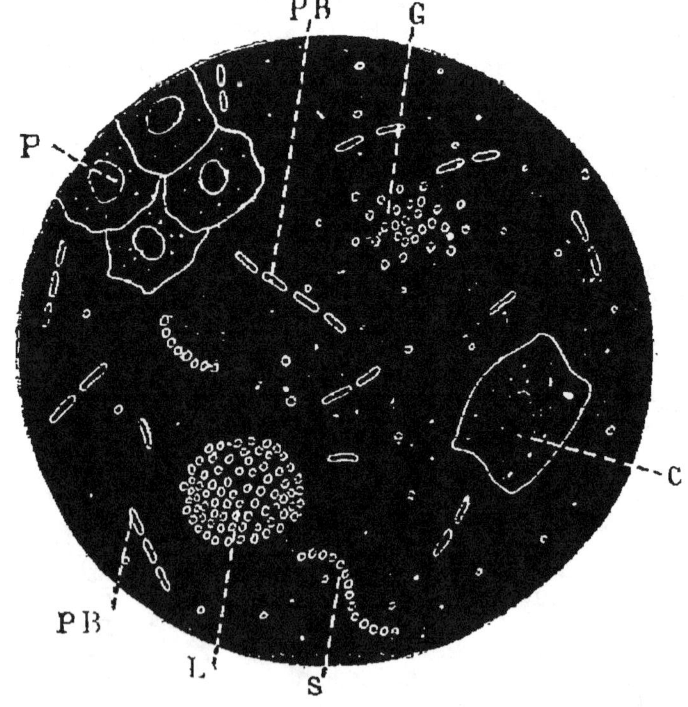

Fig. 1.

l, leucocyte granuleux; *c*, cellule endothéliale; *p*, placard de cellules endothéliales; *s*, streptocoques; *p-b*, pneumobacille.

animés de mouvement browniens, des cellules et des microbes. Les cellules sont des globules blancs, et des cellules endothéliales. Les globules blancs (*l*) sont bourrés de granulations réfringentes qui masquent le noyau. Les cellules endothéliales sont isolées (*c*), ou réunies en placards plats (*p*). Leur protoplasma n'est ni vacuolaire ni granuleux, il contient parfois des microbes.

Sur la préparation, on distingue deux variétés de microbes : d'une part, des cocci groupés en chaînettes, qui ont l'aspect typique du streptocoque (*s*). D'autre part, des bacilles de tailles diverses, quelquefois isolés, le plus souvent groupés par deux ou disposés en chaînettes de 3, 4 et 5 éléments (*p. b*). A l'éclairage latéral, ces microbes ne paraissent pas encapsulés, mais leur capsule apparaît nettement sur des préparations colorées au bleu de méthylène.

Cultures. — Les cultures ont été faites sur milieux aérobies et sur milieux anaérobies.

A. — L'ensemencement en milieux aérobies a été fait sur gélose inclinée, dans du bouillon peptoné et dans du lait. Sur gélose inclinée apparaissent, après 24 heures, des colonies luxuriantes, arrondies, gris jaunâtre qui sont dues au *pneumobacille* de Friedlander. A côté de ces colonies luxuriantes, on en distingue d'autres qui sont punctiformes et qui sont formées de *streptocoques* typiques. Dans la culture sur bouillon peptoné, on observe, au bout de 24 heures, un trouble très marqué. L'examen direct et les réensemencements ne montrent que les deux espèces précédemment décrites, ils n'en révèlent pas d'autre. Le lait ensemencé ne se coagule pas.

B. *Cultures sur milieux anaérobies.* — L'ensemencement du pus sur gélose profonde glucosée provoque de nombreuses bulles de gaz dans les tubes ensemencés. Les bacilles de cette culture sont analogues à ceux qui ont poussé sur gélose aérobie, ce sont des pneumobacilles. Ce fait n'a rien de surprenant, le pneumobacille étant à la fois aérobie et anaérobie. L'ensemencement du pus en bouillon anaérobie, surmonté d'une couche d'huile stérilisée, donne également du pneumobacille.

En résumé, les cultures aérobies et anaérobies, faites avec la pleurésie purulente de Blanchet, y ont démontré la présence du streptocoque et du pneumobacille. Or, les pleurésies qui ont pour agents l'un ou l'autre de ces microbes sont habituellement des pleurésies franchement virulentes. On sait combien sont souvent redoutables les pleurésies à streptocoques. On sait, également, que le pneumobacille peut déterminer des pleurésies purulentes qui ressemblent beaucoup, cliniquement, aux pleurésies à pneumocoques[1].

Alors, comment se fait-il qu'une double infection pleurale, à streptocoque et à pneumobacille, n'ait donné lieu, chez notre malade, à aucune des complications qui sont si fréquemment l'apanage des pleurésies purulentes? Comment se fait-il que le pus de cette pleurésie n'ait jamais cherché à se faire jour, soit à travers un espace intercostal, soit à travers les bronches sous forme de vomique? Comment se fait-il qu'on n'ait jamais constaté la formation d'un pyopneumothorax? Comment se fait-il enfin que pareille pleurésie ait pu évoluer pendant un si grand nombre d'années sans que le porteur de ce liquide purulent et fétide ait en rien ressenti les atteintes d'une toxi-infection? Il y a là une situation paradoxale qu'il faudrait essayer d'expliquer. Peut-être pourrait-on en trouver la raison dans le *degré de virulence* des microbes de cette pleurésie. C'est ce que nous allons examiner :

On sait que l'érysipèle, la suppuration, la septicémie sont des accidents qui succèdent fréquemment à l'inoculation d'un streptocoque virulent à l'oreille du lapin. Or, chez les lapins inoculés avec le liquide pleural de notre malade, on n'a constaté qu'une légère rougeur de l'oreille, un érythème passager, sans autre lésion et sans autre conséquence. Ceci prouve que la virulence du streptocoque de Blanchet est fort atténuée.

1. Besançon. — « Microbiologie clinique », p. 106.

D'autre part, le pneumobacille de Friedlander est, lui aussi, un microbe dont la virulence est parfois très grande. La souris en est le réactif de choix. L'inoculation de culture ou d'exsudats pathologiques sous la peau de l'animal détermine en deux ou trois jours un œdème visqueux au point d'inoculation ; la mort en est parfois la conséquence et et le microbe se retrouve dans le sang sous forme de diplocoques ou de bacilles courts et encapsulés. Or, les inoculations faites aux souris avec le liquide de la pleurésie purulente de Blanchet n'ont porté aucune atteinte à la santé de ces animaux.

Ces différentes expériences prouvent que le streptocoque et le pneumobacille de la pleurésie purulente de Blanchet sont des microbes *à virulence fort atténuée*. Ils n'ont aucun retentissement fâcheux sur l'économie. Nous comprenons maintenant pourquoi ils n'ont suscité dans la cavité pleurale aucun processus à tendance ulcéreuse ou perforante et pourquoi ils n'ont déterminé ni vomique ni pyopneumothorax. Toutefois ils ne sont pas étrangers au travail de défense qui a abouti à la formation de la pachypleurite, véritable carapace qui enserre le poumon et qui complique singulièrement le traitement, ainsi que nous le verrons dans un instant.

Passons à notre deuxième cas de *pachypleurite* avec *pleurésie intarissable*. Il s'agit d'un homme de 59 ans, nommé Baquia, qui eut il y a 21 ans une pleurésie droite. Il fut consulter M. Mathieu qui fit pratiquer deux ponctions successives. Le malade se sentit si amélioré qu'il quitta l'hôpital. Sa santé était, en effet, excellente ; il vaquait sans fatigue à ses occupations ; néanmoins, le liquide pleural se reformait avec ténacité. Aussi, plusieurs fois par an, Baquia était-il obligé de se rendre à l'hôpital pour se faire débarrasser de son liquide. On faisait la ponction. et, le jour même ou le lendemain, l'opéré rentrait chez lui pour exercer son petit négoce.

Cette pleurésie séro-fibrineuse s'éternisa un grand nombre d'années sans altérer la santé ; Bacquia n'avait ni fièvre ni amaigrissement, les forces ne déclinaient pas, et l'essoufflement, qui s'accentuait graduellement, était le seul symptôme qui indiquât que le moment était venu de faire une nouvelle ponction. C'est ainsi que, dans l'espace de dix-huit ans,la thoracentèse fut pratiquée environ une centaine de fois.

Il y a deux ans et demi, le liquide devint sanguinolent. Depuis cette époque, nous avons revu Bacquia à intervalles plus ou moins éloignés, on a pratiqué plusieurs fois la thoracentèse et le liquide garde sa teinte hémorrhagique. La plèvre est extrêmement épaissie (pachypleurite). Il suffit, pour s'en convaincre, de voir à quelle profondeur il faut enfoncer l'aiguille aspiratrice avant de rencontrer le liquide pleural, et on a la sensation que l'aiguille aspiratrice traverse une coque pleurale très épaisse.

Voilà donc une pleurésie qui dure depuis vingt ans. Pendant dix-huit ans, elle a été séro-fibrineuse et, depuis deux ans et demi, elle est sanguinolente. On a pratiqué une centaine de fois la thoracentèse, on a retiré plus de 200 litres de liquide et l'économie supporte sans révolte cet étrange émonctoire.

En examinant cet homme, on est un peu étonné de voir que son thorax n'a subi aucune déformation.

Quelle est donc là nature de cette pleurésie qui dure depuis plus de vingt ans? Cliniquement, on ne constate aucun signe, aucun symptôme de tuberculose.

D'autre part les recherches de laboratoire, faites à plusieurs reprises par M. le Play et par M. Sézary, n'ont donné aucun résultat. Les cultures du liquide pleural faites en milieu aérobie et anaérobie sont restées stériles. Les inoculations du liquide pleural dans la cavité péritonéale de cobayes ont été négatives. A l'ultra-microscope l'examen du liquide pleural ne fait voir aucun microbe. L'intradermoréaction n'a donné aucun résultat. Toutes ces recherches permettent d'écarter l'hypothèse d'une tuberculose actuelle, et, d'autre part, vu l'absence de microbes dans le liquide, il nous est impossible de dire quelle est la nature de cette pachypleurite.

En résumé, la pleurésie de Blanchet et la pleurésie de Bacquia sont deux exemples remarquables de pachypleurite avec liquide pleural jusqu'ici intarissable. L'état général de ces deux hommes est resté bon, toutefois leurs pleurésies ne sont pas comparables au point de vue de la nature du liquide. Chez Blanchet la pleurésie est purulente et fétide, le streptocoque et le pneumobacille en sont les agents, mais la virulence fort atténuée de ces microbes explique la bénignité relative de la maladie. Chez Bacquia, la pleurésie a été séro-fibrineuse pendant 18 ans et elle est sanguinolente depuis 2 ans et demi. Le liquide est absolument stérile et toutes les recherches qui ont été faites en vue de déceler la nature de cette pleurésie sont restées infructueuses.

Anatomie pathologique. — La plèvre de nos deux malades doit avoir une très grande épaisseur, elle est peut-être incrustée de sels calcaires ainsi qu'on l'observe si souvent au cours des pachypleurites (Poulalion[1], Tuffier, Jardry et Gy)[2]. M. Letulle a fait récemment, à l'Académie, une communication des plus importantes sur l'anatomie pathologique des pachypleurites[3].

En voici le résumé : Toute pleurésie chronique caractérisée pendant la vie par un grand épanchement invétéré ou réitéré, malgré de nombreuses thoracentèses, correspond en anatomie pathologique à une *pachypleurite*. Toute pachy-pleurite, mis à part les caractères variables du liquide épanché, consiste essentiellement en une inflammation diffuse, végétante et fibroïde des deux feuillets de la grande séreuse pleurale. Les pachypleurites se répartissent en trois groupes : elles sont tuberculeuses ou infectieuses. Quant à la variété cancéreuse elle ressortit au cancer pleuro-pulmonaire. Dans une belle pièce de pachypleurite que M. Letulle

---

1. Poulalion. *Soc. Anat.*, Juillet 1890.
2. Tuffier, Jardy et Gy. « La calcifération pleurale ». *Revue de chirurgie*, 1907.
3. Letulle. Anatomie pathologique de pachypleurites. *Bulletin de l'Académie de médecine*, séance du 5 juillet 1910.

a eu l'obligeance de mettre à notre disposition, on voit que la pachypleurite est généralisée à toute la plèvre viscérale et pariétale.

Le collapsus pulmonaire et les plicatures de la plèvre viscérale ont été minutieusement étudiés par l'auteur. En voici la description : « Au lieu de demeurer plane et lisse, à la façon normale, *la membrane séreuse viscérale a été amenée à se plicaturer* pendant que le parenchyme pulmonaire sous-jacent, refoulé par la masse du liquide inflammatoire progressivement épanché dans la cavité pleurale, et gêné dans son expansion inspiratoire, se tassait, se rétractait vers le hile du poumon (collapsus pulmonaire).

Or, et c'est là un point intéressant qui apportera quelque lumière dans la question encore obscure des pachypleurites invétérées, toutes les observations qu'il m'a été donné de recueillir m'ont démontré l'existence constante de ces *plicatures de la plèvre viscérale* à la surface des parties du poumon en état de collapsus : qu'il s'agisse de tuberculose pleurale ou de pleurite chronique végétante consécutive à une infection pneumococcique ou streptococcique, dans tous mes cas, le collapsus pulmonaire comportait le même tassement plissé de sa plèvre viscérale correspondante. »

Traitement. — En face d'une plèvre épaisse et résistante qui enserre le poumon dans une coque inextensible, ce qui paraît rationnel, c'est de pratiquer la décortication du poumon d'après la méthode qui a été exposée à l'Académie, par M. Delorme, en 1894, et plus tard, en 1907 à propos d'un rapport sur un cas heureux de M. Picqué.

Mais les succès opératoires qui ont été obtenus dans quelques cas ne s'adressaient pas à des pachypleurites comparables à celles de Blanchet et de Baquia. Je sais bien que le traitement auquel sont soumis ces deux hommes est un traitement qui n'a que peu de chances d'aboutir à la guérison; et cependant l'amélioration qui se produit chez eux est assez manifeste, car, d'année en année, le liquide se reproduit avec moins d'abondance, et par analogie je me reporte à un fait du même genre qui se termina par la guérison. Voici ce fait en raccourci :

Le 10 mai 1880, mon maître, M. Potain, me demandait de venir le joindre immédiatement auprès d'un malade qui lui avait été adressé de Nice. Je trouvai le malade en proie à une dyspnée tellement violente que l'asphyxie était menaçante. Cet homme, âgé d'une cinquantaine d'années, avait depuis longtemps une pleurésie gauche à laquelle il s'était tant bien que mal habitué. Il n'avait jamais voulu entendre parler d'opération, et il menait une existence assez précaire, vivant et voyageant avec sa pleurésie.

Devant l'imminence actuelle du danger, M. Potain me chargea de pratiquer séance tenante la thoracentèse. Je fis la ponction avec l'aiguille n° 3 de l'aspirateur, et, avant de trouver le liquide, profondément situé, je dus traverser des tissus épais, tellement indurés, qu'il était manifeste pour nous, que nous avions affaire à une pachypleurite depuis longtemps constituée. Je retirai 2 litres de liquide purulent sans odeur.

La crainte d'asphyxie fut conjurée, mais 15 jours plus tard le liquide s'était reformé; je dus faire une nouvelle ponction, et, dans le courant de l'année 1880, je pratiquai six fois la thoracentèse en traversant chaque fois une carapace pleurale fort épaisse.

Grâce à ce traitement notre malade se trouvait bien, et peu à peu il avait repris sa vie habituelle. Avec une pareille pachypleurite il ne pouvait être question de l'opération de l'empyème, et nous fûmes d'avis, M. Potain et moi, de nous en tenir, faute de mieux, à la thoracentèse pratiquée aussi souvent qu'elle serait nécessaire.

En 1881, 5 ponctions.

En 1882, 4 ponctions.

En 1883, 3 ponctions.

En 1884, 2 ponctions.

En 1885, 1 ponction, et ce fut la dernière.

Le liquide purulent avait été tari en 6 ans, après 21 ponctions, et le malade était guéri et la cage thoracique n'était même pas déformée. Dans le cours de ce traitement, je n'attendais pas pour pratiquer la thoracentèse que l'épanchement eût repris de fortes proportions; j'allais à la recherche de l'épanchement et je le vidais alors qu'il était encore peu abondant. Je recommande cette pratique, elle est rationnelle et utile. De cette façon le poumon peut reprendre plus facilement ses fonctions.

C'est en pareil cas qu'il serait également utile de prescrire aux malades la gymnastique respiratoire sur laquelle M. Delorme insiste avec raison.

§ 9. — LA PLEURÉSIE INTERLOBAIRE
VOMIQUES — HÉMOPTYSIES INTERLOBAIRES

Que faut-il entendre par *pleurésie interlobaire*? C'est la pleurésie qui se développe et s'enkyste entre les deux lobes d'un poumon. Les poumons sont divisés en plusieurs lobes; deux lobes pour le poumon gauche, trois lobes pour le poumon droit. Quand on examine un poumon retiré de la cavité thoracique, on voit que sa surface est sillonnée par des scissures qui le pénètrent profondément jusqu'au hile et le divisent en lobes distincts; si bien que les lobes du poumon sont isolés et comme appendus aux grosses bronches.

A gauche, il n'y a qu'une scissure interlobaire; elle commence en arrière à 6 centimètres environ au-dessous du sommet du poumon, qu'elle entoure en descendant très obliquement en bas et en dehors jusqu'à la base de l'organe; le poumon gauche se trouve ainsi divisé en deux lobes: l'un supérieur, l'autre inférieur, beaucoup plus volumineux. A droite, la scissure interlobaire se comporte à son origine comme celle du côté gauche, mais bientôt elle se bifurque, formant à sa bifurcation une sorte de carrefour. De ses deux branches de bifurcation, l'une continue son trajet presque horizontalement, l'autre contourne le poumon en descendant obliquement en dehors jusqu'à la base de l'organe ; le poumon droit se trouve ainsi divisé en trois lobes, le lobe moyen est le plus petit, le lobe inférieur est le plus volumineux.

Telles sont les scissures interlobaires. La plèvre viscérale s'engage entre ces scissures et tapisse les faces correspondantes des lobes du poumon ; c'est pour cela qu'on l'a nommée plèvre interlobaire. Que des adhérences viennent à souder les lèvres d'une scissure et la plèvre interlobaire ne communique plus avec la grande cavité pleurale, elle est transformée en un sac pleural interlobaire favorable à la formation d'une pleurésie enkystée. Cette pleurésie enkystée est presque toujours purulente, ainsi que l'avait si bien vu Laënnec ; à la coupe, elle simule, au premier abord, une collection pulmonaire, alors qu'elle est pleurale interlobaire.

La pleurésie interlobaire peut être fort étendue et occuper un espace interlobaire tout entier ; en pareil cas, les lobes pulmonaires voisins sont fortement déprimés et le liquide enkysté atteint 1 litre et au delà. Parfois, au contraire, des adhérences cloisonnent la cavité virtuelle interlobaire, et le liquide purulent emprisonné dans cet espace restreint ne dépasse pas 150 ou 200 grammes. Il nous est même arrivé, dans une autopsie récente, de trouver plusieurs petits abcès pleuraux interlobaires, distincts, qui ne contenaient que quelques grammes de pus. On voit donc qu'entre les pleurésies interlobaires à grand épanchement et les petits abcès pleuraux interlobaires il y a place pour tous les intermédiaires.

La topographie de la pleurésie interlobaire est elle-même très variable. Les planches ci-dessous donnent la situation et les rapports des scissures interlobaires à l'état normal. La première planche montre les poumons par leur face postérieure, le poumon gauche avec sa scissure interlobaire simple, le poumon droit avec sa scissure interlobaire qui se bifurque.

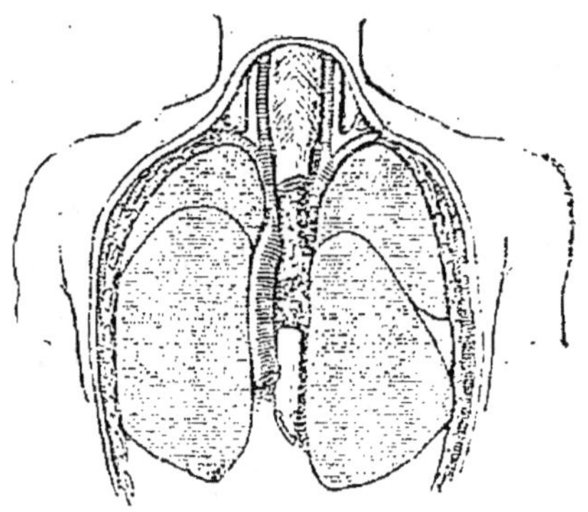

La seconde planche montre les poumons par leur face externe; la scissure du poumon gauche qui est à peu près horizontale vue en arrière, devient oblique et descendante

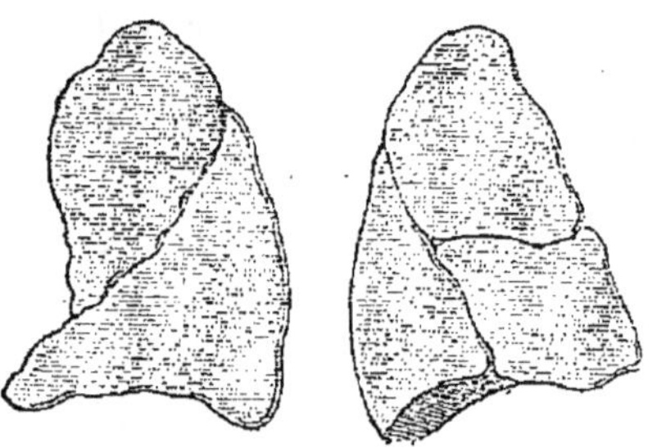

vue latéralement, et la scissure du poumon droit, qui est à peu près horizontale vue en arrière, se bifurque, et de ses deux branches de bifurcation vues latéralement, l'une est horizontale, l'autre est oblique et descendante.

La pleurésie interlobaire n'est pas toujours cantonnée en arrière du thorax au niveau de la scissure horizontale, elle occupe parfois l'aisselle au niveau de la scissure oblique, et peut descendre jusqu'à la base de la poitrine au voisinage de la plèvre diaphragmatique. Ces notions générales étant posées, abordons l'histoire de la pleurésie interlobaire.

Description. — La pleurésie purulente interlobaire, comme la pleurésie purulente de la grande cavité pleurale, peut être primitive, ou secondaire à une pneumonie. Dans ce dernier cas, si la pleurésie interlobaire suit de près l'infection pneumonique ou si elle apparaît dans le cours de la pneumonie, elle est dite parapneumonique; si elle n'apparaît que tardivement, plusieurs jours, plusieurs semaines après la pneumonie, elle est dite post-pneumonique ou métapneumonique. Eh bien, pour si paraxodal que paraisse le fait, je pense que la pleurésie interlobaire est beaucoup plus souvent primitive que secondaire; elle évolue pour son propre compte, *du moins en apparence*, que l'infection soit due au pneumonique ou à d'autres microbes. Dans aucune des huit observations que j'ai citées dans mes Leçons cliniques de l'Hôtel-Dieu [1] la pleurésie interlobaire ne semblait faire suite à la pneumonie, et, en ce qui concerne les malades de mon service, je suis bien certain qu'il n'y avait pas eu pneumonie, l'état du poumon ayant été vérifié à l'opération. Du reste, l'infection primitive d'une séreuse n'a rien qui doive nous surprendre; on en possède aujourd'hui de nombreux exemples; ce qui était considéré comme une rareté est devenu un fait courant : péritonite, pleurésie, méningite d'apparence primitives, se comptent actuellement par douzaines; la pleurésie interlobaire est du nombre; elle aussi me paraît évoluer le plus souvent à titre d'infection *primitive*.

La description que je vais entreprendre ne s'adressera donc pas seulement à la pleurésie interlobaire précédée de pneumonie, elle visera surtout la pleurésie interlobaire primitive. Rien n'est plus difficile à dépister que le *début* d'une pleurésie interlobaire. Le point de côté, la fièvre, la toux

---

1. Dieulafoy. *Clinique médicale de l'Hôtel-Dieu*. 1899. La pleurésie interlobaire. Première et deuxième leçons.

indiquent bien qu'une affection thoracique aiguë entre en
scène, mais quand il s'agit de fixer la nature et le siège de
cette affection thoracique, nous n'avons, pour nous orienter,
aucun signe précis. Quelle différence avec la pneumonie
lobaire ou avec la pleurésie de la grande cavité pleurale !
S'agit-il de pneumonie : le frisson, les râles crépitants, le
souffle tubaire, les crachats rouillés nous mettent vite sur la
voie du diagnostic. S'agit-il de pleurésie : les frottements,
les frottements-râles, et bientôt les signes de l'épanchement,
matité, disparition des vibrations thoraciques, souffle lointain, égophonie, etc., nous font assister à l'évolution de la
pleurésie. S'agit-il de fluxion de poitrine : la *bilatéralité* des
signes, les râles de bronchite disséminés aux deux côtés du
thorax, les frottements qui témoignent de la participation de
la plèvre, le souffle qui témoigne de la participation du poumon, sont autant de signes qui nous engagent à diagnostiquer la fluxion de poitrine.

Tout autre est le début de la pleurésie interlobaire. L'infection qui constitue cette pleurésie enkystée est un peu
comparable à l'infection d'une *cavité close*, des adhérences
ayant supprimé toute communication avec la grande cavité
pleurale. Les parties des lobes pulmonaires contiguës au
foyer infectieux *en subissent le contre-coup*. Dès sa formation, le foyer pleural interlobaire retentit sur le tissu pulmonaire du voisinage. Le territoire pulmonaire fluxionné,
trahit sa fluxion par des signes que nous allons étudier et
masque du même coup l'état naissant de la lésion interlobaire, cause de tout le mal.

A ce moment, en effet, aux premiers jours de la pleurésie
interlobaire, examinez avec soin votre malade; il a la fièvre,
il tousse et il a un point de côté, c'est banal; percutez,
auscultez la poitrine; que trouvez-vous? Vous trouvez, soit
en arrière, soit dans l'aisselle, dans une région vaguement
limitée, de la submatité, des râles, du souffle, signes pulmonaires et non pleuraux; parfois aussi, quelques frottements erratiques. Rien à l'autre côté de la poitrine; pas de
souffle, pas de râles; la lésion est habituellement *uni-*

latérale. Impossible à ce moment-là de préciser un diagnostic, vous avez conscience qu'il ne s'agit ni d'une pneumonie vraie, ni d'une vraie pleurésie, vous prescrivez une médication d'attente, des ventouses, de l'antipyrine, des potions calmantes, et vous observez.

Les jours suivants même incertitude, même insuffisance des signes fournis par l'examen thoracique. La lésion reste unilatérale; le point de côté persiste, la toux est plus ou moins forte, l'expectoration est nulle ou insignifiante, la fièvre est vive, la dyspnée est intense, le temps passe et le diagnostic est toujours indécis. Que le souffle soit plus ou moins fort, que les râles soient plus ou moins étendus, que la matité soit plus ou moins accusée, peu importe, vous en êtes toujours à vous demander quelle est la part du poumon et la part de la plèvre dans cette maladie qui ne s'accuse pas franchement et que vous nommez faute de mieux, pleuro-congestion, ce qui ne vous compromet pas.

Cependant, en face de cet état fébrile et dyspnéique, vous n'êtes pas sans quelque appréhension, vous vous demandez si cette lésion, d'apparence bâtarde, ne cache pas une infection tuberculeuse ; vous arrivez ainsi au dixième, douzième jour de la maladie, et la défervescence ne se fait pas.

Alors, le tableau va changer. Si la quantité de liquide accumulé dans la scissure interlobaire est suffisamment abondante, si l'épanchement atteint 200 grammes chez l'adulte, 150 grammes chez l'enfant, la percussion dénote l'existence d'une zone mate, comme *suspendue entre des régions plus sonores*, soit vers la partie moyenne et postérieure du thorax, soit dans l'aisselle. Alors l'idée d'une pleurésie enkystée gagne du terrain dans votre esprit et vous formulez le diagnostic de pleurésie interlobaire.

Des travaux anatomiques intéressants ont précisé la topographie normale des scissures interlobaires et leurs rapports avec les espaces intercostaux et avec la paroi thoracique (Rochard)[1]. Mais cette topographie de l'état normal n'est

---

1. *Topographie des scissures interlobaires du poumon*. Paris, 1892.

plus rigoureusement vraie à l'état pathologique. La situation et la direction des scissures interlobaires, sont modifiées par le liquide accumulé entre les deux lobes du poumon et par le refoulement de ces lobes.

Ce n'est donc pas exactement au niveau des scissures interlobaires qu'on constate la zone de matité suspendue. Cette zone de matité peut exister en différents points du thorax. Si la pleurésie interlobaire se développe à la portion horizontale de la scissure, la zone de matité siège en arrière vers le tiers supérieur ou vers la partie moyenne du thorax. Si la pleurésie interlobaire envahit la portion oblique et descendante de la scissure, c'est dans l'aisselle et jusqu'à la partie antérieure du thorax qu'on trouve la zone de matité.

En résumé, ce qui domine pendant la première période de la pleurésie interlobaire, ce sont des signes pulmonaires *d'emprunt*, râles, souffle, submatité ; et ce qui domine quand l'épanchement est formé et assez abondant, c'est l'existence d'une *zone mate suspendue* entre des régions plus sonores. Pendant la première phase de la maladie, le diagnostic est à peu près impossible. Il peut y avoir quelques probabilités, il n'y a aucune certitude ; on ne sait pas ce que cela sera ; on pense à la pneumonie, à la pleurésie, à la pleuro-congestion ; mais on reste dans l'indécision. Pendant plusieurs jours, la douleur, la toux, l'oppression sont les symptômes dominants ; l'épanchement interlobaire entouré par le poumon ne se révèle encore par aucun signe spécial ; par contre, les parties contiguës du poumon engoué ou fluxionné donnent naissance à du souffle, à des râles, signes d'emprunt, qui attirent toute l'attention sur le poumon, alors que c'est dans l'espace interlobaire que se cache et se déroule la maladie. Il n'y a vraiment, je le répète, qu'un signe qui ait une grande valeur ; c'est la limitation d'une zone mate, entourée de régions plus sonores ; encore cette zone de matité, n'acquiert-elle une existence réelle que lorsque le liquide interlobaire est suffisamment abondant.

L'épanchement interlobaire une fois formé, il ne faut pas s'attendre à trouver là les signes classiques des épanchements de la grande cavité pleurale. Quand il s'agit de pleurésie de la grande cavité pleurale, le liquide est au contact de la paroi thoracique ; rien ne l'en sépare, aussi les signes habituels des épanchements pleuraux sont-ils portés à leur maximum. Au contraire, quand l'épanchement pleurétique est caché dans la cavité interlobaire, les parties du poumon interposées entre l'épanchement et la paroi thoracique affaiblissent les signes, les dénaturent ou les rendent illusoires.

Le liquide de la pleurésie interlobaire droite est incapable d'abaisser le foie, mais le liquide de la pleurésie interlobaire gauche, alors surtout que la pleurésie envahit la scissure oblique descendante, est parfaitement capable de dévier le cœur à droite, ainsi que je l'ai constaté chez une petite malade dont j'ai rapporté l'observation dans mes leçons cliniques.

La dyspnée des pleurésies interlobaires est autrement forte que la dyspnée des pleurésies de la grande cavité pleurale. On peut avoir dans la plèvre 2 litres de liquide et au delà, sans gêne respiratoire notable ; tandis que la pleurésie interlobaire, même limitée, est une cause de dyspnée précoce et intense. Le tableau clinique est donc bien différent entre les pleurésies de la grande cavité pleurale et les pleurésies interlobaires, et on serait exposé à de grands mécomptes si on supposait que les mêmes signes sont applicables aux deux cas.

Parmi les symptômes possibles de la pleurésie interlobaire, il en est deux, l'*hémoptysie* et la *vomique*, sur lesquels je désire particulièrement insister.

Hémoptysies interlobaires. — L'hémoptysie a été plusieurs fois signalée au cours de la pleurésie interlobaire, j'en ai constaté deux cas l'an dernier et cette année. Dans l'observation de Prengrueber et de Beurmann[1], il est question d'une fillette qui, dans le cours d'une pleurésie interlobaire dont elle fut opérée et guérie, eut à plusieurs

____

1. *Bulletin de l'Académie de médecine*, 19 octobre 1886.

reprises des hémoptysies abondantes, bien qu'elle ne fût pas tuberculeuse. Le jeune garçon dont il est question dans un cas de Letulle et Segond eut au cours de sa pleurésie interlobaire des *hémoptysies très abondantes* qui durèrent une quinzaine de jours, bien qu'il ne fût pas tuberculeux; il guérit par intervention chirurgicale. Dans une observation de Letulle, le malade atteint de pleurésie interlobaire eut également des hémoptysies qui firent redouter une pneumonie caséeuse; l'avenir prouva qu'il n'était nullement tuberculeux, et l'intervention chirurgicale amena la guérison[1].

Le cas suivant m'a été communiqué par le Dr Thalis : Un homme de quarante-cinq ans, convalescent d'une pneumonie gauche, fut pris de fièvre, de point de côté et de dispnée violente. Quelques jours plus tard, on constatait à la partie moyenne et postérieure du thorax une zone de matité environnée de râles. Pendant une vingtaine de jours, la fièvre, la toux, la dyspnée, la douleur et la tachycardie furent les symptômes dominants. Un matin, le malade eut des quintes de toux plus intenses que d'habitude et il rendit une quantité de pus; il venait de vider une pleurésie interlobaire. A la suite de cette vomique, il continua à remplir tous les matins un ou deux crachoirs d'expectoration purulente, après quoi la toux restait modérée une partie de la journée. Cet état dura quatre à cinq semaines pendant lesquelles la fièvre disparut, mais l'accélération du pouls persista. Un jour, survinrent quelques crachats sanglants suivis d'une abondante *hémoptysie*. On craignit la tuberculose, mais on ne trouva de bacilles de Koch ni dans l'expectoration purulente ni dans le sang de l'hémoptysie. La convalescence fut lente; l'expectoration ne se tarit qu'après quatre mois, ce qui n'empêcha pas cet homme de revenir complètement à la santé sans conserver le moindre reliquat de sa pleurésie interlobaire.

L'hémoptysie n'est donc pas rare au cours de la pleurésie

---

1. Cette observation est dans le mémoire de M. Rochard : *Topographie des scissures interlobulaires du poumon.* Paris, 1892.

interlobaire. Ce fait n'était pas passé complètement inaperçu, M. Pailhas[1] en fait mention et en discute les causes. La première idée, quand des hémoptysies surviennent chez un pleurétique atteint de fièvre et d'expectoration purulente, c'est que ce malade est tuberculeux. Mais il faut se garder de pareille interprétation; les quatre malades dont je viens de rapporter l'histoire ont complètement guéri de leur pleurésie interlobaire et de leurs hémoptysies; ils n'étaient pas tuberculeux. J'insiste sur ces hémoptysies de la pleurésie interlobaire, parce qu'elles ne sont pas assez connues; il ne s'agit pas là de quelques crachats sanguinolents, ce sont de vraies hémoptysies, parfois abondantes, et qui peuvent revenir plusieurs jours de suite, ou à intervalles plus espacés. Tantôt le crachement de sang survient après la vomique, comme chez le malade de M. Thalis; tantôt il la précède ou il en est contemporain, comme chez les trois autres malades.

Je pense que ces hémoptysies sont dues au processus ulcéreux qui attaque les parois de la cavité interlobaire. Ce processus, qui provoque l'ulcération d'une bronche et la vomique, peut provoquer également l'ulcération d'un vaisseau et les hémoptysies. Chez notre petite malade opérée par M. Tuffier (deuxième observation de ma leçon clinique), il nous fut facile de voir au fond de la cavité interlobaire, éclairée à l'électricité, la section de la bronchiole par où la vomique s'était effectuée. Supposez que l'artériole satellite ait participé à l'ulcération, une hémoptysie ou plusieurs hémoptysies en eussent été la conséquence. Si les hémoptysies sont relativement fréquentes au cours de la pleurésie interlobaire, et si rares, pour ne pas dire inconnues, au cours de la pleurésie purulente de la grande cavité pleurale, c'est que le processus ulcéreux qui aboutit aux vomiques et aux hémoptysies est autrement actif dans la pleurésie interlobaire, qui représente, après tout, eu égard

1. M. Pailhas. *De l'empyème gangreneux interlobaire*. Thèse de Paris, 1890.

à la plèvre, un diverticulum transformé « en cavité close » avec ses conséquences.

Du reste, quelle que soit la pathogénie de ces hémoptysies que je propose d'appeler à l'avenir *hémoptysies interlobaires*, il faut les bien connaître et se garder de conclure de ces hémoptysies à la tuberculose.

Vomique interlobaire. — Occupons-nous maintenant d'un grand symptôme de la pleurésie interlobaire, je veux parler de la *vomique*. D'une façon générale, l'ouverture du foyer purulent dans les bronches est beaucoup plus fréquente dans les pleurésies enkystées que dans les pleurésies purulentes de la grande cavité pleurale. On voit des pleurésies purulentes de la grande cavité pleurale qui durent des mois et des années sans aboutir à la vomique. En voici des exemples : A la fin de novembre 1898, je fus appelé auprès d'une jeune fille, fort dyspnéique, qui ne pouvait ni marcher vite, ni monter un escalier sans être prise d'oppression violente, sa respiration était gênée, même au repos. L'examen de la malade ne fut ni compliqué ni difficile ; d'emblée je découvris un épanchement de 3 ou 4 litres dans la plèvre gauche.

J'appris alors que la jeune fille avait eu au Brésil, un an avant, une pleuro-pneumonie. Depuis cette époque, sa respiration était haletante, elle avait parfaitement senti son cœur battre à droite, et malgré cet état, elle avait continué à voyager à travers l'Europe « se croyant atteinte d'anémie ». Bien que n'ayant constaté ni fièvre, ni œdème thoracique, je pensai néanmoins qu'une aussi vieille pleurésie, datant d'un an environ, devait être une pleurésie purulente. Je pratiquai plusieurs ponctions. Le liquide puriforme placé dans une éprouvette se divisait en deux couches : l'une, inférieure, dense ; l'autre, supérieure, presque séreuse. C'était un liquide absolument stérile ; il ne contenait pas un seul microbe, et il était très pauvre en globules purulents. Il est évident que la pleurésie n'était plus en activité. Après la cinquième ponction la guérison fut définitive. En somme, cette pleurésie purulente considérable qui durait depuis une année n'avait pas abouti à la vomique.

En 1880, je voyais, avec le Dr Acosta, un Américain qui était atteint depuis longtemps de pleurésie purulente et qui, malgré son épanchement considérable, avait fait plusieurs fois la traversée entre la France et l'Amérique. A chacun de ses voyages je lui retirais 1 litre de liquide purulent. J'ignore ce qu'est devenu ce malade, mais, ce que je sais, c'est que cet épanchement purulent a pu séjourner plusieurs années dans la plèvre sans donner lieu à une vomique.

Guéneau de Mussy raconte l'histoire d'un malade qui portait un épanchement pleurétique gauche depuis une quinzaine d'années. Une première ponction donna issue à 1800 grammes de liquide puriforme qui, examiné au microscope, ne renfermait pas un seul leucocyte; on aurait dit une émulsion de matières grasses. Quinze jours plus tard, on retira 1700 grammes du même liquide, et le malade se trouva tellement soulagé après ces deux ponctions, qu'il repartit pour la Russie. Cette pleurésie purulente qui durait depuis bien des années n'avait pas abouti à la vomique[1].

Guéneau de Mussy cite encore le cas d'un jeune homme atteint depuis dix-huit mois de pleurésie purulente du côté gauche. Le malade fut ponctionné et on retira deux litres et demi de liquide purulent. Deux nouvelles ponctions furent pratiquées à quelques semaines de distance et l'amélioration fut telle, qu'on put considérer ce malade comme guéri. Bien que datant de dix-huit mois, cette pleurésie purulente n'avait pas provoqué de vomique.

Inutile de multiplier les citations. Certains épanchements purulents de la grande cavité pleurale peuvent durer des mois et des années, sans aboutir à la perforation du poumon et à la vomique. Il n'en est plus de même des épanchements enkystés. Qu'il s'agisse de pleurésie médiastine, interlobaire, ou diaphragmatique, l'enkystement, à l'instar des cavités closes, favorise l'ulcération des parois, la perforation et la vomique. Plusieurs malades, ces dernières an-

____

1. N. Guéneau de Mussy. *Clinique médicale.* Paris, 1874, t. I, p. 658.

nées, me sont arrivés à l'Hôtel-Dieu avec des pleurésies enkystées, médiastine et interlobaire qui avaient presque toutes abouti à la vomique. Les huit pleurésies interlobaires dont j'ai rapporté l'histoire dans mes leçons cliniques avaient provoqué la vomique.

En résumé, dans la pleurésie purulente interlobaire, non opérée à temps, la vomique est presque la règle; dans la pleurésie purulente de la grande cavité pleurale, elle est l'exception. Telle est également l'opinion de M. Potain avec qui je causais de cette question qu'il connaît si bien.

L'époque à laquelle survient la vomique interlobaire est assez variable; elle est apparue au dix-huitième jour de la maladie chez la fillette de notre deuxième observation, et avant le quinzième jour chez le malade de notre première observation. Elle a été plus tardive dans d'autres cas; mais d'une façon générale la vomique de la pleurésie interlobaire est plus précoce que la vomique de la pleurésie purulente de la grande cavité pleurale.

Il m'est arrivé plusieurs fois de prédire la vomique, vingt-quatre et trente-six heures à l'avance, grâce à un signe que j'ai depuis longtemps décrit *et qui repose sur la fétidité de l'haleine*. Le liquide des pleurésies interlobaires est presque toujours fétide. Avant que l'ouverture du foyer dans les bronches soit assez large pour livrer passage au pus de la vomique, il se fait d'abord une simple fissure, un petit pertuis, au travers duquel s'échappent des émanations fétides de la cavité. Aussi la fétidité de l'haleine peut-elle précéder de vingt-quatre heures et même de plusieurs jours l'apparition de la vomique. Notre homme de la salle Saint-Christophe avait l'haleine fétide « et un mauvais goût dans la bouche » plusieurs jours avant sa vomique; sa femme avait remarqué « que sa respiration sentait mauvais ». La maman de la fillette de notre seconde observation nous prévint deux jours avant la vomique « que l'haleine de l'enfant était devenue fade et bien mauvaise ». N'oublions pas ce signe, il permet de prévoir la vomique et il aide au diagnostic de la pleurésie interlobaire.

La vomique n'éclate pas toujours de même manière. Au moment où le liquide purulent fait irruption dans les bronches, le malade est pris de quintes de toux, de dyspnée angoissante, *et lui qui, jusque-là, ne crachait pas*, il rend maintenant, en abondance, des crachats muco-purulents, fétides, et parfois striés de sang. D'une façon générale, la quantité de pus est fort différente suivant que la vomique succède à une vaste pleurésie de la grande cavité pleurale ou à une pleurésie purulente enkystée. Si la vomique est consécutive à une pleurésie purulente de la grande cavité pleurale et si la perforation est assez large, c'est par flots que le pus est rejeté; le malade a vraiment l'air de vomir le pus, d'où le mot vomique (*vomere*, vomir); il peut en rendre 1/2 litre, 1 litre, dans l'espace de quelques instants ou de quelques heures. Mais il n'en est plus de même si la vomique est consécutive à une pleurésie purulente enkystée qui ne contient que quelques centaines de grammes (pleurésie interlobaire); ce n'est plus à flots que le pus est rendu, c'est par petites gorgées, c'est par crachats, si bien que faute d'attention, la vomique, dans quelques cas, passerait inaperçue et pourrait être prise pour une simple expectoration bronchique.

Je ne saurais trop appeler l'attention sur ces *petites vomiques fragmentées qui simulent la bronchorrhée* et qui, dans les pleurésies purulentes partielles, sont bien plus fréquentes que les grandes vomiques. Un malade vous raconte que depuis quelques jours, depuis quelque temps, il est pris de quintes de toux suivies de crachats muco-purulents. Faute d'attention vous prenez cette expectoration muco-purulente pour un catarrhe bronchique, pour une bronchite fétide, pour une bronchorrhée, mais si, poussant plus loin vos investigations, vous obtenez de votre malade des réponses nettes et précises, vous apprenez que l'expectoration en question a débuté brusquement à la suite de quintes de toux angoissantes et dyspnéiques, alors que, les jours précédents, l'expectoration était nulle. Poussez plus loin votre enquête, et le malade vous dira que quelques semaines avant le début de cette expectoration purulente fétide, il avait été pris de point de côté, de fièvre, de toux, de dyspnée; il avait dû garder le lit, et avait été soigné pour une affection thoracique mal déterminée. En fin de compte, il avait eu une pleurésie interlobaire, et dans le cours de cette pleurésie interlobaire était survenue la soi-disant bronchorrhée qui n'était, en somme, qu'une *vomique fragmentée.*

J'ai la conviction que bon nombre de pleurésies interlobaires réduites aux proportions d'un abcès interlobaire passent ainsi inaperçues; on fait le diagnostic de bronchite, de broncho-pneumonie, de bronchorrhée fétide, alors qu'il s'agit en réalité d'un abcès interlobaire ouvert dans les bronches. M. Potain m'a dit avoir vu dans la scissure oblique droite avoisinant le diaphragme un abcès qui n'avait même pas le volume d'un œuf. Dans une autopsie récente concernant un cas de pneumococcie généralisée, nous avons trouvé dans une scissure interlobaire plusieurs petits abcès, distincts les uns des autres, et qui ne contenaient que quelques grammes de pus. Je pense que l'ulcération et la perforation de pareils abcès peuvent également provoquer l'ulcération de bronchioles ou d'artérioles, et susciter des hémoptysies dont on ignore la cause, et des petites vomiques dont l'origine reste inconnue.

Évolution de la pleurésie interlobaire. — Dans la pleurésie interlobaire non opérée à temps, il y a le plus souvent deux phases : celle qui précède la vomique et celle qui la suit. Nous avons étudié jusqu'ici la phase qui précède la vomique; voyons, maintenant, ce qui advient une fois que la vomique est déclarée. La cavité laissée par l'évacuation du pus est en partie comblée par la décompression des lobes pulmonaires voisins; néanmoins, là où il n'y avait qu'une zone mate et presque silencieuse, il n'est pas rare de percevoir maintenant des signes cavitaires, souffle creux et gargouillement. Dans les cas heureux, l'évacuation du foyer infectieux par vomique est suivie d'une amélioration notable; la fièvre tombe, la dyspnée s'amende, les quintes de toux diminuent d'intensité, la quantité de crachats purulents sécrétés par les parois de la cavité interlobaire est de plus en plus restreinte, la fétidité disparaît, l'appétit revient, et, après une durée variable de quelques semaines à quelques mois, tout rentre dans l'ordre, la cavité interlobaire se cicatrise et le malade guérit. J'ai plusieurs fois constaté cette heureuse terminaison de la pleurésie interlobaire après vomique; quelques-uns de ces cas sont consignés dans la thèse d'un de mes élèves, M. Perrier[1].

Mais, dans d'autres circonstances, l'évolution spontanée de la pleurésie interlobaire est beaucoup moins favorable, et des complications multiples surgissent. Dans un premier ordre de faits, voici comment les choses se passent : la vomique s'est effectuée, le malade a rendu une quantité de pus; mais bien que le foyer interlobaire soit en partie vidé, la détente se fait attendre, le malade continue à s'infecter, la fièvre reste vive, le pouls est accéléré, les transpirations sont abondantes, l'inappétence est complète, l'amaigrissement est rapide; le malade qui n'est pas tuberculeux prend néanmoins les apparences de la tuberculose; des râles broncho-pulmonaires envahissent le poumon à son tour ininfecté et le malade succomberait si l'opération n'intervenait pas en temps voulu. A cette catégorie appartiennent les malades de nos deux premières observations. Notre homme de l'Hôtel-Dieu continuait à s'infecter après sa vomique, ses forces déclinaient, le foyer purulent pneumococcique ne se tarissait pas, et j'ai la conviction que si l'opération n'avait pas été faite à temps, cet homme aurait succombé. Même remarque pour la fillette de notre deuxième observation ; malgré la vomique, la fièvre persista, la température se maintint à 40 degrés, le pouls s'éleva à 140 pulsations, la dyspnée à 44 respirations par minute, le teint devint blafard, l'infection marchait à grands pas, et sans l'intervention chirurgicale cette enfant était certainement perdue;

____

1. Perrier. *Étude sur la pleurésie interlobaire suppurée.* Thèse de Paris, 1878, p. 41.

Que ces exemples nous servent de leçon; ils prouvent que, s'il est des cas où la vomique est un mode de guérison de la pleurésie interlobaire, il en est d'autres, les plus fréquents, où, malgré la vomique, les accidents se précipitent et aboutiraient à une terminaison fatale si l'opération n'était pas promptement décidée.

Ces considérations sont applicables aux pleurésies interlobaires à forme *gangréneuse*. En voici deux observations que je résume :

Une fillette entre dans le service de M. Olivier, aux Enfants-Malades. Cette enfant a été prise, il y a une quinzaine de jours, de frissons, de fièvre, de douleur thoracique droite et de quintes de toux. L'examen de la poitrine dénote l'existence des symptômes diffus sans localisation appréciable. Vingt-cinq jours après le début de la maladie, l'haleine et l'expectoration de l'enfant prennent une odeur gangreneuse des plus fétides. L'expectoration composée de crachats brun verdâtre, nageant dans une sérosité sale, dégage une odeur infecte qui se répand non seulement autour du lit de la malade, mais dans toute une partie de la salle; l'abondance de l'expectoration augmente; la toux est incessante.

A l'examen de la poitrine, on constate à droite, entre le lobe moyen et le lobe inférieur, une zone mate avec souffle amphorique; il est évident que l'air a pénétré dans le foyer évacué. Les jours suivants, l'expectoration prend les caractères de vomiques qui se reproduisent plusieurs fois dans la journée à intervalles plus ou moins éloignés; la fétidité de l'haleine et des crachats continue, la dyspnée est très intense, l'état général s'aggrave et la fillette finit par mourir, la maladie ayant duré près de trois mois.

A l'autopsie, on trouve une cavité interlobaire entre les lobes moyen et inférieur du côté droit. Le liquide qu'elle renferme est horriblement fétide et rappelle l'odeur de matières organiques putréfiées. Les parois de ce kyste intra-pleural sont irrégulières, molles, couvertes d'un détritus putrilagineux à odeur gangreneuse des plus prononcées. Il existe une eschare noirâtre. Des sections multiples du tissu pulmonaire limitant la cavité permettent de reconnaître une sclérose des plus accentuées sous la coque pleurale. Il n'y a pas trace de tuberculose[1].

Voici une deuxième observation d'empyème gangreneux interlobaire : Une femme de soixante-trois ans a été prise, en pleine santé, il y a un mois, d'un point de côté droit avec frissons. Une vive dyspnée, des quintes de toux et une diarrhée abondante ont accompagné le début de la maladie. La situation ne s'améliorant pas, en dépit du traitement employé, elle entre dans le service de M. Chauffard. Cette femme est extrêmement dyspnéique : elle a eu 45 aspirations par minute, la température du soir dépasse 39 degrés. A l'examen du thorax, on constate en arrière, du côté droit, une submatité dans les deux tiers inférieurs avec abolition du murmure vésiculaire et souffle léger à l'expiration. Ces signes simulaient, jusqu'à un certain point, un épanchement pleurétique et, cependant, plusieurs ponctions pratiquées dans divers espaces intercostaux restent sans résultat. On abandonne alors le diagnostic de pleurésie et l'on pense à une splénopneumonie. Quelques jours plus tard, un souffle à timbre caverneux se localise à la partie moyenne du poumon droit, on songe à une pleurésie interlobaire et on pratique dans cette région une ponction aspiratrice qui ramène 100 grammes de pus sanieux d'une horrible fétidité. L'examen bactériologique de ce pus fait constater des micrococques, des streptocoques et des bâtonnets. Quelques jours plus tard survient une vomique purulente et fétide. Le souffle constaté au niveau de l'espace interlobaire prend un timbre amphorique. On pratique dans le foyer des ponctions suivies d'injections antiseptiques. L'infection du foyer interlobaire continue ses ravages et la malade meurt un peu moins de

1. Cette observation et la suivante sont consignées dans la thèse de M. Millet : *L'empyème gangreneux interlobaire.* Paris, 1890.

deux mois après le début de sa maladie. A l'autopsie, on trouve la poche purulente et gangreneuse occupant la scissure interlobaire. Outre cette lésion primordiale, on constate une série de foyers broncho-pneumoniques; secondaires, suppurés et fétides, siégeant de préférence dans le lobe inférieur du poumon.

Dans ces deux cas, il est permis de croire que l'opération pratiquée à temps eût peut-être enrayé les accidents.

Dans une autre catégorie de complications. je place les accidents à longue portée qui surviennent, non pas quelques jours ou quelques semaines après la vomique interlobaire, mais longtemps après. Chez certains malades, l'amélioration qui suit la vomique n'est ni franche, ni durable; on essaye plusieurs médications, on redoute l'opération, on temporise; le malade continue à tousser et à cracher, la cavité interlobaire sécrète et ne se comble pas, la fièvre reparaît, la respiration est gênée, le malade s'infecte et s'intoxique à petites doses, il est sans appétit, il maigrit, il a les doigts hippocratiques et, bien qu'il ne soit pas tuberculeux; il en a les apparences.

En traçant ce tableau, je fais surtout allusion à un malade que j'ai eu autrefois, alors que je faisais, comme médecin du bureau central; le service de l'hôpital Laënnec. Voici le résumé de l'observation qui est consignée dans la thèse de M. Martinez-Mesa [1]. Un homme de trente-cinq ans était entré dans le service de M. Lépine pour une pleurésie interlobaire gauche qui fut suivie de vomique. Pendant longtemps le malade conserva une expectoration purulente, fétide, accompagnée de toux et d'oppression; il quitta l'hôpital et fut placé dans mon service cinq mois plus tard. A cette époque, le malade avait la fièvre et rendait tous les jours deux crachoirs d'expectoration purulente fétide. Je constatai une zone de matité qui commençait à l'épine de l'omoplate gauche et qui s'étendait obliquement de haut en bas et de dedans en dehors jusqu'à l'aisselle. Au-dessus et au-dessous,

1. M. Martinez-Mesa. Thèse de Paris, 1879, p. 79.

la sonorité était presque normale. L'auscultation de cette zone révélait des signes cavitaires, souffle creux et gargouillement. Ceci se passait en 1879, époque à laquelle nous n'avions pas les ressources chirurgicales que nous possédons aujourd'hui. Je me contentai de placer à demeure un trocart dans la cavité et je pratiquai tous les jours des injections alcoolisées. En dépit du traitement, la situation empira et le malade succomba quatre mois plus tard. A l'autopsie, je trouvai la scissure interlobaire gauche transformée en une cavité remplie de pus fétide, les parois de la cavité étaient épaisses et sclérosées. La sclérose avait gagné le tissu pulmonaire voisin et dans ce parenchyme fibreux et lardacé existaient quelques dilatations bronchiques. Il n'y avait point de tuberculose. Voilà donc une observation qui prouve qu'abandonnée à elle-même, une cavité de pleurésie interlobaire qui se vide incomplètement peut rester indéfiniment infectée, elle peut également provoquer la sclérose du poumon et la bronchectasie. Un aussi funeste résultat ne serait plus à redouter aujourd'hui, car le traitement chirurgical appliqué à temps permettrait d'obtenir la guérison.

Diagnostic. — Telles peuvent être les suites et les conséquences des pleurésies interlobaires abandonnées à elles-mêmes; il s'agit donc de savoir comment il faut les diagnostiquer et les traiter, afin d'éviter les catastrophes dont je viens de parler. A mon sens, le traitement médical des pleurésies interlobaires est nul ou insignifiant. Notre rôle, à nous médecins, c'est de diagnostiquer la pleurésie interlobaire, c'est de suivre son évolution, c'est de discerner les cas où elle est spontanément curable quand la vomique s'est faite; c'est de décider l'intervention chirurgicale, c'est enfin d'indiquer au chirurgien le lieu précis sur lequel doit porter l'opération. Notre rôle médical est encore considérable, et la pleurésie interlobaire est une de ces nombreuses maladies médico-chirurgicales où la vie des gens est entre nos mains. Il ne suffit pas, pendant la première phase du mal, de combattre la douleur, la toux et la dyspnée, au moyen de potions calmantes, d'injections de morphine ou autres médications appropriées, il faut tâcher de faire un bon diagnostic et, une fois la maladie dépistée, il faut savoir prendre à temps une décision.

Mais le *diagnostic* n'est pas ici chose facile, il s'en faut. La maladie débute par un point de côté, droit ou gauche, accompagné de fièvre, de toux et d'oppression ; ce début est banal et commun à toutes les affections thoraciques, pneumonie, pleurésie, broncho-pneumonie, fluxion de poitrine. Les premiers jours se passent, laissant le diagnostic incertain et indécis ; on éloigne, il est vrai, l'idée de pneumonie lobaire parce qu'il n'y a ni crachats rouillés, ni râles crépitants, ni souffle tubaire ; on éloigne, ou à peu près, l'idée de pleurésie parce qu'on ne constate ni frottements, ni plus tard les signes habituels de l'épanchement. Et cependant on trouve à la percussion des régions qui n'ont pas leur sonorité normale : on constate à l'auscultation des râles, des frottements-râles, parfois même un souffle mal caractérisé, et l'on se rabat alors sur le diagnostic élastique de pleuro-congestion. On sent bien cependant que là n'est pas la vérité et on espère toujours que quelques signes plus précis permettront de localiser la lésion.

Cette indécision, aux premiers jours d'une pleurésie interlobaire, nous n'en sommes nullement fautifs, car, ainsi que je le disais au début de ce chapitre, nous manquons d'éléments précis de diagnostic. Le foyer pleurétique profondément caché entre les lobes d'un poumon ne peut encore se révéler à nous par aucun symptôme ; les lobes pulmonaires du voisinage, prenant leur part au processus congestif, attirent sur eux notre attention en provoquant souffle, râles et submatité. Ce n'est donc que plus tard, vers le huitième ou dixième jour, que l'épanchement interlobaire devenu plus abondant entre en scène pour sa part ; des signes nouveaux se dégagent au milieu des autres signes jusque-là indécis. Une zone plus mate tranche sur des zones voisines plus sonores ; si la pleurésie interlobaire occupe la partie horizontale de la scissure, c'est en arrière, vers le tiers ou le milieu du poumon qu'on perçoit une bande de matité, comme suspendue entre des régions plus sonores ; si la pleurésie interlobaire occupe la partie descendante et oblique de la scissure, c'est dans l'aisselle qu'on perçoit la bande de matité ayant au-dessus et au-dessous d'elle des régions plus sonores.

Théoriquement, les ponctions exploratrices sembleraient pouvoir aider au diagnostic de la pleurésie interlobaire ; une ponction aspiratrice pratiquée dans la région suspecte et ramenant le liquide purulent suffirait à lever tous les doutes et à préciser le diagnostic. C'est en effet un moyen qui a été souvent mis en usage ; dans plusieurs des observations, on ne s'est pas privé de ponctions exploratrices ; on en a même pratiqué jusqu'à six et huit sur le même sujet et le plus souvent en pure perte, sans rencontrer le foyer purulent. C'est qu'en effet les conditions sont bien différentes quand il s'agit de ponctionner une pleurésie purulente de la grande cavité pleurale ou une pleurésie interlobaire. Quand on ponctionne la grande cavité pleurale, l'aiguille aspiratrice, après avoir traversé les parois du thorax, entre d'emblée dans la collection liquide sans rencontrer le poumon sur son trajet. Il n'en est plus de même pour la pleurésie interlobaire ; la collection, assez profondément située, est entourée d'une épaisseur de poumon plus ou moins considérable ; et l'aiguille s'enfonce dans le poumon alors qu'on croyait pénétrer dans une collection liquide. Relisez les observations et vous voyez que malgré plusieurs ponctions faites à différentes hauteurs, on ne rencontre pas toujours, il s'en faut, le foyer purulent. Voilà pourquoi les ponctions aspiratrices, au cas de pleurésie interlobaire, ne donnent pas habituellement au diagnostic l'appoint qu'on pourrait espérer. L'épreuve *radioscopique* et *radiographique* (Tuffier) est un moyen qui ne doit pas être négligé, il peut donner de précieux renseignements.

En somme, dans quelques cas, le diagnostic de la pleurésie interlobaire peut être fait avant la vomique ; dans d'autres cas, il ne s'impose que lorsque la vomique est effectuée. A ce moment du reste, les symptômes fournis par l'auscultation se transforment et la zone, qui était précédemment mate et presque silencieuse, offre maintenant des signes cavitaires, souffle creux, gros râles et gargouillement.

Je n'en ai pas fini avec les difficultés de diagnostic inhérentes à la pleurésie interlobaire. L'observation suivante porte avec elle un grand enseignement. Un homme de cinquante-sept ans entra dans mon service le 25 novembre 1897, avec de la fièvre, de la toux et une expectoration à pneumocoque, légèrement fétide. Interrogé sur l'évolution de son mal, cet homme nous raconte que, à la suite d'un refroidissement, il a été pris, il y a deux mois, de frisson violent avec claquement des dents et douleur au côté droit. A-t-il eu une pneumonie? Je l'ignore, car il n'a eu, dit-il, ni crachats rouges ni crachats teintés. Quoi qu'il en soit, la maladie continua, avec fièvre, toux, douleur thoracique et expectoration sans caractère. Vingt-cinq jours environ après le début du mal, vers six heures du matin, cet homme eut la sensation que quelque chose se déchirait dans la poitrine, et il rendit en quelques heures, au milieu de quintes de toux angoissantes, 100 à 150 grammes de liquide purulent et fétide. Il venait de faire une vomique. Les jours suivants, la toux et l'expectoration continuèrent et, trois semaines après la vomique, le malade nous arrive à l'hôpital, fébricitant et maigri, rendant encore 150 grammes de pus par jour.

L'examen du malade nous donne une localisation très nette de la lésion. Nous trouvons au niveau de la scissure interlobaire horizontale, du côté droit, *une zone de matité,* limitée au-dessus et au-dessous par des régions plus sonores. Au niveau de la zone mate, l'auscultation fait entendre des souffles et quelques râles. Nous n'hésitons pas sur le diagnostic et nous pensons que notre homme a vidé par vomique une pleurésie interlobaire. Devant la persistance de la fièvre et le mauvais état général du malade, je demande à M. Cazin, chef de clinique de M. Duplay, d'ouvrir la cavité infectée. L'opération fut pratiquée et on put alors se convaincre que le foyer purulent, qui siégeait dans les parages de la scissure interlobaire, était, non pas un abcès interlobaire, mais un abcès lobaire, un abcès du poumon situé à la partie supérieure du lobe moyen au contact de la plèvre interlobaire.

Il faut lire l'admirable leçon que mon illustre maître Trousseau a consacrée au diagnostic des vomiques lobaires et interlobaires, pour se rendre compte de la difficulté du diagnostic[1]. Ainsi que le dit Trousseau, les abcès du poumon, abcès lobaires, sont extrêmement rares; ce que quelques auteurs ont pris pour des abcès lobaires sont parfois des abcès interlobaires. En tout cas, qu'il s'agisse de vomiques consécutives à l'abcès lobaire ou à la pleurésie interlobaire, les indications du traitement sont identiques[2].

Arrivons au traitement de la pleurésie interlobaire. Ainsi que je l'ai déjà fait pressentir, le traitement médical est purement illusoire. Il y a là une cavité infectée, remplie d'un liquide qu'il faut évacuer. Dans les cas heureux, mais rares, la vomique se charge d'évacuer ce foyer, et, en quelques semaines, tous les symptômes disparaissent et la guérison est spontanément obtenue. Mais il est préférable de ne pas attendre la vomique, et en tout cas, si malgré la vomique la fièvre persiste, si les accidents d'infection continuent, il faut opérer, et si l'opération est faite en temps voulu et suivant les règles de l'art, on va droit à un succès. Du reste, sur les huit malades dont j'ai retracé l'histoire dans mes leçons cliniques, six ont guéri; ce sont ceux qui ont été opérés; deux ont succombé, ce sont ceux qui n'ont pas été opérés.

§10. LA PLEURÉSIE MÉDIASTINE — SYNDROME MÉDIASTINAL

Discussion. — Dans quelques circonstances, des fausses membranes, des adhérences cloisonnent la plèvre et limitent

---

1. Trousseau. *Clinique médicale de l'Hôtel-Dieu.* Abcès pulmonaires, vomiques péripneumoniques, t. I, p. 758.
2. Tuffier. *Chirurgie du poumon.* Paris, 1897, p. 60.

le territoire occupé par la pleurésie ; la pleurésie se cantonne alors à un espace plus ou moins restreint, elle est dite partielle ou enkystée. Les pleurésies enkystées peuvent faire partie de la grande cavité pleurale, il suffit pour cela que les cloisons morcellent cette cavité ; toutefois, il est des régions où les pleurésies trouvent des conditions plus favorables à leur enkystement, telles sont les régions interlobaire, diaphragmatique et médiastine.

D'une façon générale, il y a une différence absolue entre les pleurésies de la grande cavité pleurale et les pleurésies enkystées. Cette différence tient à plusieurs causes. Quand une pleurésie se développe librement dans la grande cavité pleurale, le liquide se répand entre la paroi thoracique et le poumon : le poumon en est quitte pour se laisser déprimer, il forme tampon, il amortit et il répartit la pression, les organes voisins sont déplacés, mais les symptômes se réduisent, en somme, à peu de chose, et la dyspnée elle-même ne prend quelque intensité que si l'épanchement est considérable.

Tout autres sont les conditions qui régissent les pleurésies enkystées. Quand une pleurésie se développe dans un espace *interlobaire*, entre les faces contiguës de deux lobes pulmonaires, ces lobes, au contact *de la cavité close infectée*, en subissent aussitôt le contre-coup, ils se fluxionnent, et l'épisode pulmonaire masque pour un temps l'épisode pleural ; puis, à une période plus avancée, quand l'épanchement est formé, cet épanchement, profondément caché, échappe en partie à nos moyens d'investigation, auscultation et percussion ; aussi les symptômes ne sont-ils en rien comparables aux symptômes des pleurésies de la grande cavité pleurale, dont le liquide est en contact direct avec la paroi thoracique.

Quand la pleurésie est *diaphragmatique*, la scène change encore, car le voisinage du diaphragme et les expansions du nerf phrénique donnent à la pleurésie des allures toutes spéciales.

Enfin quand la pleurésie se confine à la région *médiastine*, le tableau clinique est en rapport avec l'importance des organes comprimés par les membranes et le liquide médiastinal. Pour bien comprendre la valeur de ce tableau clinique, je rappelle brièvement les notions anatomiques concernant le médiastin et les organes qui y sont contenus.

Le médiastin est la région comprise entre les deux poumons. Le médiastin s'étend d'avant en arrière, du sternum à la colonne vertébrale, et de haut en bas, de la fourchette sternale au diaphragme. Cette région qui correspond à la partie médiane de la cavité thoracique, peut être subdivisée en deux portions, médiastin antérieur et médiastin postérieur. Mais en réalité cette distinction est factice et cette division en deux médiastins « n'a de véritable raison d'être qu'au niveau de la racine du poumon, puisque au-dessus et au-dessous, il n'existe entre le sternum et la colonne vertébrale aucune séparation qui la motive » (Tillaux[1]).

C'est dans cette région que sont contenus le cœur et les gros vaisseaux, la trachée et les grosses bronches, l'œsophage, les nerfs pneumogastrique, phrénique, splanchnique, le nerf récurrent, la grande veine azygos, le canal thoracique, les ganglions thoraciques, etc. Tous ces organes sont tapissés par un feuillet pleural qui les sépare des poumons, tapissés, eux aussi, par leur feuillet pleural ; la plèvre médiastine, comme toute séreuse, est donc formée de deux feuillets : l'un qui tapisse les organes du médiastin ; l'autre qui tapisse la face contiguë des poumons. C'est dans l'espace virtuel qui existe entre ces deux feuillets que s'enkystent les membranes et le liquide de la pleurésie médiastine. La pleurésie médiastine peut siéger à droite ou à gauche ; elle peut même être subdivisée en plusieurs variétés, suivant qu'elle prédomine au médiastin antérieur, au médiastin postérieur, à la partie supérieure ou à la partie inférieure du médiastin. Ces subdivisions ne sont guère applicables en clinique ; toutefois dans les quelques cas que je vais vous rapporter, vous verrez qu'il s'agissait surtout de pleurésie médiastine postérieure.

1. Tillaux. *Traité d'anatomie topographique.* Paris, 1887, p. 628.

Qu'arrive-t-il quand un épanchement et des fausses membranes s'accumulent entre les feuillets de la plèvre médiastine ? Il arrive que membranes et liquide, formant tumeur, refoulent d'une part le poumon et d'autre part les organes du médiastin. Que le poumon soit refoulé, peu importe : c'est là un état commun à tous les épanchements pleuraux, quel que soit leur siège. Mais que les organes du médiastin soient déviés ou comprimés, c'est une autre affaire. Le cœur, lui, n'est guère gêné par la pleurésie médiastine, mais il n'en est pas de même des autres organes. Que la trachée soit déviée ou aplatie, que son calibre soit rétréci, et des symptômes de premier ordre, la dyspnée, le cornage et le tirage en sont la conséquence. Que l'œsophage soit dévié ou aplati, que son calibre soit rétréci, et la dysphagie apparaît, les aliments solides ne passent plus, les aliments liquides passent à peine. Que la grande veine azygos soit comprimée, comme elle reçoit la petite veine azygos et les sept ou huit veines intercostales droites, il en résulte une stase sanguine et une circulation collatérale qui se traduit par un réseau de veines distendues et saillantes à la région thoracique. Que le nerf pneumogastrique soit impressionné par la présence du liquide et des membranes pleurétiques, le malade est pris de quintes de toux coqueluchoïde avec violents accès de suffocation. Que le nerf récurrent soit gêné par l'exsudat pleural, aussitôt surviennent des troubles laryngés, raucité de la voix, dysphonie, spasmes de la glotte.

C'est cet ensemble de symptômes que je propose de nommer *syndrome médiastinal*; syndrome qui, plus ou moins au complet, permet d'affirmer l'existence d'une tumeur du médiastin postérieur. Ce syndrome est applicable à la pleurésie médiastine, il existait chez deux malades que j'ai eus dans mon service et dont j'ai longuement rapporté l'histoire dans mes « leçons cliniques de l'Hôtel-Dieu »[1]. Je vais en donner ici le résumé.

1. Dieulafoy. La pleurésie médiastine. Syndrome médiastinal. *Clinique médicale de l'Hôtel-Dieu*, 1899. Première leçon, p. 1.

Faits cliniques. — Un jeune homme arrive dans mon service, en proie à une forte dyspnée. Il est atteint de *cornage* et de *tirage* ; chaque inspiration est accompagnée d'un bruit de raclement qui s'entend au loin dans la salle, pendant qu'aux régions sus-sternale et sous-sternale se produit la dépression qui est l'indice du tirage.

L'examen de la région dorsale correspondante au médiastin postérieur nous donne des renseignements précieux ; douleur à la pression et matité à la percussion L'auscultation permet d'affirmer que le bruit de cornage a son maximum d'intensité dans le médiastin postérieur, d'où il se propage aux deux poumons

La maladie avait débuté brusquement, cinq semaines avant, par des frissons et de l'oppression. Quelques jours plus tard, étaient survenus des accès d'étouffement, avec quintes de toux rappelant la toux coquelucloïde, sans expectoration.

À la même époque, la voix perdit son timbre normal, elle devint rauque, sourde, sans toutefois arriver à l'aphonie. Quatre semaines environ après le début de la maladie apparut un nouveau symptôme ; le malade constata que les aliments solides passaient difficilement ; on aurait dit « qu'ils s'arrêtaient en chemin ». Cette dysphagie, jointe au cornage, prouvait que la trachée et l'œsophage étaient déviés ou rétrécis par une tumeur solide ou liquide du médiastin. Un autre signe confirmait cette hypothèse, c'est la présence d'une circulation collatérale complémentaire, fort accentuée à la région thoracique supérieure, preuve que la grande veine azygos était comprimée à son trajet dans le médiastin. Restait à savoir qu'elle était la lésion du médiastin.

Avions-nous affaire à des masses ganglionnaires du médiastin ? Non, car on ne retrouvait de ganglions nulle part ailleurs, ni au cou, ni au creux claviculaire, ni dans l'aisselle, et le malade n'était ni tuberculeux, ni syphilitique, ni cancéreux. Pouvait-il être question d'un épithéliome de l'œsophage comprimant la trachée ? Non, car la dysphagie n'avait pas été la première en date, elle avait été précédée d'accès de suffocations et de cornage.

Pouvait-on incriminer une tumeur maligne du médiastin, un lymphadénome? Non, car la maladie avait débuté, tout récemment, d'une façon aiguë, l'examen du sang était normal, les globules blancs étaient en quantité voulue, le nombre des globules rouges atteignait 4 800 000. S'agissait-il d'une collection purulente du médiastin, abcès par congestion, phlegmon, pleurésie médiastine? Je dois dire que l'idée de pleurésie médiastine n'était pas éloignée de notre esprit.

La nuit qui suivit son entrée à l'hôpital, le malade fut pris de quintes de toux violentes, et lui, qui jusque-là n'avait pas eu d'expectoration, il rendit coup sur coup une série de crachats purulents de très mauvaise odeur, si bien qu'à la visite du matin, nous pûmes constater dans le crachoir une petite vomique de 80 grammes de pus verdâtre, épais, bien lié, ayant l'apparence du pus à pneumocoques. Bien que l'examen bactériologique ne décelât pas de pneumocoques, les recherches faites par mon interne, M. Griffon, avec le sérum ensemencé du malade, donnèrent un résultat *positif*: l'agglutination des pneumocoques se fit en chaînettes et même en amas. Il fut donc possible de conclure que le pus contenu dans le médiastin postérieur était le résultat d'une pleurésie médiastine pneumococcique ayant abouti à la vomique. Six semaines plus tard le malade était guéri.

J'ai observé un autre cas de pleurésie médiastine tout à fait analogue au précédent. Une femme de quarante-quatre ans entre dans mon service, pour une toux opiniâtre. Depuis une huitaine de jours ont apparu des accès de suffocation et un cornage permanent et bruyant qui s'entend à distance. La toux quinteuse et pénible survient par accès. Lorsque la quinte coqueluchoïde survient après les repas, elle provoque des vomissements alimentaires; pour peu qu'elle se prolonge, l'angoisse est extrême. Le cornage, ainsi que le tirage sus et sous-sternal, augmentent d'intensité pendant les crises dyspnéiques. Par moments, la voix est rauque et éteinte.

La maladie paraît avoir débuté à la suite d'un refroidissement. La toux et l'oppression furent les premiers symptômes. Plus tard, apparurent le cornage et des accès de dyspnée. Enfin, survinrent des troubles dysphagiques; la déglutition était difficile, même pour les liquides; il semblait à la malade que « cela se fermait », dès qu'elle avait avalé le moindre aliment. Elle se décida alors à entrer à l'hôpital.

Nous l'examinons. La respiration s'entend des deux côtés, sans bruit anormal. La percussion donne partout la même sonorité. Le cœur et l'aorte sont normaux. Pas de fièvre; la température est à 37 degrés.

L'examen laryngoscopique, pratiqué par M. Bonnier, donne les résultats suivants : obliquité du larynx, déviation de la trachée vers la droite; gonflement de la région aryténoïdienne, œdème des cordes vocales supérieures qui ne laissent entre elles qu'une fente linéaire et cachent complètement les cordes vocales inférieures. Pas de paralysie du nerf récurrent.

En somme, nous trouvons ici le syndrome médiastinal : toux coqueluchoïde, cornage, accès de suffocation; dysphagie œsophagienne, compression et déviation de la trachée, indices d'une tumeur du médiastin. Les antécédents de la malade ne donnaient aucun renseignement sur la nature de la tumeur médiastine.

Un événement imprévu vint donner la raison de cet état morbide. La malade eut une vomique. À la suite de violentes quintes de toux, elle se mit à rejeter du pus, non pas par gorgées, mais crachat par crachat. La quantité de pus fut évaluée à 200 grammes environ. Ce pus était sans odeur. L'examen bactériologique démontra l'existence de pneumocoques abondants, sans adjonction d'autres microbes.

Dès lors, le diagnostic s'imposait; le syndrome médiastinal

était dû à une pleurésie médiastine, à pneumocoques, qui s'était ouverte dans une bronche, après avoir provoqué les mêmes signes qu'une tumeur. Cette terminaison permit d'espérer une prompte amélioration. En effet, le cornage, la dyspnée, les crises de suffocation, les troubles dysphagiques disparurent; les quintes de toux furent moins pénibles; l'état général s'améliora rapidement; quelques semaines plus tard, la malade quittait l'hôpital en bonne santé, sans le moindre reliquat de sa maladie.

Nous avons trouvé, éparses dans les auteurs, quelques observations de pleurésie médiastine; en voici le résumé :

Cas d'Andral[1]. — Un carrier présentait tous les symptômes de la phthisie pulmonaire au dernier degré. L'expectoration, comparable jusqu'alors à celle de tous les phtihsiques, changea brusquement de caractère : au milieu de la nuit, le malade s'éveilla en sursaut, il fut pris de violentes quintes de toux et expectora une grande quantité de liquide purulent, d'un blanc mat, inodore, semblable au pus qui s'écoule d'un abcès. La même expectoration continua jusqu'au commencement du mois de juillet : alors, le pus devint grisâtre et très fétide, le malade s'affaissa rapidement et succomba le 8 juillet. A l'autopsie, les deux poumons étaient remplis de vastes excavations tuberculeuses. En ouvrant la bronche principale du poumon droit, on trouva, sur son côté postérieur, une perforation à bords irréguliers, pouvant admettre un petit pois; un stylet, introduit dans cette ouverture, pénétra dans une cavité pleine de pus qui existait immédiatement derrière la bronche : cette cavité était assez ample pour admettre une grosse orange; les fausses membranes qui formaient ses parois étaient en rapport, en dehors avec le poumon qui était refoulé, en dedans avec la colonne vertébrale, en arrière avec les côtes, en avant avec les vaisseaux qui entrent dans le poumon ou qui en sortent; le malade avait eu un épanchement pleurétique exactement circonscrit, dont le médiastin postérieur formait la paroi interne.

1. Andral. *Clinique médicale*, t. II, p. 522.

Cas de Laënnec[1]. — J'ai rencontré quelquefois, dit Laënnec, des pleurésies circonscrites, très peu étendues, et dans lesquelles l'épanchement n'était que d'une à deux cuillerées, vers le sommet d'un poumon adhérent partout ailleurs. J'en ai trouvé de semblables entre la face interne du poumon et le médiastin.

Cas de Bouveret[2]. — Nous avons observé le fait suivant : un homme âgé toussait depuis longtemps; il maigrissait, perdait ses forces, et présentait les signes apparents d'une tuberculose chronique du poumon. A l'autopsie, nous avons constaté l'absence de toute lésion tuberculeuse; il existait une pleurésie purulente enkystée au-devant du hile du poumon, et l'abcès pleural limité par d'épaisses néomembranes fibreuses contenait 300 à 400 grammes de pus.

Cas de Thoinot et Griffon[3]. — Une femme de quarante-cinq ans a été prise, il y a six jours, de frissons violents, avec point de côté à gauche et suffocation. La face est pâle, la dyspnée est des plus violentes, le pouls est rapide, le thermomètre est à 39°,2, les urines sont très albumineuses, il n'y a pas d'expectoration. A l'auscultation, on perçoit à gauche quelques gros râles et un double souffle. L'espace de Traube est sonore, le cœur ne paraît pas dévié. Une ponction exploratrice permet de retirer quelques gouttes d'un liquide citrin très riche en pneumocoques, pur et virulent; une souris inoculée meurt en vingt-quatre heures. Malgré le traitement, la dyspnée ne s'amende pas, l'angoisse est extrême, la température atteint 40 degrés, et la malade succombe dans la nuit, au septième jour de sa maladie.

A l'autopsie, on trouve une pleurésie médiastine. La collection purulente est située entre la face interne du poumon gauche et la paroi gauche du médiastin, limitée par des fausses membranes épaisses, fibrineuses et nettement enkystées entre les deux feuillets de la plèvre médiastine. Le

1. Laënnec. *Traité de l'auscultation médiate*, édition de 1851, t. II, p. 373.
2. Bouveret. *Traité de l'empyème*, édition de 1890, p. 555.
3. Thoinot et Griffon. *Société anatomique*, juillet 1896, p. 568.

pus est peu abondant, il a les caractères classiques du pus à pneumocoques, il fuse en bas jusqu'au sinus costo-diaphragmatique qui est rempli de fausses membranes, tandis qu'il ne remonte pas plus haut que le hile du poumon. En résumé, la *pleurésie médiastine* occupe la partie gauche et inférieure de la plèvre médiastine. De plus, la scissure interlobaire gauche est symphysée et des adhérences existent entre le lobe inférieur et la plèvre costale. Tout le lobe inférieur est augmenté de volume; à la coupe, on y trouve un abcès aréolaire typique, d'aspect spongieux, dont les loges sont pleines de pus. Les ganglions du médiastin sont hypertrophiés. L'examen bactériologique démontre que le pus de la plèvre et du poumon ne contient que du pneumocoque très virulent.

Description. — Nous pouvons maintenant entreprendre le chapitre de la *pleurésie médiastine*, chapitre nouveau, non encore développé dans les ouvrages de pathologie. Cette description ne comprendra pas les pleurésies pseudo-médiastines, qui, par leur siège à gauche, simulent des péricardites à grand épanchement (Grancher)[1].

La pleurésie médiastine est primitive ou secondaire; primitive, quand l'infection pneumococcique siège à la plèvre médiastine et nulle part ailleurs; secondaire, quand elle est consécutive à une pneumonie. Elle était primitive, en apparence du moins, chez nos deux malades, ainsi que dans le cas rapporté par M. Bouveret; elle était associée à des suppurations pneumococciques du poumon, dans l'observation de MM. Thoinot et Griffon; elle s'était développée chez un tuberculeux, dans le cas d'Andral.

La pleurésie médiastine est unilatérale, il est même rare qu'elle occupe la plèvre médiastine dans toute son étendue; elle se cantonne, suivant les cas, aux régions antérieure, postérieure ou inférieure de la plèvre médiastine; elle peut s'étendre à d'autres régions, au sinus costo-diaphragmatique,

---

1. Grancher. *Bulletin médical*, 1892. — Vélimirovitch. Thèse de Paris, 1892.

et coexister avec d'autres localisations pleurétiques, adhérences de la scissure interlobaire, adhérences du poumon à la paroi thoracique.

Le liquide était purulent dans les six cas que j'ai signalés; la purulence est du reste habituelle aux pleurésies enkystées, médiastine, interlobaire ou diaphragmatique. Dans les trois cas où l'agent infectieux a été recherché, c'est le pneumocoque qui a été trouvé.

Les symptômes qui annoncent le *début* de la pleurésie médiastine n'ont rien de significatif; la douleur thoracique, la fièvre, la toux ne donnent aucune indication précise. Au moment où se fait l'infection pleurale du médiastin, la partie du poumon qui avoisine le foyer subit le contre-coup de la cavité close; il se fluxionne, se congestionne, ainsi que c'est l'usage dans les pleurésies enkystées. Ce foyer pleuro-pulmonaire profondément caché n'est encore accessible ni à la percussion ni à l'auscultation. Le malade tousse et respire péniblement, il a la fièvre, il se plaint d'oppression; ses crachats sont nuls ou sans caractères, on pense à une pneumonie, à une pleurésie, mais on ne sait en quel point localiser la lésion. Un peu plus tard, liquide purulent et fausses membranes s'accumulent dans le segment de la plèvre médiastine incriminée; ce liquide et ces membranes forment une sorte de tumeur dont la localisation et les dimensions vont régler l'apparition des symptômes.

Si la collection médiastinale enkystée se porte de préférence vers le poumon et ne fait qu'effleurer le médiastin, les signes sont incertains et le diagnostic reste indécis. Mais si la collection pleurale se porte vers les organes du médiastin, les refoule et les aplatit, alors apparaissent des symptômes significatifs dont l'ensemble forme le *syndrome médiastinal*. Dyspnée, accès d'oppression, tirage et cornage, dysphagie, toux coqueluchoïde, déviation du larynx et de la trachée constatée à l'examen laryngoscopique, troubles de la voix, circulation complémentaire au thorax, tels sont les symptômes qui mettent sur la voie du diagnostic.

Insistons sur le *cornage* dont la valeur occupe dans les

lésions du médiastin une situation prépondérante. Que faut-il entendre en clinique par ce mot : cornage? C'est un terme emprunté à la médecine vétérinaire; certains chevaux dont la respiration est à peu près normale tant qu'ils sont au repos, sont pris pendant la marche au trot et sous l'influence d'une allure un peu rapide, d'une gêne excessive de la respiration accompagnée d'un bruit de raclement qui constitue le bruit de cornage. A l'état de santé, l'homme exécute les deux temps de la respiration d'une façon silencieuse, on ne l'entend pour ainsi dire pas respirer, parce que l'air traverse librement la glotte, le larynx et la trachée. Mais que la colonne d'air rencontre un obstacle sur son passage, aussitôt des vibrations sonores se produisent et le bruit de cornage se fait entendre. Le timbre de ce bruit est un peu différent suivant les cas; il est comparable à un ronflement, à un raclement, à un bruit de scie (bruit serratique).

La lésion qui produit le cornage peut siéger au larynx ou à la trachée; il y a donc un cornage laryngé et un cornage trachéal. Le cornage laryngé est loin d'être rare; l'œdème du larynx, le spasme de la glotte, la paralysie des muscles crico-aryténoïdiens postérieurs, le croup, les lésions syphilitiques tuberculeuses et cancéreuses du larynx, en un mot toute lésion qui, par des mécanismes divers, provoque le rétrécissement du larynx, peut déterminer le cornage. Quand le cornage est d'origine laryngée, les troubles de la voix et surtout l'examen au laryngoscope permettent de fixer nettement le siège de la lésion.

Les lésions trachéales susceptibles de provoquer le cornage sont intrinsèques, quand elles se développent dans les parois de la trachée (gomme syphilitique, excroissances polypiformes, sténose); et extrinsèques, quand elles se développent dans le médiastin (tumeurs solides et liquides); la pleurésie médiastine est de ce nombre.

Pendant que l'atteinte portée aux organes du médiastin par la pleurésie médiastine se traduit par les symptômes que je viens d'énumérer, l'examen de la région dorsale qui

correspond au médiastin postérieur fournit des signes précieux. La pression sur les premières vertèbres dorsales et
sur les gouttières costo-vertébrales correspondantes est douloureuse. Dans la même région on constate une matité plus
accusée à droite ou à gauche de la colonne vertébrale, suivant que la pleurésie médiastine s'est développée d'un côté
ou de l'autre. C'est là qu'est le foyer du bruit à cornage ; à
l'auscultation, ce bruit s'atténue à mesure qu'on s'éloigne
du médiastin. Des râles sonores et humides peuvent exister
dans les territoires pulmonaires voisins du médiastin; ils
témoignent de la participation du poumon fluxionné; ces
râles existent en arrière et en avant, plus nombreux à
gauche ou à droite suivant la localisation. L'épreuve *radiographique* peut donner quelques renseignements utiles, ainsi
que nous l'avons constaté chez l'un de nos malades.

La pleurésie médiastine étant en pleine évolution, quelle
sera sa terminaison ? Comme la plupart des pleurésies suppurées enkystées, elle tend à la vomique. La vomique survient généralement quelques semaines après le début de la
maladie; elle est peu abondante, le pus enkysté dans la
plèvre médiastine n'atteignant jamais de fortes proportions.
La vomique de notre femme de l'hôpital Necker put être
évaluée à 200 grammes; la vomique de notre malade de
l'Hôtel-Dieu ne dépassa pas une centaine de grammes; elle
était fétide dans les deux cas; le malade d'Andral eut une
vomique abondante, mais la quantité approximative n'en est
pas donnée.

Diagnostic. — Le *diagnostic* de la pleurésie médiastine
est fort difficile. Les signes sont insuffisants et indécis jusqu'au moment où apparaît le syndrome médiastinal :
(dyspnée, accès d'oppression, tirage, cornage, toux coqueluchoïde, dysphagie, troubles de la voix, circulation thoracique
complémentaire). En même temps que le syndrome médiastinal, la percussion et l'auscultation de la région dorsale qui
correspond au médiastin postérieur donnent des renseignements sur la localisation de la lésion. On peut donc, grâce à
cet ensemble de signes et de symptômes aidés de la *radio-*

graphie, arriver au diagnostic topographique ; on sait que la lésion occupe le médiastin, c'est la première étape du diagnostic. Reste à connaître la nature de cette lésion ; est-ce une adénopathie tuberculeuse, cancéreuse ou syphilitique ; est-ce une tumeur maligne, un lymphadénome du médiastin ; est-ce un anévrysme de l'aorte ; est-ce un abcès[1] ou une pleurésie ?

Ainsi que je l'ai dit, le début et l'évolution des symptômes peuvent mettre sur la voie du diagnostic. Les adénopathies et les tumeurs médiastines n'ont pas une apparition fébrile et soudaine ; le début en est insidieux et la marche en est lentement progressive, sans compter les tumeurs ganglionnaires du voisinage (cou, aisselle), qui aident au diagnostic. La pleurésie médiastine, au contraire, éclate brusquement comme une maladie fébrile aiguë ; la fièvre, la douleur, la toux en marquant le début, la dyspnée est précoce et la vomique survient au moins dans la moitié des cas. De plus, dans les trois cas où des recherches de laboratoire ont été faites, l'examen bactériologique et le séro-diagnostic ont démontré la nature pneumococcique de la pleurésie médiastine ; il serait donc utile de recourir au séro-diagnostic, avant l'apparition de la vomique, afin d'avoir une indication précise sur la nature du mal.

Traitement. — Le pronostic de la pleurésie médiastine n'est pas exempt de gravité. La maladie est redoutable par elle-même, elle est également redoutable par les infections secondaires qui peuvent atteindre les bronches et les poumons. Il faut donc au cas échéant se tenir prêt à agir chirurgicalement. Grâce aux merveilleux progrès de la chirurgie, le médiastin postérieur est devenu assez facilement accessible aux investigations chirurgicales. Le Dr Potarca (de Bucarest), dans un travail intitulé : *la Chirurgie intramédiastinale postérieure*, a réuni bon nombre d'observations concernant des opérations pratiquées pour des collections

---

1. Potarca. Rétrécissement cicatriciel de l'œsophage et abcès intramédiastinal. *La Presse médicale*, 11 juillet 1900.

purulentes du médiastin postérieur, phlegmon, médiastinite, suppurations par lésions osseuses ou ganglionnaires et par corps étrangers. Bien que dans le mémoire en question, la pleurésie purulente médiastine ne soit pas étudiée (à part le cas douteux de Zimbicki), il n'en est pas moins vrai que le procédé opératoire qui consiste à pénétrer dans le médiastin postérieur doit être utilisé, au cas échéant, pour la pleurésie médiastine.

§ 11. PLEURÉSIE DIAPHRAGMATIQUE

La *pleurésie diaphragmatique*, ou pleurésie de la portion diaphragmatique de la plèvre[1], est primitive ou secondaire, sèche ou accompagnée d'épanchement, séro-fibrineuse ou purulente, libre ou enkystée. La forme sèche est la plus fréquente. La cirrhose du foie, la péritonite, la néphrite, l'état puerpéral, la tuberculose, la pneumonie, sont les causes les plus habituelles des pleurésies diaphragmatiques. Dans la pelvipéritonite, péritonite aiguë, simple ou puerpérale, l'inflammation se transmet du péritoine à la plèvre par les vaisseaux lymphatiques, surtout par les lymphatiques qui accompagnent les vaisseaux utéro-ovariens et se rendent aux piliers du diaphragme[2]. Quant à la pleurésie diaphragmatique *métapneumonique*, les considérations énumérées au sujet de la pleurésie interlobaire restent les mêmes.

L'épanchement est habituellement peu abondant, parfois enkysté, et le poumon est souvent le siège d'une forte congestion qui entre pour une large part dans le tableau clinique de la maladie.

Les *symptômes* de la pleurésie diaphragmatique n'ont pas toujours la même intensité; ils sont parfois assez modérés mais dans les cas aigus, tels que celui qui sert de type à

1. Récamier. Thèse de Paris, 1889. — Sée. *Gaz. des hôpitaux*, 25 mars 1893 — Malavialé. Thèse de Paris, 1890.

2. Lasne. *Pleurésie diaphragmatique et pelvi-péritonite*. Thèse de Paris, 1887.

notre description, la maladie se traduit par une douleur qui est très vive au milieu du diaphragme (névralgie du nerf phrénique) et qui remonte jusqu'à l'épaule; on peut provoquer la douleur en comprimant les insertions du diaphragme sur la dixième côte (bouton diaphragmatique) à deux travers de doigt de la ligne blanche (Guéneau de Mussy)[1], ou en pressant le nerf phrénique à son passage entre les attaches inférieures du muscle sterno-cléido-mastoïdien. La région de l'hypochondre (région costale inférieure) est immobilisée à cause de la parésie du diaphragme (Andral), et les signes habituels de la pleurésie, le frottement, la matité, le souffle, l'égophonie n'apparaissent que si la pleurésie diaphragmatique gagne la grande cavité pleurale. Dans les cas graves, qui sont du reste beaucoup plus rares que ne le ferait croire la description laissée par Andral, les symptômes sont violents et rappellent les crises d'*angine de poitrine*; la respiration est brève, saccadée et entremêlée de hoquet, la voix est cassée, la *dyspnée* et l'*angoisse* sont excessives, une moitié du diaphragme est immobilisée, et si l'autre moitié vient à se prendre, la vie du malade est en danger. La pleurésie diaphragmatique *suppurée* n'a pas de symptômes spéciaux, elle se comporte souvent comme la pleurésie que nous venons de décrire, elle s'enkyste à la façon des pleurésies partielles, et dans quelques cas, chez les vieillards surtout, elle reste latente et ne se révèle qu'à l'autopsie. Elle se termine assez fréquemment par *vomique*. On calme les douleurs angoissantes de la pleurésie diaphragmatique au moyen de ventouses scarifiées, de 15 ou 20 sangsues et de piqûres de morphine; on prescrit l'antipyrine; on fait sur la région douloureuse une application de pommade au salicylate de méthyle.

§ 12. PLEURÉSIES CLOISONNÉES — ARÉOLAIRES — POLYMORPHES

Une pleurésie développée dans la grande cavité pleurale

---

1. *Clinique médicale de l'Hôtel-Dieu*, t. I, p. 644.

peut être cloisonnée (*uniloculaire*). Tantôt elle occupe une grande loge pouvant contenir plusieurs cents grammes de liquide séro-fibrineux ou purulent, tantôt elle occupe une série de petites loges, la pleurésie est dite *multiloculaire*.

Pleurésies cloisonnées uniloculaires. — Je viens d'en observer un cas dans mon service de l'Hôtel-Dieu ; la poche pleurale s'était enkystée à la partie moyenne de la cavité pleurale droite en arrière.

Voici cette observation : une femme de 21 ans a eu une première pneumonie en 1898. Cette pneumonie siégeait alors du côté gauche. Le 21 mai 1900, à la suite d'un refroidissement, survint une pneumonie du sommet droit. La température dépasse 40°, le point de côté est intense, la langue est sèche et rôtie, il existe des vomissements et de la diarrhée, l'état de la malade est très grave. Le 28 mai, la température qui oscillait entre 39°,8 et 40°,5, a quelque tendance à s'abaisser, les vomissements et le point de côté s'atténuent. Deux jours après, la douleur reparaît, mais cette fois elle siège plus bas, et tandis que l'auscultation permet de constater l'existence du râle de retour au sommet, on peut déjà percevoir à la partie moyenne du poumon une respiration très rude qui s'accompagne de frottement et de râles sous-crépitants. Du 1er au 5 juin, la température oscille de 38° à 39°,5, l'état de la malade est satisfaisant, le point de côté a disparu. Le 5, l'exploration méthodique montre une matité franche au niveau de la pointe de l'omoplate, sur une hauteur de 4 centimètres et sur une largeur de 10 centimètres. Cette matité est nettement limitée en haut, où le sommet a retrouvé sa sonorité ; en bas, elle s'atténue graduellement. L'abolition des vibrations n'existe qu'à la région où la matité est absolue. L'auscultation révèle au niveau de la zone mate un souffle doux, lointain, une égophonie très nette avec légère pectoriloquie aphone. La ponction exploratrice reste blanche à 3 centimètres au-dessus et à 3 centimètres au-dessous de la matité ; au foyer même on retire un liquide séro-purulent verdâtre, riche en leucocytes, et contenant de nombreux pneumocoques dont la plupart sont en chaînettes de 5 à 10 éléments et quelques-uns en diplocoques. Inoculé à la souris, ce pneumocoque se montre virulent, il pousse bien sur les divers milieux de culture, il conserve sa forme en chaînettes sur l'agar. Du 31 au 7, l'état reste stationnaire, et la pleurésie progresse lentement, diffusant circulairement, envahissant en même temps la base et le sommet, vers lesquels se propage la matité. Cette pleurésie reste pourtant encore bien nettement suspendue et le 11 juin les ponctions méthodiques ne donnent encore de pus ni au sommet ni à la base. Mais au centre de la zone mate, le pus est verdâtre, épais, crémeux, riche en globules de pus et en granulations graisseuses. Les pneumocoques en chaînettes y sont devenus rares. Le 12, on pratique l'empyème au niveau de la pointe de l'omoplate avec résection d'une côte et l'on trouve 500 grammes de pus, formant un foyer limité en haut et en bas par de la fibrine et des fausses membranes.

La malade a guéri. Il s'agissait donc bien ici d'une pleurésie cloisonnée, à grande loge, développée dans la grande cavité pleurale, et non d'une pleurésie interlobaire. Du reste, dans la pleurésie interlobaire, les signes (égophonie, souffle, pectoriloquie) n'ont jamais la netteté constatée dans le cas actuel.

Pleurésie aréolaire, pleurésie polymorphe. — Dans quelques circonstances, la pleurésie cloisonnée est chronique d'emblée, tantôt elle est due à des poussées aiguës qui se font dans une plèvre déjà cloisonnée par les fausses membranes d'une pleurésie antérieure. La pleurésie cloisonnée est séro-fibrineuse, hémorrhagique ou purulente; il n'est même pas rare, en pratiquant la thoracentèse, de rencontrer des poches contenant, l'une un liquide séreux, l'autre un liquide purulent. Parfois, le cloisonnement est simple, et la fausse membrane ne divise l'épanchement qu'en deux compartiments; plus souvent, le cloisonnement est multiple et les loges sont nombreuses; enfin, dans quelques cas, la pleurésie est *aréolaire*, comme si les fausses membranes étaient elles-mêmes infiltrées de sérosité.

Voici comment se présente habituellement la pleurésie aréolaire et polymorphe. On constate sur un malade les signes d'un épanchement pleural considérable ; on diagnostique la présence de deux ou trois litres de liquide dans la plèvre ; on ponctionne ; on est étonné de ne ramener qu'une minime quantité de liquide qui n'est pas en rapport avec les signes constatés ; en outre, on constate la persistance de signes d'épanchement en d'autres points du thorax, supérieurs ou non au point ponctionné ; l'aiguille exploratrice démontre qu'il existe encore du liquide en ces points ; on en conclut qu'une cloison membraneuse était interposée entre deux ou plusieurs poches liquides. La pleurésie est dite *cloisonnée*.

Tantôt le liquide est identique à lui-même dans les différentes poches ; tantôt, au contraire, il diffère d'une poche à l'autre ; séreux ici, purulent ou hémorrhagique là ; dans ce dernier cas, la pleurésie est appelée polymorphe (Galliard[1]).

La disposition des fausses membranes qui cloisonnent la plèvre est donc des plus variables. Parfois il existe une seule cloison pseudo-membraneuse, horizontale, oblique ou verticale, qui divise la plèvre en deux loges (pleurésie *biloculaire*); d'autres fois, il s'agit d'adhérences multiples et irrégulières fragmentant la cavité pleurale en nombreuses petites cavités distinctes (pleurésie *multiloculaire* ou *aréolaire*). Dans ce dernier cas, on voit souvent des loges occupées par une masse gélatineuse, tremblante, formée d'un réticulum fibrineux imbibé de sérosité, tandis que les loges voisines contiennent du liquide séro-fibrineux franc, ou séro-hématique, ou séro-purulent.

On a attribué le cloisonnement aux reliquats membraneux de pleurésies antécédentes ; la pleurésie récidivante serait plus facilement cloisonnée que celle qui atteint une séreuse encore vierge ; dans ces cas la pleurésie serait multiloculaire d'emblée. On peut encore observer les modalités

---

1. Galliard. Les pleurésies polymorphes. *Bulletin de la Société médicale des hôpitaux*, 1899, p. 882.

suivantes : pleurésies séreuses enkystées suivies d'empyèmes adjacents, ou empyèmes enkystés secondairement compliqués de pleurésie séreuse adjacente. Cette dernière catégorie est plus riche en observations que la précédente, parce que l'empyème s'enkyste beaucoup plus souvent que la pleurésie séreuse.

Sauf exception (Jaccoud[1]), le diagnostic de la pleurésie cloisonnée ne pourra être fait qu'après la ponction. L'attention sera appelée par l'insuffisance de la quantité de liquide évacuée. Parfois même, comme je l'ai observé avec mon interne Jeanton[2], la ponction sera blanche, si l'aiguille a pénétré en pleine cloison. Le diagnostic devra être confirmé par l'exploration méthodique de la cavité pleurale au moyen de l'aspirateur armé d'une longue aiguille.

Le pronostic est surtout sérieux lorsque des suppurations enkystées se dérobent aux investigations, ce qui empêche de les traiter par l'incision large ; on ne les trouve qu'à l'autopsie. Il ne faut pas oublier que la pleurésie polymorphe peut être symptomatique de tuberculose, ou de cancer pleuro-pulmonaire[3].

§ 13. PLEURÉSIES SYPHILITIQUES

Il y a une pleurésie syphilitique précoce, contemporaine des accidents secondaires, et une pleurésie syphilitique tardive, associée aux accidents tertiaires.

La pleurésie syphilitique *précoce* a été bien décrite par Chantemesse et Widal[4]. Ces auteurs en ont cité plusieurs cas concluants. J'en ai observé à l'Hôtel-Dieu un exemple très net ; en voici le résumé : un jeune

1. Jaccoud. Communication à l'Académie de médecine du 2 avril 1879. *Leçons de clinique médicale*, 1886.
2. *Archives générales de médecine*, 1888, t. II, p. 542.
3. Goutierre-Cachera. Thèse de Paris, 1884.
4. Chantemesse et Widal. *Société médicale des hôpitaux*, séance du 10 avril 1890.

garçon, âgé de vingt ans, entre à l'hôpital, pour une douleur localisée à l'angle inférieur de l'omoplate gauche A l'examen du malade, on constate une pleurésie sans épanchement; aux deux temps de la respiration, on entend de gros frottements qui s'étendent en arrière et latéralement jusqu'à la région axillaire. Tous les autres organes sont sains; l'auscultation du poumon ne révèle aucune lésion; il s'agit donc d'une pleurésie sèche, apyrétique, douloureuse, datant de quatre jours.

Quelle était la cause de cette pleurésie? On ne pouvait incriminer ni la tuberculose, ni la grippe, ni le rhumatisme. Mais ce garçon était en pleine éruption de roséole syphilitique. La syphilis date de deux mois; la cicatrice du chancre est visible sur la face dorsale de la verge; aux aines existe une double pléiade ganglionnaire. Le malade se plaint de céphalée, de maux de gorge, et nous constatons une angine syphilitique avec plaques muqueuses. En résumé, chez ce garçon qui est au deuxième mois de son infection syphilitique éclate une pleurésie. Il semble naturel de considérer cette pleurésie comme un accident secondaire de la syphilis. Je soumets le malade au traitement mercuriel. La pleurésie reste sèche, je ne constate aucun épanchement; douleurs et frottements disparaissent en dix jours.

Voici une des observations de Chantemesse et Widal. Une femme de vingt-neuf ans a été prise, vers le milieu de septembre 1889, d'une roséole syphilitique avec plaques muqueuses de la gorge, adénopathies de l'aine et du cou, etc. Au commencement de novembre, la malade ressent une douleur très vive au côté droit de la poitrine. Un médecin diagnostique une pleurésie avec épanchement. En décembre, les mêmes douleurs avec gêne de la respiration surviennent au côté gauche. La malade entre à l'hôpital le 29 janvier 1890. Elle porte particulièrement sur les flancs et à l'épigastre des syphilides papulo-squameuses et papulo-croûteuses avec plaques muqueuses de la gorge et de la bouche; adénopathies cervicales, syphilides pigmentaires du cou, douleurs dans les membres et surtout aux articulations. On ne constate ni tuméfaction des jointures, ni crépitation articulaire. La température dépasse le soir 38 degrés; elle atteint quelquefois 39 degrés. A l'auscultation, on trouve un double épanchement aux parties inférieures des deux plèvres. On crut d'abord qu'il s'agissait d'une pleurésie rhumatismale. Mais les phénomènes ultérieurs firent modifier le diagnostic et rattacher la lésion de la plèvre à la syphilis.

En effet, fin février, l'épanchement persistait et une iritis syphilitique était survenue. L'éruption cutanée était toujours très visible. La température à peu près normale pendant trois ou quatre jours, s'élevait brusquement à 38 degrés ou 38°,5. A partir du début de l'iritis, le traitement par les frictions mercurielles fut institué avec énergie; peu à peu les éruptions s'effacèrent et les épanchements pleuraux disparurent. Les caractères principaux de cette pleurésie ont été : sa longue durée, sa bilatéralité, son apparition au milieu de phénomènes d'infection syphilitique grave, sa disparition complète, sans reliquat, coïncidant avec la guérison de la peau, de la gorge et de l'iris.

D'autres observations du même genre ont été publiées [1]. Il est donc bien avéré qu'il existe une pleurésie syphilitique contemporaine des accidents secondaires. Pourquoi, du reste, n'y aurait-il pas une pleurésie syphilitique précoce, alors que nous voyons la néphrite, l'artérite, l'ictère, la bronchite, apparaître comme autant de manifestations précoces de l'infection syphilitique? La pleurésie syphilitique précoce est tantôt sèche, tantôt accompagnée d'épanchement; je ne crois pas que l'épanchement ait jamais été assez considérable pour nécessiter la thoracentèse. Une différence importante entre la pleurésie syphilitique précoce et la pleurésie syphilitique tardive, c'est que la première n'est pas associée à des lésions pulmonaires, tandis que l'autre, dont je vais m'occuper maintenant, fait partie du syphilome broncho-pulmonaire que nous avons étudié au chapitre de la Syphilis du poumon.

---

1. Bochon. *La pleurésie syphilitique.* Thèse de Paris, 1893.

Je n'ai pu retrouver qu'un petit nombre d'observations de pleurésie syphilitique *tertiaire*. D'après M. Mauriac : « On voit souvent cette pleurésie et elle s'accompagne d'épanchement. » Les lésions syphilitiques tertiaires de la plèvre peuvent être rangées dans l'une des deux catégories suivantes : ou bien la lésion pleurale est un simple épiphénomène, une complication sans importance de la lésion pulmonaire, ou bien l'épanchement est abondant, la pleurésie est dominante et mérite bien, dans ce cas, le nom de pleurésie syphilitique. A titre d'épiphénomène, il est fait mention de cette pleurésie dans quelques observations de syphilis tertiaire du poumon ; elle est signalée dans deux observations de la thèse de M. Carlier. Dans l'une (la septième), il est dit, sans y insister autrement, que la plèvre, d'un côté, contenait 300 grammes d'un liquide jaune clair, que son feuillet viscéral présentait des fausses membranes récentes très faciles à déchirer, que son feuillet pariétal et diaphragmatique était également enflammé.

Il y a dans la thèse de M. Jacquin une observation de M. Balzer concernant une pleurésie syphilitique, à grand épanchement. Un homme de trente-deux ans se présente à l'hôpital avec un ensemble de troubles fonctionnels et de signes physiques qui font diagnostiquer une pneumonie caséeuse du côté droit. Après un mois de séjour éclate une pleurésie droite avec épanchement abondant. On diagnostique alors une pleurésie tuberculeuse compliquant la tuberculose du poumon ; mais, au bout de quatre jours, le malade meurt, et à l'autopsie on trouve un foie syphilitique parsemé de gommes et segmenté par des cicatrices ; le poumon droit est également farci de gommes, dont la plus volumineuse venait effleurer la plèvre. Toutes ces productions gommeuses, examinées au point de vue microbiologique, ne contenaient pas un seul bacille de Koch. Les lésions de la plèvre droite étaient assez caractéristiques pour que je les rapporte en détail. « Dans la plèvre droite existe un épanchement beaucoup plus considérable que l'exploration physique ne l'aurait fait supposer. Il y a environ deux litres de sérosité louche et sanguinolente. Les plèvres pariétale et viscérale sont considérablement épaissies dans toute l'étendue de l'épanchement. Elles montrent un *revêtement fibreux continu*, d'une épaisseur de 1 ou 2 millimètres, acquérant même, à la base du poumon, une épaisseur de près de 1 *centimètre*. En plusieurs endroits, cette coque fibreuse est coiffée de fausses membranes fibrineuses. Dans les points où l'épaississement fibreux est le plus considérable, on trouve, sur la coupe de la plèvre, des masses dures, jaunâtres, caséeuses, de la grosseur d'un pois ou d'un grain de mil. » Cette observation de pleurésie syphilitique tertiaire, dont l'épanchement atteint deux litres de liquide sanguinolent, est des plus démonstratives.

J'ai observé un cas de pleurésie syphilitique tertiaire dans les conditions suivantes : En 1883, je fus appelé, quai de la Râpée, pour donner des soins à un homme en proie à une dyspnée terrible, qui, depuis un an, se renouvelait chez lui par des poussées plus ou moins aiguës ; on avait diagnostiqué une broncho-pneumonie tuberculeuse. Au premier examen je reconnus les signes d'un épanchement que j'évaluai à 800 grammes environ. Cette quantité de liquide était bien loin d'expliquer la dyspnée dont souffrait ce malade ; néanmoins, je pratiquai la thoracentèse. Je ne pus retirer que 650 grammes d'un liquide légèrement rosé ; le malade n'éprouva d'ailleurs aucun soulagement. Je cherchais, sans y parvenir, à saisir la cause du mal, lorsque cet homme, pressé de questions, finit par me confier qu'il avait eu jadis la syphilis. Cet aveu guida mon traitement. Je me hâtai en effet d'administrer le mercure et l'iodure de potassium à forte dose, et la dyspnée s'amenda si rapidement qu'au bout de quelques semaines la respiration était devenue presque normale. Lors de mes dernières visites, il ne restait plus trace de pleurésie ; mais les lésions broncho-pulmonaires furent plus lentes à s'améliorer. Dans ce cas encore, la nature syphilitique des accidents pleuro-pulmonaires fut démontrée par l'action bienfaisante de la thérapeutique spécifique.

Il existe donc une pleurésie syphilitique tertiaire, habituellement associée à des lésions pulmonaires syphilitiques. Je dirai pour les pleuresies syphilitiques comme pour les pneumopathies syphilitiques : le vrai moyen de les diagnostiquer, c'est d'y penser.

<h3 style="text-align:center">§ 14. PLEURÉSIES APPENDICULAIRES
PYO-PNEUMOTHORAX APPENDICULAIRE
ET EMPYÈME SOUS-PHRÉNIQUE APPENDICULAIRE</h3>

C'est en 1900 que j'ai fait à l'Académie de médecine[1] une communication sur cette variété de pleurésie à laquelle j'ai donné par abréviation le nom de *pleurésie appendiculaire*, dénomination qui est maintenant partout acceptée. Plus tard, dans mes leçons cliniques de l'Hôtel-Dieu[2], ayant vu avec quelle fréquence l'empyème sous-phrénique d'origine appendiculaire précède ou accompagne l'infection de la plèvre, j'ai réuni dans une même description la pleurésie appendiculaire et l'empyème sous-phrénique appendiculaire. J'agirai de même dans ce chapitre, car la description de l'infection appendiculaire sous-phrénique et sus-phrénique gagne beaucoup à n'être pas dissociée.

Avant de retracer l'histoire de la pleurésie appendiculaire et de l'empyème sous-phrénique, je crois utile de présenter le résumé de quelques observations.

Faits cliniques. — Un homme de vingt-six ans est transporté dans mon service de l'Hôtel-Dieu. Il a la respiration courte, le teint blafard, le visage angoissé, les yeux éteints, le pouls misérable ; on dirait un moribond. Le pauvre homme se plaint d'une douleur à droite de la poitrine ; il est si faible qu'il ne peut se soulever sur le brancard, et,

<hr>

1. Dieulafoy. *La pleurésie appendiculaire*. Communication à l'Académie de médecine. Séance du mardi 10 avril 1900.

2. Dieulafoy. *Clinique médicale de l'Hôtel-Dieu*, 1905. Vol. IV. Pleurésie appendiculaire et empyème sous-phrénique, cinquième et sixième leçons.

pour l'ausculter, deux infirmiers doivent le soutenir. On constate à droite un vaste épanchement pleural ; la matité est absolue, excepté au sommet, où la sonorité est exagérée.

Il n'est pas d'usage qu'un épanchement pleural, même abondant, se traduise par un tel ensemble de symptômes généraux. Ce qui dominait ici, ce n'était pas seulement la dyspnée, c'était l'adynamie voisine du collapsus. Que cachait donc cet épanchement pleural? Sans perdre un instant, un de mes chefs de clinique, M. Apert, pratique une ponction exploratrice afin de se renseigner sur la nature de cette pleurésie, et la seringue de Pravaz ramène un liquide louche, mal lié, d'*odeur nauséabonde*.

Il s'agissait donc d'une pleurésie fétide, peut-être putride ou gangreneuse; mais ce n'était pas le moment de s'attarder à faire un diagnostic pathogénique, le temps pressait, une seule indication se présentait : recourir à l'intervention chirurgicale immédiate. Rendez-vous fut pris pour trois heures avec M. Marion. Mais, quand on arriva auprès du malade, on le trouva agonisant, le pouls filiforme, les extrémités froides et cyanosées. La mort survint bientôt après.

Grâce aux renseignements donnés par la famille, il a été possible de reconstituer cette observation. La voici dans tous ses détails.

Cet homme est pris, dans la soirée du 10 novembre, de douleurs abdominales qui, la nuit, augmentent d'intensité, surtout au côté droit du ventre. Le lendemain matin, ne se trouvant pas plus souffrant, il se rend à son bureau; le soir, il a une selle. La nuit suivante est moins pénible que la précédente. Mais le dimanche soir (troisième jour) il est pris, au côté droit du ventre, de douleurs si intenses « qu'il se tord en poussant des gémissements ».

Pendant l'examen fait par le médecin, la femme du malade remarque que l'exploration du ventre est particulièrement douloureuse *du côté droit*. On prescrit un lavement purgatif et des cataplasmes laudanisés. Le lendemain surviennent des vomissements; le malade a la fièvre et des frissons, il est constipé, les douleurs abdominales ont toujours la même intensité : on ordonne la quinine et des onctions calmantes. Les jours suivants, la situation ne s'améliore pas. Puis, la *région hépatique* devient douloureuse, on applique un vésicatoire.

Cependant, le malades est angoissé, il tousse, il se plaint de douleurs *à droite de la poitrine*, les forces périclitent. Un nouveau médecin diagnostique une pleuro-pneumonie avec frottements très intenses. La fièvre reprend avec intensité. Alors, survient un point de côté violent avec dyspnée extrême, sueurs froides abondantes et tachycardie. Le 29, dans la matinée, on constate les signes d'un *épanchement pleural* avec tintement métallique, c'est-à-dire un *hydro-pneumothorax*. C'est alors que le malade est envoyè à l'Hôtel-Dieu où il a succombé presque aussitôt son arrivée.

En résumé, cette maladie, qui a duré dix-neuf jours, se divise en deux étapes : une première étape, abdominale, caractérisée par une appendicite aiguë, traitée, hélas ! par les moyens médicaux, et une deuxième étape, thoracique, terminée par des symptômes de pyopneumothorax et la mort. Voyons maintenant ce qu'allait révéler l'autopsie.

On examine d'abord la cavité thoracique. On perfore sous l'eau un espace intercostal, et, dès qu'on a pénétré dans la cavité pleurale, une odeur nauséabonde se dégage et des bulles de gaz traversent la couche d'eau, témoignant de la présence de gaz fétides dans la plèvre, et confirmant le diagnostic de pneumothorax porté pendant la vie par le médecin qui nous avait envoyé le malade. C'était un pneumothorax par putréfaction et non par perforation.

On trouve dans la cavité pleurale trois litres et demi de liquide grisâtre, très fétide. Le poumon droit, refoulé contre la colonne vertébrale, est réduit au cinquième de son volume normal, il est atélectasié, il ne crépite plus. Aucune adhérence ne le relie à la paroi costale, mais par sa base il adhère au diaphragme, sans que la symphyse pleurale soit complète ; entre les deux feuillets de la plèvre diaphragmatique, très épaissie, existe une couche purulente. En aucun point du poumon droit ou de la plèvre, on ne constate ni perforation ni gangrène. La pleurésie était putride, mais non gangreneuse; il y avait putréfaction et formation de gaz, mais il n'y avait pas mortification des tissus.

Passons à la cavité abdominale. Du côté gauche, rien à signaler; pas la moindre trace de péritonite. Il n'en est pas de même, il s'en faut, du côté droit : de nombreuses adhérences relient la paroi aux organes abdominaux, la déchirure des adhérences donne issue à 150 grammes de pus aussi fétide que le liquide pleural. La cavité abdominale étant mise à découvert, on aperçoit des traînées de pus et de membranes, les unes étalées au-devant de l'intestin et du foie, les autres remontant derrière le cæcum et le côlon, et disposées de la façon suivante : La face postérieure du cæcum est reliée par une couche purulente et membraneuse au péritoine pariétal. Dans cette masse *est englobé l'appendice*. L'appendice est très long et à type remontant; il côtoie la face postérieure du cæcum; il est libre à son origine cæcale, mais, plus haut, il est entouré d'adhérences et baigne dans le pus; ses parois sont doublées de volume, en voie de mortification, mais non perforées. C'est dans cette partie de l'appendice, *transformée en cavité close, que s'est élaborée la terrible toxi-infection appendiculaire* dont nous suivons les ravages. La traînée purulente et membraneuse se continue derrière le côlon, contourne l'angle du côlon transverse et vient s'étaler au-devant du lobe droit du foie, semant des abcès sur son passage.

Le foie est en partie masqué par la périhépatite; on recherche au diaphragme la perforation qui aurait mis en communication le foyer péritonéal et le foyer pleural. Mais le diaphragme n'est perforé en aucun point; l'infection péritonéo-pleurale a été transportée par les vaisseaux lymphatiques.

Tous les autres organes, foie, rate, reins, cœur, sont sains. Mais le poumon gauche a été infecté. Au sommet de ce poumon existe un territoire splénisé du volume d'un œuf, avec plusieurs infarctus à diverses phases de leur évolution. La plèvre gauche est saine.

La planche ci-dessous permet de constater toutes ces lésions.

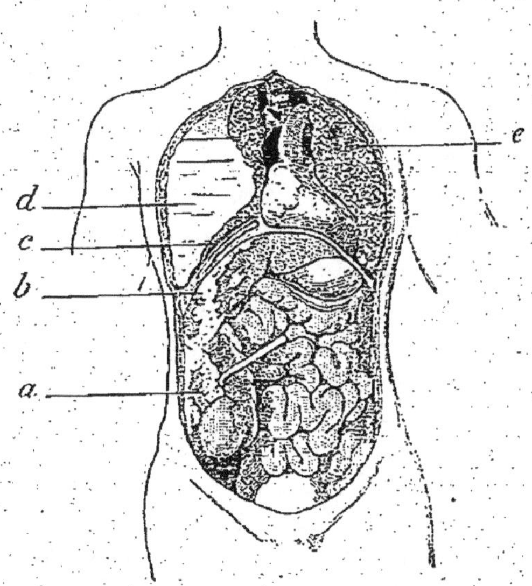

a, appendicite; b, trainées purulentes;
c, collection purulente sus-phrénique; d, pleurésie purulente droite;
e, infarctus du poumon gauche.

Les recherches bactériologiques et expérimentales faites par mon chef de clinique, M. Apert, ont porté sur le pus pleural prélevé par ponction aspiratrice à l'arrivée du malade, et sur le pus péritonéal prélevé à l'autopsie. Le pus de ces deux origines a été soumis à l'examen direct, aux diverses méthodes de coloration, aux cultures aérobies et anaérobies. En voici le résultat :

Les micro-organismes de cette infection péritonéo-pleurale étaient les uns aérobies, les autres aéro-anaérobies. La pleurésie qu'ils avaient développée était putride; le témoin de cette putréfaction était la formation gazeuse intra-pleurale constatée pendant la vie (signes de pneumothorax) et vérifiée après la mort (ponction d'un espace intercostal et issue de gaz à travers la couche d'eau versée à la surface du thorax).

L'expérimentation sur le cobaye et sur le lapin (inoculation de pus dans le tissu cellulaire et injection de pus dans une veine de l'oreille) a provoqué des abcès et des infarctus reproduisant les micro-organismes trouvés dans les collections purulentes du malade.

En résumé, le malade a été pris d'appendicite classique. Je ne sais quel a été le diagnostic du médecin qui, à ce moment, l'a soigné, mais je sais que le traitement a été purement médical, alors qu'il aurait dû être chirurgical. Si cette appendicite avait été opérée dès les premiers jours, cet homme eût été sauvé, comme sont sauvés tous les malades qui sont opérés en temps voulu *et chez lesquels on ne perd pas un temps précieux à administrer le traitement médical*, traitement illusoire, basé sur des conceptions pathogéniques erronées, traitement néfaste, car il a l'air de faire quelque chose alors qu'il ne fait rien, laissant à la terrible toxi-infection appendiculaire le temps de préparer ses coups mortels! On se contenta de prescrire des lavements, des potions calmantes et le reste! Et pendant ce temps-là, dans le canal appendiculaire transformé en cavité close, s'élaborait un foyer toxi-infectieux d'une virulence inouïe. Alors, microbes aérobies et anaérobies traversent les parois de l'appendice et provoquent la formation de traînées purulentes qui, dans leur marche *ascendante*, suivent l'impulsion première reçue du foyer de l'appendicite à type remontant. En quelques jours, les traînées remontent derrière le cæcum et le côlon, qu'elles englobent, et elles abordent la face antérieure et la face supérieure du foie.

A ce moment apparaît la phase *phrénico-pleurale*; la toux, la dyspnée, la douleur, en sont le témoignage; le diaphragme n'est pas perforé, mais, à la faveur des puits lymphatiques, il est traversé par les microbes dont la virulence est loin de s'affaiblir, au contraire. C'est bien de ce processus qu'on pourrait dire : *Vires adquirit eundo*. L'infection pleurale est si intense que l'épanchement atteint rapidement trois litres et demi. La putréfaction est décelée par la production de gaz. et par le pneumothorax. Avec pareilles lésions abdominothoraciques, les événements se précipitent et le malade succombe dix-neuf jours après le début de son appendicite.

L'infection partie du foyer appendiculaire avait suivi deux voies, l'une lymphatique, l'autre sanguine. L'infection lymphatique s'était faite par extension; partie de si bas et arrivée si haut, quelques jours lui avaient suffi pour s'épanouir à travers la cavité abdominale et pour envahir la cavité pleurale. L'infection pulmonaire gauche était due à des embolies microbiennes. Telle avait été la marche de cette *épopée appendiculaire*!

Mais, dira-t-on, la pleurésie est-elle une complication fréquente de l'appendicite? Certes, elle est loin d'être rare, et la preuve, c'est que j'en vais citer des observations par douzaines.

J'en ai vu l'an dernier un cas bien remarquable. Il s'agit d'une dame chez laquelle j'ai diagnostiqué une pleurésie appendiculaire et un empyème sous-phrénique appendiculaire. La double opération a été faite par Segond; on a commencé par la pleurésie fétide, on a continué quinze jours plus tard par l'empyème sous-phrénique fétide, et la malade a guéri.

J'ai vu en consultation avec Brun et Jalaguier un jeune malade atteint de pleurésie appendiculaire dans les conditions suivantes : Le 20 mai avait éclaté chez ce garçon une appendicite. Trois jours plus tard, Brun, mandé en consultation, constate une péritonite fort grave. L'opération est pratiquée le lendemain matin : l'appendice était gangrené, le liquide péritonéal était séro-purulent et fétide. On établit un large drainage. Les jours suivants, malgré l'amélioration de l'état péritonéal, la situation reste grave, la température est très élevée. On ne trouve nulle part la cause de la persistance de phénomènes généraux aussi alarmants. Le 2 juin, on constate des symptômes de *pleurésie droite*, une ponction exploratrice donne issue à du liquide louche. On pratique le 4 juin l'opération de l'empyème, et l'on retire une grande quantité de liquide, sale, horriblement fétide. Large drainage. Le lendemain, sur les bords de la plaie thoracique se déclare un phlegmon diffus, sans crépitation gazeuse. Les jours suivants, le phlegmon est enrayé, les irrigations antiseptiques faites dans la plèvre semblent indiquer que le foyer pleural a été efficacement combattu, et cependant la fièvre persiste et la situation s'aggrave.

C'est dans ces conditions que je vois le malade avec Brun et Jalaguier. L'examen le plus complet ne décèle aucune lésion nouvelle sur aucun organe. Nous sommes d'avis que le malade est sous le coup d'une profonde intoxication, et nous prescrivons un traitement en conséquence. Vers le 11 juin surviennent des symptômes cérébraux (intoxication ou peut-être infection méningée), photophobie, strabisme, irrégularité du pouls, raideur de la nuque, et l'enfant succombe.

Voici le résumé de deux autres observations de pleurésie appendiculaire présentées par Terrillon, en 1892, à la Société de chirurgie : la première de ces observations concerne un jeune homme de dix-sept ans, atteint depuis quelques jours d'appendicite. Le ventre est ballonné et douloureux; on perçoit, à droite, au-dessus de la crête iliaque, et jusqu'aux fausses côtes, une tuméfaction douloureuse. L'affection date de six jours, la température est à 39°,5, le pouls est fréquent : aussi l'intervention est-elle décidée. A l'ouverture de l'abdomen on trouve le cæcum légèrement adhérent à la paroi; un flot de pus s'échappe avec violence. L'abcès occupait la fosse iliaque derrière le cæcum et remontait du côté du rein. Le lendemain, on fut surpris de trouver la température aussi élevée et le pouls aussi fréquent qu'avant l'opération; l'état général s'était aggravé et tout faisait redouter une fin prochaine. Deux jours plus tard, on s'aperçut que la respiration était gênée et l'on constata l'existence d'une grande *pleurésie droite*. La ponction démontra qu'il s'agissait d'une pleurésie purulente. Séance tenante, l'opération de l'empyème fut pratiquée. Aussitôt la fièvre céda, l'amélioration survint, et un mois après cette double intervention le malade était complètement guéri.

La seconde observation de Terrillon concerne un enfant de quatorze ans atteint depuis cinq jours de péritonite

iliaque droite. La fièvre était violente, la température atteignait 40°. Vu la gravité de la situation, Terrillon proposa
aussitôt l'opération, qui ne fut pas acceptée. Dix jours plus
tard, à onze heures du soir, on vient précipitamment chercher Terrillon. L'enfant était assis sur son lit, asphyxiant
depuis le matin. Une énorme *pleurésie* occupait le côté
droit. Une ponction pratiquée aussitôt donna issue à un
demi-litre de pus fétide, mais tout à coup survint une
syncope, et le petit malade mourut. Il est probable que, dans
ce cas comme dans le précédent, une intervention hâtive
péritonéale et pleurale eût amené la guérison.

Les complications pleurales de l'appendicite ont été étudiées en Allemagne dès l'année 1891. En voici une série
d'observations : Wolbrecht, dans sa thèse (Berlin, 1891)
intitulée : *Complications pleurales dans la typhlite et la pérityphlite* (nous disons aujourd'hui appendicite), cite quelques
observations, dont deux personnelles. Voici la première de
ces observations :

Un homme de vingt-quatre ans, menuisier, entre à la
clinique, ayant éprouvé, quelques jours avant, les symptômes d'une pérityphlite. Bientôt on constate des signes
d'abcès sous-phrénique et de *pleurésie droite*. Une ponction
exploratrice donne issue à du liquide purulent fétide. On
pratique l'opération de l'empyème, on résèque la 5e côte et
l'on retire 2 lit. 1/2 de liquide nauséabond. Deux mois plus
tard, le malade était guéri.

La seconde observation de Wolbrecht concerne un homme
atteint de pérityphlite avec péritonite circonscrite. Dix jours
plus tard, on constate une *pleurésie* droite, avec œdème de
la paroi. On fait une ponction exploratrice, qui démontre la
présence d'un épanchement pleural trouble et sanguinolent.
Trois jours après, le malade est pris d'une toux violente, et
rejette une vomique abondante, purulente, nauséabonde.
Après une convalescence de trois mois, le malade finit par
guérir.

Duddenhausen (Thèse de Berlin, 1869) rapporte un cas
d'appendicite avec formation d'un foyer purulent limité qui

remonte du cæcum au diaphragme et se met en communication avec la cavité pleurale.

Larsen et Winge relatent un cas d'appendicite avec régression des symptômes péritonéaux à la fin de la première semaine. Alors éclatent des douleurs dans l'hypochondre droit, puis une *pleurésie droite* se développe rapidement. La dyspnée devient très intense et la mort survient au huitième jour de la pleurésie. A l'autopsie, on trouve *à droite* un *pyopneumothorax*; l'appendice, perforé, plongeait dans une poche purulente; une fusée purulente se prolongeait en un étroit canal derrière le foie et avait perforé le diaphragme en deux endroits.

Grawitz, sous le titre de *Perforation d'un abcès pérityphlique dans la cavité pleurale*, a publié le cas suivant : Une femme de trente-sept ans est prise, il y a quinze jours de douleurs dans le côté droit du ventre, avec constipation, fièvre et vomissements. Plus tard surviennent des symptômes de *pleurésie droite*, la malade s'affaiblit et succombe vingt jours après son entrée à l'hôpital. Voici les résultats de l'autopsie. L'appendice est transformé dans toute sa longueur en un sac; il est perforé, et près de sa base est un calcul du volume d'un haricot. Les anses intestinales sont adhérentes dans la fosse iliaque droite et le bassin contient du pus. De l'appendice gangrené part une cavité sinueuse qui remonte derrière le rein droit et le duodénum. Une perforation de la dimension d'une pièce de 50 centimes siège à la partie postérieure du diaphragme et fait communiquer la région sous-diaphragmatique avec la plèvre droite. Dans la cavité pleurale, on trouve un litre et demi de pus fétide.

Wollert a publié des observations analogues. Un jeune homme de seize ans est pris d'appendicite. Treize jours plus tard, il éprouve des douleurs vives à la base de la poitrine du côté droit; la dyspnée est intense. On constate un *pyopneumothorax droit* avec tintement métallique. Le malade succombe. A l'autopsie, on trouve une péritonite consécutive à l'appendicite. Une nappe purulente, fétide, s'étend le long du côlon ascendant jusqu'au diaphragme, et recouvre le foie. Le diaphragme est perforé. La plèvre droite contient quatre litres de liquide purulent et des gaz fétides.

Scheuerlen (*Annales de la Charité*, 1889) cite, au nombre des complications de l'appendicite, 5 cas d'empyème avec ou sans perforation du diaphragme et pneumothorax.

Le D' Puturiana[1] (de Bucarest) vient de consacrer à la pleurésie appendiculaire un très intéressant travail avec recherches expérimentales.

La pleurésie appendiculaire n'est pas toujours purulente, elle est parfois *séreuse*, elle semble réduite à son minimum d'infection, elle guérit avec ou sans opération. En voici quelques observations. Le 24 mai 1898, je voyais, avec Larcher et Monod, une malade dont voici l'histoire : Cette jeune fille, atteinte d'appendicite diagnostiquée par Larcher, fut opérée le 9 mai par Monod. L'opération se fit dans les meilleures conditions, et tout allait bien lorsque, le 18 mai, des douleurs apparurent à l'hypochondre droit et à la base de la poitrine. La température, normale les jours précédents, s'élevait maintenant à 38º,5. La toux était fréquente, sans expectoration. À l'auscultation de la poitrine, on percevait quelques frottements. Cet état dura plusieurs jours sans se modifier sensiblement. C'est alors que je fus appelé auprès de la malade. Je constatai, comme mes confrères, l'existence de frottements et de liquide pleural au côté droit. En face de cette pleurésie appendiculaire, nous eûmes à discuter l'opportunité de l'intervention chirurgicale. L'état général n'était pas mauvais, aussi fut-il convenu qu'on verrait de nouveau la malade avant de prendre une résolution. Nous eûmes la satisfaction de constater la disparition successive du souffle et des frottements, la fièvre céda complètement, et la guérison survint au bout de quatre semaines.

L'observation suivante concerne un enfant de quatorze

1. Joan Puturiana. *Pleurezia apendiculara*. Facultate di medicina din Bucuresci, 1903.

ans, ayant eu déjà plusieurs attaques appendiculaires et de nouveau pris d'appendicite avec abcès péri-cæcal le 7 mai 1892. Il est opéré le 28 avril par M. Jalaguier. L'appendice à type remontant a une extrémité renflée, très adhérente et perforée, avec communication appendiculo-cæcale. Quelques jours après l'opération, l'enfant est pris de dyspnée; on constate à la base du thorax, à droite, de la matité, du souffle à l'expiration et de la pectoriloquie aphone. Il s'est produit un petit épanchement pleural qui se résorbe huit jours plus tard[1].

Körte rapporte l'observation d'une femme atteinte de phlegmon rétro-cæcal. Malgré l'incision, ce phlegmon progresse, traversé le diaphragme et gagne la plèvre. Le 6 février, on pratique l'empyème avec résection des 8e et 9e côtes, et la malade guérit de sa pleurésie que l'auteur qualifie de séreuse.

Une autre observation de Körte concerne un homme de vingt-huit ans qui est pris, dans le courant du mois de mars, de vives douleurs abdominales au côté droit, avec fièvre et frisson. Une collection purulente nécessite l'intervention chirurgicale, et l'on incise un phlegmon putride qui se prolongeait du cæcum au diaphragme. Dans la plèvre droite se forme un épanchement, que l'on ponctionne et que l'auteur dit être séreux. Le malade finit par guérir.

Description. — Abordons maintenant la description de la pleurésie appendiculaire, qui est habituellement une pleurésie purulente putride, avec ou sans pneumothorax, et qui peut être cependant une pleurésie séreuse.

Un premier point est à préciser, c'est la façon dont l'infection appendiculaire arrive jusqu'à la plèvre. Comment l'appendicite, lésion si éloignée, atteint-elle la cavité pleurale? Pourquoi l'appendicite, lésion si minime, arrive-t-elle à déterminer en quelques jours des pleurésies putrides, de deux et trois litres de liquide? Essayons de répondre à ces questions.

E. Jacob. *Contrib. à l'étude de l'appendicite.* Th. de Paris, 1893, p. 69.

A la faveur de l'infection dont la virulence a été exal·
tée en cavité close appendiculaire, les microbes pathogènes, colibacilles et autres, aérobies et anaérobies, passent
dans le péritoine. Tantôt il y a perforation ou gangrène
des parois de l'appendice et la purée microbienne est
largement déversée dans le péritoine ; tantôt c'est au
travers de parois non perforées que se fait la migration
microbienne, ainsi qu'on peut s'en convaincre sur nos préparations[1].

L'infection microbienne devenue péritonéale se comporte de différentes manières. Tantôt elle s'éloigne peu
de son lieu d'origine, cantonnée ou non par des adhérences.
Tantôt elle suscite des foyers secondaires plus ou moins
éloignés et parfois *sans relation apparente* avec le foyer
originel : ce sont les *abcès à distance*, dus à des germes
microbiens transportés au loin, on ne sait pas toujours
comment. Eh bien, ces abcès à distance peuvent-ils éclore
dans la cavité pleurale comme dans la cavité péritonéale ; en d'autres termes, peut-il y avoir pleurésie à
distance, au cours de l'appendicite? Certainement, mais
le plus souvent, c'est de proche en proche, par la voie péritonéale, par la voie des adhérences et des lymphatiques,
que se produit l'extension du foyer appendiculaire jusqu'à
la plèvre. En pareil cas, il s'agit presque toujours d'appendicite à *type remontant*. La direction de l'appendice est un
facteur essentiel. Dans les appendicites à type descendant,
c'est souvent vers le bassin, dans les parages de la vessie
et du rectum, que se font les collections purulentes et les
adhérences. Tandis que dans les appendicites à type
remontant, c'est vers l'hypochondre que se dirigent les
traînées purulentes et membraneuses. L'infection se fait
de bas en haut, surtout parce que le foyer initial, *primum
movens*, lui imprime cette direction ; elle gagne l'hypochondre, elle traverse le diaphragme, avec ou sans perfora-

1. Dieulafoy. *Clinique médicale de l'Hôtel-Dieu*, 1897, pp. 345, 346,
447.

tion, elle envahit la cavité pleurale, ayant jalonné sa route par des traînées purulentes, si bien qu'on peut la suivre depuis sa modeste origine appendiculaire jusqu'à son épanouissement thoracique. La pleurésie appendiculaire est presque toujours une pleurésie *droite*; à cette règle il y a très peu d'exceptions[1].

Après cette étude pathogénique, abordons le côté clinique de la question. Un individu étant atteint d'appendicite, à quel moment peut survenir la complication pleurale? Elle apparaît du huitième au quinzième jour après le début de l'appendicite. L'infection partie du foyer appendiculaire ne commence guère sa migration avant le troisième ou le quatrième jour de l'appendicite; la chirurgie a donc tout le temps d'intervenir; en supprimant le foyer infectant appendiculaire dès les premiers jours de sa formation, on coupe le mal dans sa racine. N'oublions pas que toute appendicite, légère ou intense, peut être suivie de pleurésie appendiculaire, comme toute appendicite peut être suivie d'abcès du foie; en fait d'appendicite, *la bénignité n'est qu'apparente.* La complication pleurale n'est presque plus à redouter quand le processus actif de l'appendicite est éteint.

L'entrée en scène de la pleurésie appendiculaire est habituellement annoncée par des symptômes que j'ai nommés *abdomino-phréniques* : douleurs à l'hypochondre droit, irradiations à l'épaule, anxiété dyspnéique, augmentation apparente du volume du foie. Ces symptômes s'expliquent par la périhépatite et par l'empyème sous-phrénique qui précèdent souvent l'épisode pleural. Les symptômes pleuraux, le point de côté, la toux, apparaissent à leur tour; *ils se fusionnent* avec les symptômes abdomino-phréniques.

Les symptômes abdomino-phréniques précurseurs habituels de l'entrée en scène de la pleurésie appendiculaire sont eux-mêmes parfois précédés de symptômes abdominaux

---

1. Doyen. Pleurésie purulente gauche consécutive à une appendicite. *Revue clinique de médecine et de chirurgie*, 1er mai 1900.

sur lesquels M. Lapeyre[1] a insisté avec raison ; tels sont la douleur du flanc droit, l'empâtement, la matité, qui témoignent du trajet de l'infection purulente de la fosse iliaque droite à l'hypochondre

La pleurésie appendiculaire n'ayant pas toujours la même évolution, il est important de l'étudier dans ses diverses modalités. Habituellement, la pleurésie est putride et à grand épanchement ; le liquide se forme rapidement. La fièvre est variable ; la dyspnée, l'anxiété, la perte des forces, la mauvaise qualité du pouls, la teinte blafarde et terreuse des téguments, témoignent de la gravité de la situation : il est vrai que l'infection pleurale n'est pas seule en cause ; l'infection péritonéale en a sa part. L'œdème de la paroi n'est pas rare.

Assez souvent on constate les signes d'un pneumothorax : souffle amphorique, succussion hippocratique. La première idée qui se présente, c'est qu'il s'agit d'une perforation pleuro-pulmonaire ; on ne pense pas assez à la possibilité du pneumothorax, autrefois dit essentiel, pneumothorax par putréfaction.

En face d'une pleurésie *droite putride*, il faut toujours penser à l'appendicite, même si l'épisode appendiculaire avait été assez léger pour n'avoir pas attiré suffisamment l'attention. Il faut reconstituer les étapes appendiculaire et abdominale qui ont précédé de six, huit, dix jours l'étape phrénico-pleurale.

Qu'il y ait ou non pneumothorax, du moment qu'une pleurésie se développe hâtivement au milieu de symptômes graves, on doit, *sans tarder*, s'enquérir de la nature du liquide. On pratique aussitôt une ponction exploratrice, et l'on retire un ou plusieurs grammes de liquide trouble, mal lié, grisâtre, brunâtre, fétide. En pareil cas, sans attendre le résultat de cultures aérobies ou anaérobies, il faut pratiquer *immédiatement* l'opération de l'empyème, il y a

1. Lapeyre. Complications périhépatiques et pleurales de l'appendicite. *Société de chir.*, 10 mai 1901.

urgence. Le liquide pleural, recueilli dans une éprouvette, se divise en deux couches : l'une inférieure, sous forme de dépôt dense et foncé ; l'autre supérieure, d'apparence séreuse ou louche.

La pleurésie appendiculaire a peu de tendance à la *vomique*; son évolution est si rapide, et les accidents se précipitent de telle sorte, que la vomique n'a sans doute pas le temps de se produire. Je n'en connais que deux observations que voici : l'une, due à Krohne, se rapporte à une fillette atteinte d'appendicite et de péritonite péricæcale ; quelques semaines plus tard apparaît un empyème sous-phrénique suivi de quintes de toux et de vomique fétide. La laparotomie, faite quarante-huit heures après, fait constater un gros abcès sous-diaphragmatique ouvert dans la cage thoracique ; peut-être s'agissait-il là de l'ouverture d'un abcès sous-phrénique sans pleurésie concomitante. J'en dirai autant du cas suivant rapporté par André et Michel[1] : une jeune femme est atteinte d'appendicite et de péritonite ; la laparotomie évacue une quantité de pus fétide ; plus tard apparaissent quelques signes pleuro-pulmonaires ; plusieurs ponctions exploratrices faites en vue de rechercher le liquide pleural ne donnent aucun résultat, une incision exploratrice n'est pas plus heureuse ; la malade est prise de vomique et succombe ; l'autopsie n'a pas pu être faite.

Telle est l'histoire de la pleurésie appendiculaire purulente, putride, dans sa forme la plus habituelle. Dans quelles circonstances, la pleurésie, ai-je dit, est séreuse; elle est réduite à son minimum d'infection, elle est comparable à d'autres pleurésies séreuses, qui se résorbent spontanément ou qui cèdent à la ponction sans incidents ultérieurs. L'évolution de ces pleurésies appendiculaires bénignes n'est pas accompagnée des symptômes graves de la variété précédente.

Empyème sous-phrénique appendiculaire — J'ai dit

1. Appendicite. Complication pleuro-pulmonaire. Mort par vomique. *Gazette hebdomadaire*, 7 février 1901.

plus haut comment se fait l'ascension ininterrompue de l'infection, depuis l'appendice jusqu'à la plèvre. Chemin faisant cette infection jalonne sa route par des collections purulentes. Une de ces collections purulentes est l'*empyème sous-phrénique*. J'ai déjà décrit les symptômes de cette phase phrénique, je n'y reviens pas. Tantôt la collection purulente sous-phrénique a peu d'importance, tantôt elle atteint de fortes proportions : un litre, un litre et demi comme dans un cas de Lapeyre, plus d'un litre et demi comme dans le cas de Spillmann, un demi-litre comme chez le malade que j'ai fait opérer par Segond. Si la collection est peu abondante, réduite à une lamelle purulente, les signes sont difficiles à percevoir, néanmoins la douleur sous-phrénique est un bon guide. Si la collection est abondante, on constate, outre la douleur que la pression réveille parfois très vive dans la région sous-phrénique, on constate, dis-je, une déformation, une voussure de la région épigastrique et de l'hypochondre droit ; le foie, abaissé par l'épanchement, paraît très volumineux alors qu'il n'est que déplacé, et d'autre part la matité qui remonte vers la cavité thoracique simule une collection pleurale qui n'existe pas.

Bien qu'entouré de pus, le foie *reste indemne*, ce qui le distingue radicalement du foie infectieux appendiculaire, qui, lui, est farci d'abcès. La raison, c'est que le mode d'infection est tout différent dans les deux cas : dans le premier cas, l'infection se fait par le péritoine et n'a rien à voir avec le foie, tandis que dans le foie appendiculaire l'infection est transportée au parenchyme hépatique par la veine porte.

Parfois, l'infection appendiculaire, dans sa migration ascendante, n'arrive pas fatalement jusqu'à la plèvre ; elle s'arrête en chemin et elle détermine un empyème sous-phrénique, *sans* pleurésie consécutive. Les cas de ce genre ne sont pas nombreux ; ils ont été étudiés par Leyden, plus tard par Mayal, Lang, Greig Smith ; ils ont donné lieu chez nous à des travaux qui sont passés en revue dans la monographie de M. Lapeyre. M. Spillmann en a également publié un cas

que voici[1] : un jeune garçon atteint d'appendicite est pris
huit jours plus tard de dyspnée et de très vives douleurs entre
le mamelon et les fausses côtes droites ; la matité est complète dans l'aisselle et à la base droite de la poitrine ; on pratique des ponctions qui ne ramènent aucun liquide ; quelques
jours plus tard, le malade est pris de dyspnée angoissante et
il succombe. A l'autopsie, on trouve, outre l'appendicite, des
traînées purulentes et une collection sous-phrénique évaluée
à deux litres ; les poumons étaient œdématiés, mais la plèvre
était indemne.

Il y a donc un empyème sous-phrénique appendiculaire,
sans pleurésie concomitante, mais le plus souvent les deux
lésions se succèdent et coexistent.

On a cité quelques cas où l'abcès sous-phrénique appendiculaire contient des gaz ; il mérite alors la dénomination de
pyopneumothorax sous-phrénique appendiculaire. D'une façon
générale, le pyopneumothorax sous-phrénique appendiculaire
(Leyden) est consécutif à la perforation d'un organe du voisinage, ulcérations de l'estomac et du duodénum, perforation du
diaphragme et communication avec la cavité thoracique, etc.
Pour ce qui est du pyopneumothorax sous-phrénique appendiculaire, les cas en sont fort rare, et quand on constate des
gaz dans le foyer purulent sous-phrénique, ces gaz viennent
presque toujours de la perforation d'un organe voisin : estomac, intestin et surtout diaphragme et voies aériennes.

Voici quelques cas où la présence de gaz dans le foyer
sous-phrénique appendiculaire est signalée. Dans une observation de Starcke, il y avait pyopneumothorax sous-phrénique consécutif à une appendicite ; mais la provenance des
gaz s'expliquait par la perforation du diaphragme et la communication avec les bronches. Greig Smith[2] parle de pyopneumothorax sous-phrénique, suite d'appendicite ; ici encore, la présence de gaz était due à une perforation du

---

1. Spillmann. Appendicite avec abcès sous-diaphragmatique consécutif.
La Presse médicale, 7 septembre 1898.
2. Greig Smith. *Abdominal Sugery*, 1897, vol. II, p. 1147.

diapnragme. Vanlair a publié le cas d'un enfant qui, à la suite d'appendicite, est pris d'une tumeur épigastrique (probablement empyème sous-phrénique) ; trois jours plus tard apparaît un brusque *pneumothorax* à droite ; la peau qui recouvre la tumeur épigastrique s'amincissant, on fait une incision et par cette plaie sous-diaphragmatique s'échappent du liquide fétide et des gaz ; il est permis de supposer que les gaz de la collection sous-phrénique venaient du pneumothorax concomitant.

Dans une des observations rapportées par Sallet[1], un enfant, à la suite d'appendicite, est pris d'une tuméfaction au creux épigastrique. En même temps, à la base droite de la poitrine on trouve les signes d'un épanchement, abolition des vibrations, égophonie, matité. Au-dessous de la matité, résonance amphorique et bruit d'airain. La thoracentèse donne issue à du pus d'une fétidité repoussante. Le lendemain, on pratique l'empyème au niveau des dernières côtes et l'on perfore le diaphragme. Il sort une quantité de pus et de gaz. La mort survient vingt jours plus tard. A l'autopsie, la poche sous-phrénique ne contient plus de pus, la plèvre ne contient qu'un peu de liquide séreux. Une autre observation concerne un enfant atteint d'appendicite ; huit jours plus tard apparaît une tuméfaction douloureuse à l'hypochondre droit : on fait le diagnostic d'abcès sous-phrénique gazeux, diagnostic vérifié par l'opération ; la mort survint le lendemain ; l'autopsie n'a pu être faite.

L'observation d'Eisenlohr concerne un jeune garçon pris d'appendicite, et huit jours après surviennent des symptômes de péritonite. Quelques jours plus tard, on constate à la base droite de la poitrine un souffle intense à timbre métallique, un fort tympanisme et une voussure de l'hypocondre. Le malade succombe. A l'autopsie, on trouve une appendicite légère, cause de tous les accidents. La moitié droite de la cavité péritonéale est envahie par du pus et par

____

1. Sallet. Thèse de Lyon, 1894. Abcès péri-hépatiques d'origine appendiculaire.

des adhérences. Entre le foie et le diaphragme est une poche remplie de pus et de gaz. Cette poche communique par une perforation du diaphragme avec la plèvre droite qui contient, elle aussi, du pus et des gaz. Les gaz de l'abcès sous-phrénique venaient du pneumothorax thoracique.

En somme, il y a un pyopneumothorax sous-phrénique appendiculaire. Il est annoncé par les symptômes de l'empyème sous-phrénique exposés plus haut, avec voussure et tympanisme à l'épigastre ou à l'hypocondre, douleurs violentes, angoisse dyspnéique. On comprend qu'il est parfois difficile, étant donnée la région envahie, de savoir si le pyopneumothorax est sus ou sous-diaphragmatique. La présence de gaz dans la poche purulente sous-phrénique vient-elle d'une communication avec les voies aériennes, ou bien s'agit-il là d'une collection putride, capable, comme la pleurésie putride, de produire elle-même des gaz? L'analyse des cas que je viens de vous citer signale presque toujours un apport de gaz par effraction, perforation du diaphragme, et communication du foyer sous-phrénique avec la plèvre ou avec une bronche. Dans deux cas seulement, cet apport par effraction n'est pas signalé. Il n'est pas impossible qu'il y ait un pyopneumothorax sous-phrénique *putride*, avec dégagement de gaz, comparable à la pleurésie putride, avec dégagement de gaz.

L'intervention chirurgicale est le seul traitement de l'empyème sous-phrénique appendiculaire ; elle doit être hâtive ; elle est souvent double ; elle peut être triple et viser l'empyème, la pleurésie et l'appendicite.

Dans un cas rapporté par Margery[1], on pratiqua trois opérations successives : une première laparotomie pour ouvrir un foyer purulent iliaque et réséquer l'appendice ; une seconde laparotomie dix jours plus tard pour vider une collection purulente sous-phrénique ; et enfin l'opération de l'empyème quelques jours après. Chose remarquable, cette triple intervention chirurgicale se termina par la guérison.

____

1. Appendicite infectieuse. Thèse de Lyon, 1892.

§ 15. PLEURÉSIES OZÉNEUSES, FÉTIDES, PUTRIDES GANGRENEUSES

Ce chapitre est consacré à toutes les pleurésies *qui sentent mauvais*, pleurésies à liquide puant, nauséabond. Je propose de les réunir sous la dénomination générale de *pleurésies ozéneuses* (de οζειν, sentir mauvais). Un des symptômes dominants de ces pleurésies, celui qui attire tout d'abord l'attention, c'est la puanteur du liquide pleural, que ce liquide soit évacué par ponction, par incision, ou qu'il soit évacué par vomique. Quelques gouttes retirées par ponction exploratrice suffisent souvent à répandre une odeur infecte.

Cette étude a été entreprise, à différentes époques, par Leriche, qui, dans sa thèse sur les pleurésies gangréneuses et fétides, a rapporté les deux premiers cas de pleurésies nauséabondes sans gangrène; par Bouveret, dans son Traité de l'empyème; par Sépet[1], dans un article publié en 1896; par Giraudeau, au sujet d'une gangrène de la main au cours d'une pleurésie putride[2]. Des communications ont été faites à la Société médicale des hôpitaux, et j'ai, de mon côté, observé plusieurs cas instructifs que j'ai mis à profit dans les leçons que j'ai faites à ce sujet à l'Hôtel-Dieu[3]. Aussi sommes-nous bien outillés pour mettre au point cette grande question des *pleurésies ozéneuses* que je vais diviser en trois groupes : 1° pleurésie fétide; 2° pleurésie putride; 3° pleurésie gangréneuse. Commençons par la pleurésie fétide.

---

1. Sépet. Des pleurésies fétides. *Marseille médical*, 1896, p. 702.
2. *La Presse médicale*, 21 janvier 1899.
3. Dieulafoy. *Clinique médicale de l'Hôtel-Dieu*, 1903, vol. IV. Pleurésies fétides, putrides, gangréneuses, troisième et quatrième leçons.

PLEURÉSIE FÉTIDE

Il faut réserver le nom de *pleurésie fétide* à la pleurésie dont le liquide est puant, sans que cette puanteur soit due à un processus de putréfaction ou de gangrène. La dénomination de fétide implique que la pleurésie n'est ni putride ni gangréneuse. Elle n'est pas putride, car elle n'a aucun caractère de putréfaction, elle ne dégage pas de gaz dans la cavité pleurale (aussi le malade n'a-t-il pas de pneumothorax), l'inoculation du liquide à un animal ne détermine pas de phlegmon gazeux et quelques gouttes de liquide mis en culture ne déterminent ni fermentation, ni bulles de gaz dans le tube à expériences. Cette pleurésie n'est pas gangréneuse, car on ne trouve ni lambeaux sphacélés dans le liquide, ni trace de gangrène sur les parois.

Ceci prouve que la puanteur d'un liquide pleural n'est pas, il s'en faut, un indice de putréfaction ou de gangrène, de même que la puanteur de l'haleine et de l'expectoration n'est pas toujours l'indice d'une gangrène du poumon. Cette importante distinction n'avait pas échappé à nos illustres devanciers, Laënnec et Trousseau.

Les observations de pleurésies, séro-purulente ou purulente, simplement fétides, sans putréfaction et sans gangrène, sont si fréquentes qu'il serait banal de les publier. Dans plusieurs des cas que j'ai rapportés dans mes leçons sur la pleurésie interlobaire[1], le liquide était fétide.

Il est à noter que les pleurésies enkystées sont plus souvent fétides que putrides ou gangréneuses, tandis que la putridité et la gangrène sont surtout l'apanage des pleurésies de la grande cavité pleurale. Néanmoins, on peut observer des pleurésies de la grande cavité pleurale qui ne sont que fétides, ainsi que le prouve le fait suivant qui est, je crois, le seul cas de pleurésie fétide qui ait été étudié de près,

---

1. Dieulafoy. *Clinique médicale de l'Hôtel-Dieu*, 1899. La pleurésie interlobaire, p. 26 et 46. Deuxième et troisième leçons.

avec cyto-diagnostic, cultures et expérimentation à l'appui :

Un homme de vingt-sept ans entré dans mon service pour une douleur dans le côté droit avec toux opiniâtre, et expectoration *fétide*. Le début de sa maladie remonte à six semaines. Se trouvant à la campagne, il eut, dit-il, chaud et froid, et fut pris de frissons, de fièvre et de vive douleur thoracique droite. Bientôt survinrent des saccades de toux avec expectoration jaunâtre, abondante et jusque-là sans odeur ; la douleur s'étendit à tout le côté droit avec un maximum en arrière, sous l'omoplate, et l'expectoration devint fétide. Cet homme a mauvaise mine ; la respiration est accélérée, la température est à 38°,6. Le crachoir est rempli d'une expectoration jaune grisâtre, diffluente, d'une grande fétidité ; elle n'a jamais été sanguinolente. L'haleine est également fétide. Toutefois, cette puanteur n'est pas comparable à celle de la gangrène. L'examen des crachats ne décèle ni sang, ni fibres élastiques, ni bacilles de Koch, mais une grande variété de microbes : filaments, bacilles, cocci, diplocoques, streptocoques ; pas de pneumocoques.

La percussion dénote en arrière une matité qui est surtout accusée à la partie moyenne et inférieure du thorax. A l'auscultation, on entend, en haut de cette zone, des râles sous-crépitants, et, au niveau du huitième espace intercostal, à 10 centimètres de la ligne médiane, on perçoit un souffle à timbre cavitaire, mais sans gargouillement ; ce qui prouve qu'il s'agit là d'une condensation du parenchyme pulmonaire, et non d'une cavité. Au-dessous de cette zone existe, à l'expiration, un souffle à timbre pleurétique.

Une ponction exploratrice permet de retirer du liquide séreux, citrin, et pour le moment sans odeur. Examiné au point de vue du cyto-diagnostic, ce liquide contient des polynucléaires ; on ne constate ni lymphocytose ni placards endothéliaux. L'absence de lymphocytose permet d'exclure l'hypothèse d'une pleurésie tuberculeuse aiguë. L'absence de placards endothéliaux met hors de cause toute pleurésie mécanique. Nous sommes en face d'une pleurésie infectieuse aiguë, consécutive à une lésion pulmonaire de même nature. Néanmoins, une chose nous intrigue : la lésion pulmonaire est fétide et la pleurésie ne l'est pas. La lésion pulmonaire ne ressemble ni à la pneumonie ni à la bronchopneumonie; on dirait une hépatisation du poumon rappelant un peu les infarctus consécutifs aux embolies septiques. Mais nous ne trouvons chez cet homme rien qui puisse faire supposer pareille origine.

Le côté gauche de la poitrine est sain, le cœur est normal, les urines ne contiennent ni sucre ni albumine.

Les jours suivants, la situation se modifie : le malade a mauvaise apparence, il est prostré, abattu, il a le teint terreux; le souffle pulmonaire à timbre cavitaire diminue, l'expectoration fétide est moins abondante, mais l'épanchement pleural fait des progrès rapides. Le 19 juillet, la dyspnée augmente, la température dépasse 39 degrés, une ponction exploratrice ramène un liquide trouble comparable à de l'eau sale et d'une horrible fétidité, alors que quelques jours avant il était citrin et sans odeur. L'absence de pneumothorax ne nous permet pas de porter le diagnostic de pleurésie putride. Le liquide est mis en culture et inoculé à un cobaye. Pareille situation réclamait sans tarder l'intervention chirurgicale. L'opération de l'empyème sans résection costale est pratiquée par Legueu.

L'incision donne issue à deux litres de liquide semblable à de l'eau trouble et d'une très grande fétidité. *Il n'y avait pas de gaz.* On ne trouva ni membranes, ni lambeaux sphacélés. Le doigt introduit dans la plèvre ne put arriver jusqu'au poumon rétracté; il n'y avait pas d'adhérences.

Le résultat de l'opération fut excellent. En peu de jours, les crachats devinrent plus rares et perdirent leur odeur fétide: six semaines plus tard, la guérison était complète.

Revenons sur l'examen du liquide fétide de la deuxième ponction, fait par un de mes chefs de clinique, Apert. Ce liquide fétide n'est pas purulent au vrai sens du mot, il est fluide, trouble et analogue à de l'eau sale. Par examen direct au microscope, ce liquide, qui, lors de la première ponction, avant la fétidité, était riche en polynucléaires, ne contient plus maintenant que quelques éléments cellulaires sous forme de masses granuleuses sur lesquelles les matières colorantes se fixent mal sans déceler la présence des noyaux. Ce sont des leucocytes morts, en dégénérescence granuleuse. On trouve en outre dans ce liquide un grand nombre de microbes variés : longs filaments grêles, bacilles grêles et courts et fins micrococques. Tous ces microbes, sauf quelques micrococques, se décolorent par le Gram.

Les détails sont précisés sur la planche ci-dessous. On y voit : *a*, cellules en dégénérescence granuleuse ; *b*, amas de cocci ; *c*, filaments ; *d*, bacilles grêles et courts.

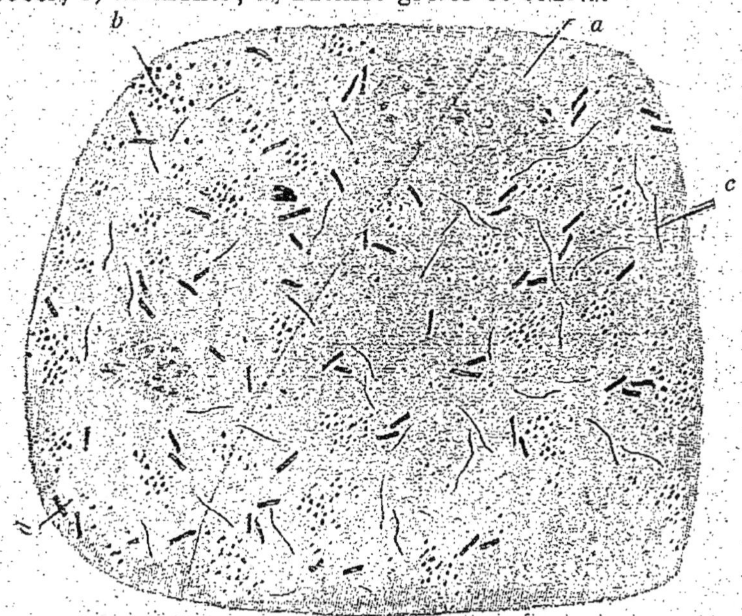

Sur cultures aérobies (gélose et bouillon), il ne s'est développé que quelques colonies de staphylocoque blanc.

Sur cultures anaérobies (gélose profonde), il s'est développé des colonies ayant l'aspect de points blancs lenticulaires. Aucun dégagement de gaz ne s'est produit autour de ces colonies, pas plus sur gélose sucrée que sur gélose ordinaire, et les cultures sont restées inodores. L'examen microscopique de ces colonies a montré qu'elles sont constituées par un fin microcoque disposé en amas, ne prenant pas le Gram, et ressemblant au staphylococcus parvulus de Veillon et Zuber.

Un centimètre cube de liquide pleural fétide, fraîchement extrait, inoculé sous la peau d'un cobaye, n'a déterminé ni purulence, ni formation gazeuse ; l'animal est resté en bonne santé.

Telle est cette observation ; discutons-la. Notre malade a fait son infection en deux étapes, l'une pulmonaire, l'autre pleurale. Bien que l'expectoration et le liquide pleural aient été fétides, rien ici ne ressemblait à de la gangrène.

S'agissait-il du moins de pleurésie putride? Au premier abord on aurait pu le penser, mais rien ne m'autorise à l'affirmer. Tous les signes de putridité y font défaut : pas de formation gazeuse dans la plèvre, pas de pneumothorax, pas de phlegmon gazeux sur le trajet de l'aiguille aspiratrice, pas de bulles gazeuses dans les tubes à expériences, pas de lésions gazeuses dans les tissus de l'animal inoculé.

Reste la pleurésie fétide. Évidemment, cet homme a eu une pleurésie fétide engendrée par une lésion du poumon droit, de même nature que la pleurésie. Rien ne dit que cette pleurésie livrée à elle-même ne fût devenue putride.

Le liquide des pleurésies fétides est trouble, ou séro-purulent. On peut y trouver des microbes aérobies, ou anaérobies, les plus variés[2], peu aptes à provoquer la putréfaction et la gangrène, mais capables de dégager une odeur infecte (odeur d'*assa fœtida*), comme d'autres microbes (chromogènes) dégagent des substances colorantes.

Ces pleurésies fétides sont les moins redoutables du groupe des pleurésies ozéneuses ; elles ne provoquent pas comme les pleurésies putrides et gangréneuses des symptômes rapidement graves (état adynamique, tendance au collapsus et à

---

1. *Clinique médicale de l'Hôtel-Dieu*, 1899. La pleurésie médiastine. Première leçon.

2. Noica. *Fétidité des maladies de l'appareil respiratoire.* Thèse de Paris, 1899.

la syncope), mais elles doivent être dépistées le plus vite possible par ponction exploratrice et opérées sans retard.

La différenciation des pleurésies fétides avec les pleurésies putrides et gangréneuses ne s'impose pas toujours du premier coup, le degré de puanteur ne suffit pas pour faire ce diagnostic; les expériences de laboratoire et l'opération sont quelquefois nécessaires pour confirmer le diagnostic.

PLEURÉSIES PUTRIDES

Ce qui distingue les pleurésies *putrides* des pleurésies simplement fétides, c'est qu'elles portent en elles tous les caractères de la putréfaction : formation de gaz dans la plèvre (pneumothorax) et dans les tubes à expériences; formation de phlegmons gazeux sur le trajet d'une ponction exploratrice dans les parois du thorax; apparition d'œdème phlegmoneux gazeux dans les tissus d'un animal inoculé, prostration rapide du malade, extrême gravité du mal, accélération et petitesse du pouls, tendance au collapsus et à la syncope. Avant d'entamer la description de cette *pleurésie putride*, je tiens à en présenter quelques cas qui donneront une idée exacte de son évolution.

Le 24 octobre dernier entrait dans mon service une femme de trente-deux ans dans un état alarmant. La première impression était des plus mauvaises : teint blême, forte fièvre, dyspnée violente, abattement profond, collapsus imminent, amaigrissement considérable; tout dénotait, dès le premier abord, une situation extrêmement grave. En approchant de la malade, on était frappé de la puanteur de l'haleine; la toux était fréquente et le crachoir contenait une expectoration diffluente, sanieuse, grisâtre, d'une grande fétidité. Ce n'était ni le liquide purulent des vomiques, ni l'expectoration de la bronchectasie. Cet état quasi-adynamique, associé à la fétidité de l'haleine et des crachats, donnait l'idée de la gangrène pulmonaire. Nous allons voir qu'il n'en était rien.

Nous examinons la malade : rien à gauche de la poitrine; nous constatons à droite un épanchement de 5 à 600 grammes et des râles humides au-dessus de la zone pleurale. Il y avait donc là un épanchement pleurétique et une lésion pulmonaire.

Le début de la maladie avait été des plus nets. Le 16 septembre, était survenu, brusquement, au côté droit de la poitrine, une très vive douleur avec frissons, c'était l'entrée en scène du mal. A cette époque, cette femme était chez elle, convalescente d'une grande opération, faite le 19 août à l'hôpital, pour double salpingite et fibrome utérin; utérus et ovaires avaient été enlevés. Le jour de cette opération, la malade fut prise d'une hémorrhagie si abondante, qu'un élève de garde n'eut que le temps de pratiquer d'urgence le tamponnement vaginal. La perte de sang provoqua une syncope et, pendant quelques jours, cette femme, très affaiblie, put à peine se rendre compte de ce qui se passait autour d'elle. Les forces revinrent lentement, et, le 10 septembre, la plaie abdominale étant cicatrisée, la malade quitta l'hôpital et rentra chez elle.

C'est le 16 septembre, dix jours après la sortie de l'hôpital, et quatre semaines après l'opération, qu'éclata brusquement l'épisode thoracique dont je viens de parler : frissons, fièvre, et vive douleur au côté droit. La toux devint fort pénible, chaque saccade de toux ravivant les douleurs et quelques jours plus tard apparurent des crachats diffluents et *fétides*. Un de mes chefs de clinique, M. Apert, qui vit la malade chez elle, constata un épanchement de la plèvre droite et retira un demi-litre de liquide sale et sans odeur. L'évacuation du liquide ne modifia guère la situation, la fièvre et la dypsnée persistèrent, l'expectoration continua avec sa fétidité et la malade entra à l'Hôtel-Dieu. J'ai dit quel était son état à ce moment. Une ponction à la seringue de Pravaz ramena du liquide sanieux, grisâtre et d'une telle fétidité, qu'à ne tenir compte que de cette puanteur on aurait pu songer à la gangrène.

Malgré ces constatations, le diagnostic n'était pas fort aisé; nous savions que cette femme était atteinte, d'une part de lésion pulmonaire avec expectoration fétide, et d'autre part d'épanchement pleural également fétide; nous savions que la lésion pulmonaire avait été la première en date, puisque la fétidité des crachats avait devancé la fétidité de l'épanchement, mais restait à savoir quelle était la nature des lésions et quelle était leur origine.

Il y avait donc un double diagnostic à faire : diagnostic anatomo-pathologique et diagnostic pathogénique. Le diagnostic anatomo-pathologique consistait à savoir si les lésions étaient ou non gangréneuses; y avait-il gangrène du poumon et de la plèvre, ou bien, sous l'apparence de la gangrène, n'avions-nous pas affaire à une infection putride sans mortification des tissus ce qui est différent comme pronostic. Et en tout cas, quelle était la porte d'entrée de cette infection; avait-elle une origine embolique ou une origine aérienne; les germes avaient-ils été véhiculés par le sang ou par l'air? Chacune de ces questions avait une importance de premier ordre, il fallait essayer d'y répondre.

N'oublions pas que la malade avait subi une grande opération abdominale quatre semaines avant l'apparition des accidents pulmonaires et pleuraux; il était donc permis de penser à la possibilité d'une infection embolique d'origine abdominale. A cette hypothèse, on pouvait objecter, il est vrai, que l'épisode pulmonaire et pleural était survenu quatre semaines après l'opération et que du reste, les suites de l'opération avaient été assez heureuses pour permettre d'éloigner toute idée d'infection d'origine abdominale. Ces objections ont leur valeur, mais elles ne sont pas suffisantes, car je pourrais citer des exemples d'infection embolique à distance, survenues des semaines après l'extinction d'un foyer originel infectant; témoin l'appendicite, témoin l'otite. En effet, l'histoire de l'*appendicite* nous apprend que des infections à distance, infections du foie, du poumon, de la plèvre, peuvent survenir, alors que le foyer appendiculaire est éteint, la migration des gents pathogènes s'étant faite en silence, pendant la phase active du processus en cavité close. J'ai longuement étudié cette question dans mes leçons sur l'appendicite[1] et j'ai dit combien est flagrante la disproportion entre ce tout petit foyer appendiculaire parfois peu bruyant, et ces énormes lésions trop souvent mortelles, du foie, du poumon et de la plèvre.

L'histoire de l'*otite* nous apprend également que des infections à distance, abcès du cerveau et du cervelet, gangrène du poumon, peuvent survenir alors que le foyer otique parait être éteint. Je décris longuement ces terribles méfaits de l'otite, aux chapitres concernant les abcès du cervelet et la gangrène du poumon.

Dans le même ordre d'idées, ce qui se passe parfois après l'accouchement donne singulièrement à réfléchir. L'accouchement s'est fait dans les meilleures conditions, tout s'est passé à souhait, l'asepsie la plus rigoureuse a été observée, on n'a constaté aucune infection apparente, et cependant des embolies microbiennes peuvent former dans le poumon des infarctus septiques avec ou sans pleurésie purulente. J'insiste donc sur ce fait qu'un foyer infectant abdominal mal éteint, appendiculaire, otique, utérin, ou autre, peut être l'origine d'infections redoutables.

On pouvait donc se demander si les lésions pulmonaire et pleurale de notre malade, opérée quatre semaines avant, n'avaient pas pour origine un foyer abdominal. On va voir qu'il n'en était rien.

Au cours de notre interrogatoire, cette femme avait parlé d'écoulement vaginal fétide qui durait depuis un mois, malgré des injections pratiquées tous les jours. On pratique le toucher et on sent au fond du vagin comme un gros bourgeon enclavé dans un infundibulum. L'examen au spéculum fait voir une masse grisâtre enchatonnée par la muqueuse œdématiée. Toutes ces parties étaient baignées dans un liquide sanieux d'une horrible fétidité. Après irrigations multiples, on saisit avec des pinces la masse qui était enclavée au fond du vagin et, après quelques ractions, on l'attire au dehors. Quel ne fut pas l'étonnement

1. Le foie appendiculaire. *Clinique médicale de l'Hôtel-Dieu*, t. II, p. 167.

de voir un paquet de gaze tout entier, qui n'était ni
sectionné ni déroulé et qui était resté enfoui dans le vagin,
oublié par mégarde, depuis le tamponnement nécessité par
l'hémorrhagie post-opératoire!

Au moment de l'extraction de cet énorme corps étranger
qui séjournait là depuis longtemps, une odeur infecte se
répand et une cinquantaine de grammes de liquide fétide
s'écoulent. Après injections vaginales abondantes, on aperçoit sur la muqueuse du fond du vagin des ulcérations peu
profondes à fond sanieux, à bords rouges et non décollés.
Ces ulcérations saignent facilement quand on écarte les
valves du spéculum pour déplisser l'arrière-fond du vagin.

Cette fois, nous tenions le corps du délit et nous pouvions
entrevoir l'enchaînement des accidents. Le fond du vagin
avait été transformé en cavité close par le tampon oublié.
Dans ce terrain de culture, favorable à la virulence microbienne, des ulcérations s'étaient produites; les microbes,
sous forme d'embolies septiques, avaient pénétré dans le
système veineux, et avaient déterminé un foyer pulmonaire
et un foyer pleural.

L'ablation du tampon fut suivie d'un abaissement de la
température, ce qui est naturel, puisque nous venions de
faire disparaître le foyer où s'élaborait la toxi-infection;
mais l'état de la malade resta tout aussi mauvais et la fièvre
reparut, ce qui s'explique, car les lésions pleuro-pulmonaires
continuaient leur évolution.

Ces lésions étaient-elles putrides sans être gangréneuses;
avions-nous l'heureuse chance que la mortification des tissus
ne fût pas associée à la putréfaction? Cette question devait
être élucidée, mais pour le moment l'indication urgente
était de supprimer le foyer pleural et voir ce qu'on pourrait
faire pour le foyer pulmonaire.

Je priai mon ancien interne, M. Marion, chef de clinique
de M. Duplay, de se charger de l'opération. Un demi-litre
de liquide extrêmement fétide jaillit par l'incision; ce
liquide ne contenait aucun lambeau de sphacèle.

L'absence de lambeaux sphacélés avait une importance

considérable, ce fait négatif permettait d'éloigner l'hypothèse de gangrène pleurale, comme l'absence de fibres élastiques et d'éléments sphacélés dans les crachats permettait d'éloigner l'hypothèse de gangrène pulmonaire

Après l'opération, la fièvre tombe et l'état général s'améliore rapidement. L'expectoration fétide diminue et cesse en dix jours. Trois semaines plus tard la malade était complètement guérie. Ci-joint sa courbe de température.

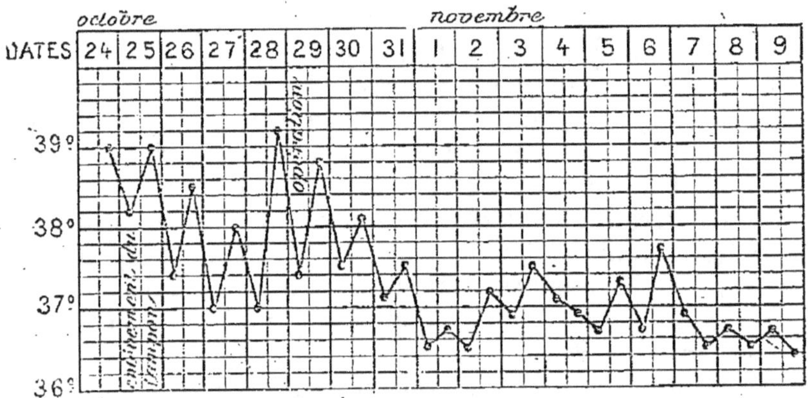

Revenons maintenant sur quelques particularités de cette observation. Les recherches bactériologiques faites par M. Apert ont porté sur le liquide fétide du vagin, sur les crachats fétides et sur le liquide fétide de la plèvre. Dans ces trois foyers, existent *les mêmes microbes,* aérobies et anaérobies, ces derniers ayant une importance prépondérante. La planche ci-jointe en donne une idée; on y voit un microbe aérobie, en forme de streptocoque, et des microbes anaérobies, cocco-bacilles, cocci en amas, diprocoques, cocci isolés, nombreux bacilles très grêles.

Les cultures ont donné les résultats suivants :

Cultures aérobies. — Les cultures aérobies faites avec le pus du vagin et de la plèvre ont été très maigres. On y voit seulement une douzaine de très petites colonies formées par

Pus vaginal.

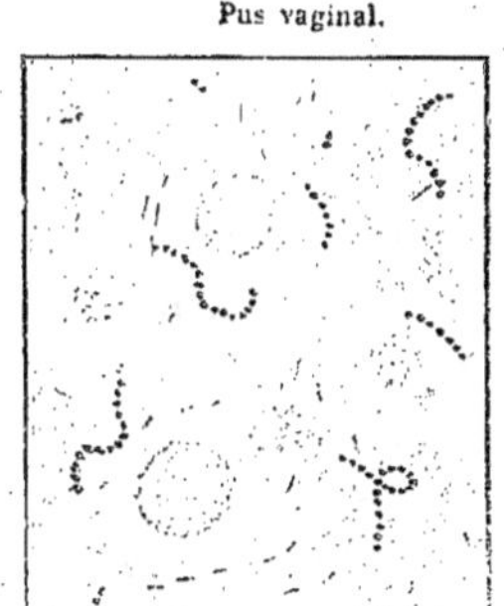

Crachats.

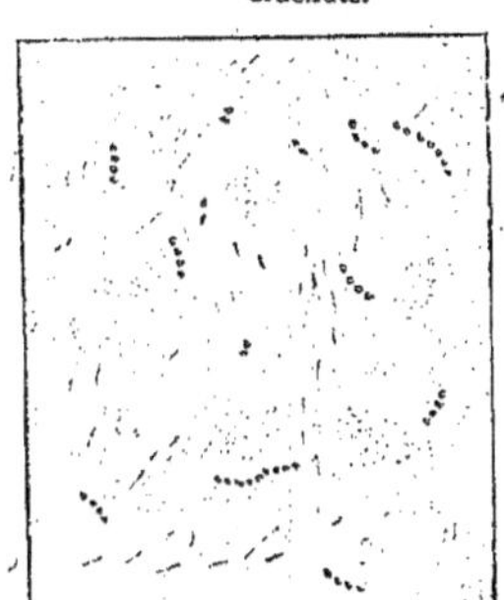

Pus pleural.

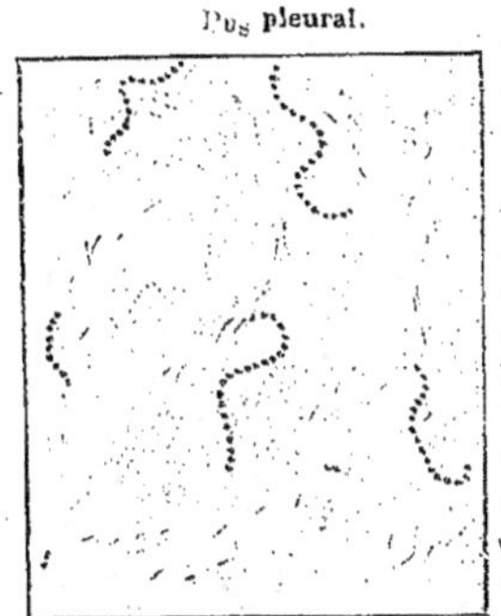

Pus vaginal. — Examen d'une lame colorée au bleu de méthylène : nombreux leucocytes ; streptocoques en longues chaînettes ; nombreux bacilles grêles ; très fins cocci groupés en amas ; cocci isolés et diplocoques. Par le gram, la plupart de ces formes microbiennes sont décolorées ; on ne voit plus que le streptocoque et des cocci isolés.

Crachats. — Examen d'une lame colorée au bleu de méthylène : leucocytes ; streptocoques en longues chaînettes ; nombreux bacilles grêles ; fins cocci groupés en amas ; diplocoques et cocci isolés. Par le gram, le streptocoque et quelques cocci restent seuls colorés.

Pus pleural. — Examen d'une lame colorée au bleu de méthylène : leucocytes, streptocoques en chaînettes ; nombreux bacilles grêles ; fins cocci en amas ; diplocoques et cocci isolés.

un streptocoque à grains irréguliers prenant le gram. Les cultures faites avec les crachats ont donné le même streptocoque, quelques colonies de staphylocoque doré et une grosse levure blanche.

Cultures anaérobies. — Les cultures anaérobies ont été faites avec des échantillons des trois liquides du vagin, de la plèvre et des crachats : 1° sur bouillon en tubes-pipettes de Pasteur; 2° sur gélose en tubes de Liborius-Veillon.

Le bouillon s'est rapidement troublé; il s'y est développé une odeur fétide et il s'y est formé des *bulles gazeuses* qui remontent à la surface quand on secoue le tube. A l'examen microscopique on n'y voit pas de streptocoque, mais on y voit un grand nombre de formes bacillaires et de fins cocci.

Les tubes de Liborius ont été ensemencés par dilutions successives (une goutte de liquide mise dans un premier tube, une goutte de cette dilution portée dans un second tube et ainsi de suite). Dans les premières dilutions, les colonies sont trop serrées pour pouvoir être isolées; il s'y forme, dès le troisième ou quatrième jour, des *gaz qui brisent la gélose*, phénomène de fermentation dus aux microbes anaérobies cultivés dans les tubes.

Dans les dilutions plus étendues, il est facile d'étudier deux espèces qui existaient dans les tubes ensemencés avec le pus vaginal, avec le pus pleural et avec les crachats. L'une de ces espèces se présente sous forme de colonies lenticulaires, blanches, opaques, dues à un gros coccus un peu allongé (cocco-bacille) isolé ou disposé en diplocoques et en amas, et prenant le gram. L'autre espèce se présente sous forme de colonies muriformes, jaunâtres, dues à de fins cocci en amas.

Des expériences ont été faites sur des animaux. Deux cobayes ont reçu sous la peau, l'un un demi-centimètre cube de pus vaginal, l'autre un demi-centimètre cube de pus pleural sans résultat. Un lapin a reçu dans les veines un demi-centimètre cube de pus pleural, sans autre résultat qu'une indisposition sérieuse qui a cédé après deux jours.

Les recherches bactériologiques dont je viens de parler permettent de reconstituer la nature et l'évolution de l'infection de notre malade. La maladie s'est faite en deux étapes. C'est du fond du vagin transformé en cavité close par le tampon qu'est partie la toxi-infection. M. Hallé, dans un important travail[1], a établi que le vagin, à l'état normal, contient des microbes aérobies sous forme de streptocoque différent du streptocoque pyogène, et des microbes strictement anaérobies (formes bacillaires) qui inoculés à l'animal, en culture pure, sont susceptibles d'amener des abcès et des gangrènes. La toxi-infection aéro-anaérobie a donc pris naissance chez notre femme dans le cloaque vaginal tamponné. Les germes infectieux ont été transportés par voie veineuse au cœur droit; de là, ils ont été lancés au poumon et sont passés dans la plèvre, à moins que la plèvre n'ait été infectée séparément. L'infection pulmonaire s'est traduite par les frissons, la fièvre et le point de côté. Un territoire pulmonaire dont la limite ne peut être précisée, a été embolisé et transformé en infarctus putride, mais non gangréneux. Le liquide pleural, louche à la première ponction, était putride à la deuxième ponction. Ainsi se sont constituées les étapes vaginale, pulmonaire et pleurale du processus infectieux, le fait clinique ayant ici toute la rigueur d'un fait expérimental.

Dans toute cette série infectieuse, l'infection a été putride, elle n'a pas été gangréneuse. Elle a été putride, la preuve en est dans le dégagement de gaz provoqué en cultures anaérobies. Elle n'a pas été gangréneuse, car on n'a retiré de la plèvre aucun lambeau sphacélé et l'analyse des crachats n'a décelé ni fibres élastiques ni éléments sphacélés. Ici, le processus de putréfaction *n'a pas été associé à la mortification*.

L'histoire de l'*appendicite* nous fournit une ample moisson de pleurésies ozéneuses, les unes putrides, les autres gangréneuses. J'ai longuement étudié cette question de la *pleurésie*

1. Hallé. *Bactériologie du canal génital de la femme.* Paris, 1898.

appendiculaire, à l'un des chapitres précédents. On peut même dire que l'appendicite est une des sources les plus fréquentes des pleurésies putrides. Parmi les nombreuses observations que j'ai rassemblées dans ce chapitre, il en est une, celle qui concerne un malade de mon service, qui est un modèle du genre. Cet homme nous arriva moribond avec une vaste pleurésie droite compliquée de pneumothorax; il succomba en quelques heures avant l'opération. L'histoire du malade racontée par sa famille et l'autopsie, permirent de reconstituer la scène morbide. La plèvre contenait trois litres et demi de pus nauséabond et des gaz. Pleurésie et pneumothorax étaient le résultat d'une infection appendiculaire. Les lésions parties de l'appendicite s'étaient étagées dans la partie droite de l'abdomen et avaient atteint la cavité thoracique droite. Ici l'infection putride n'était pas d'origine embolique comme dans le cas précédent, les lésions s'étaient faites par continuité.

Je crois utile de citer encore quelques cas de pleurésie putride.

Cas de M. Widal[1]. — Un homme est pris brusquement de douleur extrêmement vive au côté gauche de la poitrine et de dyspnée si violente qu'on doit le transporter dans une pharmacie. La douleur, momentanément calmée par une injection de morphine, reparaît sans interruption. La dyspnée s'accroît, la toux devient quinteuse, l'état s'aggrave rapidement et le malade entre dans le service de M. Widal. On trouve, à la base gauche de la poitrine, de la matité et du souffle (épanchement); en haut, du tympanisme et du souffle amphorique (pneumothorax). La dyspnée est si intense, qu'on pratique aussitôt une ponction qui donne issue à un litre de liquide puriforme d'odeur extrêmement fétide.

Cette opération n'est pas suivie d'amélioration. Le lendemain les signes d'hydropneumotorax sont au complet (succussion hippocratique). Sur la partie gauche du thorax,

1. Widal. *Société médicale des hôpitaux*, séance du 3 décembre 1897.

autour du point où l'aiguille aspiratrice a pénétré, s'est développée une tuméfaction, d'un rouge vif, donnant à la main une crépitation gazeuse des plus manifestes; *phlegmon gazeux* qui a commencé à se développer quelques heures après la ponction. L'opération de l'empyème est décidée, mais cet homme succombe, avant l'arrivée du chirurgien, au deuxième jour de sa maladie.

Voici les résultats de l'autopsie : à l'ouverture du thorax, s'échappe de la plèvre gauche une assez grande quantité de liquide grisâtre, sanieux, extrêmement fétide, mêlé de gaz. Les plèvres débarrassées des quelques fausses membranes qui les recouvrent sont examinées avec la plus scrupuleuse attention. Ces fausses membranes sont uniquement fibrineuses, libres de toute adhérence et se détachent avec la plus grand facilité. En aucun point de la surface de la séreuse *on ne trouve trace de gangrène*. Le poumon gauche rétracté vers le pédicule est également examiné avec le plus grand soin; on n'y trouve en aucun point ni tubercules, ni foyer de broncho-pneumonie, *ni gangrène*.

Voilà donc un cas bien net de pleurésie putride sans gangrène. L'agent pathogène était surtout le *proteus vulgaris*. Un cobaye fut inoculé sous la peau avec un centimètre cube de liquide pleural. Le lendemain, au point d'inoculation, se développe une poche volumineuse, donnant à la palpation une crépitation gazeuse des plus manifestes. Sur la peau qui recouvrait cet abcès gazeux se forme bientôt une ulcération d'où s'échappe un liquide sanieux, grisâtre, très fétide, contenant des microbes variés et principalement le *proteus vulgaris*.

Cas de M. Courtois-Suffit[1]. — Un homme de vingt-trois ans ayant eu des frissons et un point de côté à la base du poumon droit, entre à l'hôpital Beaujon. On constate une pleurésie droite avec épanchement évalué à un litre. En quelques jours, la dyspnée s'accentue, le malade est cyanosé, la thoracentèse s'impose. La ponction donne issue à

<hr>

1. *Société médicale des hôpitaux*, séance du 10 décembre 1897.

900 grammes environ de liquide purulent, peu lié, extrêmement fétide. Le surlendemain de la ponction au niveau de la piqûre faite par le trocart, apparaît une tuméfaction œdémateuse et rougeâtre qui rappelle l'aspect du phlegmon et qui s'étend jusqu'à la base du thorax ; le palper y décèle une fine crépitation d'*infiltration gazeuse*. Les jours suivants la situation s'aggrave, la température dépasse 39 degrés, les sueurs sont abondantes et fétides, le visage est bouffi et terreux, la dyspnée est violente ; tout indique une aggravation rapide. On pratique alors l'opération de l'empyème, qui donne issue à une quantité assez considérable de pus fluide, de teinte brunâtre, extrêmement fétide ; on pratique ensuite le lavage de la cavité pleurale avec une solution très étendue de permanganate de potasse. Après quelques alternatives, le malade succombe.

Résultats de l'autopsie : à la paroi thoracique est un phlegmon gazeux développé autour du point ponctionné ; la cavité pleurale contient un peu de liquide ; la plèvre est épaissie, mais *sans trace de gangrène* ; le poumon ne présente également aucun point de gangrène.

Cas de M. Boinet[1]. — Un homme de quarante-deux ans, bien constitué, est pris de frissons, de toux très pénible et d'un point de côté violent à la partie inférieure gauche du thorax. Il se couche, se soigne fort mal pendant une quinzaine de jours et entre ensuite dans le service de M. Boinet. On constate un épanchement pleural gauche, ainsi qu'un souffle amphorique et un tintement métallique (pyopneumothorax). La situation s'aggrave rapidement. On fait une ponction et on retire du pus sanieux d'une extrême fétidité. Le lendemain l'opération de l'empyème donne issue à deux litres de pus d'une odeur repoussante et à des gaz infects.

Le malade succombe douze jours après l'opération. A l'autopsie on trouve une pleurésie formée par trois loges pleurales contenant le même liquide, putride, mélangé à des

1. Boinet. *Société médicale des hôpitaux*, séance du 24 décembre 1897.

gaz. Il n'y avait ni communication avec le poumon, ni lésions tuberculeuses, *ni gangrène pulmonaire ou pleurale.*

Cas de M. Achard [1]. — Il s'agit d'un jeune médecin pris d'une pleurésie droite; on fait une ponction exploratrice et on retire un liquide séro-purulent et fétide. On pratique alors une ponction évacuatrice, mais la dyspnée reste intense et le liquide se reproduit rapidement. Une deuxième ponction n'a pas plus de succès que la première; chaque fois on a retiré du pus fétide. L'examen du pus sur lamelles décèle quelques chaînettes et des bacilles, l'ensemencement fournit des cultures de staphylocoques, mais il n'a pas été fait de cultures anaérobies. L'état général devient rapidement mauvais, le malade ne s'alimente pas, il maigrit considérablement; il a le teint terreux, la fièvre hectique apparaît. En même temps un *phlegmon gazeux* de la paroi, avec tuméfaction crépitante se forme sur le thorax au niveau des ponctions. C'est dans ces conditions tout à fait mauvaises que l'opération de l'empyème est faite par M. Villemin. L'incision donne issue à une grande quantité de pus et de gaz fétides. Le drainage et les lavages de la plèvre tarissent la suppuration, la plaie se cicatrise complètement, et quelques mois plus tard, le malade ayant recouvré son embonpoint et la plénitude de la santé, pouvait reprendre ses occupations. C'est bien là un cas de pleurésie putride *sans gangrène,* « aucun foyer gangréneux n'ayant été décelé cliniquement et l'évolution n'ayant rappelé en rien celle de la gangrène pleuro-pulmonaire ».

Cas de M. Netter [2]. — Ce cas concerne un petit malade atteint de pyopneumothorax putride. Une ponction faite en ville avait donné issue à du pus horriblement fétide et à des gaz. A la suite de la ponction s'était déclaré un *emphysème sous-cutané.* L'opération de l'empyème fut pratiquée par M. Broca et l'enfant était en excellente voie au moment de la communication de M. Netter. Au sujet de ces pleurésies

---

1. Achard. *Société médicale des hôpitaux,* séance du 10 décembre 1897.
2. Netter. *Société médicale des hôpitaux,* séance du 50 avril 1897.

putrides, M. Netter dit qu'il a trouvé, mélangé à d'autres
micro-organismes, un bacille anaérobic ayant la forme de
filaments longs et minces.

Description. — Ces nombreuses observations nous permettent de jeter un coup d'œil d'ensemble sur les pleurésies putrides. Ces pleurésies putrides occupent surtout la
grande cavité pleurale, à l'inverse des pleurésies fétides qui
sont surtout l'apanage des collections enkystées (pleurésies
interlobaire, médiastine, diaphragmatique). Le liquide des
pleurésies putrides est séro-purulent, trouble, grisâtre, mal
lié; placé dans une éprouvette, il se divise en deux couches,
une inférieure, dense et opaque, supérieure, plus transparente.

Ces pleurésies putrides ont fréquemment une origine
embolique; le foyer originel est des plus variables, foyer
vaginal et foyer appendiculaire, comme chez nos malades,
otite, ostéomyélite, phlébites, etc. Dans quelques cas, la
pleurésie putride est la conséquence de lésions de voisinage
(poumon, médiastin). Elle peut être provoquée par des lésions
abdominales : suppurations rénales, hépatiques, empyème
sous-phrénique, avec ou sans perforation du diaphragme.
Dans d'autres cas, la cause et l'origine restent inconnues.

Sous l'influence de ses microbes, surtout anaérobics, la
pleurésie putride a pour attribut la formation de gaz (putréfaction). Ainsi s'explique l'apparition d'un pneumothorax
sans que la cavité pleurale soit perforée. Ce pneumothorax,
autrefois appelé essentiel, est tout le contraire du pneumothorax par perforation; en effet, le pneumothorax par perforation est dû à l'introduction de l'air dans la plèvre, tandis
que le pneumothorax par putréfaction se fait dans la cavité
pleurale à l'abri de l'air. Au point de vue clinique ce pneumothorax par putréfaction donne à l'auscultation et à la
percussion les mêmes signes que le pneumothorax par perforation : tympanisme, souffle amphorique, respiration métallique, succussion hippocratique.

La formation de gaz peut se poursuivre dans les parois du
thorax et provoquer un phlegmon gazeux. Une simple ponc-

tion aspiratrice suffit pour semer des germes de putréfaction dans les tissus de la paroi. En quelques heures un œdème phlegmoneux, gazeux, en est la conséquence.

L'expérimentation aboutit à des résultats analogues, l'inoculation d'une goutte de liquide pleural dans le tissu cellulaire d'un animal provoque le même phlegmom gazeux (Widal).

Enfin le développement de gaz peut être obtenu dans les cultures anaérobies faites avec les agents pathogènes des pleurésies putrides.

Le *diagnostic* des pleurésies putrides est impossible avant la ponction. Toute pleurésie putride est accompagnée, il est vrai, de symptômes généraux rapidement graves, petitesse et accélération du pouls, angoisse dyspnéique, prostration, tendance à l'adynamie et au collapsus, symptômes qu'on retrouve rarement dans d'autres variétés de pleurésies. En pareil cas, l'adjonction d'un pneumothorax est en faveur de la putridité; néanmoins, la nature putride de l'épanchement ne peut être établie que par la ponction exploratrice. Aussi, en face d'un épanchement pleural qui laisse quelques doutes sur sa nature, cet épanchement fut-il peu abondant, il faut se hâter de confirmer le diagnostic par la ponction. De plus, la ponction doit être immédiatement suivie de thoracotomie, avec ou sans résection costale, car le trajet de l'aiguille aspiratrice à travers les tissus peut s'infecter rapidement et devenir, en quelques heures, l'occasion d'un phlegmon diffus gazeux d'une gravité exceptionnelle.

Mais, dira-t-on, la ponction, à elle seule, ne nous fait constater que la puanteur du liquide; elle n'en fait pas constater sur-le-champ la putridité. A cela je répondrai qu'il importe peu, pour l'instant, que la pleurésie soit fétide ou putride, toute pleurésie *ozéneuse doit être opérée sans retard*: les examens bactériologiques et les travaux de laboratoire viennent plus tard; ce qui prime tout, en pareil cas, c'est l'opération.

Occupons-nous actuellement des pleurésies gangréneuses.

PLEURÉSIES GANGRÉNEUSES

Les phénomènes de putréfaction que je viens de décrire plus haut, sont communs aux pleurésies putrides et aux pleurésies gangréneuses. Ce qui distingue ces deux variétés, ce n'est pas le dégré de puanteur du liquide, c'est la mortification des tissus, ce sont les lambeaux sphacélés qui flottent dans l'épanchement ou qui adhèrent aux parois.

La description de la pleurésie putride et de la pleurésie gangréneuse, se confond par bien des côtés; néanmoins, la pleurésie gangréneuse peut revêtir deux modalités qui ont leur importance : tantôt la pleurésie gangréneuse est indépendante de toute gangrène du poumon, tantôt la gangrène est pleuro-pulmonaire, ce qui est beaucoup plus grave. Je vais d'abord citer des observations de pleurésies gangréneuses indépendantes de gangrène du poumon.

Cas de Comby et Vogt[1]. — Un jeune enfant de onze ans est pris d'une pleurésie gauche, et quelques jours plus tard, le petit malade qui, jusque-là, semblait peu dyspnéique, se réveille en poussant des cris et présente une véritable ortopnée. Le lendemain MM. Comby et Vogt constatent une dyspnée extrême, et une fièvre à 40 degrés; à la base du côté gauche on trouve les signes d'un épanchement et, au-dessus, les signes d'un pneumothorax. On pense tout d'abord à un pneumothorax par perforation tuberculeuse du poumon. Quatre jours plus tard, une ponction donne issue à un demi-litre de pus horriblement fétide. On modifie alors le premier diagnostic et on pense à un pyo-pneumothorax gangréneux. M. Comby pratique l'opération de l'empyème dans le septième espace intercostal et tombe sur un *paquet de fausses membranes* qu'il faut dilacérer avec le doigt. Deux ou trois litres de pus horriblement fétide s'écoulent par l'incision. Après de nombreuses péripéties l'enfant a fini par guérir de son empyème gangréneux.

1. Comby et Vogt. Empyème gangréneux avec pneumothorax, *Soc. méd. des hôpitaux*, séance du 30 avril 1897.

Cas de M. Rendu[1]. — On amène à l'hôpital Necker dans le service de M. Rendu un homme ayant les apparences d'un phthisique récemment atteint de pneumothorax. Cet homme amaigri, cyanosé, est excessivement oppressé; la toux est fréquente; l'haleine est sans odeur, la température est normale. A la base droite de la poitrine on trouve un épanchement pleural; au-dessus on constate un pneumothorax; en pratiquant la succussion on perçoit nettement un bruit de flot avec retentissement métallique du liquide déplacé. Cet état aurait débuté quelque temps avant par une douleur violente au côté droit. Le surlendemain de l'entrée à l'hôpital, la situation est alarmante, l'oppression est considérable, la cyanose est plus prononcée, le cœur est fortement refoulé à gauche. Dans la soirée le malade est asphyxiant, on fait une ponction à la seringue de Pravaz et on retire du pus extrêmement fétide. L'opération de l'empyème est pratiquée d'urgence par M. Rist; il s'écoule trois quarts de litre de liquide fétide et on pratique un lavage avec une solution de permanganate de potasse. Le surlendemain on constate à la base droite du thorax un œdème douloureux avec crépitations emphysémateuses. On incise et il s'écoule une sérosité très fétide mêlée de bulles de gaz. Plus tard, apparaît une plaque phlegmoneuse de même nature, au bras gauche, en un point qui avait été vacciné quelques jours avant. La situation du malade devient fort inquiétante; l'agitation et le délire ont une vive intensité; le pus de l'empyème redevient très fétide et un lavage fait sortir de la plèvre un grand lambeau de tissu noirâtre, *sphacélé*, extrêmement fétide, dans lequel le microscope décèle la présence de fibres élastiques. Enfin le malade finit par guérir. L'examen bactériologique fait par M. Rist a surtout décelé la présence d'anaérobies.

Voilà des cas de pleurésie gangréneuse, sans gangrène

---

1. Séance du 5 février 1899. Bien que l'auteur ait intitulé sa communication « pleurésie putride », la pleurésie putride était en réalité gangréneuse, puisqu'on a trouvé « un grand lambeau de tissu sphacélé dans lequel le microscope a découvert des fibres élastiques ».

du poumon. Occupons-nous maintenant des cas où la gangrène du poumon est associée à la gangrène pleurale; il est même d'usage que la gangrène des poumons prime la gangrène de la plèvre. Pour éviter de me répéter qu'on veuille bien se reporter au chapitre de la gangrène pulmonaire et on y trouvera bon nombre d'observations de gangrène du poumon avec pleurésie gangréneuse.

La pathogénie des gangrènes pulmonaires est applicable aux gangrènes pleuro-pulmonaires. Ici aussi, on peut invoquer une origine embolique (otite, appendicite, etc.) et une origine aérienne; toutes ces considérations ont été développées au chapitre de la gangrène du poumon, je n'y reviens pas.

La description des pleurésies gangréneuses se confond en partie avec la description des pleurésies putrides. La violence du point de côté, la fièvre, la mauvaise qualité du pouls, la teinte terreuse des téguments, l'angoisse dyspnéique, la prostration des forces, la tendance au collopsus témoignent de l'extrême gravité de la pleurésie gangréneuse; la fétidité de l'haleine, la nature des crachats puants et sanguinolents témoignent de la participation du poumon au processus gangréneux.

Au point de vue du pronostic, l'adjonction de la gangrène marque une étape de plus dans la gravité des pleurésies putrides; mais, en réalité, ces deux variétés sont si voisines l'une de l'autre qu'elles se confondent presque en une même description. Les mêmes agents aéro-anaérobies qui provoquent une pleurésie qui n'est que putride, peuvent produire des lésions gangréneuses, soit sur le malade, soit sur des animaux en expérience. Dans l'observation de M. Widal, la pleurésie putride n'était nullement gangréneuse, le fait a été constaté à l'autopsie; et cependant l'inoculation du liquide pleural à un cobaye « a reproduit chez ce cobaye un abcès gazeux et gangréneux; l'animal mourut avec un sphacèle très étendu de la peau de l'abdomen et du thorax ». Dans l'observation de M. Rendu, la pleurésie fut étiquetée pleurésie putride, et plus tard, comme sous l'influence d'une nouvelle poussée, on retira de la cavité thoracique un lambeau gangréné. Entre les pleurésies putrides et gangréneuses la ligne de démarcation clinique n'est donc pas absolue, putréfaction et mortification pouvant évoluer parallèlement ou successivement.

L'adjonction de la gangrène pulmonaire à la gangrène pleurale ne peut être reconnue que par la fétidité de l'haleine et de l'expectoration, et par la présence dans les crachats, de fibres élastiques et d'éléments sphacélés.

Telle est l'histoire des pleurésies *ozéneuses* et de leurs trois groupes : pleurésies fétides, putrides et gangréneuses; la puanteur de l'épanchement, première étape du diagnostic, ne peut être révélée que par la ponction qui doit être hâtive, et l'intervention chirurgicale *immédiate* est le seul mode de traitement.

§ 16.| DES VOMIQUES

Définition. — A ne considérer que son étymologie, le mot *vomique*, de *vomere*, vomir, est mal appliqué au symptôme que nous allons étudier; mais l'usage l'a consacré, et le mot *vomique* sert à déterminer le rejet du pus par les voies respiratoires, comme l'hémoptysie sert à déterminer le rejet du sang venu des mêmes voies. L'usage a même été plus loin, et par abus de langage on a fini par englober sous la même désignation le symptôme et la lésion, et l'on a dit : vomique pulmonaire, vomique pleurale, vomique hépatique, c'est-à-dire collection purulente du poumon, collection purulente de la plèvre ou du foie, ayant fait irruption dans les bronches, et rejetée au dehors.

Toutefois, et ici encore il faut s'entendre, la simple expectoration d'un liquide purulent ne suffit pas pour constituer la vomique; un sujet atteint de caverne tuberculeuse rend des crachats purulents, mais il n'a pas plus de vomique qu'un malade atteint de pneumonie lobaire n'a d'hémoptysie parce qu'il rend des crachats rouillés ou sanguinolents. Le mot *vomique* suppose le rejet d'une *collection* purulente d'une certaine importance. Ainsi certains malades atteints de dilatation des bronches ont de véritables vomiques ; le malade atteint de gangrène pulmonaire peut éliminer son foyer gangréneux et purulent sous forme de vomique. Tout cela est subtil, j'en conviens, mais les mots n'ont de valeur que par l'idée qu'on y attache.

D'après cette définition de la vomique, on voit déjà que l'irruption d'une collection purulente dans les canaux de la respiration pourra prendre naissance dans les organes de l'appareil respiratoire (bronches, poumon, plèvre), ou en dehors d'eux (foie, rein, etc.).

Description. — L'étude complète des vomiques comprend donc le diagnostic du symptôme et le diagnostic de la lésion : je me contenterai d'en esquisser ici les principales variétés.

1° *Vomique pulmonaire.* — La pneumonie suppure assez souvent (hépatisation grise), mais le pus se collectionne bien rarement en abcès. Il faut lire les travaux de Laënnec, de Graves [1], de Trousseau [2], pour voir combien sont rares les abcès pulmonaires dans le cours de la pneumonie ; si rares, que Grisolle [3] n'est arrivé à en réunir que vingt-deux cas bien authentiques. Ces abcès se forment parfois très rapidement, au cinquième jour de la pneumonie (Woillez [4]), au douzième, et ils ne sont jamais rejetés au dehors plus tard que le vingtième jour.

Le pus de la vomique pulmonaire est peu abondant, phlegmoneux, parfois mélangé de sang et d'une coloration brunâtre. Le pneumocoque est son agent pathogène. Aussitôt après l'évacuation de l'abcès, les signes stéthoscopiques changent, et dans la région où on avait constaté des signes de pneumonie, on peut trouver actuellement des signes cavitaires, du souffle caverneux, du gargouillement.

1. Graves, *Clin. méd.*, t. II.
2. Trousseau. *Clin. méd.*, t. I, p. 758 : *Vomiques péripneumoniques.*
3. Grisolle. *Traité de la pneumonie.*
4. Woillez. *Mal. aig. des org. respirat.*

2° *Vomiques pleurales.* — Ces vomiques sont de beaucoup les plus fréquentes ; elles succèdent à une pleurésie purulente partielle, leurésie interlobaire, médiatine, diaphragmatique ou à une pleurésie purulente de la grande cavité pleurale. C'est la vomique de la pleurésie interlobaire qui est, de toutes, la plus fréquente. D'une façon générale, les vomiques pleurales apparaissent beaucoup plus tardivement que les vomiques pulmonaires ; les collections purulentes de la plèvre s'ouvrent dans les bronches, du vingtième au quarantième jour, et plus tard encore quand la pleurésie occupe la grande cavité pleurale. Il y a cependant une exception à cette règle, c'est lorsque la pleurésie purulente se développe chez l'enfant ou chez la femme à l'état puerpéral ; la vomique, dans ce cas, peut apparaître du quinzième au vingtième jour. (Trousseau.)

Les symptômes sont bien différents suivant que la vomique est provoquée par une pleurésie partielle qui peut ne contenir que quelques centigrammes de pus, ou par une pleurésie de la grande cavité pleurale qui peut en contenir plusieurs litres.

Dans la pleurésie diaphragmatique enkystée, ou dans la pleurésie *interlobaire*, qui est le type des pleurésies partielles, la quantité de pus (habituellement fétide), rendue au moment de la vomique, ne dépasse pas quelques centaines de grammes ; la quantité de liquide expectorée les jours suivants diminue graduellement et dans les cas heureux la fistule pleuro-bronchique se ferme et le malade guérit. C'est là un mode de guérison possible de la pleurésie interlobaire métapneumonique. J'ai longuement insisté sur l'histoire des vomiques dans le *chapitre consacré à la pleurésie interlobaire*, je renvoie donc le lecteur à ce chapitre, afin d'éviter les répétitions.

Dans la pleurésie purulente de la grande cavité pleurale, alors que la plèvre contient deux ou trois litres de pus, les choses ne se passent pas aussi simplement. L'irruption du pus dans les bronches détermine souvent une dyspnée voisine de l'asphyxie ; on a même cité des cas de mort[1], et le malade, en proie à une terrible angoisse, et au milieu d'efforts de régurgitation, rend par la bouche et par le nez des flots de liquide purulent. Cette première évacuation est généralement suivie d'un soulagement; puis, quelques heures plus tard, le lendemain, les jours suivants, à l'occasion d'un changement de position, à l'occasion d'une quinte de toux, le malade continue à rendre un demi-verre, un verre de pus. A ce moment, il n'a plus l'air de vomir le pus, il le crache; aussitôt qu'une certaine quantité de liquide purulent s'est accumulée dans la cavité pleurale, le malade est pris de quintes de toux, et cinq, six fois, dix fois par jour, il vide son liquide pleural. Parfois l'évacuation purulente s'arrête un ou plusieurs jours pour reparaître ensuite, et, dans quelques cas, l'haleine du malade et le liquide évacué prennent une horrible fétidité.

A moins que la fistule pleuro-bronchique ne soit constituée de telle sorte *qu'elle forme clapet* (Chomel), l'air inspiré pénètre dans la cavité pleurale, et l'on constate alors tous les signes d'un *pyo-pneumothorax*.

La vomique, une fois formée, que devient la pleurésie purulente? Plusieurs modes de terminaison peuvent se présenter : l'un, c'est la guérison, rare dans la pleurésie généralisée, possible dans la pleurésie interlobaire, surtout dans la variété métapneumonique.

Chez certains sujets, l'amélioration consécutive à la vomique n'est que passagère, la cavité s'infecte, la fièvre ne cesse pas, le malade perd l'appétit, maigrit, se cachectise et finit par succomber. Chez d'autres individus, la cavité purulente se rétrécit, mais la plèvre et le poumon sont envahis par une sclérose pleuro-pulmonaire avec ou sans dilatation des bronches, qui finit tôt ou tard par compromettre la vie de l'individu. J'ai recueilli une observation de ce genre qu'on trouvera dans la thèse de M. Martinez Mesa[2].

On a vu, d'après la description précédente, que la vomique

---

1. Moutard-Martin. *La pleur. purulente*, p. 65.
2. *Pleur. interlob. suppurée*. Paris, 1879, p. 29.

pleurale n'a lieu que si la pleurésie est purulente. Il y a cependant quelques cas extrêmement rares où la pleurésie séro-fibrineuse s'est terminée par vomique[1].

3° *Vomique avec hydatides du poumon.* — Les vomiques pleurales que je viens d'étudier sont les plus fréquentes ; il y a néanmoins quelques autres variétés plus rares que je vais passer en revue. Les *hydatides* suppurées du poumon peuvent donner naissance à des vomiques qui simulent la vomique pleurale, avec cette différence qu'on retrouve dans les matières rendues des fragments de membranes d'hydatide[2], et des crochets d'échinocoques, ainsi qu'on l'a vu au chapitre concernant l'hydatide du poumon.

4° *Vomique dans les abcès par congestion.* — La thèse de M. Chénieux contient neuf observations de vomiques consécutives à des abcès par congestion consécutifs au mal de Pott. Le pus rendu contient souvent des séquestres osseux.

5° *Vomique par suppuration du foie.* — Les abcès du foie et les kystes hydatiques suppurés du foie aboutissent assez souvent à la vomique ; des adhérences s'établissent par l'intermédiaire du diaphragme ; une perforation survient, et le malade rend par les bronches sa collection purulente hépatique. Quand la vomique a pour origine un abcès du foie, le pus est rougeâtre, épais, parfois fétide ; quand la vomique est consécutive à un kyste hépatique suppuré, le liquide purulent est mélangé à des membranes d'hydatide.

6° *Vomique avec suppuration du rein*[3]. — Les kystes suppurés du rein, l'hydronéphrose suppurée, peuvent se terminer par vomique.

Il n'est pas d'usage de considérer comme une vraie vomique la quantité de pus qui peut être rendue en une fois par un malade atteint de dilatation des bronches ; c'est du moins une pseudo-vomique dont il faut bien connaître les caractères distinctifs.

1. Dujol. *Journal de méd. et de chirurg. pratiques*, 1887, p. 264.
2. Vigla. *Arch. de méd.*, 1855. — Trousseau. *Clin. médic.*, t. I, p. 743.
3. Vignes. *Des vomiques.* Th. de Paris, p. 60.

Le *traitement* de la vomique varie avec la cause qui lui a donné naissance, le traitement *chirurgical* donne de bons résultats.

§ 17. ÉPANCHEMENTS CHYLIFORMES ET CHYLEUX DE LA PLÈVRE

La cavité pleurale, comme la cavité péritonéale, peut être le siège d'épanchements laiteux, blanchâtres, opaques, ayant l'apparence d'une émulsion ; on diagnostique une pleurésie, on décide la thoracentèse, on croit faire la ponction d'un épanchement séro-fibrineux ou purulent, et l'on retire un liquide *chyliforme*. Ce liquide est sans odeur, il n'a aucune tendance à la coagulation, parce qu'il n'est pas fibrineux ; placé dans une éprouvette, il ne s'éclaircit pas et se sédimente à peine ; examiné au microscope, il ne présente que quelques leucocytes, mais il contient le plus souvent un grand nombre de fines granulations graisseuses solubles dans l'éther, et l'analyse clinique y révèle une proportion notablement exagérée de matières grasses.

Il est rare que l'entrée en scène de la pleurésie chyliforme s'annonce par un violent point de côté (Guéneau de Mussy, Poupy[1]), le plus souvent le début de l'épanchement chyliforme de la plèvre passe inaperçu. La collection se forme et s'accroît lentement et insidieusement à la façon des pleurésies subaiguës, sans que rien ne révèle son existence. Cette période latente pourrait durer dix-huit mois (Guéneau de Mussy). Mais la pleurésie devient enfin gênante par son abondance ; elle déplace les organes, dévie le cœur, aplatit le poumon, elle est une cause d'oppression et de dyspnée, mais elle n'est pas accompagnée des symptômes généraux et de la fièvre qui sont si fréquents dans les épanchements purulents.

1. Poupy. Thèse de Paris, 1898-1899,

L'épanchement chyliforme n'a aucune tendance à se résorber ; une fois évacué, il se reproduit avec ténacité, les ponctions soulagent le malade, il se croit guéri, mais le liquide se reforme lentement et après une période souvent fort longue, pendant laquelle tout symptôme morbide a semblé disparaître, une nouvelle ponction devient nécessaire.

Parfois l'épanchement chyliforme fait place à une pleurésie purulente, dont l'agent pathogène est le plus souvent le staphylocoque : la fièvre s'allume, un point de côté apparaît, la paroi thoracique s'œdématie, le volume de l'épanchement augmente avec rapidité, le liquide se fraye une issue spontanée par vomique et la mort ne tarde pas à survenir. Plus rarement la pleurésie chyliforme guérit après s'être transformée en pleurésie sérofibrineuse.

Le tableau clinique dont nous venons de tracer les principaux traits est celui des pleurésies chyliformes tuberculeuses : la tuberculose est, en effet, la cause des épanchements chyliforme de la plèvre dans les deux tiers des cas. Nous avons récemment observé un remarquable exemple de pleurésie chyliforme tuberculeuse. C'est en mai 1899 que notre malade entra pour la première fois à l'Hôtel-Dieu ; il était alors porteur d'un épanchement de deux litres et demi, qui semblait déjà évoluer à bas bruit depuis longtemps ; l'état du sujet paraissait pourtant excellent ; il n'avait pas maigri, il n'avait pas de fièvre, et s'il n'avait pas souffert d'une violente dyspnée, il n'eût pas consenti à abandonner son travail. Une première ponction permit de retirer 1250 grammes d'un liquide chyliforme caractéristique. Après cette thoracentèse, P. se sentit amélioré ; il demanda à quitter notre service. On obtint à grand'peine qu'il y demeurât quelques semaines. Dans l'espace de 20 jours, 2400 grammes de liquide furent retirés par ponctions successives de 1000, 800 et 600 grammes. Enfin l'épanchement parut tari et le malade abandonna l'hôpital, persuadé qu'il avait atteint la guérison. C'est cinq ans plus tard que nous devions le revoir, au moment où il venait se faire traiter pour une sciatique. Garçon boucher, il exerçait son dur métier sans éprouver le moindre malaise ; son aspect était florissant ; il ne toussait pas ; à peine avait-il noté qu'il s'essoufflait facilement et qu'il ressentait parfois quelques douleurs thoraciques. On retrouvait pourtant tous les signes physiques d'un épanchement de 1800 grammes et la thoracentèse permit de retirer un liquide qui présentait tous les caractères de celui que l'on avait obtenu cinq ans auparavant. Pendant un mois, l'état de P. resta aussi bon, puis, sans cause appréciable, sa température s'éleva, un violent point de côté se produisit : une ponction exploratrice permit de vérifier qu'une pleurésie purulente à staphylocoques s'était substituée à la pleurésie chyliforme. Le malade devait succomber quatre mois plus tard, en pleide hecticité.

Dans d'autres cas plus rares, la maladie évolue avec rapidité, témoin les cas de Ravaut et de Zuber, mais il s'agit alors de pleurésies lactescentes plutôt que de pleurésies chyliformes et l'épanchement se développe au cours d'une tuberculose pulmonaire confirmée. Nous avons récemment observé un cas de ce genre. La pleurésie fut, tour à tour, sérofibrineuse, séreuse, lactescente et purulente, et le malade succomba dix mois après le début de son affection.

Tandis que les pleurésies chyliformes tuberculeuses fournissent les deux tiers environ des épanchements laiteux (Shaw[1]), le cancer n'intervient que dans un tiers des cas. Tantôt le malade est atteint déjà depuis longtemps d'un néoplasme, et sa pleurésie chyliforme ne constitue qu'un épisode pleuro-pulmonaire secondaire, tantôt on est amené à porter le diagnostic de cancer pleuro-pulmonaire primitif. Le début de la maladie se fait à bas bruit ; mais une vive dyspnée, de violentes douleurs, attirent enfin l'attention du malade ; on décèle alors un très abondant épanchement. Ponctionné, cet épanchement présente tous les caractères des liquides chyliformes ; à peine note-t-on parfois un nombre très appréciable de globules rouges. Le liquide se

____

1. Shaw. *Journ. of Pathol. and Bakterid*, 1900, VI, p. 539.

reproduit avec une extrême rapidité, et après l'évacuation
du liquide, on remarque parfois que la sonorité thoracique ne
reparaît pas franchement ; bientôt les ponctions ne soulagent
plus aussi bien le malade ; l'aiguille aspiratrice est obligée de
traverser une paroi très épaisse. Enfin, la ponction ne retire
plus qu'une petite quantité de liquide hémorrhagique, tandis
que tous les signes de compression, la douleur et la dyspnée
persistent encore. L'état du malade s'est rapidement aggravé ; il a maigri, il s'est affaibli, parfois même la fièvre est
apparue. Un pareil tableau s'oppose à celui de la pleurésie
chyliforme tuberculeuse.

Il est toujours facile de reconnaître la nature d'une pleurésie chyliforme. L'aspect du liquide, son analyse microscopique, sa composition chimique, suffisent pour établir le
diagnostic. Mais il est plus difficile de rapporter la maladie à
sa cause pathogénique. Si le sujet est un tuberculeux, s'il
présente une tuberculose pulmonaire avérée ou une tuber-
lose localisée manifeste, le diagnostic devra pencher en faveur
de la nature bacillaire de l'épanchement chyliforme ; d'autre
part, l'existence d'un cancer viscéral, une évolution rapidement progressive, les signes d'une compression médiastinale avec œdème et circulation collatérale, l'existence de
ganglions axillaires, l'apparition d'une phlébite, tels seront
les traits qui caractérisent la pleurésie chyliforme cancéreuse. Mais, en dernière analyse, c'est toujours aux procédés de laboratoire qu'il faudra avoir recours. Le cyto-
diagnostic ne montre d'ordinaire que quelques rares éléments
cellulaires ; dans un cas de pleurésie chyliforme cancéreuse,
Nattan-Larrier[1] a trouvé des cellules néoplasiques, et dans
une pleurésie lactescente, d'origine mécanique, survenue au
cours d'une leucocythémie, on a décélé des placards endothéliaux (Sicard et Monod). C'est l'inoculation dans le péritoine
ou mieux dans la mamelle du cobaye qui permettra le plus
souvent d'établir la nature tuberculeuse d'un liquide chyliforme. C'est ainsi que nous avons procédé pour préciser

---

1. L. Nattan-Lattier. *Soc. de biol.*, 15 avril 1905.

l'origine des deux épanchements chyliformes que nous venons d'observer dans notre service.

Les causes des épanchements chyliformes de la plèvre sont aussi discutées que les causes des épanchements chyliformes du péritoine qui leur sont de tous points comparables. Les anciens auteurs croyaient à l'épanchement du chyle dans la plèvre par rupture du canal thoracique. Cette opinion ne peut plus être soutenue aujourd'hui. Dans une observation de M. Deboye, l'autopsie démontra que le canal thoracique était sain. Il en était de même dans les deux cas de notre service. La dégénérescence granulo-graisseuse des parois pleurales chroniquement épaissies (Quincke) ne saurait davantage être invoquée. Dans le cas de M. Deboir, on trouva la plèvre doublée d'un tissu, qui, épais de quelques millimètres, était formé de plusieurs couches superposées où le microscope permettait de reconnaître de nombreuses granulations graisseuses. Dans le cas de notre service, l'examen histologique fait par Nattan-Larrier montra un tissu fibreux adulte, très dense, qui avait subi par place la dégénérescence hyaline. Toute trace d'exsudat fibrineux avait disparu, l'infiltration cellulaire était peu marquée, les vaisseaux rares dans la couche superficielle de la néo-membrane étaient abondants dans sa profondeur; on trouvait aussi quelques cellules géantes au voisinage du poumon, qui était sclérosé.

Tous les travaux récents semblent démontrer que l'aspect chyliforme du liquide résulte de la désintégration de ses éléments cellulaires (leucocytes ou cellules cancéreuses); sous l'influence d'une cause qui nous échappe encore, les éléments cellulaires, en suspension dans le liquide entreraient en dissolution pour donner naissance (Jousset)[1] à un liquide graisseux et albumineux, si la désintégration est incomplète, et à un liquide purement graisseux si la transformation est achevée. Cette hypothèse a été confirmée par Nattan-Larrier qui a vu, *in vitro*, le liquide séro-fibrineux d'une pleurésie

---

1. Jousset. *Les humeurs opalescentes de l'organisme*. Thèse de Paris, 1901.

cancéreuse se transformer aseptiquement en un liquide lactescent, tandis que le nombre de ses éléments cellulaires diminuait rapidement.

Epanchement chyleux. — A côté des cas où il est incontestable que l'épanchement n'est pas du chyle, il en est d'autres où il s'agit vraiment de chylothorax, l'épanchement est *chyleux*. Shaw a relevé 27 cas de ce genre. Le traumatisme entrerait en cause dans un tiers des cas. Les autres cas résulteraient d'un obstacle au cours de la lymphe avec ou sans rupture du canal thoracique ou des gros vaisseaux lymphatiques (adénopathie cancéreuse ou lymphadénome du médiastin, oblitération du canal thoracique, thrombose de la veine sous-clavière). Le diagnostic est aisé lorsque l'épanchement est la conséquence d'un traumatisme. Un homme a le thorax pris entre la roue motrice d'une machine à vapeur et le mur; il est transporté à l'hôpital où l'on découvre une fracture de la clavicule gauche et des fractures multiples de côtes. Deux jours plus tard, on découvre un épanchement dans la plèvre gauche; une ponction exploratrice ramène un liquide lactescent, coloré en rose; l'examen chimique et microscopique montra qu'on se trouvait en présence de chyle mélangé à du sang. Dix jours après, les hématies avaient disparu, et le liquide avait l'aspect et la composition du chyle pur. La résorption se fit sans complications, et le malade guérit assez rapidement (Handmann)[1]. Dans les cas de ce genre, l'épanchement chyleux résulte de la rupture du canal thoracique. Il siège à gauche (Wiesinger, Kummel)[2]. Il a la composition histologique du chyle, et sa composition chimique varie avec l'alimentation et le moment de la digestion; on pourra y retrouver de la glycose et des peptones, et la proportion de graisse augmentera considérablement à la suite d'ingestion de beurre (Strauss)[3]. Dans les cas de ce genre, quand la rupture est due à un traumatisme, le pronostic n'est pas trop mauvais.

1. Handmann. *Munchener medicinische Wochenscrift*, 1899, p. 181.
2. Wiesinger, Kummel. *Société médicale de Hambourg*, 15 mars 1893.
5. Straus. *Archives de physiologie*, 1886, I, p. 567.

Signalons maintenant un troisième groupe de faits, où a lactescence de l'épanchement n'est plus le résultat d'un affection locale, mais la conséquence d'une altération général des liquides de l'organisme. C'est dans les cas de genre que l'on peut observer la coexistence d'épanchemen identiques dans différentes séreuses; on a pu voir à la fo des épanchements chyliformes dans le péritoine, les plèvr et le péricarde (Bramwell). Le sérum sanguin (Achard)[1], sérosité des vésicatoires, le liquide des œdèmes peuvent eu mêmes être opalescents. Cette opalescence des épanche ments des séreuses est comparable à l'opalescence du sérun sanguin étudiée par M. Widal[2]. Dans ce cas, le pronost est celui que comporte l'état général.

Enfin, dans quelques observations, l'épanchement chyl forme de la plèvre résulterait de la présence dans l'écon mie de la filaire du sang (Lancereaux).

§ 18. HYDROTHORAX

L'*hydrothorax* est l'*hydropisie* de la plèvre. Cette hydr pisie atteint souvent les deux plèvres à la fois; elle e constituée par un liquide analogue au sérum du sang et trs pauvre en globules. C'est une sorte de transsudation séreus analogue à la transsudation des œdèmes.

L'hydrothorax est le résultat de causes *mécaniques*, dot les plus ordinaires sont les lésions de l'orifice mitral, et c causes *dyscrasiques*, dont les plus habituelles sont le cachexies et la maladie de Bright.

L'hydrothorax n'est donc qu'un *symptôme* qui survient à titre de complication dans les différents états morbides que je viens d'énumérer: il s'établit sournoisement, graduell

1. Achard. *Société médicale des hôpitaux*, 1896.
2. Widal. *Société médicale des hôpitaux*, 1896.

ment, sans fièvre et sans douleur ; les signes en sont révélés par la percussion et par l'auscultation ; ils ressemblent à peu près à ceux de l'épanchement de la pleurésie. Le cyto-diagnostic en a été fait au sujet des pleurésies.

§ 19. PNEUMOTHORAX, HYDRO-PNEUMOTHORAX

On donne le nom de *pneumothorax* (Itard) à la présence d'air ou de gaz dans la cavité de la plèvre ; s'il y a en même temps du liquide, la lésion prend le nom d'*hydro-pneumothorax*, et si ce liquide est du pus, c'est un *pyopneu-mothorax*.

Pathogénie. — Il y a deux grandes variétés de pneumo-thorax : pneumothorax par perforation et pneumothorax par putréfaction.

Le *pneumothorax par perforation* est le plus fréquent, il résulte du passage de l'air dans la cavité pleurale. Le trau-matisme, les blessures pleuro-pulmonaires, la tuberculose, l'emphysème du poumon, les efforts, les infarctus, les noyaux hémorrhagiques superficiels, la pleurésie purulente généralisée et interlobaire, les foyers ganglionnaires péri-bronchiques, les kystes ou abcès du foie et du rein, sont les causes ordinaires de ces *perforations pleuro-pulmo-naires*[1].

Étudions en détail quelques-unes de ces causes :

a. *Effort et emphysème.* — Le pneumothorax peut appa-raître bruyamment à la suite d'un effort, que le sujet soit ou non emphysémateux. Un emphysémateux peut également être atteint brusquement de pneumothorax, alors même qu'il n'a pas fait un effort. Dans ces différents cas, la rupture

---

1. Saussier, qui a réuni 151 cas de pneumothorax, les classe ainsi, sui-vant leurs causes : Phthisie pulmonaire, 81 ; pleurésie, 21 ; gangrène pul-monaire, 7 ; emphysème pulmonaire, 5 ; apoplexie pulmonaire, 5 ; cancer, 1 ; abcès du poumon, 1 ; hydatides du poumon, 1 ; abcès hépatique, 1 (*Re-cherches sur le pneumothorax*, Paris, 1841).

de vésicules pulmonaires permet l'accès de l'air dans la cavité pleurale, le vide est rompu, le poumon s'affaisse, le pneumothorax est constitué. M. Galliard[1] a réuni 57 observations de ce pneumothorax par effort ; en voici des exemples : un clairon est pris subitement de pneumothorax en sonnant vigoureusement de son instrument. Un ecclésiastique est pris de pneumothorax dans un accès de rire violent. Un individu est pris de pneumothorax en soulevant une chaise à bras tendu. Un étudiant est pris de pneumothorax pendant une danse désordonnée.

Dans cette variété de pneumothorax (effort ou emphysème) le début est soudain, la douleur thoracique est déchirante et l'angoisse dyspnéique est des plus violentes. On constate aussitôt les signes classiques : sonorité tympanique du thorax et respiration amphorique. Bien que terrible à ses débuts, ce pneumothorax est peu grave puisque sur 57 faits de ce groupe il n'y a eu que 3 décès (Galliard). Ce pneumothorax reste pur, l'adjonction de liquide (hydrothorax) est fort rare, et la suppuration de ce liquide (pyothorax) est l'exception. Habituellement, la perforation pleuro-pulmonaire s'oblitère, l'air épanché dans la plèvre se résorbe, le poumon reprend ses fonctions et la guérison survient en quelques semaines.

b. *Tuberculose.* — La tuberculose est la cause la plus habituelle du pneumothorax. La perforation pulmonaire peut survenir à toutes les périodes de la phthisie pulmonaire, à une période avancée (caverne et fonte tuberculeuses), ou au début de la tuberculose, dès sa première période. On a même cité des cas, et j'en ai vu, où le pneumothorax éclata chez un sujet en pleine santé apparente, comme signe avant-coureur de sa tuberculose qui ne s'était encore démasquée par aucun symptôme. En pareil cas, le pneumothorax tuberculeux ressemble absolument au pneumothorax emphysémateux et par effort. Le diagnostic pathogénique est extrêmement difficile ; comment savoir si le

____

1. Galliard. Le pneumothorax. *Bibliothèque médicale.*

pneumothorax survenant soudainement chez un sujet, sain en apparence, est oui ou non de nature tuberculeuse? Peut-être pourrait-on faire usage, comme moyen de contrôle, d'une injection de 2 milligrammes de tuberculine[1]. Ce moyen a été mis en usage par M. Chauffard[2], et l'absence de réaction chez sa malade a prouvé que le pneumothorax n'était pas tuberculeux.

On avait cru autrefois que la purulence d'un épanchement survenu à la suite d'un pneumothorax tuberculeux était forcément due à l'arrivée secondaire d'autres microorganismes : bacille encapsulé de Friedlander, staphylococcus aureus, bacilles saprogènes, etc. (Netter)[3].

Ces conclusions ne sont plus admises et M. Netter lui-même ne les soutient plus aujourd'hui, Quelques observations ont démontré en effet que la pleurésie purulente tuberculeuse (Péron, Griffon), aussi bien que le pyopneumothorax tuberculeux peuvent exister à l'état franchement purulent du seul fait de l'infection tuberculeuse sans adjonction d'autres micro-organismes. J'ai consacré l'une de mes leçons cliniques[4] au « pyopneumothorax purement tuberculeux, sans infection surajoutée », et aux quelques faits déjà signalés j'ai pu ajouter des observations qui ne laissent aucun doute sur la pathogénie de ce pyopneumothorax.

D'une façon générale, le pneumothorax est plus fréquent chez l'adulte que chez l'enfant; néanmoins on l'observe chez l'enfant à tout âge, même au-dessous de deux ans[5];

1. Grasset et Vedel. Diagnostic précoce de la tuberculose humaine par de faibles doses de tuberculine. *Semaine médicale*, 1896, p. 82.

2. Chauffard. Diagnostic du pneumothorax simple par la tuberculine. *La Semaine médicale*, 1896, p. 501.

3 Netter. Recherches bactériologiques sur les hydro-pneumothorax et les pyopneumothorax des tuberculeux. *Soc. méd. des hôpitaux*, 4 décembre 1891.

4. Dieulafoy. *Clinique médicale de l'Hôtel-Dieu*, 1906, 9e leçon.

5. Sevestre. Pneumothorax chez des enfants de seize mois. *Gaz. hebd.*, 6 août 1886.

« mais l'action de l'âge varie suivant les causes du pneumothorax. Les tubercules amènent la perforation à tout âge
la rupture des vacuoles de la broncho-pneumonie la détermine exclusivement dans le bas âge, de deux à quatre ans[1] »

La présence de l'air dans la cavité pleurale est généralement suivie d'hydrothorax, et sur 147 cas réunis par Mo-
neret, le pneumothorax n'est resté pur que seize fois; dans
tous les autres cas il y avait formation de liquide. On a signalé
quelques exemples où le liquide de l'hydro-pneumothorax
s'est maintenu très longtemps à l'état séreux[2]. J'ai eu dans
mon service un malade chez lequel le liquide d'un hydro-
pneumothorax, d'origine tuberculeuse, est resté pendant huit
mois vierge de tout micro-organisme. Ce sont là des exceptions; le plus souvent, à la longue, le liquide devient purulent et contient les microbes de la suppuration, surtout
quand la perforation pleuro-pulmonaire est consécutive
une caverne tuberculeuse, à un abcès; il y a même des
exemples où la purulence du liquide pleural est apparue, bien
qu'il n'y ait eu que simple rupture d'alvéoles pulmonaire
(effort ou emphysème).

Les gaz contenus dans la plèvre sont en quantité variable
l'azote et l'acide carbonique y dominent, l'oxygène est en
minime proportion, l'hydrogène sulfuré accompagne principalement le pyo-pneumothorax.

A *l'autopsie* on retrouve une ou plusieurs *perforations*
pleuro-pulmonaires; la *dimension*, la *forme* et le *siège*[3] de
ces perforations varient suivant la cause qui leur a donné
naissance. Quand la perforation n'est pas suffisamment
visible à la surface du poumon, il faut la rendre apparente
pour cela, on remplit d'eau la cavité pleurale, et l'on pratique l'insufflation par la trachée; le bouillonnement qui se

1. Barthez et Sanné. *Maladies des enfants*, 1885, t. I, p. 905.
2. Ravier. *De la persistance d'un épanchement séreux dans un hydro
pneumothorax ancien*. Thèse de Paris, 1876.
3. Béhier. *Leçons de clinique médicale*, p. 590. Dans le pneumothorax
suite de tuberculose, la perforation est presque toujours au lobe supérieur.
siège de prédilection des lésions tuberculeuses, et la perforation se fait
au niveau de granulations tuberculeuses et au niveau de cavernes.

produit au niveau de la fistule en indique le siège; mais la fistule pleuro-pulmonaire peut être cicatrisée ou oblitérée, et le corps du délit passe inaperçu.

Je n'insiste pas sur les lésions qui ont engendré le pneumothorax et dont la description est faite ailleurs.

Symptômes. — L'invasion du pneumothorax est bruyante ou tranquille, suivant la cause qui a donné naissance à la perforation: ainsi, lorsque l'irruption de l'air surprend une plèvre saine et libre d'adhérences (emphysème, effort, granulation tuberculeuse, abcès de pneumonie lobulaire), le poumon s'affaisse et les symptômes sont subits, le *point de côté* est violent et la *dyspnée* est excessive. Dans d'autres circonstances, quand le poumon est déjà bridé par des adhérences, le début est moins bruyant, la douleur et la dyspnée sont plus lentes à paraître et sont atténuées dans leur manifestation; il y a même des cas où la maladie est latente et passe presque inaperçue. Quand le pneumothorax résulte de l'ouverture d'une collection purulente pleurale dans les bronches (*vomique*), l'entrée de l'air dans la plèvre suit, dans quelques cas, l'issue du liquide purulent à travers les bronches

Les signes physiques du pneumothorax sont les suivants: la mensuration dénote une ampliation du thorax, à moins qu'une pleurésie chronique n'ait déjà déterminé un rétrécissement et un aplatissement thoraciques. La percussion donne un son clair et *tympanique*, à timbre *métallique* (bruit d'airain de Trousseau)[1]. Les vibrations thoraciques sont diminuées ou abolies et le cœur peut être déplacé par les gaz quand le pneumothorax a lieu du côté gauche. A l'auscultation, la respiration prend un timbre *amphorique*, la toux et la voix deviennent également amphoriques, et les râles se transforment en un bruit argentin auquel on donne le nom de *tintement métallique*. Il y a encore un signe que j'ai fait connaître depuis longtemps: si l'on fait boire le

1. Si l'on ausculte le malade à la région postérieure de la poitrine, pendant qu'on le percute en avant, la percussion prend un timbre d'airain; ce bruit est beaucoup plus développé si l'on pratique la percussion au moyen de deux pièces de monnaie.

malade à petites gorgées pendant qu'on l'ausculte, la déglutition du liquide provoque un bruit de glouglou à timbre
amphorique. Tels sont les signes qui résultent de la présence de l'air dans la plèvre; l'existence simultanée de
liquide et de gaz dans la plèvre se traduit par un bruit de
clapotement qu'on entend à l'auscultation, et même à distance, à la condition qu'on ait soin de secouer un peu le
malade. Ce symptôme, c'est la *succussion hippocratique*.

La *tension* de l'épanchement gazeux est variable, suivant
que la perforation du poumon est, ou non, oblitérée; si la
perforation persiste, la pression intra-pleurale est sensiblement la même que la pression atmosphérique; si la perforation est oblitérée, la pression intra-pleurale varie de — 7 dans
l'inspiration à + 5 dans l'expiration. J'ai constaté chez plusieurs malades que ces chiffres sont fort variables.

Le pneumothorax pur et simple peut guérir; la guérison
s'obtient en trois ou quatre semaines[1]; mais la nature de la
perforation et la formation d'un épanchement purulent
aggravent le pronostic; néanmoins, j'ai plusieurs fois constaté la guérison du pneumothorax et de l'hydro-pneumothorax chez les tuberculeux.

Dans quelques cas, pneumothorax et hydro-pneumothorax
ne sont pas libres dans la cavité thoracique; ils sont localisés
à telle ou telle région de la cavité thoracique, à cause d'adhérences préalablement formées; c'est le pneumothorax *partiel*.

Diagnostic. — Les grands épanchements pleurétiques
peuvent donner naissance à un souffle amphorique dont le
timbre est analogue à l'amphorisme des épanchements
gazeux[2], mais les autres signes entre collections gazeuses et
collections liquides sont si différents que l'erreur n'est pas
possible. Les grandes cavernes de la *phthisie pulmonaire*

1. Galliard. *Arch. de méd.*, 1888.
2. Tous ces bruits *amphoriques* sont dus à la cavité remplie de gaz, qui
joue le rôle d'une caisse de résonance; le tintement métallique lui-même
n'est autre chose qu'un râle qui prend, au contact de cette cavité, un
timbre spécial, et il n'est pas utile, pour que le tintement se produise,
qu'il y ait communication entre la cavité et la bronche dans laquelle le
râle prend naissance.

simulent le pneumothorax, mais les cavernes sont presque toujours localisées au sommet du poumon, les râles y deviennent du gargouillement, et les signes d'amphorisme y sont moins accusés.

Dans quelques cas, le pneumothorax et l'hydro-pneumothorax *partiels* sont d'un diagnostic fort difficile. Il est essentiel alors de procéder à l'examen méthodique du malade, en décomposant le thorax en trois régions, antérieure, axillaire et postérieure (Jaccoud)[1].

J'ai décrit un pneumothorax partiel inférieur, à symptômes *pleuro-péritonéaux*, qui a fait le sujet de thèse de M. Tolmer[2]. Ce pneumothorax ne doit être confondu, ni avec l'abcès sous-phrénique[3] qui n'est autre chose qu'une affection abdominale avec symptômes pleuraux, ni avec certaines péritonites sous-diaphragmatiques.

Le pneumothorax ou l'hydro-pneumothorax étant reconnus, il faut encore diagnostiquer la *cause* qui les a produits, car l'*étiologie* de la perforation pleuro-pulmonaire est la *base principale du pronostic*.

Le *traitement* est variable suivant que le malade a un hydro-pneumothorax ou un pyo-pneumothorax. Chez un tuberculeux atteint d'hydro-pneumothorax, il est peut-être préférable de ne pas retirer le liquide pleural, car l'évolution de la tuberculose peut être enrayée dans le poumon ainsi comprimé. Dans un cas de pyo-pneumothorax, M. Potain a obtenu un succès éclatant à la suite d'injections pleurales d'air stérilisé[4].

J'ai eu l'occasion de traiter un pyo-pneumothorax tuberculeux par des ponctions multiples; à chaque ponction on ne retirait qu'une cinquantaine de grammes de liquide, et l'on pratiquait ensuite une injection intra-pleurale avec solution de sublimé. Cette longue observation a été publiée par mon interne M. Charrier[5].

1. *Leçons de clinique médicale*, 1885, p. 196.
2. *Pneumothorax partiel inférieur*. Th. de Paris, 1891.
3. Ramadon. *Du pneumothorax sous-phrénique*. Th. de Paris, 1892.
4. Communic. à l'Acad. de médecine, 24 avril 1888.
5. *Revue de médecine*, 10 février 1892.

Pneumothorax par putréfaction. — Je ne me suis occupé jusqu'ici que du pneumothorax par perforation. On avait admis autrefois un pneumothorax essentiel, indépendant de toute perforation et consécutif à l'exhalation de gaz par la plèvre. Ce pneumothorax n'est plus admis. Mais certains auteurs avaient avancé qu'un liquide purulent de la plèvre peut engendrer par sa décomposition un dégagement de gaz et donner lieu à un pneumothorax. Cette dernière forme existe en effet, elle est due au processus de *putréfaction*, principalement par microbes anaérobies. Je me suis occupé de ce pneumothorax par putréfaction dans un chapitre précédent, concernant les pleurésies putrides et gangréneuses, je n'y reviens pas. Le pneumothorax par putréfaction est le contraire du pneumothorax par perforation. Tandis que le pneumothorax par perforation est dû au passage de l'air dans la cavité pleurale, le pneumothorax par putréfaction est dû au dégagement de gaz dans une cavité où l'air n'a pas pénétré.

CHAPITRE VI

MALADIES DU MÉDIASTIN

§ 1. TUMEURS DU MÉDIASTIN

Anatomie. — Les organes du médiastin sont si nombreux, leurs lésions sont si fréquentes et leur disposition est si importante à connaître au point de vue des troubles apportés par la présence de ces lésions, qu'il me paraît utile de rappeler en quelques mots l'anatomie de cette région médiastine.

On donne le nom de *médiastin* à la cavité de forme irrégulière, comblée par de nombreux organes, qui occupe dans le thorax l'espace compris entre le sternum, la colonne vertébrale et la face interne des poumons[1]. Pour comprendre la constitution de la cavité médiastine, il suffit de savoir comment se comportent les plèvres à ce niveau. Après s'être un instant adossées derrière le sternum, les plèvres s'écartent, et dans cet écartement, qui s'étend de la partie postérieure du sternum au pédicule du poumon, elles circonscrivent un dernier espace que quelques auteurs ont nommé *médiastin antérieur*; puis, continuant leur chemin du pédicule du poumon à la face antérieure de la colonne vertébrale, elles circonscrivent un second espace qui, par opposition au premier, a reçu le nom de *médiastin postérieur*.

La *partie antérieure* (médiastin antérieur de certains auteurs) mesure, comme hauteur, le diamètre vertical antérieur du thorax. On peut en comparer la forme à celle d'une pyramide à trois faces, dont deux latérales et une postérieure. Les deux faces antéro-latérales sont formées par les feuillets de la plèvre qui s'attachent au sternum : elles sont en rapport, la droite surtout, avec le poumon; la face postérieure, moins large, répond en bas à l'œsophage, et en haut à l'œsophage et à l'aorte thoracique. C'est dans cet espace, à peu près triangulaire, que sont contenus les organes suivants :

Le péricarde, qui s'étend verticalement de l'appendice xiphoïde au milieu de la première pièce du sternum, et qui, horizontalement, se prolonge (au niveau du quatrième espace intercostal) de 8 à 10 centimètres à gauche de la ligne médiane du sternum, et de 2 à 3 centimètres à sa droite.

Le cœur, dont la pointe correspond à la sixième côte, et se trouve à 10 centimètres environ de la ligne médiane du sternum. La crosse de l'aorte, qui correspond à la partie médiane et supérieure du sternum, et qui loge le plexus cardiaque dans sa concavité.

Sur le même plan que ces vaisseaux on trouve : à droite,

1. Letulle. *Technique des autopsies.* Paris, 1903.

le tronc brachio-céphalique et la veine cave supérieure ; à gauche, les artères carotide primitive et sous-clavière, et, plus en dehors, les nerfs pneumogastrique récurrent et phrénique.

En arrière de ces organes est le pédicule des poumons, formé : 1° par les bronches, dont la situation dans le médiastin est sur le même plan que la partie interne des deuxièmes espaces intercostaux ; 2° par les artères pulmonaires ; 3° par les veines pulmonaires.

La partie *postérieure du médiastin* (médiastin postérieur de certains auteurs) est bien différente de la partie antérieure ; sa longueur égale à peu près celle de la colonne dorsale, et sa forme est celle d'une pyramide à quatre côtés et à sommet inférieur. Les côtés latéraux sont formés par les plèvres, qui en haut s'écartent pour recevoir les artères sous-clavières ; le côté postérieur répond à la colonne vertébrale, et le côté antérieur est limité par la bifurcation de la trachée dans son quart supérieur et par le péricarde dans ses trois quarts inférieurs. Dans cet espace irrégulièrement quadrangulaire on rencontre les organes suivants :

L'aorte thoracique et l'œsophage, qui sont d'abord situés sur le même plan transversal, et qui se rapprochent en descendant, si bien que l'œsophage finit par se placer au-devant de l'aorte et contribue à former le sommet de la pyramide.

La grande veine azygos occupe le côté droit de la colonne vertébrale en arrière de l'œsophage ; la petite veine azygos est placée sur le côté gauche de la colonne dorsale, en arrière de l'artère aorte ; le canal thoracique est situé entre les deux veines azygos.

Signalons encore le tissu conjonctif, les ganglions lymphatiques, les rameaux du grand sympathique et les nerfs pneumogastriques qui entourent l'œsophage.

Les ganglions lymphatiques du médiastin ont une importance particulière à cause des maladies fréquentes dont ils sont le siège. Considérés dans leur ensemble, ils reçoivent les vaisseaux lymphatiques de la plèvre, des poumons, de

la trachée, des bronches, du cœur, du péricarde et des
parois thoraciques. Les groupes ganglionnaires, qui méritent
une attention spéciale, ont été bien étudiés par M. Barëty,
qui distingue : 1° des groupes péri-trachéo-bronchiques
droit et gauche; 2° des groupes sous-bronchiques droit et
gauche; 5° des groupes interbronchiques.

Anatomie pathologique. — Pathogénie. — Parmi les
nombreuses tumeurs qui se développent dans le médiastin[1],
nous étudierons principalement : 1° l'adénopathie simple;
2° l'adénopathie tuberculeuse; 5° l'adénopathie cancéreuse;
4° les dégénérescences du thymus; 5° l'anévrysme de l'aorte;
6° les abcès du médiastin; 7° le cancer de l'œsophage;
8° l'hypertrophie ganglionnaire avec ou sans leucocythémie;
le syphilome médiastinal qui fera l'objet d'un chapitre spécial. Je ne m'occuperai pas de la pleurésie médiastine, à
laquelle j'ai consacré un chapitre.

1° *Adénopathie simple.* — Les maladies aiguës des poumons et des bronches provoquent à des degrés divers, et
principalement chez les enfants, l'engorgement et l'inflammation des ganglions trachéo-bronchiques. La pneumonie,
la bronchite capillaire, les catarrhes associés à la rougeole,
à la coqueluche, à la grippe, développent l'adénopathie. Les
ganglions augmentent de volume dans des proportions parfois considérables : il y a, suivant les cas, congestion et
œdème inflammatoires, et parfois « l'hyperhémie et la suffu-
sion sanguine déterminent une augmentation de volume
avec coloration rouge de tout le parenchyme du ganglion;
celui-ci ressemble alors au tissu hépatique[2] ». L'adénite
aiguë arrive quelquefois à la suppuration.

2° *Adénopathie tuberculeuse.* — Dans les ganglions lymphatiques, les tubercules se développent le long des vaisseaux dans le système caverneux ou dans le système folli-
culaire du ganglion. Ici comme ailleurs, le tubercule subit
la transformation graisseuse, et, lorsque les granulations sont

1. Siebert. *Tumeurs du médiastin.* Thèse de Paris, 1872, n° 59.
2. Cornil et Ranvier. *Man. d'histologie,* p. 589.

confluentes, les parties situées entre les granulations subissent la dégénérescence caséeuse.

Chez les enfants, la tuberculisation des ganglions bronchiques n'est jamais primitive, elle est *toujours* consécutive à la tuberculose pulmonaire; la lésion tuberculeuse du poumon peut être insignifiante, et la lésion ganglionnaire très étendue (Parrot[1]).

3° *Adénopathie cancéreuse.* — Le sarcome et le carcinome des ganglions bronchiques sont souvent consécutifs aux lésions cancéreuses du poumon; le lymphadénome, beaucoup plus fréquent que les formes précédentes, est généralement primitif[2]; il se développe chez des sujets encore jeunes, au milieu de la santé, et il se présente parfois sous la forme plus maligne du lympho-sarcome.

Ces tumeurs cancéreuses prennent un développement quelquefois considérable; elles se généralisent, elles envahissent les organes du médiastin, le cœur, les poumons[3] et englobent les vaisseaux et les nerfs. Dans d'autres cas la généralisation se fait à distance, probablement par la voie des lymphatiques, des veines ou des séreuses, et l'on retrouve des noyaux cancéreux secondaires dans le foie, dans le rein, etc. On trouvera plus loin la description du cancer du canal thoracique.

4° *Dégénérescence du thymus.* — Les opinions les plus contradictoires ont été émises au sujet des tumeurs du thymus; on en a successivement exagéré et nié la fréquence. Il est certain que chez l'enfant, et même chez l'adulte, on retrouve des sarcomes de forme différente, à évolution lente, qui ont débuté dans les vestiges du thymus[4].

5° L'*hypertrophie ganglionnaire* avec ou sans *leucocythémie* sera le sujet d'une description séparée.

6° La *syphilis* peut provoquer des adénopathies médiastines, qui ont été décrites au chapitre de la syphilis du poumon.

1. *Soc. de biologie*, séance du 28 octobre 1876.
2. Rendu. Tum. mal. du méd. *Arch. de méd.*, 1875, p. 455.
3. Viguier. *Bull. Soc. anat.*, 1872, p. 9.
4. Hahn et Thomas. Rôle du thymus dans la pathogénie des tumeurs du médiastin. *Arch. de méd.*, 1879, p. 523.

Symptômes. — Outre les signes et les symptômes[1] qui sont propres à la pathologie de chacun des organes du médiastin (cancer de l'œsophage, anévrysme de l'aorte, adénie, tuberculose ganglionnaire, etc.), il existe un certain nombre de signes qui sont communs à toutes les tumeurs et qui permettent de résumer en une vue d'ensemble la pathologie de la région médiastine[1]. C'est ce que j'ai nommé le *syndrome médiastinal*. Ainsi, pour prendre un exemple, la compression d'une bronche, d'un tronc veineux ou d'un nerf récurrent, est toujours suivie des mêmes effets, qu'il s'agisse d'un anévrysme de l'aorte, d'une hypertrophie ganglionnaire, d'un lymphadénome ou d'une tumeur cancéreuse. Ces signes communs et ces symptômes uniformes sont presque tous le résultat de compressions exercées par les tumeurs sur les organes de la région médiastine. Les voici résumés dans l'énumération suivante :

a. *Déformation de la région.* — Cette déformation porte sur la région sternale ; la première pièce du sternum est saillante, soulevée, ou bien la voussure prédomine aux articulations sterno-claviculaires ; parfois il y a usure des os, comme dans l'anévrysme de l'aorte, et la tumeur expansive prend la place du squelette. Quand la tuméfaction est due à des masses ganglionnaires (adénie, cancer), on retrouve souvent des ganglions en saillie dans le creux sus-claviculaire.

A la déformation thoracique se joignent d'autres signes : la sonorité normale de la région a fait place à une matité dont l'étendue varie suivant le volume de la tumeur et peut se retrouver aussi en arrière dans la région interscapulaire (N. Guéneau de Mussy[2]). Le retentissement de la voix et la respiration bronchique sont des symptômes propres à l'altération des ganglions voisins de la trachée et des bronches, tandis qu'un double centre de battements accuse l'existence d'un anévrysme de l'aorte.

Quand la maladie est de longue date, la *rétraction* de la paroi thoracique, qu'on a quelquefois observée, est probable-

---

1. Dieulafoy. Art. MÉDIASTIN du *Dictionn. méd. et chirurg.*
2. Guéneau de Mussy. *Clin. méd.*, t. I, p. 566.

ment due à la compression d'une grosse bronche et au fonc
tionnement incomplet du poumon.

b. *Compression des vaisseaux artériels et veineux.* — C'est
là une des conséquences les plus fréquentes des tumeurs du
médiastin. « Les artères et les veines bronchiques peuvent
être comprimées par les ganglions sus-bronchiques et inter-
trachéo-bronchiques, les troncs veineux brachio-céphaliques
et les branches de la crosse de l'aorte par les ganglions
rétro-sterno-claviculaires. » (Baréty[1].)

Les vaisseaux artériels, plus résistants, échappent mieux
à la compression que les vaisseaux veineux, et il n'est pas
rare de voir un anévrysme de l'aorte ou une masse ganglionnaire comprimer la veine cave supérieure, la grande veine
azygos, le tronc veineux brachio-céphalique. Quand la veine
cave supérieure est comprimée, l'arrivée du sang par cette
voie dans l'oreillette droite est difficile ou impossible ; il en
résulte une stase sanguine dans tous les départements qui
déversent leur sang dans les affluents de la veine cave supérieure, c'est-à-dire dans la tête, dans les membres supérieurs
et dans la partie supérieure du thorax.

A la suite de cette stase sanguine on voit apparaître la dilatation de veinules sous-cutanées qui normalement sont à
peine apparentes ; des réseaux bleuâtres se montrent sur le
thorax, sur les épaules, sur les bras, etc.; les veines jugulaires sont dilatées. Cette stase veineuse est suivie de la
formation d'une *circulation collatérale* ou complémentaire,
c'est-à-dire que le sang, qui régulièrement se déverse dans
l'oreillette droite par la veine cave supérieure, suit maintenant une voie détournée, et cherche à atteindre le même but
par la veine cave inférieure. Cette voie détournée, le sang la
traverse au moyen des anastomoses profondes et superficielles qui relient le système cave supérieur au système cave
inférieur, et qui, pour le besoin actuel, prennent un volume
trois, quatre, dix fois plus considérable.

Ces *anastomoses* sont la grande et la petite veine azygos,

____

1. Baréty. *Adénopathie trachéo-bronch.* Th. de Paris 1874.

les veines intercostales, mammaire interne, épigastrique, sous-cutanée abdominale, circonflexe iliaque. C'est grâce à ces voies détournées que le sang du système cave supérieur cherche à se déverser dans le système cave inférieur, pour remonter dans l'oreillette droite. Il s'ensuit que, dans ces cas anormaux, le courant du sang se fait de haut en bas dans les veines cutanées du thorax et de l'abdomen, et il est facile de se convaincre du sens du courant, en refoulant le sang d'un segment veineux dilaté et en supprimant alternativement la compression à l'extrémité supérieure ou à l'extrémité inférieure du segment exsangue[1].

Si la grande veine azygos participe à la compression, le rétablissement de la circulation a lieu seulement par la veine cave inférieure; dans le cas contraire, le système azygos qui se déverse dans la veine cave supérieure, prend sa part au rétablissement de la circulation. En résumé, la stase sanguine dans les vaisseaux veineux, la situation topographique de ces réseaux et la direction du courant sanguin, forment par leur réunion un indice précieux qui permet de remonter à l'origine du mal, c'est-à-dire à l'obstacle de la circulation dans le médiastin.

Quand la circulation collatérale est suffisante, les troubles sont peu marqués; dans le cas contraire, on voit apparaître de l'*œdème* des mains et de la face, les lèvres sont violacées et les yeux injectés, le malade éprouve des vertiges, des épistaxis, de la céphalalgie, en un mot, les signes de la congestion céphalique par stase veineuse.

Lorsque la compression porte sur l'artère sous-clavière, sur le tronc brachio-céphalique, le pouls radial diminue d'amplitude dans le côté correspondant à la compression. On a plusieurs fois noté la compression de l'artère pulmonaire[2] ou de ses branches; l'ulcération de ces vaisseaux a été cause d'hémoptysie foudroyante.

c. *Compression de la trachée et des bronches.* — La bronche gauche est plus souvent comprimée que la droite;

1. Jaccoud. *Clin. méd. de la Charité*, p. 127.
2. Salmon. Thèse de Paris, 1868.

le murmure vésiculaire diminue ou disparaît dans le pou
mon correspondant, mais la sonorité thoracique est con
servée. La réunion de ces deux symptômes, absence de l
respiration et conservation de la sonorité, éloigne l'idé
d'un épanchement de la plèvre et ne peut s'expliquer qu
par un rétrécissement ou par une compression de la bronche
Quand le calibre de la bronche est très diminué, on observe
au moment de l'inspiration, une dépression de la parc
thoracique (*tirage*), dépression surtout visible au niveau de
creux sus-claviculaire et épigastrique (N. Guéneau de Mussy)

La compression des bronches et de la trachée provoqu
souvent une inspiration rude et sifflante qui, d'après so
intensité et son caractère, prend le nom de *cornage* (Cayol)
ce bruit se retrouve toutes les fois qu'il existe un rétrécis
sement des gros tuyaux aériens, larynx, trachée, ou bron
ches de fort calibre.

d. *Altération des nerfs pneumogastrique, récurrent, phré
nique et sympathique.* — Les symptômes consécutifs au
altérations de ces nerfs sont fort différents, suivant que l
nerf est *irrité* (symptômes d'*excitation*) ou *détruit* (symptôme
de *paralysie*); c'est là une distinction fort importante. L
toux rauque, quinteuse, *coqueluchoïde* (Guéneau de Mussy
a été notée dans un grand nombre d'observations d'adéne
pathie bronchique. « Chez les enfants spécialement, lorsqu
la toux spasmodique se montre d'emblée, ou persiste long
temps après une coqueluche véritable, il y a lieu de souj
conner une compression du nerf pneumogastrique par de
ganglions bronchiques dégénérés » (Verliac). La *dyspné*
avec ou sans paroxysmes, tient souvent à une compressio
des nerfs pneumogastrique et récurrent; l'accès d'oppre
sion simule un accès d'asthme (Hérard) ou revêt l'aspect à
l'angine de poitrine; dans un cas de ce genre, les symptôme
étaient dus à l'irritation du pneumogastrique droit conge
tionné et adhérent à des ganglions tuméfiés et dégénéré
(Baréty). J'en ai cité un cas analogue[1].

---

1. Dieulafoy. *Société clinique de Paris*, 1879.

Les troubles *laryngés* se traduisent par de la raucité de la voix (dysphonie), par des spasmes de la glotte. Les altérations de la voix s'expliquent par la paralysie de la corde vocale correspondante au nerf récurrent lésé, diagnostic facile à vérifier au laryngoscope. Les spasmes de la glotte sont dus à l'excitation des nerfs récurrents ; il suffit même de l'excitation d'un seul nerf récurrent pour provoquer le spasme glottique (Krishaber).

L'altération des nerfs phréniques détermine des névralgies diaphragmatiques et des accès de dyspnée (Bazin).

L'inégalité des *pupilles*, plusieurs fois observée, tient sans doute aux altérations du grand sympathique.

e. La *dysphagie* est due à la compression de l'œsophage par les tumeurs médiastines, tumeurs de l'aorte, dégénérescence des ganglions, etc., à l'adhérence de l'œsophage avec les organes voisins; sa perforation est signalée cinq fois dans la thèse de M. Baréty.

Diagnostic. Pronostic. — Le *diagnostic* des tumeurs médiastines est souvent difficile; parfois *la lésion ne se trahit que par un phénomène isolé;* c'est la contraction permanente d'une pupille, une dyspnée paroxystique analogue à des accès d'asthme, une aphonie simulant une maladie du larynx, une toux spasmodique et quinteuse ressemblant à la coqueluche, une douleur rétrosternale et angoissante, qui n'est autre qu'une angine de poitrine; et, alors même que l'attention est dirigée vers le siège du mal, la difficulté n'est pas entièrement vaincue, car beaucoup de tumeurs médiastines ont des symptômes communs, et il faut alors diagnostiquer la nature de la tumeur.

Mais, si elles ont des caractères communs, elles ont aussi quelques caractères particuliers qui aident au diagnostic. Ainsi, dans l'anévrysme de la crosse de l'aorte, il y a souvent un mouvement d'expansion, un double centre de battements, un bruit de souffle double ou unique. Les affections ganglionnaires du médiastin (adénie, leucémie) sont généralement accompagnées d'hypertrophies ganglionnaires dans d'autres régions, au cou, à l'aisselle, à l'aine. Dans l'adénopathie tuberculeuse, il faut interroger avec soin l'état des poumons; les dégénérescences cancéreuses se poursuivent quelquefois jusqu'aux ganglions sus-claviculaires.

Le *pronostic* est généralement grave; les tumeurs, par leurs progrès plus ou moins rapides, compromettent la respiration de la circulation, et le malade meurt soit lentement par asphyxie, soit brusquement par syncope ou par accès de suffocation. Le dénouement rapide est généralement amené par les altérations des nerfs pneumo-gastrique et récurrent.

Certaines lésions du médiastin peuvent être traitées *chirurgicalement* (Ziembicky). Le Dr Potarca (de Bucarest), dans un travail intitulé *la Chirurgie intramédiastinale postérieure*, a émis bon nombre d'observations concernant des opérations pratiquées pour des collections purulentes du médiastin postérieur, phlegmon, médiastinite, suppurations osseuses ou ganglionnaires et par corps étrangers.

§ 2. — MÉDIASTINITE SYPHILITIQUE. — SYPHILOME MÉDIASTINAL

Description. — Le 11 avril 1910 entrait dans mon service, salle Saint-Christophe, n° 18, un homme de 65 ans, couvreur de son métier. Jusqu'à la fin de l'année 1909, la santé avait été bonne, mais depuis cette époque s'étaient succédé une série de symptômes dont voici la description :

Le malade avait d'abord éprouvé une douleur, ou mieux, une pesanteur de tête qui devint bientôt extrêmement pénible. « C'était, dit notre homme, comme si l'on m'avait assommé. » Cette sensation de pesanteur était surtout accusée pendant le travail, alors que la tête était baissée, le couvreur étant obligé, par son métier, de se courber en avant. La même sensation était encore très intense au lit, à cause de la position horizontale, et pour alléger ses souffrances le pauvre homme était obligé de s'asseoir ou de se tenir debout, conditions peu favorables au sommeil.

A la même époque survint un symptôme assez étrange, c'est l'écoulement de larmes sur le visage et par les narines. Cet écoulement se faisait surtout quand le malade se courbait en avant, pendant son travail, ou quand il était au lit, la tête inclinée sur l'oreiller. L'écoulement se faisait goutte à goutte et le linge en était tout mouillé.

En même temps était survenue une diminution rapide et très notable de l'ouïe ; le malade ne pouvait plus tenir une conversation, il devenait sourd, sans savoir à quoi attribuer cette infirmité. A ces symptômes s'ajoutait une dysphagie si intense, que l'alimentation dut être réduite à des soupes et à du lait. La dysphagie n'était nullement douloureuse ; elle n'était accompagnée ni de régurgitations ni de vomissements, elle consistait simplement en une gêne mécanique au passage des aliments solides.

La respiration, elle aussi, laissait beaucoup à désirer ; le moindre effort devenait impossible et le malade était facilement essoufflé, surtout pendant son travail. Il remarquait également que sa voix faiblissait et devenait rauque.

A ces différents symptômes s'adjoignit assez rapidement un énorme gonflement du cou. Impossible de boutonner les chemises, car le tour de cou qui était primitivement de 38 centimètres atteignait actuellement 42 centimètres.

Perdant ses forces, respirant mal et se sentant gravement atteint, cet homme abandonna son travail en février 1910. Vers la même époque survint un œdème qui atteignit en quelques jours la partie inférieure de la face, le cou et les membres supérieurs. C'est dans ces conditions que le malade entra dans notre service le 11 avril.

Dès son arrivée nous l'examinons. Ce qui frappe tout d'abord, c'est l'aspect de la tête avec sa forme en poire. Les joues et les parties latérales du visage sont fortement élargies par un œdème induré qui se continue avec un œdème volumineux des régions parotidiennes et du cou. La partie supérieure du thorax participe à cette tuméfaction œdémateuse qui a également envahi les membres supérieurs. Les bras et les avant-bras sont énormes ; ils ont pris une forme cylindrique qui cache les reliefs musculaires. Les mains sont épaissies. En certains endroits les tissus œdématiés ont pris une consistance scléreuse; on dirait du carton; on ne peut ni pincer la peau ni former le godet. Du fait de ces œdèmes indurés les mouvements des mains et des bras sont fort limités, le malade peut à peine remuer les doigts ou fléchir le poignet.

Par contre, les œdèmes ont à peine effleuré la partie supérieure du visage et ils ont complètement respecté les membres inférieurs.

Au cou, à la poitrine, dans le dos et aux bras, on constate la formation d'une forte circulation veineuse complémentaire. Au cou, les jugulaires externes forment des cordons flexueux et fortement distendus. A la face antérieure du thorax se dessinent des réseaux veineux très dilatés. De chaque côté de l'abdomen est une arcade veineuse volumineuse qui part du bord externe du grand muscle droit et qui, après avoir décrit une longue courbe, vient se perdre au voisinage du sternum. Sur cette arcade veineuse jetée entre les veines épigastriques d'une part, les intercostales et les mammaires internes d'autre part, il est facile de mettre en évidence, par la pression du doigt, le sens du courant sanguin qui au lieu de se faire de bas en haut se fait de haut en bas, allant de la veine cave supérieure vers la veine cave inférieure.

Le malade à l'air un peu ahuri; la pesanteur de tête lui est extrêmement pénible : ce n'est pas de la céphalée, c'est autre chose, « on dirait que la tête pèse 15 kilos »; les yeux sont larmoyants, mais il n'y a pas de chémosis; la respiration est gênée; la dysphagie ne permet que le passage des boissons. Cet homme est devenu tellement sourd que même en lui criant dans l'oreille on n'arrive pas toujours à se faire entendre.

Passons à l'examen des organes : rien à signaler au cœur ni à l'aorte; le rythme des pouls radiaux est régulier et synchrone. A l'inspection de la poitrine, on ne constate ni épanchement pleural ni lésion pulmonaire; on ne perçoit aucun bruit anormal trachéo-bronchique, ni cornage ni souffle, mais à la percussion, le côté droit du thorax est moins sonore que le côté gauche et à l'auscultation le murmure vésiculaire y est sensiblement affaibli. On ne constate de matité ni à la région sternale ni à la région interscapulaire. On ne trouve de ganglions nulle part.

La voix est rauque et bitonale; à l'examen laryngoscopique pratiqué par M. Bonnier, on voit que la corde vocale droite est paralysée. Cette paralysie était à prévoir, car en pressant légèrement le larynx entre deux doigts au moment où l'on fait parler le malade, on sent fort bien que les vibrations glottiques transmises aux doigts sont beaucoup moindres du côté de la paralysie vocale.

Munis de tous ces renseignements, il était possible d'affirmer que notre malade étaient atteint d'une tumeur du médiastin. On pouvait même aller plus loin dans le diagnostic topographique et localiser la lésion dans le voisinage de la veine cave supérieure. *La répartition régionale des œdèmes et la paralysie de la corde vocale droite* étaient les signes de premier ordre qui justifiaient ce diagnostic.

En effet, c'est la gêne dans le domaine de la veine cave supérieure qui expliquait les œdèmes localisés au visage, au cou, à la partie supérieure du thorax et aux membres supérieurs. C'est la gêne dans le domaine de cette veine cave supérieure qui expliquait les circulations complémentaires, les distensions veineuses, le renversement du courant sanguin, et la stase veineuse encéphalique qui se traduisait par une terrible pesanteur de tête. La paralysie de la corde vocale droite indiquait que le nerf récurrent droit, ou peut-être le pneumogastrique droit, était intéressé.

Restait à savoir quelle était la nature de la lésion médiastinale. S'agissait-il d'un anévrysme aortique, d'une lésion ganglionnaire, d'une lésion tuberculeuse, cancéreuse ou syphilitique?

Nous devions éloigner l'hypothèse d'un anévrysme de l'aorte car nous ne trouvions aucun signe qui nous permit de nous arrêter à ce diagnostic. Pouvait-on croire à des lésions médiastinales tuberculeuses ou cancéreures? Ce n'était pas impossible, mais c'était bien improbable, car l'examen le plus complet ne nous orientait pas vers ce diagnostic. A plusieurs reprises, des examens radioscopiques et des épreuves radiographiques n'avaient donné que des résultats sans importance; on percevait une ombre dans la région médiastinale incriminée, mais on n'en pourrait tirer aucune conclusion.

Nous aurions vivement désiré aboutir au diagnostic de lésion syphilitique du médiastin, car la médication eût été singulièrement simplifiée et les chances de succès n'auraient sans doute pas été illusoires. Mais nous avions beau chercher des arguments en faveur de ce diagnostic, il ne nous était pas possible d'en trouver. Le malade longuement interrogé niait formellement avoir eu la syphilis; il ne portait d'ailleurs aucune trace, aucun stigmate de syphilis ancienne ou récente; nous nous demandions s'il ne s'agissait pas, par hasard, d'un cas de syphilis ignorée.

Le malade fut mis en observation, on prescrivit le régime lacté et l'on pratiqua, faute de mieux, des injections de cacodylate de soude. Mais les symptômes empiraient, la dyspnée augmentait, les veines du cou étaient encore plus volumineuses, la surdité était presque complète, le cou était énorme, l'œdème des bras augmentait; la pesanteur de tête était intolérable, les nuits étaient des plus pénibles, la faiblesse s'accentuait, bref, on sentait que la situation allait devenir périlleuse.

M. Guinard, chirurgien de l'Hôtel-Dieu, étant venu dans notre service, un de nos chefs de clinique, M. Le Play, le pria d'examiner le malade. M. Guinard fut d'avis, lui aussi, qu'il s'agissait d'une lésion médiastinale développée dans les parages de la veine cave supérieure; il émit même la possibilité d'une tumeur thymique et son opinion fut « qu'on pourrait aller y voir » ou du moins qu'on pourrait tenter l'opération de Freund qui consiste à sectionner sur une certaine étendue les cartilages qui unissent les côtes au sternum, opération qui a pour but de donner plus de jeu au thorax et plus de place aux organes du médiastin.

M. Le Play fit donc passer le malade en chirurgie, mais le lendemain matin, la nuit ayant porté conseil, il eut des scrupules, il se demanda si c'était vraiment bien le cas de livrer cet homme au chirurgien, et sans tarder il le fit remonter dans nos salles.

Alors l'idée de la syphilis se présenta de nouveau, d'autant plus que nous avions été témoins dans le service de cas vraiment étonnants de syphilis ignorée traités avec succès. C'est d'abord le cas d'un homme qui avait à la gorge une ulcération envahissante d'apparence lupique. Bien que cet homme affirmât de très bonne foi n'avoir jamais eu la syphilis, et bien qu'on n'en trouvât aucune trace, aucun stigmate, je fis pratiquer des injections mercurielles à la dose journalière et croissante de un, deux, trois et quatre centigrammes de biodure d'hydrargyre. Malgré ce traitement intensif, l'ulcération de la gorge gagnait toujours du terrain, la luette était en partie détruite, les piliers étaient atteints, la dysphagie devenait terriblement douloureuse et le malade maigrissait à vue d'œil.

Voulant rendre des forces à cet homme, je fis pratiquer la gastrotomie par M. Marion et pendant huit mois l'alimentation se fit par la sonde stomacale. Le malade avait beaucoup engraissé, mais l'ulcération de la gorge progressait et elle avait gagné le pharynx. Toujours convaincu qu'il s'agissait de syphilis ignorée (et n'ayant pas à cette époque la ressource de rechercher la tréponème ou la réaction de Wassermann), je repris les injections mercurielles que je portai cette fois à la dose quotidienne de cinq centigrammes. Le résultat fut des plus remarquables : les ulcérations, qui pendant plus d'un an avaient été rebelles au traitement, se cicatrisèrent très rapidement quand la dose curative fut atteinte, la sonde stomacale fut supprimée et la guérison se fit sans récidive. Il s'agissait donc là de syphilis ignorée[1].

Je citerai encore le cas d'une femme de notre service

1. Dieulafoy. *Clinique médicale de l'Hôtel-Dieu*, 1909, t. VI, page 51.

atteinte successivement, depuis cinq ans, de céphalée vi-
lente, d'attaques fréquentes d'épilepsie, de paralysie faciæ
et oculaire, de troubles de la vision avec œdème papillair,
symptômes consécutifs à une méningite basilaire. Ici encor,
la malade affirmait de très bonne foi n'avoir jamais eu a
syphilis; elle n'en présentait du reste aucun stigmate; c
plus, chose essentielle à noter, elle était accouchée à term,
au début de sa maladie, il y a cinq ans, d'une fillette fol
bien constituée et actuellement en belle santé et sans ta
héréditaire. Pareils renseignements étaient bien faits por
éloigner l'hypothèse de la syphilis, et cependant l'étude ds
symptômes et leur évolution m'engageait à porter le diagnost
de syphilis ignorée et de syphilome méningé basilaire. L
traitement fut institué à la dose croissante de 1, 2, 5, 4 ce-
tigrammes de biiodure d'hydrargyre. N'obtenant aucun r-
sultat, le biiodure fut porté à la dose journalière de 5 ce-
tigrammes, et à un moment donné, la céphalée et les attaqus
d'épilepsie cessèrent brusquement pour ne plus revenir; ls
autres symptômes disparurent également et la malade ft
guérie de sa méningite basilaire syphilitique qui évolua
depuis cinq ans[1]. Ici encore il s'agissait de syphilis ignoré.

Eh bien, pourquoi ne pas tenter chez notre homme ls
chances de la médication mercurielle? Pourquoi sa média-
tinite ne serait-elle pas, elle aussi, associée à une syphilis
introuvable et ignorée, pourquoi ne serait-il pas en proiei
un syphilome médiastinal?

Le traitement mercuriel fut commencé le 27 mai. Tos
les jours, jusqu'au 14 juin, on injecta le biiodure d'hydra-
gyre aux doses croissantes de 1 centigramme, 1 centigramm
et demi, 2 centigrammes et 2 centigrammes et demi.

Le résultat ne se fit pas attendre. Après la sixième u
septième injection, le malade manifeste une amélioratio
notable, la pesanteur de tête est moindre, la respiration el
un peu plus aisée, on dirait que les doigts sont moins er-
pâtés et plus mobiles.

1. Dieulafoy. *Clinique médicale de l'Hôtel-Dieu*, 1909, t. VI, Pachyn-
ningite basilaire syphilitique Première leçon.

Au 14 juin, l'amélioration est incroyable, et cette amélioration progresse de jour en jour, à vue d'œil. Le malade est souriant, il nous reçoit tous les matins avec une joie qu'il ne dissimule pas, il n'éprouve presque plus sa cruelle pesanteur de tête, il dort bien, il entend mieux, la déglutition est plus facile, les œdèmes diminuent, les mains et les doigts deviennent plus agiles.

La médication mercurielle, qui a été suspendue le 14 juin, est reprise six jours plus tard, et cette fois la dose journalière du biiodure d'hydrargyre est portée à 3 et 4 centigrammes. A la date du 30 juin, l'état de notre malade est complètement modifié : la tête a perdu son aspect en forme de poire, les yeux ne sont plus larmoyants, la pesanteur de tête a totalement disparu, les œdèmes du cou et des bras ont notablement diminué; les tissus sont devenus plus souples, les saillies musculaires ont repris leur apparence normale, le malade a retrouvé la liberté de ses mouvements, il gesticule avec ses mains et ses bras, les doigts ont retrouvé leur agilité. Pour nous montrer à quel point la déglutition est devenue facile, cet homme se met à manger et avaler devant nous de gros morceaux de pain, il secoue sa tête dans tous les sens pour nous prouver qu'il n'en souffre plus, il n'est plus sourd, sa voix a repris son timbre normal et, chose essentielle, l'examen au laryngoscope démontre que la corde vocale droite *n'est plus paralysée*.

Le malade supportant son traitement mercuriel sans en éprouver le moindre inconvénient, on continue encore les injections de biiodure jusqu'au 14 juillet. Bien que les œdèmes du cou et des membres supérieurs aient en partie disparu, les tissus n'ont pas encore repris partout leur souplesse; ainsi les téguments de la région externe de l'avant-bras conservent encore une consistance de carton. Les veines du cou forment toujours des cordons flexueux fort distendus; les réseaux veineux du tronc et des bras sont d'autant plus apparents qu'ils ne sont plus masqués par l'œdème qui les dissimulait.

A l'auscultation on constate que le mouvement vésicu-

laire a repris sen intégrité dans le côté droit de la poitrm.
Le sommeil et l'appétit sont excellents; notre homme :
promène une partie de la journée sur les terrasses e
l'Hôtel-Dieu, il monte les escaliers sans la moindre oppre-
sion, ses forces sont revenues, il se sent guéri, il demand
à quitter l'hôpital pour aller reprendre son métier de cot
vreur et il manifeste joyeusement son contentement, alo:
que, quelque temps avant il se croyait perdu.

Il nous quitte en effet. Il est venu nous revoir, quelque
semaines plus tard, en parfaite santé. Il a repris son trava
et il n'en éprouve aucune fatigue; c'est « comme s'il n'ava
jamais été malade ». Néanmoins il nous a promis de reven:
nientôt, afin qu'on puisse lui faire une nouvelle série d'ir
jections mercurielles. Et ce ne sera pas la dernière, car l
même traitement devra être recommencé tous les trois mo:
au moins pendant un an.

Quant à savoir sous quelle forme s'est développée la lésio:
syphilitique médiastinale de cet homme, s'agissait-il d
gommes[1], ou de médiastinite calleuse, ou de syphilom
diffus scléro-gommeux[2], peu importe : ce qui est essentiel
c'est que les symptômes ont rapidement disparu sous l'in
fluence du traitement mercuriel.

Voilà donc un nouvel exemple de syphilis ignorée, e
les cas n'en sont pas rares. Le professeur Fournier a publi
sur ce sujet une importante leçon. On admet fort bien qu'o:
puisse ignorer la syphilis héréditaire, mais on conçoit moin:
bien qu'une syphilis acquise puisse être méconnue. Néan
moins, la porte d'entrée de l'infection syphilitique peu
passer inaperçue et l'on est infecté sans le savoir. San:
énumérer ici les différents cas de ce genre qui peuvent s:
présenter, je peux citer l'observation d'un malade de moi
service qui nous arriva avec une angine amygdalienne d'ap
parence si banale qu'il n'y avait même pas d'adénopathi:

1. Thiroloix et Miginiac. *Bulletin de la Société médicale des hôpitaux*
16 juin 1910.
2. Sergent *in* Gaucher. La syphilis des viscères. Paris 1909.

sous-maxillaire. On n'aurait pas osé porter le diagnostic de
chancre de l'amygdale, si l'examen à l'ultra-microscope
n'avait décelé la présence de nombreux tréponèmes caractéristiques[1]. Peu de temps après, apparaissait la roséole
syphilitique.

J'ai la conviction que, dans un certain nombre de cas, faute
de renseignements, on passe à côté du diagnostic, parce que
la syphilis est ignorée par le malade et introuvable pour le
médecin. Aussi, quand je me trouve en face de lésions organiques dont la cause m'échappe et quand je ne sais à
quoi rattacher le mal, je pense à la possibilité d'une syphilis
ignorée, j'institue le traitement mercuriel et, en cas de
succès je me plais à proclamer, une fois de plus, la vérité du
vieil adage : *Naturam morborum curationes ostendunt.*

Je ne sais ce que nous réserve la belle découverte du
médicament 606 d'Erlich, mais nous avons en mains une
médication admirable, c'est la médication mercurielle.

§ 5. CANCERS DU CANAL THORACIQUE

Le canal thoracique, qui recueille la lymphe venue des
membres inférieurs et des viscères thoraciques et abdominaux, s'étend de la citerne de Pecquet jusqu'à la veine sous-
clavière gauche. Il appartient donc au médiastin postérieur,
où on le suit entre les deux veines azygos et en arrière de
l'œsophage jusqu'au moment où il croise la face postérieure
de la crosse de l'aorte pour pénétrer dans la région cervicale. Le canal thoracique transporte une partie des substances
qui sont absorbées par les voies digestives, mais à l'état
pathologique il peut véhiculer des microbes et des embolies
cellulaires jusqu'au cœur droit. Que des cellules cancéreuses
viennent à se greffer sur ses parois (René Marie), un cancer

1. Le Play et Sézary. Diagnostic du chancre de l'amygdale. *La Presse
médicale*, 27 juillet 1910.

secondaire du canal thoracique se trouvera constitué.

Un de mes élèves, Nattan-Larrier, a étudié cette question; il a recueilli, dans notre service de l'Hôtel-Dieu, deux cas de cancer secondaire du canal thoracique, survenus chez une malade atteinte d'épithélioma de l'ovaire, et chez une malade atteinte d'un cancer de l'estomac. A l'aide des observations de Cooper, Andral, Cruveilhier, Virchow, Weigert, Eugman, Troisier, Mathieu, Nattan-Larrier, Kahn, on peut préciser les traits principaux des cancers du canal thoracique[1].

Les organes cancéreux qui prêtent le mieux à cette localisation secondaire, sont l'estomac, l'utérus et le testicule, dont les réseaux lymphatiques atteignent plus directement le canal thoracique, puis viennent le rectum, le pancréas, le rein et l'ovaire[2]. L'envahissement du canal thoracique se fait par propagation vasculaire; la dégénérescence atteint successivement les lymphatiques qui viennent de l'organe cancéreux, les ganglions auxquels ils aboutissent, les lymphatiques efférents et enfin le canal thoracique. L'envahissement du canal thoracique par effraction est tout à fait exceptionnel (Virchow).

Dans la moitié des cas le canal thoracique est cancéreux dans toute son étendue, depuis la citerne de Pecquet jusqu'à l'abouchement dans la veine sous-clavière; dans un quart des cas, le cancer s'arrête à quelque distance de ce point terminal, plus rarement la lésion se localise à l'origine du vaisseau. Lorsque le canal thoracique est envahi sur toute son étendue, il ressemble à un vaisseau injecté de paraffine (Mathieu et Nattan-Larrier) : « La citerne de Pecquet atteint le volume du pouce, elle présente l'aspect d'un gros cordon blanchâtre, mollasse, bosselé, dont la moindre piqûre fait sourdre une masse granuleuse. Au-dessous de la citerne de Pecquet, on voit sur les parties latérales de l'aorte un abondant réseau de lymphatiques cancérisés. Plus haut, on reconnaît le canal thoracique proprement dit, il forme un tronc

1. *Les cancers du canal thoracique*, par L. Nattan-Larrier. Clinique de l'Hôtel-Dieu. Conférences du mercredi. — Masson éditeur, 1906.

2. Godde. *Les cancers du canal thoracique*. Thèse de Paris, 1898-1899.

de 3 à 4 millimètres de diamètre qui serpente à la face postérieure de l'aorte : sur quelques points il se divise en trois ou quatre branches qui restent isolées sur une hauteur de 8 à 9 centimètres, puis qui se réunissent pour reconstituer un tronc, qui a les dimensions du vaisseau primitif. Après avoir contourné l'artère sous-clavière, le canal cancéreux arrive enfin à la veine sous-clavière, dont il perfore les tuniques au confluent de ce vaisseau avec la veine jugulaire interne. » Les coupes histologiques montrent que le canal thoracique est atteint d'un véritable cancer secondaire : les cellules épithéliomateuses se sont fixées sur le tissu conjonctif du vaisseau dont l'endothélium a disparu et forment de véritables bourgeons qui végètent dans la lumière vasculaire, et l'oblitèrent par leurs débris dégénérés (Troisier, L. Nattan-Larrier). Au niveau de la terminaison du canal, le cancer forme souvent une végétation cancéreuse qui flotte dans la veine sous-clavière.

Nous avons observé un cas très net de cancer du canal thoracique : En juillet 1900, entrait dans notre service, salle Sainte-Jeanne, une malade qui depuis longues années souffrait de troubles dyspeptiques. Elle avait eu à plusieurs reprises du melœna et des hématémèses, l'anorexie était absolue, l'amaigrissement était très marqué. Elle se plaignait de vives douleurs épigastriques, et la palpation de l'abdomen révélait une volumineuse tumeur au niveau de la grande courbure de l'estomac.

Cette malade était atteinte d'un cancer de l'estomac, diagnostic que confirmait encore l'existence d'un volumineux ganglion sus-claviculaire gauche (ganglion de Troisier). Bientôt une thrombose se forma à la veine sous-clavière gauche, puis la fièvre survint et la malade succomba à une septicémie à streptocoques. L'autopsie montra un cancer de l'estomac et un épithélioma secondaire généralisé à toute l'étendue du canal thoracique, qui était oblitéré depuis son origine jusqu'à son abouchement dans la veine sous-clavière. Il présentait de tous points l'aspect que nous avons décrit plus haut.

Le cancer du canal thoracique se traduit par quelques signes fonctionnels ou physiques, qui sont parfois difficiles à distinguer des signes qui sont dus au cancer de l'organe primitivement atteint.

L'amaigrissement et la dénutrition sont rapides. Mais ce qui est étrange, c'est que l'oblitération du canal thoracique ne s'accompagne pas en général de stase lymphatique. Dans trois cas seulement un épanchement laiteux d t péritoine a coïncidé avec le cancer du canal thoracique ; deux fois l'ascite, chyliforme était due à un cancer du péritoine et dans le troisième cas, observé dans notre service, l'épanchement chyleux était dû à une propagation du cancer aux chylifères sous-péritonéaux de l'intestin. Il faut donc admettre que la circulation lymphatique se rétablit, en général, par les réseaux collatéraux. Assez fréquente est la phlébite du membre supérieur gauche (Andral, Mathieu, Nattan-Larrier), due à la thrombose qui part de l'abouchement du canal thoracique ; cette phlébite s'observe dans un quart des cas. L'existence d'un ganglion sus-claviculaire gauche a été notée dans la moitié des observations.

La constatation d'une tumeur prélombaire, accompagnée d'un double varicocèle, permet de penser à l'envahissement du canal thoracique, puisque les ganglions prélombaires subissent la dégénérescence cancéreuse dans tous les cas d'épithélioma du canal thoracique ; néanmoins, les ganglions prélombaires peuvent être cancéreux sans que le canal thoracique soit envahi. Aucun de ces signes n'a donc une valeur absolue, mais leur apparition, au cours d'un cancer de l'estomac ou de l'utérus, permettra de penser au cancer secondaire du canal thoracique.

DEUXIÈME CLASSE
MALADIES DE L'APPAREIL CIRCULATOIRE

———

CHAPITRE I

MALADIES DU PÉRICARDE

———

§ 1. PÉRICARDITES AIGUËS

———

La péricardite est l'inflammation du péricarde.

Sénac, le premier (1783), sépara nettement la péricardite des autres maladies du cœur; en 1806, Corvisart lui appliqua les signes tirés de la percussion; en 1824, Collin, chef de clinique de Laënnec, découvrit le frottement péricardique (bruit de cuir neuf), et quelques années plus tard Bouillaud inaugurait la série des travaux par lesquels il transformait et créait pour ainsi dire la pathologie cardiaque.

Étiologie. — La péricardite dite *primitive* (*a frigore*) n'existe pas. La forme *secondaire*[1] est parfois associée à une lésion de voisinage (pleurésie, anévrysme de l'aorte); elle peut succéder à un traumatisme, mais elle est surtout liée aux maladies infectieuses et aux maladies dyscrasiques que je vais passer en revue.

La péricardite associée à la *pneumonie* survient dans le cours de la pneumonie (péricardite parapneumonique) ou après la pneumonie (péricardite métapneumonique). Elle est sèche, séro-fibrineuse, hémorrhagique[2] ou purulente; le

———

1. Leudet. Recherches sur les péric. second. *Arch. de méd.*, 1862.
2. Oski. *Péricardite à pneumocoques*. Thèse de Paris, 1896.

liquide en est très fibrineux et le pus en est « louable », bien lié. Cette péricardite à pneumocoque peut être indépendante de toute lésion pulmonaire et se développer pour son propre compte [1].

Les *fièvres éruptives*, et surtout la *scarlatine*, peuvent être accompagnées de péricardite. La péricardite de la scarlatine est séro-fibrineuse, hémorrhagique ou purulente, et presque toujours associée au streptocoque.

La péricardite de l'*érysipèle* est également associée au streptocoque (Denucé).

La péricardite consécutive aux lésions broncho-pulmonaires grippales est liée à plusieurs microbes, parmi lesquels le streptocoque est dominant.

La péricardite *brightique* pourrait bien être, dans quelques cas, une péricardite toxique.

La péricardite *tuberculeuse* est séro-fibrineuse, hémorrhagique ou purulente, elle est due au bacille de Koch, auquel s'adjoignent des infections secondaires [2].

La péricardite purulente consécutive à la *pyohémie* (état puerpéral, ostéomyélite) est due aux organismes habituels des suppurations, staphylocoques, streptocoques, dont il est parfois impossible de retrouver la porte d'entrée [3].

Mais, de toutes ces causes, la plus fréquente est le *rhumatisme polyarticulaire fébrile*, maladie aiguë, infectieuse et probablement microbienne. La péricardite rhumatismale se développe pendant la première et la seconde semaine du rhumatisme articulaire, elle peut même apparaître en même temps que les lésions articulaires, ou même sans lésions articulaires. Dans quelques cas, elle est associée à l'endocardite (endo-péricardite), ou à la pleurésie (péricardo-pleurite) ; elle frappe les sujets de tout âge, mais de préférence la jeunesse et l'enfance [4].

Anatomie pathologique. — On a divisé la péricardite

<hr>

1. Boulay. Thèse de Paris, 1891.
2. Pelthier, Thèse de Paris, 1901.
3. Foureur. *Revue de méd.*, juillet 1888.
4. R. Blache. *Maladies du cœur chez les enfants*, Thèse de Paris, 1869.

aiguë en deux variétés, comme la pleurésie, suivant qu'elle
est sèche ou accompagnée d'épanchement, mais dans la
pleurésie aiguë l'épanchement est la règle, tandis que dans
la péricardite il est l'exception. Sur dix malades atteints de
péricardite rhumatismale, on ne constate peut-être pas deux
fois l'épanchement. Au point de vue rigoureusement anatomique, il n'y a pas de péricardite aiguë absolument sèche,
car on retrouve toujours à l'autopsie une certaine quantité
d'exsudat; mais en clinique, l'épanchement n'est pris en
considération que s'il est en quantité suffisante pour déterminer des signes spéciaux; et, envisagée à ce point de vue,
la péricardite avec épanchement est assez rare.

La péricardite est particlle ou généralisée à tout le feuillet séreux; elle siège surtout au voisinage de l'aorte et à la
base du cœur. Le feuillet viscéral, l'épicarde, est toujours
le plus intéressé. Au début, les vaisseaux congestionnés se
dessinent en fines arborisations à la surface de la séreuse;
plus tard, la séreuse perd son poli et se recouvre d'un
exsudat fibrineux que son aspect *papillaire et mamelonné*
(cor hirsutum) a fait comparer à la langue du chat, ou à
deux tartines de beurre qu'on aurait d'abord accolées, puis
brusquement séparées. Les prolongements papillaires de cet
exsudat sont formés de fibrine, de cellules épithéliales et
de globules purulents; le derme de la séreuse n'y prend
aucune part; leur forme spéciale est due aux mouvements
incessants qui sont imprimés par le cœur à la fibrine. Le
tissu conjonctif de la séreuse est le siège d'une multiplication d'éléments embryonnaires, et les vaisseaux lymphatiques
sont gorgés de fibrine et de globules blancs. La quantité de
liquide épanché dans le péricarde varie de quelques grammes à un litre et même au delà; il est séro-fibrineux (rhumatisme, pneumonie); hémorrhagique[1] (tuberculose, mal de
Bright, scorbut, cancer, cachexies), purulent (scarlatine, pneu
monie, fièvre typhoïde, état puerpéral). La fibre musculaire
cardiaque est souvent atteinte de *myocardite aiguë superficielle.*

1. Lacrousille. *Péricardite hémorrhagique.* Thèse de Paris, 1865.

La péricardite *tuberculeuse* mérite une mention particulière. Elle survient dans le cours de la tuberculose aiguë ou chronique, elle peut même exister à l'état de tuberculose *locale primitive*. La péricardite est sèche ou avec épanchement, et dans ce dernier cas le liquide est souvent *hémorrhagique*. Dans la péricardite tuberculeuse récente, le tissu tuberculeux contient des *bacilles* ; mais ceux-ci peuvent manquer dans le tissu tuberculeux des péricardites anciennes (Cornil et Babès). Les ganglions du médiastin sont indurés, volumineux, le tissu cellulaire qui les entoure adhère à la plèvre et aux poumons. La péricardite tuberculeuse aboutit parfois à la symphyse cardiaque[1].

Description. — L'invasion de la péricardite aiguë est fort variable, et bien que cette diversité du début ne soit pas seulement imputable à ses causes, la péricardite est habituellement insidieuse et latente (Stokes)[2] et beaucoup plus rarement fébrile, bruyante et douloureuse.

Le malade se plaint parfois d'une oppression plus ou moins forte, de palpitations et de douleurs à la région précordiale, à la région épigastrique ou entre les deux épaules. Habituellement, surtout dans la péricardite rhumatismale, qui est de beaucoup la plus fréquente, ces différents symptômes, notamment la douleur, sont *nuls* ou *insignifiants*. Dans quelques circonstances, exceptionnelles cependant, les symptômes de la péricardite aiguë revêtent une notable intensité, la face pâlit, le malade est anxieux, la douleur peut être angoissante, terrible, accompagnée de refroidissement et de lipothymies, analogue à la douleur de l'angine de poitrine, ce qui prouverait que le plexus cardiaque et le nerf phrénique sont intéressés par la phlegmasie[3].

L'auscultation, pratiquée dès le début de la maladie, fait entendre un *bruit de frottement*. Ce frottement, souvent systolique, ne tarde pas généralement à devenir systolique

<hr>

1. Hayem et Tissier. *Revue de méd.*, janvier 1889.
2. Stokes. *Trait. des mal. du cœur.* — Graves, t. II, p. 222.
3. Peter. *Leçons de clin. méd.*, p. 411 et 470, et *Traité des mal. du cœur et de l'aorte*, 1883, p. 95. — N. Guéneau de Mussy. *Leçons de clin. médicale.*

et diastolique : c'est un bruit de va-et-vient, un bruit de « frou-frou ». Néanmoins, comme les bruits de frottements ne sont pas absolument synchrones avec les bruits de la systole et de la diastole cardiaques, il est préférable de dire que ces frottements sont, l'un, méso-systolique, et l'autre, méso-diastolique. Le défaut de synchronisme réside dans ce fait, qu'il faut, pour que les deux feuillets du péricarde produisent un frottement, que « le déplacement de la surface du cœur ait atteint un certain degré, que la contraction musculaire soit depuis un instant commencée, et que, par suite du changement de forme et de volume du cœur, les surfaces accolées se soient *lâchées* pour ainsi dire et aient été entraînées plus ou moins brusquement. » (Potain.)

Le *frottement péricardique* a des caractères spéciaux; il est plus râpeux que les souffles cardiaques, il ne se propage pas comme eux dans le sens du courant sanguin, il a son maximum d'intensité vers le troisième espace intercostal, là où la face antérieure du cœur est plus directement en rapport avec le thorax, il augmente d'intensité quand on fait incliner le malade en avant ou quand on appuie fortement le stéthoscope sur la paroi thoracique, enfin il n'est pas absolument isochrone aux tons normaux du cœur. Dans quelques cas le frottement est intense et généralisé.

Il arrive assez fréquemment que le frottement systolique commence un peu *avant* la systole; il est *présystolique*; il devient alors la cause d'un triple bruit nommé *bruit de galop* (Bouillaud). Ce bruit de galop a un rhythme spécial, et ses trois temps se décomposent de la façon suivante : les deux premiers bruits, brefs et précipités, sont formés l'un par le frottement présystolique et l'autre par le ton normal du cœur, avec ou sans frottement, et le troisième bruit correspond au deuxième ton normal du cœur ou à ce ton couvert par un bruit de frottement. Il ne faut pas confondre ce rhythme du bruit de galop, formé de deux brèves et d'une longue, avec les bruits dits de caille, de rappel, dont le

rhythme inverse, signe de rétrécissement mitral, est forr
d'une longue et de deux brèves.

Le bruit de *frottement*, simple ou double, avec ou sa ns
bruit de galop, est donc le signe de la péricardite *sèche*,
mais, lorsque la péricardite est accompagnée d'*épanchem nt*,
le liquide distend et sépare les feuillets du péricarde, et le
frottement disparaît en totalité ou en partie. Dans quelques
cas, cependant, ne l'oublions pas, on peut encore percevoir
du frottement vers la base du cœur, malgré la présence d'un
fort épanchement péricardique. A mesure que l'épanchement se forme, le liquide s'accumule dans les régions
déclives du péricarde. Un épanchement peu abondant p sse
inaperçu, mais les grands épanchements déterminent les
signes et les symptômes suivants :

A la vue et au toucher on constate que les ondulations
cardiaques et le choc du cœur contre la paroi thoracique
s'effacent graduellement. A l'auscultation, les bruits du cœur
s'éloignent, deviennent sourds et tendent à disparaître. La
voussure de la région précordiale, si caractéristique chez
l'enfant atteint d'épanchement péricardique, est *moins*
accusée chez l'adulte, parce que, chez l'adulte, les côtes
résistent, elles ne bombent pas, aussi, le péricarde distendu
par l'épanchement se loge-t-il aux dépens du diaphragme
qu'il abaisse, et aux dépens du médiastin postérieur qu'il
refoule.

Le signe le plus précis, le plus certain de l'épanchement
péricardique, c'est la *matité*. Cette matité est plus ou moins
étendue suivant la quantité du liquide épanché ; sa forme
et ses limites fournissent des renseignements précieux. La
matité péricardique a la forme d'un triangle, d'un cône,
dont le sommet remonte jusqu'à la troisième côte, au point
de réflexion du péricarde sur les gros vaisseaux, et dont la
base se confond avec le diaphragme abaissé. Dans les grands
épanchements du péricarde, ceux qui atteignent 600 à
800 grammes, la ligne de matité verticale, celle qui s'étend
du sommet du cône à sa base, mesure 14 à 18 centimètres,
et la ligne de matité horizontale, celle qui avoisine la base

du cône, mesure à peu près les mêmes dimensions. C'est donc par la percussion, plus encore que par les autres signes, qu'on peut suivre les progrès journaliers et parfois très rapides de l'épanchement péricardique.

L'épanchement, quand il acquiert de fortes proportions, 500 à 800 grammes, provoque une série de symptômes qui sont plus ou moins accusés ; tels sont la dysphagie [1], la pâleur et la bouffissure de la face ; la dyspnée, parfois terrible, accompagnée de défaillance et d'angoisse ; la cyanose et l'œdème des parties périphériques ; la petitesse et l'intermittence du pouls, et le pouls paradoxal. Quelques-uns de ces symptômes, la petitesse et l'irrégularité du pouls, peuvent tenir à la compression des oreillettes, qui résistent moins que les ventricules à l'épanchement [2]. Le pouls paradoxal, qui consiste en trois ou quatre pulsations, suivies de la suppression du pouls radial pendant une durée analogue, alors qu'il n'existe aucune interruption dans les battements cardiaques, ce pouls paradoxal (la disparition des pulsations coïncidant avec la fin de l'inspiration), existe dans le cas d'épanchement et dans le cas d'adhérences péricardiques. Quant aux autres symptômes, tels que la dyspnée, l'angoisse, les accès de suffocation, l'asphyxie menaçante, ils peuvent être dus à l'épanchement péricardique avec association d'endocardite, de congestion pulmonaire, et d'épanchement pleurétique qui *accompagnent souvent* la péricardite, surtout au cas de rhumatisme aigu (endo-péricardo-pleurite). Plusieurs de ces symptômes peuvent également tenir à la forme *paralytique* de la péricardite, provoquée par la dégénérescence du muscle cardiaque [3] ; en pareil cas, le malade peut succomber à une véritable *asystolie*.

La *marche* de la péricardite est irrégulière : sa *durée* est incertaine, et le cycle de la fièvre n'a rien de déterminé. La résorption de l'épanchement est suivie de la disparition

1. Bourceret. *Dysphagie dans la péricardite.* Thèse de Paris, 1877.
2. H. Frank. Recherches sur la production des troubles circul. dans les épanch. du péric. *Gaz. hebd.*, 1877.
3. Jaccoud. *Clinique de la Charité*, p. 267.

graduelle des symptômes que je viens d'énumérer, et le frottement (*frottement de retour*) apparaît de nouveau. Quand la péricardite a été légère, sans épanchement, ce qui est le cas habituel dans la péricardite rhumatismale, la séreuse revient à son état normal et la guérison a lieu en un ou deux septenaires.

Diagnostic. Pronostic. — A part les cas exceptionnels où elle s'annonce par des manifestations bruyantes (douleurs, angoisse, syncope), la péricardite est une maladie qui *doit être recherchée* avec soin, sous peine de passer inaperçue, car elle se développe d'habitude sans avertissement. Il faut ausculter souvent les sujets qui ont l'une des maladies énumérées à l'*étiologie* de la péricardite, ceux surtout qui sont atteints de rhumatisme articulaire, et l'on pourra alors surprendre le frottement péricardique à sa naissance.

Le *diagnostic* doit être fait pour les deux formes : péricardite sèche et péricardite avec épanchement. Le frottement du péricarde sera distingué des souffles cardiaques au moyen des signes indiqués plus haut. Le diagnostic avec le frottement de la pleurésie est fort simple, le malade pouvant, à volonté, suspendre les mouvements respiratoires, il supprime, du même coup, le frottement pleural.

Je rappelle en quelques mots les signes d'après lesquels on pourra diagnostiquer l'épanchement péricardique : La forme et le siège de la matité sont les éléments les plus précieux du diagnostic ; puis viennent la disparition du choc cardiaque, l'éloignement, la disparition des bruits du cœur et le pouls paradoxal. N'oublions pas que le frottement péricardique peut persister malgré un fort épanchement[1]. L'épanchement du péricarde et l'épanchement enkysté de la plèvre gauche présentent quelque analogie, mais la situation et la forme conique de la matité à la région précordiale, l'affaiblissement du choc cardiaque et l'éloignement des bruits du cœur, plaident en faveur du premier. L'*hypertrophie* du cœur et l'épanchement du péricarde ont deux

---

1. Rendu. *Clinique médicale*, 1890, t. I, p. 321.

signes communs, l'étendue de la matité et quelquefois
l'affaiblissement des bruits cardiaques; mais, dans l'hypertrophie, la matité coïncide avec la pointe du cœur, tandis
qu'elle descend plus bas que la pointe dans l'épanchement
péricardique (Gubler).

Dans ses formes habituelles, la péricardite rhumatismale
aiguë n'est pas une maladie sérieuse ; la gravité du *pronostic*
dépend de l'abondance de l'épanchement, de certaines
complications telles que l'endocardite, la pleurésie, la congestion des poumons, l'inflammation du myocarde, la
thrombose ventriculaire, cause de mort subite. Le pronostic
dépend aussi des causes qui ont donné naissance à la péricardite, la forme rhumatismale, par exemple, n'ayant en
aucune façon la gravité de la forme tuberculeuse.

Traitement. — Si la phlegmasie est intense, et surtout
si la péricardite prend la forme terriblement douloureuse
dont nous avons parlé, il faut pratiquer des émissions
sanguines ; on prescrit des sangsues ou des ventouses
scarifiées à la région précordiale; on fait usage de révulsifs
(vésicatoires), on applique des sachets de glace, qu'on laisse
en permanence. Dans le cas où le myocarde faiblit, on
administre la digitale ou la caféine. On atténue les douleurs
par des injections sous-cutanées de morphine. Si l'épanchement, par ses proportions, menace d'entraîner l'asphyxie
ou la syncope, on lui donne issue sans retard.

L'histoire de la *paracentèse du péricarde* et le manuel
opératoire ont été minutieusement décrits par mon maître
Trousseau [1], mais depuis lors, cette opération a été modifiée, et, je puis le dire, fort simplifiée, depuis que j'ai traité
les épanchements du péricarde comme les épanchements
de la plèvre, au moyen de l'*aspirateur*. Je crois donc inutile
de décrire l'ancien procédé, et je donne ici les conclusions
du mémoire que j'ai publié au sujet de la paracentèse du
péricarde dans le *Traité de l'aspiration* [2].

1. *Clinique de l'Hôtel-Dieu.* — *De la parac. du péricarde*, t. II, p. 1
2. Dieulafoy. *Traité de l'aspiration.* Paris, 1873. — *Des épanchements
du péricarde*, p. 263. — Demange et Spilmann. Deux cas de péricardite

Des expériences pratiquées sur le cadavre me permettent de formuler les conclusions suivantes :

1° Le péricarde est susceptible de contenir chez un adulte une quantité de liquide qui, dans les cas exceptionnels, peut dépasser 1200 grammes.

2° Quel que soit le degré de réplétion, le péricarde atteint son plus grand diamètre transversal au niveau du quatrième et quelquefois du cinquième espace intercostal.

3° A ce niveau, le péricarde n'est pas recouvert par le poumon gauche; ce poumon forme, au contraire, une encoche, *une sorte d'échancrure simulant un croissant*, qui s'étend de la quatrième à la sixième côte, et qui persiste même quand le poumon est insufflé. Cette échancrure coïncide avec le point maximum du diamètre transversal du péricarde distendu; elle laisse, par conséquent, la voie libre à l'aiguille aspiratrice.

4° Le péricarde, distendu par un liquide, dépasse le bord gauche du sternum, d'une étendue de huit, dix et douze centimètres.

5° Je conseille donc de pratiquer la ponction du péricarde dans le cinquième espace intercostal gauche, et à six centimètres environ du bord gauche du sternum.

On fait usage pour cette opération de l'aiguille n° 2. L'aspirateur étant armé, c'est-à-dire le vide préalable étant fait, on pratique la ponction au point convenu. A peine l'aiguille a-t-elle parcouru un centimètre dans l'épaisseur des tissus, c'est-à-dire aussitôt que l'extrémité de l'aiguille n'est plus en rapport avec l'air extérieur, on ouvre le robinet correspondant de l'aspirateur, et le vide se fait par conséquent dans l'aiguille, qui *devient aspiratrice*. C'est donc le *vide à la main* qu'on avance à la recherche de l'épanchement. On pousse l'aiguille lentement, jusqu'à ce que le liquide péricardique traverse l'index en cristal de l'aspirateur.

avec épanchement. Paracentèse; guérison. *Gazette hebdomadaire*, 11 septembre 1898. — Delorme. Ponction et incision du péricarde. *Archives de médecine militaire*, août 1896. — Giraudeau. De la paracenthèse du péricarde, *La Semaine médicale*, 14 septembre 1898.

A la ponction, délicate et émouvante, proposée par 'Aran, Jobert, Trousseau, j'ai substitué une simple piqûre d'aiguille (ponction aspiratrice), qui est absolument inoffensive et qui n'exige ni habileté particulière, ni connaissance chirurgicale exceptionnelle.

La paracentèse du péricarde[1] (quel que soit du reste le procédé opératoire) est bien loin de donner les beaux résultats de la thoracentèse. Dans quelques cas, surtout quand le liquide est purulent, la *péricardotomie* est indiquée[2].

§ 2. PÉRICARDITE CHRONIQUE — SYMPHYSE DU PÉRICARDE

Anatomie pathologique. — La *péricardite chronique* est primitive ou consécutive à une péricardite aiguë; l'*étiologie* est la même dans les deux cas. Les fausses membranes et les adhérences, lésions dominantes de la péricardite chronique, se présentent sous différents aspects. Les *fausses membranes* naissent dans le derme de la séreuse sous forme de bourgeonnements vascularisés, et ces bourgeonnements, par leur soudure, établissent des *adhérences* entre les deux feuillets de la séreuse. Les *adhérences* sont partielles ou généralisées[3] : partielles, elles fixent la pointe du cœur, elles entourent sa base à la façon d'un anneau, ou forment des cloisons et des loges remplies de liquides et d'éléments en voie de régression; généralisées, elles suppriment la cavité de la séreuse et aboutissent à la *symphyse cardiaque*, à la *péricardite oblitérante* (Stokes), à l'*ankylose du cœur* (Bouillaud). Si le processus phlegmasique atteint aussi le feuillet extérieur du péricarde, celui-ci subit à son tour des adhérences avec les organes voisins, avec la plèvre (symphyse médiastino-péricardique), le poumon, le diaphragme et la paroi thoracique. Les fausses membranes acquièrent jusqu'à deux centimètres d'épaisseur; elles sont hémorrha-

1. Ch. Février. Chirurgie du péricarde. *Bull. de thérapeut.*, 1880, p. 107.
2. Simard. *Péric. chron. chez les enfants*. Th. de Paris, 1878, n° 405.
3. Aran. Recherches sur les adhér. génér. du péric. *Arch. de méd.*, 1884.

giques, infiltrées de tubercules ou incrustées de sels calcaires. Les plaques *ossiformes* du péricarde (lamelles calcifiées sans ostéoplastes) ne sont pas plus du tissu osseux que les plaques cartilaginiformes (*plaques laiteuses*) ne sont du tissu cartilagineux; ces dernières, en effet, ne possèdent pas de chondroplastes, et sont formées par du tissu conjonctif lamellaire et par des fibres élastiques (Cornil et Ranvier).

Quand la péricardite chronique est accompagnée d'un épanchement, le liquide, en quantité variable, est purulent ou hémorrhagique; il tient en suspension des lambeaux de membranes. La fibre musculaire cardiaque, devenue flasque et jaunâtre, est plus ou moins atteinte par la dégénérescence graisseuse, et l'on observe, suivant le cas, l'*ectasie* des cavités cardiaques, l'hypertrophie ou l'atrophie du cœur et l'insuffisance des valvules tricuspide et mitrale.

Description. — Quand la *péricardite chronique* se borne à quelques adhérences, elle passe facilement inaperçue; elle n'est évidente que s'il existe des frottements, ou si le liquide épanché est abondant, ou enfin si les adhérences sont très étendues.

Dans les points où les fausses membranes ne sont pas adhérentes, on entend à l'auscultation le *frottement* rude et râpeux de la péricardite. S'il y a un épanchement suffisamment abondant, il se trahit par les signes décrits à la péricardite aiguë.

La *symphyse cardiaque*, si elle est bien tolérée, peut presque passer inaperçue, mais si elle est accompagnée de dégénérescence myocardite, de dilatation du cœur, elle se traduit par des signes et par des symptômes que nous allons passer en revue :

D'abord, le péricarde, par ses adhérences, est une cause de trouble apporté à la circulation cardiaque. A l'état normal, le vide intra-péricardique favorise la réplétion des cavités cardiaques au moment de la diastole; mais des adhérences viennent-elles à se produire, l'expulsion du sang est gênée au moment de la systole, et la réplétion des cavités du cœur est entravée au moment de la diastole, le vide péricardique étant supprimé[1].

Sous l'influence de la *symphyse cardiaque* on constate les symptômes suivants : Le malade est en proie à une dyspnée constante, plus ou moins vive, qui s'accroît avec le moindre effort; il éprouve une douleur précordiale qui peut disparaître au repos, mais qui se réveille parfois avec vivacité au moindre travail un peu fatigant. On constate par la pression que le nerf phrénique est douloureux au cou et à la région diaphragmatique.

A l'examen du thorax, on remarque souvent une voussure de la région précordiale. La percussion dénote un accroissement parfois considérable du volume du cœur. A la palpation on perçoit le choc systolique beaucoup moins fort qu'à l'état normal.

Les adhérences généralisées (symphyse cardiaque) provoquent des signes d'autant plus marqués qu'elles sont étendues à la paroi thoracique; ces signes sont : le retrait des espaces intercostaux pendant la systole cardiaque (Williams), la dépression systolique du creux épigastrique, le dédoublement des bruits du cœur.

Souvent la fibre musculaire cardiaque tombe en dégénérescence, elle devient moins résistante et, les fausses membranes aidant, il en résulte une *dilatation* des ventricules et une *insuffisance* consécutive des valvules[2]. La série des accidents cardiaques, les congestions et les œdèmes, l'asphyxie, l'asystolie et la mort subite, en sont la conséquence[3].

La chirurgie a essayé de remédier à ces accidents (Brauer). Il s'agit de supprimer en avant les pièces osseuses résistantes, afin de donner du jeu aux mouvements cardiaques. On peut faire de chaque côté une résection costale de 7 à 8 centimètres, y compris le cartilage. Dans une opération

1. Morel-Lavallée. Th. de Paris, 1883.

2. Ces accidents secondaires portent non seulement sur le ventricule droit et la valvule tricuspide, mais encore sur le ventricule gauche et la valvule mitrale (Jaccoud).

3. Laveran. Pronostic de la symph. card. *Gaz hebd.*, 1875.

que fit M. Delbet et qui se termina par un succès, l'opérateur réséqua 7 centimètres et demi de la troisième côte, 8 centimètres et demi de la quatrième et 9 centimètres de la cinquième[1].

§ 5. HYDROPÉRICARDE, HYDRO-PNEUMOPÉRICARDE

L'*hydropéricarde* est l'*hydropisie* du péricarde; il n'est pas le résultat d'un processus inflammatoire, comme la péricardite : c'est un épisode survenant dans le cours d'autres maladies. L'hydropéricarde est dû, soit à des causes mécaniques qui gênent la circulation des vaisseaux cardiaques, soit à des causes dyscrasiques et aux états cachectiques qui modifient la composition du sang. Les signes de l'hydropéricarde et la plupart de ses symptômes *moins la fièvre,* sont ceux de la péricardite avec épanchement.

L'*hydro-pneumopéricarde* est la présence simultanée de gaz et de liquide dans le péricarde. Ici, comme dans la pleurésie, on s'est demandé si un liquide purulent peut, par la décomposition de ses éléments, produire des gaz : le fait n'est plus admis. Les causes habituelles de l'hydro-pneumopéricarde sont le traumatisme, la communication du péricarde avec un abcès du foie (Graves), avec l'œsophage (Chambers), avec une caverne pulmonaire (Dowel). La présence de gaz dans le péricarde se traduit à a percussion par un son tympanique de la région précordiale : à l'auscultation, les bruits du cœur prennent un timbre *métallique*; et, si le liquide est en assez grande abondance, le cœur, en battant le liquide et le gaz, produit une sorte de gargouillement analogue au bruit d'une roue de moulin (Laënnec).

1. Hirtz et Delbet. Traitement chirurgical de la symphise médiastino-péricardique. *Acad. de méd.*, séance du 5 juillet 1910.

CHAPITRE II

MALADIES DE L'ENDOCARDE

§ 1. DES ENDOCARDITES AIGUËS

L'*endocardite* ou *cardi-valvulite* (Bouillaud) est l'inflammation de l'endocarde.

Discussion. — Il est d'usage de scinder l'étude des endocardites aiguës en deux groupes : d'une part l'endocardite simple, plus ou moins bénigne, et d'autre part les endocardites infectieuses et infectantes, qui correspondent à l'ancienne dénomination d'endocardites malignes. Cette division, commode, j'en conviens, pour une description théorique, est une division que je considère comme artificielle, car on sait aujourd'hui que toutes les endocardites aiguës sont plus ou moins de nature infectieuse, et plus ou moins associées à la présence de micro-organismes. Du reste, sur quoi baser cette division des endocardites aiguës ? Ce n'est pas sur la nature des lésions, car l'endocardite infectieuse, si souvent végétante-ulcéreuse, n'a pas seule le privilège de créer des végétations et des ulcérations de l'endocarde ; il y a des endocardites simples, qui, par la bénignité de leurs symptômes généraux, ne rentrent nullement dans la catégorie des endocardites dites infectieuses, et qui, néanmoins, peuvent présenter, comme lésions anatomiques, des végétations qui sont une source d'embolies et des ulcérations qui peuvent atteindre les valvules ou les cordages du cœur.

L'*étiologie* des endocardites, et les connaissances bactériologiques acquises depuis quelques années, peuvent-elles du moins servir de base à une classification ? Ainsi, par exemple, l'endocardite rhumatismale peut-elle être considérée comme une endocardite simple, à allures relativement bénignes, à lésions limitées au cœur, sans tendance aux complications emboliques, tandis que les endocardites de l'état puerpéral, de certaines pneumonies, de certaines scarlatines, etc., formeraient le groupe des endocardites infectieuses, avec localisations cardiaques et extra-cardiaques, avec embolies mécaniques et septiques, avec allures et symptômes généraux empreints trop souvent d'une excessive gravité? Pas davantage. L'étiologie, bien qu'ayant une part relative dans l'évolution anatomique et clinique des endocardites, ne peut être le point de départ d'une division, où les exceptions se rencontreraient à chaque instant. L'endocardite survenant dans le cours d'une scarlatine, d'une variole, d'un érysipèle, maladies éminemment infectieuses, est souvent une endocardite très simple, très bénigne, passant presque inaperçue, tandis que l'endocardite survenant dans le cours d'un rhumatisme franc, peut prendre, par exception, les allures des endocardites les plus infectieuses, à forme typhoïde et maligne.

La nature de l'endocardite, la variété de ses lésions, la diversité de ses micro-organismes, la bénignité ou la gravité de ses allures, tout cela dépend, *comme toujours du reste*, du concours d'un certain nombre de causes, qui se prêtent un mutuel appui ou qui se combattent, et parmi lesquelles il faut placer en première ligne l'origine spécifique du mal, la quantité et la qualité de l'agent pathogène, l'état antérieur de l'endocarde, et l'état de réceptivité et de résistance de l'individu.

Ces notions générales étant posées, je vais, pour la facilité de la description, adopter la division artificielle des endocardites en deux groupes, en établissant à l'avance que ces deux groupes sont reliés entre eux, cliniquement, par de nombreux intermédiaires. Dans le premier groupe, je décrirai l'endocardite simple, aiguë, et je choisirai pour type la plus fréquente de toutes, l'endocardite rhumatismale; dans le second groupe, j'aurai l'occasion d'esquisser le tableau des principales endocardites infectieuses et

infectantes : la pneumonique, la pyohémique, la puerpérale, etc.

Au cours de cette description, on verra que certaines
endocardites ne méritent pas le nom d'infectantes, car elles
ne se traduisent par aucun des symptômes de l'infection,
d'autre part elles ne méritent pas le nom d'endocardites
simples, car malgré l'apparente bénignité de leurs symptômes elles sont parfois accompagnées de la formation
d'embolies volumineuses qui oblitèrent les artères des membres ou du cerveau. Je nomme ces endocardites *emboli-*
gènes, cette désignation s'adressant aux embolies d'un
certain volume, et n'englobant pas, bien entendu, les embolies capillaires et la formation d'infarctus, hémoptoïques ou
septiques, lésions qui rentrent dans la description des endocardites infectieuses. Il y a donc : des endocardites simples,
des endocardites emboligènes, et des endocardites infectieuses, infectantes et malignes. Étudions successivement
ces différentes variétés.

ENDOCARDITE SIMPLE AIGUË, NON INFECTANTE

Étiologie. — Un grand nombre de maladies infectieuses,
la blennorrhagie[1], la scarlatine[2], la diphthérie, la variole[3],
dont on a trop exagéré l'importance étiologique (Quin-
quaud[4]), l'érythème noueux (Trousseau[5]), la chorée (Sée),
l'érysipèle de la face (Jaccoud[6],) la pneumonie, l'impaludisme, peuvent engendrer des endocardites souvent microbiennes qui, par leurs allures et par leurs symptômes, mériteraient, dans bien des cas, le nom d'endocardites simples,
non infectantes; souvent même elles sont si simples,

1. Jaccoud. *Clinique médicale*, 1887, p. 150.
2. Martineau. *Des endocard.* Thèse d'agrégat., Paris, 1866.
3. Desnos et Huchard. Complic. card. de la variole. *Union méd.*, 1870,
p. 1008.
4. Voyez Moulinier. *Endoc. dans les fièvres érupt.* Thèse de Paris, 1877,
p. 31.
5. *Clinique de l'Hôtel-Dieu*, t. I, p. 424.
6. Sevestre. *Manif. card. dans l'érysip. de la face.* Thèse de Paris, 1874,

qu'elles passeraient inaperçues sans un examen minutieux du cœur, et plusieurs d'entre elles guérissent sans laisser de reliquat.

Ce ne sont pas ces endocardites qui vont me servir de guide dans la description que je vais entreprendre. J'aime mieux choisir pour type l'*endocardite rhumatismale*, qui est de toutes, la plus fréquente, et qui réalise si bien, sous tous les rapports, le type de ce qu'on peut appeler l'endocardite simple, aiguë ou subaiguë, non infectante.

Le rhumatisme sous toutes ses formes, rhumatisme articulaire aigu, subaigu et chronique, peut provoquer l'endocardite (Bouillaud), mais c'est surtout dans le cours du rhumatisme *articulaire aigu généralisé* que l'endocardite se développe. Je renvoie à l'article *Rhumatisme*, où cette étiologie est traitée en détail. L'endocardite apparaît habituellement dans la deuxième semaine de l'attaque rhumatismale; dans quelques cas exceptionnels elle devance les manifestations articulaires. L'endocardite rhumatismale atteint surtout l'âge adulte et l'enfance[1].

Anatomie pathologique. — La phlegmasie a ses lieux d'élection : ainsi elle choisit presque toujours l'endocarde du cœur gauche[2], elle frappe les valvules de l'orifice mitral plus souvent que les valvules aortiques, la face centrale de ces valvules plus que leur face pariétale, et leur bord libre plus que leurs autres parties. Cette localisation de l'endocardite tient à plusieurs causes : 1° aux effets mécaniques de pression et de frottement exercés en ces points par le courant sanguin; 2° à la résistance moindre des parties valvulaires envahies, qui sont à la fois plus fatiguées et moins bien organisées (Peter[3]).

Pour comprendre les altérations de l'endocardite (aiguë ou chronique), il faut se rappeler la structure de l'endocarde, qui ressemble beaucoup à celle de l'endartère. L'en-

---

1. Blache. *Maladies du cœur chez les enfants.* Thèse de Paris, 1869.

2. Chez le fœtus, au contraire, c'est l'endocarde du cœur droit qui est le siège de la phlegmasie.

3. Peter. *Clin. méd.*, t. I, p. 568.

docarde se compose d'une première couche endothéliale constituée par un seul lit de cellules plates; d'une seconde couche formée de cellules aplaties superposées, séparées par une substance lamellaire, et d'une troisième couche de tissu élastique et de faisceaux de tissu conjonctif (Cornil[1]).

La première couche n'existe plus au moment de l'autopsie, elle disparaît rapidement après la mort; la seconde couche est très mince au niveau des valvules; la troisième couche (tissu fibro-élastique), au bord libre des valvules auriculo-ventriculaires, donne naissance aux tendons des muscles papillaires. Les valvules *auriculo-ventriculaires* peuvent être considérées comme un repli de l'endocarde dont les deux lèvres sont unies par du tissu conjonctif fibreux qui en assure la résistance (Ranvier). Les valvules *artérielles* résultent de l'adossement de la membrane interne des artères à l'endocarde ventriculaire.

Dans le cas où l'endocardite est légère et passagère, elle est plus exsudative que proliférative; le type des endocardites prolifératives est l'endocardite *rhumatismale*, que nous avons surtout en vue dans ce chapitre. L'inflammation atteint principalement la valvule mitrale, dont les bords sont tuméfiés, épaissis et fortement vascularisés, alors qu'à l'état normal les vaisseaux capillaires sont des plus rares. Ces vaisseaux sont atteints d'endartérite, et leur lumière est à peu près obstruée[2].

C'est dans la couche à cellules aplaties que se développent les altérations de l'endocardite aiguë; c'est souvent sous l'influence de micro-organismes que les éléments embryonnaires prolifèrent et s'agglomèrent sous forme de *granulations*, granulations si petites et si nombreuses qu'elles donnent à l'endocarde un aspect *dépoli* et *chagriné*. Ces granulations, qu'on avait prises d'abord pour de simples agglomérations fibrineuses, sont en réalité constituées par un tissu embryonnaire de nouvelle formation,

---

1. Contribution à l'histol. norm. et path. de la tunique int. des artères et de l'endocard. *Arch. de phys.*, 1868.

2. Martin. Pathogénie des endocardites. *Revue de médecine*, février 1885.

recouvert d'une mince couche de fibrine ; elles sont friable
molles et transparentes à l'état aigu ; quelques-unes ont
leur centre des vaisseaux en voie de formation. Les grant
lations peuvent envahir d'assez grandes surfaces de l'end
carde pariétal, ventriculaire, ou auriculaire, mais elles s
localisent, de préférence, à une petite distance du bo
libre des valvules, où elles forment une ligne *onduleu:
mamelonnée*.

Parfois, les granulations acquièrent le volume d'une tê
d'épingle ou d'un pois ; elles sont villeuses, filamenteuse;
nummulaires, verruqueuses ou framboisées, et elles ento
rent les valvules à la façon d'une guirlande. Ces végét
tions peuvent devenir une source d'*embolies* ; détachées pr
le courant sanguin, elles sont transportées dans toutes l
directions (embolies du cerveau, de la rate, du rein, etc.;
mais ces complications, que nous allons étudier longu
ment au chapitre suivant, au sujet des endocardites emb-
ligènes, végétantes, ulcéreuses, ces complications ne dc-
vent pas trouver leur place ici, puisque nous n'avons o
vue, pour le moment, que l'endocardite simple, vulgair,
bénigne.

Description. — Les phénomènes d'*invasion* de l'endoca-
dite simple aiguë n'existent pour ainsi dire pas ; il n'y a i
frissons, ni dyspnée, ni palpitations, ou du moins ces syr-
ptômes sont *si peu accusés* que, chez un malade atteint e
rhumatisme articulaire, l'endocardite passe inaperçue, i
l'on n'a pas soin d'ausculter le cœur tous les jours.

L'endocardite valvulaire se trahit à l'auscultation par ds
bruits de souffle qui sont en rapport avec le siège de a
lésion, bruits de souffle que nous étudierons en détail a
chapitre des lésions valvulaires. Tous les orifices du cœr
peuvent être le siège de l'endocardite rhumatismale ; qu'l
suffise de dire, pour le moment, que c'est l'orifice mitil
qui est plus généralement atteint, puis vient l'orifice ac-
tique. Le bruit de souffle qui caractérise l'endocardite n-
trale, s'entend à la pointe du cœur, c'est-à-dire au-dessos
et en dehors du mamelon, ce souffle, doux et léger, et

presque toujours systolique, l'insuffisance mitrale étant la règle, et le rétrécissement l'exception, à la période aiguë de l'endocardite (Bouillaud). La durée de l'endocardite rhumatismale ne dépasse guère deux ou trois semaines : après ce terme, elle entre en résolution et le souffle disparaît, ou bien elle persiste indéfiniment, elle passe à l'état chronique et le souffle persiste.

Les endocardites qui sont consécutives à un certain nombre de maladies infectieuses, érysipèle, oreillons, érythème noueux, etc., peuvent disparaître et guérir sans laisser de traces. Mais qu'on ne s'y fie pas : tel malade, un scarlatineux, surtout un rhumatisant, qu'on supposerait guéri parce que le souffle cardiaque a disparu, peut rester sous le coup d'une endocardite chronique dont l'évolution sera latente; le processus morbide n'est pas éteint, il va transformer lentement, insidieusement, les tissus qu'il a frappés, et il *va créer des lésions souvent irrémédiables* qui ne se révéleront parfois que bien des années plus tard. L'endocardite simple aiguë ne présente donc aucun danger immédiat, mais sa gravité vient des lésions valvulaires chroniques qui si souvent lui succèdent.

Les émissions sanguines locales, les sangsues, les ventouses scarifiées, les révulsifs à la région précordiale (vésicatoires) et les préparations de digitale forment la base du *traitement*. Mais là ne se borne pas la médication : il ne faut jamais perdre de vue le passage si fréquent de l'état aigu à l'état chronique; aussi les révulsifs, les pointes de feu, le *cautère suppuré*, doivent-ils être continués longtemps encore, au cas où l'endocardite aurait laissé quelques traces.

ENDOCARDITE VÉGÉTANTE — ENDOCARDITE ULCÉREUSE

ENDOCARDITE INFECTANTE, MALIGNE — EMBOLIGÈNE.

Pathogénie. — L'endocardite simple aiguë, celle que je viens de décrire, n'a pas de gravité immédiate : elle n'est redoutable que pour l'avenir, à cause des lésions valvulaires chroniques qui en sont trop souvent la conséquence. Mais il existe une autre forme d'endocardite aiguë, tour à tour nommée *typhoïde* (Bouillaud[1]), *ulcéreuse* (Senhouse Kirkes[2]), *infectieuse* (Jaccoud[3]), *infectante, maligne*, qui, dès son apparition, ou dans le cours de son évolution, peut revêtir les allures des états typhoïdes et des maladies septiques, et qui se termine assez souvent par la mort.

Nous savons aujourd'hui qu'il n'y a pas « une endocardite infectieuse », mais bien « des endocardites infectieuses », dont nous allons étudier, d'abord, la pathogénie et l'étiologie.

Les discussions concernant la pathogénie de ces endocardites infectieuses sont singulièrement simplifiées depuis les découvertes bactériologiques : leur étiologie n'est plus comme autrefois livrée à de simples hypothèses, et l'on peut grouper, avec quelque méthode, les lésions et les symptômes qui s'appliquent à chacune d'elles. La nature et le degré de virulence des micro-organismes, l'état antérieur de l'endocarde, les conditions de résistance ou de réceptivité de l'individu sont autant de facteurs qui entrent en ligne de compte.

Voici, je crois, comment on peut envisager cette question :

Que l'endocarde soit sain, ou qu'il ait été déjà lésé autrefois, condition *qui le met en état de réceptivité*, l'endocarde, et surtout l'endocarde valvulaire, offre un lieu favorable à l'arrêt et au développement d'un certain nombre d'agents pathogènes[4].

Ces agents pathogènes peuvent avoir les *origines* les plus diverses ; les uns ont pénétré dans l'économie par la peau (écorchure, durillon écorché, furoncle, brûlure, plaie, érysipèle, traumatisme) ; les autres se sont introduits par les muqueuses, par la muqueuse utérine (avortement, accou-

---

1. *Traité des maladies du cœur*, t. II, p. 274.
2. *Arch. de méd.*, 1853, t. I.
3. *Path. int.*, t. I, p. 725.
4. Lion. *Endocardites infectieuses*. Th. de Paris, 1890.

chement), par la muqueuse génito-urinaire (lésions de l'urèthre, de la vessie), par les muqueuses digestives (stomatites, angines, amygdalites, ulcérations stomacales et intestinales, ulcérations des voies biliaires); d'autres ont pénétré à travers les séreuses (lésions du péritoine, de la plèvre, des synoviales), d'autres se sont introduits à travers les voies respiratoires (broncho-pneumonies, lésions ulcéreuses du poumon, gangrène, bronchectasie); d'autres ont pu pénétrer à la faveur de lésions osseuses (ostéomyélite); chez d'autres, enfin, la porte d'entrée est introuvable, c'est alors qu'on invoque l'auto-infection, ou les endocardites infectieuses, dites *primitives*.

Les microbes pathogènes capables de créer les endocardites infectieuses sont multiples; je citerai d'abord les microbes *pyogènes*, les streptocoques et les staphylocoques, puis le pneumocoque, le bacille de la fièvre typhoïde et de la tuberculose, le gonocoque, d'autres microbes non classés ou non encore trouvés dans d'autres affections (Weichselbaum, Gilbert et Lion).

Tous ces microbes sont surtout aérobies; c'est ce qui explique sans doute leur préférence pour le cœur gauche et pour le sang oxygéné. Les endocardites du cœur droit sont plus rares; on en a publié néanmoins un certain nombre d'observations. Ces microbes ayant pénétré dans l'économie par une des portes d'entrée que nous venons d'énumérer, ils sont transportés par le sang jusqu'au cœur et ils envahissent l'endocarde soit par sa surface, à travers les fentes du tissu conjonctif, soit par sa profondeur, au moyen des petits vaisseaux. Cet envahissement peut être efficacement favorisé par des altérations antérieures de la séreuse. Une fois implantés sur leur terrain de culture, les agents pathogènes, seuls ou associés entre eux, couronnent leur œuvre de destruction, et le processus pathologique peut revêtir plusieurs formes, qui sont esquissées dans les exemples suivants :

Dans une *première variété*, la lésion de l'endocarde revêt surtout la forme *végétante*; elle aboutit à la formation de végétations plus ou moins volumineuses, plus ou moins friables. Ces végétations, détachées de l'endocarde, sont lancées, sous forme d'embolies, dans les vaisseaux. Si l'embolie est de forte dimension, elle oblitère une artère assez volumineuse (artère du cerveau ou des membres) et elle provoque des accidents consécutifs en rapport avec le vaisseau oblitéré (hémiplégie, aphasie, gangrène). Si l'embolie est de plus petit volume, elle détermine dans les organes (rein, rate, intestin, poumon) des *infarctus*, dont les symptômes sont en rapport avec l'organe envahi. Dans cette première catégorie d'accidents, l'embolie, ou les embolies, n'agissent, on le voit, que par simple obstruction des vaisseaux : l'embolie est dite *mécanique*, elle peut être redoutable, mais elle n'est nullement septique. En résumé, les endocardites qui forment cette première variété, sont des endocardites *emboligènes*, mais elles ne méritent pas le nom d'infectantes, les embolies auxquelles elles donnent naissance n'étant ni septiques ni infectieuses, mais purement mécaniques.

Dans une *deuxième variété*, le processus morbide de l'endocardite aboutit à la nécrose, aux ulcérations, et le plus souvent à des lésions qui sont à la fois végétantes et ulcéreuses. Ces ulcérations peuvent perforer les valvules, dilacérer les piliers, détacher des lambeaux de cordages, qui deviennent à leur tour une cause d'embolie mécanique. Ici encore, l'endocardite peut n'être pas infectante ; elle est surtout ulcéreuse, elle est ulcéreuse et végétante, elle est emboligène, elle est fort grave, mais son processus peut n'être pas infectieux.

Enfin dans une *troisième variété* je place les endocardites véritablement infectieuses et infectantes ; elles peuvent être ulcéreuses, elles peuvent être végétantes, elles sont même habituellement ulcéreuses et végétantes, mais ce qui domine la situation, c'est que leurs produits d'élaboration sont des produits *septiques*, infectants ; elles déversent dans le sang un principe *toxique*, des embolies capillaires septiques, et leurs symptômes rappellent le tableau des affections typhoïdes et de l'infection purulente.

D'après cette rapide énumération, on voit donc qu'on aurait tort d'englober toutes les endocardites graves ou mortelles sous la rubrique d'endocardites infectieuses. Il y a une échelle de gravité, il y a place pour des cas intermédiaires, pour des cas mixtes et associés, suivant que le processus morbide, végétant et ulcéreux, est accompagné ou non d'agents pathogènes infectants.

Ceci étant posé, abordons maintenant la description détaillée de ces endocardites.

Anatomie pathologique. — Dès le début de l'endocardite *maligne*, et c'est avec intention que je conserve cette épithète de maligne, qui s'adresse à toute endocardite qui ne rentre pas dans la description de l'endocardite simple, au début, dis-je, de cette endocardite, et sous l'influence des micro-organismes, on constate dans le tissu valvulaire une infiltration de cellules migratrices, une hypertrophie et une multiplication des cellules, une desquamation de la couche endothéliale, remplacée par une couche fibrineuse. Dans les mailles du réticulum fibrineux on trouve des colonies de bactéries qui « pénètrent par des fentes plus ou moins larges dans l'intérieur des valvules ».

Dans les endocardites malignes, la nature de la phlegmasie, à la fois *végétante* et *destructive*, aboutit presque toujours rapidement à des *végétations volumineuses* et à des *ulcérations profondes*. C'est en pareil cas qu'on trouve sur les valvules sigmoïdes, sur la valvule mitrale, sur les cordages tendineux des muscles capillaires, sur le septum médian, tantôt une végétation du volume d'un pois, d'une fraise, tantôt une agglomération, une guirlande, une couronne de *végétations* plus petites, les unes aplaties, papilliformes, verruqueuses, framboisées, les autres pédiculisées et comme prêtes à se rompre.

Ces végétations, formées en grande partie de tissu embryonnaire et se continuant par leur surface avec une masse fibrineuse, sont très riches en *microbes* qu'on trouve soit à la surface des végétations, dans les couches fibrineuses, soit dans le tissu même des végétations. Ainsi que je le disais, il y a un instant, il est probable que les bactéries déposées sur les valvules par le courant sanguin se développent dans les couches superficielles fibrineuses et pénètrent ensuite, par les fentes du tissu conjonctif, jusqu'à la surface et aux parties centrales des valvules. Il est possible également que les bactéries s'introduisent primitivement par les vaisseaux des valvules[1].

Dans quelques cas, les végétations se ramollissent et se transforment en une sorte de bouillie athéromateuse composée de granulations, de débris cellulaires, d'éléments graisseux et de micro-organismes, septiques à divers titres et à divers degrés. Ces différents éléments lancés dans le torrent circulatoire, il en résulte une véritable fabrique d'*embolies*, tantôt mécaniques, tantôt septiques, embolies du cerveau, des membres, de la rate, du foie, de l'intestin, de la peau, des reins, etc., les organes sont atteints d'infarctus hémoptoïques, d'infarctus suppurés avec abcès miliaires, abcès de la peau et des articulations, suppuration des méninges crânienne et rachidienne, diarrhée, albuminurie, hypertrophie de la rate, et le malade succombe souvent à des accidents gangréneux, typhiques, toxiques, infectieux, etc.

La rate est habituellement volumineuse, ainsi que cela s'observe, du reste, dans presque toutes les maladies typhoïdes et infectieuses.

Pendant la vie, le *sang* contient en quantité plus ou moins considérable des micro-organismes susceptibles de culture.

Après avoir étudié les végétations, passons maintenant aux *ulcérations* de l'endocardite maligne. Ces ulcérations de l'endocarde commencent par une petite plaque jaunâtre superficielle; peu à peu elles deviennent plus profondes, plus étendues, et elles peuvent aboutir à la *perforation* des valvules et à la production d'*anévrysmes* valvulaires (Foerster, Pelvet). Les anévrysmes valvulaires sont formés, ceux

---

1. Cornil et Babès. *Les Bactéries*, p. 361.

des valvules sigmoïdes, aux dépens de la face supérieure de ces valvules; ceux des valvules mitrales, aux dépens de la face inférieure. Cette localisation est réglée par le sens du courant sanguin, l'ectasie se faisant du côté où la pression sanguine est le plus considérable.

Ces ulcérations déterminent également la perforation de la cloison interventriculaire au niveau du septum, la rupture d'un pilier ou celle des cordages tendineux, devenus flottants par leur extrémité déchirée. C'est là une nouvelle source d'embolies. Dans bien des cas, je le répète, l'endocardite maligne est *à la fois* végétante et ulcérée. Qu'on analyse les observations, que l'on consulte le résultat des autopsies qui ont trait à cette variété d'endocardite, et l'on trouvera ce double processus de proliférations exubérantes et d'ulcérations profondes. Ces différents processus expliquent bien le mode de formation des embolies et leurs variétés multiples.

La *pathologie expérimentale* a pu réaliser des endocardites infectieuses. Ribbert en 1885, en injectant dans l'oreille d'un lapin un demi-gramme de culture de staphylococcus aureus, provoqua des foyers emboliques de cardite et d'endocardite valvulaire avec lésions consécutives d'endocardite aiguë. Wyssokowitsh varia les expériences; au moyen d'une sonde d'argent introduite dans la carotide droite de l'animal, il commença par blesser les valvules cardiaques, puis il introduisit des micro-organismes de différente nature (staphylococcus pyogenus, streptococcus septicus, etc.), et il provoqua non seulement des foyers parasitaires d'endocardite, mais encore il trouva dans différents organes des embolies avec infarctus et abcès contenant les mêmes microbes que les microbes de l'endocardite.

Description. — Dans les endocardites infectieuses, les symptômes généraux ont généralement beaucoup plus d'importance que les signes locaux. A l'auscultation du cœur, on peut constater un ou plusieurs souffles, qui dépendent de l'intensité de la lésion et de l'orifice lésé. Parfois le souffle est doux ou masqué par une péricardite,

dans d'autres cas il acquiert une notable intensité et il
revêt un timbre musical nommé *piaulement* (Bouillaud[1]).
Ce bruit de *piaulement*, qui se rencontre aussi dans les
lésions valvulaires chroniques, prend dans l'endocardite
infectieuse ulcéreuse un intérêt particulier : il peut être dû
à la vibration d'un corps (pilier, cordage ou végétation)
flottant au-devant d'un orifice, et plusieurs fois il a permis
d'annoncer à l'avance l'explosion des accidents de l'embolie
(Gubler[2], Potain[3]).

L'embolie, quelle que soit son origine, végétation ou
fragment, l'embolie peut agir à titre purement mécanique,
oblitérer une artère cérébrale, la sylvienne ou ses branches,
et donner naissance à l'apoplexie, à l'hémiplégie, à l'aphasie,
au ramollissement du territoire cérébral embolisé[4]. L'embolie peut oblitérer l'arbre d'un membre et provoquer une
gangrène consécutive. Ce sont là des accidents fort graves,
mais, je le répète, ils n'ont rien d'infectieux, l'endocardite
qui leur a donné naissance est purement *emboligène*, elle a
déterminé des accidents d'ordre mécanique et nullement
infectieux.

Dans d'autres cas, au contraire, l'endocardite est essentiellement infectieuse, ce sont les symptômes généraux
qui dominent, et d'emblée, on voit que le malade est sous
le coup d'une maladie infectieuse à forme typhoïde ou
pyohémique.

Quand l'endocardite ulcéreuse revêt la forme *typhoïde*,
la sécheresse de la langue, la prostration, l'élévation rapide
de la température, les frissons, qui apparaissent dès les
premiers jours, tous ces symptômes donnent au malade
l'aspect d'un typhique; qu'on ajoute à cela la congestion
broncho-pulmonaire, la stupeur, le ballonnement du ventre,
le développement de la rate, l'albuminurie, le dévoiement,

1. Mohammed. *Bruit de piaulement dans l'endocardite aiguë.* Th. de
Paris, 1870, n° 226.
2. Th. de Mohammed, p. 55.
3. Potain et Rendu. Art. Cœur du *Diction. des sc. méd.*, t. XVIII, p. 606.
4. Jaccoud. *Clinique médicale*, 1885.

et l'on comprendra la difficulté du diagnostic entre cet état typhoïde et la fièvre typhoïde. Toutefois, le diagnostic de l'endocardite est aidé par les bruits morbides qu'on perçoit au niveau des orifices du cœur, par l'absence de taches rosées lenticulaires, par l'évolution des symptômes, par l'examen et par la culture des microbes du sang, par un séro-diagnostic négatif. Cette endocardite paraît répondre au cas où l'on trouve des microbes lancéolés encapsulés (Jaccoud).

La forme *pyohémique* de l'endocardite ulcéreuse rappelle assez bien les allures de l'infection purulente; elle en a les frissons répétés et la température excessive, et, par le fait, il s'agit bien d'une infection, puisque l'endocardite verse dans le torrent circulatoire des produits de suppuration, des embolies *septiques* et des *bactéries* spécifiques. Ces embolies capillaires forment des taches ecchymotiques à la surface de la peau et des membranes séreuses, des infarctus suppurés, des abcès miliaires, des foyers de gangrène superficiels ou profonds; elles provoquent la méningite suppurée sous-arachnoïdienne. Le malade prend une teinte subictérique; des abcès se développent sous la peau, autour des jointures, dans les articulations, et la mort survient dans le délire. Cette forme pyohémique se rencontre de préférence dans les cas où les microcoques de la suppuration existent dans le sang (Jaccoud).

Lorsque les lésions de l'endocardite siègent sur les valvules du cœur *droit*, les *poumons* sont le siège de taches ecchymotiques, d'infarctus hémoptoïques, gangréneux ou suppurés, et d'abcès dont la dimension varie du volume d'un pois à celui d'une noix. Le diagnostic est basé sur l'auscultation du cœur, sur la recherche de foyers de suppuration ou de phlébites[1].

J'ai choisi, pour les besoins de la description, différents types d'endocardite infectieuse, mais je m'empresse de dire qu'en clinique, ces types ne sont pas toujours aussi

---

1. Malvoz. Endocard. tricusp. parasitaire consécutive à une thrombose de la veine axillaire droite. *Rev. de méd.*, mai, 1888.

nettement accusés, et les *différentes variétés* que je viens de décrire *sont souvent combinées.*

La *marche* et la *durée* de la maladie sont variables suivant les cas. On n'observe pas toujours une forte élévation de température; la maladie, au lieu d'être continue, peut se faire par poussées successives, avec des rémissions complètes d'assez longue durée. Le pronostic n'est pas fatalement grave, et la guérison a été obtenue dans un assez grand nombre de cas (Jaccoud). La forme typhoïde de la maladie peut durer plusieurs semaines, la forme pyohémique est plus grave et plus courte.

Variétés. — Après avoir étudié dans leur ensemble les endocardites malignes, emboligènes, et infectantes, je vais énumérer en quelques mots leurs principales variétés :

a. *Endocardite rhumatismale.* — Le rhumatisme crée des endocardites simples, emboligènes, et infectantes. L'endocardite rhumatismale simple est de beaucoup la plus commune, puisque c'est elle qui a servi de type à notre description de l'endocardite simple aiguë. Néanmoins, le rhumatisme peut créer l'endocardite emboligène avec embolies volumineuses des artères du cerveau et embolies des artères des membres (Jaccoud); il peut créer également l'endocardite infectante à forme typhoïde. Il est rare que l'endocardite infectieuse éclate dès la première attaque de rhumatisme; habituellement l'endocardite rhumatismale infectieuse se déclare chez un individu dont l'endocarde était déjà le siège d'endocardite chronique. C'est même, dit M. Jaccoud[1], la cause la plus habituelle de l'endocardite infectieuse rhumatismale. L'agent pathogène du rhumatisme nous est encore inconnu, et dans certains cas les lésions de l'endocardite maligne rhumatismale sont dues à des associations microbiennes.

b. *Endocardite pneumonique.* — L'endocardite à pneumocoques débute dans le cours de la pneumonie (para-

---

1. Cette question des endocardites infectieuses a été remarquablement traitée par M. Jaccoud, à plusieurs reprises, dans tous ses détails cliniques, pathogéniques et anatomiques. *Clinique médicale*, 1886 et 1887.

pneumonique) ou dans la convalescence de la pneumonie (métapneumonique); elle peut précéder la pneumonie (prépneumonique) ou en être complètement indépendante. Cette endocardite a une tendance plus *végétante* qu'ulcéreuse, elle détermine parfois de petits abcès sur l'endocarde. Elle siège à l'orifice aortique plus souvent qu'à l'orifice mitral; on la trouve également au cœur droit[1], à l'orifice tricuspide et à l'orifice pulmonaire. L'endocardite pneumonique est rarement emboligène parce que ses végétations ont une large base d'implantation; elle est même rarement l'origine d'embolies capillaires, mais elle est parfois infectante et la méningite suppurée lui est assez souvent associée.

L'endocardite pneumonique peut se développer chez des sujets qui n'avaient antérieurement aucune tare cardiaque, néanmoins les lésions anciennes des valvules favorisent singulièrement son développement. Le pneumocoque n'est pas toujours seul en cause; d'autres microbes, le streptocoque et certains bacilles non classés lui sont parfois associés.

Habituellement cette endocardite est silencieuse; elle passe inaperçue si l'on n'a pas soin d'ausculter tous les jours le cœur des malades atteints de pneumonie. Elle revêt assez souvent la forme simple. Elle peut guérir sans laisser aucune trace. L'endocardite pneumonique après lésions préalables des valvules a pu être réalisée expérimentalement chez le lapin (Netter).

c. *Endocardites puerpérale et gravidique.* — Dans l'endocardite infectieuse liée à la *grossesse*, il faut distinguer l'endocardite gravidique survenant pendant la grossesse et l'endocardite consécutive à une plaie utérine post-puerpérale. Cette dernière n'est en somme qu'une variété de septicémie et elle est autrement grave que l'endocardite simplement gravidique. Une plaie utérine non puerpérale peut produire le même résultat.

1. Netter. *Arch. de physiologie*, août 1886. — Hanot. *Arch. de méd.*, uillet 1886. — Aublé. *Endocardite pneumonique*. Th. de Paris, 1893.

L'endocardite gravidique est moins fréquente que l'endocardite puerpérale. Son origine est plus difficile à étudier, car elle ne paraît pas dépendre d'une infection d'origine utérine. Cette endocardite ne peut pourtant pas être envisagée comme une simple endocardite qui surviendrait au cours de la grossesse. L'état gravidique assombrit le pronostic de la maladie et le fœtus lui-même subit le contre-coup de l'infection maternelle. Il résulte des recherches de mon interne Nattan-Larrier que, sous l'influence de l'endocardite maternelle, les organes du fœtus subissent d'importantes modifications histologiques. Les toxines contenues dans le sang de la mère passent à travers le placenta et déterminent des réactions des organes hématopoiétiques, tandis que le foie et les reins présentent des lésions de dégénérescence d'autant plus accusées que l'infection a été plus grave et plus prolongée. L'évolution de l'endocardite gravidique est d'ailleurs variable et les examens bactériologiques ont montré qu'elle pouvait être produite par le pneumocoque, le streptocoque (Netter, Weichselbaum), par des bacilles non classés (Girode).

L'endocardite puerpérale est végétante et ulcéreuse, et les embolies capillaires qui en sont la conséquence sont des embolies septiques qui deviennent l'origine d'infarctus hémoptoïques et suppurés. Elle est généralement due à un streptocoque dont la virulence est extrême. Le tableau clinique est habituellement celui de l'endocardite infectante à forme pyohémique; le pronostic en est fort grave, néanmoins elle peut guérir. Il y a quelques années, nous avons suivi avec M. Champetier de Ribes l'évolution d'une endocardite post-puerpérale avec symptômes septicémiques, abcès multiples et endocardite mitrale; la malade a guéri de son infection et de sa lésion cardiaque, du moins on n'en trouvait plus trace à l'auscultation.

Ces formes atténuées correspondent sans doute à des infections dues à un streptocoque de moindre virulence. Le streptocoque n'est d'ailleurs pas le seul agent pathogène que l'on puisse rencontrer dans l'endocardite puerpérale;

d'autres microbes peuvent infecter la plaie utérine et devenir
l'origine de la septicémie à détermination endocardique. Le
staphylocoque (Ch. Leer), le pneumocoque (Schahl et Hergott), le colibacille (H. Rendu), ont été signalés soit dans
des cas isolés, soit au cours d'épidémies d'infections puerpérales dont le streptocoque n'était pas l'agent pathogène.

d. *Endocardite d'origine septicémique et pyohémique.* —
Cette endocardite infectieuse, l'une des plus fréquentes, est
celle qui est consécutive à une plaie suppurée siégeant à la
surface du corps ou dans la profondeur des organes
(urèthre, rein, vessie). Elle est surtout due à la pénétration
dans le sang du streptococcus pyogenes et du staphylococcus pyogenes aureus, isolés, réunis, ou associés à
d'autres microbes.

Quand l'endocardite est due au *streptococcus*, les ulcérations peuvent être étendues, mais les végétations sont
habituellement petites, molles, grisâtres; les infarctus sont
très fréquents, et ils suppurent rarement, contrairement
aux infarctus dus aux embolies capillaires du staphylocoque, qui eux suppurent souvent.

Quand l'endocardite est due au *staphylococcus aureus*, ce
qui est le cas, quand elle a pour origine le furoncle,
l'ostéomyélite, bon nombre de lésions suppurées centrales
ou périphériques, les lésions siègent plus volontiers au
cœur gauche qu'au cœur droit; l'endocardite est plus végétante qu'ulcéreuse; les végétations sont petites, molles, et
les infarctus qui en sont la conséquence sont suppurés. On
trouve des *abcès miliaires* à la rate, aux reins, aux poumons, au cerveau. Le tableau clinique rappelle la description de l'infection purulente avec état typhoïde, éruptions, suppurations cutanées. J'ai eu, en 1889, à l'hôpital
Necker, un malade atteint d'endocardite maligne à forme
typhoïde. L'endocardite était due au *staphylococcus albens*,
qui fut trouvé à l'état de pureté, pendant la vie, et après la
mort dans le pus d'abcès miliaires de l'endocarde.

L'endocardite à streptocoque, consécutive à l'*érysipèle*, est extrêmement rare[1]; tandis qu'il est assez fréquent de constater au cours de l'érysipèle une endocardite bénigne, curable.

e. *Endocardite typhique.* — L'endocardite typhique primitive, due au bacille d'Eberth, s'observe bien rarement[2]; ce qui est plus fréquent, se sont les endocardites typhiques secondaires, dues aux lésions intestinales, au colibacille et autres microbes.

f. La *lithiase biliaire* peut provoquer l'endocardite infectieuse, au moyen de germes puisés dans les conduits biliaires. L'infection paraît être due à des micro-organismes qui ont leurs représentants dans l'intestin[3].

g. *Endocardite tuberculeuse.* — Cette endocardite n'a été constatée que dans la tuberculose granuleuse aiguë[4]. Elle se présente, soit sous forme de granulations isolées, de tubercules miliaires qui existent le plus souvent sur le bord libre ou sur la face auriculaire de la valvule mitrale, soit sous forme de végétations.

Dans un certain nombre de cas, les bacilles de Koch ont été retrouvés dans ces lésions, qui peuvent donc être considérées comme de véritables lésions spécifiques. Du reste, l'endocardite tuberculeuse a pu être reproduite expérimentalement chez le lapin par infection intra-veineuse de cultures de bacille de Koch, précédée de traumatismes exercés sur les valvules aortiques. Les végétations des valvules produites en même temps que la tuberculose miliaire généralisée contenaient le bacille tuberculeux. Plus rarement, ces lésions sont caséeuses; les bacilles de Koch y existent également[5].

Ces différentes lésions évoluent d'une façon latente, sans provoquer de symptômes particuliers.

1. Denucé. Th. de Paris, 1885.
2. Déhu. *Complic. de la fièvre typhoïde.* Th. de Paris, 1895.
3. Netter et Martha. Endocardite végétante-ulcéreuse dans les affections des voies biliaires. *Arch. de physiologie*, juillet 1886.
4. Perroud. *Lyon médical*, 1875, p. 12.
5. Benda. Société de médecine de Berlin, 31 janvier 1898.

Les lésions de l'endocarde chez les tuberculeux ne sont pas absolument rares, mais elles ne sont pas toujours dues, il s'en faut, au bacille de Koch. Il s'agit là soit d'endocardites anciennes indépendantes de la tuberculose, soit de lésions récentes, plus ou moins végétantes, qui n'ont rien de spécifique comme structure histologique, et dans lesquelles l'examen bactériologique révèle quelquefois la présence de micro-organismes différents du bacille de Koch. Ces lésions récentes et végétantes d'endocardite trouvées à l'autopsie des tuberculeux, le plus souvent sur la valvule mitrale, peuvent donc être considérées comme dues à des infections secondaires (P. Tessier).

Endocardite blennorrhagique. — Qu'on veuille bien se reporter au chapitre concernant la *blennorrhagie*, on y trouvera décrites les endocardites à *gonocoque.*

§ 2. ENDOCARDITE CHRONIQUE

Étiologie. — L'*endocardite chronique* reconnaît les mêmes causes que l'endocardite aiguë, et le rhumatisme en réclame la plus large part; de plus, elle est parfois, chez l'alcoolique, chez le syphilitique, chez le goutteux, chez le vieillard, tributaire des altérations graisseuses, scléreuses, athéromateuses, qui envahissent le système artériel. La coexistence de la tuberculose et de l'endocardite mitrale a été signalée par Potain et Teissier. L'endocardite chronique fait souvent suite à une endocardite aiguë, d'autres fois elle est primitive et s'établit sournoisement. Sa marche est *lente et insidieuse*; les lésions valvulaires se développent à l'insu du malade, et, pour ne parler que des rhumatisants, que de gens qui vivent au milieu d'une santé en apparence excellente, et qui n'éprouvent les premiers symptômes de l'endocardite valvulaire que trois, quatre ans, dix ans après une attaque de rhumatisme articulaire aigu, depuis longtemps oubliée!

Anatomie pathologique. — Les *végétations* de l'endocarde, molles et friables dans l'endocardite aiguë, sont ici dures, fibreuses et sclérosées, et les vaisseaux si nombreux, à l'état aigu, dans tout le territoire tuméfié de la valvule mitrale, disparaissent à mesure que l'endocardite devient chronique. Le travail phlegmasique, commencé dans la couche à cellules aplaties, gagne la couche sous-jacente, riche en tissu conjonctif, et aboutit à un tissu de *sclérose*. On trouve dans ce tissu fibreux, à l'état d'ébauche, des îlots en transformation graisseuse, des foyers *athéromateux* et des incrustations *calcaires*, lésions qui présentent avec l'endartérite déformante une grande analogie. Cette transformation de l'endocarde et la propriété rétractile du tissu sclérosé expliquent les altérations des valvules et des orifices du cœur.

Toutes les parties qui constituent ces orifices sont envahies. Les *cordages* tendineux des valvules auriculo-ventriculaires sont raccourcis et indurés; la *zone fibreuse* qui entoure les orifices est hypertrophiée et sclérosée, les *piliers musculaires* sont également atteints par le processus scléreux; ils sont parfois épaissis et raccourcis, les *valvules* ont tantôt un volume trois et quatre fois plus considérable, tantôt elles sont atrophiées ou adhérentes; leurs bords sont soudés, déchiquetés, épaissis, couverts de bourgeonnements; les végétations siègent surtout à la face auriculaire des valvules auriculo-ventriculaires, et à la face ventriculaire des valvules sigmoïdes. Ces diverses lésions, dans lesquelles les adhérences, la sclérose, l'athérome et les calcifications sont combinés, finissent par déterminer une déformation des orifices et une gêne dans le fonctionnement des valvules. Telle est l'origine la plus ordinaire des *insuffisances* des valvules et des *rétrécissements* des orifices.

Sous l'influence du travail plus actif qui lui est imposé, la fibre musculaire des ventricules et des oreillettes s'hypertrophie, et le cœur peut aussi lutter efficacement contre les lésions d'orifice, mais vient un moment, où la fibre musculaire est également envahie par le processus morbide, les piliers charnus et les ventricules sont envahis par le tissu de sclérose, et leurs vaisseaux sont atteints d'endartérite, ce qui est une cause de dénutrition. Le muscle cardiaque transformé et dégénéré ne lutte plus alors avec la même efficacité.

Dans certains cas (vieillesse, alcoolisme[1]), les lésions de l'endocardite chronique n'ont pas pour point de départ un processus phlegmasique; elles débutent par un travail de régression, qui entraîne à son tour un travail inflammatoire; l'*athérome* joue le rôle principal; la dégénérescence athéromateuse paraît être ici, comme dans certaines endartérites, la lésion *primitive* et dominante (Cornil et Ranvier).

Les symptômes de l'endocardite chronique se confondent avec l'histoire des lésions valvulaires du cœur, qui vont être étudiées dans les chapitres suivants.

§ 5. LÉSIONS VALVULAIRES DU CŒUR

Aperçu général. — Que l'endocardite soit d'origine microbienne, toxi-infectieuse, comme la plupart des endocardites aiguës et comme beaucoup d'endocardites chroniques, qu'elle soit consécutive aux lésions athéromateuses de la goutte, de la vieillesse, comme quelques endocardites chroniques, la lésion endocarditique imprime aux orifices du cœur des altérations transitoires ou permanentes qui constituent des insuffisances et des rétrécissements[2]. On dit qu'il y a *rétrécissement* d'un orifice lorsque cet orifice, qui doit laisser passer à chaque révolution cardiaque une quantité de sang égale à 10, je suppose, n'en laisse plus passer qu'une quantité égale à 7, à 5, et moins encore. On dit qu'il y a *insuffisance*, lorsque les valvules, qui, normalement, oblitèrent un orifice, afin de s'opposer à la marche rétrograde du sang, n'obturent plus suffisamment cet orifice, ne jouent plus efficacement le rôle de soupape, et permettent à l'ondée sanguine de revenir sur ses pas. Les quatre orifices du cœur (artériels ou auriculo-ventriculaires) peuvent être

1. Voyez les développements donnés à cette étiologie par Peter. *Leçons de clinique médicale*, t. I.

2. Parrot. Art. Cœur du *Dict. des sc. méd.* — Bucquoy. *Leçons clin. sur les mal. du cœur.* — Huchard. *Maladies du cœur et des vaisseaux*, 1889

intéressés, mais ceux du cœur gauche le sont bien plus souvent que ceux du cœur droit. Les deux altérations, le rétrécissement et l'insuffisance, sont souvent combinées dans un même orifice ; néanmoins chacune d'elles peut se montrer isolée. Cette dissociation existe surtout pour les insuffisances dues à des causes mécaniques : ainsi l'ectasie du ventricule droit entraîne avec elle la dilatation de l'orifice tricuspide et l'insuffisance de ses valvules, de même que l'ectasie de l'aorte peut entraîner avec elle la dilatation de l'orifice et l'insuffisance des valvules sigmoïdes.

D'ailleurs, quel que soit le mécanisme de la lésion, et quel que soit l'orifice lésé, du moment que la distribution des ondées sanguines n'est pas régulière, du moment qu'une des pièces du rouage cardiaque est altérée, toute la circulation en éprouve le contre-coup. Il est vrai que ce contre-coup se fait sentir plus ou moins tardivement, *suivant l'orifice lésé* et suivant l'efficacité de la compensation, mais le résultat final est le même et, comme le dit fort bien M. Jaccoud[1], les lésions valvulaires élèvent la pression dans les veines, elles l'abaissent dans les artères, ce qui revient à dire qu'elles finissent par déterminer des congestions passives, des œdèmes, des hydropisies, des thromboses, des hémorrhagies, avec tout le cortège des troubles fonctionnels dus à ces lésions.

Toutefois, les lésions valvulaires du cœur peuvent être neutralisées pour un temps, quelquefois même pour très longtemps, pourvu qu'elles soient compensées. La *compensation* est une sorte de suppléance, due à la dilatation des cavités du cœur et à l'hypertrophie de ses parois. Prenons l'insuffisance aortique comme exemple : le ventricule gauche est soumis à un excès de pression par le surplus de l'ondée sanguine rétrograde, et sa fibre musculaire, dont le travail est exagéré, subit une notable hypertrophie. Grâce à ce mécanisme de compensation qui existe à des *degrés divers suivant les orifices malades*, les lésions valvulaires peuvent

[1]. *Pathologie interne*, t. I, p. 743.

rester inoffensives et silencieuses pendant une période dont la durée varie avec le genre et le *siège* de la lésion.

Mais il arrive un moment où la compensation *n'est plus suffisante*; le muscle cardiaque, frappé dans sa nutrition, envahi par du tissu de sclérose et ayant ses vaisseaux atteints d'endartérite, n'a plus l'énergie voulue pour faire face au danger; les troubles fonctionnels s'accentuent, les congestions, les stases sanguines, les hydropisies font des progrès, la dénutrition devient générale, des lésions irrémédiables se développent lentement dans les organes, la cyanose, la dyspnée, le coma sont graduellement portés au maximum, et cet état se résume en un seul mot, l'*asystolie* (Beau).

Pendant que le cœur s'use à la peine, les petits vaisseaux[1] qui forment les circulations *périphériques* et les circulations *locales* s'altèrent eux aussi, ils perdent leur résistance et leur tonicité, *chaque organe devient malade pour son compte*, et la maladie de cœur se transforme en une altération de tout l'organisme.

Toutefois l'*asystolie*, sous l'influence d'un traitement bien dirigé, ou même spontanément, peut s'amender pour un temps parfois fort long, mais, après quelques rémissions, dont la durée n'est pas limitée, le malade arrive au dernier terme de son affection, à la *cachexie cardiaque* (Andral); la maladie n'est plus au cœur, elle est partout; « aussi, quand il a cessé de vivre, le malade n'a-t-il fait, en réalité, que cesser de mourir » (Peter).

L'autopsie pratiquée chez les gens morts de cachexie cardiaque présente en effet des altérations généralisées. Les *poumons* sont le siège de congestion, d'œdème, d'infarctus, d'hémorrhagie. L'encéphale est congestionné, les *sinus cérébraux* sont gorgés d'un sang noir, le *foie*, volumineux et induré, présente une altération qui est connue sous le nom de *foie muscade*. Le *rein*, augmenté de volume, offre à sa surface des arborisations multiples. La *rate* est

1. Rigal. *Affaibl. des vaiss. dans les mal. card.* Th. de Paris. 1886.

gorgée de sang. Le *cœur* est généralement volumineux, sa fibre musculaire est pâle, dégénérée, parsemée d'îlots graisseux et scléreux; il contient des caillots, les uns jaunâtres et fibrineux, fermes et adhérents, par conséquent de formation ancienne, les autres mous et cruoriques, de formation récente.

Les maladies du cœur n'ont pas toujours la *marche* lente et progressive que je viens d'esquisser. Certains malades meurent subitement (insuffisance aortique), d'autres sont frappés d'accidents divers (hémorrhagie pulmonaire, embolie cérébrale), certains parcourent rapidement es diverses périodes de leur maladie et arrivent en quelques mois à la cachexie cardiaque, quelques autres, enfin, greffent sur leur vieille lésion valvulaire une poussée d'endocardite infectieuse parfois mortelle.

Signes et symptômes. — L'exposé clinique des maladies du cœur ne peut pas être traité dans un aperçu général, attendu que les symptômes de la maladie mitrale sont bien différents des symptômes de la maladie aortique : je renvoie donc à l'étude de chaque orifice en particulier. Il n'en est pas de même pour les *signes* des lésions cardiaques, et notamment pour les *bruits anormaux*, dont on saisira mieux le mécanisme dans une vue d'ensemble.

Mécanisme des bruits anormaux. — *Localement*, les lésions valvulaires du cœur se révèlent par des bruits morbides nommés *souffles* et *dédoublements*, dont l'interprétation repose sur la connaissance préalable des bruits physiologiques[1].

A l'état normal, quand on ausculte le cœur vers sa pointe, au niveau du mamelon, on entend deux bruits : le premier est long et bien frappé; le second est plus sourd et plus court. Quand on ausculte le cœur vers sa base, à la réunion du sternum et du deuxième espace intercostal droit, on entend également deux bruits dont le rythme est inverse de ceux de la pointe : le premier, systolique, est

---

1. Jaccoud. *Clin. de la Charité*, p. 158. — Friedreich. *Traité des mal. du cœur*, p. 45.

sourd; le second, diastolique, est plus long et bien accentué. Comme il se produit deux bruits au niveau de chaque orifice du cœur, et comme il y a quatre orifices (deux auriculo-ventriculaires et deux artériels), il s'ensuit qu'il se produit huit bruits à chaque révolution cardiaque; mais on n'en perçoit que quatre (deux à la pointe et deux à la base), parce qu'à l'*état normal* ils se fusionnent et se réduisent à deux pour la pointe (orifices auriculo-ventriculaires) et deux pour la base (orifices artériels). A quoi sont dus ces bruits? Chacun d'eux est formé de deux éléments : un élément *principal*, né sur place, et un élément *accessoire* ou de propagation.

Premier bruit. — A la *pointe* du cœur (orifices auriculo-ventriculaires), le *premier* bruit a pour élément principal le claquement des valvules (mitrale et tricuspide), et pour élément accessoire le retentissement du premier bruit de la base, qui, lui, est dû à la brusque distension des parois artérielles (aorte et artère pulmonaire) par l'ondée sanguine. A la *base* du cœur (orifices artériels), le *premier* bruit est formé des mêmes éléments, avec cette différence que l'élément qui était accessoire à la *pointe* devient ici l'élément principal, et réciproquement.

Deuxième bruit. — A la *pointe* du cœur, le *second* bruit a pour élément principal le passage du sang dans les ventricules et la distension du ventricule (interprétation assez obscure de Skoda), et pour élément accessoire le claquement de valvules sigmoïdes artérielles (aorte et artère pulmonaire). A la *base* du cœur, le *second* bruit est formé des mêmes éléments, avec cette différence que l'élément qui était accessoire à la pointe devient ici l'élément principal, et réciproquement.

En somme, qu'il s'agisse de claquements valvulaires ou de distension brusque des parois, tous les bruits normaux du cœur sont des bruits *solidiens* (Monneret), c'est-à-dire produits par la vibration des parties solides. Mais à l'état pathologique (insuffisance et rétrécissement), les bruits solidiens subissent les modifications suivantes: 1° ils sont remplacés par des *souffles*, c'est-à-dire par des bruits *liquidiens*, dus aux vibrations d'une ondée sanguine qui traverse un orifice malade ; 2° ils sont *dédoublés*, et le dédoublement porte sur le premier temps (bruit de galop) ou sur le second temps (bruit de rappel, d'enclume, etc.) ; 3° ils peuvent disparaître sans autre modification et sans être remplacés par aucun bruit anormal.

Les *bruits de souffle* sont variables comme timbre et comme intensité : ils sont *doux* et prolongés (insuffisance aortique), *râpeux*, en jet de vapeur (insuffisance mitrale), quelquefois *stridents* (rétrécissement aortique), ou si peu accentués qu'ils ressemblent plutôt à un roulement sourd qu'à un souffle (rétrécissement mitral). Dans quelques cas, le bruit de souffle est transformé en un bruit musical nommé *piaulement* (Bouillaud). Le piaulement[1] est dû, soit à la nature même de la lésion de l'orifice, soit à quelque lambeau flottant (pilier, cordage ou concrétion fibrineuse) mis en vibration au-devant d'un orifice par l'ondée sanguine.

Toutefois, je ne saurais trop insister sur ce point, la présence d'un souffle ou d'un dédoublement constaté à l'auscultation du cœur *ne suffit pas* pour affirmer la présence d'une lésion organique. Il y a des dédoublements, il y a des bruits de souffle qui n'ont rien à voir avec une lésion d'orifice : tels sont les souffles *extra-cardiaques* si importants à connaître et si bien étudiés par M. Potain ; tels sont les dédoublements normaux « résultant des changements transitoires que les mouvements de la respiration impriment à la pression du sang contenu dans le cœur et dans les gros vaisseaux » (Potain[2]) ; tels sont encore les bruits de souffle de l'orifice aortique et même de l'orifice mitral, dus à la chloro-anémie.

Mais revenons aux souffles organiques du cœur, et appliquons les données générales précédentes à chacune des lésions valvulaires.

1. Mohammed. *Du bruit de piaulement.* Th. de Paris, 1879, n° 226.
2. Potain. Note sur les dédoubl. norm. des bruits du cœur. *Soc. méd. des hôp.*, 22 juillet 1886.

A. L'*insuffisance mitrale* est caractérisée par un bruit de *souffle à la pointe et au premier temps*. Au moment de la systole ventriculaire, à l'état normal, l'ondée sanguine du ventricule gauche passe tout entière dans l'aorte, puisque la valvule mitrale obture complètement l'orifice auriculo-ventriculaire; mais à l'état pathologique, la valvule étant insuffisante à obturer cet orifice, une partie de l'ondée sanguine ventriculaire reflue dans l'oreillette et un souffle *systolique* se produit. Ce souffle a son maximum vers la pointe du cœur, au niveau de l'orifice mitral, sous le mamelon ou en dehors.

B. Le *rétrécissement mitral* est caractérisé par un souffle *diastolique* (au 2ᵉ temps) ou par un souffle *présystolique* (avant le 1ᵉʳ temps), ou par un *dédoublement du second bruit*. Pour bien comprendre le mécanisme et la valeur de ces bruits pathologiques qui se passent à la pointe du cœur, il est bon de rappeler en quelques mots la physionomie de la diastole ventriculaire. Au moment de cette diastole, le ventricule se dilate, l'orifice auriculo-ventriculaire s'ouvre largement, et le sang passe de l'oreillette dans le ventricule. Mais ce passage du sang est assez lent; il commence mollement pendant la diastole ventriculaire (2ᵉ temps), et se termine plus brusquement pendant le grand silence (3ᵉ temps), alors que l'oreillette se contracte. Si donc le souffle du rétrécissement se produit pendant la première partie de ce passage, ce qui est fort rare, il est diastolique (Hérard); et s'il se produit pendant la deuxième partie du passage (contraction de l'oreillette)[1], il correspond au grand silence : il précède donc la systole ventriculaire, il est *présystolique* (Gendrin). Le souffle du rétrécissement mitral a peu de vigueur, car l'ondée sanguine est faiblement poussée à travers l'orifice rétréci, même quand l'oreillette est hypertrophiée; aussi ce souffle

---

1. C'est pendant le grand silence (3ᵉ temps) et aussitôt avant la systole ventriculaire que l'oreillette, jusque-là peu active, se contracte pour achever de déverser son sang dans le ventricule.

prend-il plutôt le timbre d'un grondement ou d'un *roulement présystolique* (Duroziez).

Le rétrécissement mitral est encore caractérisé par un *dédoublement du second bruit*[1], il en résulte qu'on perçoit à l'auscultation un rythme qui rappelle les bruits de caille, de rappel, une sorte de mesure à trois temps, formée par un temps long et par deux temps brefs. Pour expliquer ce dédoublement du second bruit, plusieurs théories sont en présence : l'une suppose qu'il y a défaut d'isochronisme entre le bruit du second temps, né dans chaque ventricule; l'autre admet que le défaut d'isochronisme existe entre le second bruit de l'orifice ventriculaire et le second bruit de l'orifice artériel (Jaccoud); et, tandis qu'à l'état normal ces deux éléments sont confondus, dans le rétrécissement mitral ils sont dissociés, le bruit ventriculaire étant en retard sur le bruit artériel. Pour M. Potain, la dissociation porterait sur le claquement des valvules sigmoïdes aortiques et pulmonaires, la chute des valvules aortiques étant prématurée. Il faut lire à ce sujet les belles leçons de M. Potain[2]. Quoi qu'il en soit, le dédoublement du second bruit, avec ou sans souffle présystolique, est un signe de rétrécissement mitral.

C. *L'insuffisance aortique* est caractérisée par un bruit de *souffle à la base et au second temps*. En voici les raisons : au moment où l'ondée sanguine vient d'être lancée du ventricule dans l'aorte, cette ondée, animée d'un mouvement rétrograde, trouve, à l'état normal, une barrière infranchissable dans les valvules sigmoïdes ; mais, à l'état pathologique, ces valvules étaient insuffisantes à obturer l'orifice, une partie du sang reflue dans le ventricule, et un souffle diastolique est produit.

D. Le *rétrécissement aortique* est caractérisé par un souffle *à la base et au premier temps*. En effet, si l'ondée sanguine lancée par le ventricule rencontre un orifice rétréci, un bruit du souffle systolique est produit. Au moyen d'électro-

---

1. Duroziez. Du rythme pathog. du rétr. mitr. *Arch. de médecine*, 1862.
2. Potain. *Clinique médicale de la Charité*, 1894, p. 171.

cardiogrammes. M. Weiss vient de trouver le moyen d'enregistrer les bruits du cœur[1]. Ces notions générales étant posées, résumons l'histoire pathologique de chacun des orifices
du cœur.

§ 4. ORIFICE MITRAL — INSUFFISANCE ET RÉTRÉCISSEMENT
TRAITEMENT DES MALADIES DU CŒUR

Il y a *insuffisance mitrale* lorsque la valvule mitrale, qui
normalement oblitère l'orifice auriculo-ventriculaire gauche
afin de s'opposer à la marche rétrograde du sang, n'obture
plus suffisamment cet orifice, et permet à l'ondée sanguine
de refluer dans l'oreillette gauche. Il y a *rétrécissement* mitral quand la lumière de l'orifice mitral a perdu ses dimensions normales. Le rétrécissement et l'insuffisance de l'orifice mitral sont *le plus souvent combinés*; on dit alors qu'il
y a *maladie mitrale*; s'ils sont isolés, il y a rétrécissement
pur, ou insuffisance mitrale pure. Dans bien des cas, c'est
par l'insuffisance mitrale que commence le processus, et le
rétrécissement mitral vient s'y adjoindre plus tard. Enfin,
chez quelques sujets, le rétrécissement mitral pur paraît se
développer sous l'influence de causes spéciales, et il reste
indéfiniment à l'état de rétrécissement mitral pur.

Anatomie pathologique. — Le *rétrécissement mitral* peut
être dû à l'épaississement et à la rétraction concentrique
de l'anneau fibreux, mais le plus habituellement c'est aux
lésions *seules* des valves et de leurs cordages qu'est dû le
rétrécissement. Il se fait une *soudure* du bord libre des
valves au niveau de leurs commissures. Cette soudure pourrait être comparée au rétrécissement de l'ouverture des
paupières par adhérence de leurs commissures (Bouillaud).
Les piliers tendineux insérés sur les bords des valves participent au processus cicatriciel : ils deviennent rigides, épais,

1. G. Weiss, *Ac. de médecine*, Séance du 19 juillet 1910.

ils se rétractent, et dans leur mouvement de retrait ils abaissent la valvule bicuspide, qui prend la forme d'un *entonnoir rigide et aplati* dont l'orifice pathologique remplace l'ancien orifice normal[1].

Ainsi se trouve constitué le rétrécissement, auquel ne prennent part, en général du moins, ni l'anneau fibreux, ni les végétations de la face auriculaire de la valvule. L'orifice mitral, qui normalement est assez large pour admettre le pouce d'un adulte (95 millimètres de circonférence), devient assez étroit pour admettre à peine une plume d'oie.

La dilatation et l'hypertrophie de l'oreillette gauche, puis de l'oreillette droite et du ventricule droit, sont la conséquence de la lésion mitrale; le ventricule gauche reste à peu près normal. Le ralentissement du cours du sang et la stase sanguine dans l'oreillette gauche favorisent la formation de caillots fibrineux, stratifiés, qui adhèrent souvent à la paroi postérieure de l'oreillette. Ce sont ces caillots qui, passés dans le ventricule gauche, et lancés dans le torrent circulatoire au moment de la systole ventriculaire, *deviennent la source d'embolies plus ou moins volumineuses.* D'autre part, le ralentissement du cours du sang et la stase sanguine dans l'oreillette *droite* favorisent la formation des caillots, eux aussi fibrineux et adhérents. Ce sont ces caillots qui, lancés par le ventricule droit dans les poumons, sont la cause la plus habituelle des infarctus hémoptoïques pulmonaires.

L'insuffisance mitrale est le résultat de lésions qui portent sur les valves ou sur l'anneau fibreux. Les lésions des valves sont celles de l'endocardite chronique : épaississement, induration, incrustations des bords de la valvule; il n'y a pas de soudure des commissures valvulaires. Sous l'influence du tissu rétractile, le raccourcissement et la rétraction des valves s'opposent à l'adossement complet de leur face auriculaire au moment de la systole et l'insuffisance est constituée. Le raccourcissement des cordages tendineux, qui sont, eux aussi, épais, indurés, incrustés, s'oppose au

1. Consultez l'important ouvrage de Letulle : *Technique des autopsies.* Paris, 1903

redressement complet de la valvule au moment de la systole, ce qui est également une cause d'insuffisance. Les muscles papillaires, par leur rétraction scléreuse, agissent dans le même sens. La *rupture* des cordages tendineux peut être une cause d'insuffisance; j'en dirai autant des anévrysmes valvulaires et des végétations. Quant à l'insuffisance mitrale due, non plus à une lésion des valves et des piliers, mais à une dilatation de l'anneau fibreux, le fait existe, mais il est relativement rare; en pareil cas, c'est le ventricule gauche dilaté qui entraîne dans son mouvement de dilatation les muscles papillaires, les piliers tendineux, et provoque consécutivement la tension anormale des valves et leur insuffisance. La dilatation du ventricule gauche[1], ayant préalablement perdu une partie de sa contractilité, serait, pour quelques auteurs, une cause d'insuffisance mitrale pure, passagère ou permanente.

Sous l'influence de l'insuffisance mitrale, on constate la dilatation et l'hypertrophie de l'oreillette gauche, de l'oreillette droite et du ventricule droit ; toutefois, le ventricule gauche, à peu près indemne au cas de rétrécissement, participe légèrement à l'hypertrophie au cas d'insuffisance.

Les oreillettes contiennent des caillots cruoriques, mais les concrétions fibrineuses sont plus rares que dans les cas de rétrécissement.

Description. — On voit des individus, dans les classes aisées, plus qu'à l'hôpital, qui sont atteints depuis bien des années d'une lésion de l'orifice mitral, sans en avoir jamais éprouvé aucun symptôme, parce que chez eux le muscle cardiaque n'est pas surmené, et la lésion valvulaire est bien compensée. La suractivité fonctionnelle du muscle cardiaque et l'hypertrophie compensatrice du ventricule

---

1. Skoda admet que, sous l'influence des fièvres graves, le tissu musculaire du cœur perd en partie sa contractilité et se laisse distendre outre mesure. Il en résulte une insuffisance mitrale aiguë qui peut disparaître dès la convalescence de la maladie. L'insuffisance mitrale pure peut encore être consécutive à la dilatation du ventricule gauche, dans les lésions de l'orifice aortique (Jaccoud).

droit luttent efficacement contre la mauvaise répartition des ondées sanguines et se *chargent de maintenir l'équilibre.* La dilatation et l'hypertrophie du ventricule droit compensent aussi bien que possible l'excès de réplétion et l'excès de tension artério-veineuse pulmonaire, aussi l'insuffisance et le rétrécissement mitral peuvent-ils passer longtemps inaperçus. Mais lorsque le muscle cardiaque faiblit, lorsqu'il est atteint par un processus morbide, tissu de sclérose, endartérite des petits vaisseaux, dégénérescence granulo-graisseuse, qui met sa nutrition et sa tonicité en danger, alors se font des congestions viscérales, des œdèmes périphériques et splanchniques qui sont la conséquence de la maladie du cœur.

L'essoufflement, *l'oppression,* la dyspnée avec ou sans *palpitations,* sont généralement les premiers troubles fonctionnels des lésions mitrales, parce que la petite circulation *si voisine* de la lésion mitrale est naturellement atteinte la première ; le catarrhe bronchique, la congestion pulmonaire, l'œdème pulmonaire, l'hémorrhagie du poumon, en sont des conséquences plus ou moins éloignées. Ces lésions provoquent une oppression croissante, des accès de dyspnée et des hémoptysies. Analysons en détail chacun de ces symptômes.

L'*essoufflement* peut être pendant longtemps le seul symptôme révélateur des lésions mitrales. Le malade a « l'haleine courte » ; il ne s'en aperçoit pas quand il est au repos, mais veut-il marcher un peu vite, faire un effort, monter un escalier, l'oppression apparaît. A cette période, la gêne de la circulation pulmonaire ne se traduit à l'auscultation du poumon par aucun signe. Le ralentissement du cours du sang et la forte pression à laquelle est soumis le sang dans l'artère pulmonaire sont une des causes de cette dyspnée. Sous l'influence de la lésion mitrale, le sang séjourne ou reflue dans l'oreille gauche, la tension sanguine augmente dans l'oreillette, dans les veines et dans les artères pulmonaires, et la distension des capillaires des alvéoles pulmonaires provoque la *rigidité* et la *tuméfaction* du poumon. C'est même cette rigidité et cette tuméfaction du poumon qui, pour quelques auteurs, seraient la cause principale de la dyspnée cardiaque.

Plus tard, sous l'influence de l'œdème pulmonaire, la dyspnée devient plus persistante ou plus intense et on perçoit à l'auscultation des râles sous-crépitants, localisés de préférence aux deux bases de la poitrine.

Dans le cours de cette dyspnée progressive, ou même en dehors d'elle, le malade éprouve parfois des *accès d'oppression*, plus fréquents la nuit que le jour, et analogues comme intensité aux accès d'asthme, ce qui a valu à cette dyspnée paroxystique le nom d'*asthme cardiaque*. Cette dénomination est mauvaise. La maladie mitrale ne produit pas l'asthme vrai : la dyspnée paroxystique du cardiaque n'a point les caractères de la dyspnée de l'asthmatique[1]. Analysons l'oppression du cardiaque pendant son accès : la respiration est fréquente et haletante, les deux temps de la respiration sont brefs et saccadés, les palpitations sont fréquentes, le pouls est petit, le visage est pâle, les lèvres sont violacées; chez l'asthmatique, le tableau de l'accès est différent, la respiration n'est pas accélérée, l'inspiration est lente, pénible, et l'expiration, sifflante et spasmodique, est trois ou quatre fois plus prolongée que l'inspiration ; les palpitations font défaut, le pouls conserve sa régularité. Chez certains cardiaques les accès de dyspnée forment le symptôme dominant, et même, chez quelques-uns, la maladie mitrale s'annonce uniquement d'abord par ces accès de dyspnée cardiaque, de même que chez certains brightiques la lésion du rein s'annonce par des accès de dyspnée urémique.

La lésion mitrale se traduit encore par quelques symptômes tels que battements de cœur, *palpitations*, sensations de pesanteur, de constriction à la région précordiale. Ces symptômes s'accentuent surtout à l'occasion d'efforts et de mouvements un peu violents.

---

1. Sée. *Diagn. et trait. des mal. du cœur.* Paris, 1879, p. 21. — *Traité des mal. du cœur*, 1879, p. 85.

L'hémorrhagie du poumon, connue sous la mauvaise dénomination *d'apoplexie pulmonaire*, et l'*hémoptysie* qui l'accompagne, sont liées aux lésions mitrales plus qu'aux
autres lésions du cœur. Ces hémorrhagies peuvent être
dues à la gêne mécanique apportée à la circulation pulmonaire; mais elles ont pour cause plus habituelle (Gerhardt)
de petites embolies qui partent des coagulations de l'oreillette droite, s'arrêtent dans les artérioles pulmonaires et
provoquent, à la façon des embolies capillaires, un *infarctus
hémorrhagique*[1]. Ces infarctus, que j'ai étudiés au chapitre
de l'*embolie pulmonaire*, sont fréquemment suivis d'hémoptysie. L'hémoptysie des cardiaques[2] peut s'observer à différentes périodes de la maladie mitrale, mais plus habituellement à une période assez avancée; d'après la description
classique, elle se présente sous forme de crachats sanguinolents hémoptoïques, noirâtres, d'une odeur alliacée (Guéneau
de Mussy), et se continue pendant des jours et des semaines
(Grisolle). Néanmoins, l'hémoptysie cardiaque peut apparaître dès la première période de la lésion mitrale, avant tout
autre symptôme et à l'occasion d'une cause déterminante
(fatigue, excès. grossesse).

Les infarctus pulmonaires, surtout quand ils sont corti-
caux, déterminent des *pleurésies* séro-fibrineuses, quelquefois puriformes, habituellement insidieuses, et plus fréquentes à droite[3].

Au cours de la maladie mitrale, on constate assez souvent des *œdèmes périphériques* qui débutent par les malléoles.
Lors de ses premières manifestations, l'infiltration œdémateuse disparaît le matin après le repos de la nuit; à une
période plus avancée, elle devient permanente, elle peut se
généraliser, et l'œdème gagne les cuisses, le scrotum et le
tronc (*anasarque*). La peau des jambes et des cuisses s'é-
paissit, rougit. et devient facilement le siège d'érythème, d'é-
rysipèle et même de gangrène. surtout après les mouchetures

1. Duguet. *De l'apopl. pulm.* Th. d'agrég. de Paris, 1872.
2. Vermullen. *Les hémoptysies cardiaques*. Th. de Paris, 1875.
3. Rénon. *Arch. gén. de méd.*, juin 1903.

faites pour combattre l'anasarque. A une période avancée des maladies du cœur, les membranes *séreuses*, la plèvre, le péritoine, le péricarde sont assez souvent le siège d'hydropisies (hydrothorax, ascite, hydropéricarde). Les œdèmes profonds, qui occupent le tissu cellulaire des cavités splanchniques, *tout cachés qu'ils sont*, ont une grande importance, qui sera discutée plus loin, au sujet du traitement.

Les *congestions viscérales* apparaissent à diverses périodes de la maladie mitrale. J'ai déjà dit que la congestion des *poumons*, avec ou sans œdème pulmonaire, survient généralement la première; l'obstacle apporté à la circulation pulmonaire a un double résultat morbide : 1° l'hématose étant incomplète, la nutrition générale en reçoit le contre-coup; 2° la gêne de la petite circulation gagne de proche en proche la grande circulation, *le cœur droit faiblit*, et les *troubles se généralisent* dans le domaine de cette grande circulation.

Le *foie* est souvent le siège de congestion d'origine cardiaque (*foie muscade*, foie cardiaque avec ou sans cirrhose), étude qui trouvera sa place aux maladies du foie. La lésion hépatique se traduit par une augmentation de volume de l'organe, avec douleurs parfois très vives à l'hypochondre, teinte subictérique, épistaxis. Le *foie cardiaque* est souvent accompagné *d'ascite*. Ces lésions hépatiques sont dominantes chez les cardiaques qui sont en même temps des alcooliques.

La congestion *gastro-intestinale* provoque des troubles dyspeptiques (estomac cardiaque), avec digestion pénible, pesanteur d'estomac, tendance au sommeil.

La congestion des *reins* se traduit par des urines rares, sédimenteuses, albumineuses (rein cardiaque); lésions qui aboutissent rarement à la maladie de Bright.

La congestion de *l'encéphale* et le défaut d'oxygénation du *bulbe* produisent l'insomnie (Peter), le délire nocturne, l'excitation maniaque (M. Raynaud), les convulsions[1].

Tels sont les lésions et les symptômes de la maladie mi-

1. Hirtz. *Manifest. cérébr. dans les affect. card.* Th. de Paris, 1877.

trale; ils ont généralement une marche lente et envahissante, qui peut durer bien des années avant de mettre la vie du malade en danger. Parfois même, la prédominance de tel ou tel symptôme, la prédominance des troubles pulmonaires, hépatiques ou gastriques, masque pour un temps la véritable cause du mal. Mais il arrive un moment où le muscle cardiaque fatigué ou altéré n'est plus capable de lutter efficacement contre les obstacles accumulés à la périphérie (œdèmes et congestions), il arrive même un moment où la maladie n'est plus limitée au cœur, chaque organe est atteint pour son compte, l'organisme entier est envahi. Cette marche ascendante est interrompue par des périodes d'*asystolie*, et le malade, très rarement emporté par la mort subite (contrairement à l'insuffisance aortique), arrive, à la longue, au dernier terme de la *cachexie cardiaque*.

L'embolie cérébrale est une complication qui peut survenir à toutes les périodes de la maladie mitrale; elle est favorisée par le rétrécissement, plus que par l'insuffisance, elle provoque des troubles, ramollissement cérébral, hémiplégie droite, aphasie, etc., qui seront étudiés au chapitre de l'EMBOLIE CÉRÉBRALE. Dans quelques cas, l'embolie suit un autre trajet, elle oblitère les artères périphériques des membres[1] et peut produire la gangrène.

La description précédente concerne la maladie mitrale, prise en bloc, c'est-à-dire, la double lésion mitrale, insuffisance et rétrécissement. Les troubles fonctionnels de l'insuffisance mitrale s'adressent, en effet, à quelques nuances près, au rétrécissement mitral; c'est donc l'auscultation du cœur qui doit différencier ces deux lésions.

Toutefois, il y a une *variété de rétrécissement mitral pur*, qui mérite une description à part. La variété de rétrécissement mitral pur à laquelle je fais allusion est beaucoup plus fréquente chez la femme que chez l'homme. On l'observe

1. Potain. *Sem. méd.*, 27 février 1889.

chez la jeune fille et chez la jeune femme. Il est parfois associé à des malformations congénitales[1]. Il est indépendant du rhumatisme et des autres causes qui créent habituellement l'endocardite. Ce rétrécissement s'associe parfois à la chlorose, aussi a-t-on voulu en faire une lésion d'évolution, une aplasie, analogue à la sténose de l'aorte et des artères qui pour quelques auteurs seraient la caractéristique anatomique de la chlorose. M. Potain[2], sur 55 cas de rétrécissement mitral pur, avec autopsie, a constaté 9 fois la tuberculose pulmonaire.

L'endocardite scléreuse, qui chez les tuberculeux aboutit au rétrécissement mitral, serait due, d'après M. Teissier, non pas à une infection bacillaire, mais à une intoxication tuberculeuse. « Ce processus fibromateux résultant de l'intoxication phtisiogène peut s'affirmer chez les héréditaires des tuberculeux et se manifester par une tendance évolutive semblable. La tuberculose atténuée dans ses différentes localisations (pulmonaire, ganglionnaire, osseuse), dans ses différentes modalités héréditaires (chlorose, lymphatisme, débilité congénitale), est la cause ou la raison héréditaire du rétrécissement mitral pur[3]. »

Quelles qu'en soient la genèse et la pathogénie, ce rétrécissement détermine si peu de troubles fonctionnels qu'il peut pendant bien des années passer inaperçu, mais il n'en est pas moins redoutable, car il est fréquemment accompagné d'embolie cérébrale avec hémiplégie et aphasie. M. Duroziez a fait à ce sujet un travail fort intéressant[4].

Examen du cœur et du pouls. — Chez le malade atteint de maladie mitrale, la pointe du cœur est déplacée à cause de l'hypertrophie cardiaque, elle bat dans le sixième ou

1. Heitz et Sézary. *Rétr. mitral et malformations congénitales. Arch. des mal. du cœur*, décembre 1908.

2. *Gaz hebd.*, 12 septembre 1891.

3. Pierre Teissier. *Rapports du rétrécissement mitral pur avec la tuberculose*, In *Clinique médicale de la Charité*. Leçons et mémoires, par le professeur Potain et ses collaborateurs. Paris, 1894.

4. Duroziez. *Du rétrécissement mitral pur. Arch. de méd.*, 1877.

septième espace intercostal, en dehors du mamelon. La *voussure* et la *matité précordiales* sont moins étendues avec les lésions mitrales qu'avec les lésions aortiques, parce que l'hypertrophie du cœur droit qui est le résultat des lésions mitrales est moins considérable que l'hypertrophie du cœur gauche qui est le résultat des lésions aortiques. La main, légèrement appliquée sur la région du cœur, perçoit souvent un frémissement cataire systolique. Le *pouls* est *petit*, parce que la lésion mitrale diminue le volume de l'ondée sanguine chassée dans l'aorte; il est *inégal* et *irrégulier*, parce que les contractions du ventricule gauche n'ont pas toutes une égale énergie et ne se suivent pas à intervalles égaux, consécutivement à l'altération musculaire du cœur (Stokes[1]), et peut-être aussi consécutivement à la perturbation apportée à l'innervation cardiaque (Peter). Ces caractères pathologiques du pouls se retrouvent au *sphygmographe*.

L'*arhythmie* cardiaque, perceptible au toucher et à l'auscultation (G. Sée[2]), est donc caractérisée par des battements inégaux, irréguliers, intermittents. Cette arhythmie ne se montre qu'à une période déjà assez avancée de la maladie mitrale; elle est parfois excessive; c'est une sorte d'ataxie du cœur. On a divisé les *intermittences* en vraies et fausses. L'intermittence vraie est celle qui se traduit à la fois au pouls et au cœur, la pulsation artérielle faisant défaut parce que la systole ventriculaire a manqué. L'intermittence qu'on nomme fausse serait mieux nommée incomplète : la systole cardiaque persiste, mais elle est trop faible pour lancer une ondée sanguine suffisante, et la pulsation artérielle fait défaut; c'est ce que M. Bouillaud appelait un *faux pas* du cœur. Ces intermittences sont plus accusées dans l'insuffisance que dans le rétrécissement, parce qu'une par-

---

1. Ici, comme ailleurs, Stokes cherche à donner à *l'altération de la fibre musculaire du cœur* un rôle qu'on avait trop négligé avant lui, et qui est aussi important que les lésions valvulaires. Stokes. *Traité des mal. du cœur et de l'aorte.* Trad. de Sénac, p. 176.

2. *Mal. du cœur,* p. 1.

tie de l'ondée sanguine repasse dans l'oreillette au lieu de pénétrer en totalité dans l'aorte.

L'*insuffisance* mitrale se traduit à l'auscultation par un souffle systolique assez râpeux, d'un timbre quelquefois musical et dont le maximum siège au-dessous et en dehors du mamelon. C'est ce qu'on appelle le souffle de la *pointe*, en opposition aux souffles de la *base*, qui siègent à l'orifice aortique. Du reste, le maximum du souffle mitral n'est pas exactement à la pointe du cœur, il est plutôt à la partie moyenne du ventricule et au niveau de la veine valvulaire (Peter[1]). Ce bruit du souffle est tantôt doux, analogue à un bruit de soufflet, tantôt rude et vibrant, analogue à un jet de vapeur; il se propage dans la direction de l'aisselle et on le retrouve fort distinct en arrière, entre les deux épaules, signe précieux pour le diagnostic (Duroziez).

Le *rétrécissement* mitral se traduit à l'auscultation par des signes divers, qui chez un même malade peuvent être dissociés ou associés. Quand ces signes sont au complet, et que le malade n'a point d'arhythmie, on constate à l'auscultation du cœur un rhythme spécial, composé de divers bruits morbides. L'analyse de ces bruits permet d'établir que le rétrécissement mitral peut être caractérisé suivant les cas: 1° par un souffle diastolique (rare), par un roulement ou par un souffle *présystolique*, ou par un *dédoublement du 2e bruit*, la seconde partie de ce dédoublement pouvant être soufflante. Le mécanisme de ces bruits a été détaillé à l'un des chapitres précédents concernant la physiologie et la pathogénie des bruits du cœur[2].

Les lésions mitrales sont souvent accompagnées du renforcement du deuxième ton de l'artère pulmonaire (Jaccoud), à cause de la tension exagérée que subissent les vaisseaux pulmonaires. La coexistence de l'insuffisance et du rétrécissement est signalée par la présence simultanée des signes indiqués avec chacune de ces lésions.

1. Peter. *Traité des mal. du cœur*. Paris, 1883, p. 464.
2. Potain. *Clin. méd. de la Charité*, 1894, p. 171.

Parfois, à l'auscultation d'un malade qui présente des symptômes d'une maladie mitrale, on ne perçoit à l'auscultation aucun bruit morbide, et les signes physiques de la lésion ne se révèlent que par une perturbation du rhythme cardiaque; il faut admettre en pareil cas que les lésions de *myocardite sont dominantes* et que la lésion d'orifice est presque nulle ou reléguée au second plan.

Diagnostic. Pronostic. — Je répète ce que j'ai dit à l'un des chapitres précédents, en décrivant les lésions valvulaires en général : La présence d'un souffle ou d'un dédoublement, constaté à l'auscultation du cœur, *ne suffit pas* pour affirmer l'existence d'une lésion mitrale. Il y a des dédoublements qui n'ont rien à voir avec une lésion d'orifice; tels sont les dédoublements normaux « résultant des changements transitoires que les mouvements de la respiration impriment à la pression du sang contenu dans le cœur et dans les gros vaisseaux » (Potain). Il y a des souffles qui n'ont rien à voir avec une lésion d'orifice; tels sont les bruits de souffle d'origine chloro-anémique, les bruits de souffle fébriles, et les bruits soufflants d'origine *extra-cardiaque* si bien étudiés par M. Potain. On a dit que le bruit de souffle de l'insuffisance mitrale se distingue des autres souffles cardiaques non organiques, en ce que, seul, il est perçu en arrière, dans la région qui s'étend du bord interne de l'omoplate à l'épine dorsale; cela est vrai pour le souffle mitral d'une certaine intensité, mais ce signe distinctif perd sa valeur quand le souffle mitral est léger.

La description de la *maladie mitrale* dit assez quelle est la gravité du *pronostic*; l'insuffisance pure et le rétrécissement pur sont moins graves que si les deux lésions sont réunies.

Les maladies intercurrentes, la fièvre typhoïde, les fièvres éruptives, la grippe, les pneumonies, peuvent avoir une mauvaise influence sur la lésion mitrale : elles peuvent y *greffer des infections secondaires* parfois terribles. Je rappelle du reste ici ce que j'ai dit au sujet des endocardites infectieuses, c'est que ces endocardites surviennent principalement chez les sujets dont les valvules antérieurement altérées présentaient déjà un *locus minoris resistentiæ*. Les excès, les fatigues, les préoccupations, les *grossesses*[1] ont un déplorable effet sur les maladies du cœur. C'est le moment de rappeler l'aphorisme de Peter relativement aux femmes atteintes de lésions cardiaques : « Filles, pas de mariage ; femmes, pas de grossesse ; mères, pas d'allaitement ». Je m'empresse de dire que cet aphorisme est très exagéré.

Traitement. — Le traitement des lésions valvulaires en général, et des lésions mitrales en particulier, ne s'adresse pour ainsi dire pas à la lésion de l'orifice ou des valvules, il s'adresse aux accidents qui sont déterminés par ces lésions d'orifices et de valvules, il s'adresse aussi aux altérations concomitantes du myocarde. Je n'ai à m'occuper dans ce chapitre que du « traitement des maladies du cœur » proprement dites, le traitement des lésions et des troubles cardio-aortiques sera fait au chapitre concernant les lésions de l'orifice aortique.

Nous venons de voir, en étudiant la maladie mitrale, que les symptômes consécutifs à la lésion mitrale apparaissent surtout lorsque le muscle cardiaque est fatigué, lésé, surmené. Tant que le muscle cardiaque est capable de faire face au danger, tant que le cœur droit tient bon, tant que la compensation est suffisante, tout va bien, ou à peu près bien, mais quand la compensation faiblit, alors apparaissent des accidents qui ont presque tous une origine *périphérique* ; les *congestions viscérales* et les *œdèmes*.

Sous l'influence des lésions valvulaires mal compensées, la pression s'abaisse dans le système cardio-artériel, elle s'élève dans le système veineux de la petite et de la grande circulation. Alors apparaissent les stases veineuses et les œdèmes, stases veineuses du poumon, du rein, du foie, du cerveau, etc. ; œdèmes du tissu cellulaire périphérique et du tissu cellulaire des cavités splanchniques, œdèmes des organes susceptibles de se laisser infiltrer (poumon, cerveau), œdème et hydropisie des cavités séreuses (plèvre, péricarde,

1. Peter. *Loc. cit.*, p. 580.

péritoine, méninges). La tendance des maladies du cœur est donc de transformer le cardiaque en une sorte d'éponge, ses organes sont imbibés de sang qui circule mal, son tissu conjonctif est imbibé de sérosité riche en chlorures. Dans un tel milieu, les éléments anatomiques et les organes perdent une partie de leurs fonctions.

Que la maladie valvulo-cardiaque se révèle par des symptômes de faible intensité, légère oppression, œdème malléolaire, palpitations, ou qu'elle se traduise par des accidents plus graves, accès de dyspnée, orthopnée croissante, troubles hépatiques, oligurie, anasarque, arythmie, qu'elle en arrive enfin à produire les terribles symptômes *dont l'ensemble constitue l'asystolie*, les indications thérapeutiques doivent être nettement définies ; reste à savoir quels sont les médicaments les plus aptes à répondre à ces indications thérapeutiques.

Que disent la plupart des auteurs qui se sont occupés de cette question ? Ils disent : Puisque les accidents des maladies du cœur viennent d'un épuisement, d'une déchéance du muscle cardiaque, d'un abaissement de la tension artérielle, réveillez la tonicité et la contractilité de ce muscle cardiaque, et du même coup vous élèverez la pression artérielle ; pour cela, ayez recours aux médicaments toni-cardiaques. De plus, comme l'abaissement de la pression artérielle entraîne l'élévation de la tension veineuse avec toutes ses conséquences, œdèmes et congestions, abaissez cette tension veineuse, et pour cela ayez recours aux saignées, aux purgatifs, aux diurétiques.

On a dressé le tableau de ces médicaments toni-cardiaques et diurétiques. M. Sée, qui à plusieurs reprises s'est occupé de cette question avec une compétence exceptionnelle, M. Sée, dans une série de publications, a étudié ces médicaments cardiaques et, avec eux, la thérapeutique physiologique du cœur[1]. Dans une classification empruntée presque entière à M. Sée[2], les médicaments cardiaques peuvent être rangés dans les groupes suivants :

1. Sée. *La thérapeutique physiologique du cœur.* Paris, 1893.
2. Les médicaments cardiaques. *Acad. de méd.*, janvier 1882.

Médicaments toni-cardiaques. — Strophantus, strophantine, spartéine.

Médicaments toni-cardiaques et diurétiques. — Digitale, digitaline, convallaria maialis, convallamarine.

Médicaments diurétiques. — Caféine, théobromine, sels de potasse, lactose, vins diurétiques.

Médicaments respiratoires. — Iodure de potassium, morphine.

Eh bien, en face d'un cardiaque, qui est en proie à arhythmie, à la dyspnée et aux œdèmes, en face d'un cardiaque qui est voisin de l'asystolie, ou qui est même en pleine asystolie, à quel médicament faut-il donner la préférence et d'après quelles indications faut-il agir? La strophantine est-elle supérieure à la spartéine, la spartéine est-elle supérieure à la digitale, et cette dernière n'est-elle pas inférieure à la digitaline? La théobromine est-elle supérieure à la caféine et la caféine, est-elle supérieure à la convallamarine? Je pense que beaucoup de médecins seront indécis, et les hésitations qu'ils éprouveront à faire un choix, ces hésitations je les ai éprouvées moi-même autrefois. Certains médicaments toni-cardiaques, la strophantine et la spartéine, ont eu, à un certain moment, une telle vogue, en Allemagne surtout, qu'on aurait dit, vraiment, qu'avant la découverte de ces médicaments, la thérapeutique des maladies du cœur était dans l'enfance. La caféine et la théobromine sont tellement vantées par quelques cliniciens, qu'on dirait vraiment qu'avant l'usage de ces médicaments on ne pouvait arriver à faire uriner un cardiaque. J'ai suivi de près l'action de ces médicaments, je les ai vu employer souvent, et je suis arrivé à me former une opinion très nette à leur égard. Je considère pour ma part que les médicaments toni-cardiaques mal maniés peuvent être des médicaments redoutables, qui *épuisent* la contractilité du muscle cardiaque sous prétexte de le tonifier. J'ai constaté également que la théobromine, qui est un diurétique puissant et précieux, quand elle est bien maniée, *épuise* parfois la fonction rénale sous prétexte de l'exciter. Je suis bien loin de contester la valeur de ces médicaments, mais je pense que, dans le cas actuel, la plupart des médicaments cardiaques, pendant les phases de l'asystolie sont bien loin de valoir la digitale[1] quand celle-ci est bien préparée et bien maniée. Du reste, comme je n'ai ni l'intention, ni la prétention, dans un ouvrage aussi restreint qu'un manuel, d'entreprendre une étude comparée de tous les médicaments cardiaques, je me contenterai d'exposer ici les résultats de mon expérience, et de faire connaître, dans toute sa simplicité, le traitement des maladies cardiaques, tel que je l'ai institué depuis bien des années.

Procédons avec ordre et supposons d'abord le cas le plus grave, supposons un cardiaque infiltré, atteint de symptômes voisins de l'*asystolie*, ou même en pleine asystolie : la face est pâle, couverte de sueurs, les conjonctives sont subicté-riques, les lèvres et les oreilles sont bleuâtres; les mains sont tuméfiées, froides, et les doigts sont cyanosés; le pouls est petit, irrégulier, arythmique; l'œdème a envahi les pieds, les jambes, les cuisses, les parties génitales, le ventre, et il tend à remonter encore; le foie est volumineux et très dou-loureux; la respiration est haletante, anxieuse, entremêlée d'accès terribles de suffocation, et l'asphyxie paraît mena-çante; le malade, assis sur un fauteuil, incliné sur des oreillers, n'ose faire un effort dans la crainte d'étouffer; depuis un mois il n'a pas couché dans son lit; le sommeil est impossible, et par moments surviennent quelques somnolences entremêlées de rêvasseries et d'an-goisses inexprimables; les urines sont rares, rouges, épaisses, sédimenteuses : les chlorures s'accumulent dans l'économie et favorisent les œdèmes. L'auscultation car-diaque est impossible; l'auscultation broncho-pulmonaire est difficile et permet néanmoins de constater des râles d'œdème et de congestion pulmonaire.

Voilà le mal : quel est le remède?

1. Telle est également l'opinion de M. Lépine (*Sem. méd.*, 26 février 1890), et de M. Huchard (*Mal. du cœur*, 1889).

A mon sens, ce n'est pas seulement le cœur qu'il faut viser, c'est aussi la périphérie; on dit pourtant et l'on répète que l'état asystolique est dû à la déchéance, à la dégénérescence de la fibre musculaire cardiaque, et qu'il faut lui rendre une nouvelle énergie au moyen des médicaments toni-cardiaques. Eh bien, la fibre musculaire cardiaque n'est pas tellement dégénérée, M. Letulle l'a démontré. Si le cœur est épuisé, la déchéance de la fibre musculaire cardiaque n'entre que pour une assez faible part dans cet épuisement; j'ai la conviction que la plus large part revient aux obstacles qui sont accumulés à la périphérie, à la quantité de sang qui engorge les organes, à la quantité de sérosité chlorurée qui imprègne le tissu cellulaire superficiel et le tissu cellulaire splanchnique.

En face de ces obstacles, le cœur s'épuise à faire cheminer une ondée sanguine qui avance péniblement; les artérioles viennent mal à son aide (cœur périphérique); les circulations *locales* sont en souffrance et toutes les fonctions de l'économie sont en détresse. Je fais souvent la comparaison suivante : Quand une charrette est trop chargée et ne peut plus avancer, ce n'est pas en fouettant outre mesure les chevaux épuisés que l'attelage repartira, mais il repartira si l'on veut bien alléger leur fardeau. De même pour le cœur, ce n'est pas en stimulant outre mesure sa contractilité déjà épuisée qu'on obtiendra le résultat désiré; on l'obtiendra en allégeant son travail, en diminuant l'excès de la tension veineuse, en supprimant dans la mesure du possible le barrage provoqué par les congestions et par les œdèmes chlorurés, tout en tonifiant avec douceur le muscle cardiaque, *qui est plus épuisé que dégénéré.*

C'est pour obtenir ces résultats que chez les asystoliques infiltrés j'emploie d'une façon presque systématique la médication suivante :

On applique six sangsues à la région précordiale, et autant à la région hépatique, et on laisse couler le sang, de façon à provoquer une saignée de 150 à 200 grammes environ. Je ne saurais trop recommander l'usage des sangsues, *qui est beaucoup trop délaissé.* Il m'arrive parfois de ne prescrire que deux ou trois sangsues au-devant du cœur et deux ou trois sangsues au-devant du foie tuméfié, de façon à retirer une centaine de grammes de sang environ, et je recommence cette médication plusieurs jours de suite, au grand bienfait du malade.

En même temps, je prescris la digitale sous forme d'infusion ou sous forme de vin diurétique de Trousseau, ainsi que je le dirai plus loin. La digitale, voilà le vrai médicament du cardiaque ! Elle a une action cardio-vasculaire directe et une action diurétique indirecte. Elle stimule la tonicité du cœur et le vaso-constriction des artérioles périphériques. Grâce à cette action combinée, « elle ramène dans son sens normal le courant interverti des échanges interstitiels ; le cœur périphérique (artérioles) et le cœur central (muscle cardiaque) conjuguent leurs énergies pour réaliser une sorte d'expression des parenchymes et des espaces conjonctifs (Chauffard) [1].

Par son action sur le cœur et sur les vaisseaux, la digitale est le régulateur de la circulation, elle rend à l'appareil cardio-vasculaire l'énergie fonctionnelle qui lui faisait défaut et, suivant l'expression de Potain, « elle est en même temps un médicament diurétique *indirect,* dont l'action consiste à faire rentrer dans la circulation, pour les éliminer par les reins, les liquides des hydropisies et des œdèmes ».

Il en résulte momentanément, ainsi que l'a montré M. Loeper [1], une pléthore séreuse du sang, qui est caractérisée par la diminution de son albumine totale, par la diminution du nombre des hématies, qui se trouvent réparties dans une plus grande quantité de liquide, et par l'exagération des chlorures et autres principes qui étaient accumulés dans les tissus. Tel est le premier effet de la digitale; c'est l'*étape sanguine* (Loeper).

A cette étape de dilution sanguine fait aussitôt suite l'*étape*

---

1. Chauffard. *Société méd. des hôpitaux*, séance du 26 juin 1903.
2. Loeper. Dilution sanguine et polyurie. *Presse médicale*, 23 mai 1903.

urinaire, les reins entrent en jeu : c'est la polyurie. Cette polyurie est d'autant plus abondante que les œdèmes de l'asystolique étaient plus accentués ; elle revêt souvent les allures d'une *crise* entraînant dans les urines ce qui avait été emmagasiné en excès dans les tissus : chlorures, phosphates, sulfates. Alors surviennent l'amélioration et la détente dont il sera question plus loin.

Les préparations de digitale, à elles seules, sans adjonction d'autres médicaments, peuvent obtenir les excellents effets dont je viens de parler Mais, habituellement, c'est du moins mon opinion, il est préférable d'associer à la digitale un diurétique vrai, qui agit sur les reins pendant que la digitale agit sur le cœur et sur les vaisseaux.

Or, il est un médicament qui est diurétique sans épuiser le rein et qui est toni-cardiaque sans épuiser le cœur. Ce médicament, c'est le vin diurétique de Trousseau, qui est une préparation admirable et que je prescris fréquemment dans mon service. En voici la formule :

Vin blanc.	4 litres.	
Alcool à 90°.	500 grammes.	
Baies de genièvre	500	—
Acétate de potasse.	200	—
Feuilles de digitale	60	—
Scille.	50	—

Je prescris une ou deux grandes cuillerées de ce vin diurétique, à prendre tous les jours, pendant cinq ou six jours, suivant le cas. Or une cuillerée à bouche contient 20 centigrammes de digitale, 60 grammes d'acétate de potasse, 20 centigrammes de baies de genièvre, 10 centigrammes de scille et 15 grammes de vin blanc.

Mais, *chose importante*, la formule donnée par Trousseau *a été dénaturée*, je ne sais pourquoi, et le vin diurétique de Trousseau, d'après les formules actuelles du Codex ou des Hôpitaux, contient, par cuillerée, 0,75 centigrammes de digitale, au lieu de 0,20 centigrammes, ce qui est bien différent. Tel praticien qui n'est pas au courant de ces changements incompréhensibles donnerait donc à ses malades une dose de digitale infiniment plus forte que la dose qu'il croirait prescrire. Aussi, je demande qu'on revise la formule du Codex et celle des Hôpitaux pour revenir à la formule classique du vin diurétique de Trousseau, à laquelle on n'aurait jamais dû toucher.

On peut remplacer le vin diurétique par l'infusion de digitale et par la théobromine administrées conjointement de la façon suivante :

Feuilles de digitale. . . . . 1 gramme

Faites infuser dans 100 grammes d'eau bouillante, filtrez et ajoutez 20 grammes de sirop de groseille.

A prendre deux grandes cuillerées par jour, puis suspendre et reprendre la médication s'il y a lieu.

En même temps que l'infusion de digitale, on prescrira tous les jours un ou deux cachets de 50 centigrammes de théobromine.

Comme régime, il faut que le malade prenne du lait à titre d'aliment et de diurétique [1] ; qu'il le prenne à son gré, cuit ou cru, chaud, froid ou glacé, sous la forme qui sera le mieux acceptée. Le lait doit être donné d'une façon régulière, toutes les deux heures, à la dose de 50 grammes, ou au delà, suivant la tolérance du malade. Pour en changer le goût, on peut l'additionner de fleur d'oranger, d'une cuillerée de thé ou de café ; on peut le rendre gazeux et le *champagniser* à l'aide du *sparklet*. Si le lait est mal digéré, on l'additionne d'eau de chaux. En cas d'intolérance, on cesse le lait de vache, on a recours au lait de chèvre, au lait d'ânesse, au képhyr, au koumys. Tout autre aliment est défendu, cependant les fruits, les glaces au café, à la vanille, au citron, les glaces aux fruits sont permis. Bien entendu le sel est interdit.

Pour activer la diurèse, je donne la lactose à la dose de 30 grammes en solution dans les eaux d'Évian ou de Vittel. Si l'on jette simplement la lactose dans l'eau, le malade se

1. Jaccoud. *Clin. de Lariboisière*. Paris, 1872.

plaint du mélange parce que la lactose se dissout mal à froid.
Aussi faut-il préparer la solution de la façon suivante : dis-
soudre d'abord la lactose dans une petite quantité d'eau
chaude, et verser la solution dans une bouteille d'eau
d'Évian dont on a au préalable soustrait une quantité de
liquide équivalente. On a ainsi une boisson qui, bien que
n'étant pas mauvaise au goût, peut être rendue plus
agréable par l'addition de jus d'orange, de citron, ou de
vin de Champagne. On administre alors, alternativement,
toutes les heures ou toutes les deux heures, une petite
tasse de lait et un petit verre de la solution de lactose, ou
tout simplement de l'eau d'Évian pure.

En résumé, applications de sangsues, digitale et diurétiques, principalement vin diurétique de Trousseau, tel est le
traitement que je donne à peu près *systématiquement* à tous
les cardiaques plus ou moins infiltrés qui m'arrivent à l'hôpital en asystolie ou dans un état voisin de l'asystolie. Les
observations sont consignées dans mes archives hospita-
lières, et je déclare que, sous l'influence de ce traitement,
simple et facile, la réussite est la règle et la non-réussite
l'exception. Les urines, qui atteignaient à peine 200 ou
300 grammes par jour, avant le traitement, atteignent, au
bout de quelques jours, deux, trois, quatre litres et au delà.
Tel malade, par exemple, qui boit tous les jours deux litres
de liquide, lait ou eau, ce malade rend parfois quatre ou
cinq litres d'urine : le liquide uriné dépasse donc d'un litre,
de deux litres et plus encore, la quantité de liquide ingéré ;
cet excédent vient du liquide qui était emmagasiné sous
forme d'œdèmes dans le tissu cellulaire superficiel et dans
le tissu cellulaire splanchnique. Quand on a soin de peser
tous les jours le malade, et de mesurer exactement la quantité du liquide ingéré et la quantité des urines rendues, on
voit que le poids du malade diminue d'un kilo environ par
litre de liquide uriné en excédent. Au cas d'anasarque, j'ai
souvent vérifié le fait, un malade peut emmagasiner dix à
vingt litres de liquide dans son tissu cellulaire ; l'attention
n'est généralement éveillée que par les œdèmes superficiels,

mais il y a aussi, cachés dans les cavités splanchniques, des œdèmes qui échappent à la vue et qui sont les plus redoutables, à cause de la gêne qu'ils apportent aux différentes fonctions.

La courbe ci-dessous indique le résultat qui fut obtenu chez une de nos asystoliques infiltrées. Cette femme était arrivée moribonde et cyanosée, urinant à peine une centaine de grammes. Sous l'influence du traitement (sangsues, vin diurétique de Trousseau, lait et eau) l'amélioration fut si rapide qu'on ne peut vraiment pas voir de plus beau succès thérapeutique. En seize jours cette femme urina 60 litres et l'anasarque ayant disparu elle perdit 30 kilogrammes de son poids. Les premiers jours de la crise urinaire, elle rendait 30 grammes de chlorure.

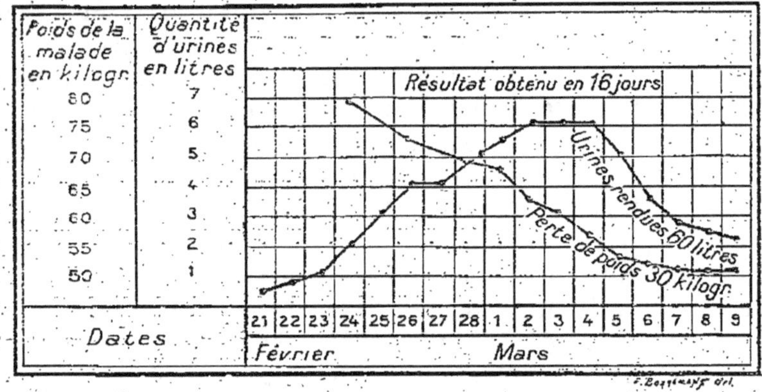

En somme, sous l'influence du traitement que je viens de signaler, les œdèmes disparaissent, les congestions viscérales diminuent, le foie se rétracte, l'oppression s'amende, les battements cardiaques se régularisent. A l'angoisse fait place une douce quiétude, les mouvements sont possibles sans suffocation, les râles broncho-pulmonaires tendent à disparaître et, chose la plus douce entre toutes, le malade peut se coucher dans son lit et dormir.

Dans quelques cas, cependant, on a des mécomptes : les malades sont réfractaires à la médication, d'autres vomissent, quoi qu'on fasse, le lait et la solution de lactose. On tourne la difficulté en donnant à petites gorgées de l'eau glacée et en faisant prendre des lavements que le malade doit garder, et qui sont composés, chacun, de 200 grammes de la boisson lactosée dont j'ai donné plus haut la formule.

Si, après quelques jours de la médication que je viens d'indiquer, il ne s'est encore produit aucune amélioration, si la situation de l'asystolique s'aggrave, on allégera le cœur et l'on soulagera le malade en le débarrassant des épanchements qu'il peut avoir ; on retirera du liquide de la plèvre et du péritoine. On agira de même pour les œdèmes des membres, des parties génitales ; il faut leur ouvrir des portes de sortie. On pratique des mouchetures, qui parfois, malgré les précautions antiseptiques, peuvent être suivies de lymphangite, d'érysipèle et même de plaques gangreneuses ; ou bien on applique un ou deux cautères à chaque jambe : cautère à la pâte de Vienne qui, une fois ouvert, fait l'office d'une fontaine. Pourtant, en face d'un cas urgent, les mouchetures sont préférables.

Je n'ai pas encore parlé de la morphine et de l'héroïne ; ce n'est pas que j'en repousse l'usage, je pense au contraire que c'est un excellent adjuvant au moment des grands symptômes dyspnéiques ; mais il faut prescrire des doses très modérées : un demi-centigramme par injection.

Je dois insister maintenant sur quelques accidents qui peuvent survenir quand le traitement n'est pas surveillé de près. Il faut éviter de continuer trop longtemps l'usage de la digitale ou de la digitaline, même à faibles doses, parce que le médicament peut s'accumuler dans l'économie et un jour éclatent les accidents de l'*asystolie digitalique*[1]. Un médecin inexpérimenté ou inattentif prend cette asystolie digitalique pour une asystolie rebelle et il continue à admi-

---

1. Huchard. *Traitement des maladies de l'appareil circulatoire*, 1896, p. 112.

nistrer la digitale, heureux quand il n'en augmente pas les doses. « La pâleur caractéristique du visage et le refroidissement général avec cyanose sont des signes d'intoxication déjà avancée parce qu'ils indiquent l'action prédominante du sympathique avec ses phénomènes de vaso-constriction. La tachycardie, l'arythmie, le pouls bigéminé sont les symptômes d'une vago-parésie. Telle est l'asystolie digitalique » (Huchard).

Il est un autre accident qu'on doit bien connaître. Pendant le traitement il faut recueillir avec soin les urines rendues par 24 heures et il faut surveiller la diminution parallèle du poids du malade. Voici pourquoi : sous l'influence du traitement, les œdèmes peuvent se résorber en partie sans que les urines deviennent abondantes, autrement dit l'étape sanguine (pléthore séreuse du sang) peut n'être pas suivie à temps de polyurie (étape urinaire). La sérosité de l'hydropisie se résorbe et passe dans la circulation, mais elle n'est pas éliminée par les reins en temps utile. Alors peuvent éclater des accidents d'*apoplexie séreuse* sur lesquels Andral avait déjà insisté[1]. Ces accidents sont le coma, la torpeur cérébrale, les convulsions, le délire, avec ou sans respiration de Cheyne-Stokes (Merklen)[2]. Il faut dire que ces accidents sont surtout à craindre chez les asystoliques dont les reins sont déjà altérés (brightisme, artério-sclérose, vieillesse). En tout cas, ceci prouve combien il est utile d'associer aux préparations de digitale ou de digitaline un médicament diurétique vrai afin de favoriser l'étape urinaire en même temps que l'étape sanguine.

En dehors des accidents que je viens de décrire, il est des cas dans lesquels l'asystolique est pris de défaillance, de syncope, d'accès terribles d'oppression, comme si la mort était proche. On peut se demander si une brusque dilatation du cœur droit ne vient pas compliquer une situa-

---

1. Andral. *Clinique médicale*, t. III, p. 161.
2. Mercklen. *Société médicale des hôpitaux*, séance du 15 janvier 1901.

tion déjà bien compromise. En pareil cas, il faut manier les médicaments cardiaques *avec une extrême prudence*, peut-être même est-il préférable de les supprimer. J'ai depuis longtemps l'habitude de placer un sac de glace au-devant du cœur et les malades en sont parfois si satisfaits qu'ils ne veulent plus s'en passer. On donne l'oxygène en quantité. On fait prendre par cuillerée à café l'élixir de Maté. On pratique des injections d'huile camphrée. On peut même pratiquer une ou deux fois par jour des injections de strychnine, chaque injection comprenant *un demi-milligramme* de sulfate de strychnine.

Quand le malade a triomphé de son asystolie, quand la crise urinaire l'a débarrassé des chlorures en excès[1], quand la dyspnée, l'anasarque, l'arythmie, se sont amendées, il ne faut pas le considérer comme guéri, car la lésion cardiaque, elle, persiste et pourrait à un moment donné reproduire les mêmes effets. Pendant plusieurs semaines encore, le malade ne doit prendre que du lait, du laitage, des œufs, des fruits, des compotes et un peu de pain. Le sel (chlorure de sodium) doit être proscrit, nous savons maintenant qu'il favorise la production des œdèmes (Widal, Merklen). Les boissons alcooliques et le tabac doivent être bannis pour toujours. Le traitement *local* ne doit pas être négligé ; il consiste dans l'application d'un cautère de la dimension d'une pièce de 2 francs à la région cardiaque, cautère à la pâte de Vienne qu'on fait largement suppurer, afin d'établir une forte dérivation.

Telle est la médication. Elle se passe habituellement des autres médicaments toni-cardiaques, strophantine et spartéine ; elle prouve bien que dans l'orage cardiaque que nous appelons asystolie, le vrai danger n'est pas seulement au cœur, il est dans tous les organes, il est à la périphérie avec les congestions et les œdèmes. La preuve que le cœur est plus épuisé que dégénéré, c'est que, l'orage passé, il

---

1. Merklen. Rétention du chlorure de sodium dans l'œdème cardiaque. *Soc. méd. des hôpitaux*, séance du 10 juin 1903.

reprend ses fonctions et il peut les reprendre pour un temps parfois fort long, pendant des mois et des années, avant de faiblir de nouveau. Mes élèves sont tous les jours témoins de faits pareils à l'hôpital. Entre autres exemples, je citerai le cas d'une femme asystolique et moribonde, la femme Ph..., traitée par cette médication et qui, malgré sa lésion mitrale, se maintient depuis lors dans un état de santé très satisfaisant. Je citerai le cas d'un forgeron guéri aussi de son asystolie depuis quatre ans, et qui, malgré sa lésion mitrale, a pu reprendre et continuer son métier pénible, sans nouvel accident. Depuis cette époque, il se présente tous les quatre ou cinq mois à l'hôpital, pour se faire appliquer un nouveau cautère, parce que, dit-il, lorsque le révulsif n'agit plus, il éprouve une légère dyspnée et des palpitations, accidents qui s'amendent quand le nouveau cautère est appliqué. J'ai vu ainsi un grand nombre d'asystoliques reprendre leur profession pendant des années.

L'étude attentive de tous ces cas m'a inspiré quelques réflexions au sujet du pronostic des maladies du cœur. Quand on a vu un certain nombre de cardiaques triompher une ou plusieurs fois de l'orage asystolique et reprendre à peu près leur profession, on se dit que la maladie mitrale, considérée trop souvent comme une maladie fort grave et à échéance presque fatale, la maladie mitrale ne comporte pas un si sombre pronostic. Le cœur est un vaillant organe, il est l'*ultimum moriens*; on l'a un peu calomnié depuis qu'on a voulu faire une trop large part aux lésions de ses vaisseaux et de son myocarde (cardio-sclérose); il faut le ménager quand il est malade, il faut l'alléger quand son travail est trop pénible, mais il faut se garder de le forcer et de l'épuiser avec certains médicaments toni-cardiaques à dose trop élevée ou trop fréquemment répétés.

Je viens d'étudier le traitement des maladies du cœur pendant les périodes troublées de l'asystolie, mais quel traitement faut-il mettre en usage pendant les périodes plus calmes, alors que le malade ne se plaint que de dyspnée ou d'œdèmes ou d'angoisse cardiaque? En principe, je recommande, *à doses moindres*, le traitement que je viens d'indiquer, qui réussit d'autant mieux et d'autant plus vite que les accidents sont moins prononcés. Si la dyspnée est le symptôme dominant, on peut adjoindre au traitement l'usage des iodures, surtout l'iodure de potassium, à la dose de 50 centigrammes par vingt-quatre heures.

Enfin, tout à fait au début de l'affection mitrale, alors qu'il n'y a pas d'accident notable, que la maladie se traduit seulement par quelques palpitations, par quelques râles sous-crépitants d'œdème pulmonaire, par une légère dyspnée, par un peu d'œdème malléolaire, alors que la maladie est, pour ainsi dire, à sa période de préparation, le médecin ne doit pas rester inactif, il doit prévoir et prévenir les accidents plus graves, tâcher d'enrayer la marche de la maladie. Il est utile d'appliquer à la région précordiale un cautère qu'on fait suppurer et qu'on renouvelle plusieurs fois s'il y a lieu.

Il y a encore à donner des conseils d'un autre ordre. Les repas copieux, les boissons alcooliques, l'usage du tabac, doivent être proscrits. Les professions qui comportent une vie agitée et des émotions, le jeu, la bourse, fournissent un fort contingent aux accidents cardiaques; Peter a vu beaucoup d'hommes politiques, porteurs de lésions cardiaques, chez lesquels la maladie faisait de rapides progrès. Une existence exempte d'agitation et de fatigue doit être conseillée aux cardiaques. C'est le moyen de vivre longtemps.

Le traitement que je viens d'indiquer est celui que je mets en usage d'une façon systématique, mais je n'ai nullement l'intention de dire que d'autres médications ne puissent pas donner de bons résultats. Ainsi la digitale peut être donnée, sous forme de teinture, ou de macération.

La *digitaline* est prescrite par Potain sous forme de solution alcoolique de digitaline (digitaline cristallisée de Nativelle ou digitaline d'Homolle), au nombre de 25 gouttes qui correspondent à un demi-milligramme. Ce médicament est pris en une fois, dans un peu d'eau, et l'on attend trois ou quatre jours avant de l'administrer de nouveau.

On peut pratiquer une injection sous-cutanée de digitaline de Nativelle dissoute dans l'huile et dosée à un quart de milligramme pour un centimètre cube.

Le *strophantus* est surtout indiqué comme tonique du cœur ; il ne ralentit pas les mouvements cardiaques, mais il relève l'énergie contractile du myocarde. On donne le strophantus à la dose de 5 à 20 gouttes de teinture.

La caféine peut être donnée à la dose journalière de 50 centigrammes à 2 grammes. On l'administre en potion ou en injections sous-cutanées :

Eau distillée	6 grammes.
Benzoate de soude.	2 —
Caféine	2 —

Chaque seringue de Pravaz de cette solution contient 20 centigrammes de caféine.

La *théobromine, cet excellent diurétique* dont j'ai parlé plus haut, est donnée en cachets à la dose de 50 centigrammes à 1 gramme ; on augmente la dose ou on y revient s'il y a lieu.

§ 5. ORIFICE AORTIQUE — INSUFFISANCE ET RÉTRÉCISSEMENT

Il y a *insuffisance aortique* lorsque les valvules sigmoïdes qui, normalement, oblitèrent l'orifice afin de s'opposer à la marche rétrograde du sang, n'obturent plus suffisamment cet orifice, et permettent à l'ondée sanguine aortique de refluer dans le ventricule gauche. Il y a *rétrécissement* aortique lorsque la lumière de l'orifice n'a plus ses dimensions normales.

L'orifice aortique, par sa situation, participe aux lésions de l'artère aorte beaucoup plus qu'aux lésions du cœur : aussi les aortites, et leurs causes les plus habituelles, surtout la syphilis, sont-elles, plus souvent que l'endocardite rhumatismale, l'origine des lésions de l'orifice aortique. Suivant le cas, les lésions dominantes sont tantôt celles de l'aortite chronique, tantôt celles de l'endocardite chronique. L'insuffisance et le rétrécissement aortiques sont souvent combinés[1]; ces lésions sont dues aux adhérences, aux déformations des valvules sigmoïdes, aux bourgeonnements, aux incrustations calcaires des valvules et des parois. L'insuffisance *pure* est fréquemment associée à l'ectasie de l'aorte, qui dans son mouvement de dilatation entraîne les parois de l'orifice.

Le rétrécissement ne siège pas toujours exactement au niveau de l'orifice : on a décrit (Vulpian, Peter) un rétrécissement sous-aortique provenant du resserrement de la partie qui précède l'ouverture de l'aorte.

Aux lésions de l'orifice aortique, à l'insuffisance principalement, appartient l'énorme *hypertrophie* du cœur, à laquelle le ventricule gauche prend une si large part (*cœur de bœuf*). Cette hypertrophie, que Beau nommait providentielle, tient à la suractivité musculaire du cœur; une partie de l'ondée sanguine refluant dans le ventricule gauche, celui-ci subit l'altération de tout muscle dont le travail est exagéré : il s'hypertrophie.

Examen du cœur et du pouls. — A. *Insuffisance aortique.* — Dans l'*insuffisance aortique*, la voussure et la matité précordiales sont plus étendues que dans les lésions mitrales; le cœur a une impulsion parfois considérable, et sa pointe bat dans le sixième ou le septième espace intercostal. Le *pouls* est caractéristique : il est régulier, *bondissant* (Corrigan) et *défaillant* (Stokes) : bondissant, parce que l'ondée sanguine est lancée violemment par le ventricule hypertrophié; défaillant, parce qu'aussitôt après la pulsation le pouls fuit sous le doigt, l'ondée sanguine acr-

---

1. Il y a un procédé fort simple pour constater l'insuffisance aortique sur le cadavre : on verse un filet d'eau dans l'aorte, et, au lieu d'être arrêtée par la juxtaposition des valvules sigmoïdes, l'eau s'écoule par le ventricule qu'on a eu le soin d'ouvrir préalablement par sa pointe.

tique se propageant de deux côtés à la fois, vers la périphérie et vers le ventricule. Ces caractères du pouls se retrouvent au tracé *sphygmographique* : la ligne d'ascension (diastole artérielle) y est brusque à cause de l'hypertrophie ventriculaire, et terminée par un crochet qui coïncide avec le retour d'une partie de l'ondée sanguine dans le ventricule. La violence de la systole se communique aux grosses artères, leurs pulsations sont exagérées (battements des carotides) et donnent souvent au toucher la sensation du frémissement cataire. C'est dans l'insuffisance aortique qu'on observe le mieux les changements de coloration sous-unguéale, isochrones avec la systole cardiaque; ce qu'on a nommé le *pouls capillaire*[1].

L'auscultation du cœur, pratiquée dans le deuxième espace intercostal droit, fait entendre un bruit de *souffle diastolique* ou *souffle de retour*, qui est dû à la propagation d'une partie de l'ondée sanguine vers le ventricule gauche. Ce souffle diastolique se retrouve dans les gros vaisseaux, artères carotide et crurale : ainsi, quand on applique le stéthoscope sur l'artère crurale, on entend deux souffles (*double souffle crural*[2]) au niveau du point comprimé par le stéthoscope : un souffle d'aller qui n'a rien de pathologique et qui est dû à la vibration de l'ondée sanguine lancée par le cœur, et un souffle de *retour* beaucoup plus doux, qui est dû à la vibration de l'ondée sanguine qui aurait une tendance à revenir en arrière. Pour que le souffle de retour se produise, il faut que le stéthoscope comprime l'artère dans une juste mesure, assez, mais pas trop : c'est une affaire de tâtonnement. Ce second souffle ne se produit pas toujours, il est parfois remplacé par un *ton* (Skoda) qui a la même valeur.

La théorie du flux et du reflux dans les artères n'est plus guère admise aujourd'hui; le reflux reste absolument vrai pour le retour de l'ondée sanguine de l'aorte dans le ven-

---

1. Ruault. *Pouls capillaire*. Th. de Paris, 1883.
2. Duroziez. Du double souffle interm. cr. *Arch. de méd.*, 1861.

tricule gauche, mais le retour en arrière de la colonne sanguine ne se continue pas dans les artères ; on admet plutôt que les phénomènes décrits plus haut viennent de l'abaissement de la tension artérielle, qui entraîne une exagération des oscillations de l'artère et une rapidité des ondes (Potain).

Le souffle de retour et les caractères du pouls (pouls bondissant et défaillant), qui sont parfois si nets dans l'insuffisance pure, sont naturellement moins accusés si l'insuffisance aortique est accompagnée de rétrécissement, parce que l'ondée sanguine d'aller et de retour ne trouve plus la voie aussi libre. L'auscultation de l'orifice aortique donne encore un autre signe : c'est la disparition ou la diminution du second bruit qui, normalement, est dû au claquement des valvules sigmoïdes.

B. *Rétrécissement aortique*. — Dans le *rétrécissement aortique*, l'hypertrophie ventriculaire est également très prononcée, mais le *pouls* est petit et il se traduit au tracé sphygmographique par une ligne d'ascension inclinée, parce que l'ondée sanguine passe *comme à la filière* à travers l'orifice aortique rétréci. L'auscultation pratiquée dans le deuxième espace intercostal droit fait entendre un *souffle systolique*, râpeux et vibrant ; ce souffle se propage dans les grands vaisseaux qui naissent de l'aorte et s'entend souvent dans l'aorte descendante au niveau de la région interscapulaire.

Symptômes généraux. — Les symptômes généraux des lésions aortiques apparaissent plus tardivement que ceux des lésions mitrales, parce que les lésions aortiques sont plus efficacement compensées par l'hypertrophie du ventricule gauche et parce qu'elles ont un retentissement moins direct sur la circulation pulmonaire et sur la grande circulation. Le malade atteint d'insuffisance aortique a le teint blafard d'un anémique, parce que l'ondée sanguine, revenant en partie dans le ventricule, n'arrive pas tout entière à destination ; il n'en est pas moins sous le coup de fluxions céphaliques dues à des contractions ventriculaires exagérées, fluxions qui apparaissent lorsque l'hypertrophie cardiaque dépasse le but, et se traduisent par des épistaxis, battements dans les tempes, éblouissements, tintements d'oreilles, etc.

Certains malades se plaignent de douleurs, d'*angine de poitrine*, d'accès d'oppression, avec angoisse et tendance à la syncope; chez ceux-là, la lésion de l'orifice aortique est accompagnée d'*aortite*, et les symptômes de l'aortite, qui sera étudiée dans un autre chapitre, se joignent aux symptômes de l'insuffisance et du rétrécissement (Peter[1]).

Les lésions aortiques restent beaucoup plus longtemps que les lésions mitrales à l'étai de *maladie locale*, et ce n'est qu'à une période éloignée (dégénérescence de la fibre musculaire ou complication de lésion mitrale) que l'envahissement de l'économie devient général, et qu'on voit apparaître les congestions, les œdèmes et les symptômes qui précèdent ou qui accompagnent l'asystolie.

Mais avant cette période le malade est quelquefois emporté subitement : la *mort subite* est en effet une terminaison assez fréquente des lésions aortiques (Aran, Mauriac[2]), tandis qu'elle est exceptionnelle dans la maladie mitrale. Cette mort subite est diversement interprétée; on invoque l'endartérite oblitérante et l'insuffisance de l'irrigation sanguine par les artères coronaires (Mauriac), et l'angine de poitrine, qui souvent est associée aux lésions aortiques (Peter).

Traitement. — Nous avons peu d'action sur les lésions elles-mêmes de l'orifice aortique. L'éréthisme cardiaque doit être calmé, soit localement (cautères, sangsues, ventouses, applications de glace), soit par un traitement général; l'usage des iodures est indiqué. On verra plus loin dans d'autres chapitres quel est le traitement qu'il faut prescrire si les lésions de l'orifice aortique sont associées à des lésions d'aortite et à la syphilis.

---

1. *Clin. méd.*, t. I, p. 141.
2. Mauriac. *De la mort subite dans l'insuffisance des valvules sigmoïdes de l'aorte.* Th. de Paris, 1860.

§ 6. ORIFICE TRICUSPIDE — INSUFFISANCE ET RÉTRÉCISSEMENT

Étiologie. — Les altérations phlegmasiques de la valvule tricuspide sont assez rares en dehors de l'état fœtal : presque toujours alors elles atteignent à la fois les valvules du cœur gauche et celles du cœur droit. Duroziez[1] cependant soutient qu'elles sont moins exceptionnelles qu'on ne le croit généralement. Les lésions scléreuses et athéromateuses de l'endocardite chronique frappent peu le cœur droit. En revanche, *l'insuffisance tricuspide* est souvent le résultat d'une *cause mécanique*, la dilatation du ventricule droit. Sous l'influence d'une pression sanguine exagérée, qui a son origine dans les maladies chroniques des *poumons* (emphysème, asthme, catarrhe chronique[2]) ou dans les lésions du cœur gauche (lésions mitrales), le ventricule droit, peu résistant, se laisse distendre. Il se distend encore sous l'influence d'une dystrophie de ses fibres musculaires avec ou sans adhérences du *péricarde* et de la *plèvre*, et, dans sa distension, il entraîne avec lui la zone d'insertion de la valvule tricuspide, qui devient *insuffisante*[3]. D'autres auteurs (Potain et Rendu[4]) admettent au contraire que cette insuffisance est due à l'augmentation de capacité du ventricule droit. Les piliers du ventricule sont déviés dans leur direction ; les cordages tendineux qui leur font suite n'ont plus la longueur suffisante pour permettre l'occlusion des valves qu'ils sous-tendent et *l'insuffisance fonctionnelle* est créée.

1. Duroziez. De la fréquence de la lésion aiguë ou chronique de la tricuspide. *Bull. de la Soc. méd. de Paris*, 1881.

2. Gouraud. *De l'influence pathogn. des mal. pulm. sur le cœur droit* Th. de Paris, 1865.

3. Jaccoud. *Clin. méd.*, 1886, p. 152.

4. Potain. *Congr. de l'Assoc. franç. pour l'avancement des sciences*, 1878. — Franck. *Gaz. hebd.*, 1880. — Barié. *Rev. de méd.*, 1879.

Quant à la dilatation de l'anneau fibreux proprement dit, c'est un fait exceptionnel.

Le *spasme réflexe des vaisseaux pulmonaires* (Potain et Franck), qui aurait pour origine les affections gastro-hépatiques, entraîne comme conséquence la dilatation du ventricule droit et l'insuffisance fonctionnelle de la tricuspide. Enfin, les myocardites aiguës (fièvres graves, dothiénentérie) et chroniques, les dégénérescences cardiaques, peuvent arriver au même résultat en favorisant la parésie du ventricule droit.

Anatomie pathologique. — Dans les cas d'insuffisance tricuspide inflammatoire, les lésions sont analogues à celles de l'insuffisance mitrale vulgaire, nous ne les décrirons donc pas en détail. Lorsqu'il s'agit d'insuffisance fonctionnelle, les valvules sont saines, mais les dimensions de l'orifice auriculo-ventriculaire droit et du ventricule droit sont notablement accrues. Les parois ventriculaires sont surtout dilatées et moins hypertrophiées dans les cas d'insuffisance d'origine inflammatoire. L'oreillette droite est dilatée et ses parois sont amincies. Les veines caves et les jugulaires sont toujours très distendues par le sang; du côté des principaux viscères: foie, rein, il existe des signes de stase plus ou moins accusés.

Description. — *L'insuffisance tricuspide* est caractérisée, à l'auscultation, par un bruit de souffle systolique, dont le maximum est au niveau de l'appendice xiphoïde du sternum et dont le timbre est plus grave et moins sibilant que celui de l'insuffisance mitrale. La valvule tricuspide étant le « régulateur de la circulation veineuse et de la tension veineuse générale » (Raynaud), c'est dans le système veineux que nous devons rechercher les principaux symptômes de la lésion. Le *pouls veineux* de la jugulaire s'offre tout d'abord à l'observation; la veine jugulaire externe présente à la vue et au sphygmographe un double mouvement d'expansion et de retrait, un *pouls veineux*, dont voici l'explication: au moment de la systole ventriculaire, l'ondée sanguine (la valvule tricuspide étant insuffisante) reflue en partie du ventricule droit dans l'oreillette et de l'oreillette droite dans le système veineux. Sous l'influence de cette pression sanguine, les veines se dilatent outre mesure, et les valvules des veines jugulaires externes deviennent insuffisantes. Il en résulte que le sang, à chaque systole ventriculaire, reflue dans le système veineux, et les veines jugulaires présentent un *pouls veineux vrai, systolique* et quelquefois *dicrote*, témoignant dans ce cas de la double systole auriculaire et ventriculaire [1].

Le reflux du sang dans la veine cave inférieure et dans la veine porte détermine des *pulsations hépatiques* qu'on sent en déprimant la paroi abdominale au-dessous des fausses côtes [2].

Le pouls veineux peut exister dans les veines périphériques, surtout dans les veines saphènes variqueuses [3].

On comprend toute la *gravité* des lésions de la valvule tricuspide, car « elles sont le trait d'union entre les lésions de la petite et de la grande circulation » (Peter) ; l'insuffisance tricuspide *ouvre la porte à l'asystolie* (Raynaud) : aussi le souffle de cette insuffisance a-t-il été justement nommé souffle *symptomatique de l'asystolie* (Parrot).

Lorsque, par un traitement approprié, on est parvenu à établir l'équilibre, l'asystolie disparaît momentanément ou définitivement et avec elle l'insuffisance tricuspide fonctionnelle. Celle-ci peut donc apparaître et disparaître un certain nombre de fois avant de s'établir définitivement. La disparition et la réapparition des signes qui la caractérisent serviront de guide à cet égard.

Dans quelques cas, l'insuffisance tricuspide doit être envisagée comme de bon augure (Potain). Elle ferait disparaître

---

1. Le pouls veineux vrai est facile à distinguer du pouls veineux faux : il suffit de vider par compression de bas en haut le segment inférieur de la veine jugulaire externe du sang qu'il contient, et à la systole suivante on voit aussitôt ce segment se remplir de sang.

Voy. Potain. *Des mouvements et des bruits qui se passent dans les veines jugulaires.* Paris, 1868.

2. Mahot, *Battem. du foie dans l'insuffis. triscup.* Th. de Paris, 1863.

3. Launois et Loeper. *Arch. gén. de méd.,* juillet 1903.

ou diminuerait tout au moins l'excès de pression qui existe dans la petite circulation et préviendrait ainsi les ruptures vasculaires. L'état général des malades s'améliore en effet parfois à l'apparition de cette insuffisance; c'est ce qui a fait dire que la valvule tricuspide est la soupape de sûreté de la circulation pulmonaire.

Rétrécissement. — Le *rétrécissement tricuspidien* est congénital ou acquis [1].

Le rétrécissement congénital est dû à une endocardite fœtale ou à un vice de conformation.

Le rétrécissement non congénital est dû à la soudure et à l'adhérence des valvules ou à la sténose de l'orifice tricuspidien ou à l'obstruction de cet orifice par des végétations. L'adhérence entre les valvules est la cause la plus habituelle du rétrécissement, avant comme après la naissance (Leudet). Les perforations des cloisons et le rétrécissement de l'artère pulmonaire sont des complications fréquentes.

Le rétrécissement acquis s'observe surtout chez la femme; il est habituellement dû au rhumatisme et il coïncide presque toujours avec un rétrécissement mitral ou avec le rétrécissement d'un autre orifice du cœur. La cyanose, l'ascite, les œdèmes, la déformation des ongles, en sont les symptômes principaux; le pouls veineux des jugulaires fait souvent défaut; à l'auscultation du cœur, on constate un soubresaut au deuxième temps avec ou sans thrill.

Le pronostic est très grave. Le plus souvent la mort survient de 20 à 25 ans. Il est des cas où le diagnostic est possible : c'est quand l'orifice tricuspide est seul rétréci sans adjonction de lésions d'autres orifices

§ 7. ARTÈRE PULMONAIRE, RÉTRÉCISSEMENT ET INSUFFISANCE

Le *rétrécissement* de l'artère pulmonaire est congénital [2] ou acquis. Le rétrécissement *congénital* siège ordinairement

1. Leudet. *Rétréciss. tricusp*. Th. de Paris, 1888.
2. D'Heilly. *Rétréciss. congénit. de l'art. pulmon*. Th. de Paris, 1865 — Durey-Comte. Th. de Paris, 1887.

au niveau des valvules sigmoïdes, qui apparaissent comme soudées et limitent une fente linéaire plus ou moins étroite. Elles s'appliquent cependant l'une contre l'autre, de façon à empêcher le reflux du sang dans le ventricule droit; de là, la rareté de l'insuffisance liée au rétrécissement congénital. Plus rarement celui-ci siège au niveau de l'infundibulum, *rétrécissement préartériel* (C. Paul); les valvules sont souvent intéressées dans ce cas. Exceptionnellement le rétrécissement porte sur le tronc même de l'artère. Le rétrécissement *acquis*, plus fréquent qu'on ne l'avait supposé, siège presque toujours au niveau des valvules; on a cependant publié quelques cas d'athérome et de gommes (Schwalbe) intéressant l'artère pulmonaire et ayant déterminé son rétrécissement. A part ces cas exceptionnels, le rétrécissement valvulaire acquis s'accompagne souvent de dilatation de l'artère pulmonaire située au delà de l'obstacle, à l'inverse de ce qui a lieu dans le rétrécissement aortique. Cette particularité pourrait s'expliquer par la participation de l'artère au processus inflammatoire, cause du rétrécissement acquis. La dilatation artérielle ne s'observe pas dans les cas de rétrécissement congénital.

Le ventricule droit est toujours hypertrophié et dilaté. Dans les cas congénitaux on constate souvent la perforation de la cloison interventriculaire ou de la cloison interauriculaire, parfois aussi la persistance du canal artériel. Cette perforation pourrait même s'observer dans les cas de rétrécissement acquis (C. Paul[1]), sous l'influence de la myocardite qui accompagne souvent l'endocardite du cœur droit.

Le rétrécissement congénital est certainement d'origine inflammatoire, mais la cause de l'endomyocardite fœtale est le plus souvent inconnue. Chez l'adulte, le rhumatisme, le traumatisme peut-être (Dittrich), mais surtout les maladies infectieuses : fièvres éruptives, état puerpéral, broncho-pneumonie, etc., ont été incriminés.

---

1. C. Paul. Du rétrécissement de l'artère pulmonaire contracté après la naissance. *Gaz. hebdom.*, 1872. — Solmon. *Rét. pul. acquis*. Th. de Paris, 1872. — Duguet. *Soc. méd. des hôpit.*, 25 nov. 1878.

Le rétrécissement de l'artère pulmonaire peut passer long-temps inaperçu. Dans d'autres cas les malades s'essoufflent facilement, sont sujets à des quintes de toux fréquentes, accompagnées, ou non, de crachats sanglants. Le refroidissement périphérique, les sensations d'engourdissement et d'anesthésie aux extrémités sont des phénomènes habituels. La cyanose est beaucoup moins constante, et le mécanisme de celle-ci a été diversement interprété (voir *Maladie bleue*) ; elle apparaît souvent à une période avancée de la maladie ou à l'occasion d'une complication broncho-pulmonaire.

A l'auscultation, le rétrécissement de l'artère pulmonaire[1] est caractérisé par un bruit de souffle au premier temps, dont le maximum siège au deuxième espace intercostal gauche, avec propagation vers la clavicule. La palpation fait parfois constater l'existence d'un frémissement cataire systolique dans le même point, et la percussion dénote une hypertrophie plus ou moins considérable du ventricule droit.

Il est rare que les malades atteints de cette affection arrivent à l'âge adulte ; l'asystolie progressive, la syncope, sont des causes de mort fréquentes ; mais le fait saillant et caractéristique, c'est que le rétrécissement pulmonaire paraît être une cause occasionnelle du *développement de la phthisie pulmonaire* (tuberculose pulmonaire, phthisie caséeuse, tuberculose généralisée).

L'insuffisance de l'artère pulmonaire existe rarement à l'état isolé, surtout lorsqu'elle est congénitale. Presque toujours alors elle est associée au rétrécissement. Acquise, elle reconnaît les mêmes causes que le rétrécissement acquis.

Elle se caractérise par l'existence d'un bruit de souffle diastolique ayant son maximum dans le deuxième espace intercostal gauche et se propageant le long du bord gauche du sternum. Les troubles fonctionnels existent surtout dans

---

1. Vimont. *Souffle de l'insuffisance et du rétrécissement de l'artère pulmonaire*. Th. de Paris, 1882.

la sphère de la petite circulation : dyspnée habituelle, accès d'oppression, hémoptysies fréquentes. Comme le rétrécissement, elle s'accompagne souvent d'hypertrophie avec dilatation du ventricule droit et aboutit à la mort par asystolie. En revanche, le développement des tubercules pulmonaires est exceptionnel, lorsqu'il n'y a pas coexistence de rétrécissement.

§ 8. MALADIE BLEUE, CYANOSE

Cette maladie, plus commune au jeune âge, est caractérisée par une teinte bleuâtre (*cyanique*) de la peau et des muqueuses, avec troubles dyspnéiques, accès de suffocation, torpeur, inertie et tendance au refroidissement. Ces différents symptômes proviennent de lésions cardiaques et vasculaires qui établissent la promiscuité du sang rouge et du sang noir, et *qui ne permettent pas au sang veineux de s'artérialiser suffisamment.*

Anatomie pathologique. Pathogénie. — Le mélange du sang rouge et du sang noir provient d'une communication anormale entre les deux systèmes circulatoires artériel et veineux, et les anomalies qui rendent possible cette communication portent sur le cœur et sur les gros vaisseaux [1]. Les *anomalies du cœur* sont représentées par la persistance du trou de Botal (52 fois sur 69 cas, Gintrac [2]), par la communication des deux ventricules (53 cas, Guillon), par la fusion des cavités cardiaques, de sorte que le cœur n'est constitué que par une, deux ou trois cavités. Les *anomalies vasculaires* comprennent les origines anormales des vaisseaux et la persistance du canal artériel (50 cas, Almagro [3]). La plupart de ces malformations sont congénitales et pro-

1. Cette statistique est très complète dans le *Traité de pathologie* de M. Jaccoud, t. I, p. 775.
2. Art. CYANOSE, du *Nouv. Diction. de méd.*, 1871.
3. *Persistance du canal artériel.* Th. de Paris, 1862.

bablement dues à un arrêt de développement du cœur, à une endocardite, et surtout à un *rétrécissement de l'artère pulmonaire* datant de la vie intra-utérine.

Ce mécanisme est parfaitement résumé par M. Raynaud[1]. « Le rétrécissement pulmonaire une fois constitué, les modifications consécutives du cœur se comprennent à merveille. Le ventricule droit s'hypertrophie, parce que l'obstacle circulatoire exige de sa part un surcroît d'action; mais il n'éprouve qu'une dilatation faible ou nulle, parce que le cloisonnement encore incomplet du cœur permet au sang de refluer dans les cavités gauches, qui fournissent ainsi un moyen de dérivation. Ce cloisonnement lui-même va subir un arrêt par suite du reflux en question. Si la lésion a pris naissance avant le développement de la cloison ventriculaire, c'est-à-dire avant la fin du second mois, les deux ventricules continuent à communiquer entre eux, et la communication est d'autant plus large que l'artère pulmonaire reste fermée à une époque plus rapprochée de la conception. Si, au contraire, les ventricules se trouvaient déjà isolés l'un de l'autre au moment de l'oblitération de l'artère pulmonaire, l'afflux du sang de l'oreillette droite dans le ventricule correspondant se trouvant entravé, un courant puissant s'établit du côté droit au côté gauche de la chambre auriculaire, et le trou de Botal reste béant. Mais comme l'aorte reste désormais la seule voie ouverte au cours du sang, ce liquide ne peut plus parvenir aux poumons que par l'intermédiaire du canal artériel, qui à son tour persiste, après la naissance, à l'état de conduit perméable. »

Mais ces lésions, bien que permettant plus ou moins le mélange des deux sangs, ne sont pas aptes également à produire les symptômes de la maladie bleue (cyanose, dyspnée, etc.); il existe en effet plusieurs exemples (Gelau, Longhurst) où une excellente santé et l'absence de cyanose avaient été compatibles pendant bien des années avec la

1. Art. Cœur, du *Dict. méd. et chir.*

promiscuité du sang rouge et noir. Il faut donc autre chose que le mélange du sang pour produire la maladie bleue, et les lésions les plus favorables à ce résultat sont celles qui ne permettent pas au sang mélangé de venir s'artérialiser suffisamment dans le poumon.

L'examen du sang des malades atteints de cyanose a montré l'existence d'une augmentation du nombre des globules rouges (*hyperglobulie*) qui peut atteindre 8 000 000 et plus [Krehl (1889), Vaquez (1892), Hayem (1894), P. Marie (1895)], etc. Cette hyperglobulie s'accompagne souvent d'une augmentation du diamètre des globules rouges (Vaquez). Ces phénomènes ont été comparés à l'hyperglobulie des hautes altitudes et considérés également comme un mode de défense de l'organisme qui cherche à compenser la difficulté qu'a le sang à s'oxygéner.

Description. — La *coloration bleuâtre* n'est pas également répartie à la surface du corps : elle est plus accusée aux lèvres, aux narines, aux lobules des oreilles, aux extrémités des doigts et des orteils, à la muqueuse de la langue et du pharynx. La cyanose n'a pas toujours la même intensité, elle diminue pendant le sommeil, ou après un repos prolongé, mais il suffit d'un effort musculaire un peu pénible pour lui rendre toute son intensité. Les doigts des mains, outre leur teinte violacée, présentent une déformation très accusée ; la dernière phalange est enflée, arrondie, et les ongles sont épais, larges et recourbés.

La *respiration* est brève et pénible, la voix est grêle, saccadée, et le malade ne peut se livrer à aucun exercice, même modéré, sous peine de provoquer des accès d'oppression, accompagnés de palpitations, d'angoisse et de syncope. Le malade a conscience de l'abaissement de sa température (35° à 36°, Tupper), et la lenteur de ses mouvements rappelle un peu certains animaux à sang froid.

Tous ces troubles, cyanose, dyspnée, somnolence, apathie, refroidissement, s'expliquent par ce fait que les malades ont trop de sang veineux, pas assez de sang artériel, trop d'acide carbonique, pas assez d'oxygène. La durée de la vie dépend de la nature et de la gravité de la lésion : les malades succombent par asphyxie, par syncope, d'autres deviennent tuberculeux.

L'examen du cœur donne des résultats peu certains sur le siège précis de la lésion. La matité cardiaque est en rapport avec l'hypertrophie du ventricule droit, et la palpation fait percevoir quelquefois un frémissement continu avec renforcement. Les bruits de souffle perçus à l'auscultation sont variables; peut-être le souffle systolique, ayant son maximum d'intensité au niveau de la quatrième vertèbre dorsale, est-il un signe de la *persistance du canal artériel*.

CHAPITRE III

MALADIES DU MYOCARDE

La *myocardite* ou *cardite* est l'inflammation du cœur. Virchow a divisé cette maladie en deux variétés, l'une *parenchymateuse* ou inflammation de l'élément musculaire, l'autre *interstitielle* ou inflammation du tissu conjonctif.

La myocardite parenchymateuse de Virchow correspond à la plupart des myocardites *aiguës*; la myocardite interstitielle comprend la plupart des myocardites *chroniques*; on la désigne plus généralement aujourd'hui sous le nom de *sclérose du cœur*.

Nous les étudierons successivement.

§ 1. MYOCARDITE AIGUË — DÉGÉNÉRESCENCE GRAISSEUSE DU CŒUR

Étiologie. — La myocardite primitive aiguë est fort rare (refroidissement, traumatisme) ; la myocardite secondaire a pour causes habituelles : 1° le rhumatisme ; le cœur peut alors être frappé, soit isolément, soit avec le péricarde et l'endocarde ; 2° les maladies infectieuses ; parmi celles-ci il faut citer en première ligne la fièvre typhoïde (Zenker, Hayem [1]), la variole (Desnos et Huchard [2]), la scarlatine, la diphthérie [5], l'érysipèle, l'état puerpéral, l'infection purulente, l'endocardite ulcéreuse. L'alcoolisme, la syphilis, le surmenage, les lésions cardiaques antérieures constituent autant de causes qui favorisent son développement.

Dans certaines maladies infectieuses, telles que la diphthérie, l'agent pathogène ne pénètre pas dans le sang, et cependant la myocardite aiguë est un accident assez fréquent. Le rôle des toxines dans ces cas semble donc capital, comme il l'est dans les cas de myocardite aiguë expérimentale provoquée par l'injection dans les veines de culture filtrée du bacille pyocyanique [4].

Mais dans d'autres affections telles que la fièvre typhoïde [5], le microbe pathogène a été trouvé dans l'interstice des fibres musculaires enflammées, et il y a lieu dès lors de se demander si le micro-organisme agit directement sur le myocarde, ou bien secondairement par les produits qu'il sécrète. Cette dernière interprétation tend à prévaloir. Il faut enfin dans tous ces cas faire jouer un certain rôle aux produits de désassimilation accumulés dans le sang. A eux

1. Hayem. *Leçons sur la compl̄ic. card. de la fièvre typh.*, 1875.
2. Desnos et Huchard. *Compl. card. de la variole*, 1872.
5. Huguenin. *Rev. de méd.*, décembre 1888.
4. Brault et Charrin. *Congrès de Berlin*, 1890.
5. Chantemesse et Widal. *Arch. de phys.*, 1887.

seuls en effet (scorbut, surmenage expérimental[1]), ils seraient capables d'altérer la vitalité des éléments du muscle cardiaque.

Anatomie pathologique. — Le cœur est généralement augmenté de volume, ses parois sont flasques et pâles. Sur une coupe, la *teinte feuille morte* du tissu musculaire apparaît très nettement. Le tissu cardiaque se laisse déchirer facilement, ce qui explique les *ruptures* des muscles papillaires et les *hémorrhagies* intra-cardiaques. Au microscope les faisceaux musculaires présentent des altérations plus ou moins avancées : la striation de la fibre musculaire est moins nette que d'habitude, dans son intérieur apparaissent de fines granulations graisseuses qui masquent son contenu; parfois on observe de la dégénérescence vitreuse (Zenker, Hayem) ou même de la dégénérescence amyloïde (Letulle, Brault). Les noyaux des éléments musculaires sont tuméfiés, parfois leur nombre est accru. Toutefois, d'après Metchnikoff, cette multiplication nucléaire ne serait qu'apparente : l'augmentation du nombre des éléments nucléaires serait simplement le résultat de la pénétration des phagocytes dans les fibres enflammées.

Dans certains cas les fibres musculaires sont dissociées et leurs anastomoses sont rompues, comme si le ciment qui les réunit avait été dissous. Les *artérioles* présentent des traces non douteuses d'endartérite et de périartérite.

On a beaucoup discuté pour savoir si dans tous ces cas il s'agissait d'inflammation ou de dégénérescence. Virchow, Zenker, Hayem, pensent qu'il s'agit d'une inflammation parenchymateuse. Cohnheim, Cornil et Ranvier, Rindfleisch, se basant sur l'intégrité presque constante du tissu interstitiel, admettent au contraire l'origine dégénérative des lésions. Hanot[2] a mis la question au point, en montrant que les agents pathogènes peuvent aussi bien porter leur action sur les fibres musculaires elles-mêmes que sur les

1. Charrin. *Soc. de biol.*, 1891.
2. Hanot. *Arch. de méd.*, janvier 1890.

éléments conjonctifs; chaque élément réagit à sa façon; mais dans les deux cas on a affaire à un processus inflammatoire.

La myocardite *suppurée* est plus rare, elle s'observe surtout dans le cours de l'infection purulente et de l'état puerpéral; le pus est infiltré ou plus souvent collecté en *abcès*. L'abcès, une fois formé, peut s'ouvrir dans le péricarde, dans les ventricules, et former des embolies de la petite ou de la grande circulation; il peut subir la transformation caséeuse et favoriser la formation d'un anévrysme.

Description. — La myocardite aiguë est une affection qui ne s'impose pas; elle demande à être cherchée si l'on veut la diagnostiquer. Comme elle survient presque toujours dans le cours d'une maladie, à titre de complication, elle passe souvent inaperçue. L'affaiblissement et l'irrégularité des battements du cœur et du pouls en sont les signes habituels; à ceux-ci viennent se joindre peu à peu la disparition du premier bruit, tandis que le second persiste encore, mais assourdi et comme lointain. Ce second bruit peut même cesser d'être perceptible à l'oreille : il est alors remplacé par un frôlement léger. Lorsque la myocardite est moins intense, le premier bruit peut être remplacé par un bruit de *souffle* doux, localisé à la pointe et ayant une grande tendance à se modifier d'un instant à l'autre (Desnos et Huchard).

Dans les mêmes conditions, on entend parfois un bruit de galop dû à un choc diastolique, indice de la dilatation ventriculaire qui accompagne l'altération du myocarde (Potain, Cuffer et Barbillon). On constate souvent de l'arythmie. Les arythmies cardiaques ont été divisées en régulières et irrégulières; dans le premier cas, la contraction cardiaque existe, mais elle n'est pas assez forte pour que la pulsation cardiaque soit perçue, soit à l'auscultation, soit à l'examen du pouls. Seul le tracé sphygmographique montre que l'arythmie n'est qu'apparente et qu'à la période silencieuse correspond en réalité une pulsation avortée. Enfin le rhythme cardiaque peut rappeler le rhythme du cœur du fœtus : on dit alors qu'il y a *embryocardie*. Le pronostic dans ces cas est des plus sévères.

La myocardite aiguë est habituellement indolore, cependant Peter insistait sur la douleur provoquée par la percussion au niveau des troisième et quatrième espaces intercostaux avec irradiations douloureuses sur le trajet du phrénique et du plexus cardiaque. On a même observé chez certains typhiques des crises douloureuses rappelant celles de l'angine de poitrine.

Chez quelques malades, en même temps que les troubles concernant l'intensité et le rhythme des battements cardiaques, on note de la tachycardie, de la cyanose et de l'œdème des extrémités, du refroidissement périphérique, en un mot tous les signes du *collapsus algide*; chez d'autres sujets ce sont les phénomènes d'asystolie aiguë qui prédominent (*forme cardiaque* de la fièvre typhoïde). Enfin on peut voir survenir des syncopes (*forme syncopale*) qui peuvent se répéter plusieurs fois et parfois emporter le malade. Dans la fièvre typhoïde, en particulier, certains auteurs, et je ne suis pas de ce nombre, ont attribué à la myocardite aiguë les cas de mort subite; on trouvera cette question traitée en détail au chapitre de la fièvre typhoïde.

Lorsque la myocardite guérit, Landouzy et Siredey[1] pensent que le myocarde peut conserver quelque reliquat de l'altération profonde qu'il a subie, ce qui peut aider ultérieurement au développement d'une affection chronique du cœur.

Les révulsifs appliqués sur la région précordiale et les toniques du cœur : digitale, caféine, sont les moyens employés ordinairement pour lutter contre l'affaiblissement du myocarde, mais je recommande de ne faire usage de ces médicaments qu'avec une prudente réserve. Souvent la dégénérescence est répartie d'une façon irrégulière, surtout lorsqu'elle est sous la dépendance d'une altération des vaisseaux nourriciers du cœur. Dans ces, cas la paroi du

---

1. Landouzy et Siredey. *Revue de méd.*, 1887.

ventricule, surtout au niveau de la pointe, est souvent
amincie.

Les symptômes de la dégénérescence graisseuse aiguë
du cœur se confondent avec ceux de la myocardite parenchymateuse. Quant à la dégénérescence graisseuse chronique, sa symptomatologie rappelle à peu près les symptômes de la sclérose du cœur, avec cette différence
toutefois que les phénomènes d'excitation cardiaque du
début font ici défaut. Ce qui frappe tout d'abord, c'est
l'affaiblissement des battements du cœur, l'augmentation
des dimensions de cet organe, indice de sa dilatation, et
enfin les phénomènes de stase périphérique et viscérale.
Aussi, au bout d'un certain temps, l'*asystolie* en est-elle la
conséquence, à moins qu'une rupture brusque du cœur
n'entraîne la mort subite.

Dégénérescence graisseuse. — La dégénérescence graisseuse du cœur a plus d'un point commun avec la myocardite aiguë. M. Ranvier[1] nie même formellement cette
dernière, qui serait uniquement caractérisée par une transformation graisseuse des muscles du cœur.

Les conditions qui donnent naissance à la dégénérescence graisseuse sont multiples : 1° certains poisons
(phosphore, arsenic, etc.) la créent de toutes pièces en
quelques jours (dégénérescence aiguë); 2° l'alcoolisme,
les lésions du cœur et des valvules qui entravent la circulation des artères coronaires nourricières du cœur, la
goutte, la vieillesse, donnent naissance à la dégénérescence chronique.

Dans ce second groupe doivent également être placés
les états cachectiques résultant d'une maladie chronique
quelle qu'elle soit, les suppurations profondes, les anémies
intenses et de longue durée résultant de pertes de sang
répétées, les diarrhées chroniques, l'athrepsie.

Il importe toutefois de distinguer la dégénérescence
graisseuse, de la *surcharge graisseuse* du cœur. Celle-ci

1. Ranvier. *Hist. path.*, p. 515.

s'observe surtout chez les obèses; elle peut exister seule pendant longtemps et ce n'est qu'à la longue que l'entrave apportée à la nutrition du cœur par l'accumulation de graisse à sa surface et entre ses faisceaux musculaires en provoque l'altération[1].

Toutefois, certaines causes (l'alcoolisme) peuvent provoquer à la fois la surcharge graisseuse et la dégénérescence graisseuse.

L'aspect macroscopique du cœur frappé de dégénérescence graisseuse est le même que celui du cœur atteint de myocardite parenchymateuse. Le microscope seul permet de constater, contrairement à ce qui existe dans cette dernière maladie, que les noyaux des fibres musculaires sont intacts, tandis que l'intérieur de ces fibres est rempli de gouttelettes graisseuses parfois volumineuses, ayant pris la place du sarcolemme. Souvent aussi, on note en même temps un certain degré de dégénérescence granulo-pigmentaire. Les vaisseaux coronaires, surtout dans les affections chroniques du cœur, sont souvent épaissis, leur lumière est rétrécie, oblitérée même, preuve de l'obstacle permanent apporté à la nutrition du myocarde.

§ 2. SCLÉROSE DU CŒUR

La sclérose du cœur, ou inflammation du tissu conjonctif du myocarde, correspond en partie à l'ancienne *myocardite interstitielle* de Virchow.

Elle peut être circonscrite ou diffuse : 1° *circonscrite*, elle naît autour des corps étrangers engagés dans les parois mêmes du cœur, autour des vésicules hydatiques ou des gommes syphilitiques du cœur, auxquelles elle forme alors une véritable coque.

On l'observe encore au voisinage des plaques de péricardite et d'endocardite : dans les cas de péricardite chro-

1. Leyden. *Arch. clin. méd.*, 1882

nique, de symphyse cardiaque, cette sclérose peut gagner en profondeur et donner alors naissance à une *myocardite péricardogène* (Brouardel, Poulain[1]). La *myocardite interstitielle endocardogène* est beaucoup plus rare ; cependant chez certains enfants on constate des rétrécissements de l'infundibulum, véritables rétrécissements sous-pulmonaires qui reconnaîtraient cette origine.

2° La *sclérose diffuse* constitue la sclérose du cœur à proprement parler. Elle a été dans ces dernières années l'objet de travaux importants qui ont modifié profondément la conception des maladies du myocarde. Elle débute presque toujours par l'artério-sclérose des artères du cœur[2]. Elle se développe surtout chez les sujets intoxiqués par l'alcool, le plomb et le tabac, chez les arthritiques, les goutteux, les syphilitiques, les brightiques et les malades atteints de cachexie palustre. On l'observe également chez les vieillards et les sujets surmenés. Il importe de savoir que dans tous ces cas il existe en même temps des lésions scléreuses plus ou moins prononcées dans la plupart des organes. Les unes et les autres sont sous la dépendance de l'*athérome* ou de l'*artério-sclérose* dont ces malades sont porteurs. (Gull et Sutton, Debove[3], etc.). On peut l'observer également comme lésion secondaire chez les malades atteints d'affections valvulaires. Pour Du Pasquier, les gros cœurs scléreux sont associés à la stase sanguine et non à l'ischémie[4].

Le cœur sclérosé est augmenté de volume (myocardite scléreuse, hypertrophique de Rigal[5] et Juhel-Rémoy[6]) de couleur brunâtre, résistant au doigt ; il se coupe difficilement et sur la surface de section, au niveau des points les plus malades, on voit des plaques blanc grisâtre, indice du

1. Poulain. Th. de doctorat, 1881.
2. Odriozola. *Lésions du cœur consécut. à l'athérome des coronaires.* Th. de Paris, 1888.
3. Debove. *Arch. de méd.*, 1880.
4. Du Pasquier. Histoire pathogénique des myocardites chroniques. *Revue de Médecine*, 1897, p. 841.
5. Rigal et Juhel-Rémoy. *Arch. de méd.*, 1881.
6. Juhel-Rémoy. Th. de Paris, 1882.

travail inflammatoire qui se passe à ce niveau. Ces plaques sont plus fréquentes au cœur gauche qu'au cœur droit, plus accusées au niveau des piliers de la cloison interventriculaire et surtout au voisinage de la pointe. Sur certains cœurs ces *îlots* de sclérose ne se voient pas à l'œil nu, le microscope seul permet de les découvrir. Ils apparaissent alors comme formés de tissu conjonctif fibrillaire plus ou moins dense suivant leur ancienneté et entremêlé de fibres élastiques (Letulle [1]). Les uns sont développés au pourtour d'une artériole atteinte d'endo-périartérite (sclérose périvasculaire ou *inflammatoire*), les autres sont situés loin des artères (sclérose *dystrophique*) [2]. Dans ce dernier cas, les artères ne présentent pas trace de périartérite; l'endartérite seule existe, se traduisant à première vue par un rétrécissement du calibre du vaisseau. De ces deux variétés de sclérose, la seconde serait la plus fréquente; chacune d'elles peut exister seule, mais parfois elles se trouvent réunies chez le même sujet; la sclérose est alors *mixte* (Weber [3], Huchard [4]).

Les faisceaux musculaires situés à la périphérie des îlots scléreux sont atrophiés et fragmentés; au centre de l'îlot ils ont complètement disparu. Ceux qui sont situés en dehors du processus inflammatoire ou dégénératif sont augmentés de volume, mais leur contenu a souvent subi la transformation graisseuse ou granulo-graisseuse, voire même la dégénérescence amyloïde (Letulle).

Ces altérations du myocarde peuvent avoir pour résultat la diminution de résistance des parois du cœur et la formation d'*anévrysmes du cœur*. Les anévrysmes se développent généralement dans les points où la pression est la plus forte et les lésions du muscle cardiaque le plus prononcées, c'est-à-dire au voisinage de la pointe du cœur et au niveau du ventricule gauche (Pelvet [5]).

1. Letulle. *Soc. anat.*, 1887.
2. Martin, *Revue de médecine*, mai 1881 et 1886.
3. Weber. Th. de Paris, 1888.
4. Huchard. *Mal. du cœur*, 1889-1893 et 1899.
5. Pelvet. Th. de Paris, 1867.

Symptômes. — Lorsque la sclérose du cœur a provoqué la formation d'un anévrysme, la mort peut survenir brusquement par rupture du cœur; dans quelques cas, la rupture est précédée pendant plusieurs jours d'une douleur précordiale très vive (Robin [1]), due à la déchirure de quelques faisceaux musculaires profonds. La mort subite est également notée dans plusieurs cas de syphilis cardiaque, myocardite gommeuse diffuse ou circonscrite, bien étudiée par M. Mauriac [2].

En général, la sclérose du cœur évolue lentement et les symptômes qui la caractérisent n'ont rien de pathognomonique. Au début, le malade se plaint de palpitations, d'essoufflement, d'accès d'oppression, parfois de véritables accès d'angine de poitrine; le pouls est plein, vibrant, l'impulsion cardiaque est énergique, la pointe du cœur est abaissée et reportée vers l'aisselle, les bruits du cœur sont sourds, surtout le premier; le second bruit, au contraire, est éclatant. Le premier bruit du cœur est souvent dédoublé; toutefois ce bruit de galop est bien plus l'indice de l'artériosclérose que de la sclérose du myocarde. Peu à peu le pouls perd sa force et sa régularité, les troubles respiratoires augmentent, des phénomènes de stase apparaissent, et, après des périodes d'accalmie répétées, l'asystolie s'installe au grand complet comme dans les cas de lésions valvulaires non compensées. A ces troubles viennent souvent s'ajouter les symptômes qui sont inhérents aux lésions scléreuses du rein, concomitantes des lésions scléreuses du cœur. Ces cas complexes demandent toute la sagacité du médecin pour dépister ce qui dans la symptomatologie appartient aux uns et aux autres.

Il serait toutefois possible, d'après Huchard, de distinguer quatre formes principales de cardio-sclérose : 1° une forme douloureuse, c'est l'angine de poitrine; 2° une forme arythmique ou « boiterie incurable du cœur »; 3° une forme

---

1. Robin. *Soc. méd. des hôpit.*, 1889.
2. Mauriac, Syphilis du cœur, *Sem. méd.*, 27 mars 1889.

tachycardique souvent associée à la forme précédente ; 4° une forme myo-valvulaire caractérisée par des souffles mitral ou aortique avec lésions nettement scléreuses.

Traitement. — Au début, il faut traiter la sclérose du cœur par la médication *hypotensive*[1] : régime lacté et lacto-végétarien, massage et mouvements musculaires provoqués, balnéothérapie à Bourbon-Lancy, Royat ou Évian. On prescrit la solution alcoolique de trinitrine à la dose de 2 à 10 gouttes par jour dans de l'eau. Le tétranitrol est conseillé à la dose de 5 milligrammes à 1 centigramme plusieurs fois par jour.

L'iodure de sodium est bien indiqué. Plus tard, mais plus tard seulement, on pourra avoir recours, avec prudence, aux stimulants du cœur : caféine, digitale, strophantus, pour lutter contre les symptômes d'asystolie.

N'oublions jamais que la cardio-sclérose peut être d'origine *syphilitique*, auquel cas les injections de biiodure d'hydrargyre à la dose journalière de 1, 2 centigrammes sont formellement indiquées.

§ 5. ANÉVRYSMES DU CŒUR — RUPTURE DU CŒUR

Les *anévrysmes du cœur* ont pour régions de prédilection : 1° les valvules, 2° la cloison interventriculaire, 3° la pointe du cœur[2].

1° Les anévrysmes *valvulaires* sont une conséquence de l'endocardite aiguë, principalement de l'endocardite infectieuse. « La multiplication des cellules, leur état embryonnaire, le ramollisement de la substance intercellulaire, la disparition des fibres élastiques, phénomènes liés à l'endocardite, font perdre à la valvule sa résistance[3]. » À la suite

---

1. Huchard. La médication hypotensive, *Acad. de méd.*, 30 juin 1903.
2. Pelvet. Th. Paris, 1867.
3. Cornil et Ranvier. *Manuel d'histol.*, p. 575.

de ce travail phlegmasique, deux choses peuvent se produire : ou bien la valvule est *perforée*, ou bien elle se laisse distendre sans se rompre : c'est l'*anévrysme*.

Les anévrysmes des valvules sigmoïdes et mitrales ont toujours leur orifice placé du côté où s'exerce la pression sanguine. Ainsi l'orifice de l'anévrysme sigmoïde siège à la face supérieure ou artérielle des valvules sigmoïdes, parce que la pression sanguine s'exerce à la face supérieure de ces valvules abaissées (ondée sanguine rétrograde), tandis que l'anévrysme mitral a son orifice à la face inférieure ou ventriculaire de la valvule mitrale, parce que c'est la face inférieure qui supporte la pression sanguine au moment de la systole ventriculaire, pendant l'occlusion de la valvule. Les anévrysmes valvulaires conservent rarement leur forme sphérique ; ils sont plus ou moins déchirés par le courant sanguin, et la valvule est convertie en lambeaux.

Cette rupture peut s'annoncer par un bruit de souffle apparaissant brusquement dans le cours d'une endocardite infectieuse. C'est un souffle d'insuffisance ; par conséquent, le souffle est systolique si c'est la mitrale qui est intéressée, il est diastolique si la lésion porte sur les valvules aortiques. A part ces cas exceptionnels, rien pendant la vie ne peut faire soupçonner l'existence de la rupture de l'ané vrysme.

2° Les anévrysmes de la *cloison interventriculaire* reconnaissent généralement la même origine que les précédents, et dans bien des cas ils ne sont que l'extension d'un anévrysme valvulaire. Ils constituent habituellement des trouvailles d'autopsie ; lorsqu'ils se rompent, leur perforation établit entre les deux ventricules une communication qui permet le mélange du sang rouge et du sang noir.

3° Les anévrysmes de la *pointe* du cœur, appelés aussi *anévrysmes partiels*, ont une pathogénie toute différente. Ils sont dus à la myocardite scléreuse, ou à l'inflammation simultanée du myocarde et de l'endocarde. Les points sclérosés ne réagissent pas ; ils cèdent facilement sous la pression du sang ; il en résulte une dilatation et plus tard un anévrysme. Certains auteurs (Kundral[1], Huchard[2]) font jouer un rôle pathogénique important à l'oblitération des artères coronaires ; le territoire dépourvu de vaisseaux nourriciers perd sa résistance et l'anévrysme se forme insensiblement (Griffon[3]).

Enfin, comme au niveau de ces anévrysmes il existe fréquemment des adhérences péricardiques, on se demande si par leurs tractions répétées ces adhérences ne pourraient pas faciliter la production de l'anévrysme partiel.

Ces anévrysmes siègent ordinairement au niveau du ventricule gauche, près de la pointe. La dimension de la tumeur peut être telle que le volume du cœur en est doublé (*cœur en bissac*). L'ouverture de l'anévrysme se fait généralement dans le ventricule, et la stase du sang à l'intérieur du sac n'est pas assez complète pour amener la formation de caillots stratifiés. Cependant, on a cité quelques cas dans lesquels la cavité anévrysmale était remplie de caillots de cette espèce[4]. La paroi qui la limite s'infiltre parfois de sels calcaires.

La symptomatologie de ces anévrysmes n'existe pour ainsi dire pas : tantôt c'est une surprise d'autopsie, tantôt le malade meurt en asystolie, plus souvent il succombe à une rupture du cœur. Cependant, on a signalé l'existence d'un bruit de souffle diastolique siégeant à la pointe du cœur et indépendant de toute insuffisance aortique[5] ; on a signalé également un bruit de claquement diastolique siégeant à la partie moyenne du cœur et différant du bruit de galop brightique par son timbre plus éclatant (Rendu).

1. Kundral. *Soc. imp.-roy. des médecins de Vienne*, 1892.
2. Huchard. *Mal. du cœur*, 1889.
3. Griffon. *Soc. anat.*, juillet 1895.
4. Rendu. *Soc. méd. des hôpit.*, 1887. — Gouget. *Soc. anat.*, 1892.
5. C. Paul. *Soc. méd. des hôpit.*, 1885.

INFARCTUS ET PLAQUES FIBREUSES DU MYOCARDE

On trouve quelquefois aux autopsies, à la surface des ventricules, des dépressions qui ressemblent à des cicatrices; le tissu du cœur semble induré. Si l'on sectionne le ventricule à ce niveau, on voit que ces dépressions correspondent, en effet, à du tissu fibreux qui, dans une étendue plus ou moins grande, a remplacé le tissu myocardique. Quelquefois, comme j'ai pu le voir récemment à l'autopsie d'un malade de mon service, la paroi ventriculaire est remplacée au niveau de la plaque scléreuse par une paroi fibreuse qui ne possède plus de tissu musculaire et qui n'a que le tiers ou le quart de l'épaisseur normale du ventricule. On ne trouve plus, au microscope, dans cette paroi scléreuse, que du tissu conjonctif et des vaisseaux dilatés.

Ce sont là les *plaques fibreuses du myocarde*. Elles sont connues depuis longtemps, mais jusqu'à ces dernières années, on n'y voyait que l'aboutissant d'une inflammation chronique, myocardite chronique, se rattachant à l'histoire des scléroses du cœur.

Aujourd'hui, on sait que ces lésions sont distinctes des scléroses localisées du myocarde, elles sont le résultat d'un *infarctus du myocarde*[2] : ce sont de véritables *cicatrices* d'infarctus.

Le myocarde peut en effet être le siège d'infarctus au même titre que tous les organes et tissus dans lesquels les anastomoses artérielles ne sont pas suffisamment nombreuses. Le cœur répond à cette disposition, car les artères coronaires, largement anastomosées vers la base du cœur, affectent au contraire le type terminal vers la pointe. C'est ce qui explique le siège d'élection de ces infarctus, causés par l'obstruction d'une des artérioles coronaires. Cette oblitération se fait rarement par embolie; dans la majorité

---

1. R. Marie. *L'infarctus du myocarde*. Th. de Paris, 1897.

des cas, il s'agit d'une thrombose préparée par des lésions d'artérite oblitérante.

L'infarctus peut se présenter soit sous forme de foyers limités, jaunes ou roux, dont la couleur est due à la nécrose du tissu lésé, soit sous forme d'un foyer hémorrhagique. Dans ce dernier cas, on a pensé que le sang vient secondairement de la cavité cardiaque inonder le foyer de nécrose. Cette pathogénie expliquerait la formation d'un certain nombre d'anévrysmes du cœur.

Si le malade ne succombe pas, l'infarctus se transforme en un tissu fibreux cicatriciel qui peut subir parfois la calcification et qui constitue la plaque fibreuse du myocarde. Cette cicatrice, quand elle est étendue, constitue un point faible de la paroi ventriculaire; elle peut être une cause d'anévrysme et de rupture du cœur.

Bien que la production d'un infarctus du myocarde puisse être parfois révélée par quelques symptômes : angoisse précordiale, tachycardie, ces lésions n'ont le plus souvent aucune histoire clinique.

RUPTURE DU CŒUR

La *rupture du cœur* est un épisode au cours d'une affection du myocarde. Les causes les plus fréquentes de ces ruptures sont l'anévrysme partiel du cœur, le ramollissement d'une partie du muscle cardiaque par oblitération rapide d'une artère coronaire, la dégénérescence graisseuse, les myocardites infectieuses.

La rupture du cœur peut se faire de dehors en dedans, et plus souvent de dedans en dehors. Elle est due alors à la pression du sang sur la face interne du cœur. Dans le premier cas, au contraire, c'est la contraction même de la fibre musculaire altérée qui produit la déchirure. Les deux mécanismes peuvent d'ailleurs s'observer sur le même cœur : dans ce cas, les deux lignes de rupture, au lieu de se correspondre, sont séparées par des faisceaux muscu-

laires non rompus. La rupture peut être double, triple;
mais c'est la région de la pointe du ventricule gauche qui
en est le siège de prédilection. A ce niveau, la paroi ventriculaire est amincie, surtout dans les cas d'anévrysmes partiels ou de myocardite scléreuse. Le péricarde est ordinairement rempli de sang noir coagulé.

C'est habituellement à l'occasion d'un effort que la rupture
se produit; cependant, on a cité des cas de rupture survenue pendant le sommeil[1]. Elle s'annonce par une angoisse
inexprimable, par une douleur très vive dans la région précordiale, avec ou sans irradiation dans le dos et l'épaule
gauche. Le malade pousse un cri, sa face se cyanose, les
battements du cœur deviennent tumultueux, désordonnés;
le pouls est petit, misérable, incomptable; la respiration
s'embarrasse rapidement, et le malade meurt en quelques
minutes. La rupture peut se faire en plusieurs temps et ne
devenir complète qu'au bout de plusieurs jours. Aux manifestations douloureuses, aux vomissements qui ont marqué
le début de la rupture, s'ajoutent alors les autres symptômes
que nous venons d'énumérer.

§ 4. SYPHILIS DU CŒUR

Étiologie. — Signalées dès 1859 par Virchow, les lésions
syphilitiques du cœur commencent à être bien connues.
C'est surtout à la période tertiaire, vers la dixième année
de l'infection syphilitique (Jullien), parfois plus tôt, parfois
plus tard, qu'on observe la syphilis cardiaque. Parrot a publié plusieurs observations de syphilis héréditaire du cœur
chez le nouveau-né. Letulle et Nattan Larrier ont observé

1. Une femme meurt subitement en apprenant la mort de son fils. A
l'autopsie, on trouve une rupture du cœur avec oblitération d'un rameau
coronarien correspondant. Griffon. *Soc. anatom.*, novembre 1894 et
juin 1896.

chez un enfant syphilitique qui succomba dès sa naissance, une infiltration de gommes miliaires sur les valvules.

Anatomie pathologique. — La syphilis atteint les valvules plus rarement que le myocarde, surtout le ventricule gauche. La cloison interventriculaire et les oreillettes sont plus rarement atteintes. Le processus syphilitique se manifeste sous ses deux aspects habituels, la gomme et la sclérose[1]. Celle-ci n'est guère reconnue que par sa localisation bien nette en un point du cœur, les autres zones cardiaques étant indemnes, et par l'intensité des lésions artérielles en ce point, les artères des autres régions étant saines. Ce sont là toutefois des caractères qui n'ont rien de spécifique et qui permettent tout au plus de soupçonner l'existence de la syphilis, surtout en l'absence d'autres manifestations viscérales.

Les gommes syphilitiques, pour le cœur comme pour les autres organes, constituent la seule lésion nettement spécifique ; leur aspect jaunâtre, leur consistance élastique, leur délimitation bien nette, leur multiplicité ou la coexistence de gommes miliaires dans le voisinage, la constatation de lésions semblables dans le foie, dans les reins, etc., sont des caractères qui ne trompent guère. Tantôt circonscrites par le tissu musculaire sain, elles font saillie soit vers l'endocarde, soit vers le péricarde. Les séreuses sont épaissies, les feuillets du péricarde peuvent adhérer entre eux, et une symphyse cardiaque partielle peut en être la conséquence. Tantôt, au contraire, l'endocarde n'est pas épaissi, il est ulcéré ; la gomme s'est vidée dans la cavité ventriculaire et le sang est entré dans la cavité creusée aux dépens du myocarde. La possibilité d'un anévrysme partiel du cœur est facile à comprendre[2].

Description. — Souvent la syphilis du cœur reste latente et n'est découverte qu'à l'autopsie. Dans d'autres cas, elle se révèle par tous les signes d'une affection chronique du

---

1. Deguy. *Le cœur et l'aorte des syphilitiques.* Th. de Paris, 1900.
2. Gallavardin et Charvet. *Arch. génér. de méd.*, 30 juin 1903.

myocarde : augmentation de la matité précordiale, bruits du cœur sourds, irréguliers (Semmola[1]), pouls arythmique, douleurs rétro-sternales, dyspnée d'effort, œdème et cachexie, en un mot, on assiste à l'évolution d'une cardio-sclérose ou d'une asystolie progressive.

Plus frappants sont les cas dans lesquels un sujet syphilitique, mais exempt de troubles cardiaques antérieurs, est pris en quelques heures d'une véritable asystolie aiguë, entraînant la mort après vingt-quatre à quarante-huit heures (Teissier). La mort rapide peut être due à une dyspnée angoissante qui fait penser bien plus à une lésion pulmonaire qu'à une affection cardiaque. Enfin, la mort subite peut être consécutive à une rupture du cœur, à une syncope, à une embolie.

Le diagnostic pathogénique de la syphilis cardiaque est livré à l'hypothèse ; néanmoins, chez un ancien syphilitique qui est atteint de symptômes rappelant les variétés de la cardio-sclérose, il faut toujours penser à la syphilis[2] et pratiquer des injections journalières de 1, 2 centigrammes de biiodure d'hydrargyre.

§ 5. TUMEURS DU CŒUR ET TUBERCULOSE DU MYOCARDE

Il existe quelques rares cas de cancer primitif du cœur sous forme de *sarcome primitif à cellules fusiformes*. Quant à l'*épithélioma*, il n'existe naturellement au niveau du cœur que sous forme de *cancer secondaire*. La plupart des cas de « cancer du cœur » se rapportent aux noyaux épithéliomateux secondaires qui sont encore des lésions exceptionnelles. Ces noyaux cancéreux secondaires succèdent au cancer de divers organes, tube digestif, poumon, etc.; ils

1. *Acad. de méd.* 2 août 1892.
2. Mauriac. *Semaine médicale*, 27 mars 1899.

coexistent le plus souvent avec des nodules secondaires du poumon[1]. Ils siègent dans le myocarde, surtout dans le cœur droit ou dans la cloison interventriculaire[2]. Le cancer du cœur n'est le plus souvent constaté qu'à l'autopsie. Dans quelques cas, il peut donner lieu à quelques symptômes, dyspnée, tachycardie, angine précordiale, etc. J'ai rapporté l'observation d'un malade atteint de cancer pleuro-pulmonaire qui avait le pouls extrêmement accéléré ; j'ai trouvé à l'autopsie un noyau cancéreux du volume d'un grain de chènevis dans la cloison interventriculaire.

Les autres tumeurs du cœur sont les *myxomes*, tumeurs pédiculées implantées à la face auriculaire de la valvule mitrale[3], et des kystes hydatiques qui peuvent exister dans le myocarde comme ils existent dans les muscles. C'est là une affection exceptionnelle, dont le seul intérêt clinique est la possibilité d'embolies d'hydatides, lorsque le kyste s'ouvre dans la cavité cardiaque[4].

La *tuberculose du myocarde* est une affection rare, sans histoire clinique, et qui constitue une trouvaille d'autopsie. Elle coïncide le plus souvent avec la symphyse tuberculeuse du péricarde et fréquemment avec les lésions tuberculeuses des ganglions péritrachéiques.

Elle se présente sous forme de tuberculose miliaire, et plus souvent sous forme de gros tubercules isolés dans lesquels le bacille de Koch a pu être mis en évidence[5]. Ces gros tubercules peuvent être caséeux ou calcifiés. Les bacilles de Koch ont été retrouvés par Péron, même dans ces lésions

1. Pic et Lebret. Cancer secondaire du cœur. *Rev. de méd.*, 1891, p. 1022. — Cornil. *Cancer du cœur*. Th. de Paris, 1902.

2. Laisney. *Étude sur le cancer du cœur*. Th. de doctorat. Paris, 1895.

3. Petit. *Études sur les tumeurs primitives du cœur*. Th. de doctorat. Paris, 1896.

4. Mayet. Kystes hydatiques multiples (foie et cœur). *Société anatomique*. Janvier 1895, p. 50. — Davaine. *Traité des entozoaires*. 2ᵉ éd. Paris, 1877, p. 405 et suiv.

5. A. Péron. Tuberculose du myocarde chez l'homme. *Société anatomique*, 19 novembre 1897.

calcifiées. Les lésions tuberculeuses myocardiques siègent surtout au niveau des ventricules. Elles existent surtout chez les enfants.

La tuberculose du myocarde est fréquente chez les animaux domestiques spontanément tuberculeux (chiens, bovidés, porcs), elle est rare chez les animaux de laboratoire inoculés avec des produits tuberculeux (Péron).

§ 6. HYPERTROPHIE ET DILATATION DU CŒUR

Pathologie. — Quand un muscle est soumis à un travail exagéré, il s'hypertrophie ; c'est une loi générale (muscles de la jambe chez les danseurs, muscles du bras chez les gymnasiarques, etc.). Le cœur rentre dans la loi commune : quand il se contracte trop ou trop souvent, il s'hypertrophie. Les causes de cette hypertrophie peuvent être rangées en deux classes (Jaccoud) : 1° hypertrophie simple, purement fonctionnelle ; 2° hypertrophie par obstacle mécanique.

Hypertrophie simple. — Cette hypertrophie purement fonctionnelle, encore nommée primitive, est due aux palpitations dites nerveuses, et par conséquent aux causes qui produisent ces palpitations (adolescence, hypertrophie de croissance, excès de tout genre, abus de boissons, de tabac, de thé, de café, hypertrophie du goitre exophthalmique). Cette variété d'hypertrophie porte sur le cœur tout entier ; elle n'a pas de raison pour se dissocier sur telle ou telle partie de l'organe.

Hypertrophie par obstacle mécanique. — Cette hypertrophie peut avoir pour cause : 1° les lésions du cœur ; 2° les lésions du système vasculaire ; 3° les lésions ou l'état anormal d'organes plus ou moins éloignés (rein, foie, utérus).

1° Les *lésions valvulaires du cœur* déterminent l'hypertrophie de cet organe par un mécanisme facile à saisir. Quand un obstacle siège au niveau d'un orifice, qu'il y ait reflux de l'ondée sanguine comme dans l'insuffisance, ou que cette ondée passe avec difficulté et incomplètement à travers l'orifice comme dans la cavité qui précède l'orifice malade, et pour vaincre cet excès de pression, les parois de la cavité sont soumises à une irritation fonctionnelle exagérée dont la persistance produit l'hypertrophie. Localisée d'abord à la cavité qui précède l'orifice lésé, l'hypertrophie *finit par s'étendre* de proche en proche aux autres cavités. Prenons des exemples : Les lésions de l'*orifice mitral* augmentent la tension sanguine dans l'oreillette gauche, qui s'hypertrophie ; la stase sanguine de l'oreillette gauche accroît à son tour la tension sanguine dans les veines pulmonaires, dans l'artère pulmonaire et dans les cavités droites du cœur : alors le ventricule droit est soumis à un excès de pression et de travail, à une irritation fonctionnelle exagérée, dont la persistance produit l'hypertrophie. Cette hypertrophie est jusqu'à un certain point et pour un certain temps compensatrice de la lésion mitrale, mais l'excès de tension sanguine à laquelle est soumis le ventricule droit finit par retentir sur les veines caves et sur les capillaires de la grande circulation ; des capillaires, l'excès de tension gagne le système artériel, et finalement le ventricule gauche participe à son tour à l'hypertrophie.

Les lésions de l'*orifice aortique* produisent des effets analogues, mais à un degré différent; la puissance du ventricule gauche, l'énorme hypertrophie qui accompagne le rétrécissement et l'insuffisance aortique, protègent longtemps la petite circulation : aussi l'excès de tension dans les vaisseaux pulmonaires et dans les cavités droites du cœur est-il un phénomène plus tardif et moins complet que dans les lésions mitrales.

2° Les *lésions du système artériel* qui peuvent produire l'hypertrophie des cavités gauches du cœur sont les suivantes : anévrysme de l'aorte ou des gros troncs vasculaires, aortite aiguë ou chronique, endartérite et athérome généralisé. Comment ces lésions arrivent-elles à déterminer l'hypertrophie du ventricule gauche?

A l'état normal, l'élasticité des artères *diminue les résis-tances* qu'éprouve le sang à passer du cœur dans les vaisseaux (Marey)[1] : donc les maladies qui abolissent ou qui diminuent cette élasticité artérielle augmentent les résistances et élèvent la tension sanguine; l'hypertrophie du ventricule gauche en est la conséquence.

Cette pathologie est parfaitement applicable à l'aortite chronique et à l'athérome artériel plus ou moins généralisé, mais elle ne suffit pas à expliquer les autres cas. Ainsi l'*aortite aiguë* est presque toujours accompagnée d'hypertrophie du ventricule gauche[2], et cette hypertrophie ne doit pas être mise sur le compte d'une lésion concomitante de l'orifice aortique, car elle s'est produite dans les cas où l'aortite aiguë était dégagée de toute complication. Les *anévrysmes* sont souvent accompagnés d'hypertrophie ventriculaire gauche; sur 58 observations d'anévrysmes des différentes régions de l'aorte, l'hypertrophie ventriculaire existait 55 fois[3]. La pathogénie de cette hypertrophie n'est pas imputable à un excès de pression, car les expériences physiologiques (Marey) ont prouvé que la présence d'une poche élastique sur le trajet d'un vaisseau n'est pas une gêne pour la circulation. Les anévrysmes de la crosse de l'aorte ne sont pas toujours, il s'en faut, accompagnés d'hypertrophie cardiaque; dans un certain nombre de cas (j'ai vérifié trois fois le fait à l'autopsie), le cœur n'était nullement hypertrophié : il avait conservé son volume *normal*, et cependant les anévrysmes aortiques étaient volumineux.

Les lésions artérielles de la petite circulation déterminent l'hypertrophie du ventricule *droit*. Tout *rétrécissement* congénital ou acquis de l'*artère pulmonaire* détermine l'hypertrophie et la dilatation des cavités droites du cœur.

L'*artério-sclérose* du cœur associée aux *scléroses du myo-*

1. *Physiologie médicale de la circulation*, p. 151.
2. Bucquoy. *Gaz. des hôpil.*, 1876. — Léger. *Aort. aig.* Th. de Paris, 1877.
3. Pitres. *Hypertr. et dilatat. card. indépend. des lésions valvul.* Th. d'agrég., Paris, 1878.

carde[1], avec ou sans hypertrophie de l'organe, sera étudiée au sujet de la maladie de Bright.

3° L'état morbide de *certains organes* retentit sur le cœur et détermine son hypertrophie. Les maladies chroniques du *poumon* (asthme, emphysème, catarrhe chronique) retentissent sur le *ventricule droit*, qui se dilate et s'hypertrophie : les pleurésies chroniques, les déformations costo-vertébrales, peuvent produire le même résultat. La *néphrite interstitielle* détermine une hypertrophie du ventricule *gauche* (Traube, Potain[2]), dont le mécanisme sera discuté au sujet de la maladie de Bright. L'hypertrophie transitoire du ventricule gauche pendant la *grossesse*[3] est un fait généralement admis. M. Potain a rappporté des faits d'hypertrophie cardiaque consécutive à des lésions du plexus brachial[4]. Les lésions chroniques du *foie* peuvent amener la dilatation et un peu d'hypertrophie du ventricule droit (Potain). L'hypertrophie cardiaque, suite de *croissance*, résulterait d'un défaut de parallélisme entre le développement du cœur et les autres organes (Séc).

La *dilatation* des cavités du cœur accompagne presque toujours l'hypertrophie (*hypertrophie excentrique*); elle est générale ou localisée, et en rapport avec la résistance moindre des parois : aussi est-elle plus accusée dans les cavités droites du cœur.

Souvent *la dilatation est la lésion dominante*; c'est ce qu'on observe à la suite des maladies qui ont pour effet de diminuer la résistance des parois du cœur. A cette classe appartiennent les *dystrophies* du muscle cardiaque, que nous avons étudiées à l'article *Dégénérescence et myocardite*.

Anatomie pathologique. — Dans l'hypertrophie vraie, le

---

1. Weber. *Artério-sclérose du cœur*. Th. de Paris, 1887. — Odriozola. *Lésions du cœur consécut. à l'alt. des coronaires*. Th. de Paris, 1888.

2. Du rhythme cardiaque appelé bruit de galop, etc. *Soc. méd. des hôpit.*, 25 juillet 1875.

3. Larcher. De l'hypertr. norm. du cœur pendant la gross. *Arch. de méd.*, 1858-1859., p. 291.

4. Potain. *Sem. méd.*, 29 février 1888.

volume et le *poids* du cœur sont augmentés ; son poids peut s'élever à 1000 grammes (500 grammes est le poids normal) ; l'épaisseur du ventricule gauche atteint 5 et 4 centimètres (12 millimètres est l'état normal) ; l'épaisseur du ventricule droit atteint 1 et 2 centimètres (5 millimètres est l'état normal).

La *structure* du cœur hypertrophié a soulevé bien des discussions (Letulle[1]), l'hypertrophie étant due pour les uns à une augmentation du *nombre* des faisceaux primitifs, pour les autres à une augmentation du *volume* de ces faisceaux ou à ces deux causes réunies. L'hypertrophie n'est pas seulement due à l'altération du muscle, tout y contribue ; dans un cœur hypertrophié, il y a des lésions du tissu conjonctif, de l'endocarde, du péricarde, des vaisseaux ; toutefois l'altération de la fibre musculaire est dominante. Rien ne prouve qu'il y ait multiplication des faisceaux primitifs, tandis que leur hypernutrition est admise par tous les auteurs, et chaque faisceau primitif, au lieu d'avoir un diamètre normal de 15 à 20 μ, atteint un diamètre de 25 à 30 μ [2].

Ces hypertrophies musculaires sont éparses dans les territoires atteints, et, à mesure que l'hypertrophie fait place à une *période de déchéance organique*, le cœur est envahi par une *sclérose diffuse*, par une endo-périartérite de ses petits vaisseaux, par une *dégénérescence graisseuse* disséminée.

Dans quelques cas, on observe une *cirrhose cardiaque* plus ou moins généralisée, et étudiée à l'un des chapitres précédents ; le tissu de sclérose paraît se cantonner *systématiquement* autour des petites artères du muscle cardiaque ; la sclérose du myocarde serait consécutive à une endo-périartérite [3].

La *forme* du cœur change peu quand l'hypertrophie est généralisée, mais elle est très modifiée par les hypertrophies partielles. Ainsi l'hypertrophie localisée au ventricule gauche augmente le diamètre longitudinal du cœur, lui

1. Letulle. *Hypert. card. second.* Th. de Paris, 1879.
2. La lettre μ signifie : millième de millimètre.
3. Juhel-Rémoy. *Étude sur la sclérose du myocarde.* Th. de Paris, 1882.

donne une forme ovalaire et lui imprime une direction presque horizontale ; la cloison empiète sur la cavité du ventricule droit, et les muscles papillaires prennent un développement exagéré. L'hypertrophie du ventricule droit augmente le diamètre transversal du cœur, et tend à lui donner une forme sphérique.

Description. — Comme le fait observer M. Jaccoud[1], il faut avoir soin de distinguer les symptômes propres à l'hypertrophie simple des symptômes d'une hypertrophie plus ou moins associée à des altérations cardio-pulmonaires. Par elle-même, et tant que le muscle n'a pas subi la déchéance scléro-graisseuse, l'hypertrophie cardiaque ne produit ni stase sanguine ni hydropisie ; au contraire, les parois hypertrophiées lancent parfois le sang avec une vigueur exagérée, et déterminent des *fluxions*. Ainsi, l'énorme hypertrophie du ventricule gauche dans l'insuffisance aortique est souvent accompagnée de fluxion céphalique, avec bouffées de chaleur, éblouissements, tintements d'oreille, céphalalgie, vertiges, épistaxis ; l'impulsion de l'ondée sanguine se traduit dans tout le système artériel : battements des carotides, pouls bondissant, dilatation et élongation des artères ; et le malade se plaint de palpitations, d'étouffement, d'anxiété précordiale, d'accès de dyspnée.

Mais, quand le muscle cardiaque hypertrophié et dilaté subit la déchéance scléro-graisseuse et n'arrive plus à produire une compensation suffisante, alors apparaît le cortège des symptômes que nous avons plusieurs fois énumérés dans ces derniers chapitres.

Les *signes physiques* de l'hypertrophie du cœur sont les suivants : La pointe du cœur est abaissée, déviée en dehors, et le choc cardiaque a son maximum d'intensité à gauche du sternum si c'est le ventricule gauche qui est hypertrophié, et au creux épigastrique si l'hypertrophie porte sur le ventricule droit. La voussure précordiale est en rapport

1. *Path. interne*, t. I, p. 674.

avec l'étendue de l'hypertrophie, la matité est accrue dans le sens longitudinal par l'hypertrophie du ventriculé gauche, et transversalement par celle du ventricule droit[1]. L'hypertrophie pure, dégagée de lésions valvulaires, ne se révèle à l'auscultation par aucun bruit anormal; le bruit de galop de l'hypertrophie d'origine rénale (Potain) sera étudié avec la maladie de Bright.

Diagnostic. Pronostic. — Le diagnostic de l'hypertrophie cardiaque se fait au moyen des symptômes que je viens d'indiquer; il faut se méfier des cas où le volume du cœur est masqué par la sonorité exagérée que donne à la percussion l'emphysème pulmonaire. Le diagnostic de l'hypertrophie avec les épanchements du péricarde a été fait à l'article *Péricardite*. L'hypertrophie purement fonctionnelle est peu grave, et l'hypertrophie dite *compensatrice* est favorable, en ce sens qu'elle atténue pour un temps l'extrême gravité des lésions valvulaires. Les phénomènes de fluxion dus à l'excès des contractions cardiaques peuvent produire de fâcheux effets; c'est en pareil cas qu'il faut abaisser la tension du système artériel et modérer l'éréthisme cardiaque.

§ 7. ASYSTOLIE

Il ne faut pas prendre à la lettre le mot *asystolie*, car l'absence de systole, c'est la mort; en créant le mot *asystolie*, Beau supposait qu'à une période avancée des lésions valvulaires du cœur, les contractions de l'organe sont si insuffisantes et si infructueuses, qu'elles laissent la porte ouverte aux congestions, aux œdèmes et à tous les symptômes de cachexie cardiaque que nous avons plusieurs fois rappelés dans les différents chapitres sur les maladies du cœur. La description de Beau reste vraie, mais l'interprétation de l'asystolie doit être modifiée. Toutes les causes qui entravent ou tendent à supprimer la contraction de la fibre

1. Pour plus de détails, voy. Jaccoud. *Clin. de la Charité*, 1869.

musculaire cardiaque sont une cause d'asystolie. Rentrent dans cette classe : les fatigues excessives, le *surmènement* (*cœur forcé* [1]), les adhérences généralisées du péricarde, les lésions valvulaires et les dilatations cardiaques mal compensées et surtout la dégénérescence de la fibre musculaire (Stokes). Il convient d'ajouter que ces causes *d'origine cardiaque* sont renforcées par des causes *d'origine périphérique* ou *vasculaire*, telles que la dénutrition et le défaut de résistance des petits vaisseaux.

Les symptômes de l'asystolie et de la cachexie cardiaque, leur époque d'apparition, leur enchaînement morbide, ont été décrits au sujet des lésions valvulaires du cœur et au sujet de leur traitement, aussi je trouve inutile d'y insister ici.

CHAPITRE IV

NÉVROSES DU CŒUR

§ 1. PALPITATIONS

Pour beaucoup d'auteurs, les palpitations sont caractérisées par une modification dans la fréquence, le rhythme et l'intensité des battements du cœur. Cette manière d'envisager la question me paraît incomplète. La fréquence du pouls dans la fièvre dépasse 120 pulsations par minute, sans qu'il y ait palpitations. L'intensité des battements du cœur est fort accrue dans certaines hypertrophies du ventricule gauche (néphrite interstitielle), sans qu'il y ait nécessairement palpitations (Potain). Les intermittences du

---

1. E. Lévy. *Cœur forcé ou asyst. sans lés. valvul.* Th. de Paris, 1875.

cœur dans les lésions mitrales n'entraînent pas forcément des palpitations. Donc, les palpitations ne sont pas fatalement liées aux modifications de fréquence, de rhythme et d'intensité ; elles les accompagnent souvent, mais elles n'en sont pas la conséquence.

Les palpitations, dit M. Peter, sont des spasmes du cœur, j'ajouterai des spasmes incommodes, angoissants ou douloureux. Les fonctions des organes de la vie végétative sont inconscientes ; quand elles deviennent conscientes, elles se trahissent par la gêne ou par la douleur. A l'état normal, l'estomac et l'intestin exécutent les mouvements digestifs à notre insu ; ces mouvements changent-ils de nature (*spasmes*), ils deviennent pénibles et douloureux (gastralgie, entéralgie).

Le cœur suit la même loi. Dans les palpitations, les battements du cœur sont pénibles et douloureux à des degrés divers, depuis la simple gêne avec oppression jusqu'à la douleur avec angoisse et tendance à la syncope.

Pathogénie. — Quelle que soit la cause initiale des palpitations, il faut en arriver finalement à un trouble du système nerveux du cœur. Tantôt ce trouble nerveux paraît isolé de toute altération matérielle de l'organe (palpitations idiopathiques), tantôt l'altération matérielle est flagrante (palpitations symptomatiques). Entre ces deux extrêmes se placent *bien des cas intermédiaires* dont la classification est impossible.

Palpitations nerveuses. — On a voulu expliquer la pathogénie de ces palpitations en invoquant la physiologie de l'innervation du cœur, et l'on a dit : Le nerf pneumogastrique et le nerf grand sympathique sont antagonistes : la suppression du pneumogastrique ou l'excitation du sympathique produisent à peu près les mêmes effets, l'accélération des battements du cœur ; donc toutes les causes qui diminuent l'action du premier ou qui exagèrent l'action du second peuvent déterminer des palpitations. Ceci me paraît inexact, car l'accélération des battements cardiaques ne suffit pas pour produire des palpitations, et ensuite on ne voit pas comment les causes qui diminueraient l'action de l'un des nerfs antagonistes n'affaibliraient pas en même temps l'action de l'autre. L'irritabilité anormale du système nerveux, le nervosisme (Bouchut), la névropathie cérébro-cardiaque (Krishaber), le goitre exophthalmique, les excès de tout genre, l'abus des boissons, du café, du thé, du tabac, sont les causes les plus habituelles des palpitations nerveuses. Dans cette classe rentrent encore les palpitations dites de croissance et les palpitations d'origine *réflexe.*

Palpitations avec lésions materielles. — Ici se placent les palpitations qui accompagnent les maladies du cœur, péricardite et endocardite, myocardite, hypertrophie et dilatations, lésions valvulaires. Les phlegmasies aiguës qui, au premier abord, sembleraient devoir irriter les ramifications nerveuses, sont rarement accompagnées de palpitations, tandis que les lésions valvulaires (insuffisance aortique, maladie mitrale) les provoquent volontiers; reste à savoir par quel mécanisme. Tous les rétrécissements, dit Peter[1], sont accompagnés de spasmes ; les conduits pathologiquement rétrécis, l'urèthre, l'œsophage, et les conduits normalement rétrécis, la glotte, les canaux biliaires, sont sujets à des contractions spasmodiques, et les rétrécissements du cœur provoquent, eux aussi, des spasmes qu'on nomme palpitations. Tout cela est bien, mais comment expliquer les palpitations si fréquentes (Sée[2]) de l'insuffisance aortique, qui est tout le contraire du rétrécissement?

Palpitations de cause mixte. — M. Marey a démontré que l'abaissement de pression dans le système vasculaire accélère les battements du cœur; le *cœur moins chargé marche plus vite.* On a utilisé ce fait expérimental pour expliquer les palpitations qui sont consécutives aux hémorrhagies, aux températures très élevées, aux exercices violents, la

1. *Clin. méd.*, t. I, p. 265.
2. Sée. *Mal. du cœur*, p. 188.

pression vasculaire diminuant du fait de l'hémorrhagie ou
du fait de la dilatation des vaisseaux périphériques (nerfs
vaso-moteurs). Aux palpitations de l'anémie, de la chlorose, s'ajoute un élément nouveau, la *qualité* du sang,
moins riche en globules rouges et en oxygène.

Description. — Les palpitations sont isolées ou groupées par accès. Dans les accès de faible intensité, les battements du cœur, plus pénibles que douloureux, sont
accompagnés d'oppression et d'anxiété précordiale. Dans
les accès violents, le cœur « bat à rompre la poitrine »,
ses mouvements sont quelquefois tumultueux et désordonnés (arythmie), la douleur cardiaque est angoissante, le
malade étouffe, sa parole est entrecoupée, son visage est
pâle et couvert de sueur, ses mains sont glacées : il est
sous le coup de défaillance et de syncope.

L'examen pratiqué au moment d'un accès donne des
résultats dissemblables. Tantôt les battements du cœur
sont tumultueux et désordonnés, tantôt ils conservent leur
régularité. Le pouls n'est pas toujours en rapport avec les
battements cardiaques; la pulsation de l'artère radiale peut
rester normale, malgré l'intensité apparente de la contraction ventriculaire.

Les accès de palpitations sont souvent rappelés par des
causes insignifiantes; il suffit d'une émotion, de quelques
mouvements, d'un repas un peu copieux, pour ramener
l'accès.

Toute l'importance du diagnostic porte sur le *diagnostic*
de la cause; il faut savoir si les palpitations sont purement nerveuses ou associées à une lésion du cœur. De la
connaissance de la cause dépend le *traitement*. La première
indication est de supprimer tout ce qui peut provoquer ou
rappeler les palpitations (excès de tout genre, thé, café,
tabac, émotions, repas copieux). Les préparations de digitale, digitaline, teinture et infusion de digitale, sont d'autant mieux indiquées que la tension artérielle est peu élevée
et que le pouls est faible et dépressible (Jaccoud).

Le bromure de potassium, la valériane, les applications

de vessies de glace à la région précordiale, l'hydrothérapie, donnent de bons résultats.

§ 2. TACHYCARDIE PAROXYSTIQUE

M. Bouveret[1] (de Lyon) a fait connaître, en 1889, sous le nom de tachycardie paroxystique, un trouble du rhythme cardiaque, caractérisé par des crises pendant lesquelles le pouls bat de 180 à 220 pulsations. Ces crises surviennent brusquement, sans causes appréciables, à intervalles variables, et cessent également brusquement, après une durée qui varie d'un quart d'heure à quelques jours. Depuis le travail de M. Bouveret, un assez grand nombre de cas ont été publiés, et j'ai actuellement dans mon service un malade que j'observe depuis deux ans, et dont l'observation a été publiée par mon chef de clinique, Apert[2]. Ce malade me servira d'exemple, car tous les cas de tachycardie paroxystique semblent calqués les uns sur les autres.

Un jour, sans raison, cet homme fut pris d'une sensation bizarre, et il sentit que son cœur bondissait dans sa poitrine avec une vitesse et une violence extraordinaires. Cet accès dura une heure et demie, sans douleur, puis disparut brusquement. Le mois suivant, survint un second accès. Depuis lors, les crises cardiaques sont revenues fréquemment, une ou deux fois par mois et dans les derniers temps presque tous les jours. Voici la description de l'accès : Soudainement, quelque chose semble se décrocher dans la poitrine et les battements cardiaques éclatent avec violence. Au bout d'un temps variable, un quart d'heure à quatre heures, tout rentre dans l'ordre. La terminaison de l'accès est aussi brusque que le début.

Quand on examine le malade au moment d'une crise, on

1. Bouveret. *Revue de médecine*, 1889.
2. Apert. *Bulletin médical*, 1899, p. 581.

ne note rien de particulier dans son aspect, ni anxiété, ni angoisse; il cause, il peut même lire et s'occuper. Pendant l'accès, on voit une trémulation de la paroi thoracique, la main appliquée sur le cœur sent une série de battements précipités, on compte jusqu'à 200 pulsations. Cela dure de une à trois heures. A la fin de l'accès, le malade sent comme un choc brusque; c'est une pulsation plus forte, plus énergique que les autres, après laquelle le rhythme cardiaque normal se rétablit.

Phénomène curieux, le malade peut quelquefois arrêter sa crise. Pour cela, il prend la position de l'effort, la poitrine fixée en expiration forcée, et il suspend tout mouvement respiratoire; alors il devient violet, les jugulaires se gonfient; il reste ainsi une minute; et tantôt il est obligé de reprendre sa respiration sans avoir jugulé sa crise, tantôt il dit : « c'est arrêté », et, en effet, sa poitrine n'est plus trémulante et le pouls tombe brusquement à 70 ou 80.

Dans toutes les observations publiées, les caractères de la crise sont presque identiques.

Pour expliquer cette tachycardie paroxystique, on a invoqué tour à tour une émotion vive, un coup sur l'épigastre, les abus de café, de tabac, les troubles digestifs, pulmonaires, utérins, la surmenage physique ou cérébral. A parler franc, nous n'en connaissons pas l'étiologie. Dans les antécédents des malades, l'hystérie, la neurasthénie, l'hérédité nerveuse font défaut.

Habituellement, on ne trouve aucune lésion valvulaire cardiaque. Aussi Bouveret avait-il appelé la maladie « tachycardie paroxystique *essentielle* », afin de bien la différencier des tachycardies vulgaires des affections cardiaques. Il existe toutefois des cas où la maladie, tout en restant identique à elle-même au point de vue sémciologique, coexiste avec une endocardite mitrale ou aortique[1]. Le malade dont je viens de parler est atteint d'insuffisance aortique rhumatismale.

La maladie peut durer indéfiniment. Tant que les crises

1. Grellet. *La tachycardie paroxystique dans les affections valvulaires.* Thèse de Paris, 1899.

ne durent que quelques heures comme chez notre malade, elles sont parfaitement supportées. Mais les crises qui persistent plusieurs jours, peuvent provoquer de l'hémoptysie, indice d'une stase pulmonaire. Si la crise se prolonge encore davantage, le foie devient gros et douloureux, les urines se suppriment, le cœur droit se dilate (asystolie), des œdèmes, des épanchements séreux se produisent, et le malade semble mourant; mais, dès que la crise cesse, la circulation se rétablit vite et facilement, les œdèmes se résorbent, l'urine devient abondante, et tel individu qui paraissait moribond recouvre toutes les apparences de la santé.

Néanmoins, le pronostic est grave, car le malade peut succomber dans un accès plus long que les autres. Parfois la maladie s'immobilise et peut se prolonger indéfiniment; il existe même des cas où elle rétrograde et aboutit à la guérison. Chez notre malade, les accès, presque journaliers, se sont actuellement espacés; il n'a plus qu'une courte crise tous les 8 à 15 jours.

Dans quelques cas suivis de mort, l'autopsie a pu être pratiquée. On a toujours trouvé des lésions de dilatation du cœur droit avec stase veineuse dans tous les organes; mais ce sont là évidemment des lésions secondaires, terminales. Quant aux lésions primitives, causales, on n'en trouve pas; le système neuro-moteur du cœur a toujours paru sain; le bulbe, la moelle, le pneumogastrique, le sympathique, sont indemnes, et le cœur lui-même ne présente que des lésions banales.

Les caractères de la maladie sont si spéciaux qu'il n'est pas nécessaire d'insister sur le diagnostic. Les crises de la tachycardie paroxystique ne ressemblent ni aux palpitations vulgaires des cardiaques, ni aux palpitations réflexes d'origine dyspeptique, hépatique, etc. La tachycardie de la maladie de Basedow peut bien survenir par crises, mais elle ne présente pas ce passage brutal de l'état de crise à l'état de calme absolu, et inversement.

Jusqu'ici, tout traitement a été impuissant à modifier cette maladie.

§ 5. POULS LENT PERMANENT

Le pouls de l'homme en état de santé bat environ 70 à 72 fois par minute. Sous des influences diverses (intoxication, ictère), il peut être ralenti au-dessous de 50 pulsations par minute, mais il s'agit là d'un ralentissement passager, tandis qu'il va être question dans ce chapitre de la *lenteur permanente* du pouls.

La lenteur est telle, que le pouls tombe à 20 pulsations et au-dessous. Chez une malade de mon service, dont l'observation a été publiée par mon chef de clinique Apert[1], le pouls est tombé certains jours à 14 pulsations par minute.

Le pouls conserve sa régularité; le tracé sphygmographique montre une ligne ascendante courte et brusque, et une ligne de descente prolongée et traînante. La pression artérielle est ordinairement supérieure à la normale.

Les bruits du cœur sont bien frappés; a durée du petit silence n'est pas accrue; c'est la longueur démesurée du grand silence qui cause la lenteur du rythme cardiaque. En résumé, chaque battement cardiaque est normal, mais l'intervalle entre deux battements est considérablement augmenté. Cet intervalle peut n'être pas complètement silencieux. Après le bruit diastolique, on perçoit des bruits sourds ayant le timbre d'un roulement étouffé et lointain. M. Vaquez a démontré que ces bruits surajoutés sont dus à des contractions avortées des oreillettes[2]. La radioscopie a confirmé cette interprétation.

Le pouls lent permanent est tantôt associé à une santé parfaite, tantôt accompagné de phénomènes morbides dont les causes sont multiples.

Toute lésion portant sur l'appareil d'innervation du cœur

1 Apert. Pouls lent permanent. *Bull. méd.*, 1899, p. 569.
2. Pouzin. *Du pouls lent permanent et des bruits surajoutés pendant le grand silence.* Thèse de Paris, 1898.

peut aboutir au pouls lent permanent, soit en excitant le système modérateur (bulbe et pneumogastrique), soit en inhibant le système accélérateur (moelle et grand sympathique).

Les lésions peuvent siéger dans le cœur et intéresser les ganglions intra-cardiaques (gomme syphilitique de la cloison inter-ventriculaire et de la partie supérieure du ventricule gauche, cas de Rendu et de Massary[1]). Elles peuvent atteindre l'un ou l'autre pneumogastrique comprimés dans leur trajet intra-thoracique, soit par l'aorte dilatée (obs. de Stackler), soit par des ganglions médiastinaux hypertrophiés (obs. de Lannois). Le pneumogastrique peut aussi être lésé dans son trajet intra-crânien (compression du pneumogastrique à son origine par une tumeur gommeuse du cervelet)[2]. Les lésions les plus diverses peuvent atteindre le noyau cardio-modérateur du bulbe (traumatisme, mal de Pott cervical, gomme syphilitique, gomme tuberculeuse, foyer de myélite infectieuse (Gurlt, Halberton, Hutchinson, Rosenthal, Brissaud).

Les lésions du système accélérateur du cœur sont moins souvent en cause; néanmoins, la coexistence d'une dilatation pupillaire unilatérale a permis dans certains cas de localiser la lésion au centre cardio-spinal, voisin du centre cilio-spinal dilatateur de la pupille[3].

Tous ces cas de pouls lent permanent relèvent de lésions assez grossières pour qu'il n'y ait pas de discussion possible sur leur existence; il n'en est pas de même du syndrome que Charcot a décrit sous le nom de « pouls lent permanent avec crises syncopales ou épileptiformes[4] », et auquel M. Huchard a proposé de donner le nom de « ma-

1. Rendu et de Massary. *Soc. méd. des hôpit.*, 4 mai 1895, et *Bull. Soc. anat.*, 1895, p. 595.

2. Brissaud. *Leçons sur les maladies nerveuses*, 2ᵉ série, 1899, p. 564.

3. Appert. Pouls lent permanent avec inégalité pupillaire survenu au cours d'une scarlatine chez un enfant de 11 ans. *Revue des maladies de l'enfance*, avril 1896.

4. Charcot. *Leçons sur les maladies du système nerveux*, 1873, II, p. 137.

ladie de Stokes-Adams »[1]. En pareil cas, il s'agit de sujets âgés, ayant souvent des signes d'insuffisance rénale[2], des artères dures et tendues et une pression artérielle exagérée. Ces malades sont sujets à des crises syncopales qui, chez notre malade de l'Hôtel-Dieu, se présentaient de la façon suivante : La syncope est annoncée par une sorte d'aura : malaise général, sensation de poids sur la poitrine, bourdonnements d'oreille, sueur froide, pâleur et refroidissement. Alors la malade s'évanouit. Elle a l'aspect d'une morte, l'œil éteint, le teint cadavérique. Au bout de deux à trois minutes, la face se recolore, les yeux s'ouvrent, et la malade reprend rapidement connaissance; jamais elle n'a d'émission involontaire d'urine, jamais aucun mouvement épileptiforme. Après la crise, elle se plaint d'être brisée, courbaturée, comme si on l'avait rouée de coups; elle a parfois des nausées mais pas de vomissements.

Chez certains malades, la syncope est immédiatement suivie d'une crise épileptiforme. Que les attaques soient syncopales ou épileptiformes, elles sont souvent annoncées par un ralentissement plus marqué du pouls.

Les attaques se succèdent à intervalles variables; plus elles deviennent fréquentes, plus le pronostic est grave; le malade finit par mourir dans une syncope plus prolongée que les autres, et la durée de la maladie ne dépasse guère trois ou quatre ans.

La pathogénie du syndrome de Stokes-Adams a suscité des travaux importants[3].

En 1893, Stanley Kent et surtout His décrivirent, parmi les fibres charnues indivises du myocarde, un faisceau musculaire qui, partant de la partie postéro-interne de l'oreillette droite, en regard de l'embouchure du sinus coronaire, plonge dans le septum auriculo-ventriculaire, longe la portion membraneuse de la cloison interventriculaire, puis se divise

1. Huchard. *Bull. méd.*, 22 octobre 1890.
2. Debove, Gingeot, Comby. *Soc. méd. des hôpit.*, 1888.
3. Esmein. *Du ralentissement permanent ou temporaire du pouls.* Thèse Paris, 1908.

en deux branches, destinées au cœur droit et au cœur gauche, et se termine en s'anastomosant avec les muscles papillaires. C'est à ce faisceau, très distinct à l'œil nu dans le cœur du veau, et reconnaissable chez l'homme à l'examen microscopique, qu'on donne le nom de *faisceau de His*.

Les recherches de His, Humblet, Erlanger et Hering montrèrent que la section de ce faisceau amène l'indépendance absolue des contractions des oreillettes et des ventricules : dans ce cas, les systoles auriculaires demeurent normales, tandis que les battements ventriculaires sont très ralentis. L'excitation du faisceau amène au contraire des contractions supplémentaires (ou extra-systoles) des ventricules. Le faisceau de His est donc un conducteur des excitations provenant de l'oreillette droite et se rendant aux ventricules. Quand ce faisceau est détruit chez l'homme, les oreillettes continuent à battre normalement, alors que les systoles ventriculaires sont très ralenties; le syndrome de Stokes-Adams se trouve ainsi réalisé.

Certaines autopsies ont démontré le bien-fondé de la théorie qui attribue la maladie à une lésion du faisceau de His. On a trouvé ce dernier détruit par des gommes syphilitiques (Rendu, Vaquez, Esmein) (qui paraissent avoir pour cette région une prédilection particulière), par des malformations congénitales (Morquio); par une sclérose myocardique compliquant une ancienne lésion valvulaire, par des nodules cancéreux, par la dégénérescence aiguë du myocarde.

Dans ces cas, les accidents nerveux surviennent toujours à la suite de la suppression prolongée des contractions ventriculaires normales; elles sont dues à l'ischémie des centres nerveux qui en résulte. La durée du trouble circulatoire paraît régler la nature de la crise nerveuse : s'il dure 5 secondes, il y a vertige; s'il persiste 7 à 8 secondes, il y a syncope et ictus; au delà de 10 secondes surviendraient les convulsions épileptiformes. Cette description est un peu schématique et, si l'on veut y regarder de près, on voit que les choses sont loin de se passer avec une telle régularité.

Bien que certains points de cette étude soient encore obscurs, le pouls lent permanent par lésion musculaire constitue donc un syndrome bien défini[1]. Toutefois, il ne faut pas rejeter l'origine nerveuse de certains autres cas, tels que ceux dont j'ai rapporté plus haut des exemples. Il suffit de bien connaître cette pathogénie d'ordre nerveux pour être convaincu de son importance.

Il est même un moyen de distinguer l'origine du syndrome : c'est l'épreuve de l'atropine (Dohio). Pour cela, on pratique sous la peau du malade une injection de 1 milligramme d'atropine. On sait que cet alcaloïde paralyse les terminaisons du nerf pneumogastrique, qui est cardio-modérateur. Le pouls lent d'origine nerveuse doit disparaître après cette épreuve, puisque le nerf, qui, par son excitation, détermine la bradycardie, est annihilé dans ses fonctions. Au contraire, le pouls lent d'origine musculaire n'est nullement modifié par l'atropine. Tout ceci, bien entendu, n'a rien de mathématique, peut-être même ce côté de la question est-il sujet à revision.

J'ai dit que le pouls lent permanent peut être dû à la syphilis. Cette notion comporte une sanction thérapeutique des plus importantes et, en pareille circonstance, il faut toujours penser à la syphilis. Dans un cas de ce genre, Erlanger a guéri un malade par des injections mercurielles. En dehors de cette heureuse circonstance, la thérapeutique est peu efficace. Le régime lacté donne quelques résultats, au cas d'insuffisance rénale (Debove). Le repos est une indication formelle (Hertz) : au moment des crises syncopales, le malade doit garder rigoureusement le lit. Grünbaum et Kidd auraient obtenu des résultats favorables par la thyroïdine, mais cette opinion est assez discutable. L'application à la région précordiale, d'un cautère à la pâte de Vienne me paraît indiquée. D'une façon générale cette médication révulsive est trop délaissée.

1. Ce chapitre aurait pu trouver sa place avec la description des maladies du myocarde.

§ 4. GOITRE EXOPHTHALMIQUE — MALADIE DE BASEDOW[1]
TRAITEMENT MÉDICAL ET TRAITEMENT CHIRURGICAL

« Beaucoup de malades viendront vous consulter pour des palpitations de cœur, mais vous serez tout d'abord frappés de l'étrangeté de leur regard, de la saillie des yeux »[2], et vous ne tarderez pas à découvrir chez eux une hypertrophie du corps thyroïde.

Ces malades sont atteints de *goitre exophthalmique*, maladie de Graves, ou de Basedow[3], caractérisée, quand elle est complète, par les troubles suivants, qui sont la plupart d'origine nerveuse : 1° troubles cardiaques; 2° troubles oculaires; 3° hypertrophie du corps thyroïde; 4° troubles moteurs; 5° troubles psychiques. Suivant le cas, ces différents symptômes se succèdent, se combinent, s'associent à d'autres symptômes; tantôt ils sont dominants, tantôt ils existent à l'état d'ébauche. Étudions-les successivement.

Description. — 1° *Troubles cardiaques*. — Le symptôme fondamental, essentiel, de la maladie de Basedow, c'est *l'accélération des battements du cœur* (tachycardie). Ce symptôme ne manque jamais, il est dominant, on le trouve dans les formes frustes, et alors même que tous les autres symptômes ont disparu, alors même que la maladie est guérie, l'accélération des battements cardiaques persiste encore quelque temps. Ce symptôme, je le dis à l'avance, est dû au trouble paralytique des cellules d'origine du nerf pneumogastrique cardiaque. Dans quelques cas, le malade

---

1. Ce chapitre serait mieux placé au chapitre des névroses bulbaires, mais il m'est plus commode de le placer ici; l'état du cœur ayant une large place dans la description de la maladie de Basedow.

2. Trousseau. *Clin. méd.*, t. II, p. 526.

3. Sée. *Malad. du cœur*, p. 285.

n'a pour ainsi dire pas conscience de l'accélération de son cœur, mais dans d'autres circonstances les battements sont pénibles, incommodes, ils éclatent sous forme de *palpitations*. Ces palpitations augmentent graduellement d'intensité et surviennent par accès; on compte 120 à 150 pulsations par minute, et plus encore, au moment des paroxysmes. Souvent les palpitations sont violentes, angoissantes; le choc cardiaque est si fort, qu'il soulève la paroi thoracique; le cœur « bat à tout rompre ». Malgré une aussi violente perturbation, le cœur peut n'être pas arythmique. Dans une autre variété, les battements sont irréguliers, l'arythmie apparaît, le cœur semble faiblir, les pulsations sont précipitées, inégales, avortées. Pendant les paroxysmes, l'arythmie et la fatigue cardiaque peuvent aller jusqu'à produire une asystolie aiguë, avec dyspnée terrible, angoisse et cyanose. On a noté parfois les symptômes de *l'angine de poitrine*. Les symptômes asystoliques disparaissent en dehors des paroxysmes.

Enfin, chez quelques malades, les troubles d'innervation sont doublés de lésions cardiaques, hypertrophie, dilatation des cavités, insuffisance des valvules tricuspide et mitrale. L'hypertrophie cardiaque, que l'on rencontre quelquefois dans la maladie de Basedow, est attribuée à la suractivité fonctionnelle du cœur ou à un excès de tension consécutif à des lésions d'orifice. Ces lésions d'orifice (insuffisance des valvules auriculo-ventriculaires et aortiques) ont parfois une origine toute *mécanique*; elles peuvent être produites par la dilatation des ventricules, le muscle cardiaque se laissant distendre outre mesure, épuisé qu'il est par la fatigue à laquelle il est soumis; elles sont habituellement passagères et cessent avec la maladie, mais dans d'autres cas on constate de véritables lésions valvulaires persistantes.

Les artères *carotides* sont flexueuses, distendues, augmentées de volume; leurs battements violents soulèvent le cou; ces battements ne sont pas le contre-coup de l'impulsion cardiaque, mais les vaisseaux du cou, artères et veines, battent pour leur propre compte; ils semblent, eux aussi, *participer* au développement et aux battements qui atteignent les vaisseaux de la glande thyroïde. A cette région semble se limiter la sphère de l'excitation vasculaire, car la violence des battements ne se retrouve ni à l'aorte abdominale, ni au pouls radial, ni ailleurs. Malgré ces troubles vasculaires, la pression sanguine reste normale. On a constaté l'inégalité des deux pouls radiaux[1].

2° *Troubles oculaires.* — Des spasmes de la paupière supérieure précèdent ou accompagnent fréquemment la saillie oculaire (Wecker). Lorsque le regard se porte en bas, la paupière supérieure n'accompagne pas le globe oculaire dans ce mouvement, elle reste fixée en haut (de Graefe). L'*exophthalmie est double*, et l'œil devient parfois si saillant que les paupières peuvent à peine le recouvrir, ce qui donne au regard et à la physionomie une expression étrange d'étonnement et de frayeur, ce que Marchal de Calvi appelait « l'œil tragique ». Cet aspect tient en partie à la rétraction du releveur de la paupière supérieure qui détermine un élargissement considérable de la fente palpébrale (Stellwag).

Au moment des paroxysmes, l'exophthalmie augmente à tel point qu'on a plusieurs fois constaté la luxation des globes oculaires (Pain). La conjonctive est souvent injectée, et la cornée, continuellement à découvert, même pendant le sommeil, peut s'infecter et s'ulcérer. La vue est intacte, c'est par exception qu'on a noté la myopie ou la presbytie. A l'ophthalmoscope, la choroïde a paru quelquefois congestionnée (Withuisen); on a noté la dilatation des vaisseaux rétiniens. Nous avons observé avec M. Galezowski des hémorrhagies rétiniennes.

Chez les malades atteints de maladie de Basedow, avec ou sans hystérie, on constate parfois une *paralysie bilatérale* des muscles moteurs du globe de l'œil, paralysie qui

---

1. Da Cunha. Lisbonne, 1877.

atteint principalement les mouvements volontaires, les mouvements réflexes étant partiellement conservés. Tous les muscles qui forment la musculature externe, les droits, les obliques, innervés par les 3e, 4e, 6e paires, sont paralysés; aussi les mouvements du globe oculaire, élévation, abaissement, adduction, abduction, rotation, sont abolis; seule, l'élévation de la paupière supérieure est généralement conservée. Cette impossibilité de mouvoir les yeux donne au regard une étrange fixité; le malade ne peut suivre du regard un objet situé à droite ou à gauche; il est obligé de tourner la tête. On donne le nom d'*ophthalmoplégie externe* à cette paralysie de la musculature externe. Nous l'étudierons en détail au chapitre concernant les paralysies des nerfs moteurs de l'œil. La musculature interne qui comprend le muscle ciliaire et les fibres radiées ou circulaires de l'iris, et qui préside à l'accommodation et aux mouvements de dilatation et de resserrement de la pupille, cette musculature interne est respectée dans la maladie de Basedow. L'ophthalmoplégie externe peut s'observer chez des gens atteints à la fois de goitre exophthalmique et d'hystérie, d'hystérie seule, ou de goitre exophthalmique seul[1].

3° *Corps thyroïde.* — L'accroissement du corps thyroïde vient de la dilatation de ses nombreux vaisseaux : aussi l'auscultation de la glande fait-elle percevoir des bruits de souffle, simples ou doubles, avec renforcement diastolique comme dans un anévrysme cirsoïde. A la palpation on sent des battements et des mouvements d'expansion analogues à ceux d'une tumeur anévrysmale. Le lobe droit est plus souvent envahi que le reste de l'organe, et, bien que la tumeur n'atteigne pas les dimensions du goitre ordinaire, elle peut, par la compression de la trachée, ou par l'excitation des nerfs récurrents, produire des altérations de la voix, des spasmes glottiques et, au moment des paroxysmes, des accès terribles de suffocation.

---

1. Ballet. Ophthalmoplégie externe. *Rev. de méd.*, mai et juillet 1888.

4° Troubles moteurs. — Les tremblements, les paralysies, et les mouvements choréiformes forment une *triade* de troubles moteurs qui peuvent apparaître au début ou dans le cours de la maladie de Basedow. Commençons par l'étude du tremblement.

Le *tremblement*[1] est un signe presque constant de la maladie de Basedow, mais il est parfois si léger, qu'il faut le rechercher avec soin pour le découvrir. Ce tremblement est surtout fréquent aux membres supérieurs; les bras et les mains, même à l'état de repos, sont le siège d'une trémulation qui est fort gênante pour l'écriture et pour toutes les fonctions délicates de la main et des doigts. Aux membres inférieurs, la trémulation existe au repos aussi bien que pendant la marche ; au repos, les jambes sont animées d'une sorte de mouvement de pédale. Dans quelques cas exceptionnels, le tremblement envahit tout le corps, même la face et la langue. On observe habituellement des mouvements fibrillaires de tous les muscles.

Dans quelques cas, c'est le tremblement qui ouvre la scène; il attire sur lui toute l'attention, au point de constituer l'une des formes frustes de la maladie de Basedow; toutefois, en y regardant de près, il est rare que le tremblement ne soit pas accompagné de quelques autres symptômes, ne seraient-ils qu'à l'état d'ébauche : tachycardie, palpitations, regard étrange, battement des carotides, crises diarrhéiques, amaigrissement rapide, diminution de la résistance électrique (Vigouroux), etc. ; autant de symptômes qui permettent d'arriver au diagnostic. C'est par la connaissance approfondie de tel ou tel symptôme, qu'on arrive à reconstituer le syndrome ; on ne s'expose pas ainsi à commettre une erreur et à confondre ce tremblement avec le tremblement de l'alcoolisme, de l'hydrargyrisme, de la neurasthénie, de la morphinomanie. Ajoutons enfin que le tremblement de Basedow a son graphique par-

---

1. Marie. *Formes frustes de la maladie de Basedow.* Th. de Paris, 1883

ticulier (Marie) et qu'il donne environ huit à neuf oscillations par seconde.

Les *troubles paralytiques* sont multiples (Ballet)[1]. Sans parler des paralysies oculaires qui peuvent affecter les muscles de l'œil et se traduire même par l'ophthalmoplégie externe, les paralysies de Basedow peuvent se montrer sous les formes les plus variées : monoplégie, hémiplégie (Teissier), impotence des membres supérieurs (Dreyfus-Brisac), diplégie, paralysie des muscles de la nuque (Chwosteck), parésie des membres inférieurs (Hayden), paraplégie complète (Charcot).

Ces paralysies, légères et fugaces, intenses et prolongées, ont été mises par quelques auteurs sur le compte de l'hystérie; la chose n'est pas impossible; l'hystérie étant quelquefois associée au goitre exophthalmique, il est rationnel d'admettre que des paralysies de nature hystérique peuvent coexister avec la maladie de Basedow. Mais la part étant faite aux paralysies possibles de l'hystérie, qui ont du reste leurs caractères propres, il existe des paralysies inhérentes à la maladie de Basedow, sans qu'il soit nécessaire de faire intervenir un autre facteur. Ainsi, la malade dont je parle dans mes leçons cliniques[2] n'était en rien hystérique, elle n'avait aucun stigmate d'hystérie, elle était le plus bel exemple qu'on puisse voir de paralysie de Basedow.

Aux membres supérieurs, la paralysie diminue ou anéantit les fonctions des mains; ainsi notre malade pouvait à peine soulever les bras, elle ne pouvait ni saisir un objet ni le garder dans la main, elle était incapable de s'habiller ou de manger seule, aussi dut-elle être alimentée quelque temps par des voisines.

La paraplégie, depuis ses formes atténuées jusqu'à la paralysie totale, est une des localisations les plus fréquentes des paralysies de Basedow. Les traits saillants de cette para-

1. Ballet. *Revue de médecine*, 1885, p. 269.
2. *Clinique médicale de l'Hôtel-Dieu*, 1897. Un cas de maladie de Basedow, 10° et 11° leçons.

plégie (Charcot) ont été reproduits par M. Chevalier[1] : « Pendant la station debout, pendant la marche, sans que le malade éprouve la moindre sensation de vertige, les jambes se dérobent sous lui et fléchissent tout à coup. Parfois même, au cours d'une promenade, il peut lui arriver de tomber en avant sur les genoux. D'autres fois, mais plus rarement, l'impuissance motrice s'établit pendant plusieurs mois, à peu près complète, témoin un cas cité par Charcot, et dans lequel l'impossibilité de se tenir debout et de marcher persista presque toute une année. « Ces troubles paraplégiques ne restent pas stationnaires; ils s'atténuent de temps à autre, pour réapparaître, et cela par période suivie d'accalmie offrant une certaine analogie avec l'évolution de la maladie. Dans des intervalles, se montre fréquemment, à l'occasion de la marche qui peut exiger l'usage des béquilles, le phénomène de l'effondrement des membres inférieurs. »

En face de pareils malades, et pour qui ne connaît pas la question, l'idée de paraplégie consécutive à une myélite vient aussitôt à l'esprit, mais il est des symptômes qui permettent de ne pas confondre la paraplégie de Basedow avec la myélite, car dans la paraplégie de Basedow il n'y a pas de troubles vésicaux, les sphincters sont intacts, et l'on n'observe ni troubles trophiques, ni eschare sacrée. On ne confondra pas davantage la paraplégie de Basedow avec la paraplégie hystérique, car outre les nombreux stigmates de l'hystérie, hémianesthésie, rétrécissement du champ visuel, abolition du réflexe pharyngé, ovarie, zones hystérogènes, etc., la paraplégie hystérique est molle, flasque, accompagnée d'anesthésie des parties paralysées, de perte totale du sens musculaire, et les muscles ne présentent pas la diminution de résistance électrique que l'on constate au cas de la maladie de Basedow.

Les *mouvements choréiformes* complètent la triade des

---

1. Chevalier. *Troubles de la motilité dans le goitre exophthalmique.* Thèse, Montpellier, 1890.

troubles moteurs de la maladie de Basedow; ils étaient fort accusés chez notre malade de l'Hôtel-Dieu; il suffisait d'examiner cette femme un instant pour surprendre aussitôt aux mains, aux bras, aux épaules, au tronc, au cou, à la face, des mouvements saccadés, contradictoires, ayant tous les caractères des mouvements choréiques. On s'est demandé si la chorée et la maladie de Basedow sont deux maladies associées, ou si la maladie de Basedow n'est pas capable de créer des mouvements choréiformes comme elle crée des tremblements et des paralysies. Entrons dans la discussion.

En 1864, L. Gros, assimilant le goitre exophthalmique à la chorée, cite une observation de maladie de Basedow avec mouvements *choréiformes* atteignant les membres supérieurs et inférieurs, le cou et la face.

En 1876, au Congrès de Clermont-Ferrand, M. Gagnon, étudiant les rapports du goitre exophthalmique et de la chorée, cite l'observation d'une fillette nerveuse, non réglée, et n'ayant jamais eu de rhumatisme. Depuis un mois cette enfant maigrit, son caractère se modifie, elle a des palpitations; c'est l'entrée en scène de la maladie de Basedow. A ce moment, la tachycardie est telle, que, le pouls atteint 150 pulsations et l'on constate l'hypertrophie du corps thyroïde. La maladie suit son évolution, et deux ans plus tard, cette jeune fille éprouve des mouvements *choréiques*, d'abord localisés, puis généralisés.

En 1881, Guéneau de Mussy[1] a publié l'observation d'une jeune femme atteinte de maladie de Basedow avec mouvements brusques, saccadés, incoordonnés, très manifestement *choréiformes*. Pendant plusieurs semaines, les anomalies de la fonction locomotrice furent poussées si loin, que la malade ne pouvait marcher; elle faisait quelques pas irréguliers, se précipitant tantôt en avant, tantôt en arrière, et se rendant fort bien compte, qu'outre l'incohérence de ses mouvements, la force musculaire était très affaiblie. Les

---

1. *Société de thérapeutique*, séance du 9 novembre 1881.

fonctions cérébrales n'étaient pas épargnées : la jeune malade était bizarre, sa mémoire n'était pas toujours fidèle, elle avait des rêvasseries, et même des conceptions délirantes. Au bout de huit à dix mois, les troubles *choréiformes* et *paralytiques* disparurent, ainsi que les aberrations mentales.

MM. Raymond et Sérieux[1], dans une communication sur la maladie de Basedow et sur la dégénérescence mentale, signalent, chez un de leurs malades, des spasmes *choréiformes* permanents du muscle grand oblique de l'abdomen. M. Deléage a communiqué à la Société des sciences médicales de Gannat, en 1894, l'observation d'une malade atteinte de goitre exophthalmique avec tremblements, troubles paralytiques et mouvements *choréiformes*.

Chez ces malades, s'agit-il de mouvements choréiformes ou de chorée vraie? Kohler incline à voir dans ce symptôme un trouble moteur choréiforme, Dach émet l'opinion qu'on ne le rencontre que chez les enfants, ce qui est une erreur, et Möbius suppose qu'il s'agit d'une chorée survenant à titre de complication accidentelle. Quant à moi, je ne peux assimiler cet état à la vraie chorée de Sydenham; je crois qu'il ne s'agit ici que de mouvements choréiformes, et voici les raisons sur lesquelles je base mon opinion. Si le goitre exophthalmique et la chorée étaient vraiment deux maladies associées, comme le pensent certains auteurs, pourquoi la maladie de Basedow précède-t-elle toujours la chorée et pourquoi la chorée ne précède-t-elle jamais la maladie de Basedow? Car enfin nous ne voyons pas le goitre exophthalmique survenir dans le cours ou dans le décours de la vraie chorée; c'est par centaines qu'on peut compter les enfants atteints de chorée sans que le goitre exophthalmique vienne s'y adjoindre. Je pense donc qu'il s'agit ici non pas de chorée, mais de mouvements choréiformes tributaires de la maladie de Basedow, à l'égal des tremblements et des paralysies.

Les mouvements choréiformes forment, avec le tremble-

1. Congrès de Blois, 1892.

ment et les paralysies, une *triade* de troubles de motilité bien intéressante à étudier. La triade peut être incomplète ou complète, et l'on comprend quelle est la perturbation d'un système musculaire atteint à la fois de parésie, de tremblement et de mouvements choréiformes!

5° *Autres troubles nerveux.* — Les troubles *sensitifs* de la maladie de Basedow consistent en névralgies du trijumeau, névralgies intercostales, rachialgie, hémianesthésie habituellement liée à l'hystérie.

Des troubles *vaso-moteurs, trophiques et sécrétoires* s'observent chez la plupart des malades. On a signalé l'albuminurie[1], la glycosurie, la polyurie, ce qui indique un trouble de l'innervation bulbo-protubérantielle.

Beaucoup de malades atteints de goitre exophthalmique se plaignent d'une *sensation de chaleur* exagérée; ils ouvrent les croisées, ils recherchent l'air frais et se trouvent toujours trop couverts (Basedow, Teissier[2]). Cet accroissement de température est réel et appréciable au thermomètre, qui donne parfois un degré de plus que la température normale.

On a plusieurs fois observé des altérations de la peau, des sueurs, du purpura, des taches pigmentées, du *vitiligo*[3] discret ou confluent, la chute des cils et des poils, l'*urticaire* chronique. J'ai plusieurs fois constaté la pigmentation du cou, des épaules, des bras, sous forme de taches plus ou moins larges, plus ou moins discrètes. Les *œdèmes* de cause et de nature diverses sont fréquents, on les observe surtout aux membres inférieurs[4]. L'hypertrophie des mamelles a été vue par Trousseau.

Les malades atteints de goitre exophthalmique peuvent encore présenter une série de symptômes que je vais énumérer :

1. Warburton-Begbie. *Rev. sc. méd.*, t. X, p. 133.
2. Teissier. *Du goitre exophthalmique*, 1863.
3. Raynaud. Thèse de Paris, 1885. — Rolland. *Altérat. de la peau dans le goitre exophthalm.* Thèse de Paris, 1879.
4. Millard. *Œdèmes dans la maladie de Basedow.* Th. de Paris, 1888.

La *dyspnée*, associée ou non aux palpitations, est un symptôme fréquent; elle est continue, intermittente ou paroxystique, parfois angoissante; elle est même dans quelques cas le symptôme dominant. Cette dyspnée est probablement due à l'altération nucléaire du nerf pneumo-gastrique pulmonaire.

Les fonctions digestives sont atteintes dans le cours de la maladie de Basedow; j'ai constaté l'hypertrophie du foie et l'ictère, à l'anorexie succède la boulimie, il y a des battements violents au creux épigastrique; des vomissements, de la *diarrhée*; la diarrhée notamment survient parfois sous forme de crises, qui durent un ou plusieurs jours. Malgré leur appétit exagéré, les malades maigrissent, dépérissent, et quelques-uns arrivent à la *cachexie exophthalmique*. L'amaigrissement général du sujet contraste singulièrement avec le développement exagéré des yeux et du cou. Chez quelques malades l'amaigrissement est le premier symptôme apparent de la maladie; j'ai vu une malade, dont j'ai rapporté l'observation, qui avait maigri rapidement de 9 kilos; l'amaigrissement et la tachycardie avaient été chez elle les seuls symptômes appréciables pendant quelques mois. Au premier abord, pareil amaigrissement fait aussitôt penser à la tuberculose ou au diabète, et, comme les malades atteints de maladie de Basedow sont assez souvent glycosuriques, il faut serrer de près le diagnostic, afin d'éviter une erreur.

La *menstruation* est presque toujours atteinte; elle est irrégulière ou supprimée, et l'aménorrhée est souvent accompagnée de leucorrhée. Le rétablissement normal des fonctions menstruelles est un des meilleurs signes de pronostic. La grossesse a quelquefois un effet favorable. Chez l'homme, l'impuissance est habituellement associée à la maladie de Basedow.

On constate parfois des hémorrhagies; j'ai observé chez le même malade du purpura, des hémoptysies et des hémorrhagies rétiniennes. L'hémorrhagie cérébrale et la mort par apoplexie ont été signalées; j'en ai constaté un cas chez un malade que je voyais avec M. Jaccoud.

Vigouroux et Köhler ont signalé la diminution de résistance aux courants électriques.

Dans quelques cas, on a constaté l'association de la maladie de Basedow et du *myxœdème*; entre le myxœdème et la maladie de Basedow il n'y a pas d'antagonisme[1].

6° *Troubles psychiques — État mental.* — Règle générale, peu de malades atteints de goitre exophthalmique échappent complètement aux troubles psychiques. Trousseau est le premier qui les ait décrits : « Les modifications de caractère sont telles, que la vie devient très difficile pour les gens qui entourent les malades, lesquels sont irascibles, ingrats et d'une exigence qui ne trouve d'excuse que dans la maladie. A côté des modifications de caractère, nous notons l'insomnie, cruelle complication qui, par sa persistance, jette les malades dans un extrême découragement. » Trousseau signale les troubles psychiques dans la plupart de ses observations, et il leur attribue une telle importance qu'il les met en première ligne dans sa merveilleuse description du goitre exophthalmique.

Tous les auteurs qui se sont occupés du goitre exophthalmique ont donné aux troubles psychiques une place importante. Chez presque tous les sujets atteints de goitre exophthalmique, dit Ball[2], il existe un certain degré d'exaltation; ils ont presque tous des idées bizarres, et ces manifestations morbides peuvent aller jusqu'à la manie la plus aiguë. Suivant M. Joffroy[3], « le malade est inquiet, souvent en proie à une activité exagérée, et cependant incapable d'un travail méthodique ou d'un effort cérébral prolongé. Déjà, dans les premières modifications que le goitre exophthalmique imprime au caractère des malades, on retrouve une forme avec dépression et une forme avec excitation. » Voici comment M. Boéteau[4] décrit ces troubles psychiques :

1. Félix. *Myxœdème et maladie de Basedow.* Thèse de Paris, 1896.
2. Ball. *Leçons sur les maladies mentales.* Paris, 1880.
5. Joffroy. Rapports de la folie et de la maladie de Basedow. *Annales médico-psychologiques*, mars 1890.
4. Boéteau. *Troubles psychiques dans le goitre exophthalmique.* Thèse de Paris, 1892.

« Ce qui domine, dit-il, c'est une tristesse profonde qui pèse de plus en plus sur toutes les pensées des malades ainsi portés vers des idées de suicide. En même temps, ils deviennent maussades, impatients, hargneux, et surtout d'une remarquable émotivité. Leur volonté est souvent bien faible, quand elle n'est pas nulle. Ils sont incapables de fixer pendant quelque temps leur attention sur un sujet quelconque. Ils ne se rappellent plus le lendemain ce qu'ils ont fait la veille; ils sont d'une indifférence complète, non seulement pour ce qui les regarde, mais pour tout ce qui touche à leur famille, pour les êtres qui leur sont le plus chers, indifférence allant parfois jusqu'à les prendre en aversion. »

Les troubles psychiques peuvent exister dès le début du goitre exophthalmique, parfois même à titre de symptôme initial, si bien que le diagnostic reste hésitant, jusqu'au moment où apparaissent les battements de cœur, l'exophthalmie, le goitre, les tremblements, etc. On n'est pas d'accord sur l'interprétation de ces troubles psychiques. Certains auteurs en font une émanation directe de la maladie de Basedow; d'autres, au contraire, n'y voient qu'une association morbide, due à l'hystérie et à la neurasthénie. Pour ce qui est de l'hypothèse qui subordonne ces troubles psychiques à l'hystérie, on peut répondre qu'il ne manque pas d'observations de goitre exophthalmique dans lesquelles l'hystérie fait défaut et ne saurait être mise en cause. Quant à la neurasthénie, invoquée par plusieurs auteurs, entre autres par M. Boéteau, elle me paraît passible des mêmes objections. Qu'il y ait des individus, atteints de goitre exophthalmique, qui soient en même temps entachés de neurasthénie ou d'hystérie, c'est indéniable, mais ce n'est pas une raison pour faire intervenir toujours et quand même la neurasthénie.

Peut-être est-il plus logique d'admettre que la maladie de Basedow, comme la chorée, éveille, ou réveille, des troubles psychiques, des troubles mentaux, chez des individus qui pouvaient être, ou personnellement, ou héréditairement, prédisposés. Les troubles psychiques de la chorée ont les plus grandes analogies avec les troubles psychiques de la maladie de Basedow : même dépression intellectuelle, même inaptitude au travail, lacunes dans la mémoire, changements de caractère, tristesse, indifférence, irascibilité; dirons-nous que la neurasthénie ou l'hystérie viennent s'adjoindre pour quelques semaines à la chorée? Nullement; nous dirons (abstraction faite des cas où l'association existe) qu'il est dans les attributions de la chorée d'étendre son domaine à tout l'appareil cérébro-spinal et de susciter des troubles psychiques, depuis les formes atténuées jusqu'aux manifestations mentales les plus graves. Même raisonnement s'applique à la maladie de Basedow. Dirons-nous que, dès ses débuts, la neurasthénie arrive à la rescousse pour apporter son contingent de troubles psychiques? Nullement; nous dirons qu'il est dans les attributions de la maladie de Basedow d'étendre son domaine à tout le système nerveux et de susciter des troubles psychiques comme elle suscite des troubles nerveux de toute nature. Du reste, ainsi que le fait remarquer M. Toulouse[1], « la neurasthénie est venue à point pour endosser les troubles mentaux qui, jadis, appartenaient en propre au goitre exophthalmique. »

Les troubles psychiques dont je viens de parler sont habituellement transitoires, ils tendent à la guérison. Je vais actuellement m'occuper de troubles mentaux, autrement graves, véritables *psychoses*, parcourant « toute la gamme délirante, allant *crescendo*, depuis le délire fugitif ou tranquille, jusqu'au délire maniaque ou invétéré » (Boéteau). Ces psychoses de Basedow revêtent toutes les formes : manie aiguë, manie chronique, délire de persécution, mélancolie, impulsions irrésistibles, folie du doute; elles sont bien connues depuis quelques années (Ballet[2], Raymond et

1. Toulouse. Les rapports du goitre exophthalmique et de l'aliénation mentale. *Gazette des hôpitaux*, 31 décembre 1892.

2. Ballet. Des idées de persécution dans le goitre exophthalmique. *Société médicale des hôpitaux*, séance du 29 février 1890.

Sérieux[1], Joffroy[2]), elles ont fait le sujet de plusieurs thèses inaugurales[5].

Voici le résumé de quelques cas : Une jeune femme sans antécédents nerveux est prise de manie aiguë au cours d'une maladie de Basedow; elle brise les vitres, renverse les meubles, déchire ses vêtements, refuse toute nourriture; les périodes d'excitation font place à des phases de dépression; l'état mental s'améliore, mais la malade succombe à la cachexie exophthalmique. — Une jeune femme sans antécédents nerveux personnels ou héréditaires est prise de maladie de Basedow compliquée de mélancolie; elle refuse les aliments et veut se jeter par la fenêtre, elle a des hallucinations, elle entend des voix qui l'accusent d'être inutile sur terre, elle voit des hommes et des femmes qui s'approchent de son lit et l'épouvantent; quelques mois plus tard, elle finit par guérir. — Une femme atteinte des symptômes classiques du goitre exophthalmique est prise d'impulsions irrésistibles et d'idées délirantes; elle confie à son médecin qu'elle est prise d'impulsions à tuer ses enfants; elle a pu résister, mais elle redoute les plus grands malheurs; l'insomnie est persistante, l'anxiété est intolérable; néanmoins, un an plus tard la guérison était complète. — La malade atteinte de goitre exophthalmique, qui fait le sujet de ma leçon clinique, était en proie à des hallucinations de la vue et de l'ouïe, elle vivait dans une terreur continuelle, elle était hantée par un délire de persécution, elle se figurait que des gens se cachaient dans sa chambre pour l'assassiner; ses voisins, disait-elle, cherchaient à l'empoisonner.

Tels sont les aspects différents que peut revêtir la psychose de Basedow. Les difficultés commencent quand il

<hr>

1. Raymond et Sérieux. 3ᵉ *Congrès de médecine mentale.* Blois, 1892.

2. Joffroy. Rapports de la folie et du goitre exophthalmique. *Annales médico-psychologiques*, mars 1890.

5. Martin. *Troubles psychiques dans la maladie de Basedow.* Paris, 1890. — Boéteau. *Troubles psychiques dans le goitre exophthalmique.* Paris, 1892. — Brunet. *Dégénérescence mentale et goitre exophthalmique.* Paris, 1895.

s'agit d'interpréter la nature intime de cette psychose. Certains auteurs nous disent : Ces troubles mentaux font partie intégrante de la maladie de Basedow. Que les symptômes cérébraux soient légers et fugaces, ce qui est le cas le plus fréquent, ou qu'ils éclatent avec intensité, sous forme d'hallucinations, d'impulsions, d'excitation maniaque, de délire de toute nature, il n'en est pas moins vrai, disent-ils, que ce sont là des symptômes d'ordre cérébral, faisant partie de la maladie de Basedow, au même titre que tous les autres troubles nerveux. Cette conception de la maladie de Basedow en fait une entité morbide, une névrose, une névro-psychose, dans laquelle tous les départements du système nerveux sont plus ou moins intéressés.

D'autres auteurs émettent une opinion différente; ils morcellent la maladie de Basedow : les troubles mentaux, disent-ils, mélancolie, délire, obsessions, en un mot toutes les formes de l'aliénation mentale, doivent être mis sur le compte de psychoses, qui n'émanent pas directement de la maladie de Basedow, mais qui lui sont associées, comme lui seraient associées, d'après ces mêmes auteurs, l'hystérie et la neurasthénie. Ces états morbides évoluant ainsi chez un même sujet ne seraient pas des hybrides au vrai sens du mot (en neuropathologie, dit Charcot, il n'existe pas d'hybrides), ils seraient accouplés, ils seraient associés, chacune des associations conservant son autonomie, ses caractères, son degré de gravité et ses indications thérapeutiques. Ce groupement d'états morbides, névroses et psychoses, serait sous la dépendance d'un facteur étiologique dominant : ce facteur, c'est l'hérédité[1].

Cette opinion ne laisse pas d'être séduisante, alors même qu'en fait d'hérédité on soit loin de s'entendre, et qu'on s'explique assez mal que l'hérédité soit tantôt directe, tantôt intermittente, et qu'il y ait tantôt hérédité de transformation et tantôt hérédité homologue. Pour certains neuropathologistes, les gens frappés de psychose au cours de leur

____

1. Dejerine. *Hérédité dans les maladies du système nerveux.* Paris, 1885.

maladie de Basedow sont en réalité atteints de dégénérescence mentale; ce sont des dégénérés; et dans un grand nombre de cas, disent MM. Raymond et Sérieux, « la maladie de Basedow ne serait qu'une localisation particulière des troubles fonctionnels qui surviennent chez les dégénérés, chez les prédisposés, dans tel ou tel département de l'axe cérébro-spinal. A ces manifestations diverses, la théorie de M. Magnan, déséquilibration des centres de l'écorce ou de la moelle, paralysie ou éréthisme de ces centres, peut être appliquée [1]. » M. Joffroy estime que la pathogénie des troubles nerveux de la maladie de Basedow est plus complexe; il admet certes que la nature du terrain et la prédisposition du sujet sont des facteurs considérables dans l'éclosion des troubles mentaux, mais il fait jouer volontiers un certain rôle au mauvais fonctionnement du corps thyroïde.

M. Toulouse, reprenant dans une revue critique les rapports du goitre exophthalmique et de l'aliénation mentale, discute cette question et nous montre les côtés défectueux de conclusions trop hâtives [2]. « En ce moment, dit-il, la tendance évidente en psychiatrie, grâce aux travaux de MM. Morel et Magnan, est de rapporter les maladies mentales à une cause héréditaire éloignée et de laisser dans l'ombre toute étiologie plus voisine. Cette prédisposition psychopathique n'est pas niable, mais ce n'est là qu'une notion bien vague et trop générale, puisqu'elle est à la base de toute l'aliénation mentale. L'hypothèse de la prédisposition n'est pas suffisante pour expliquer le mode d'apparition des désordres mentaux dans le goitre exophthalmique, comme dans d'autres maladies où apparaissent des psychoses. »

Voilà où en est le débat. Il y a là une question de fait et une question théorique. Le fait clinique, c'est que bon nombre de gens atteints de maladies de Basedow, les femmes surtout, peuvent avoir une série de troubles psychiques et de désordres mentaux, comme ils ont des

1. Raymond et Sérieux. Maladie de Basedow et dégénérescence mentale. *IIIe Congrès de médecine mentale.* Blois, 1892.

2. Toulouse. *Gazette des hôpitaux*, 31 décembre 1892.

troubles de motilité (tremblement, paralysies, mouvements choréiformes) et des troubles nerveux de toute nature (crises diarrhéiques, sudorales, albuminurie, glycosurie, congestions viscérales), le tout sous la dépendance du système nerveux. Faut-il isoler tel ou tel de ces groupes et réclamer pour lui une origine, autonome ou héréditaire, et en tout cas indépendante de la maladie de Basedow? Je ne pense pas qu'il faille aller aussi loin dans le démembrement. La question de terrain, la prédisposition acquise ou héréditaire, jouent non seulement en neuropathologie, mais dans la pathologie tout entière, un rôle trop considérable pour que je cherche à en diminuer l'importance; je pense au contraire pour ma part que l'hérédité, sous toutes ses formes, est le fil conducteur qui nous permet de ne pas nous égarer et de mettre bien des choses à la place qui leur convient; mais ce n'est pas une raison suffisante pour morceler une entité morbide et pour en disjoindre les morceaux. Ici comme ailleurs, je le répète, les prédispositions acquises ou héréditaires jouent un rôle de premier ordre dans l'éclosion des symptômes psychiques et des troubles mentaux. Mais il y a des cas indéniables où ces troubles cérébraux ont éclaté chez des gens qui n'avaient ni dans leurs antécédents personnels, ni dans leurs antécédents héréditaires, quoi que ce soit qui ait pu expliquer l'apparition d'une psychose indépendante de la maladie de Basedow. Parfois, troubles psychiques et désordres mentaux commencent avec la maladie de Basedow, s'exaspèrent au moment des paroxysmes, puis décroissent et disparaissent avec les autres symptômes ou même avant eux; il y a vraiment, en pareille circonstance, une telle affinité, une telle concordance, dans l'évolution des différents symptômes qui composent la maladie de Basedow, qu'il est bien difficile de n'y voir que des états morbides accouplés et qu'il me paraît plus rationnel d'admettre l'évolution et le développement d'une série de troubles nerveux d'ordre différent, revêtant la forme de névroses ou de psychoses, mais reconnaissant en somme une origine commune. Quoi qu'il en soit, l'apparition ues troubles mentaux est toujours un indice de gravité.

Marche. Terminaison. — La maladie de Basedow présente rarement au complet tous ses symptômes; l'un des symptômes principaux (exophthalmie, goitre, tremblement) fait quelquefois défaut, ou est à peine indiqué, tandis que d'autres *troubles nerveux* ou d'autres symptômes dominent la scène: parfois même la maladie, plus ou moins défigurée, peut être *fruste*.

La *marche* de la maladie est habituellement lente et progressive, et sa durée, fort variable, peut aller jusqu'à dix ou douze ans et plus encore. Dans quelques circonstances, le goitre exophthalmique suit une marche *aiguë*; les symptômes se précipitent, et en quelques semaines la maladie est constituée, elle peut même éclater dans l'espace de vingt-quatre heures. Chez notre malade de l'Hôtel-Dieu, à la suite d'une émotion terrible, le tremblement, la paralysie, l'exophthalmie, l'hypertrophie thyroïdienne, les palpitations cardiaques, ont en une nuit, l'état mental est venu plus tard. Trousseau cite l'observation suivante qui est un exemple typique de ce début *soudain* : Une femme perdit son père, auprès duquel elle s'était beaucoup fatiguée. Elle éprouva un violent chagrin de cette perte. Dans une même nuit que cette malade passa à pleurer, elle sentit que, *tout à coup*, ses yeux se gonflaient, soulevaient ses paupières, que le corps thyroïde s'hypertrophiait d'une façon très notable et était le siège de battements insolites; enfin, elle éprouvait aussi de violentes palpitations de cœur. Quatre jours après, la malade allait consulter Desmares, qui constatait l'existence d'une cachexie exophthalmique[1].

Parfois, dans le cours de la maladie, surviennent des accès, des *paroxysmes* terribles, bien décrits par Trousseau. Après quelques prodromes, ou même brusquement, le malade éprouve un violent accès d'oppression, le corps thyroïde prend un volume excessif, les palpitations redou-

1. Trousseau. *Clin. méd. de l'Hôtel-Dieu*, t. II, p. 560.

blent d'intensité, les yeux sortent de l'orbite, le visage ruisselle de sueur, les vaisseaux du cou sont animés de battements rapides, l'angoisse est extrême, la dyspnée est accompagnée de cornage, de tirage, il semble parfois que la mort soit prochaine. Puis le calme reparaît peu à peu et le paroxysme est terminé. Les paroxysmes de la forme *aiguë* sont encore plus redoutables que ceux de la forme chronique. Dans une observation citée par Trousseau, le malade fut pris d'accès de suffocation si terribles qu'on dut se préparer à pratiquer la trachéotomie. Les *paroxysmes* peuvent ne revenir qu'à intervalles de plusieurs mois ou de plusieurs années, ils varient à l'infini dans leur durée et dans leur gravité, ils peuvent même reparaître tous les mois ou plusieurs fois par mois.

Le goitre exophthalmique est une maladie redoutable, car le malade meurt dans un cinquième des cas. La mort est amenée par les progrès de la maladie (cachexie) ou par un accident intercurrent, paroxysmes, hémorrhagie pulmonaire, hémorrhagie intestinale et cérébrale (Hirsch), gangrènes multiples[1], aliénation mentale, angine de poitrine, tuberculose pulmonaire.

Étiologie. — Le goitre exophthalmique est une maladie de l'âge moyen de la vie, beaucoup plus fréquente chez la femme, et souvent associée à un tempérament nerveux, aux grandes névroses, hystérie, épilepsie, chorée[2], à l'aliénation mentale[3], au diabète, à la chlorose, aux états pathologiques de l'appareil génital[4]. Il apparaît quelquefois à la suite d'un choc moral ou physique, à la suite d'un accident, d'une émotion, d'une frayeur, d'une violente colère, d'un traumatisme (de Graefe). La grossesse a parfois une heureuse influence sur la marche de la maladie et, d'autre part, c'est pendant une grossesse que le goitre peut apparaître.

1. Fournier et Ollivier. *Gaz. heb.*, 1867.
2. Gagnon. *Assoc. franç. pour l'avancement des sciences*, 1876.
3. Robertson. *Rev. sc. méd.*, t. VI, p. 217.
4. Dopell. *Rev. sc. méd.*, t. II, p. 148.

L'hérédité a une part prépondérante dans l'étiologie du goitre exophthalmique, les parents qui le transmettent pouvant être eux-mêmes atteints de goitre ou de l'une des maladies de la grande famille nerveuse que je viens de citer plus haut.

Au point de vue de l'hérédité directe, je ne connais pas d'observation plus intéressante et plus concluante que celle de la famille Les..., originaire d'une localité des environs de Soissons, où le goitre est endémique; j'ai vu plusieurs membres de cette famille, qui a fourni pendant trois générations six cas de maladie de Basedow.

Je pourrais citer quelques observations, où les enfants, nés de parents atteints de maladie de Basedow, sont venus au monde avec un goitre; pendant bien des années, le goitre, subissant des alternatives diverses, est resté le seul témoin de la maladie, et c'est dix ans, quinze ans plus tard, à l'occasion d'une vive émotion, à l'occasion de la menstruation, à l'occasion d'une grossesse, c'est, dis-je, bien des années plus tard, que les autres symptômes, l'exophthalmie, les palpitations, ont apparu.

Ce qui est encore plus singulier, c'est que dans les pays où le goitre est endémique, on voit des goitreux, qui ne sont pas issus de parents atteints de la maladie de Basedow, et chez lesquels néanmoins, à une certaine période de leur existence, les symptômes exophthalmiques et tachycardiques vinrent se joindre au goitre[1].

Diagnostic. — Au début de la maladie, le diagnostic est fort difficile, surtout quand la maladie est fruste, ou presque fruste, l'attention n'étant appelée que sur un seul symptôme. On se trompe rarement quand ce symptôme dominant est le goitre ou l'exophthalmie, mais quand le malade ne se plaint que de battements du cœur, ou de tremblements, ou d'un amaigrissement rapide, ou d'accès de dyspnée, il faut savoir reconstituer la maladie, en grou-

1. Lasvènes. *Maladie de Basedow développée sur un goitre ancien.* Th. de Paris, 1891.

pant quelques-uns des symptômes, ou quelques vestiges de symptômes, plus ou moins importants, que je viens d'énumérer.

Il y a une période où les symptômes généraux, chez la femme surtout, simulent assez bien la chlorose ; mais l'accélération du pouls, l'étrangeté du regard, la saillie des yeux, le tremblement des mains et des pieds, les taches pigmentées, les battements des vaisseaux du cou, une légère tuméfaction du corps thyroïde, mettront sur la voie du diagnostic.

La *double* exophthalmie de la maladie de Basedow, égale aux deux yeux, et sans strabisme, ne ressemble nullement à l'exophthalmie unilatérale d'origine orbitaire ou crânienne. La saillie oculaire des myopes sera facilement distinguée.

L'origine, la forme et l'accroissement du goitre exophthalmique ne permettront pas de le confondre avec le goitre proprement dit ; cependant, dans bien des cas il faudra faire une enquête minutieuse concernant tous les symptômes que j'ai étudiés dans le cours de ce chapitre.

Nature de la maladie. — Le goitre exophthalmique est une névrose cardio-vasculaire résultant sans doute « d'un trouble profond de l'innervation vaso-motrice » (Trousseau) ; c'est une névrose d'origine bulbaire (Sée).

Il faut, je crois, s'en tenir aux conclusions formulées par Ballet : L'association possible de l'ophthalmoplégie externe, de la paralysie du facial, de l'hypoglosse, de la branche motrice du trijumeau, avec le goitre exophthalmique, constitue un argument en faveur de la théorie qui rattache la maladie de Basedow à un trouble du système nerveux central, particulièrement à un trouble bulbaire.

Les troubles habituels de la maladie relèvent eux-mêmes de paralysies bulbaires nucléaires, paralysie nucléaire du pneumogastrique qui engendre la tachycardie, quelquefois la dyspnée, les troubles gastriques ; paralysie des centres vaso-moteurs qui donne naissance aux poussées congestives de la face et du cou. Le goitre et l'exophthalmie résultent de la coïncidence de ces deux ordres de troubles :

paralysie vaso-motrice et tachycardie. Ces diverses paralysies ne dépendent pas d'une lésion matérielle : ce sont
de simples troubles fonctionnels susceptibles d'amélioration,
d'aggravation, de guérison, de récidives[1].

Il résulte de ce qui précède que la maladie de Basedow
est avant tout une *névrose bulbaire*. Aux désordres d'origine
bulbaire peuvent s'ajouter les troubles d'origine médul-
laire ou corticale. Ainsi que nous l'avons déjà dit, la maladie de Basedow est souvent associée à d'autres névroses
vésanie, épilepsie et surtout hystérie.

Traitement médical. — Je reproduis ici le traitement
de la maladie de Basedow, tel que je l'ai indiqué dans mon
cours à la Faculté[2]. Envisageons ce traitement à deux
points de vue différents : 1° au moment des paroxysmes;
2° dans le cours de la maladie.

En présence d'un malade atteint d'un de ces *paroxysmes*
terribles que je décrivais il y a un instant, paroxysmes
pendant lesquels les troubles *thyroïdiens* et les troubles
cardiaques sont développés à l'excès, il importe d'agir sans
retard, car le paroxysme durera dans toute son intensité
une demi-heure, deux heures même, et pourra entraîner la
mort si l'on n'intervient immédiatement. L'angoisse et la
dyspnée sont extrêmes; le corps thyroïde par son excessive
turgescence comprime la trachée, détermine du cornage et
devient un obstacle à l'entrée de l'air. Or, en pareille circonstance, la trachéotomie paraît s'imposer, et certes elle
serait indiquée et efficace si elle n'était périlleuse et très
difficile, en raison de la dilatation des vaissaux du cou,
qui sont gorgés de sang, et en raison de l'hémorrhagie
mortelle qui pourrait en être la conséquence, ainsi qu'il
advint dans un cas cité par Trousseau.

Alors comment agir contre la violence des troubles thy-

1. Les théories concernant la pathogénie de la maladie de Basedow,
les questions d'hypothyroïdation et d'hyperthyroïdation ont été longuement discutées au Congrès de Bordeaux, août 1895 (Brissaud, Renaut,
Ballet, Henriquez, Babinsky).
2. Leçon recueillie par M. Déléage. *Rev. de thérap.*, 5 avril 1892.

roïdiens et contre la violence des troubles cardiaques? La première indication est remplie par l'application de sachets de glace au-devant du corps thyroïde, sachets que l'on y maintient jusqu'à disparition de la crise. On combat l'excitation cardiaque, qui est le principal facteur du paroxysme, par la digitale administrée à hautes doses, suivant le précepte de Trousseau; on donnera 60 à 90 centigrammes de poudre de feuilles sèches de digitale, 15 centigrammes toutes les demi-heures, pendant deux et trois heures, suivant l'intensité et la durée de l'accès, et l'on appliquera une vessie de glace à la région précordiale.

Si, par ces moyens, on n'obtient pas une amélioration notable, on aura recours à la saignée, à l'application de sangsues au cou, aux inhalations d'éther ou de chloroforme faites avec prudence. La crise paroxystique s'atténue, cesse plus ou moins rapidement, et le malade est sauvé pour cette fois.

Mais il ne faut pas oublier que la maladie subsiste, que, dans ce cas, elle affecte une grande gravité, que d'autres crises sont imminentes, reparaîtront à un intervalle plus ou moins rapproché, et que l'une ou l'autre pourra être mortelle; aussi est-il nécessaire d'être en garde contre leur apparition, de se tenir prêt à agir contre elles de la même façon; il est surtout nécessaire de les prévenir, c'est-à-dire de s'adresser à la maladie elle-même. La même règle de conduite s'impose au médecin alors que le malade n'a pas présenté de crises paroxystiques; car, avec un traitement rationnel et bien dirigé, on peut amener une grande atténuation des symptômes.

On a préconisé contre le goitre exophthalmique un grand nombre de médicaments, en tête desquels viennent l'iode et les iodures; Cheadle, qui en a été le plus ardent partisan, prescrit la teinture d'iode à l'intérieur. Cette médication est certainement efficace contre le goitre simple, mais elle ne rend aucun service dans le goitre exophthalmique. Trousseau s'est même prononcé contre ce mode de traitement, et l'on est généralement de son avis.

La médication bromurée est indiquée contre l'excitation et l'éréthisme cardio-vasculaires: si elle ne s'attaque pas directement à la maladie, elle agit, du moins, favorablement sur les symptômes, à la condition de donner le bromure à doses assez élevées (3 à 4 grammes dans une solution tribromurée par vingt-quatre heures). Parfois la valériane, très longtemps continuée sous forme d'extrait, ou sous forme de valérianate d'ammoniaque, produit une sédation et une amélioration manifestes au point de vue des palpitations et de la dyspnée.

Tous les auteurs sont unanimes à conseiller la digitale dans le traitement du goitre exophthalmique. Si elle a l'inconvénient d'élever la tension sanguine, elle a l'avantage de ralentir les battements du cœur ; aussi, quand la tachycardie est violente, il faut passer outre ses désavantages, pour ne songer qu'à soulager le malade. Quant aux doses à employer, elles varient suivant la susceptibilité du sujet, ainsi, chez certains, 10 centigrammes, 20 centigrammes de feuilles sèches seront des doses suffisantes, alors que, chez d'autres, on devra élever les doses ; le tout est de tâter la susceptibilité du malade. Sauf quelques rares exceptions, la digitale est un bon médicament dans la maladie qui nous occupe.

On a préconisé l'usage de la belladone, qui, chez certains malades, aurait amené une diminution de tous les symptômes, sauf l'hypertrophie thyroïdienne.

L'hydrothérapie, malgré le mal qu'en ont dit quelques auteurs, et bien qu'elle soit secondaire dans le traitement de la maladie de Basedow, n'en est pas moins une méthode excellente. Il s'agit de ne pas donner de douche froide d'emblée, mais d'administrer d'abord des douches en pluie, à 25°, puis d'abaisser progressivement la température de l'eau pour arriver à la douche écossaise.

L'électricité est un des procédés les plus vantés contre le goitre exophthalmique, et certainement c'est un moyen fort efficace. Le courant continu est le mode d'électrisation qui paraît avoir donné les meilleurs résultats. Voici le procédé opératoire généralement adopté : on applique les deux rhéophores de chaque côté du cou, au niveau du ganglion cervical supérieur, puis au niveau des pneumo-gastriques, en faisant passer un courant d'une intensité de 5 à 8 milli-ampères, suivant la tolérance, pendant huit à dix minutes. On fait une séance tous les jours pendant vingt-cinq à trente jours, puis on suspend le traitement, pour le reprendre au bout de huit jours. Depuis quelque temps, le courant fara-dique a rencontré un certain crédit (Vigouroux).

De cette exposition rapide des différents modes de traite-ment, il ressort que la digitale, la valériane, le bromure, le courant continu et l'hydrothérapie donnent de bons résultats.

Au sujet de la médication-thyroïdienne, les avis sont fort partagés. M. Voisin a cité une observation où une dose journa-lière de 6 à 8 grammes de glande thyroïdienne de mouton avait donné d'excellents résultats[1]. En réponse à la com-munication de M. Voisin, MM. Dreyfus-Brisac et Béclère décla-rent que le traitement thyroïdien tenté contre le goitre exophthalmique a toujours provoqué, à leur connaissance, une aggravation des accidents. Ils ne sont pas seuls de cet avis.

Quant à moi, depuis longtemps, je préconise l'*ipéca*. L'idée de donner l'ipéca aux malades atteints de la maladie de Basedow m'est venue en voyant les succès qu'on obtient chez les tuberculeux qui sont en proie à une hémoptysie, ou chez lesquels on craint une hémoptysie. Chez ces malades-là, il y a un éréthisme des appareils cardio-vasculaire et vasculo-pulmonaire : le pouls est dur et vibrant pendant toute la phase hémoptysique. En pareil cas, on administre l'ipéca à dose vomitive s'il s'agit d'arrêter une hémoptysie abondante, ou à dose fractionnée, presque nauséeuse, s'il s'agit de com-battre l'éréthisme vasculaire et l'état de mal hémoptysique. Sous l'influence de cette médication, le pouls diminue de

---

1. Voisin. *Bulletins et mémoires de la Soc. méd. des hôpit.*, séance du 19 octobre 1894.

fréquence et d'amplitude, et l'hémoptysie s'amende ou s'arrête.

Or, dans la maladie de Basedow, une des indications à remplir est également de combattre l'éréthisme cardio-vasculaire.

J'ai donc associé l'ipéca à la digitale et à l'opium, dans des pilules ainsi composées :

Poudre d'ipéca.	0,05 centigrammes.
Poudre de feuilles de digitale. . .	0,02 —
Extrait d'opium.	1/4 de centigramme.

Pour une pilule. Prendre quatre pilules espacées en vingt-quatre heures.

En donnant l'ipéca, on ne doit pas provoquer le vomissement, à peine doit-on susciter un très léger état nauséeux; il faut donc diminuer le nombre des pilules et n'en donner que trois, ou même deux par vingt-quatre heures, suivant la susceptibilité du malade, et augmenter ensuite progressivement la dose jusqu'aux limites de la tolérance. A l'ipéca j'associe volontiers le valérianate d'ammoniaque à la dose de deux ou trois cuillerées à café par jour, et je conseille en même temps l'usage de l'hydrothérapie.

J'ai traité de cette façon plusieurs malades atteints de goitre exophthalmique, et une amélioration notable des symptômes, surtout de la dyspnée, a été la règle; elle a été surtout frappante et rapide chez deux malades de mon service; je crois qu'un autre traitement n'aurait pas donné de meilleur résultat. L'effet de cette médication se traduit par une atténuation des symptômes de la maladie, atténuation appréciable au bout de quelques jours, très notable après quelques mois. Le seul inconvénient de ce traitement est, dans certains cas, la diarrhée, qui disparaît du reste dès que l'accoutumance commence.

Traitement chirurgical. — Le traitement chirurgical consiste à attaquer la maladie tantôt par le goitre, tantôt par le nerf symphatique cervical. Occupons-nous d'abord des opérations pratiquées sur le goitre. L'idée d'enlever en partie ou en totalité la glande thyroïde (thyroïdectomie) ou de l'énucléer en la tirant en dehors et en la laissant flétrir (exothyropexie), cette idée vient de la conception quelque peu erronée que l'hyperthyroïdisation est la cause principale des autres symptômes et des accidents de la maladie de Basedow. D'après cette théorie, le goitre sécréterait trop de suc thyroïdien, empoisonnerait les centres nerveux et créerait une sorte d'urémie basedowienne, véritable auto-intoxication par suractivité fonctionnelle. Cette théorie, pour être acceptable, devrait s'adresser à tous les cas; or, il n'en est rien. Il y a des exemples où tous les symptômes, exophthalmie, tachycardie, etc., sont déjà fort accentués, alors que le goitre est encore nul ou insignifiant. Ces formes frustes sont loin d'êtres rares; on ne peut donc pas, en pareille circonstance, invoquer la suractivité primitive de la glande thyroïde. M. Abadie[1] a cité des cas où l'exophthalmie était tellement grave, qu'elle avait abouti à la perte complète des deux yeux, bien que l'augmentation du corps thyroïde fût à peine appréciable.

Afin de mieux juger la question, dressons le bilan des opérations qui ont été pratiquées sur le corps thyroïde et voyons les résultats. La statistique de Allen Starr[2] porte sur 190 cas de thyroïdectomie pour maladie de Basedow. Ces opérations ont donné comme résultats : 74 guérisons, 45 améliorations, 3 insuccès et 33 morts. Habituellement la mort était inopinée, suivait de près l'opération ou survenait à deux ou trois jours de distance. Quelle que soit la théorie invoquée pour expliquer la mort, les malades succombent au milieu de symptômes nerveux : tachycardie excessive, 180 à 200 pulsations, brusque élévation de la température, angoisse, agitation, sueurs profuses, collapsus.

M. Brissaud[3] a publié l'observation d'une malade atteinte

1. Abadie. Pathogénie et traitement du goitre exophthalmique. *La Presse médicale*, 3 mars 1897.

2. Allen Starr. *Medical News*, 18 avril 1896; cité par M. Bérard. *Thérapeutique chirurgicale du goitre*, 1897, p. 449.

3. *Leçons sur les maladies du système nerveux*, p. 582.

de goitre exophthalmique, chez laquelle M. Poncet pratiqua l'exothyropexie, opération bénigne, qui consiste à mettre à nu le corps thyroïde. La malade succomba sans que rien pût faire prévoir un si terrible dénouement.

M. Lejars a fait connaître le suivant[1] : Une jeune fille de dix-huit ans entre dans le service de M. Debove, pour une maladie de Basedow des mieux caractérisées : tachycardie, légère exophthalmie, tremblement, etc.; le goitre était de volume très modéré, le lobe droit du corps thyroïde paraissait le plus développé; il était résistant, dépressible, sans nodosités ni induration. Devant l'aggravation des accidents et sur les instances de la malade, l'opération est pratiquée. On enlève le lobe droit du corps thyroïde en masse, après libération des deux cornes supérieure et inférieure et après ligature des vaisseaux correspondants. L'opération, très simple, se passa sans le moindre accident, et la journée fut très calme. Vers onze heures du soir, la malade fut prise brusquement d'une dyspnée intense avec accélération considérable des mouvements respiratoires, sans turgescence de la face, sans phénomènes trachéaux, sans asphyxie proprement dite. En trois quarts d'heure, elle succombait. L'autopsie n'a révélé aucune lésion opératoire, les nerfs récurrent, pneumogastrique, sympathique et leurs branches cervicales étaient absolument intacts. Le fait, éloquent dans sa brutalité, dit M. Lejars, c'est qu'une opération simple, faite sans accident, après une journée de calme, a été suivie, dans la nuit, d'une mort brusque, inexpliquée à l'autopsie, et paraissant se rattacher à des accidents bulbaires suraigus.

M. Jaboulay accompagne une de ses observations des considérations suivantes : « Un fait habituel dans la chirurgie du corps thyroïde quand il s'agit de goitre banal, c'est la diminution de volume de la masse restante après l'extirpation partielle du goitre. La section de l'isthme thyroïdien, par exemple, fait atrophier les deux lobes hypertrophiés et

1. Lejars. *Soc. de chir.*, 5 février 1897.

la thyroïdectomie unilatérale provoque la rétrocession du lobe resté en place. J'ai observé des phénomènes contraires chez une malade atteinte de maladie de Basedow. Sous l'influence des idées qui subordonnent les autres symptômes à la perversion de la sécrétion thyroïdienne, j'avais plusieurs fois opéré le corps thyroïde de cette femme, je l'avais laissé au dehors et mis à l'air à deux reprises consécutives. Chacune de ces interventions n'étant suivie que d'une amélioration temporaire, je me suis décidé à enlever l'an dernier le lobe droit, il y a trois mois le lobe gauche qui grossissait, et tout récemment le lobe médian dont l'hypertrophie avait reconstitué un vrai goitre de la dimension d'une petite orange. A la suite de chaque intervention intra-thyroïdienne, l'amendement des symptômes était réel, le tremblement surtout était prompt à disparaître, mais la récidive arrivait avec les palpitations, le tremblement et, fait à retenir, avec le goitre. »

M. Poncet juge la question en ces termes : « Après un certain nombre d'opérations différentes que j'ai pratiquées contre le goitre exophthalmique, y compris la simple exothyropexie, j'ai vu survenir les accidents ayant déterminé la mort. Ces accidents et d'autre part le retour fréquent des symptômes qui avaient momentanément cédé devant l'opération m'ont rendu très circonspect. Pour ma part, je ne toucherai plus au corps thyroïde en cas de maladie de Basedow[1]. »

Il faut convenir que les résultats que je viens de citer ne sont guère encourageants; mais pour juger la question à bon escient, mettons en parallèle les cas heureux et les succès obtenus. M. Tillaux a fait connaître un cas de guérison. M. Tuffier a présenté à la Société de chirurgie deux jeunes femmes atteintes de goitre exophthalmique, toutes deux traitées par la thyroïdectomie partielle comprenant le lobe droit et l'isthme de la glande[2]. La première

1. Poncet. *Soc. de chir.*, 3 mars 1896.
2. *Soc. de chir.*, séance du 3 mars 1897.

malade avait suivi à la Salpêtrière, pendant deux ans, un traitement médical qui n'avait donné aucun résultat. Après la thyroïdectomie, l'exophthalmie et les accidents nerveux ont guéri; plus tard, la tachycardie et le tremblement ont cessé, si bien que, deux ans et demi après l'opération, la malade est en bon état, le lobe gauche du corps thyroïde est resté plus volumineux que normalement, mais il n'a plus grossi depuis l'opération.

La seconde malade est une jeune femme qui était dans un état fort grave au moment où elle a été opérée par M. Tuffier. Atteinte depuis un an de goitre exophthalmique, elle a absorbé, il y a six mois, par erreur, des tablettes de corps thyroïde, croyant prendre des tablettes de thymus. Aussitôt apparurent des accidents de thyroïdisme aigu qui ont failli l'emporter. Avant l'opération la situation était des plus graves : exophthalmie énorme, dyspnée violente, palpitations incessantes, pouls à 144, glande thyroïde doublée de volume et animée de battements, insomnie, tremblement, œdème des membres inférieurs, diarrhée profuse, tel était l'état de la malade. Les suites de l'opération furent remarquables : dès le lendemain, l'éréthisme des vaisseaux a disparu, la diarrhée a cessé; le pouls est tombé de 125 à 72. Un mois après l'opération, l'état de la malade est des plus satisfaisants. L'exophthalmie persiste encore, bien que diminuée, le tremblement a disparu, il n'y a plus trace de dyspnée, le sommeil est bon et il n'y a aucun accident nerveux. L'avenir montrera quelle a été la valeur définitive de l'opération.

Malgré les succès que je me plais à enregistrer, y compris deux autres cas rapportés par M. Doyen, il n'en est pas moins vrai, ainsi que le répétait une fois de plus M. Poncet[1] à l'Académie de médecine, que les opérations pratiquées sur le goitre exophthalmique exposent aux plus graves dangers, aux plus terribles conséquences.

1. Poncet. *Bulletin de l'Académie de médecine*, séance du 15 septembre 1897.

En résumé, on ne peut actuellement porter un jugement définitif sur les avantages ou les inconvénients des opérations pratiquées sur le corps thyroïde au cas de maladie de Basedow. Toutefois, il semble bien établi que les inconvénients l'emportent de beaucoup sur les avantages; l'opération, pratiquée dans les meilleures conditions, ne met ni le malade à l'abri des accidents les plus graves, ni le chirurgien à l'abri des surprises les plus terribles; les résultats obtenus sont souvent temporaires ou incomplets. Pour toutes ces raisons, je serais bien surpris si je conseillais jamais cette opération.

Une autre opération a été préconisée et pratiquée pour la première fois par M. Jaboulay, c'est la section double du grand sympathique cervical. Trousseau avait bien vu que les principaux symptômes et que les troubles vasculaires de la maladie de Basedow ne dépassent pas le domaine du sympathique cervical; les artères carotides, les thyroïdiennes et leurs branches sont seules animées de battements expansifs, tandis que toutes les autres artères, radiale, fémorale, aorte abdominale, battent normalement. On n'avait donc pas manqué de mettre en cause le nerf grand sympathique et on avait édifié des théories basées, les unes sur l'excitation, les autres sur les paralysies des branches de ce nerf. Mais aucune de ces théories n'était applicable à l'ensemble des symptômes. La belle découverte de MM. Dastre et Morat a jeté sur cette question une vive lumière. Ces physiologistes ont démontré que les filets vaso-dilatateurs du sympathique cervical ont une origine distincte. C'est là-dessus que M. Abadie a édifié une ingénieuse théorie.

Quoi qu'il en soit de la théorie, il n'en est pas moins vrai que la section double du grand sympathique cervical a donné des résultats remarquables. Au nombre des six observations qui ont été publiées par M. Jaboulay, il en est une absolument caractéristique : une femme de cinquante-cinq ans fut prise il y a trois ans d'exophthalmie, de tachycardie et de tremblement. L'hypertrophie du corps thyroïde manquait totalement. La malade avait été traitée sans résultat par l'ingestion de corps thyroïde. Quand elle entra dans le service de M. Jaboulay, « la physionomie était vraiment effrayante en raison d'une exophthalmie énorme qui avait presque luxé l'œil gauche hors de son orbite, le tremblement était excessif. La malade était prise par moments de crises de tachycardie et de dyspnée tellement intense, qu'on se demandait si l'intervention chirurgicale serait possible ». Cependant, on pratiqua l'ablation double du ganglion cervical supérieur du grand sympathique. Le résultat fut immédiat : trois jours après l'opération, la physionomie avait perdu son expression terrible, les yeux, et en particulier le gauche, étaient presque complètement rentrés dans l'orbite. La malade avait retrouvé son calme, le tremblement et les accès de dyspnée paroxystique avaient complètement disparu. Il n'y avait plus d'angoisse précordiale, mais la tachycardie persistait et le pouls variait entre 100 et 120[1].

Dans sa communication du 21 octobre 1896 au Congrès de chirurgie, M. Jonnesco (de Bucarest) a fait connaître deux observations de goitre exophthalmique traité par la résection double du sympathique cervical.

L'observation de MM. Reclus et Faure est comparable à celle de M. Jaboulay[2]. Le résultat obtenu par l'opération est remarquable, mais il faut voir, ainsi que le dit M. Reclus, ce que deviendra la malade, car en définitive, il peut ne s'agit ici que d'une amélioration passagère.

Le cas suivant, publié par MM. Gérard-Marchant et Abadie, concerne une jeune femme atteinte d'une forme fruste de maladie de Basedow caractérisée surtout par la prédominance de l'exophthalmie. La tachycardie est presque nulle, le corps thyroïde est à peine hypertrophié dans son lobe droit, l'exorbitisme est le symptôme prédominant : il est si prononcé, que les paupières n'arrivent jamais à recouvrir les globes oculaires. M. Gérard-Marchand pratique la résection

<hr>

1. Vignard. Traitement du goitre exophthalmique par la section double du sympathique cervical. *Le Bulletin médical*, 21 février 1897.
2. *Bulletin de l'Académie de médecine*, séance du 22 juin 1897.

des deux sympathiques cervicaux. L'exophthalmie diminue
progressivement, mais ne disparaît pas totalement. « Ce
résultat, disent les auteurs, ne s'est pas maintenu dans sa
perfection : sous l'influence de l'émotion, de la fatigue,
l'exophthalmie reparaît, bien qu'à un moindre degré qu'avant
l'opération. Il est juste d'ajouter qu'il n'y a plus de trace de
goitre, que l'état général physique et moral est demeuré
excellent[1]. »

MM. Chauffard et Quénu ont publié l'observation que
voici[2] : Un homme de vingt-quatre ans ayant tous les symptômes classiques de la maladie de Basedow entre à l'hôpital
Cochin. Les yeux sont fortement saillants, et l'occlusion
complète des paupières est impossible. Le goitre est bilatéral et pulsatile. Les battements cardiaques sont fortement
impulsifs et atteignent 110 par minute; au moindre effort
surviennent dyspnée et palpitations. Les carotides sont animées de battements violents. Le tremblement des mains et
des membres est nettement accusé. Le malade est irritable,
émotif, instable et présente des stigmates d'hystérie. Le
traitement médical étant insuffisant, M. Quénu pratique la
résection bilatérale du sympathique cervical. Quelles ont été
les conséquences de cette opération? Presque nulles, disent
les auteurs dont je cite textuellement les paroles : « Au
moment même de l'opération, et les jours suivants, troubles cardiaques manifestes; aggravation de la tachycardie
et apparition d'arythmie qui n'existait pas auparavant. Au
bout de quelques jours notre malade est revenu à ses 110
pulsations, mais avec des rechutes de tachycardie. Le bénéfice au point de vue cardiaque a donc été nul. Le goitre a
été bien peu modifié : la circonférence du cou, qui était de
58 centimètres avant l'opération, varie de 56,5 à 57 centimètres après l'opération. Les yeux nous ont semblé un peu
moins saillants, mais c'est vraiment chose douteuse. En
somme, le bénéfice obtenu a été à peu près nul; on peut

1. *Bulletin de l'Académie de médecine*, séance du 29 juin 1897.
2. Chauffard et Quénu. Résection bilatérale du sympathique cervical
dans un cas de goitre exophthalmique. *La Presse médicale*, 5 juillet 1897

même se demander si le malade n'a pas plutôt souffert que profité de l'opération, puisque son poids, en deux mois, a baissé de trois kilos ».

En résumé, les résultats obtenus par la résection bilatérale du sympathique cervical au cas de goitre exophthalmique ont donné jusqu'ici des résultats trop discordants pour qu'il soit permis de se prononcer d'une façon définitive sur la valeur de cette intervention. A côté de résultats vraiment remarquables (observations de Laboulay et de Reclus), il est d'autres cas où les résultats sont douteux (observations de Gérard-Marchant et Abadie), et d'autres enfin où les résultats sont nuls (observation de Chauffard et Quénu).

Il n'est donc pas possible, à l'heure actuelle, de donner au traitement chirurgical[1] la préférence sur le traitement médical. Ils ont l'un et l'autre leurs défectuosités, ils sont l'un et l'autre souvent insuffisants; mais le traitement médical a du moins l'incontestable supériorité de ne pas mettre en péril la vie des malades (je fais allusion aux opérations pratiquées sur le goitre) et il peut aboutir à la guérison.

CHAPITRE V

MALADIES DES VAISSEAUX

§ 1. PHLÉBITES — PHLEGMATIA ALBA DOLENS

La *phlébite* est l'inflammation des veines (φλέψ, φλεβός, veine). Une partie de cette question concerne la chirurgie; ainsi les phlébites consécutives aux plaies des veines, aux

---

1. Alamartine. *Goitre exophtalmique et son traitement chirurgical.* 1910

opérations, aux phlegmons, etc., sont d'origine traumatique, d'origine externe; ce sont ces phlébites qui ont été
si bien étudiées par Hunter (1793); par Ribes (1816), par
Dance (1828), et qui avaient été divisées en phlébites suppuratives et phlébites adhésives. Ce côté de la question
ne nous regarde pas; du reste, il n'a presque plus d'intérêt aujourd'hui, depuis qu'on fait usage en chirurgie de
procédés aseptiques. Mais les phlébites qui nous intéressent sont les phlébites dites de cause interne, parmi
lesquelles figure au premier rang le groupe des phlébites
infectieuses. Tantôt ces phlébites occupent la profondeur
des organes (poumon, sinus de la dure-mère, veine cave,
veine porte, veines utéro-ovariennes), tantôt elles se développent sur le trajet des veines du tronc et des membres.
Quand elle est cachée dans la profondeur des cavités
splanchniques, la phlébite passe souvent inaperçue, parfois
elle se traduit par des symptômes qui sont en rapport avec
sa localisation (veine porte, sinus méningés), tantôt enfin
elle provoque des embolies de toute dimension et de toute
nature, accidents qui ont été étudiés à l'article des *Embolies pulmonaires*.

Quand la phlébite atteint les veines des membres, elle
se traduit par un groupe de symptômes qu'on désigne sous
le nom de *phlegmatia alba dolens*. Le mot *phlegmatia* est
dérivé de φλέγμα, φλέγματος, qui signifie *phlegme* dans l'ancienne médecine (œdème) : la traduction de *phlegmatia alba
dolens* est, mot à mot, *œdème blanc douloureux*. Je vais
passer en revue, dans ce chapitre, les différentes variétés
de phlébites et la *phlegmatia alba dolens*.

Anatomie pathologique. Pathogénie. — Nous avons à
étudier une double lésion : l'une porte sur les parois de
la veine, c'est la *phlébite*; l'autre porte sur le sang, qui
forme un caillot à l'intérieur de la veine, c'est le *caillot
obturateur* ou *thrombus*; on nomme *thrombose* le processus
qui aboutit à l'oblitération de la veine par le thrombus.

a. *Phlébite. Mécanisme de la thrombose.* — Quand une
veine est atteinte de phlébite, elle est souvent oblitérée

par un caillot sanguin. Les théories anciennes admettaient
que la phlébite est le phénomène initial et la thrombose
le phénomène consécutif. Plus tard, à l'instigation de
Virchow, on a admis une théorie toute contraire, d'après
laquelle c'est la thrombose qui est le phénomène initial
et la phlébite le phénomène secondaire. Malgré l'engouement
pour les travaux allemands, Vulpian s'élevait contre la
doctrine trop exclusive de Virchow et il enseignait que la
coagulation du sang dans les veines est précédée d'une
altération de l'épithélium vasculaire.

Les travaux actuels prouvent que Vulpian avait raison.
Parfois, la lésion primitive de la veine est flagrante
(varices, traumatisme), dans d'autres circonstances cette
lésion est au premier abord moins apparente. Mais que
nous apprennent à ce sujet les recherches histologiques
et bactériologiques de ces dernières années? Dans la très
grande majorité des cas, les phlébites, comme les endocardites, sont dues à des agents pathogènes, microbiens,
infectieux. M. Widal[1] a trouvé dans les caillots de phlegmatia survenue chez des femmes à la suite de couches
le streptocoque de l'infection puerpérale. C'est au niveau
des veines utérines qu'il faut pratiquer l'examen bactériologique; elles seraient le point de départ du processus
de coagulation, qui de proche en proche gagne les veines
fémorales sans que l'on puisse retrouver dans le caillot
qui oblitère celles-ci la trace des streptocoques caractéristiques. MM. Chantemesse et Vaquez ont trouvé le bacille
de Koch dans la phlébite des tuberculeux. Plus souvent
on trouve, au niveau des lésions de la phlébite, non pas
tel ou tel bacille spécifique, mais les micro-organismes
vulgaires de la suppuration, staphylocoques ou streptocoques. Dans ce dernier cas, la phlébite survient à titre
d'infection secondaire, surajoutée; ainsi s'expliquent les
phlébites grippale et typhoïde, les phlébites des cancé-

1. Widal. Thèse de doctorat. Paris, 1889. *Étude sur l'infection puerpérale, la phlegmatia alba dolens et l'érysipèle.*

reux[1], des tuberculeux, des cachectiques, peut-être même la phlébite des chlorotiques. Souvent les agents microbiens existent dans l'épaisseur des tuniques veineuses et dans le caillot obturateur[2]. Que ces agents pénètrent dans les parois veineuses par les vaso-vasorum, ou que les microbes circulant dans le sang viennent directement irriter l'endothélium vasculaire, peu importe, le fait essentiel, nous allons le voir, c'est que la lésion débute par les parois de la veine, *la phlébite devance la thrombose*.

Comment donc se fait la thrombose, au niveau de la lésion vasculaire? Le processus qui détermine la formation du thrombus a été diversement interprété. On a invoqué: A. l'augmentation de la plasmine (fibrine spontanément coagulable) ; B. le ralentissement du cours du sang. L'augmentation de la plasmine du sang, ou inopexie, est associée aux états cachectiques (cancer, pthhisie), à la puerpéralité (nouvelles accouchées), à la chlorose. Le ralentissement du cours du sang est dû à la présence de lames aponévrotiques situées sur le trajet de certaines veines (crurale), à la compression exercée par le fœtus, à la dégénérescence du muscle cardiaque, à la parésie du cœur (Jaccoud) dans les fièvres graves et dans les pyrexies. D'après les remarquables travaux de Hayem suivis de ceux de Bizzorero, les *hématoblastes,* les *plaquettes* joueraient un rôle considérable dans la coagulation du sang.

Quoi qu'il en soit, la lésion débute par la veine, avec dégénérescence granulo-graisseuse des cellules endothéliales; la tunique interne s'épaissit, bourgeonne, et sur ce bourgeon se déposent des couches stratifiées de fibrine : c'est là l'origine du thrombus. Ce coagulum fibrineux est adhérent. « Toute tentative pour rompre cette adhérence serait inutile ; il serait même difficile de délimiter bien exactement la surface de la veine ; celle-ci s'épaissit progressivement et présente au point central de la coagulation une sorte de

<hr>

1. Hanot. Septicémie dans le cancer de l'estomac. *Arch. de méd.*, septembre 1892.

2. Vaquez. *De la thrombose cachectique.* Th. de Paris, 1890.

bourgeonnement de coloration rougeâtre qui part de la partie profonde de la veine et va se perdre dans le coagulum.» (Vaquez.) Les choses étant ainsi préparées, l'oblitération partielle ou totale de la veine par coagulation sanguine est facile à comprendre.

b. *Thrombus.* — Après avoir étudié les lésions de la veine, la pathogénie de la thrombose et la formation du caillot, faisons maintenant l'étude du caillot. Le caillot remplit plus ou moins le calibre de la veine, il est pariétal ou oblitérant; la partie du caillot qui est en contact avec la veine est blanchâtre et très adhérente, c'est un caillot de *battage* (Hayem); tandis que la partie du caillot qui oblitère le vaisseau est rougeâtre, c'est un caillot par stase. Parfois, l'extrémité centrale du caillot, celle qui regarde le cœur, se termine en s'effilant. Cette extrémité, battue par le courant, ou détachée par l'afflux sanguin d'une veine collatérale, peut devenir une *embolie.*

Quand un thrombus oblitère une veine principale, des coagulations se forment dans les ramifications veineuses qui aboutissent à cette veine.

Au point de vue histologique, le thrombus est formé d'un réseau ramifié de fibrine, de globules rouges plus nombreux à la périphérie, et de globules blancs plus nombreux au centre[1]. Ces différents caractères du thrombus ne permettent pas de le confondre avec les caillots de formation récente dus à la coagulation du sang veineux après la mort. Ceux-ci n'occupent qu'en partie le calibre de la veine, ils ne sont pas formés de lamelles concentriques, et ils présentent deux couches : une supérieure blanchâtre et fibrineuse, et une inférieure (relativement à la position du cadavre) qui est cruorique, parce que les globules rouges ont gravité pendant la période de coagulation.

Après sa formation, le thrombus peut subir l'une des *transformations* suivantes : a. Ses éléments se désagrègent et disparaissent par résorption. b. Il est envahi et frag-

i. Pitres. Structure du thrombus. *Soc. anat.*, 1875. p. 42. Hutinel. Thrombose des veines rénales. *Rev. mens.*. 1877.

menté par des végétations vasculo-conjonctives de la tunique interne de la veine, et la veine est parfois convertie en un cordon fibreux, en un tissu *caverneux*[1]. c. Les portions périphériques du caillot subissent seules la transformation fibreuse, elles se rétractent, et la circulation se rétablit à travers le centre devenu perméable. d. Le thrombus est morcelé, et le fragment détaché devient une *embolie* dont l'aboutissant est le cœur droit ou le poumon. Parfois le caillot se ramollit à son centre, il se liquéfie, il a une apparence puriforme qu'on avait prise à tort pour la suppuration du caillot; c'est une désagrégation du caillot avec métamorphose granulo-graisseuse. Si ces particules sont lancées dans le torrent circulatoire (embolies capillaires), il peut en résulter des *infarctus* dont l'aboutissant naturel est le poumon, et si le thrombus est associé à des agents pathogènes infectieux, les embolies capillaires portent avec elles le caractère septique et deviennent l'origine d'infarctus septiques, d'abcès miliaires, d'accidents pulmonaires, cardiaques[2], infectieux, qui ont été décrits au chapitre des *Embolies pulmonaires*.

Description. — Je vais donner une description générale de la phlegmatia alba dolens, me réservant de revenir ensuite sur les particularités que peut présenter chaque phlébite suivant la cause qui lui a donné naissance.

La phlegmatia alba dolens peut occuper les veines des membres inférieurs et supérieurs, les veines du cou et de la face, mais elle a une prédilection bien marquée pour les veines de la jambe, et c'est habituellement par les veines du mollet qu'elle commence. Elle a un début insidieux, rarement fébrile; elle s'annonce par des douleurs d'abord disséminées à toute l'étendue d'un membre, puis localisées à certains points. Ainsi, au membre inférieur, qui est le siège le plus ordinaire de la lésion, la douleur est plus vive au mollet et à l'aine; le membre est lourd et engourdi,

---

1. Troisier. *Phlegmatia alba dolens*. Paris. Th. d'agrégation, 1880.
2. Malvoz. Endoc. tricusp. *Revue de méd.*, mai 1888.

l'*hyperesthésie* est parfois excessive. Dans quelques cas, le malade se plaint de douleurs articulaires simulant un rhumatisme; parfois aussi, la douleur peut manquer complètement. Les réseaux bleuâtres qui se dessinent sous la peau indiquent que la circulation, gênée dans les veines profondes oblitérées, tend à se rétablir par les veines superficielles, et les veines profondes sont quelquefois transformées en un cordon dur et flexueux qu'on peut sentir au mollet et suivre jusqu'à l'anneau du troisième adducteur. L'articulation du genou est parfois atteinte d'hydarthrose; les mouvements de la jambe sont difficiles, comme si les muscles étaient atteints de parésie. On a même signalé une vraie impotence passagère du membre, avec ou sans atrophie musculaire.

L'oblitération des veines provoque un *œdème* à caractères spéciaux; il est *blanc*, parce que la peau est exsangue; il est *lisse*, et dur, parce que les aréoles du derme sont distendues par la sérosité; il est *douloureux* à cause de la compression des expansions nerveuses. Cet œdème ne ressemble donc pas à l'œdème des cachexies ou à l'œdème des maladies du cœur et du rein. Dans quelques cas, cependant, l'œdème est relégué au second plan: il peut être insignifiant, fugace, et faciliter par son absence une erreur de diagnostic. Parfois il n'apparaît que plusieurs jours et même plusieurs semaines après la douleur; enfin, chez quelques malades, il est presque le seul symptôme révélateur de la lésion. L'œdème débute souvent par le pied et la jambe pour remonter ensuite à la cuisse; cependant, dans la phlegmatia puerpérale on voit souvent l'œdème apparaître d'abord à la racine du membre et se propager de haut en bas.

L'évolution de la phlegmatia a une durée variable; il y a des formes atténuées, et je viens d'en observer un cas chez une tuberculeuse, qui peuvent ne durer que douze à quinze jours; habituellement il faut compter quatre ou cinq semaines. Les individus qui ont eu une phlegmatia se ressentent longtemps de leur maladie; pendant des mois et des années la marche les fatigue, et un exercice un peu violent fait reparaître l'œdème. Le tissu cellulaire et la peau sont souvent le siège d'induration indéfinie.

La thrombose veineuse, par elle-même, est bien rarement une cause de gangrène, mais ce qui est plus fréquent, c'est la gangrène survenant dans le cours d'une phlegmatia, parce que l'inflammation s'est propagée de la veine à une artère (artérite de voisinage).

Dans quelques circonstances, heureusement assez rares, le caillot veineux est fragmenté et entraîné par le courant sanguin, le *thrombus* devient *embolie*, et l'embolie va échouer au cœur droit, ou traverse le cœur droit pour arriver au poumon. Des accidents terribles en sont la conséquence : l'*embolie cardiaque* peut provoquer une syncope mortelle ; l'*embolie pulmonaire*[1], suivant son volume, produit une asphyxie rapidement mortelle, des accès de dyspnée, une gangrène pulmonaire, des infarctus mécaniques ou septiques du poumon[2]. Ces accidents, que j'ai décrits à l'article *Embolie pulmonaire*, disent assez quelle peut être la gravité du *pronostic*.

Il y a un grand intérêt à savoir à quelle époque l'embolie n'est plus à redouter. On admet avec raison que l'accident en question n'est plus à craindre six semaines après l'apparition de la phlébite ; néanmoins, il faut compter avec les exceptions, témoin le cas cité par Trousseau, où une embolie mortelle survint trois mois après le début de la phlébite.

Le *diagnostic* de la phlegmatia alba dolens est généralement facile, toutefois il ne faut pas oublier que les principaux symptômes, la douleur et l'œdème, peuvent faire défaut. On a cité des observations, et elles ne sont pas rares, où la maladie avait évolué d'une façon presque *latente*, et les malades n'en ont pas moins succombé aux accidents rapides de l'embolie pulmonaire[3]. D'autre part, la phlegmatia peut,

1. Trousseau. *Clin. de l'Hôtel-Dieu*, t. III, p. 675. — Ball et Charcot. *Hort subite par obstr. de l'art. pulm. dans la phlegm. alba dolens.* — Ball. *Embol. pulm.* Th. d'agrég., 1862.
2. Guichard. *Embolies pulmonaires.* Th. de doctorat, 1878.
3. De Brun. *Phlegmatia.* Th. de Paris, 1884, p. 36.

à son tour, devenir un élément précieux de diagnostic.
Quand un cancer profondément caché ne se traduit encore
que par des symptômes douteux, quand on hésite, par
exemple, entre un ulcère et un cancer de l'estomac, l'apparition de la phlegmatia lève les doutes et permet d'affirmer
l'existence du cancer. Cette valeur séméiologique de la
phlegmatia, que Trousseau avait si bien mise en lumière, il
devait se l'appliquer à lui-même, car c'est à l'apparition d'un
œdème douloureux de la jambe qu'il affirma l'existence du
cancer stomacal dont il devait mourir six mois plus tard.

Variétés. — Après avoir fait l'étude générale de la phlegmatia alba dolens, arrivons à la description des cas particuliers :

a. Chez les *nouvelles accouchées*, la phlébite se déclare
quelques jours après l'accouchement, habituellement du
cinquième au quinzième jour, rarement plus tard. Elle est
assez souvent annoncée par une période fébrile. Habituellement la phlébite puerpérale fait défaut *quand l'accouchement
a été normal*; elle ne s'observe généralement que dans les
cas où la nouvelle accouchée a présenté quelques phénomènes infectieux, des lochies fétides, un accouchement labo-
rieux, une délivrance artificielle, un peu de fièvre, etc. Dans
d'autres cas, il y avait eu accouchement ou fausse couche,
sans le moindre phénomène d'infection, et trois, quatre
semaines plus tard se déclare une phlegmatia alba dolens.
La phlegmatia d'origine puerpérale s'amende après trois ou
quatre semaines, mais peut durer beaucoup plus longtemps.

Je ne saurais trop appeler l'attention sur une variété de
phlébite qui a, elle aussi, une origine utérine, quoiqu'elle
ne soit pas puerpérale. Je fais allusion aux phlébites profondes, ou à la phlegmatia alba dolens, qui surviennent
chez les femmes opérées de maladies ovariques ou utérines,
surtout de fibromes.

b. La phlegmatia de la *fièvre typhoïde* survient en général dans le décours de cette maladie ou pendant sa convalescence. Son début est souvent fébrile. Elle peut gagner les
veines des membres supérieurs et les veines du cou; elle
peut être associée à une artérite.

c. La phlébite douloureuse d'origine *grippale* n'est pas rare; on a pu la bien étudier pendant les dernières épidémics[1]; dans les observations qui ont été publiées, la phlébite occupait les veines du membre inférieur ou du bras.

d. La phlegmatia est fréquemment associée à la *tuberculose.* Habituellement, il est vrai, la phlébite survient à une période avancée de la maladie, à la phase cachectique; parfois cependant la phlébite survient au début de la tuberculose pulmonaire, je viens d'en observer un cas.

e. Je ferai la même remarque pour le cancer. Le plus souvent, il est vrai, la phlegmatia survient à une période avancée de la maladie, pendant la cachexie cancéreuse, mais dans d'autres cas, et Trousseau en a été lui-même un mémorable exemple, la phlegmatia apparaît dans la première phase du cancer avant les autres signes de certitude. C'est donc par erreur typographique[2] qu'on a écrit que Trousseau avait diagnostiqué son cancer stomacal, un mois avant sa mort, à l'apparition d'une phlegmatia; c'est *bien des mois* avant sa mort que la phlébite apparut, et c'est à l'apparition de la phlébite du mollet que Trousseau fit le diagnostic de son cancer, quoiqu'il n'existât encore aucun signe positif d'affection organique. Je peux affirmer le fait. J'en ai été le témoin.

f. La phlegmatia qui est associée à la *chlorose* présente un intérêt tout particulier. Peut-être cette phlébite est-elle due, comme tant d'autres phlébites, à une infection surajoutée; ce qui est certain, c'est que cette phlegmatia d'origine chlorotique est loin d'être rare; dans quelques cas, elle a été suivie d'embolie pulmonaire[3] et de mort; dans plusieurs observations, on voit que la mort est survenue par phlébite des veines pulmonaires[4].

g. La phlébite a été signalée dans le cours du rhuma-

1. Troisier. *Soc. méd. des hôp.*, 1892, p. 182.
2. *Traité de médecine*, t. V, p. 431.
3. Laurencin. *Lyon médical*, octobre 1883.
4. Rendu. *Soc. méd. des hôpit.*, avril 1887.

tisme articulaire aigu[1] et de la pneumonie (Obrecht). Quand nous étudierons la *goutte*, nous verrons quelle est l'importance de la phlébite goutteuse.

h. La phlébite des membres n'est pas rare au cours de la blennorrhagie[2].

i. La phlébite *syphilitique* sera étudiée au chapitre suivant.

j. La phlébite *appendiculaire* n'est pas rare[3]. Je viens d'en observer un cas avec Pellereau chez une femme atteinte d'appendicite opérée plus tard par Segond. La phlébite appendiculaire a pour siège de prédilection la jambe gauche. Elle peut apparaître à titre de complication toxi-infectieuse, alors même que l'appendicite est peu intense.

Traitement. — Chez un malade atteint de phlegmatia, il faut éviter les frictions, les mouvements de toute nature, qui pourraient favoriser le déplacement d'un caillot et la formation d'une embolie.

On placera le membre atteint de phlébite dans une gouttière, afin d'obtenir une immobilité complète. Les douleurs peuvent être calmées par une pommade ainsi composée : Vaseline 50 grammes, salicylate de méthyle 3 grammes. Le sel devra être supprimé de l'alimentation. M. Widal ayant montré que l'œdème des brightiques disparaît par un régime hypochlorurique, M. Chantemesse[4] a appliqué ce régime avec succès à des dothiénentériques atteints de phlegmatia. J'ai constaté les bons effets du régime lacté chez une femme atteinte de phlébite post-opératoire. La cure de Bagnoles (de l'Orne) rend des services réels.

1. Léné. *Phlébite rhumat.* Th. de Paris, 1898.
2. Caraës. Th. de Paris, 1901.
3. Guillon. *Phlébite et appendicite.* Lyon, 1900.
4. Chantemesse. Académie de médecine, séance du 28 juillet 1903.

§ 2. PHLÉBITE SYPHILITIQUE

La phlébite syphilitique n'est vraiment à l'étude que depuis l'article de Mendel [1] qui date de 1894. Signalons ensuite les travaux de Heuzard [2], Fournier [3], Bonderio [4], Le Noir [5], Collinot [6], Audry et Constantin [7], Œttinger [8], Campbell [9], Renault et Roussy [10], Gaucher et Chiray [11], Roussy [12].

La phlébite syphilitique a fait le sujet d'une de mes leçons cliniques [13].

Description. — La phlébite syphilitique peut n'apparaître que dans le cours de la première ou de la seconde année de l'infection, mais le plus souvent elle est une manifestation beaucoup plus précoce de l'infection syphilitique. Chez un des malades de Roussy, quatre phlébites apparaissent cinq mois après le chancre. Chez notre malade, la phlébite survient deux mois et demi après le chancre. Thibierge, chez un de ses malades, constate une double phlébite de la saphène interne et une phlébite de la veine céphalique, deux mois après le chancre. Chez un malade de Fournier, des phlébites de la saphène interne et des veines médiane basilique et médiane céphalique apparaissent six semaines après le chancre. Chez un malade de Mauriac, la phlébite fait son apparition trois semaines après le chancre.

En résumé, la phlébite syphilitique peut se montrer peu

1. Mendel. Phlébite syphilitique. *Arch. générales de médecine*, mars 1894.
2. Heuzard. *Phlébite syphilitique*. Thèse de Paris, 1898.
3. Fournier. *Traité de la syphilis*, t. I, fascicule 2, p. 703.
4. Bonderio. *Phlébite des membres dans la syphilis secondaire*. Thèse de Paris, 1899.
5. Le Noir. Congrès de Boulogne-sur-Mer, 1899.
6. Collinot. Thèse de Paris, 1900.
7. Audry et Constantin. *Société de dermatologie*, 12 juin 1902.
8. Œttinger. *La Semaine médicale*, 12 février 1902.
9. Campbell. *Société médicale des hôpitaux*, 21 novembre 1902.
10. Renault et Roussy. *Société médicale des hôpitaux*, 23 janvier 1903.
11. Gaucher et Chiray. *Société médicale des hôpitaux*, 30 janvier 1903.
12. Roussy. *Gazette des hôpitaux*, 3 septembre 1901.
13. Dieulafoy. *Clinique médicale de l'Hôtel-Dieu*, 5ᵉ volume, 1906, 13ᵉ leçon.

de mois, et même peu de semaines après le chancre ; elle
coïncide parfois avec la roséole et avec les plaques muqueuses,
elle peut même les devancer. Ainsi, dans les observations
de Le Noir et de Girdwood, il est dit que l'éruption cutanée
n'apparut que plusieurs jours après le début d'une phlébite
superficielle. Fournier et Lœper ont constaté que, chez leur
malade, la phlébite avait précédé de deux jours l'apparition
des taches papuleuses.

Cette *précocité* est faite pour surprendre ceux qui se figu-
rent qu'il existe entre les accidents secondaires et les accidents tertiaires une démarcation chronologique bien tran-
chée. A la période dite secondaire ou précoce, appartiendraient
les syphilides superficielles de la peau et des muqueuses,
certaines périostites, etc. ; à la période dite tertiaire, appartiendraient les manifestations tardives et profondes de la
syphilis, celles qui frappent les tissus et les organes, trois ou
quatre ans, huit ans, douze ans, vingt ans, et plus encore,
après l'infection. Certes, cette division chronologique, entre
accidents secondaires ou précoces, et accidents tertiaires ou
tardifs, est vraie d'une façon générale, mais plus on va, et
plus on voit que les exceptions sont nombreuses, et telle
lésion syphilitique des reins, du cerveau, des os, des vaisseaux,
etc., qu'on est habitué à considérer, avec raison, comme
une lésion tertiaire, tardive, à longue portée, peut apparaître
à la phase initiale et tout à fait précoce, à titre d'accident
secondaire, peu de semaines ou peu de mois après le chancre.

Eh bien, la phlébite syphilitique rentre dans la catégorie des
localisations syphilitiques qui se montrent d'une façon précoce,
dès la période secondaire. C'est à peine si j'aurai à signaler
quelques rares cas de phlébite syphilitique tertiaire.

La phlébite syphilitique ne débute pas toujours de même
manière. Parfois, le membre qui va être atteint, est le siège
de pesanteur, de fourmillements, de crampes ; peu à peu la
veine devient douloureuse et l'œdème apparaît. Parfois, au
contraire, les prodromes font défaut, les douleurs sont d'emblée très vives et les œdèmes surviennent.

Ainsi, chez notre homme de la salle Saint-Christophe, la

phlébite a éclaté brusquement; cet homme rentrait chez lui, lorsqu'il éprouva une vive douleur à la cuisse gauche, sur le trajet de la veine saphène, ainsi qu'au creux poplité et à la jambe; dès le lendemain l'œdème avait envahi tout le membre inférieur. Le malade dont Mauriac a publié l'observation soignait tranquillement sa syphilis dans une chambre payante de l'hôpital du Midi, quand il ressentit une assez vive douleur au mollet droit; une phlébite venait de se déclarer. Une observation de Charvot concerne un syphilitique qui, sans aucun prodrome, éprouva une vive douleur au côté interne de la cuisse gauche; une phlébite venait de s'installer à la veine saphène interne.

La fièvre est exceptionnelle ou insignifiante, et pendant toute la durée de la phlébite, « les symptômes, ainsi que le dit Fournier, sont ceux d'une phlébite de modalité initialement subaiguë, mais tournant presque aussitôt à une modalité froide, aphlégmasique, où l'affection ne consiste plus qu'en une induration plastique du cordon veineux. ».

Les veines des membres inférieurs sont plus souvent atteintes que les veines des membres supérieurs. Par ordre de fréquence, signalons la saphène interne, la saphène externe, les basiliques et les céphaliques.

La veine n'est pas toujours atteinte dans la totalité de son trajet; souvent la phlébite est partielle ou segmentée. Ainsi, dans une observation de Fournier, l'induration de la veine était manifeste au niveau de la malléole interne et ne reparaissait qu'au-dessus du genou pour se continuer jusqu'à la région inguinale. La segmentation est plusieurs fois signalée aux veines médiane céphalique et médiane basilique. Cette segmentation des phlébites syphilitiques est également fréquente dans les artérites syphilitiques où un segment d'artère saine alterne avec un segment d'artérite.

Signalons la *multiplicité* des phlébites syphilitiques chez un même sujet. Il est des maladies, autres que la syphilis, qui provoquent, elles aussi, des phlébites multiples, mais je crois que cette particularité n'est nulle part aussi marquée que dans la syphilis. Ainsi sur 36 observations, 22 malades ont eu des phlébites multiples. Chez notre homme les phlébites oc-cupaient les deux membres inférieurs. Chez un des malades de Fournier, les phlébites existaient à la jambe gauche, à la jambe droite et au bras droit. Le malade de Mauriac eut des phlébites à la jambe droite, au bras droit et à la cuisse droite. Le malade de Fournier et Lœper eut des phlébites à la cuisse gauche, à la jambe gauche, à la jambe droite, à la cuisse droite et au bras droit. Un des malades de Thibierge eut des phlébites à la cuisse droite, à la cuisse gauche et au bras droit. Un des malades de Roussy eut quatre phlébites aux veines superficielles des membres inférieurs.

Les phlébites syphilitiques sont assez souvent symétriques. Elles sont assez sujettes aux récidives; tel individu qui se croyait guéri de sa phlébite est repris d'une nouvelle phlé-bite quelques semaines ou quelques mois après la première atteinte. Ainsi, notre malade eut une seconde phlébite deux mois et demi après la première; il quitta l'hôpital et il y revint quinze jours plus tard avec une troisième phlébite. Un des malades de Fournier avait été atteint de phlébites syphilitiques multiples; il quitte l'hôpital en bon état, il trouve une place de garçon de magasin et il se met à frotter le parquet. Douze jours plus tard, il revient à l'hôpital avec une récidive généralisée de ses phlébites; toutes les veines superficielles des membres, sauf celles de la main, sont in-durées; le membre inférieur gauche, qui avait été à peu près épargné lors de la première atteinte, est actuellement frappé au même degré que le membre inférieur droit.

Au point de vue de leur siège, les phlébites syphilitiques superficielles sont beaucoup plus communes que les phlé-bites profondes. Cependant Mauriac a observé chez son ma-lade une phlébite profonde avec thrombose, et Audry et Constantin ont constaté à la veine poplitée une phlébite syphilitique ayant les allures d'une *phlegmatia alba dolens*.

Les douleurs et les œdèmes n'ont pas généralement dans la phlébite syphilitique la même intensité que dans d'autres phlébites. Cependant, quand notre malade arriva à l'Hôtel Dieu, l'œdème s'étendait du pied à la racine de la cuisse.

Les phlébites syphilitiques guérissent en quelques semaines, les veines thrombosées reprennent assez vite leur élasticité et leur souplesse. C'est ce qui explique pourquoi ces phlébites ne laissent pas après elles, comme tant d'autres phlébites, des œdèmes interminables, qui reparaissent à la moindre occasion, ou qui persistent avec une ténacité qui défie tous les traitements, y compris le massage et la cure de Bagnoles. Cependant il ne faudrait pas croire que la phlébite syphilitique soit toujours de courte durée; il est des cas où la multiplicité des lésions et les récidives donnent à l'ensemble de la maladie une durée de cinq à six mois.

Mais une différence capitale, qui suffirait à elle seule à différencier la phlébite syphilitique de toutes les autres phlébites, c'est *qu'elle n'est pas compliquée d'embolie*. Dans les autres phlébites, phlébites puerpérale, typhoïde, pneumonique, grippale, appendiculaire, cancéreuse, tuberculeuse, goutteuse, etc., le grand danger vient de l'embolie avec ses infarctus. Rien de ce genre, heureusement, n'est à redouter avec la phlébite syphilitique, pas d'embolie mortelle, pas d'embolies à infarctus; du moins cette complication n'a encore jamais été signalée, espérons qu'elle ne le sera pas.

Le diagnostic de la phlébite syphilitique comporte deux étapes : il faut diagnostiquer la phlébite et savoir si elle est syphilitique. La douleur sur le trajet d'une veine ou sur un segment de veine, la transformation de la veine en un cordon rigide et parfois induré, l'apparition d'un œdème même très léger dans la région sous-jacente du membre, sont autant de signes qui permettent de reconnaître la phlébite. Cependant, il ne faut pas la confondre avec une lymphangite syphilitique, qui, elle aussi, forme une corde rigide, superficielle, douloureuse, avec ou sans traînées rougeâtres à la peau. Mais la lymphangite aboutit à des ganglions tuméfiés et douloureux; de plus, le cordon rigide de la lymphangite ne correspond pas, anatomiquement, au trajet de la veine. Quant à savoir si la phlébite est syphilitique, il faut d'abord passer en revue toutes les causes capables d'engendrer une phlébite, et si l'on ne trouve aucune de ces causes, si d'autre part la phlébite apparaît dans les premières semaines ou dans les premiers mois après le chancre, à plus forte raison en même temps que les accidents secondaires, c'est qu'elle est syphilitique.

Je n'ai eu en vue, dans cette étude, que la phlébite syphilitique précoce. Quant aux phlébites syphilitiques tertiaires, celles qui surviennent à des époques tardives, elles sont exceptionnellement rares (Langenbeck, Ileuzard). Ces phlébites tertiaires se présentent sous la forme d'une tumeur gommeuse veineuse ou sous la forme de phlébo-sclérose généralisée avec dilatation des veines.

Anatomie pathologique. — L'anatomie pathologique de la phlébite syphilitique a été faite grâce à des vivisections, car il n'y a pas eu d'autopsie, personne n'étant mort de cette maladie. Dans un cas rapporté par Mendel, l'examen histologique fait par Lion a démontré la présence d'un caillot qui oblitérait complètement le segment veineux réséqué. Quelques travées cellulaires venant du bourgeonnement des cellules plates de la tunique interne de la veine avaient pénétré à la périphérie du caillot. La tunique interne était très épaissie par l'endothélium proliféré et par la substance amorphe intercellulaire. La tunique moyenne et la tunique cellulaire n'étaient pas altérées. Dans un autre cas, Monthon, interne de Thibierge, a prélevé un fragment de cordon veineux induré siégeant à la cuisse droite, et l'examen microscopique de ce fragment a donné les résultats suivants : « Les lésions se présentent avec l'apparence habituelle des inflammations veineuses consécutives à la thrombose. On peut toutefois, en raison de l'abondance de la substance amorphe intercellulaire dans la tunique interne et dans la couche musculaire, penser qu'il y avait antérieurement un certain degré de sclérose vasculaire chronique, mais ne présentant aucune particularité qui permette de lui attribuer une origine spécifique. »

Au sujet de l'anatomie pathologique des phlébites syphilitiques, Darier et Civatte ont publié un travail[1] dont voici les conclusions : au cours des manifestations d'une syphilis secondaire, généralement intense, on peut constater l'apparition de nodules sous-cutanés durs et mobiles (syphilides nodulaires hypodermiques). Le siége anatomique de ces nodules est dans la paroi des veines sous-cutanées (phlébite nodulaire syphilitique). La structure de ces nodules est celle d'un syphilome; ils donnent lieu secondairement à une thrombo-phlébite banale. Le traitement mercuriel agit sur ces manifestations et en amène la disparition avec retour à l'intégrité des tissus, du moins en apparence.

Ce qui donne aux phlébites syphilitiques leur cachet de spécificité, c'est la constatation du *spirochœte* dans les lésions de la paroi veineuse. Une ébauche de cette constatation a été faite par Benda dans un cas d'artérite syphilitique[2], et une constatation complète a été faite par Nattan-Larrier et Brindeau dans un cas de phlébite et d'artérite syphilitique[5].

Ces auteurs ont examiné systématiquement dix-huit placentas syphilitiques qui présentaient des lésions vasculaires multiples telles que : endophlébites et endartérites oblitérantes et végétantes. Dans cinq placentas, ils ont pu retrouver des *spirochœtes* nets et colorables, dans l'épaisseur des couches vasculaires veineuses ou artérielles qui correspondent à la couche moyenne des vaisseaux. Cette constatation fait comprendre l'importance et le rôle du spirochœte.

Le traitement de la phlébite syphilitique consiste d'abord à immobiliser le membre malade. Je sais bien que cette immobilisation pourra paraître un peu exagérée, surtout après ce que nous venons de dire, la phlébite syphilitique n'ayant encore jamais donné naissance à une embolie. D'accord, mais je ne m'y fierai pas, car ce qui n'est pas encore arrivé peut arriver un jour, et, quand j'ai eu à soigner mon malade de la salle Saint-Christophe, je l'ai laissé au lit dans l'immobilité complète.

Le traitement spécifique doit être institué. L'iodure de potassium ne me paraît pas utile. Je conseille de pratiquer

1. Darrier et Civatte. *Annales de dermatologie et de syphiligraphie,* 1905, p. 267.

2. *La Presse médicale,* 5 septembre 1906.

5. Nattan-Larrier et Brindeau. Présence du *Spirochœte pallida* dans le placenta syphilitique. *Comptes rendus de la Société de biologie,* 27 janvier 1906.

tous les jours, pendant une dizaine de jours, une injection mercurielle, sous forme de solution aqueuse de biiodure d'hydrargyre, à la dose moyenne de un centigramme, quitte à répéter ce traitement s'il y a lieu.

§ 5. ARTÉRITES — ATHÉROME — ARTÉRIO-SCLÉROSE

Anatomie. — Avant d'entreprendre l'étude si importante des artériopathies, je rappelle en quelques mots la structure normale des artères. Trois tissus entrent dans la structure des artères : les tissus élastique, musculaire et conjonctif, plus une couche endothéliale, des vaisseaux nourriciers et des nerfs. Ces tissus sont inégalement répartis suivant le calibre de l'artère et suivant ses fonctions, de même que les lésions artérielles sont variables suivant le calibre du vaisseau.

Une artère est composée de trois tuniques : 1° La tunique externe, ou adventice, est formée de faisceaux conjonctifs mêlés à des faisceaux élastiques; elle reçoit les vasa-vasorum qui ne pénètrent pas dans la tunique moyenne, excepté dans les cas pathologiques. 2° La tunique moyenne est la partie caractéristique de l'artère. Dans les grosses artères (aorte, carotides, pulmonaires), c'est le tissu élastique qui domine et les éléments musculaires sont rares; les fibres élastiques et les lames élastiques forment comme un feutrage, d'où le nom de membrane *fenêtrée*.

Ces éléments élastiques viennent s'étayer sur la lame élastique interne, plus importante que la lame élastique externe Dans les artères de moyen calibre, la tunique moyenne est déjà moins riche en tissu élastique et fort riche en tissu musculaire; le feutrage élastique est moins important, la lame élastique interne persiste, mais la lame élastique externe a disparu. Les fibres musculaires lisses forment des faisceaux à direction transversale qui viennent s'insérer sur le réseau de la tunique externe. Dans les artérioles, le tissu élastique n'est plus représenté que par la lame élastique interne, qui sur des coupes transversales paraît festonnée, parce que les fibres musculaires étant revenues sur elles-mêmes, la lame élastique subit un retrait; le tissu conjonctif a disparu. A cette tunique moyenne appartiennent les nerfs de l'artère 5° La tunique interne est variable suivant les artères : la couche endothéliale formée de cellules endothéliales est partout la même, mais dans les grosses artères, à type élastique, on trouve une couche fibro-élastique, divisée elle-même en deux couches, l'une striée longitudinalement, l'autre striée transversalement (c'est dans la couche fibro-élastique que débutent les lésions de l'athérome). Dans les artères à type musculaire, la couche striée longitudinalement persiste seule; dans les artérioles, la tunique interne n'est formée que par l'endothélium.

Maintenant que nous connaissons la structure des artères, jetons un coup d'œil d'ensemble sur les lésions de ces vaisseaux.

Historique. — Discussion. — Depuis le commencement du siècle, l'*artérite* a été liée plus ou moins intimement à des questions de doctrine[1]. Pinel, dans sa classification des fièvres, avait nommé *angioténique* une fièvre éphémère, dont il plaçait l'origine dans l'inflammation des artères. Cette inflammation, disait Pinel, étant démontrée à l'autopsie par la *rougeur* de ces vaisseaux.

Bouillaud ne s'en tint pas à l'étroite classification de Pinel; pour lui, l'inflammation des vaisseaux et du cœur n'est pas seulement une cause de fièvre, elle représente la fièvre prise dans son acception la plus large; c'est la fameuse fièvre *angio-cardite*, et la preuve anatomique Bouillaud la trouve, lui aussi, dans la *rougeur*, dans la *phlogose* de la membrane interne du cœur et des vaisseaux. A cette époque, du reste, la médecine était dominée par la doctrine de l'inflammation, gastro-entérite avec Broussais, angio-cardite avec Bouillaud: inflammation gastro-intestinale avec l'un,

---

1. M. Raynaud. *Dictionn. de méd. et de chirurgie.*

inflammation cardio-vasculaire avec l'autre; mais c'était toujours l'inflammation, créant des types quelque peu différents suivant l'intensité du processus inflammatoire. Voilà où l'esprit de *système* avait conduit deux hommes d'une aussi grande valeur!

Mais la réaction se faisait; déjà Trousseau et Rigot démontraient que la rougeur des artères, cette soi-disant *phlogose*, n'était autre chose que le résultat d'une imbibition cadavérique, et Bretonneau, par ses mémorables travaux, ruinait en partie la doctrine de l'inflammation et la remplaçait par l'admirable doctrine de la spécificité, actuellement rajeunie et confirmée par les découvertes microbiennes.

Pendant que la médecine s'était égarée sur l'inflammation des artères et sur leurs conséquences, les chirurgiens nous donnaient de bons travaux, et François proclamait que l'artérite est la cause des oblitérations artérielles et des gangrènes spontanées. Alors l'école allemande entre en scène avec la doctrine de l'embolie (Virchow) et dès lors on connaît deux grandes causes d'oblitérations artérielles, l'une par thrombose, l'autre par embolie.

Dès ce moment, deux courants s'établissent : d'une part on étudie surtout les dégénérescences artérielles, et il semble que le processus actif soit un peu délaissé; on voit l'*athérome* partout, on le trouve partout, le coupable c'est l'athérome, « cette rouille de la vie », suivant l'heureuse expression de Peter; « on a l'âge de ses artères », suivant le mot de Cazalis. D'autre part, on étudie surtout le *processus actif* de l'artérite, on décrit une endartérite et une périartérite, une endartérite oblitérante et une artérite ectasiante : on découvre les petits anévrysmes miliaires du cerveau associés à l'hémorrhagie cérébrale (Bouchard, Charcot), on décrit les petits anévrysmes des cavernes pulmonaires avec l'hémoptysie foudroyante qui en est la conséquence (Rasmussen), on démontre les ectasies vasculaires de la dilatation bronchique et les hémorrhagies parfois fort graves qu'elles engendrent (Hanot).

Voilà comment se sont dégagées, peu à peu, nos connaissances sur les lésions de l'artérite jusqu'à l'époque actuelle qui s'occupe principalement de la pathogénie des artérites et du rôle que jouent dans cette pathogénie les maladies infectieuses et leurs agents. Mais j'ai hâte d'arriver à une autre question dominante, à l'*artériosclérose*.

En 1872, Gull et Sutton décrivirent une sorte de transformation fibroïde des artérioles et des capillaires sous le nom d'*arterio-capillary-fibrosis*. Ils démontrèrent que l'altération des reins qui aboutit à leur atrophie, n'est que l'extension du processus morbide qui a débuté par les petits vaisseaux de l'organe. Ainsi fut créée la doctrine de l'artério-sclérose. Qu'est-ce donc que l'artério-sclérose? C'est l'artérite des petits vaisseaux, des artérioles, surtout des artérioles viscérales; l'endartériolite aboutit à l'épaississement scléreux de la tunique interne, au rétrécissement de l'artériole, à la transformation fibreuse de ses parois. L'athérome et l'artério-sclérose, si dissemblables d'aspect au premier abord, reconnaissent les mêmes causes, seulement la cause qui produit l'athérome sur les artères volumineuses, ou sur les artères de dimensions moyennes, cette même cause produit l'artério-sclérose sur les artérioles viscérales de petit calibre. L'athérome des grosses artères ne serait lui-même que le résultat de l'artério-sclérose de leur vasa-vasorum.

Ce qui caractérise le processus de l'artério-sclérose, c'est que le processus artério-scléreux débute par les petits vaisseaux, mais n'y reste pas confiné : de vasculaire qu'il était, ce processus devient extra-vasculaire, il s'étend au tissu conjonctif et aux éléments nobles de l'organe, qui disparaissent et qui sont remplacés par un tissu fibreux de nouvelle formation. Le processus fibro-scléreux né dans les artérioles s'étend aux territoires voisins sous forme de bandes, d'îlots, de travées, de manchons scléreux.

L'artério-sclérose une fois admise, elle n'a plus eu de limites. Pour certains auteurs (Martin, Huchard, Weber), elle résumerait la pathogénie de presque toutes les affections viscérales chroniques.

Ainsi certaines *néphrites* considérées autrefois comme ayant une origine interstitielle ou épithéliale, la néphrite sénile considérée comme épithéliale (Charcot et Gombault), toutes ces néphrites seraient des scléroses rénales d'origine vasculaire.

L'artério-sclérose des artères coronaires tiendrait sous sa dépendance toute la pathologie *cardiaque* : cœur brightique, cœur sénile, cœur graisseux, myocardite scléreuse hypertrophique, myocardites associées aux lésions valvulaires, tout serait tributaire de l'artério-sclérose ; les maladies valvulaires du cœur devraient s'effacer devant les lésions primitivement vasculaires ; sans artério-sclérose des artères coronaires, pas d'angine de poitrine !

Les lésions de l'*aorte* et des grosses artères sont également tributaires de l'artério-sclérose. L'athérome ne se montre que sur les artères pourvues de vasa-vasorum, et les lésions athéromateuses sont le résultat de l'endartérite et de l'artério-sclérose de ces vasa-vasorum ; la preuve, c'est que les vasa-vasorum qui correspondent aux foyers athéromateux sont toujours atteints d'artérite oblitérante (Martin).

Dans les *centres nerveux*, l'artério-sclérose joue un rôle considérable ; ce sont des lésions d'artério-sclérose qui seraient l'origine du tabes, de la paralysie générale, d'un bon nombre de lésions syphilitiques, etc.

L'appareil *génito-urinaire* est, lui aussi, sous la dépendance de l'artério-sclérose ; telles sont la sclérose hypertrophique de la prostate, la sclérose hypertrophique de la vessie. Je ne reviens pas sur les lésions des reins.

L'estomac, la rate présentent des altérations tributaires de l'artério-sclérose. Il n'est pas jusqu'à la *veine porte* qui par ses lésions (cirrhose atrophique de Laënnec) ne puisse être considérée comme atteinte de phlébo-sclérose.

Telles sont les principales localisations de l'artério-sclérose ; suivant les cas elle reste cantonnée à un seul organe, au rein, au cœur, au poumon, ou bien elle frappe plusieurs organes à la fois, ou bien encore elle se généralise, associée ou non à des lésions de grosses artères, à l'athérome.

Tout cela est fort bien, et ces notions concernant l'artério-sclérose sont du plus grand intérêt, mais il faut convenir néanmoins qu'on a depuis quelques années singulièrement abusé de l'artério-sclérose; elle est devenue envahissante, elle veut tout expliquer, et dès qu'on éprouve quelque difficulté sur telle ou telle interprétation pathogénique et même clinique, on vous répond: C'est l'artério-sclérose !

Existe-t-il véritablement un rapport aussi constant entre la cause et l'effet; l'artério-sclérose est-elle toujours la lésion primitive, indispensable, et les lésions scléreuses viscérales sont-elles fatalement tributaires de la sclérose des petites artères? Quand ces lésions scléreuses viscérales ne sont pas dans le voisinage immédiat de l'artériole malade, les partisans de la doctrine disent qu'il faut admettre alors, soit une *sclérose dystrophique*, soit des lésions de capillarite ou péricapillarite; mais alors nous voici arrivés aux confins du réseau capillaire, dans l'intimité des tissus, et pourquoi ne pas admettre alors que la substance irritante, sclérogène, bacille ou toxine, animale, végétale ou minérale, alcool ou plomb, ne puisse agir sur l'intimité même des tissus, sur les cellules du tissu conjonctif et des organes? Vouloir réduire toutes les scléroses viscérales à l'artério-sclérose me paraît exagéré. La réaction se fait dans ce sens. Bard et Philippe, dans leur intéressant mémoire [1], ont montré, en ce qui concerne le cœur, qu'à côté de la myocardite hypertrophique scléreuse vasculaire, il y a place pour des myocardites interstitielles dans lesquelles la lésion artério-scléreuse est secondaire. Dans la paralysie générale, d'après M. Joffroy, l'encéphalite est plus vraisemblablement d'origine parenchymateuse que d'origine vasculaire [2]. Certains auteurs, confondant la lésion et ses effets, trouvent fort simple de mettre sur le compte de l'artério-sclérose les symptômes

1. *Revue de méd.*, août 1891.
2. Joffroy. *Arch. de méd. expérim.*, 1892.

décrits sous le nom de petits accidents du brightisme, et qui ne sont, en somme, que des symptômes de toxicité. C'est confondre la lésion vasculaire des reins et les effets multiples de l'intoxication par insuffisance de la dépuration urinaire.

Après cette discussion générale, passons à l'étude détaillée des artérites et de l'artério-sclérose. Ces artérites peuvent se développer dans des conditions fort variées, elles ont des conséquences presque identiques quoique ayant des origines les plus diverses. Aussi est-il nécessaire de les classer sous plusieurs chefs.

ARTÉRITES TRAUMATIQUES

Ces artérites concernent surtout la chirurgie ; certaines, cependant, intéressent à la fois le médecin et le chirurgien ; telles sont les artérites qui se développent au voisinage d'une ulcération, ulcération superficielle ou profonde, cutanée ou viscérale. Dans ce cas, les parois de l'artère n'échappent pas au processus inflammatoire et destructeur qui frappe les autres tissus environnants, et dès lors deux éventualités peuvent se produire. Si le processus inflammatoire prédomine, les parois de l'artère s'épaississent, prolifèrent, le calibre du vaisseau diminue, le sang se coagule et l'artère se transforme peu à peu en un cordon fibreux, imperméable, qui pourra être détruit ultérieurement sans conséquences fâcheuses. Si, au contraire, le processus ulcératif évolue rapidement (artérite *ulcéreuse*, artérite *suppurative*), les parois de l'artère sont détruites de dehors en dedans avant que la coagulation du sang ait eu le temps de se produire, elles perdent leur résistance et finissent par donner naissance à un *anévrysme* ; c'est ce qui arrive parfois à l'intérieur des cavernes tuberculeuses ou à la surface des ulcérations gastriques. Si à un moment donné la tension artérielle augmente, la résistance des parois est insuffisante, l'anévrysme se rompt et une hémorrhagie foudroyante se produit.

Aux artérites traumatiques se rattachent encore les lésions artérielles qui se produisent lorsqu'une *embolie* vient oblitérer un vaisseau à sang rouge. A la suite de l'irritation produite par le corps étranger, quels qu'en soient d'ailleurs le point de départ et la nature, la tunique interne s'enflamme et des lésions analogues à celles que nous décrirons plus loin se produisent.

ARTÉRITES INFECTIEUSES

Pathogénie. — Dans le groupe des artérites infectieuses prennent place les artérites qui surviennent dans le cours ou à la suite des maladies générales[1]. Tour à tour admises et rejetées, elles ont été contrôlées par l'anatomie pathologique, par la bactériologie, et leur existence est indiscutable. Les maladies à évolution aiguë dans lesquelles on les observe le plus souvent sont : la fièvre typhoïde (Taupin, Potain, Vulpian, Hayem), etc., la diphthérie (H. Martin), l'état puerpéral (Simpson), la rougeole, la scarlatine, la variole (Brouardel), la malaria, le rhumatisme (Lancereaux, Guéneau de Mussy), etc. Parmi les maladies à évolution plus lente qui peuvent provoquer l'artérite, on doit citer en première ligne : la tuberculose et la syphilis.

Les données acquises sur l'évolution du bacille tuberculeux montrent en effet que c'est à la fois par les vaisseaux sanguins et par les lympathiques qu'il se propage. Vient-il s'arrêter au niveau d'une artériole, il se développe en ce point une colonie microbienne. L'irritation produite par celle-ci sur les parois de l'artère, quel que soit son calibre, suffit pour y déterminer une inflammation spécifique : ainsi se produirait le point de départ de la majorité des granulations tuberculeuses.

Les artères syphilitiques seront étudiées au chapitre suivant.

Quant aux artérites infectieuses qui se développent au

1. Barié. *Revue de méd.*, janv. et fév. 1884.

cours des maladies infectieuses énumérées plus haut, il est vraisemblable que la lésion artérielle évolue sous l'influence directe du micro-organisme, cause efficiente de l'infection à moins toutefois que les produits toxiques sécrétés par lui ne puissent être incriminés. Ces artérites se rapprocheraient dès lors par leur mécanisme d'une autre classe d'artérites, les *artérites toxiques*, que nous étudierons plus loin. Elles s'en distingueraient cependant en ce que, dans l'artérite infectieuse, le nombre des artères malades est toujours restreint et l'étendue des lésions sur chaque artère est toujours limitée, tandis que les artérites toxiques portent de préférence sur un grand nombre de vaisseaux et frappent chacun d'eux sur une grande étendue.

Anatomie pathologique. — Les *lésions* des artérites infectieuses sont les suivantes : *a*. Lorsqu'elles portent sur une grosse artère telle que l'aorte, la paroi interne de celle-ci est rouge, rugueuse, vernissée par places, tandis que d'autres points sont déprimés en cupules et rappellent par leur aspect celui des pustules de variole (voir *Aortite*), la face externe présente à sa surface un lacis serré de vaisseaux capillaires remplis de sang. *b*. Sur les artères moyennes et petites, les lésions ne sont pas visibles à l'œil nu, mais au microscope elles sont identiques aux lésions des grosses artères enflammées. Elles consistent en une augmentation d'épaisseur de la tunique interne (*endartérite*) qui fait saillie dans l'intérieur de la lumière du vaisseau, tantôt sur un seul point (*artérite pariétale*, Barié), tantôt sur toute la circonférence du vaisseau. Lorsque l'artère n'est malade que sur un côté, il est rare que le bourgeon inflammatoire fasse une saillie suffisante pour oblitérer le calibre de l'artère: celui-ci est simplement rétréci; si au contraire l'artérite est circonférentielle, la lumière du vaisseau disparaît rapidement (*artérite oblitérante*) et la circulation se trouve interrompue dans tout le territoire arrosé par cette artère, à moins que la circulation collatérale ne vienne suppléer à l'insuffisance de celle-ci. L'épaississement de la tunique interne tient à la multiplication des éléments anatomiques qui la constituent et à l'infiltration de leucocytes entre ces éléments de nouvelle formation.

L'endartérite peut exister seule, mais ordinairement il s'y joint un certain degré de *périartérite.* Dans ce cas, la tunique externe est épaissie et refoule les éléments anatomiques qui étaient en contact avec elle. Ici encore l'inflammation est constituée par l'apparition de cellules embryonnaires entre les faisceaux conjonctifs et élastiques de la tunique externe. Tous ces éléments ont une grande tendance à subir la transformation fibreuse.

Symptômes. — Les *symptômes* qui caractérisent les artérites des maladies aiguës sont fort variables suivant le calibre du vaisseau et suivant les organes auxquels il se distribue : 1° si l'aorte est malade (syphilis, variole, état puerpéral, malaria), les symptômes graves de l'aortite aiguë ou subaiguë apparaîtront au grand complet; 2° si l'artère est de calibre moyen, comme l'artère d'un membre par exemple (fièvre typhoïde) le malade éprouve une *douleur* extrêmement vive le long de l'artère ou à l'extrémité du membre, douleur exaspérée par la pression et par le mouvement. En même temps le pouls diminue ou disparaît complètement, le membre se refroidit, se cyanose et devient insensible. Le long du trajet de l'artère on perçoit un cordon dur, roulant sous le doigt. Si l'oblitération est complète, si la circulation collatérale ne se rétablit pas, des phlyctènes se forment, des plaques livides apparaissent, le membre est frappé de gangrène sèche, quelquefois cependant de gangrène humide. Toutefois les accidents n'acquièrent pas toujours cette intensité, le pouls redevient peu à peu perceptible, le cordon dur qu'on percevait sur le trajet de l'artère disparaît, la cyanose n'existe plus que sous forme de plaques violacées. Sous l'influence de la marche survient un œdème qui peut persister plusieurs années; mais la gangrène est évitée, et la guérison, bien que lente, est la terminaison habituelle. Dans quelques cas le processus de l'artérite est très *rapide,* très aigu, ainsi qu'en le verra dans la description détaillée de l'artérite typhoïde, à l'article *Fièvre typhoïde*.

Si l'artérite atteint une artère cérébrale (fièvre typhoïde, *syphilis*[1]), les troubles dépendent des fonctions du territoire arrosé par l'artère malade ; mais comme les artères de la zone motrice sont le plus souvent atteintes, les symptômes qui caractérisent ces artérites cérébrales sont presque toujours des plus graves : hémiplégie, aphasie, contracture, etc. Assez souvent cependant, au cas d'artérite syphilitique, ces troubles s'atténuent et même disparaissent sous l'influence du traitement antisyphilitique, l'artère recouvre sa perméabilité, ainsi que Leudet[2] a signalé le fait dans un cas d'artérite syphilitique des temporales. Je renvoie pour plus de détails au chapitre consacré à la *syphilis cérébrale*.

c. Si les artères malades sont de petit calibre, artères musculaires, artères viscérales, les lésions sont identiques à celles que nous avons déjà décrites. Dans l'un et l'autre cas, la nutrition du tissu envahi est gravement compromise. S'agit-il d'un muscle, un foyer de myosite en diminue la consistance et peut aboutir à la rupture. Si l'artérite se développe dans un organe, au cœur, par exemple, il en résulte une inflammation d'origine artérielle qui peut donner naissance à toutes les lésions et à tous les signes cliniques des myocardites. En général ces inflammations sont passagères ; dans ces dernières années, cependant, on a signalé des myocardites chroniques (Landouzy et Siredey[3]), des encéphalites, des myélites (Marie[4]), des néphrites, qui reconnaîtraient pour point de départ des artérites infectieuses.

ARTÉRITES TOXIQUES — ATHÉROME — ARTÉRIO-SCLÉROSE

Nous allons retrouver, dans ce groupe, des lésions arté-

1. Baroux. *Artérite syph. aiguë.* Th. de Paris, 1884. — Mauriac. *Artériopathies syphilitiques. Arch. de méd.*, mai, juin 1889.
2. Congrès de Blois, 4 septembre 1884.
3. Landouzy et Siredey. *Rev. de méd.*, 1887.
4. Marie. *Progr. méd.*, 1886.

rielles consécutives aux agents pathogènes, à leurs toxines, et à de véritables substances toxiques végétales ou minérales. Les lésions artérielles de l'alcoolisme peuvent être prises comme type de ce groupe; mais le saturnisme, la goutte, le rhumatisme, le diabète, et la sénilité même, et tout le groupe des maladies infectieuses peuvent leur donner naissance. Dans quelques cas, l'élément irritatif diffère; mais les processus inflammatoires sont identiques.

Ceux-ci peuvent se réduire à deux principaux :

a. Comme dans le cas précédent, l'artère peut être atteinte d'*endopériartérite* qui diminue son calibre et transforme l'artère en un tube fibreux; on dit alors qu'il y a *artério-sclérose* (Gull et Sutton).

b. L'artère peut être atteinte au niveau de sa tunique interne seulement dans les couches sous-jacentes à la couche endothéliale. Il se forme à ce niveau une série de plaques jaunâtres cupuliformes ayant les dimensions d'une lentille et remplies d'une bouillie graisseuse, l'*athérome*, qui s'écoule lorsqu'on perce la couche endothéliale située à sa surface. Si la partie liquide de cette boue se résorbe ainsi que les matières grasses, il ne reste plus que les sels calcaires. Ceux-ci donnent alors à la plaque une consistance rigide. Ces foyers athéromateux peuvent exister en grand nombre sur le même vaisseau, finir par se fusionner et donner à l'artère une rigidité cartilaginiforme ou même ossiforme. De là le nom d'*ossification des artères* donné à cette maladie, bien qu'il n'en soit rien en réalité. Le vaisseau ainsi atteint a perdu son élasticité, il n'est plus flexible, se rompt facilement, ou il se laisse distendre (anévrysme), ou enfin l'irrégularité de sa surface interne est un appel à la coagulation du sang (thrombose).

Ces lésions, tantôt isolées, tantôt simultanées, se développent presque exclusivement sur les artères de la grande circulation; elles sont ordinairement diffuses et ont toujours une évolution très lente. Dans le cas où tout le système artériel est envahi, l'*athérome prédomine sur les*

grosses artères et l'*artério-sclérose* se développe de préférence sur les *artérioles viscérales*.

L'artério-sclérose détermine, dans les viscères, des altérations de deux sortes : *a.* une inflammation périartérielle
qui procède par foyers au centre desquels on trouvera toujours une artère malade (*sclérose inflammatoire*); *b.* une
lésion de dégénérescence dans laquelle se forment également
ment des foyers de sclérose; mais, à l'inverse de ce qui a
lieu dans le cas précédent, ces foyers de sclérose sont toujours très éloignés du vaisseau malade (*sclérose dystrophique*,
H. Martin[1]). Parfois ces deux sortes d'altération se trouvent
réunies côte à côte (*sclérose mixte*). Parmi les symptômes
de l'athérome et de l'artério-sclérose, les uns sont dus aux
lésions artérielles elles-mêmes, les autres tiennent aux
altérations viscérales qu'elles provoquent. Au nombre des
premiers (*athérome*) nous citerons la flexuosité et la rigidité
des artères, l'augmentation de la tension artérielle qui se
traduit au sphygmographe par une ascension brusque suivie
d'un *plateau* et d'une ligne de descente ondulée; le renfor-
sement du deuxième bruit cardiaque qui prend un timbre
éclatant (*bruit de tôle*); la fréquence du purpura et la gangrène des membres.

Parmi les troubles consécutifs aux altérations viscérales
de l'artério-sclérose, nous signalerons les troubles *cérébraux*,
tels que vertiges, étourdissements, perte de la mémoire,
attaques successives d'hémiplégie et d'aphasie, diminution
de l'intelligence, pouvant aboutir à un gâtisme complet.
Chez certains sujets, c'est au *cœur* que prédominent les
manifestations de l'artério-sclérose : palpitations, hypertrophie du cœur, angine de poitrine, dyspnée paroxystique.
Chez d'autres, ce sont les fonctions digestives qui seront
les premières lésées : perte d'appétit, indigestions fréquentes. Chez d'autres enfin, et ce ne sont pas les moins
nombreux, les altérations *rénales* ouvrent la scène, donnent
naissance à l'insuffisance de la dépuration urinaire et aux

---

1. H. Martin. *Rev. de méd.*, 1884.

nombreux symptômes du *brightisme*, qu'il importe de savoir dépister avant l'apparition des symptômes graves de l'*urémie confirmée*.

Le traitement de l'athérome et de l'artério-sclérose est asé sur l'emploi des iodures alcalins, du régime lacté et de médication hypotensive (Huchard).

§ 4. ARTÉRITES SYPHILITIQUES
ARTÉRITE OBLITÉRANTE — GANGRÈNE SYPHILITIQUE
ARTÉRITE ECTASIANTE — ANÉVRYSME SYPHILITIQUE

Au cours de la syphilis, les vaisseaux artériels peuvent être atteints pour leur propre compte, en dehors de toute lésion des tissus voisins : ce sont là les cas qui seuls nous intéressent ici, les seuls qui aient une histoire clinique particulière. Les artérites syphilitiques de l'encéphale, de la moelle épinière, de l'aorte, etc., sont étudiées dans les chapitres respectifs concernant la syphilis de ces organes. Je n'ai à m'occuper pour le moment, que des artérites périphériques et en particulier des artérites des membres qui forment un groupe pathologique distinct et fort intéressant[1].

Le processus de l'artérite syphilitique (aussi bien sur les artères des membres que sur les artères cérébro-méningées) peut aboutir à deux ordres différents de lésions : d'une part, l'*oblitération* plus ou moins complète du vaisseau, endartérite oblitérante), d'autre part l'*ectasie* du vaisseau, *l'anévrysme* (artérite ectasiante).

Artérite oblitérante. — *Gangrène.* — Je ne connais pas de fait plus complet que l'observation présentée par Leudet (de Rouen) au Congrès de Blois en 1884. Il s'agit d'un syphilitique atteint d'artérite oblitérante et douloureuse de la branche frontale antérieure de l'artère temporale superficielle gauche. Cette première artérite oblitérante, limitée à un segment artériel, fut bientôt suivie d'une artérite obli-

1. Mauriac. Artériopathies syphilitiques. *Arch. gén. de méd.*, mai, juin 1889.

térante symétrique du côté droit. Leudet put suivre toutes les phases de cette artériopathie, avec induration, oblitération de l'artère, diminution et cessation des battements artériels; puis, sous l'influence du traitement antisyphilitique, il put suivre également le rétablissement de la circulation artérielle, la reprise des battements, la perméabilité de l'artère et la guérison définitive.

L'artérite syphilitique *oblitérante* des membres peut être suivie, tout comme une artérite oblitérante athéromateuse, de *gangrène* momifiante des extrémités, en tout comparable à la gangrène sénile vulgaire. En voici un exemple :

Une femme âgée entre dans mon service, à l'Hôtel-Dieu, pour une gangrène de la jambe et du pied droits dont le début brusque a été signalé, il y a deux mois par de vives douleurs. Les orteils sont noirâtres et ratatinés; le dos du pied est livide; une large plaque de sphacèle a envahi la partie inférieure de la jambe. On ne perçoit plus les battements de la pédieuse ni des tibiales, la peau est froide, insensible : c'est, en un mot, le tableau de la gangrène sénile. Mais, en examinant cette femme, une chose nous frappe : sur les avant-bras et sur l'abdomen existent des cicatrices à contours polycycliques, irrégulièrement pigmentées, et sur la paupière supérieure gauche est une large papule cuivrée à bords festonnés. C'étaient là des lésions syphilitiques. J'émis aussitôt l'idée que la gangrène de la jambe devait être due non pas à une artérite chronique banale (la malade ne présentait d'ailleurs aucun signe d'athérome), mais à une artérite oblitérante syphilitique. La malade fut aussitôt soumise aux injections de biiodure d'hydrargyre, mais le traitement arriva trop tard, la gangrène était déjà fort étendue, il fallut pratiquer l'amputation, et bientôt la malade succomba.

L'examen de la jambe amputée nous montra que la gangrène atteignait la plupart des muscles de la région postérieure, sous forme de vastes infarctus lardacés, d'un jaune cireux. L'artère fémorale était saine, les branches de la poplitée, le tronc tibio-péronier, la tibiale postérieure, la péronière et la tibiale antérieure, étaient oblitérées par places *sous forme de segments* de un demi-centimètre à 4 centimètres. Au niveau de ces segments la paroi de l'artère est épaissie en virole, et la lumière ainsi diminuée est oblitérée par un thrombus adhérent. Dans l'intervalle des segments oblitérés, les lésions de l'artère sont nulles ou minimes, Partout ailleurs, ainsi qu'on l'a constaté plus tard à l'autopsie, les artères étaient saines, indemnes d'athérome. L'étude microscopique des lésions artérielles faites par un de mes chefs de laboratoire, M. Gandy, a démontré que l'origine de ce processus était dans la partie profonde de la couche sous-endothéliale de la tunique interne, au-dessus de la limitante élastique interne, avec production et organisation d'un thrombus qui avait rapidement complété l'oblitération.

Les cas de ce genre sont relativement rares; cependant Aune[1] en a réuni sept observations, et quelques autres faits analogues ont été publiés[2].

L'artérite syphilitique atteint aussi bien les membres inférieurs (Charcot, Fournier, Podres, Hutchinson), que les membres supérieurs (d'Ornellas), elle peut être bilatérale, symétrique, multiple, témoin l'observation de Magrez, dans laquelle l'artérite oblitérante envahit successivement le bras droit et les jambes avec gangrène de la jambe gauche.

Le début de l'artérite est tantôt progressif, avec troubles fonctionnels, diminution de la force musculaire, claudication intermittente, tantôt il est brusque, avec douleurs très vives. Puis apparaissent l'engourdissement, les fourmillements, le refroidissement, la cyanose, l'œdème. Les pulsations artérielles disparaissent dans le segment intéressé et si l'artère est assez superficielle (humérale) on sent un cordon douloureux.

Dans les formes lentes le traitement peut enrayer l'arté-

---

1. Aune. *Gangrène des membres par artérite syphilitique.* Th. de Lyon, 1890. — D'Ornellas, *Annales de dermatol. et de syphilig.*, janvier 1888.

2. Magrez. Obs. I, p. 59. *De la claudication intermittente.* Th. de Paris, 1891-92. — Durandard. *Artérites syphilitiques des membres*, Th. de Paris. 1902.

rite; la perméabilité du vaisseau se rétablit et les symptômes menaçants disparaissent, bien qu'une nouvelle poussée d'artérite puisse se manifester sur une autre région. Mais dans les cas à début brusque et à marche rapide l'oblitération artérielle aboutit au sphacèle: il y a momification, gangrène sèche. Ainsi, en face d'un malade atteint de douleurs vives, de claudication intermittente, de refroidissement, de cyanose, de gangrène du pied, faut-il penser à l'artérite syphilitique et rechercher s'il n'existe pas en d'autres points des stigmates de syphilis.

Au point de vue anatomique, l'observation de notre malade reproduit les principaux caractères des artérites syphilitiques. Ce sont des artérites *départementales*, systématisées, à une région limitée d'un membre. Dans cette région, les lésions ne sont pas uniformément réparties, elles n'ont pas partout la même intensité: tel segment artériel est respecté, alors que tel autre segment est profondément atteint et oblitéré. Aux membres comme à l'encéphale, l'artérite oblitérante est volontiers *segmentaire*, elle est parfois symétrique (obs. de Magrez pour les membres inférieurs, de Leudet pour les artères temporales). Quand ces caractères anatomiques sont nets, on distingue les lésions syphilitiques des lésions athéromateuses, qui sont diffuses et généralisées; mais l'artérite syphilitique peut également aboutir à des lésions comparables à celles de l'athérome (Cornil).

Le processus *histologique* de l'artérite syphilitique oblitérante n'a rien de spécifique. A une période avancée, les trois tuniques de l'artère sont épaissies, infiltrées, avec ou sans nodules miliaires assimilables à des gommes microscopiques (Joffroy). La lésion débute rarement par périartérite, fréquemment par endartérite[1]. L'oblitération peut se réaliser suivant deux processus[2]. Tantôt il s'agit uniquement d'*endartérite végétante*, sténosante, oblitérant plus ou moins complètement l'artère et la transformant en un cordon

1. La panartérite est surtout le substratum histologique de l'artérite ectasiante (Darier. *De l'artérite syphilitique*, Paris. 1904).
2. Letulle. *Anatomie pathologique. Cœur, vaisseaux, poumons,* 1897.

fibreux, sans adjonction de thrombus appréciable; tantôt et le plus souvent, il s'agit d'une *thrombo-artérit oblitérante* : l'endothélium est desquamé ou nécrosé, un thrombus se produit et contribue pour la plus large part à l'oblitération du vaisseau. Dans les deux cas, le processus de l'artérite peut être chronique ou subaigu. Benda, Sézary[1], ont décelé le *tréponème* dans les parois de sylviennes atteintes d'artérite syphilitique à la périphérie des nodules gommeux et à la partie profonde de l'adventice, preuve de l'action directe du parasite sur ces lésions.

Anévrysme syphilitique. — Le second type d'artérite syphilitique des membres est celui qui aboutit à l'ectasie, à l'*anévrysme.* Les ectasies résultent du même processus d'infiltration embryonnaire des tuniques du vaisseau : la tunique moyenne, largement infiltrée, a perdu toute résistance et cède en un ou plusieurs points. On peut voir sur un même vaisseau des bourgeons d'endartérite, et des dilatations anévrysmatiques. Ici comme à l'encéphale, ces ectasies peuvent être cylindroïdes, étalées, ou circonscrites, et franchement anévrysmales. Les anévrysmes se développent parfois sur plusieurs artères (poplitée et tronc brachio-céphalique, Croft); elles atteignent de préférence la fémorale, la poplitée, la sous-clavière, l'humérale, la radiale.

J'ai vu une artérite syphilitique de l'artère radiale du poignet gauche, qui avait abouti à la formation d'un anévrysme. Mon malade était un homme que j'avais déjà soigné, quelques années auparavant, pour une vaste ulcération serpigineuse syphilitique du bras droit; j'avais eu l'occasion de le revoir, deux ans plus tard, pour une excavation syphilitique du poumon droit ayant entraîné tous les désordres de la phtisie syphilitique. Sous l'influence du mercure et de l'iodure de potassium donnés à forte dose et longtemps prolongés, tous ces accidents avaient parfaitement guéri. Lorsque ce malade vint me revoir quelques années plus tard, pour des troubles cérébraux, je remar-

1. Sézary. Tréponème dans l'artérite cérébrale syphilitique. *Soc. de biologie*, 11 juin 1910.

quai qu'il portait au poignet gauche un bracelet de cuir; il m'apprit alors que, depuis plusieurs semaines, on exerçait une compression assez violente sur un anévrysme douloureux de son artère radiale gauche, et, la compression n'ayant donné aucun résultat, l'opération était décidée en principe. Je demandai à voir l'anévrysme radial; il lavait les dimensions d'une toute petite noisette; j'émis q'opinion que cet anévrysme pouvait bien être la conséquence d'une artériopathie syphilitique; ainsi qu'on le voit aux artères cérébrales, et j'instituai un traitement intense, mercuriel et ioduré. L'anévrysme diminua graduellement de volume, et trois mois plus tard il avait totalement disparu.

Le traitement a une grande efficacité surtout quand il est fait à temps, avant les lésions irrémédiables. Ce traitement consiste à pratiquer tous les jours une injection de un, deux, trois centigrammes de biiodure d'hydrargyre. On peut encore augmenter cette dose. L'iodure de potassium peut être associé au traitement mercuriel.

§ 5. AORTITES AIGUËS — AORTITES CHRONIQUES

Étiologie. — Il y a des aortites aiguës et des aortites chroniques, toutefois l'aortite primitivement aiguë n'existe pour ainsi dire pas; « dans l'immense majorité des cas, les lésions de l'aortite aiguë se sont développées sur des aortes préalablement atteintes d'affections chroniques »[1]. C'est dire que ces différentes variétés d'aortites doivent être décrites dans le même chapitre. Par conséquent toutes les causes qui président au développement de l'athérome, la sénilité, la goutte, l'alcoolisme, se retrouvent dans l'étiologie de l'aortite. La *syphilis* a une *place prépondérante* dans la pathogénie des aortites et des anévrysmes aortiques. Cette grande question sera étudiée à l'un des chapitres suivants. Le traumatisme, les coups, les contusions peuvent être

1. Bureau. *Aortites aiguës*. Th. de Paris. 1893.

incriminés. Les maladies infectieuses, la fièvre typhoïde, le rhumatisme, la tuberculose, la variole, la scarlatine, la grippe, peuvent d'autant mieux susciter des poussées d'aortite aiguë, que l'aorte était déjà le siège de lésions chroniques; ce sont des infections secondaires ou surajoutées. Il est probable que les recherches bactériologiques finiront par découvrir les agents pathogènes de ces poussées aiguës. Cuzzatini a trouvé le pneumocoque dans un cas d'aortite dite *a frigore*.

Anatomie pathologique. — Quand l'aortite est franchement aiguë, l'aorte est dilatée, sa face interne est inégale, irrégulière. La lésion débute dans la couche sous-endothéliale de la tunique interne (Cornil et Ranvier)[1]. La tunique interne se gonfle sous forme de plaques saillantes, de la dimension d'une tête d'épingle à une pièce de monnaie, et que leur aspect transparent et comme gélatineux a fait nommer *plaques gélatiniformes*. Ces plaques sont formées de cellules embryonnaires, sphériques, ayant un noyau, et de quelques cellules aplaties ramifiées, qui sont les cellules normales de la membrane interne. Les plaques peuvent être cent fois plus épaisses que la membrane interne normale, et le travail phlegmasique, plus actif dans les couches qui avoisinent l'endothélium, quand l'aortite est aiguë, frappe surtout la couche profonde, quand l'artérite est chronique. Ces plaques ont parfois une coloration brunâtre, foncée.

Au niveau des plaques gélatiniformes peuvent se déposer de légères coagulations fibrineuses qui deviennent parfois l'origine d'*embolies*. La tunique moyenne est peu modifiée, la tunique externe est épaissie et vascularisée. Dans quelques cas l'aortite aiguë est ulcéreuse et végétante[2], elle peut même être suppurée.

Les lésions de l'aortite aiguë peuvent se généraliser autour du vaisseau, et déterminer des lésions de voisinage, péricardite, pleurésie, lésions *des nerfs du plexus cardiaque*

---

1. *Man. d'hist.*, p. 531. — Gaubert. *Aortites aiguës*, Th. de Paris, 1902.
2. Boulay. *Bulletin de la Soc. anatom.*, 1890, p. 520.

et angine de poitrine consécutive, complication qui joue un si grand rôle dans les symptômes de l'aortite.

L'aortite chronique, comme *l'artérite chronique* qui lui est souvent associée, est souvent désignée sous le nom d'*athérome*. Mais ces deux mots, *artérite* et *athérome*, n'ont pas la même signification, car le mot *athérome*, qui veut dire espèce de bouillie (αθηρα, bouillie), ne désigne qu'une des périodes de l'artérite chronique. L'athérome, « cette *rouille de la vie* » (Peter), ce dépôt stratifié des artères, et l'artérite chronique font subir à l'artère de telles transformations que ces lésions ont été diversement appelées : *endartérite déformante et noueuse, athéromasie artérielle.*

Les lésions de l'aortite chronique sont caractéristiques : l'aorte est déformée, bosselée, dilatée ; elle est rigide au toucher et dure à la section ; elle présente à sa face interne des plaques jaunâtres et calcaires, des foyers athéromateux plus ou moins transformés, des ectasies de forme diverse. Le processus inflammatoire de l'aortite chronique est analogue, au début, à celui de l'aortite aiguë. La lésion commence dans la couche sous-endothéliale de la tunique interne et elle y forme des *plaques* qui subissent plus tard la transformation graisseuse et calcaire, c'est-à-dire l'athérome.

Mais ces dégénérescences ne sont pas toujours le résultat d'un travail phlegmasique, il est des cas où la dégénérescence graisseuse des parois artérielles est la *première lésion en date*, elle peut porter sur les trois tuniques *et déterminer à son tour* une irritation lente, des foyers d'artérite chronique ; de sorte que ces différentes lésions s'appellent ou se complètent. Il est vrai que, pour quelques auteurs, ces lésions athéromateuses, primitives en apparence, seraient la conséquence d'une artério-sclérose des vasa-vasorum de l'artère (Martin).

Quelle que soit leur origine, les lésions de l'aortite chronique sont toujours accompagnées de *foyers athéromateux* et de *plaques calcaires*. Les plaques gélatiniformes de la tunique interne, par leur transformation graisseuse, finissent par constituer un foyer *athéromateux* formé de détritus graisseux, de cholestérine, de cristaux. La substance fondamentale, fibrillaire, qui entoure ces foyers, prend un aspect *chondroïde* et s'infiltre de granulations *calcaires*. Tant que le foyer a ses parois intactes, il fait saillie dans l'artère sous forme de pustule athéromateuse; mais, si la couche endothéliale qui lui sert de limite vient à se rompre, le contenu du foyer est emporté par le torrent circulatoire, le sang pénètre dans le foyer, et la pression sanguine en ce point peut devenir une cause de dilatation et d'anévrysme. Dans quelques cas, l'athérome prépare les *ruptures spontanées* de l'aorte, surtout à son origine, dans sa partie intra-péricardique. Le sang filtre entre les plaques athéromateuses, il dissèque la tunique externe, et la rupture se fait dans les organes voisins, péricarde, plèvre, tissu cellulaire [1].

Dans l'aortite chronique, la tunique *moyenne* du vaisseau s'altère à son tour, elle *disparaît* par places sous l'influence de la dégénérescence graisseuse; elle perd sa résistance et son élasticité, la tunique *externe* est souvent sclérosée, de sorte que le vaisseau tout entier est envahi : il y a endartérite, mésartérite et périartérite (Peter[2]). L'orifice aortique et les valvules aortiques participent souvent au processus de l'aortite. Dans quelques cas, l'aortite chronique est associée à une *athéromasie généralisée*.

Description. — Je vais d'abord m'occuper de l'aortite *aiguë*, ou du moins des poussées aiguës qui surviennent dans le cours d'un processus chronique souvent latent. L'*aortite aiguë* se comporte différemment, suivant les cas; elle peut être muette et passer inaperçue comme beaucoup d'endocardites aiguës. ou bien elle est simplement accompagnée de gêne, de pesanteur à la région précordiale et à l'épigastre, ou bien enfin elle provoque des accès d'angoisse, de dyspnée intense et de douleurs très aiguës, symptômes d'*angine de poitrine*.

1. Martin Dürr. *Arch. de méd.*, février et mars 1891.
2. *Clin. méd.*, t. I, p. 507.

La douleur et la dyspnée sont parfois les symptômes dominants. La douleur est rétro-sternale, poignante, continue ou paroxystique, avec irradiations douloureuses aux bras, au cou, au dos, aux espaces intercostaux, au larynx, à l'œsophage (dysphagie douloureuse), à l'estomac (crises gastriques), au foie (fausses coliques hépatiques). La dyspnée est, elle aussi, continue ou paroxystique, angoissante, sans accélération du rhythme respiratoire. Pendant les accès douloureux et dyspnéiques, on constate des battements aux artères carotides et sous-clavières, le malade est quelquefois pris de quintes de toux et d'expectoration sanguinolente. A l'auscultation, on trouve, en un point assez limité, des râles fins, témoins d'une poussée congestive et œdémateuse du poumon. Ces poussées congestives ne sont pas seulement limitées aux poumons, elles atteignent le foie, qui devient volumineux et douloureux, elles provoquent une dilatation intestinale et le ballonnement du ventre (Rendu[1]).

Parfois l'aortite aiguë infectieuse aboutit à la formation d'une collection purulente qui s'ouvre dans le vaisseau et présente le tableau clinique de l'endocardite ulcéreuse pyo-hémique.

Occupons-nous maintenant de l'*aortite chronique*. Les signes de l'aortite chronique varient avec le siège de la lésion ; supposons le cas le plus fréquent, c'est-à-dire l'athérome de l'aorte ascendante et de la crosse aortique. A l'état normal, le diamètre de la matité des troncs aortique et pulmonaire réunis est de quatre à cinq centimètres (Peter) ; dans le cas d'aortite chronique, la matité atteint sept à huit centimètres et au delà, suivant le degré de dilatation du vaisseau.

L'aorte, dans son mouvement d'expansion, soulevant avec elle les artères sous-clavières, on pourra très facilement les sentir dans le creux sus-claviculaire. L'auscultation peut faire percevoir des différences de tonalité ou des souffles

---

1. Rendu. *Clin. méd.*, 1890, t. I, p. 387.

(Potain). Le premier bruit aortique, qui dépend, à l'état
normal, de la mise en tension soudaine de l'aorte ce premier bruit, sous l'influence des rugosités athéromateuses
des parois de l'aorte, peut être exagéré et dur et soufflant.
Le second bruit, qui à l'état normal dépend du claquement
des valvules sigmoïdes, peut être retentissant, métallique,
si les valvules ont perdu leur souplesse. On peut entendre
également un souffle diastolique, dû à une insuffisance aortique concomitante. Le pouls est dur et brusque, l'artère
radiale, qui participe souvent à l'athéromasie, est moniliforme, flexueuse et indurée. L'athérome aortique, comme
l'athéromasie généralisée, est toujours accompagné d'une
hypertrophie cardiaque.

Suivant que l'aortite chronique constitue à elle seule
toute la maladie, ou suivant qu'elle est associée à une
lésion de l'orifice aortique, à un anévrysme aortique, à une
néphrite, à une athéromasie plus ou moins étendue, à des
localisations artério-scléreuses, le tableau clinique présente
un aspect différent.

En résumé, l'aortite chronique, par elle-même, peut rester longtemps silencieuse, elle se révèle surtout par des
poussées d'aortite aiguë, et bon nombre de symptômes qui
l'accompagnent sont des *symptômes d'emprunt* : hypertrophie cardiaque, insuffisance aortique, angine de poitrine,
mal de Bright, etc.

L'anévrysme aortique et l'aortite chronique présentent
bien des signes, bien des symptômes communs; entre
autres signes distinctifs, il en est un qui a quelque
valeur, c'est que l'aortite chronique, ne formant pas tumeur,
comme l'anévrysme, ne détermine pas, comme lui, des
symptômes de compression.

Les émissions sanguines, sangsues et ventouses scarifiées,
les révulsifs, vésicatoires et pointes de feu, cautère suppuré, les injections sous-cutanées de morphine, l'antipyrine,
forment l'ensemble du *traitement.* L'iodure de potassium
doit être administré à doses élevées et continues dans
l'aortite aiguë et chronique.

§ 6. ANÉVRYSMES DE L'AORTE THORACIQUE

Étiologie. — L'anévrysme de l'aorte est fort rare avant l'âge de trente-cinq ans ; son étiologie est étroitement liée à l'histoire de l'*aortite aiguë* et de l'*aortite chronique*. Dans l'énumération de ces causes, l'hérédité ne doit pas être oubliée. Les traumatismes de la région thoracique et les professions qui nécessitent des travaux manuels pénibles ont une influence sur le développement de l'anévrysme, mais la cause dominante c'est la *syphilis* La *syphilis* de l'aorte sera étudiée au chapitre suivant.

Anatomie pathologique. — L'anévrysme de l'aorte *thoracique*, que j'ai principalement en vue dans cet article, a pour *siège* habituel et par ordre de fréquence : 1° l'aorte ascendante ; 2° la convexité de la crosse ; 3° l'aorte descendante. La dimension de l'anévrysme varie du volume d'une noisette à celui d'une tête de fœtus, et sa forme est extrêmement variable ; il est dit *sacciforme*, quand la dilatation se développe sur un point limité de la circonférence à la façon d'un sac appendu au vaisseau ; il est dit *fusiforme*, quand la dilatation est également répartie à toute la circonférence du segment envahi. On nomme *cupuliformes* les anévrysmes petits et hémisphériques, qui ont pour siège de prédilection l'origine de l'aorte ; on appelle *disséquant* l'anévrysme qui résulte d'une dissection des parois vasculaires, le sang s'étant infiltré entre la tunique interne et la tunique moyenne, et les ayant décollées dans une certaine étendue. On trouve quelquefois, chez le même sujet, deux ou trois anévrysmes étagés le long de l'aorte.

On a longtemps discuté sur la façon dont se forme la poche anévrysmale, et, suivant le rôle qu'on faisait jouer aux différentes tuniques du vaisseau, on avait proposé les classifications d'anévrysmes mixte interne, mixte externe, etc. ; la question doit être simplifiée : quand une artère est frappée d'artérite chronique, sa tunique moyenne disparaît et la poche de l'anévrysme est constituée par les tuniques interne et externe accolées[1]; souvent même les parois de la poche sont formées par un seul tissu, celui de la tunique interne modifiée par l'inflammation : « Le tissu de nouvelle formation qui constitue en partie ou en totalité la poche des anévrysmes est composé de lits de cellules plates séparées par une substance vaguement fibrillaire; il subit la transformation graisseuse, l'athérome, la pétrification; on peut même observer des poches anciennes formées par une carapace calcaire inextensible. » (Cornil et Ranvier.)

De telles lésions expliquent bien la formation et le développement de l'anévrysme; la tunique moyenne disparaît sous l'influence de l'endartérite et de la périartérite : dès lors la résistance du vaisseau devient insuffisante, l'artère cède à la pression sanguine et des points vulnérables se laissent distendre. La distension du vaisseau n'entraine pas forcément l'amincissement de ses parois, car l'évolution du tissu morbide se continue; néanmoins il peut se produire en certains points un amincissement qui favorise la rupture de la poche.

Quand on ouvre une poche anévrysmale, on y trouve des *caillots* cruoriques et des *lames fibrineuses stratifiées*. Les caillots sont mous et de formation récente, les lames fibrineuses sont élastiques et grisâtres; les plus externes, celles qui avoisinent les parois de la poche, sont les plus anciennes, elles sont résistantes, mais sans aucune trace d'organisation.

Nous étudierons au chapitre suivant les anévrysmes *syphilitiques*.

L'anévrysme aortique n'est pas toujours, il s'en faut, associé à une athéromasie étendue ou à de l'artério-sclérose ; la lésion vasculaire, l'athérome, peut ne siéger que sur l'aorte et nulle part ailleurs. C'est dire que l'aorte peut être malade *pour son propre compte*, indépendamment de toute autre lésion artérielle.

---

1. Cornil et Ranvier. *Man. d'histol.*, p. 517.

Le *cœur* que certains auteurs regardaient comme devant être toujours hypertrophié, au cas d'anévrysme aortique, le cœur conserve souvent son *volume normal*, c'est un fait que j'ai plusieurs fois vérifié.

Au contact de l'anévrysme, les tissus et les organes voisins éprouvent des modifications importantes ; les *os* (sternum, côtes, vertèbres, clavicule) présentent des excavations, des pertes de substance : il ne s'agit pas là d'usure mécanique due, comme on l'avait supposé d'abord, aux mouvements de l'anévrysme, mais bien d'un travail irritatif, d'une *ostéite*, qui amène la résorption du tissu osseux. D'autres fois la poche de l'anévrysme se *soude* aux organes voisins, elle y propage le travail inflammatoire, et il en résulte un ramollissement, une ulcération, une *perforation* du tissu ou de l'organe envahi. Ainsi s'explique l'*ouverture* de l'anévrysme dans la plèvre, le péricarde, l'œsophage, la trachée, l'artère pulmonaire [1], la veine cave supérieure [2], l'oreillette droite [3].

La communication de l'anévrysme aortique avec les vaisseaux à sang noir donne naissance à l'*anévrysme artériosoveineux*.

Les malades atteints d'anévrysme de l'aorte sont fréquemment tuberculeux, le fait a été noté dix-huit fois sur quarante-six cas [4]. Cette phthisie secondaire a été diversement interprétée ; on suppose qu'elle est préparée par la compression de l'artère pulmonaire et on la compare à la tuberculose qui accompagne le rétrécissement de ce vaisseau.

Chez un malade de mon service, atteint d'un énorme anévrysme de l'aorte, la mort survient à la suite de bronchopneumonie tuberculeuse gauche, qui s'était développée

---

1. Laveran. Anévr. de l'aort. ouv. dans l'art. pulm. *Union méd.*, décembre 1877.

2. Goupil. *Anévr. artér. vein. de l'aorte et de la veine c. sup.* Thèse de Paris, 1855.

3. Plaisant. *Anévr. artér. vein. de l'aorte et de l'oreillette dr.* Thèse de Strasbourg, 1868.

4. Hanot. Tuberc. et anévr. de l'aorte. *Arch. de méd.*, 1877. Fortz.

consécutivement à la compression de la bronche et de l'artère pulmonaire gauche par la tumeur anévrysmale [1].

Symptômes. — L'anévrysme de l'aorte thoracique évolue quelquefois à l'état *latent*, sans provoquer de troubles notables, et le sujet qui en est atteint peut être enlevé subitement presque sans avertissement antérieur. Je ne connais, sous ce rapport, aucune observation plus concluante que celle qui a été publiée par M. Roux [2] et qui concerne un jeune soldat de vingt-deux ans enlevé subitement par un anévrysme ouvert dans le péricarde. Mais habituellement les choses ne se passent pas ainsi, et l'anévrysme se révèle par des symptômes et par des signes dont je vais étudier la fréquence et la valeur.

a. *Douleur.* Les phénomènes douloureux peuvent annoncer l'anévrysme avant tout autre symptôme. Le siège et la nature de la douleur dépendent du rameau nerveux atteint par la tumeur : telles sont les douleurs rachidiennes et les névralgies intercostales (lésion des nerfs spinaux, à leur issue du trou vertébral), les douleurs du bras, de la main, et la névralgie cubitale (lésions des nerfs du plexus brachial), les douleurs angoissantes de l'angine de poitrine (lésions du plexus cardiaque), les douleurs diaphragmatiques et la névralgie phrénique (lésion du nerf phrénique). Ces douleurs affectent tous les types, elles sont continues, intermittentes, paroxystiques, et bien des gens se croient atteints d'une simple névralgie, d'une névralgie intercostale, d'une angine de poitrine, qui ont en réalité un anévrysme de l'aorte [3], ainsi que Trousseau l'avait si bien vu.

b. *Dyspnée.* Les troubles *respiratoires*, provoqués par l'anévrysme de l'aorte, affectent les modalités les plus diverses; un tel a des *spasmes de la glotte* avec accès de suffocation, dont le mécanisme sera étudié plus loin; un autre a une paralysie des muscles crico-aryténoïdiens postérieurs, dilatateurs de la glotte; un autre a du *hoquet*

----

1. Kahn. *Bullet. de la Soc. anatom.*, 1896, p. 42. Thèse de Paris, 1892.
2. *Arch. de médecine militaire*, novembre 1891.
3. Trousseau. *Clin. méd.*, t. II, p. 505.

accompagné d'angoisse et de constriction thoracique (nerf phrénique). Parfois la dyspnée est continue, ou presque continue, réveillée et augmentée par le moindre effort ; l'inspiration est pénible, sifflante, stridente, accompagnée de *cornage* (compression de la trachée ou d'une grosse bronche). Le cornage, complet ou incomplet, est un symptôme d'une grande valeur : quand le malade est au repos, le cornage est habituellement peu accentué, on constate une *inspiration* rude, un peu bruyante, un peu prolongée, mais sous l'influence des efforts apparaît le vrai cornage. Quand une grosse bronche est comprimée, l'auscultation permet de constater l'abolition ou la diminution du murmure vésiculaire dans le poumon correspondant. Quelques malades ont une *toux* quinteuse et coqueluchoïde.

c. *Troubles de la voix*. On conserve, suivant le cas, de la *dysphonie* ou voix *bitonale* (Jaccoud), de la raucité de la voix, de l'aphonie. Ces troubles vocaux sont intermittents ou continus, et tiennent, comme nous le verrons plus loin, à l'état de paralysie des cordes vocales, surtout de la corde vocale gauche, ce qui est facile à constater au laryngoscope.

d. *Dysphagie*. La gêne de la déglutition est continue ou intermittente ; elle dépend de causes multiples : de la compression de l'œsophage par l'anévrysme, de la paralysie ou de l'excitation des rameaux du pneumogastrique et du récurrent qui innervent les muscles constricteurs de l'œsophage et du pharynx

Signes physiques. — A l'examen du thorax, on constate une matité qui est en rapport avec le volume de la tumeur, et l'on découvre parfois une voussure de la région aortique. Si la tumeur est visible à l'extérieur, elle se manifeste par des battements ; on dirait qu'il y a deux cœurs dans la poitrine (Stokes). Le battement de la tumeur est simple ou double ; le premier battement est dû à la pénétration de l'ondée sanguine dans l'anévrysme, le second battement est diversement interprété ; il serait dû au retour de l'ondée sanguine dans la poche, au reflux sanguin venant des artères collatérales, peut-être même les deux battements ne représentent-ils que la distension en deux temps de la tumeur anévrysmale (Franck). Ces battements sont en retard sur la systole cardiaque, ils sont *expansifs* et quelquefois accompagnés de *thrill.*

L'auscultation de la poche anévrysmale fait percevoir des *claquements* et des *souffles*[1], qui sont, comme les battements, simples ou doubles, et qui peuvent être perçus à la région thoracique antérieure, et parfois à la région interscapulaire[2]; le premier claquement est dû au choc de l'ondée sanguine sur les parois de l'anévrysme, le second est la propagation du claquement des valvules sigmoïdes. Le premier souffle est dû aux rugosités de l'athérome aortique ou à la compression de l'aorte par l'anévrysme, le second souffle (souffle de retour) est dû au retour de l'ondée sanguine dans le sac, ou à l'insuffisance aortique qui accompagne parfois l'anévrysme.

Le *pouls radial* présente des caractères particuliers, au tracé sphygmographique les lignes d'ascension et de descente ont sensiblement la même longueur, parce que le mouvement brusque et saccadé de la pulsation artérielle est transformé en un mouvement presque continu par la présence d'une poche extensible sur le trajet de l'arbre artériel (Marey). Si l'anévrysme s'est développé avant l'origine des grosses artères, le pouls radial est isochrone des deux côtés, et il y a un retard dans la pulsation radiale gauche si l'anévrysme s'est développé entre la sous-clavière gauche et le tronc brachio-céphalique.

Le retard du pouls tient surtout à l'extensibilité des parois de l'anévrysme ; l'onde sanguine s'y atténue et s'y attarde. Mais si la poche de l'anévrysme est peu extensible, si elle est tapissée de caillots fibrineux épais, stratifiés, calcifiés, elle perd ses propriétés extensibles, alors les conditions changent. Les signes tirés des battements expansifs de la

---

1. Jaccoud. *Clinique méd. de la Charité*, p. 225.
2. Jaccoud. *Clinique médicale*, 1887, p. 518.

tumeur, du double battement, les bruits de claquement et de souffle, les caractères du pouls, tout cela dépend du degré d'extensibilité des parois de l'anévrysme[1].

Dans quelques observations on a noté une *suppression* totale du pouls radial. La suppression du pouls peut tenir à l'oblitération de l'artère sous-clavière par les caillots fibrineux de la poche, ou à une plaque oblitérante athéro-mateuse développée à l'orifice des collatérales de l'aorte, auquel cas on ne sent même plus battre l'artère sous-clavière ; la suppression du pouls radial peut encore tenir à une oblitération artérielle provenant d'une embolie détachée des caillots fibrineux de l'anévrysme, auquel cas l'oblitération artérielle et ses conséquences apparaissent brusquement ; elle peut tenir enfin à un rétrécissement artériel survenant par endartérite oblitérante, auquel cas les symptômes de l'oblitération vasculaire sont plus lents à s'établir[2].

La compression d'un tronc vasculaire (veine cave, tronc veineux brachio-céphalique) peut provoquer des œdèmes et une circulation veineuse collatérale, dont la genèse et la localisation ont été étudiées à l'article *Tumeur du médiastin*. Dans le cas où la circulation est interrompue dans la veine cave supérieure, la tête, les membres supérieurs et le tronc, c'est-à-dire toutes les régions qui correspondent à la répar-tition du système cave supérieur, sont bleuâtres, cyanosés, œdématiés, sillonnés de veines dilatées, tandis que l'abdo-men et les membres inférieurs ont conservé leur coloration normale[5].

État des pupilles. — La présence d'une tumeur peut pro-voquer *l'inégalité des pupilles* ; l'une des pupilles est plus rétrécie ou plus dilatée que celle du côté opposé ; si le nerf grand sympathique est détruit par l'anévrysme, la pupille du côté correspondant est rétrécie (myosis) parce que la paralysie des filets dilatateurs laisse toute action aux filets

1. Franck. *Soc. de biol.*, 9 janvier 1885.
2. Rendu. *Clin. méd.*, t. I, p. 425.
5. Dujardin-Beaumetz. *Soc. méd. des hôpitaux*, 14 mars 1879.

antagonistes constricteurs dont l'origine est le moteur oculaire commun.

Si le nerf grand sympathique est irrité, excité, mais non détruit par l'anévrysme, la pupille du côté correspondant peut être dilatée (mydriase) par excès d'action des filets dilatateurs. Dans tous les cas, le réflexe lumineux n'est pas aboli, la pupille réagit encore à la lumière. Cette inégalité pupillaire est un signe important de l'anévrysme, il peut servir à distinguer l'anévrysme des cas où l'aortite n'est pas suivie de tumeur anévrysmale.

Toutefois, cette inégalité pupillaire n'est pas toujours l'indice de la présence d'une tumeur; on peut la constater, d'après Babinski[1], chez certains syphilitiques qui n'ont cependant ni anévrysme aortique, ni tumeur médiastine. Ces malades peuvent avoir, eux aussi, de la mydriase ou du myosis, mais, chose importante, ils ont perdu le réflexe lumineux (signe de Robertson). Chez eux, l'inégalité pupillaire, encore mal expliquée, est due à la syphilis du système nerveux et elle est associée à la lymphocytose du liquide céphalo-rachidien, autre signe de syphilis.

L'inégalité pupillaire chez les aortiques peut donc n'avoir aucun rapport direct avec l'aortite ou avec l'anévrysme, elle peut être fonction de syphilis si le malade est syphilitique.

A l'appui de cette opinion, Babinski a publié des observations démonstratives. Vaquez[2], Widal et Lemierre[5] les ont confirmées et nous avons été témoin à la clinique médicale de l'Hôtel-Dieu[4], d'un cas analogue qui a été publié par un de nos chefs de clinique M. Crouzon. En voici le résumé : Nous recevons dans mon service un homme de trente-neuf ans qui avait été atteint dans la rue d'un accès terrible d'an-

---

1. Babinski. Des troubles pupillaires dans les anévrysmes de l'aorte. *Soc. méd. des hôpitaux*, 8 novembre 1901.

2. Vaquez. *Soc. méd. des hôpitaux*, 17 février 1902.

5. Widal et Lemierre. *Soc. méd. des hôpitaux*, juillet 1904.

4. Crouzon. Conférences du mercredi de la Clinique médicale de l'Hôtel-Dieu, Paris, 1906, p. 285.

gine de poitrine. On l'avait relevé comme mourant et on l'avait amené à l'Hôtel-Dieu. Ce n'est que quelques heures plus tard qu'il avait pu donner des renseignements précis. Il décrivit l'accès d'*angor pectoris* dans toute sa pureté. Depuis plusieurs mois, il avait eu une série d'accidents semblables. Nous l'examinons : le cœur est hypertrophié ; l'auscultation révèle au deuxième espace intercostal droit, un souffle sysotique et diastolique d'aortite chronique avec insuffisance de l'orifice. Les accès d'angine de poitrine indiquaient des lésions d'aortite sus-sigmoïdienne. La pupille droite était très dilatée, l'inégalité pupillaire était manifeste, et en ne poussant pas plus loin les investigations, on aurait pu conclure à une ectasie aortique.

Mais le malade présentait en même temps la perte des réflexes lumineux ; de plus, les lésions syphilitiques du système nerveux étaient révélées par la lymphocytose du liquide céphalo-rachidien : le malade avait eu la syphilis vingt ans auparavant ; l'inégalité pupillaire était donc ici fonction de syphilis, sans qu'il fût nécessaire de faire intervenir la présence d'une tumeur aortique. L'autopsie du malade démontra le bien fondé de ce diagnostic ; on trouva des lésions d'aortite sans la moindre ectasie ni tumeur aortique. Les lésions syphilitiques du système nerveux consistaient en une méningite spinale postérieure.

Bref, l'inégalité pupillaire dans les maladies de l'aorte thoracique peut relever de deux causes différentes : elle peut être due au conflit d'un anévrysme avec le nerf symphathique ; mais elle peut être due aussi à une lésion syphilitique du système nerveux, coexistant, ou non, avec l'aortite syphilitique : dans ce cas elle est associée à la perte du réflexe lumineux, signe de Robertson, et à la lymphocytose rachidienne. L'inégalité pupillaire dans les lésions de l'aorte n'implique donc pas nécessairement l'idée d'anévrysme.

Diagnostic topographique. — A l'aide des signes et des symptômes que je viens d'énumérer on reconnaîtra l'existence d'un anévrysme aortique. Mais il ne suffit pas de diagnostiquer l'anévrysme, il faut, autant que possible, *diagnosti-*

quer sa situation exacte, car il me semble que sa gravité tient à sa situation plus encore qu'à ses dimensions.

On croit généralement que les anévrysmes les plus volumineux sont les plus redoutables ; il y a du vrai dans cette assertion, mais elle est loin d'être la règle ; certains anévrysmes aortiques, de *petite dimension,* sont plus redoutables que des anévrysmes volumineux. Un anévrysme qui se développe vers l'extérieur peut persister bien des années, malgré ses grandes dimensions, avant de compromettre la vie du sujet, tandis que de petits anévrysmes en connexion avec une bronche ou avec la trachée peuvent provoquer une hémorrhagie foudroyante ou rapidement mortelle, chez des gens qui soupçonnaient à peine, ou même qui ignoraient l'existence de leur lésion aortique. C'est par l'étude attentive des symptômes qu'on peut arriver, à peu près, à préciser la *situation* de l'anévrysme.

Les anévrysmes qui se développent à la partie *convexe* de la crosse de l'aorte et ceux qui se développent à sa partie *antérieure* peuvent atteindre de très fortes dimensions sans provoquer l'ulcération et la perforation de la trachée, avec laquelle ils n'ont pas de rapport immédiat.

Ces anévrysmes se portent en avant et en haut, vers le sternum et les côtes, qui disparaissent au contact de la tumeur anévrysmale, par un processus d'ostéite raréfiante bien connu. Ils se révèlent par de la matité, par des souffles, par des pulsations et par des battements expansifs, dont le maximum siège au niveau de la tumeur, et dont l'intensité est en rapport avec la saillie de l'anévrysme et avec la disparition plus ou moins complète des parois thoraciques. Mais l'ouverture de ces anévrysmes dans la trachée n'est pas à craindre, à moins toutefois que la tumeur n'occupe tout le calibre de l'artère, y compris sa paroi postérieure, ce qui est rare, et ne provoque vers la trachée le même travail ulcératif.

Au contraire ces terribles accidents sont relativement fréquents, quand l'anévrysme se développe dans la région de l'aorte qui *confine à l'anse du nerf récurrent gauche*. Cette variété mérite d'être spécialement bien connue; je l'ai nommée : *anévrysme à type récurrent*.

A cette région, l'aorte, ayant dépassé la bifurcation de l'artère pulmonaire, se place au-devant et un peu à gauche de la trachée, et elle se dirige de là vers la bronche gauche, qu'elle contourne d'avant en arrière et de droite à gauche. En ce point, l'aorte, qui va devenir aorte descendante, est donc en rapport immédiat avec la partie inférieure de la trachée et avec la naissance de la bronche gauche; elle confine à ces conduits aériens par sa concavité et par son segment antérieur. Eh bien, au point de vue du *pronostic*, les anévrysmes qui se développent à ce niveau sont des anévrysmes redoutables, *même quand ils ont de petites dimensions*, parce que l'expérience prouve que c'est dans cette région que se font *le plus habituellement* les perforations des conduits aériens, l'ouverture de l'anévrysme dans la trachée, dans les bronches, et les hémorrhagies terribles qui en sont la conséquence (Ordonneau) [1].

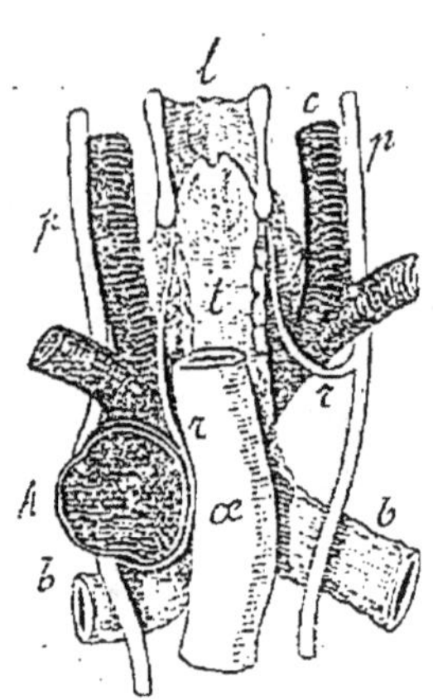

Anévrysme de l'aorte, type récurrent.

A, Coupe de l'anévrysme de l'aorte; — *b*, bronches; — *r*, nerf récurrent; — *œ*, œsophage, — *t*, trachée; — *l*, larynx; — *p*, nerf pneumo-gastrique; — *c*, carotide primitive.

Comment donc reconnaître le *siège* de ces anévrysmes?

La dysphagie douloureuse, les accès d'*œsophagisme* (spasmes de l'œsophage), les accès de *pharyngisme* (spasmes du pharynx), les accès de *suffocation* et de *strangulation*

1. Chenet. *Bull. de la Soc. anatom.*, 1ᵉʳ mai 1875. — Savard. *Bulletin de la Société anatomique*, 1879, 1ᵉʳ fascicule, p. 287. — Rouxeau. Thèse d'Ordonneau, p. 15. — Ordonneau. *Rupture des anévrysmes de l'aorte dans la trachée et dans les bronches.* Thèse de Paris, 1875.

(spasmes de la glotte), les troubles de la *voix* (défaut de synergie des cordes vocales), les accès de *douleurs précordiales*, sont autant de symptômes qui, par leur apparition combinée, successive ou isolée, permettent d'affirmer le *diagnostic topographique* de cet *anévrysme aortique, type récurrent*. Ces symptômes sont dus, presque tous du moins, au *voisinage de l'anse du nerf récurrent gauche*, qui sert de guide, par les troubles qu'il occasionne.

L'importance de cette variété d'anévrysme justifiera les détails anatomiques et physiologiques dans lesquels je vais entrer.

Les deux nerfs récurrents ou laryngés, nés du pneumo-gastrique et de la branche interne du spinal, ont des rapports différents. Ainsi le nerf récurrent du côté droit naît au niveau de l'artère sous-clavière, qu'il embrasse en formant une courbure à concavité supérieure, il n'a pas de portion thoracique, et par conséquent il échappe le plus habituellement aux tumeurs du médiastin et aux anévrysmes aortiques. Le nerf récurrent du côté gauche, au contraire, a une portion thoracique qui est mesurée par la hauteur des deux premières vertèbres dorsales;

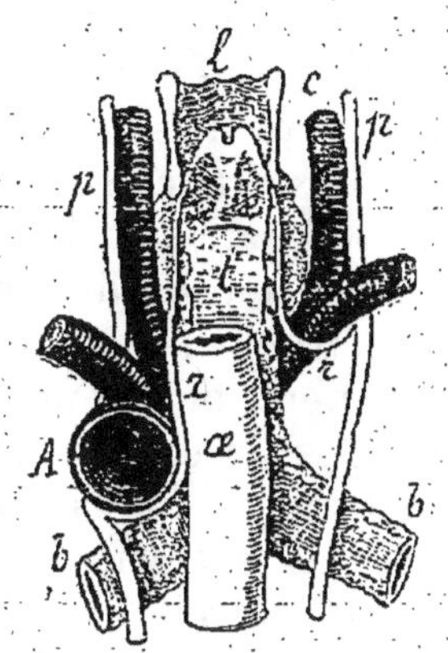

Nerfs récurrents. — Vue postérieure.

A, crosse de l'aorte; — œ, œsophage; — c, carotide primitive; — l, larynx; — t, trachée; — b, bronches; — p, nerfs pneumogastriques; — r, nerfs récurrents dont l'un, le gauche, contourne la crosse de l'aorte pour remonter le long de l'œsophage et de la trachée vers le larynx, et dont l'autre contourne de même à droite le tronc brachio-céphalique.

il prend naissance à gauche du cordon fibreux, vestige de l'oblitération du canal artériel, il contourne la partie inférieure et postérieure de la crosse de l'aorte, qu'il embrasse formant une courbure à concavité supérieure; c'est en dire qu'il est exposé à recevoir le contre-coup des tumeurs du médiastin et en particulier des tumeurs aortiques.

Les nerfs récurrents émettent les branches suivantes (Hirschfeld) :

a. Des branches *cardiaques* qui naissent de l'anse d'origine des nerfs récurrents et qui se rendent au plexus cardiaque soit directement, soit par leur union aux branches cardiaques du grand sympathique et du pneumogastrique;

b. Des branches *œsophagiennes* qui sont fournies en plus grande quantité par le récurrent gauche et qui se distribuent à toutes les tuniques des parties supérieures de l'œsophage. Les parties inférieures de ce conduit reçoivent leurs nerfs directement du pneumogastrique;

c. Des branches *pharyngiennes* destinées au muscle constricteur inférieur du pharynx;

d. Des branches *trachéennes* qui naissent en partie du récurrent droit;

e. Après avoir traversé le constricteur inférieur du pharynx, les récurrents, par leurs branches terminales, se rendent à tous les muscles du larynx, moins les muscles crico-thyroïdiens, qui sont animés par la branche laryngée externe du nerf laryngé supérieur.

Les nerfs récurrents n'envoient que des filets moteurs au larynx, tandis qu'ils envoient des filets nerveux mixtes à l'œsophage, au pharynx et à la trachée. Ces différents organes reçoivent, du reste, des nerfs spinal et pneumogastrique, une innervation directe et indirecte. L'innervation indirecte leur est transmise par l'intermédiaire des nerfs récurrents; leur innervation directe est donnée par des branches immédiatement émanées du spinal et du pneumogastrique.

Quant à savoir quelle part respective revient au spinal et au pneumogastrique dans les mouvements si compliqués de ces différents organes, de nombreux et mémorables travaux, dus aux physiologistes de notre pays (Cl. Bernard, Chauveau), ont permis de formuler les conclusions suivantes :

Le pneumogastrique est le nerf moteur de l'œsophage soit par ses branches directes, soit par l'intermédiaire du nerf récurrent. Le pneumogastrique et le spinal entrent pour une part dans l'innervation du pharynx, le constricteur inférieur reçoit des filets du pneumogastrique par l'intermédiaire du récurrent, et la partie supérieure du constricteur supérieur reçoit directement un rameau du spinal.

Parmi les muscles du larynx, les uns, et c'est le plus grand nombre, muscles constricteurs de la glotte et vocaux proprement dits, tirent leur innervation du nerf spinal par l'intermédiaire du récurrent; les autres reçoivent leur innervation du pneumogastrique, ce sont les crico-thyroïdiens, muscles tenseurs des cordes vocales qui reçoivent directement leur innervation du pneumogastrique par le nerf laryngé externe, et les thyro-aryténoïdiens postérieurs, muscles dilatateurs de la glotte, et par conséquent respiratoires, auxquels le pneumogastrique envoie ses filets par l'intermédiaire des récurrents.

Ces notions anatomiques étant posées, il nous sera facile de comprendre le mécanisme des symptômes énumérés plus haut dans le cas d'anévrysme aortique, type récurrent.

1° Les accès de dysphagie douloureuse, spasmes de l'œsophage (œsophagisme) et spasmes du pharynx (pharyngisme), s'expliquent facilement par l'excitation du nerf récurrent dont certaines branches se rendent à la partie supérieure de l'œsophage et au constricteur inférieur du pharynx. Ce sont bien là des symptômes d'excitation, et non de paralysie, car la dysphagie due à la paralysie d'un nerf récurrent serait incomplète et provoquerait une gêne continue, mais ne se traduirait pas par des accès paroxystiques et douloureux, accès qui sont le propre des spasmes musculaires.

2° Les accès de suffocation et de strangulation, ainsi que les troubles de la voix, ont aussi leur explication dans l'excitation du nerf récurrent. Pendant longtemps on a mal interprété ces troubles dyspnéiques. Les auteurs qui les mettaient sous la dépendance du nerf récurrent étaient dans le vrai, mais ils étaient dans le faux en les rapportant à la paralysie du nerf et au relâchement consécutif des cordes vocales. C'est Krishaber qui, en 1866, dans un mé-

moire « sur l'opportunité de la trachéotomie dans les anévrysmes de la crosse de l'aorte », a le premier donné, avec
une merveilleuse sagacité, la véritable interprétation de
ces accidents dyspnéiques[1]. Il faudrait citer tout entier ce
mémoire de quelques pages, où l'auteur se révèle expérimentateur aussi habile que clinicien consommé.

Voici les faits, tels qu'ils ont été établis par Krishaber.
Les accès de suffocation qui surviennent chez les gens
atteints d'anévrysme aortique ne sont pas dus à une paralysie du nerf récurrent comme on l'avait supposé; loir
d'être paralysé, le nerf récurrent est excité par le voisinage
de la poche anévrysmale; loin d'être relâchés, les muscles
du larynx sont contracturés à la suite de cette excitation;
la glotte, par conséquent, se trouve rétrécie spasmodique-
ment et la gêne de la respiration est due à ce rétrécissement. Cette assertion est confirmée par l'expérimentation
et par l'examen laryngoscopique.

La section d'un nerf récurrent chez un animal adulte produit le relâchement de la corde vocale correspondante et la
dysphonie, mais la respiration n'est en rien gênée. De même
la paralysie d'un nerf récurrent chez l'homme produit le relâ
chement et l'immobilité de la corde vocale correspondante
avec troubles vocaux, mais sans accès de suffocation. Cette
paralysie du nerf récurrent s'observe quelquefois dans le cas
d'anévrysme aortique, et M. Potain a publié une observation
où la paralysie de la corde vocale, constatée au laryngoscope,
permet de confirmer le diagnostic d'un anévrysme de l'aorte.

Lorsque, au contraire, on excite chez un animal les nerfs
récurrents, les muscles intrinsèques du larynx entrent en
action, et, comme les muscles constricteurs l'emportent de
beaucoup sur le muscle dilatateur qui est unique, la glotte
se trouve rétrécie et l'animal suffoque.

Le même phénomène se produit chez l'homme. Mais com·
ment se fait-il que l'excitation d'*un seul* nerf récurrent agisse
sur les deux cordes vocales à la fois et soit susceptible de

1. Krishaber. *Mémoires de la Société de biologie*, 1876, p. 152.

produire le spasme glottique; comment une excitation *uni-latérale* a-t-elle un effet *bilatéral*? Car enfin la paralysie d'un nerf récurrent n'entraîne que la paralysie de la corde vocale correspondante; pourquoi donc l'excitation d'un seul nerf, comme c'est le cas dans l'anévrysme aortique, ou dans toute autre tumeur médiastine, produit-elle le spasme des deux lèvres de la glotte et les accès de suffocation qui en sont la conséquence? Krishaber nous donne l'explication de ce fait intéressant en étudiant le rôle du muscle aryténoïdien.

Ce muscle aryténoïdien, muscle impair, qui s'implante sur les deux bords des cartilages thyroïdes, a toujours pour effet, lorsqu'il se contracte, de rapprocher ses deux insertions. C'est le seul muscle de l'économie qui étende simultanément son action aux deux côtés d'un organe symétrique. Aussi l'excitation de l'un des nerfs récurrents détermine, d'une part, le rétrécissement de la glotte interligamenteuse par l'action des muscles crico-aryténoïdien latéral et thyro-aryténoïdien du côté correspondant, et, d'autre part, l'occlusion complète de la glotte respiratoire par l'action bilatérale du muscle aryténoïdien. Il en résulte des troubles *respiratoires* et des troubles *vocaux*.

Ces résultats, fournis par l'expérimentation, ont été vérifiés sur un malade examiné au laryngoscope au moment d'un accès de suffocation provoqué par un anévrysme aortique. La corde vocale gauche (côté de l'excitation du nerf récurrent) était rapprochée du plan médian dans toute sa longueur; la corde vocale droite conservait son état normal dans ses deux tiers antérieurs, mais l'espace compris entre les cartilages aryténoïdes, c'est-à-dire la glotte respiratoire proprement dite, était complètement fermé. Il résultait de ce spasme glottique une gêne extrême de la respiration et la voix était altérée. L'altération de la voix était due à la tétanisation d'une corde vocale, au rapprochement forcé des aryténoïdes et à l'anxiété respiratoire. Dans une autre observation[1] la corde vocale gauche était parésiée et la

1. Poulalion. *Bull. de la Soc. anatomique*, 1898, p. 9.

voix était enrouée, bitonale ; mais, pendant les accès de suffocation, on voyait au laryngoscope que les deux cordes, sous l'influence d'un état spasmodique, oblitéraient presque complètement la glotte ; le spasme atteignait les *deux* cordes vocales, bien que le nerf gauche (fait vérifié à l'autopsie) fût le *seul* atteint par l'anévrysme de l'aorte.

Cette étude permet d'expliquer les accès de suffocation, de strangulation, de dysphonie, d'aphonie, de pharyngisme et d'œsophagisme qui accompagnent souvent l'anévrysme type récurrent. Suivant le cas, ces symptômes apparaissent isolément ou simultanément, ils se succèdent ou se combinent. Il est difficile d'expliquer pourquoi la présence d'une tumeur au niveau du nerf récurrent produit tantôt la paralysie du nerf, tantôt des symptômes d'excitation. Il semblerait, théoriquement, que le nerf doive être d'abord excité pendant une première période où ses fibres sont encore intactes, et plus tard paralysé pendant une seconde période où ses fibres sont dissociées et en partie détruites par la compression de la tumeur. Mais il n'en est rien ; dans certaines observations la phase paralytique s'établit d'emblée, sans avoir été précédée par une phase d'excitation, et, dans d'autres observations, on a constaté à l'autopsie une destruction presque complète du nerf récurrent, sans que pour cela le malade ait présenté de symptômes récurrents. Il est également difficile de dire pourquoi les symptômes d'excitation, suffocation, strangulation, surviennent sous formes d'accès intermittents, alors que la cause qui les détermine agit d'une façon continue ; mais c'est là une façon de procéder qui est assez habituelle aux troubles du système nerveux qui revêtent fréquemment la forme intermittente, alors que la cause qui les a provoqués est continue.

Quoi qu'il en soit, les symptômes, dont nous venons d'étudier longuement la cause et le mécanisme, permettent de localiser l'anévrysme dans le voisinage du nerf récurrent gauche, c'est-à-dire dans la région, grave par excellence, où se fait le plus habituellement l'ouverture de l'anévrysme dans la trachée et dans les bronches. L'anévrysme, je le répète, peut n'être pas volumineux, il peut ne pas dépasser le volume d'un œuf, d'une noix; mais, localisé dans cette région, il est fort redoutable.

Terminaison. — L'anévrysme aortique met plusieurs années à se développer, sa guérison est malheureusement l'exception et il provoque la mort de diverses manières. Dans la moitié des cas environ, la mort survient *sans* qu'il y ait eu rupture de l'anévrysme; le malade meurt de pneumonie, car la pneumonie suppurée est fréquente dans le cours de l'anévrysme aortique, il meurt de phthisie pulmonaire, d'asphyxie consécutive à la compression de la trachée et des bronches, d'accidents provoqués par la compression des vaisseaux pulmonaires ou de la veine cave; parfois, ainsi que dans les deux cas que j'ai récemment observés, il succombe à des accès d'angine de poitrine.

Quand la mort est la conséquence de la *rupture* de l'anévrysme, la rupture se fait par ordre de fréquence dans la trachée et les bronches, dans la plèvre, dans le péricarde, dans les poumons, dans l'œsophage, et très rarement vers la peau[1].

1. Voici quelle est la fréquence relative de ces perforations (Ball et Charcot. *Dictionn. des sciences médicales*, t. V, p. 546) :

Oreillette droite		1
Péricarde		8
Artère pulmonaire		2
Plèvre	gauche	11
	droite	8
Médiastin antérieur		8
Poumon gauche		6
Trachée		5
Bronches	gauche	5
	droite	1
	deux bronches	5
Œsophage		5
Duodénum		1
Péritoine		2
Sous le péritoine		5
Tissu cellulaire de la paroi thoracique antérieure		2
Rupture à l'extérieur		4
Mort sans rupture		54

Lorsqu'un anévrysme aortique s'ouvre dans la trachée ou dans une bronche, *l'hémoptysie* qui en est la conséquence est parfois si violente et si subite que la mort survient en quelques minutes. J'ai observé cette mort presque foudroyante chez un des malades dont l'observation est consignée dans la thèse d'un de mes élèves, M. Verdié, et chez un autre malade dont l'observation a été rapportée par mon interne M. Barbe [1]. Mais, dans d'autres cas, l'anévrysme aortique, quel que soit le lieu de sa rupture, peut provoquer une série de petites hémorrhagies, qui durent des jours et des semaines avant d'entraîner la mort. Dans un certain nombre d'observations, le malade rend pendant plusieurs jours, à plusieurs reprises, des crachats sanglants, qui sont comme le prélude de la terrible hémoptysie qui doit l'emporter plus tard. J'ai été témoin d'un fait de ce genre, dont l'observation a été rapportée par mon interne M. Jean [2].

L'ouverture de l'anévrysme dans la *plèvre* est un mode de terminaison assez fréquent ; le sang peut s'infiltrer lentement dans la plèvre et produire un hématome pleural dont on méconnaît parfois l'origine. On pratique une ou deux thoracentèses, et, lorsque le malade meurt, on est surpris de trouver à l'autopsie un épanchement de sang dans la plèvre, consécutif à l'ouverture d'un anévrysme aortique.

L'ouverture dans le *péricarde* n'est pas rare, puisque M. Godart a réuni 47 observations [3].

L'ouverture de l'anévrysme à la *peau* se fait dans des conditions différentes : tantôt la perforation se fait à l'extérieur, tantôt la rupture est sous-cutanée et il en résulte un épanchement sanguin diffus qui peut envahir plusieurs régions et se propager au loin [4].

<hr>

1. *Bull. de la Société clinique*, 1884.
2. Jean. *Bulletin de la Société anatomique*, 1877.
3. Godart. Th. de Paris, 1880.
4. Rauzier. Montpellier, 1890. — Pétrowitch. *Anévrysmes diffus thoraciques*. Th. de Paris, 1890.

Diagnostic — L'anévrysme de l'aorte thoracique et l'aortite chronique avec athérome et dilatation générale de l'aorte ont bien des symptômes communs; les douleurs, la dyspnée, les accès d'angine de poitrine s'observent dans les deux cas, les ruptures de l'aorte et les hémorrhagies consécutives s'observent également dans les deux cas; mais, contrairement à la dilatation générale, l'anévrysme *forme tumeur*, et c'est justement cette tumeur, souvent saillante et résistante, qui est l'origine des signes distinctifs; c'est la tumeur qui transforme les caractères des pouls radiaux, c'est la tumeur qui, par ses battements, donne la sensation de deux cœurs dans la poitrine, c'est la tumeur qui détermine la compression de la trachée avec cornage, la compression des veines avec œdèmes et dilatations variqueuses consécutives, la compression du nerf récurrent avec tous les symptômes que j'ai longuement étudiés.

Les *tumeurs du médiastin* déterminent, elles aussi, des symptômes de compression, mais ces tumeurs (cancer, adénopathie) ne présentent ni un double centre de battements, ni les souffles de l'anévrysme, ni l'inégalité et le défaut de synchronisme des deux pouls.

Il faut faire également le diagnostic de l'anévrysme *artérioso-veineux* de l'aorte, car l'aorte peut communiquer avec la veine cave supérieure, avec les oreillettes, l'artère pulmonaire et le ventricule droit, mais ce diagnostic est parfois fort difficile, les symptômes ne sont habituellement que l'exagération des symptômes qu'avait fait naître préalablement la compression d'un tronc veineux, œdème, cyanose, circulation collatérale, tendance au coma. À l'auscultation on peut percevoir un bruit de souffle continu avec redoublement au moment de la systole cardiaque.

Reste à faire enfin le diagnostic entre l'anévrysme de l'aorte et l'anévrysme du tronc brachio-céphalique. Dans ce dernier cas les signes distinctifs sont les suivants : saillie de la clavicule droite; voussure et matité de la région claviculaire droite; battements et souffles localisés à cette région; compression veineuse droite, stase jugulaire à droite, douleurs cervicales et trachéales plus intenses du côté droit.

Traitement. — Le *traitement* de l'anévrysme de l'aorte est général et local. Le traitement local de la poche anévrysmale par l'électro-puncture[1] a donné de bons résultats; ce moyen, encore à l'étude, a paru d'une certaine efficacité[2]. On ne peut encore se prononcer sur les injections de gélatine (Lancereaux). Le traitement mercuriel sera étudié au chapitre suivant au sujet des anévrysmes syphilitiques.

§ 7. SYPHILIS DE L'AORTE
ANÉVRYSMES AORTIQUES SYPHILITIQUES

Dans mes cliniques de l'Hôtel-Dieu[3], j'ai consacré trois leçons à cette importante question; elles me serviront à écrire ce chapitre de pathologie.

Discussion. — Aortite subaiguë et chronique, dégénérescence athéromateuse et gommeuse, lésions de l'orifice aortique et des valvules sigmoïdes, grands anévrysmes, anévrysme sacciforme à type récurrent, petits anévrysmes multiples et cupuliformes, coronarite oblitérante, coronarite avec anévrysmes miliaires : telles sont les nombreuses lésions aortiques que peut engendrer l'infection syphilitique.

La syphilis aortique ne se traduit pas toujours, il s'en faut, par des lésions diffuses; dans bien des cas, ces lésions se cantonnent à tel ou tel segment du vaisseau, réalisant

---

1. Dujardin-Beaumetz et Proust. *Trait. des anévr. aort. par l'électro-puncture.* Assoc. franç. pour l'av. des sciences. Paris, 1878.

2. Chalmeil. Traitement des anévrysmes de l'aorte thoracique. *Revue de médecine*, août 1887.

3. *Clin. méd. de l'Hôtel-Dieu*, 1897. Syphilis de l'aorte, 4e, 5e et 6e leçons.

ainsi une sorte d'*aortite segmentaire*, qui n'est pas sans analogie avec les artérites segmentaires syphilitiques. Il en résulte des types cliniques distincts qui se présentent avec un ensemble de signes et de symptômes qui leur sont propres. Aussi ne sera-t-il plus suffisant, à l'avenir, de décrire en bloc les altérations syphilitiques de l'aorte thoracique; il faudra, dans la mesure du possible, dégager certaines modalités, ainsi que je m'efforcerai de le faire dans ce chapitre.

Mais avant tout il faut être bien convaincu que les lésions aortiques que nous allons étudier sous la rubrique de lésions syphilitiques sont bien de nature syphilitique: ceci ne devra laisser aucun doute dans l'esprit[1].

La connaissance des artériopathies syphilitiques est de date récente; il n'y a pas longtemps que de bons esprits doutaient de l'action de la syphilis sur les artères, et aujourd'hui encore on trouve des auteurs quelque peu rebelles aux notions que je vais exposer concernant l'action de la syphilis sur l'aorte[1]. Que la syphilis frappe les artères, au même titre que bon nombre de maladies infectieuses, cela n'a rien de surprenant, et il est évident que les artérites syphilitiques doivent rentrer dans le cadre des artérites infectieuses. Le *tréponème* a été constaté dans les parois aortiques; ainsi que nous le verrons dans un instant, il crée les lésions de l'aortite syphilitique comme il crée les lésions des artérites syphilitiques. Quant au diagnostic de ces lésions syphilitiques, il trouve des arguments concluants dans l'efficacité du traitement spécifique et aussi dans d'autres considérations.

En effet, quand un syphilitique atteint de lésions tertiaires est pris en même temps d'artérite syphilitique oblitérante ou ectasiante dans des régions *accessibles à la vue* (membres et visage), et quand ce syphilitique, soumis au traitement spécifique, guérit en même temps de ses lésions tertiaires et de son artérite, il est évident que l'artérite en question était de nature syphilitique.

---

1. Jaccoud. *Leçons cliniques de la Pitié*, 1887, p. 527.

Quand un individu, jeune encore, n'ayant eu jusque-là aucune raison pour avoir ni artérite, ni athérome, vient à contracter la syphilis, et quand cet individu, *dès les premiers mois* de son infection syphilitique, est atteint d'artérite cérébrale, aboutissant tantôt à l'oblitération de l'artère avec toutes ses conséquences, tantôt à l'anévrysme et à sa rupture (voir le chapitre de la syphilis cérébrale), il n'est pas possible de nier une relation directe entre la syphilis et l'artériopathie.

Eh bien, la syphilis qui atteint ainsi avec une prédilection marquée les artères cérébrales et qui frappe également les artères périphériques, la temporale, la radiale, la poplitée, la fémorale, le tronc brachio-céphalique, la syphilis n'a point de raison pour ménager l'aorte, et elle ne la ménage pas en effet. Quand une aortite avec anévrysme se déclare chez un jeune homme, à la sixième année d'une infection syphilitique, alors qu'on ne trouve chez cet homme aucune autre cause capable d'expliquer l'aortite, il est rationnel de mettre la lésion de l'aorte sur le compte de la syphilis (observation de Kalindéro et Babes). — Quand un individu, quatre ans, six ans, dix ans après son infection syphilitique, est pris des douleurs angoissantes d'une aortite, et quand cette aortite guérit sous l'influence du traitement spécifique, il est naturel de mettre l'angine de poitrine et la lésion de l'aorte sur le compte de la syphilis (observations de Hallopeau, de Rumpf, de Vicenzo Vitone et observation personnelle). — Quand, chez un syphilitique, se déclare une artérite sylvienne oblitérante qui cède au traitement spécifique il est rationnel d'attribuer à la syphilis cette artérite cérébrale, et si ce même individu, quelques années plus tard, est atteint d'aortite avec anévrysme, il est tout aussi naturel d'attribuer à la syphilis la lésion aortique (observation personnelle). — Quand une aortite avec son cortège symptomatique apparaît chez un individu atteint de syphilides pustulo-crustacées, il est bien difficile de ne pas admettre que ce sont là deux manifestations tertiaires syphilitiques, se faisant simultanément ou successivement, l'une à la peau, l'autre à l'aorte (observations personnelles). — Quand une perforation syphilitique de la voûte palatine se déclare chez une femme atteinte d'anévrysme aortique, on est bien en droit d'admettre que, chez cette femme, les manifestations tertiaires de la syphilis ont atteint successivement l'aorte et la voûte palatine (observation de Jaccoud). — Quand un anévrysme de l'aorte survient chez un syphilitique qui a également des lésions syphilitiques, de l'os pariétal, du foie, du testicule, on peut affirmer que la lésion aortique est également d'origine syphilitique (observation de Buehle[1]).

Tous ces arguments me paraissent décisifs. L'aorte n'est pas à l'abri, il s'en faut, des coups de la syphilis; mais ce qu'on peut dire, c'est que ces coups sont généralement *tardifs*. Sous ce rapport, il y a quelque différence entre la syphilis des artères cérébrales et la syphilis de l'aorte. En effet, tandis que la syphilis peut agir d'une façon précoce et même très précoce, sur les artères de l'encéphale, au point que ces artérites peuvent apparaître au cinquième, sixième mois de l'infection, je ne crois pas que pareille précocité ait jamais été observée à l'aorte. Quand je rappelle mes souvenirs, quand je reprends une à une les observations concernant les lésions syphilitiques de l'aorte, je vois partout que ces lésions n'ont apparu qu'à une époque tertiaire déjà avancée. Ainsi, chez trois de mes malades de l'Hôtel-Dieu, la syphilis de l'aorte n'est survenue que quatorze ans et vingt ans après le chancre infectant; chez deux de mes malades de l'hôpital Necker, l'aorte n'a été atteinte qu'à une période avancée de la syphilis; chez un de mes malades de l'hôpital Saint-Antoine, les premiers signes de l'anévrysme aortique apparurent dix-huit ans après la syphilis; chez un malade de M. Duguet, les lésions aortiques ne survinrent que vingt ans après l'infection

---

1. Lésions artérielles de la syphilis. Thibierge. *Gaz. des hôpit.*, 26 janvier 1889.

syphilitique. M. Mauriac estime que les lésions aortiques surviennent douze ans en moyenne après le chancre syphilitique, et je considère comme des plus précoces le cas de M. Kalindéro, dans lequel l'anévrysme syphilitique de l'aorte survint sept ans après le chancre, et les cas de MM. Rumpf et Vicenzo Vitone concernant des aortites syphilitiques survenues à la quatrième et sixième année de l'infection. Ces remarques ont leur importance; elles permettent de consigner ce fait, que, si l'artérite cérébrale est à redouter dès la première année de l'infection syphilitique, on n'a rien à craindre des aortites pendant bien des années.

L'aortite, comme toutes les artérites syphilitiques, est due au *tréponème*; on l'a trouvé dans les parois de l'aorte, dans la tunique moyenne, dans l'endartère. Cette constatation explique l'efficacité du traitement mercuriel.

Division. — Éudions les lésions et les localisations syphilitiques de l'aorte. Ces lésions diffèrent peu des lésions d'aortite banale; on y retrouve l'athérome sous ses différents aspects et aux différentes phases de son évolution ; mêmes déformations du vaisseau, même tendance à l'ectasie et aux anévrysmes. Rien, je le répète, ne peut servir à différencier les lésions de l'aortite chronique syphilitique des lésions des aortites chroniques d'autre provenance. Il est cependant un point intéressant, c'est que l'aorte est parfois le siège de véritables gommes pouvant donner naissance à une série de petits anévrysmes cupuliformes que certains auteurs ont regardés comme caractéristiques de la syphilis.

Ces différentes lésions de l'aorte syphilitique, épaississement, induration, athérome, gommes, dilatation, anévrysmes, etc., sont quelquefois diffuses, et indistinctement réparties sur l'aorte thoracique ; mais, parfois aussi, *elles se cantonnent en une région nettement déterminée*, réalisant ainsi des types anatomiques et cliniques que je vais décrire.

Pour mettre un peu d'ordre dans notre description, je propose la classification suivante, basée sur les localisations de la syphilis aortique :

A. — Aortite syphilitique sus-sigmoïdienne.

B. — Syphilis de l'orifice aortique avec insuffisance aortique.

C. — Grands anévrysmes de l'aorte.

D. — Anévrysme type récurrent.

E. — Petits anévrysmes multiples, cupuliformes.

F. — Coronarite oblitérante et anévrysmes miliaires des coronaires.

Cette classification n'a rien d'absolu, il s'en faut; elle ne concerne pas les cas, où l'aortite syphilitique se diffuse sur l'aorte thoracique, mais elle est parfaitement applicable aux cas assez nombreux dans lesquels l'aortite syphilitique se localise ou prédomine en une région circonscrite de l'aorte, à la façon des artérites *segmentaires*.

A. AORTITE SYPHILITIQUE SUS-SIGMOIDÏENNE

Dans ce type, la lésion syphilitique se cantonne à la première portion de l'aorte ascendante, formant ainsi une

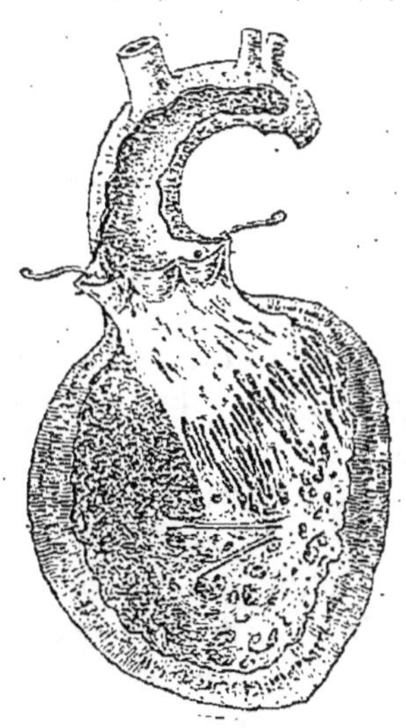

sorte d'aortite segmentaire qu'on pourrait appeler *aortite sus-sigmoïdienne*. Sur la planche ci-dessus, l'aorte est largement ouverte et on voit la région sus-sigmoïdienne qui occupe une certaine étendue au-dessus des trois valvules sigmoïdes et des deux artères coronaires. C'est cette aortite syphilitique *sus-sigmoïdienne* que nous allons d'abord étudier.

En pareille circonstance, l'aortite syphilitique ne se traduit que par des symptômes douloureux et angoissants (*angor pectoris*). La douleur, légère ou violente, passagère ou continue, quelquefois paroxystique et terrible, avec étouffements et constriction thoracique, avec toutes les irradiations de l'angor pectoris, a son point maximum à la région sternale, à la région précordiale. Cette région est douloureuse à la pression.

Chez un malade atteint de ces symptômes douloureux et angoissants, l'attention est aussitôt appelée du côté de l'aorte; on percute, mais on peut ne pas trouver d'ampliation du vaisseau; on ausculte, mais on ne constate aucun souffle, aucune lésion de l'orifice aortique. En pareille circonstance, et en l'absence de toute lésion appréciable, on fait toutes les suppositions possibles, on pense à une névralgie du plexus cardiaque, au tabagisme, à l'hystérie, à la cardialgie du tabes, en un mot à toutes les causes capables de provoquer des névralgies cardiaques, et on ne pense pas assez à la syphilis, parce que cette syphilis date déjà de dix, douze ou quinze ans, et, il faut le dire, parce que cette aortite syphilitique sus-sigmoïdienne n'a pas encore été suffisamment décrite. Je la considère, pour ma part, comme l'une des manifestations les plus fréquentes de la syphilis aortique : le siège et la nature des douleurs qu'elle suscite suffisent pour attirer l'attention et pour conduire au diagnostic.

Ces douleurs n'ont rien qui doive nous surprendre; il n'est pas nécessaire de grandes théories pour les expliquer; n'oublions pas que les artérites syphilitiques sont souvent extrêmement douloureuses; un malade de Leudet avait de très vives douleurs aux artères temporales, atteintes d'artérite syphilitique; un de mes malades souffrait beaucoup de l'artère radiale atteinte d'anévrysme syphilitique; les gens qui ont des artérites cérébrales syphilitiques (tronc basilaire, sylvienne), ont *parfois des céphalées terribles* provoquées par leur artérite. Même remarque s'applique à l'aortite syphilitique; pourquoi ne serait-elle pas, elle aussi, extrêmement douloureuse alors que l'aorte confine aux nerfs du plexus cardiaque toujours prêt à reproduire le syndrome de l'angor pectoris? La douleur sternale, rétro-sternale, angoissante, avec irradiations au cou et au bras gauche, tout cela peut être le fait de l'aortite syphilitique, surtout lorsqu'elle occupe le segment sus-sigmoïdien.

Les quelques observations que je vais citer prouvent la vérité de ce que j'avance. Il y a une quinzaine d'années, je voyais avec M. Potain une dame, encore jeune, atteinte de crises violentes d'angine de poitrine. Les douleurs étaient venues progressivement depuis quelques semaines et avaient fini par atteindre une très vive intensité. Ces douleurs étaient continues, entrecoupées de crises paroxystiques, angoissantes, ayant tous les caractères de l'angor pectoris. L'*orifice aortique était sain*, l'aorte n'était nullement dilatée; cette femme n'était pas à l'âge de l'athérome, et nous ne trouvions chez elle aucune cause d'aortite; le tabagisme, l'hystérie, le tabes, ne pouvaient être incriminés. Contre ces douleurs, tous les traitements furent employés sans succès; la glace en permanence donnait seule quelque soulagement. Sur ces entrefaites, apparut une ulcération tertiaire syphilitique de la cuisse droite. Le traitement spécifique fut aussitôt mis en usage; l'ulcération ne fut pas longue à guérir, mais, chose plus remarquable, les douleurs de l'angor pectoris diminuèrent très rapidement d'intensité et disparurent complètement. Or, je le demande, qu'avait donc cette malade, sinon une poussée d'aortite syphilitique, qui avait laissé intact l'orifice aortique, et qui s'amenda rapidement sous l'influence du traitement spécifique, alors qu'elle avait résisté à tous les autres moyens mis en usage.

Il y a quelques années, je voyais avec MM. Duplay et Ramond un monsieur âgé d'une cinquantaine d'années, ayant une syphilis tertiaire serpigineuse qui avait ravagé une partie de la cuisse droite. A la suite d'un traitement intense et prolongé, le malade finit par guérir. Cinq ans plus tard, il vint me consulter pour des douleurs très vives qu'il éprouvait à la région cardio-aortique. L'auscultation la plus minutieuse ne me permit de découvrir aucune lésion de l'orifice aortique. Je pensai à une poussée d'aortite syphilitique sus-sigmoïdienne, sans empiètement sur l'orifice. Instruit par la syphilis tertiaire serpigineuse constatée chez le malade cinq ans avant, je prescrivis un traitement spécifique qui ne fut pas agréé par le malade. A dater de ce moment je ne sais ce qui advint, mais quelques mois plus tard M. Ramond fut appelé la nuit en toute hâte auprès de ce monsieur qui était en proie aux douleurs précordiales les plus terribles, et qui succomba en quelques heures aux conséquences de cette aortite qu'il n'avait pas voulu soigner.

M. Hallopeau a publié, sur le sujet qui nous intéresse, un très intéressant mémoire[1] dans lequel il met en relief l'angine de poitrine syphilitique. Le malade observé par M. Hallopeau était un homme de trente-six ans ayant eu, dix ans avant, une syphilis bénigne régulièrement traitée. Il fut pris pendant la nuit de vives douleurs à la région précordiale avec irradiations à l'épaule gauche et angoisse profonde. Les jours suivants la même crise angoissante et douloureuse se reproduisit plusieurs fois dans les 24 heures, les douleurs poussant leurs irradiations jusqu'au coude gauche et jusqu'à l'extrémité des trois derniers doigts. Ces symptômes d'angine de poitrine disparurent complètement par le traitement mixte mercuriel et ioduré.

Dans le mémoire auquel je viens de faire allusion, M. Hallopeau a réuni les trois observations suivantes : la première

---

1. Hallopeau. *Annales de dermatologie et de syphiligraphie*, décembre 1887.

de ces observations, rapportée par Rumpf, concerne un homme de vingt-neuf ans, ayant eu six ans avant un chancre syphilitique suivi d'accidents secondaires, quand il éprouva des douleurs violentes à la région précordiale avec irradiations dans le dos et au bras gauche. Ces crises douloureuses revenaient sous forme d'accès et s'accompagnaient de sensations de constriction thoracique, d'angoisse et de palpitations; elles furent d'abord assez espacées, puis elles devinrent quotidiennes. L'auscultation ne décelait aucun bruit anormal à l'orifice aortique, ce qui prouve que l'aortite sus-sigmoïdienne *n'avait pas empiété sur l'orifice aortique*. L'âge du sujet excluait l'athérome, la syphilis seule pouvait être incriminée. Le traitement donna raison au diagnostic et la guérison survint d'une façon définitive.

Les deux autres observations sont dues à Vicenzo Vitone. L'un de ses malades, âgé de trente-quatre ans, fut pris, quatre ans après sa syphilis, de céphalée avec accidents vertigineux et plus tard de crises de douleurs précordiales avec angoisse, suffocation, et irradiations dans le bras gauche. Ces accès se reproduisaient plusieurs fois par jour. A l'auscultation on ne constatait *aucune lésion de l'orifice aortique*, sans doute parce que l'aortite était cantonnée au segment sus-sigmoïdien. Il s'agissait bien d'accidents syphilitiques, car des injections sous-cutanées de un centigramme de sublimé, pratiquées tous les jours, arrêtèrent ces accès d'angor pectoris.

L'autre observation de Vicenzo Vitone concerne également un syphilitique atteint d'accès d'angine de poitrine, se renouvelant plusieurs fois par jour, sans qu'il fût possible de découvrir à l'auscultation *la moindre lésion de l'aorte ou du cœur*. Cette fois encore, les accidents d'angor pectoris, certainement tributaires de l'aortite syphilitique sus-sigmoïdienne, furent guéris par des injections sous-cutanées de calomel.

Voilà un nombre respectable d'observations qui prouvent que l'aortite syphilitique peut être extrêmement douloureuse; et de même que l'artérite syphilitique cérébrale trahit sa présence par la céphalée, de même l'aortite trahit sa présence par les symptômes habituels de l'angine de poitrine, depuis les formes atténuées jusqu'aux formes les plus terribles. Tant que la lésion reste limitée au segment sus-sigmoïdien de l'aorte, tant que les valvules sigmoïdes ne sont pas envahies, tant que l'orifice aortique reste sain, on ne perçoit ni autres signes ni autres symptômes; les symptômes d'angor pectoris sont seuls témoins de la lésion, ils sont du reste suffisants pour mettre sur la voie du diagnostic.

Je ne saurais donc trop appeler l'attention sur cette aortite syphilitique sus-sigmoïdienne, qui, je le répète, est une des localisations de prédilection de la syphilis de l'aorte. Trop souvent, en face d'un malade atteint d'angine de poitrine, et qui n'est pas athéromateux, qui n'a ni lésion de l'orifice aortique ni ectasie de l'aorte, trop souvent on incline vers le diagnostic de simple névralgie aortique, névralgie tabagique, hystérique, arthritique, on méconnaît la nature véritable du mal; on accuse le malade de trop fumer ou de trop boire; on supprime chez lui le tabac, le thé, l'alcool, et on se figure avoir fait une thérapeutique suffisante; c'est une erreur. On n'est pas assez familiarisé avec cette idée que l'aortite peut éclater dix, douze, quinze ans après l'infection syphilitique, à une époque où le malade lui-même n'y pense déjà plus, et on ne réfléchit pas assez à ce fait, que cantonnée au *segment sus-sigmoïdien*, l'aortite peut ne susciter d'autres symptômes que ceux de l'angor pectoris sans signes orificiels. Or il est d'autant plus important de ne pas commettre une erreur, que cette aortite syphilitique, prise à temps, à ses débuts, est habituellement curable, tandis que livrée à elle-même elle peut aboutir aux plus funestes conséquences, à l'envahissement des valvules sigmoïdes et des artères coronaires, à l'ectasie de l'aorte, à la formation d'anévrysmes cupuliformes, à la rupture du vaisseau.

B. SYPHILIS DE L'ORIFICE AORTIQUE

INSUFFISANCE AORTIQUE SYPHILITIQUE

Après avoir décrit l'aortite syphilitique du segment sus-sigmoïdien, étudions-la dans son extension à la région orificielle, et voyons ce qu'elle fait de l'orifice aortique et des valvules sigmoïdes. Pour donner une idée de ce processus, je n'ai qu'à retracer l'histoire d'un de mes malades de l'Hôtel-Dieu. Cet homme, âgé de quarante-cinq ans, gardien de la paix, d'apparence très vigoureuse, éprouve depuis quelque temps des douleurs cardiaques si angoissantes, des étouffements si pénibles, qu'il ne lui est pas possible de continuer son métier. Il ne peut plus garder sa tunique boutonnée, car la moindre pression à la région sternale lui est insupportable. En outre, à l'occasion du moindre mouvement, et parfois sans cause apparente, éclatent des crises d'angine de poitrine avec tout leur cortège symptomatique.

Depuis quelque temps, la situation est devenue intolérable : cet homme ne peut balayer sa chambre, il ne peut se promener, même très lentement, d'un arbre à un autre, ainsi que le font les gardiens de la paix dans leur pérégrination, sans être pris d'angoisse et de suffocation qui l'arrêtent net. La percussion de la région sterno-costale provoque d'assez vives douleurs. A l'auscultation, on constate que cette angine de poitrine est associée à une aortite avec lésions valvulaires et insuffisance aortique.

Ce premier diagnostic étant posé, il fallait le compléter et connaître la cause de la lésion aortique et de l'angine de poitrine. Or, notre malade n'est pas atteint d'artériosclérose au vrai sens du mot, ce n'est pas un rénal, car il n'a ni albuminurie, ni aucun des petits accidents du brightisme, c'est un aortique, avec insuffisance de l'orifice et hypertrophie du cœur.

L'insuffisance aortique est ici consécutive à une lésion de l'aorte et non pas à une lésion du cœur; les valvules sigmoïdes ont été envahies du côté de l'endartère et non pas du côté de l'endocarde. Ce qui permet d'établir cette distinction, c'est que l'insuffisance aortique consécutive aux lésions de l'endocarde, celle qu'on voit le plus habituellement chez les rhumatisants, cette insuffisance-là est rarement douloureuse, elle peut poursuivre son évolution pendant un temps assez prolongé sans provoquer les crises douloureuses et dyspnéiques de l'angine de poitrine. Au contraire, l'insuffisance aortique consécutive aux lésions de l'aorte est précédée et accompagnée des symptômes douloureux et angoissants que provoquent les aortites.

Mais il ne suffit pas d'avoir fait chez notre homme le diagnostic d'aortite et d'insuffisance aortique, il faut encore savoir quelle est la cause de ces lésions. Or, il a été jusqu'ici indemne de toute maladie infectieuse pouvant provoquer l'aortite, mais il a eu, il y a dix-sept ans, un chancre syphilitique suivi d'adénopathies inguinales, de plaques muqueuses de la bouche, etc. J'étais donc autorisé à faire le diagnostic d'aortite syphilitique avec insuffisance valvulaire. Le traitement a confirmé le diagnostic. J'ai fait pratiquer une quinzaine d'injections mercurielles (solution de bi-iodure de mercure), et l'on a recommencé une nouvelle série qui a duré encore douze jours. L'amélioration est survenue progressivement; elle était même si satisfaisante, six semaines après son entrée à l'hôpital, que le malade était capable de reprendre son service de gardien de la paix. Depuis cette époque, cet homme est revenu nous voir plusieurs fois ; on le soumet au traitement mercuriel et les grands accidents n'ont plus reparu.

Cette observation est un type d'insuffisance aortique associée à l'aortite syphilitique. La lésion de l'orifice n'a nullement été améliorée par le traitement; le souffle aortique du second temps a conservé sa même intensité,

parce que la lésion orificielle est confirmée et irrémédiable ;
mais du moins le traitement a eu la plus grande efficacité
sur les symptômes dyspnéiques et douloureux, on peut
espérer que la lésion ne sera pas fatalement progressive et
pourra être enrayée.

Pendant sept ans, je n'avais plus entendu parler de cet
homme, quand au mois de septembre 1905 il vient nous
voir à l'Hôtel-Dieu ; je le reconnais aussitôt et je lui demande
des nouvelles de sa santé.

« Monsieur, me dit-il, depuis sept ans je n'ai plus rien
éprouvé, ni douleurs, ni oppression ; je me suis retiré chez
moi dans l'Ardèche, je travaille mon bien et, en plus de
cela, je vais en journée travailler le bien des autres. Je me
porte à merveille, il n'y a pas mon pareil à trois lieues à la
ronde, je pioche, je laboure toute la journée, et même, en
été, je moissonne de quatre heures du matin à huit heures
du soir. »

Voilà comment me parlait l'homme que nous avions soigné sept ans avant pour une terrible angine de poitrine qui
semblait devoir provoquer la mort à bref délai. Mais, par
bonheur, cette angine de poitrine était de nature syphilitique et les injections de bi-iodure d'hydrargyre avaient
accompli ce beau succès thérapeutique. Quant à la lésion
valvulaire, elle persiste toujours, avec le même souffle d'insuffisance aortique que nous entendions il y a sept ans,
mais on dirait qu'elle est devenue inoffensive. Le brave
homme est reparti pour l'Ardèche « travailler son bien et le
bien des autres » ; peut-être me sera-t-il donné de le revoir
en aussi bon état dans quelques années[1].

1. Dieulafoy. *La Presse médicale*, 21 avril 1906.

C. ANÉVRYSMES SYPHILITIQUES DE L'AORTE

Mon opinion est que les anévrysmes de l'aorte sont, le plus souvent, comme les aortites, d'origine syphilitique. Plus je vais, et plus je vois que la syphilis a pour l'aorte une prédilection bien marquée. On ne saurait donc attacher trop d'importance à ce diagnostic pathogénique précoce. Tout le traitement en dépend.

L'aortite syphilitique peut aboutir à la déformation, à la dilatation du vaisseau et à la production d'anévrysmes de toutes dimensions ; on en voit même qui prennent des proportions considérables, ainsi que le témoigne la planche ci-dessous, concernant un de mes malades de l'Hôtel Dieu

Chez cet homme, atteint d'anévrysme de la crosse, les premiers avertissements de la lésion aortique datent de deux ans ; le malade éprouva de violentes douleurs à la

région cervicale gauche, et au bras gauche sans aucun
symptôme d'angor pectoris. Il était si peu oppressé qu'il
pouvait, sans le moindre essoufflement, se livrer aux
travaux fatigants de sa profession et monter plusieurs
étages en portant sur ses épaules des poids assez considérables. Les vives douleurs qu'il éprouvait n'avaient pas
les caractères des douleurs angoissantes et dyspnéiques
qui caractérisent les aortites des types précèdents. Il faut
dire que la localisation des lésions était toute différente, et
tandis que, chez les autres malades, l'aortite sus-sigmoïdienne retentissait sur les branches du plexus cardiaque,
sous forme d'angine de poitrine, ici l'anévrysme de la portion terminale de la crosse de l'aorte laissait intact le territoire du plexus cardiaque, mais retentissait sur les branches
du plexus branchial.

Dès le début de ses névralgies cervico-branchiales, cet
homme fut à l'hôpital Saint-Louis consulter M. Fournier,
qui porta le diagnostic d'anévrysme syphilitique de l'aorte.
Ce malade est en effet un syphilitique; il a eu, à l'âge
de vingt-trois ans, un chancre suivi d'accidents secondaires, puis il a été pris en 1884 d'endartérite syphilitique
oblitérante de l'artère sylvienne gauche, pour laquelle
je lui ai donné des soins à l'hôpital Saint-Antoine. A cette
époque, après une période de céphalée violente, se déclara
une hémiplégie droite avec aphasie; je vis le malade
quelques jours après les accidents et je prescrivis, sans
perdre un instant, un traitement intense (frictions mercurielles et iodure de potassium); l'aphasie et l'hémiplégie s'amendèrent progressivement jusqu'à complète guérison.

Dix ans après cette atérite cérébrale syphilitique, cet homme
fut pris d'une aortite de même nature, dont l'anévrysme fut
l'aboutissant. Tous ces détails étaient connus de M. Fournier,
qui n'hésita pas à voir dans ces différentes manifestations
la signature d'une syphilis, qui à dix ans de distance frappait
l'artère sylvienne et l'artère aorte. La preuve que cette
aortite était bien de nature syphilitique, c'est que le traite-

ment institué par M. Fournier, les frictions mercurielles et l'iodure de potassium eurent raison des névralgies cervico-brachiales qu'aucun autre traitement n'avait pu calmer. L'anévrysme, lui, ne fut point modifié, car il s'agissait là de lésions anciennes qui ne rétrocèdent pas, mais les symptômes extrêmement douloureux provoqués par cet anévrysme cédèrent complètement au traitement spécifique. Cet homme est venu nous trouver pour ces mêmes névralgies qui dans ces derniers temps étaient devenues intolérables, je l'ai énergiquement traité, et sous l'influence du traitement spécifique les douleurs et l'insomnie ont disparu.

Autre observation : En 1884, je recevais à l'hôpital Saint-Antoine un malade de trente-six ans atteint d'un énorme anévrysme syphilique de l'aorte. Cet homme avait eu à l'âge de quinze ans une syphilis qui fut suivie plus tard d'ulcérations tertiaires avec cicatrices indélébiles, et d'exostoses très douloureuses. Vers la fin de 1882, seize ans après le chancre, apparurent à l'épaule droite des douleurs revenant d'abord par accès, plus intenses la nuit, douleurs qui s'étendirent à tout le bras et au côté droit de la poitrine. En juin 1883, survint un œdème de la paroi thoracique du côté droit avec dilatation veineuse considérable. Vers cette époque, M. Millard, ayant constaté des battements à droite du sternum, diagnostiqua un anévrysme aortique syphilitique et prescrivit le sirop de Gibert et l'iodure de potassium. Sous l'influence du traitement, l'œdème et la circulation collatérale disparurent, mais bientôt les douleurs reprirent avec intensité et le malade fut reçu dans mon service. Je constatai à droite du sternum, à la place des premières côtes, qui avaient disparu, un anévrysme volumineux, de 7 centimètres sur 5, dans ses deux diamètres.

Les douleurs étaient si vives au bras et à l'épaule, que le malade était absolument privé de sommeil et de repos. Il était indéniable que cet homme avait été atteint d'une série d'accidents syphilitiques dont le dernier était l'anévrysme de l'aorte. Je fis pratiquer des frictions mercurielles et je donnai l'iodure de potassium à la dose croissante de 6 à 18 grammes par jour. Le résultat du traitement ne se fit pas attendre : les douleurs diminuèrent, les nuits devinrent meilleures, mais on ne put constater aucune modification appréciable dans l'état de l'anévrysme. Un jour, vers midi, le malade fut pris d'une hémoptysie foudroyante et succomba en quelques minutes.

A l'autopsie, énorme dilatation de l'aorte ascendante et de la crosse de l'aorte, dont les parois sont épaissies. La poche anévrysmale est parsemée de petits anévrysmes secondaires; les uns sont excavés en cupule, les autres sont saillants sous forme de nodosités dues à des couches stratifiées de fibrine qui comblent la cupule et qui s'élèvent au-dessus de la paroi artérielle. En réalité, dans la poche de cet anévrysme s'était faite une véritable éruption de petits anévrysmes dus à des gommes circonscrites, lésion bien étudiée depuis par MM. Letulle, Kalindéro et Babès.

Je crois inutile de multiplier les observations; un de mes élèves, M. Verdié, dans sa thèse inaugurale[1], et plus tard M. Jaccoud, dans ses cliniques de la Pitié, ont réuni un grand nombre de ces anévrysmes aortiques syphilitiques.

Les anévrysmes syphilitiques peuvent occuper tous les points de l'aorte thoracique, aorte ascendante et crosse de l'aorte. Les lésions constatées à l'autopsie sont quelque peu différentes. Tantôt le processus semble généralisé à une partie du vaisseau, l'aorte est ectasiée, déformée, épaissie, parsemée de plaques athéromateuses en différents endroits; tantôt l'aorte est presque normale dans le reste de son étendue et l'aortite syphilitique est limitée au segment du vaisseau sur lequel s'est développé plus tard l'anévrysme.

1. Verdié. *Anévrysmes syphilitiques de l'aorte.* Th. de Paris, 1881.

D. ANÉVRYSME DE L'AORTE, TYPE RÉCURRENT.

Occupons-nous maintenant de l'anévrysme aortique que j'ai dénommé depuis longtemps anévrysme aortique *type récurrent*. Je lui ai donné ce nom, parce que cet anévrysme se développe dans la région de l'aorte qui confine à l'anse du nerf récurrent gauche et parce que c'est au voisinage de ce nerf qu'il emprunte ses syptômes les plus saillants.

Les détails anatomiques, cliniques et expérimentaux con-

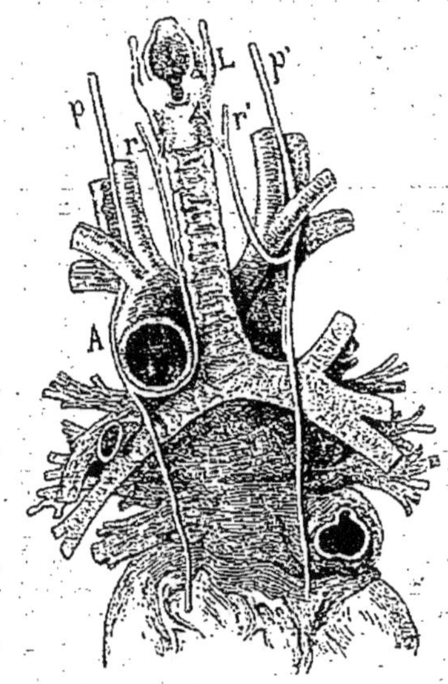

On voit sur cette planche l'artère aorte A, dans la région où se développe l'anévrysme type récurrent. L'aorte, en contact avec la partie inférieure de la trachée et avec la bronche gauche, est embrassée par l'anse du nerf récurrent gauche, *r*. — Du côté droit, l'anse du récurrent *r'*, placée beaucoup plus haut, embrasse l'artère sous-clavière. — L, Larynx, — *p, p'*, nerf pneumogastrique.

cernant cette variété d'anévrysme aortique ont été étudiés au chapitre précédent au sujet de l'anévrysme de l'aorte; j'y renvoie le lecteur.

La dysphagie douloureuse, les accès de pharyngisme (spasmes du pharynx), les accès d'œsophagisme (spasme de l'œsophage), les accès de suffocation et de strangulation (spasme de la glotte), les troubles de la voix (paralysie d'une corde vocale), et, dans quelques cas, des douleurs thoraciques, sont les symptômes qui permettent de localiser l'anévrysme dans le voisinage du nerf récurrent gauche, c'est-à-dire dans la région, grave par excellence, où se fait le plus habituellement l'ouverture de l'anévrysme dans la trachée et dans les bronches. L'anévrysme, je le répète, peut n'être pas volumineux, il peut ne pas dépasser le volume d'une noix, mais, localisé à cette région, il est fort redoutable; les observations suivantes en sont la preuve.

La première de ces observations est tirée de la thèse de M. Ordonneau[1] : elle concerne un homme de cinquante-huit ans qui était entré à l'Hôtel-Dieu de Nantes pour des douleurs violentes au cou et à la partie supérieure de la poitrine. Ce malade avait la respiration gênée; l'inspiration notamment avait le caractère du spasme glottique, la voix était enrouée et dissonante, la déglutition était difficile et douloureuse. Se sentant amélioré, il quitta l'hôpital, mais il y revint bientôt après dans un état infiniment plus grave; cette fois, il était cyanosé, l'aphonie était complète, la dysphagie était plus intense, et les accès d'oppression étaient terribles. Comme le malade était *syphilitique*, on pensa chez lui à des lésions syphilitiques du larynx avec œdème consécutif, et, vu l'imminence du péril, on pratiqua la trachéotomie. L'opération n'empêcha pas le malade de succomber dans la nuit.

A l'autopsie, on reconnut l'intégrité du larynx; il n'y avait ni lésions, ni œdème. A la partie inférieure de la trachée, sur sa face latérale gauche, existait un anévrysme de la crosse de l'aorte, pas plus gros qu'une noix. Cet anévrysme adhérait à la trachée et était longé sur sa face latérale par

---

1. *Rupture des anévrysmes de l'aorte dans la trachée et les bronches.* Th. de Paris, 1875.

le nerf récurrent gauche. La trachée, dans sa portion qui était en contact avec l'anévrysme, présentait à sa face interne une ulcération de quelques millimètres de diamètre. À ce niveau, le sac anévrysmal avait pris la trachée pour paroi, et il était si aminci, qu'il n'aurait certainement pas tardé à s'ouvrir dans le conduit aérien.

Cette observation reproduit exactement les notions indiquées plus haut. L'anévrysme syphilitique était de petite dimension; il ne comprimait ni la trachée, ni l'œsophage : ce n'est donc pas la compression de ces canaux qui provoquait la dyspnée et la dysphagie; mais il trahissait sa présence par des symptômes d'emprunt : aphonie, dysphagie, spasmes glottiques, oppression et asphyxie, dus au voisinage du nerf récurrent. Et si le malade avait survécu à ces accidents, il était sous le coup d'un dénouement fatal, car l'anévrysme, l'autopsie l'a démontré, était sur le point de se rompre dans la trachée et une hémoptysie foudroyante en eût été la conséquence.

M. Savard a publié une observation tout à fait comparable à la précédente : Un homme de quarante-quatre ans, qui avait contracté la *syphilis* au service militaire, fut pris, bien des années après, de troubles de la voix et d'oppression. Plus tard, l'aphonie devint complète et la gêne de la respiration fut compliquée de terribles accès de suffocation avec tirage (spasmes de la glotte). Comme l'auscultation de la poitrine, du cœur et de l'aorte ne donnait que des résultats négatifs, on pensa à la possibilité d'adénopathies syphilitiques des ganglions bronchiques et l'on prescrivit l'iodure de potassium à la dose journalière de 4 grammes. Mais la situation continua à s'aggraver et, le surlendemain de son entrée à l'hôpital, à neuf heures du soir, le malade fut pris tout à coup d'une *hémoptysie foudroyante* à laquelle il succomba en moins d'une minute. L'autopsie fit reconnaître un anévrysme de la dimension d'une noix, appendu à l'aorte sous forme d'un diverticule. L'anévrysme adhérait à la bronche gauche et à la trachée; il comprimait le nerf récurrent gauche. Après avoir incisé la trachée et les bronches, on constata, juste au niveau de la naissance de la bronche gauche, une perforation qui faisait communiquer la bronche et l'anévrysme; c'est par cette ouverture que s'était faite l'hémoptysie foudroyante[1].

Cette deuxième observation, absolument typique, nous prouve la gravité des anévrysmes, même de petite dimension, développés au voisinage de l'anse du nerf récurrent; elle nous prouve en outre, que ces anévrysmes peuvent ne se révéler par aucun des signes habituels aux autres anévrysmes de l'aorte thoracique, et ne trahir leur présence que par les signes spéciaux à l'anévrysme type récurrent.

Développé à cette région, l'anévrysme échappe presque complètement à nos moyens d'investigation, il échappe à la percussion et à l'auscultation, surtout quand ses dimensions sont petites; il ne détermine ni mouvement d'expansion, ni double centre de battements, ni matité, ni soufflés, il ne trahit même pas toujours sa présence par des phénomènes douloureux; dans quelques cas, on ne voit rien, on n'entend rien, on ne sent rien, et cependant on peut arriver à formuler le diagnostic de l'anévrysme par les symptômes que j'ai indiqués.

MM. Kalindéro et Babès[2] ont bien mis en évidence le rôle de l'aortite gommeuse et le rôle des gommes circonscrites dans la pathogénie de l'anévrysme syphilitique de l'aorte. Au nombre de leurs observations, il en est une qui rentre absolument dans la variété de l'anévrysme type récurrent que je décris en ce moment. Il s'agit d'un jeune médecin de vingt-neuf ans ayant contracté la *syphilis* sept ans avant. Un traitement prolongé l'avait mis pendant longtemps à l'abri de toute manifestation syphilitique, quand il fut pris, six ans après l'infection, d'accidents laryngés, dysphonie, quintes de toux, et forts accès d'oppression. Les médecins

1. Savard. *Bulletin de la Société anatomique*, 1879, p. 287.
2. *La Roumanie médicale*, 1894, n° 5.

de Bucarest, après examen laryngoscopique, furent d'avis qu'il s'agissait d'une compression de la trachée et du nerf récurrent par un petit anévrysme ou par des ganglions hypertrophiés. En quelques mois les symptômes laryngés disparurent, les accès de suffocation étaient conjurés, le jeune médecin avait repris ses occupations et la santé semblait être parfaite. Un jour, sans souffrance, sans avertissement, il fut pris d'une *hémoptysie foudroyante* et il mourut en quelques minutes. Néanmoins, avant de mourir, il eut encore le temps et l'étonnante présence d'esprit d'écrire à M. Babès quelques lignes dans lesquelles il le priait de faire son autopsie et de conserver la pièce si elle offrait quelque intérêt.

L'autopsie fut pratiquée en effet; elle démontra l'existence de plaques d'aortite syphilitique et un anévrysme sacci-

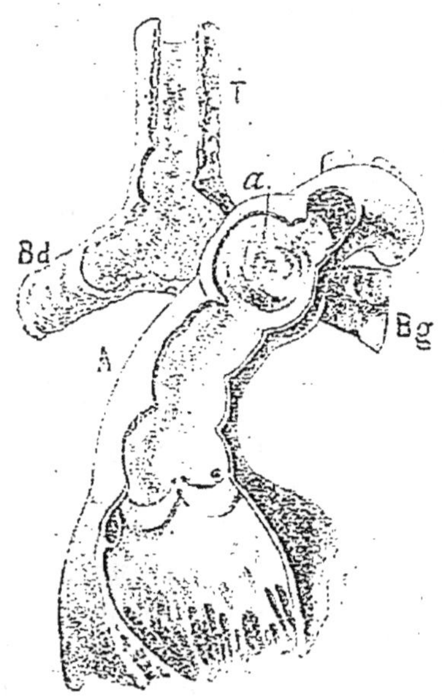

On voit sur cette figure l'ouverture de l'anévrysme *a*, dans la bronche gauche, Bg. — A, aorte. — T, trachée. — Bd, bronche droite.

forme de la dimension d'une noix, développé sur la concarité de la crosse de l'aorte; l'anévrysme reposait sur la bronche gauche et repoussait un peu à droite l'extrémité inférieure de la trachée. L'aorte ayant été incisée, l'anévrysme, ainsi que la planche ci-contre nous le montre, était perforé et communiquait avec la bronche gauche par une ouverture de 5 millimètres de diamètre.

Il est facile de reconstituer les différentes étapes de cette observation. Voilà un jeune homme qui prend la syphilis; sept ans plus tard, survient une aortite syphilitique dont la principale localisation se fait sur le segment aortique qui avoisine l'anse du nerf récurrent gauche. A ce niveau se développe un anévrysme de petite dimension qui trahit sa présence par des symptômes empruntés au voisinage du nerf récurrent : accès d'oppression, spasmes de la glotte, troubles de la voix. Après cet avertissement, tout semble rentrer dans l'ordre, mais l'anévrysme poursuit sa marche insidieuse; pas de douleurs, pas de battements, rien d'apparent; un jour la rupture se fait, et avec elle une hémoptysie foudroyante.

J'ai été témoin d'un fait du même genre, qui montre une fois de plus comment procède l'anévrysme type récurrent. En 1892, j'étais appelé en consultation par le Dr Wœlcker auprès d'un monsieur d'une cinquantaine d'années qui éprouvait depuis quelques mois des étouffements avec troubles de la voix et de la déglutition. Parfois, survenaient des accès pendant lesquels la déglutition était douloureuse et presque impossible, l'aphonie était complète et la suffocation était telle, que plusieurs fois le malade avait cru mourir. En dehors des accès, la voix restait enrouée, la déglutition était souvent gênée et la respiration était loin d'être normale. L'examen de la région cardio-aortique ne nous donna que des résultats négatifs. Cependant, le malade était *syphilitique*; je pensai aussitôt à quelque lésion médiastine, et l'anévrysme type récurrent me vint aussitôt à l'idée. Je fis part de mes craintes à la famille et je parlai de la possibilité d'une hémoptysie foudroyante. Toutefois, afin d'être mieux renseigné sur l'état du larynx, je demandai qu'un examen laryngoscopique fût pratiqué par le Dʳ Bonnier.

En conséquence, MM. Wœlcker et Bonnier prirent rendez-vous pour le lendemain matin afin de pratiquer cet examen et, au moment même où ils arrivaient chez le malade pour l'examiner, les domestiques affolés leur apprirent que celui-ci venait de succomber à l'instant à une *hémoptysie foudroyante*. Ce tragique dénouement vérifiait le diagnostic, et il n'est nullement douteux pour moi que ce malade, comme celui de M. Kalindéro, comme celui de M. Savart, venait de succomber à la rupture d'un anévrysme syphilitique de l'aorte qui s'était ouvert dans la bronche gauche, ou dans la trachée.

Ces observations prouvent que l'anévrysme aortique type récurrent évolue au milieu de symptômes qui lui sont propres. Ces symptômes, dysphonie, aphonie, accès de suffocation, de strangulation, de pharyngisme et d'œso-phagisme, avec ou sans douleurs précordiales, se retrouvent plus ou moins dans toutes les observations. Suivant le cas, ces symptômes se succèdent ou se combinent ; ils apparaissent sous forme d'accès, ils peuvent même ne durer qu'un certain temps à titre d'avertissement, comme chez le malade de M. Kalindéro, mais ils n'en ont pas moins une importance de premier ordre. Ils nous permettent de localiser l'anévrysme aortique dans le voisinage du nerf récurrent, c'est-à-dire dans la région, grave par excellence, où se fait le plus habituellement l'ouverture de l'anévrysme, dans la trachée et dans les bronches.

On aurait donc tort de croire que les anévrysmes les plus volumineux sont les plus redoutables. Un anévrysme qui se développe vers l'extérieur et qui atteint parfois des dimensions considérables, comme l'anévrysme du malade dont il a été question plus haut, peut persister bien des années, malgré ses grandes dimensions, avant de compromettre la vie du sujet, tandis que de petits anévrysmes, en connexion avec une bronche ou avec la trachée, peuvent provoquer une hémorrhagie foudroyante chez des gens qui soupçonnaient à peine l'existence de leur lésion aortique. C'est par l'étude attentive des symptômes que j'ai essayé de mettre en relief, aidés de l'examen laryngoscopique, qu'on arrive, dans la mesure du possible, à préciser la topographie de l'ané-vrysme aortique *type récurrent*.

E. ANÉVRYSMES CUPULIFORMES. GOMMES DE L'AORTE

Occupons-nous maintenant des aortites syphilitiques à *gommes circonscrites*, qui aboutissent à des *anévrysmes cupuliformes multiples*, de la dimension d'un poids à une noisette. Il n'est pas rare de compter cinq, six, huit de ces petits anévrysmes, échelonnés le long de l'aorte thoracique; on dirait une éruption de petits anévrysmes. Tantôt ces anévrysmes se développent sur une aorte qui n'est ni dé-formée, ni ectasiée, tantôt ils s'incrustent sur les parois d'une grande dilatation anévrysmale. Pour plusieurs auteurs, ces petits anévrysmes seraient absolument spéciaux à la sy-philis. Les quelques observations que je vais citer donneront une idée exacte de cette variété d'anévrysme.

Le 9 novembre 1892, entrait dans mon service un homme de quarante-trois ans, cruellement atteint, depuis quelques semaines, de crises qui survenaient de la façon suivante : à la suite d'une course, après quelques mouvements un peu brusques, ou même sans cause apparente, éclataient tout à coup des douleurs précordiales avec angoisse et étouffements. Plusieurs fois les crises avaient été si violentes que le ma-lade avait cru mourir. Les douleurs partaient de la région précordiale et irradiaient au bras et à la main gauche. La durée des crises était variable ; les premières avaient été courtes, mais les dernières s'étaient succédé coup sur coup, au point de durer plusieurs heures, presque sans repit. Le malade n'osait ni marcher, ni monter un escalier; il redou-tait de se coucher, tant il craignait de voir reparaître la crise qui était pour lui un objet d'effroi.

Il était évident que cet homme avait une angine de poi-trine dont nous devions rechercher la cause. En le découvrant pour l'examiner, nous aperçûmes, au-dessus de la clavicule gauche, une large syphilide pustulo-crustacée absolument caractéristique, et nous apprîmes du malade qu'il était syphilitique depuis dix ans. La percussion et l'auscultation de la région cardio-aortique ne nous donnèrent que des résultats négatifs : l'aorte n'était pas augmentée de volume et l'orifice aortique était absolument sain. Le malade n'étant ni saturnin, ni goutteux, ni diabétique, ni tabétique, ni hystérique, ni fumeur, et la syphilis tertiaire étant chez lui en pleine éclosion, il était permis d'affirmer une aortite syphilitique.

Le soir même de son entrée à l'hôpital, le malade refusa de se coucher, tant il redoutait l'apparition de ses crises, et il demanda à passer la nuit dans un fauteuil. Malgré tout, il fut pris d'un accès terrible d'angine de poitrine, on le déshabilla, on l'étendit sur son lit, et à peine couché, il se dressa angoissé et terrifié, disant qu'il se mourait, et il succomba, en effet, en quelques instants.

A l'autopsie, notre premier soin fut d'examiner l'aorte ; elle était à peine dilatée, mais on voyait à sa surface quatre

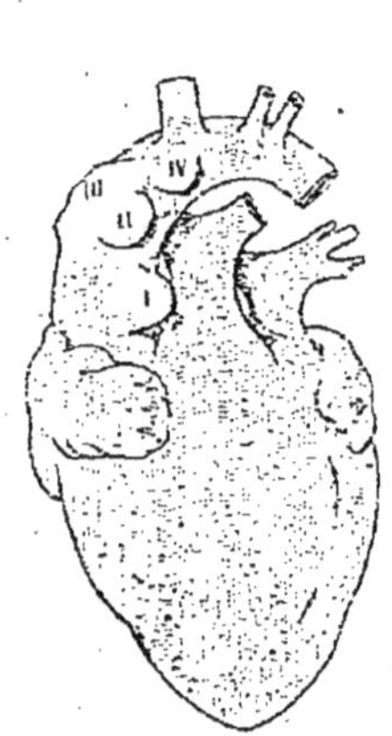

petits anévrysmes représentés sur la planche ci-jointe et échelonnés de bas en haut : Un premier anévrysme, de la dimension d'un gros pois, siège au niveau de l'auricule droite. Un second anévrysme, de même dimension, est à quatre centimètres au-dessus du précédent, en avant et à droite de l'aorte. Un troisième anévrysme, du volume d'une amande, fait saillie, un centimètre plus haut, à l'union de la portion ascendante et de la portion horizontale de l'aorte. Un quatrième anévrysme, de la dimension d'un noyau de cerise, siège à la partie antérieure de l'aorte, à l'origine du tronc brachio-céphalique.

On incise l'aorte, on constate l'intégrité de l'orifice aortique et des valvules sigmoïdes ; le vaisseau est épaissi et semé de plaques d'aortite gommeuse et athéromateuse.Deux des anévrysmes, le premier et le troisième, sont excavés en forme de cupule mince et transparente, dont la rupture n'était certainement pas éloignée. Les deux autres anévrysmes, le deuxième et le quatrième, font, dans la lumière du vaisseau, une saillie dure et proéminente, formée de caillots fibrineux adhérents à la paroi. A l'examen histologique fait sur le point le plus aminci des anévrysmes, on constate la disparition presque totale de la tunique moyenne. Les artères coronaires furent incisées et suivies avec soin dans tout leur trajet; leurs parois présentaient en différents endroits des lésions d'artérite, mais leur orifice était absolument libre et elles n'étaient nulle part oblitérées.

En résumé, cet homme avait été atteint d'aortite syphilitique à processus aigu, ayant rapidement déterminé des anévrysmes multiples; l'orifice aortique et les valvules sigmoïdes avaient été ménagés et la mort était survenue en pleine crise d'angine de poitrine, consécutive à cette aortite. Remarquons en passant, que la mort n'était pas attribuable ici à l'ischémie cardiaque consécutive à l'oblitération des coronaires, car le cœur n'était pas ischémié et les artères coronaires *étaient partout perméables*.

Le second malade était un homme de cinquante-huit ans, entré dans mon service le 7 décembre 1892, pour une oppression angoissante qui était le symptôme dominant de sa maladie. Cette oppression, dont le début remontait à deux ans environ, avait été bientôt suivie de douleurs précordiales avec irradiations au bras gauche. Bien que les symptômes douloureux et dyspnéiques fussent associés, la douleur occupait néanmoins le second plan, l'angoisse dyspnéique dominait la situation. A l'auscultation du cœur, je constatai à la base, au second temps, un souffle d'insu'fisance aortique, et à la pointe, au premier temps, un souffle d'insuffisance mitrale. Je portai donc le diagnostic suivant : angine de poitrine consécutive à une aortite ayant empiété sur l'orifice aortique; insuffisance aortique et insuffisance mitrale. Restait à connaître la cause de cette aortite, et comme après avoir passé en revue la série des causes probables, je n'en trouvais qu'une, la syphilis, que le malade avait eue neuf ans avant, il me parut naturel de mettre l'aortite sur le compte de l'infection syphilitique, et je prescrivis des frictions mercurielles et l'iodure de potassium. Peu de jours après, le malade fut pris, dans la nuit, d'un terrible accès d'angoisse respiratoire et douloureuse qui se reproduisit les jours suivants à intervalles de plus en plus rapprochés et il succomba en quelques minutes.

À l'autopsie, notre attention se porta d'abord sur l'aorte. Elle était dilatée avec plaques d'aortite chronique. On

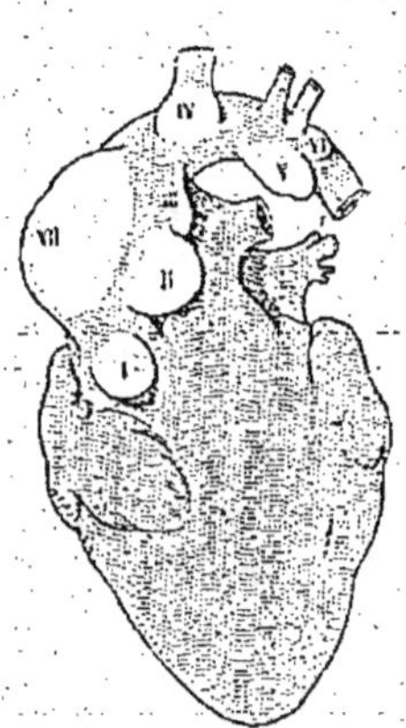

comptait *sept* petits anévrysmes échelonnés de bas en haut. Le premier anévrysme a la dimension d'un grain de raisin et siège en avant et à droite de l'aorte au niveau du sommet de l'auricule droit. Le second anévrysme, de même volume, est situé au-dessus du précédent. Le troisième anévrysme, plus petit, est un peu plus haut. Le quatrième siège à la partie antérieure de l'aorte, près de l'origine du tronc brachio-céphalique. Le cinquième anévrysme occupe la partie antérieure de l'aorte près de l'origine de la carotide gauche. Le sixième est situé près de l'origine de la sous-clavière gauche. La dimension de ces trois derniers anévrysmes égale le volume d'un noyau de cerise. Enfin, un septième anévrysme, de la dimension d'une noix, occupe la partie ascendante et latérale de l'aorte.

Quelques-uns de ces anévrysmes sont cupuliformes, excavés; d'autres sont tapissés de caillots fibrineux qui font saillie sous forme de nodosités dans la lumière du vaisseau. L'examen histologique des parties les plus altérées fait constater la disparition complète de la tunique moyenne de l'aorte. Les artères coronaires, soigneusement examinées dans toute leur étendue, *ne sont oblitérées ni à leur orifice ni sur leur trajet;* on n'y trouve de plaques athéromateuses qu'à un centimètre de l'orifice de la coronaire postérieure. Le muscle cardiaque est très hypertrophié, surtout au ventricule gauche; on y constate, à l'examen histologique, des bandes de tissu sclérosé.

Ces deux observations sont d'un grand enseignement. Elles nous prouvent que la syphilis aortique peut évoluer sous forme de gommes circonscrites, avec ou sans autre lésion du vaisseau. Ici, comme dans la plupart des cas de lésions syphilitiques de l'aorte ascendante, les symptômes d'angor pectoris revêtent une intensité si violente, que c'est à l'angine de poitrine que nos deux malades ont succombé. Ils ont succombé bien qu'il n'y ait pas eu de coronarite, preuve que l'oblitération des coronaires *n'est pas, il s'en faut, la cause unique de l'angine de poitrine mortelle.* Cette discussion sera entreprise au chapitre consacré à l'angine de poitrine.

La *multiplicité* des anévrysmes syphilitiques avait été bien mise en relief par M. Jaccoud, en 1886, dans ses *Cliniques* de la Pitié où il cite plusieurs observations connues. Tels sont : le cas publié par Vallin, concernant un homme de quarante-cinq ans, syphilitique et mort subitement par hémorrhagie dans le péricarde, à l'autopsie duquel on trouva quatre anévrysmes sur l'aorte thoracique; le cas d'Orlebard, concernant un homme syphilitique de vingt-neuf ans, à l'autopsie duquel on trouva trois anévrysmes de l'aorte thoracique, le premier au-dessus de la sigmoïde postérieure, le second, un peu plus haut, et le troisième au-dessous de l'origine du tronc brachio-céphalique; le cas de Malécot, où il est question d'un homme de cinquante-huit ans, à la fois alcoolique et syphilitique, à l'autopsie duquel on trouva trois anévrysmes aortiques, l'un à l'origine de l'aorte, l'autre sur la crosse, le troisième sur le diaphragme.

Le cas de Nalty (thèse de Verdié) concerne un homme ayant eu la *syphilis* cinq ans avant. Il remarqua un jour un battement à la racine du cou. Six mois plus tard, une tumeur pulsatile apparut à la même région, au-dessous et un peu à droite de l'articulation sterno-claviculaire. Il s'agissait d'un anévrysme. Le malade ayant des ulcérations tertiaires à la cuisse et au genou, il était rationnel de mettre l'anévrysme sur le compte de la syphilis et un traitement fut prescrit. Après une amélioration passagère, la situation empira et le malade succomba. A l'autopsie, on trouva deux anévrysmes, l'un au niveau de l'artère innominée, l'autre à l'aorte; ce dernier comprimait en arrière la trachée et faisait saillie en avant à la région sterno-claviculaire. Outre ces deux gros anévrysmes, il y avait encore à l'aorte *plusieurs* petits anévrysmes, caractérisés, dit l'auteur, par des érosions des parois du vaisseau et par des saillies gommeuses. De plus, de nombreuses gommes, variant de la dimension d'une tête d'épingle à un noyau de cerise, étaient disséminées à la surface du cœur et de l'endocarde.

Jonas[1] a rapporté l'observation d'un homme de trente-trois ans, ayant eu la *syphilis* à dix-neuf ans, et atteint depuis trois ans de troubles cardiaques et aortiques. Cet homme ayant succombé, on trouva, à l'autopsie, l'aorte élargie dans toute sa portion ascendante; sa surface était irrégulière, calcifiée par place, et, sur une hauteur de quatre centimètres à partir de l'orifice aortique, on comptait *huit ou neuf* petits anévrysmes du volume d'un pois à celui d'une aveline.

Dans l'aortite syphilitique, bien étudiée par MM. Brault et Letulle, la totalité des parois artérielles est infiltrée, *sur un point circonscrit*, par des lésions embryonnaires. « Les cellules rondes réunies de place en place en îlots nodulaires confluents ont une allure suspecte. On parvient de temps à autre, sinon à y reconnaître, du moins à y soupçonner la forme de *gomme miliaire*[2]. »

MM. Kalindéro et Babès sont encore plus explicites sur la présence de gommes syphilitiques à l'aorte. Suivant ces auteurs, les petits anévrysmes multiples sont dus à des

1. *Annales de dermatologie et de syphiligraphie*, 1895, p. 506.
2. Letulle. *Anatomie pathologique* Cœur, vaisseaux, poumons. 1897, p. 165.

gommes des parois de l'aorte. Outre l'anévrysme de l'aorte, dû à l'aortite scléreuse, il y a, disent ces auteurs, des anévrysmes petits et circonscrits, dus au développement de gommes syphilitiques dans les parois du vaisseau.

Les lésions syphilitiques de l'aorte sont, comme toutes les aortites, accessibles aux *infections secondaires*; c'est un point que MM. Kalindéro et Babès ont bien mis en relief. Dans plusieurs cas, ils ont constaté l'envahissement de l'aortite syphilitique par des microbes. Voici le résultat de leurs recherches[1] : « La couche la plus interne de la tunique interne est un peu plus colorable, plus uniforme qu'à l'état normal et contient une nappe de microbes ayant la forme de diplocoques ou de courtes bactéries, très rigides, qui se colorent bien aux couleurs d'aniline et mieux encore à l'hématoxyline. On trouve par places des nids ou nodules plus gros renfermant ces microbes[2]. »

F. CORONARITE SYPHILITIQUE

La syphilis revêt aux artères coronaires, comme à bien d'autres artères, deux formes principales, elle provoque tantôt la coronarite oblitérante, tantôt la coronarite ectasiante avec anévrysme consécutif.

M. Letulle[3] a rapporté l'observation d'une coronarite syphilitique végétante et oblitérante : il s'agit d'une femme de trente-neuf ans, ancienne syphilitique, qui succomba, hémiplégique droite et aphasique, à un ramollissement cérébral consécutif à une endartérite oblitérante de la sylvienne gauche. Au nombre des lésions syphilitiques constatées sur plusieurs organes, M. Letulle trouva le cœur droit couturé de traînées fibreuses et atrophié dans toute sa moitié inférieure. Sur les coupes, le plus grand nombre des

1. *La Roumanie médicale*, 1894, p. 141.
2. Boisset et Romary, dans leur travail sur les aortites expérimentales, passent en revue le rôle du traumatisme, de l'infection et de l'intoxication. *Archives de médecine expérimentale*, septembre 1897.
3. *Soc. de méd. de Nancy*, séance du 9 décembre 1896, — Callavardin et Charvet. *Arch. gén. de méd.*, juin 1903.

artérioles coronaires du myocarde droit était atteint d'endartérite végétante.

M. Balzer[1] a publié une observation d'anévrysmes miliaires syphilitiques des artères coronaires. Le sujet était un homme de cinquante ans ayant eu la syphilis et présentant encore actuellement un ulcère syphilitique tertiaire qui avait détruit la cloison et la sous-cloison du nez et une partie de la lèvre supérieure. Le malade ayant succombé à la phthisie pulmonaire, l'autopsie permit de constater les lésions suivantes : l'artère coronaire antérieure est le siège d'une trentaine de petits anévrysmes miliaires échelonnés à la surface antérieure des ventricules et à la surface des infundibules aortique et pulmonaire. Ces anévrysmes ont le volume d'une tête d'épingle ; ils appartiennent aux artérioles du péricarde. Détachés de la paroi du cœur à l'aide de ciseaux courbes et examinés après coloration dans le picro-carmin, ces anévrysmes ont tous les types connus ; ils sont sacciformes, fusiformes, disséquants. La rupture de l'un de ces anévrysmes suffirait à provoquer une péricardite hémorrhagique mortelle.

M. Haushalter a constaté, à l'autopsie d'un syphilitique qui mourut subitement en prenant son repas, une coronarite oblitérante caractérisée histologiquement par des amas développés dans la tunique vasculaire, amas dont l'aspect rappelait tout à fait celui des lésions gommeuses[2].

Traitement. — Après avoir étudié les localisations diverses et les différentes modalités des lésions syphilitiques de l'aorte, occupons-nous du traitement. Le mercure est le médicament souverain des aortites syphilitiques ; on peut y joindre l'iodure. En ce qui me concerne, je donne la préférence aux injections aqueuses de bi-iodure d'hydrargyre. On pratique tous les jours une injection de 1 centigramme à 2 centigrammes de bi-iodure et l'on continue pendant une quinzaine de jours. On s'arrête pour recommencer, et ainsi de suite, durant plusieurs mois. Pendant les périodes où

1. *La Presse médicale*, 11 novembre 1893.
2. *Archives de psychologie*, 1er juillet 1883.

l'on ne donne pas le mercure, on peut prescrire l'iodure de potassium, mais j'en vois rarement la nécessité.

Sous l'influence de ce traitement (qui est décrit en détail au Mémento thérapeutique annexé au tome IV), on voit le plus souvent s'amender et disparaître les douleurs vives et angoissantes de l'aortite syphilitique, comme disparaissent les céphalées de l'artérite cérébrale; on a également raison des douleurs névralgiques intercostales cervico-brachiales, qui accompagnent parfois le développement de l'anévrysme. Peut-être même peut-on faire disparaître, ou du moins modérer, la dyspnée, les troubles de la voix, la dysphagie, les spasmes de la glotte et les accès d'oppression qui résultent de l'anévrysme développé dans le voisinage du nerf récurrent.

L'efficacité du traitement est prouvée par les observations que j'ai citées. Ainsi mon malade de l'Hôtel-Dieu, celui dont il a été question au début de ce chapitre, et chez lequel l'angine de poitrine avait acquis une terrible intensité, a été si complètement soulagé par le traitement, qu'il a pu reprendre ses fonctions de gardien de la paix et aller plus tard piocher son champ. Mon autre malade, celui dont l'anévrysme fait une forte saillie au thorax, et qui avait eu des névralgies cervico-brachiales qu'aucun traitement n'avait pu améliorer, a été complètement débarrassé de ses douleurs par le traitement que M. Fournier avait déjà prescrit à l'hôpital Saint-Louis et que j'ai continué à l'Hôtel-Dieu. La malade que j'ai vue autrefois avec M. Potain, et qui avait une angine de poitrine syphilitique qu'aucune médication ne pouvait calmer, en fut complètement débarrassée par le traitement mercuriel et ioduré. Les malades de MM. Hallopeau, Rumpf, Vicenzo Vitone, atteints eux aussi d'angine de poitrine syphilitique, furent guéris par les préparations mercurielles administrées par l'estomac ou en injections. Le malade que j'ai eu autrefois à l'hôpital Saint-Antoine, et chez lequel M. Millard avait déjà diagnostiqué un anévrysme syphilitique de l'aorte, vit disparaître sa dyspnée, sa névralgie brachiale et son œdème par le

traitement mercuriel et ioduré. Chez une des malades de
M. Jaccoud, le traitement détermina une amélioration qui
persista deux ans et peut-être même « eût-elle été définitive
si le traitement n'avait pas été abandonné trop tôt ». Chez
le malade de Nalty le traitement produisit une diminution
très notable de la dispnée et de la toux, et pendant quelque temps les pulsations de l'anévrysme furent moins
intenses, la tumeur parut même diminuer de volume. En
résumé, certains symptômes, la dyspnée, la toux, la douleur,
surtout la douleur, s'amendent ou disparaissent sous l'influence du traitement fait en temps voulu.

Quand on a obtenu pareil résultat, on ne doit pas se
tenir pour satisfait. La syphilis est, de sa nature, tenace
et rebelle ; elle ne cède pas facilement ; gardons-nous de
prendre pour une guérison ce qui n'est le plus souvent qu'une
amélioration momentanée. Le traitement a eu raison des
symptômes douloureux ou autres qui accompagnent l'aortite
à ses débuts et à une époque plus avancée ; fort bien ;
mais cela n'est pas suffisant. Alors même que ces symptômes
ne reparaîtraient pas, et à plus forte raison s'ils reparaissent,
recommençons le traitement une deuxième, une troisième
fois, la durée du traitement étant de quinze à dix-huit
jours en moyenne et les périodes qui séparent le traitement
étant de quelques semaines, ou au plus de quelques mois.

Si l'on est bien pénétré de ces principes et s'il est donné
de pouvoir attaquer une aortite syphilitique à ses débuts,
on obtient de véritables succès thérapeutiques ; on peut en
juger par les résultats que je viens de donner. Mais si les
lésions aortiques sont déjà anciennes, si l'anévrysme es
déjà formé, faut-il s'abstenir de tout traitement spécifique ?
Telle n'est pas mon opinion, et bien qu'on ne puisse
compter ici sur de vrais succès, on a néanmoins la satisfaction de pouvoir améliorer la situation du malade,
conjurer un danger imminent et enrayer l'envahissement
des lésions.

§ 8. ANÉVRYSME DE L'AORTE ABDOMINALE DIAGNOSTIC AVEC LES BATTEMENTS NERVEUX DE L'AORTE.

L'anévrysme de l'aorte abdominale est beaucoup plus rare que l'anévrysme de l'aorte thoracique. La statistique de Lebert qui porte sur 69 observations d'anévrysmes de l'aorte se décompose de la façon suivante : aorte ascendante, 24 cas; crosse de l'aorte, 27; aorte descendante, 9; aorte abdominale, 9. La poche ectasiée est le plus souvent au voisinage du tronc cœliaque (Lebert); sa constitution anatomique est celle de l'anévrysme de l'aorte thoracique; la seule particularité, c'est la fréquence de sa rupture dans le tissu cellulaire sous-péritonéal; il en résulte un anévrysme diffus ou un anévrysme faux consécutif.

L'anévrysme de l'aorte abdominale reconnaît à peu près les mêmes causes que l'anévrysme de l'aorte thoracique, mais sa localisation détermine quelques symptômes qui lui sont spéciaux. Les douleurs simulent parfois la névralgie lombo-abdominale; elles peuvent être atroces et paroxystiques. Certains malades ne peuvent prendre dans leur lit la position horizontale et sont obligés de se tenir recroquevillés en chien de fusil (Guénau de Mussy). Les douleurs sont dues à la compression des troncs nerveux ou à l'usure des corps vertébraux. La faiblesse des membres inférieurs et la douleur rendent la marche difficile.

L'anévrysme se traduit au palper par une tumeur et par des battements plus facilement perceptibles chez les gens amaigris. En déprimant la paroi abdominale, on sent une tumeur pulsatile à la région sous-ombilicale, soit sur la ligne médiane, soit latéralement, surtout à gauche. A l'auscultation, on perçoit un souffle en rapport avec la diastole de l'artère. Le pouls fémoral est en retard sur le pouls radial. La rupture de l'anévrysme se fait principalement dans le tissu cellulaire rétro-péritonéal. L'anévrysme artério-veineux est extrêmement rare.

L'anévrysme de l'aorte abdominale a donné lieu à de

nombreuses erreurs de diagnostic : les battements épigastriques au cours de l'insuffisance aortique, les battements du cœur transmis à la faveur d'adhérences péricardiques, les battements de l'aorte transmis par des tumeurs du pancréas, de l'estomac, ou du petit épiploon, simulent un peu l'anévrysme. L'aortite abdominale[1] présente également quelque ressemblance avec l'anévrysme.

Mais l'erreur la plus commune est celle qui consiste à confondre l'anévrysme de l'aorte abdominale avec de simples battements de l'aorte qui ont été décrits sous le nom de pulsations aortiques, battements nerveux de l'aorte, palpitations cœliaques. « Ce sont des pulsations violentes que l'on constate chez certains sujets sur le trajet de l'aorte abdominale sans qu'il existe de lésions matérielles du vaisseau[2]. » J'ai vu assez fréquemment ces battements nerveux de l'aorte abdominale chez des gens terrifiés qui croyaient avoir un anévrysme et plusieurs fois, à l'Hôtel-Dieu, j'ai appelé l'attention des élèves sur des cas de ce genre.

Ces *battements nerveux* aortiques existent de préférence chez les sujets hypochondriaques, neurasthéniques, hystériques ou bien encore chez les personnes atteintes de dyspepsie flatulente avec l'estomac distendu par des gaz; chez des femmes anémiques, chlorotiques, au moment des règles ou pendant la grossesse. Habituellement c'est le malade qui constate ces battements aortiques et il vient en parler à son médecin avec l'arrière-pensée d'un anévrysme. Le médecin constate en effet, à la vue et au palper, à l'épigastre ou au-dessous, les battements en question. En déprimant la paroi abdominale, la main perçoit une pulsation violente qui est encore plus accusée quand le sujet est couché. A l'auscultation de l'aorte, on reçoit un choc qui soulève la tête, et la compression du vaisseau par le stéthoscope fait apparaître un souffle systolique; on ne suscite pas de douleur.

---

1. Teissier. *Semaine médicale*, 26 novembre 1902.
2. Luton. Article AORTE, *Dictionnaire Jaccoud*. — Axenfeld. Article ANÉVRYSME, *Dictionnaire Dechambre*.

Ces battements surviennent par périodes; ils peuvent durer des mois, apparaître brusquement et cesser de même. Ils n'ont aucune gravité, mais le malade s'en inquiète, il redoute l'anévrysme, il n'a pas toute confiance en son médecin, il est impressionné par ces pulsations violentes, il perd le sommeil, il est abattu, il devient neurasthénique. Il est donc important d'en bien faire le diagnostic. « Laennec avoue avoir commis avec Bayle une erreur de ce genre, mais, instruit par cet exemple, il a su se mettre à l'abri de toute illusion et il nous a laissé une intéressante étude du phénomène qui nous occupe » (Luton).

Voici les éléments de *diagnostic* qui m'ont servi chez les malades que j'ai examinés : les pulsations aortiques ont la même intensité, qu'il s'agisse d'anévrysme ou de simples battements nerveux, mais au cas d'anévrysme on perçoit une ectasie, une tumeur qui fait défaut au cas de battements nerveux. L'anévrysme est fréquemment accompagné de douleurs, de névralgies à forme lombo-abdominale; pareilles douleurs n'existent pas avec les pulsations nerveuses. L'évolution de l'anévrysme est lente et progressive, les symptômes s'installent peu à peu et les pulsations n'acquièrent pas du premier coup toute leur intensité; les battements nerveux, au contraire, peuvent apparaître du jour au lendemain, cesser et reparaître par périodes.

Ces battements nerveux aortiques, si importants à connaître, sont à peine signalés dans les traités de pathologie, et cependant leur connaissance est fort ancienne, puisque Hippocrate rapporte que le fils d'Ératolos, à la suite d'une dysenterie, présenta ces pulsations au plus haut degré. Ce symptôme était également connu de Baillou, de Morgagni, de Lancisi. La pathogénie en est encore livrée aux hypothèses. Ce qui importe c'est de faire un bon diagnostic et un bon traitement.

Deux femmes que j'ai soignées à l'Hôtel-Dieu, pour battements nerveux de l'aorte étaient atteintes de dyspepsie flatulente, avec dilatation de l'estomac et émission abondante de gaz. J'ai prescrit l'eau de chaux à la dose d'une grande cuillerée avant et après les repas et on a administré une douche froide tous les matins. L'amélioration est survenue assez vite et les malades ont quitté l'hôpital débarrassées des troubles dyspeptiques et des battements aortiques.

La valériane, le polybromure de Yvon, l'hydrothérapie, sont indiqués quand l'état nerveux paraît dominer la situation.

§ 9. LÉSIONS CARDIO-AORTIQUES DU TABES
ANGINE DE POITRINE TABÉTIQUE

Discussion. — Les tabétiques ont parfois des lésions aortiques et cardiaques. Ce fait, qui nous paraît banal, était inconnu il y a une vingtaine d'années. Vulpian le premier, en 1879, signala la coexistence des lésions cardio-aortiques et de l'ataxie locomotrice[1]. Une de ses observations concerne un malade atteint depuis six ans de douleurs fulgurantes aux membres inférieurs et ayant en même temps une lésion aortique avec insuffisance et rétrécissement. Le malade ayant succombé, on constata, d'une part, les lésions médullaires caractéristiques du tabes et, d'autre part, des lésions aortiques; les valvules sigmoïdes, épaisses et ratatinées, avaient déterminé l'insuffisance et le rétrécissement de l'orifice. Dans une autre observation de Vulpian, il est question d'une femme de cinquante et un ans, chez laquelle le tabes était accompagné d'une double lésion de l'orifice aortique avec dilatation de l'aorte et symptômes d'angine de poitrine. La malade mourut, et à l'autopsie on trouva les lésions médullaires du tabes et une insuffisance aortique; l'aorte était très dilatée, et incrustée, surtout à la crosse, de nombreuses plaques athéromateuses.

Cette coexistence des lésions tabétiques et cardio-aortiques n'avait pas échappé à Vulpian. « Je ne puis affirmer, dit-il, qu'il y ait là une relation de cause à effet, mais enfin je crois devoir appeler votre attention sur cette coexistence;

1. Vulpian. *Leçons sur les maladies du système nerveux*, 1879, p. 394.

et M. Charcot, à la Salpêtrière, a bien des fois insisté devant moi sur la fréquence des lésions aortiques chez les ataxiques. »

Charcot et Bouchard publièrent, en 1866, un cas analogue à celui de Vulpian. Leur malade, sujette à de grands accès dyspnéiques, était atteinte de douleurs fulgurantes tabétiques et d'une lésion aortique avec double souffle d'insuffisance et de rétrécissement. La malade mourut et à l'autopsie, outre la lésion tabétique de la moelle, on trouva les lésions cardio-aortiques suivantes : cœur très hypertrophié, aorte dilatée et encroûtée d'athérome, valvules sigmoïdes recroquevillées, insuffisantes, et hérissées à leur bord libre de petites végétations verruqueuses.

En 1890, M. Grasset ayant réuni vingt-quatre cas, dont deux personnels, discute la pathogénie des troubles cardio-vasculaires chez les tabétiques et invoque le retentissement douloureux du tabes sur le cœur[1].

A dater de cette époque, les travaux se multiplient. M. Letulle publie deux observations de lésions aortiques au cours du tabes et il indique, comme pathogénie, l'artério-sclérose généralisée, qui produirait à la fois le tabes et les lésions cardio-aortiques. En 1881, M. Jaubert, dans sa thèse inaugurale, réunit douze cas nouveaux. En 1883, M. Balacakis consacre sa thèse à ce même sujet. M. Truc, en 1885, fait connaître six autres observations[2]. Puis, viennent les travaux de M. Teissier[3], qui, en 1884, décrit comme lésions trophiques l'état fenêtré, la perforation des valvules sigmoïdes, et compare ce mal perforant valvulaire au mal perforant plantaire. M. Raymond, dans son article du *Dictionnaire des sciences médicales*, résume ainsi la question : « L'hypothèse qui nous paraît le plus vraisemblable voit dans les lésions cardiaques, aortiques et mitrales des tabétiques, une complication fortuite amenée par le progrès de

1. Grasset. Ataxie locomotrice et lésions cardiaques. *Montpellier médical*, juillet 1890.
2. Truc. Ataxie locomotrice et lésions cardiaques. *Lyon médical*, 1885.
3. Teissier. Lésions trophiques des valvules aortiques dans l'ataxie locomotrice. *Lyon médical*, 1884.

l'âge, par la sénilité précoce, ou développée sous l'influence de causes telles que rhumatisme, alcoolisme, syphilis, qui interviennent communément en pareil cas. »

La syphilis occupe, dès lors, une situation prépondérante dans la pathogénie des lésions cardio-aortiques tabétiques. On sait avec quel talent M. Fournier a cherché à établir que le tabes est une lésion syphilitique ou parasyphilitique. Dans le même ordre d'idées, il était tout naturel de supposer que la syphilis provoque simultanément les lésions médullaires et les lésions aortiques du tabes. Déjà M. Bouveret avait publié un cas concernant un syphilitique atteint à la fois de rétrécissement aortique et de tabes au début, et chez lequel le traitement antisyphilitique détermina une rapide amélioration. Schultze, en 1892, après avoir constaté deux cas d'insuffisance aortique chez des tabétiques syphilitiques, n'hésite pas à mettre le tabes et la lésion aortique sur le compte de la syphilis. La même opinion est exprimée par M. Marie[1].

Ce qui est certain, c'est que nous possédons aujourd'hui un grand nombre d'observations dans lesquelles les lésions aortique et mitrale ont apparu au cours de tabes confirmé. Elles peuvent être distinctes ou associées; toutefois, les lésions aortiques sont trois fois plus fréquentes que les lésions mitrales. Ainsi M. Nordmann[2] signale vingt lésions mitrales pures pour cinquante et une lésions aortiques pures. En ce qui me concerne, j'ai vu plusieurs fois des lésions aortiques; je n'ai jamais constaté de lésions mitrales. M. Rendu a émis la même opinion[5]. Voici la statistique de M. Nordmann :

Sur 55 cas de lésions aortiques chez des tabétiques. . . . .

- Insuffisance aortique, 58 cas.
- Rétrécissement aortique, 7 cas.
- Insuffisance et rétrécissement aortiques, 6 cas.
- Anévrysmes de la crosse de l'aorte, 4 cas.

Sur 20 cas de lésions mitrales chez des tabétiques. . . . . . . {
Insuffisance mitrale, 10 cas.
Rétrécissement mitral, 4 cas.
Insuffisance et rétrécissement, 6 cas.

L'idée dominante actuelle, c'est que les lésions aortiques sont, comme le tabes lui-même, d'origine syphilitique. Je n'ai en rien la prétention de trancher cette question de pathogénie; je me permettrai néanmoins les réflexions suivantes :

Si la syphilis est vraiment, à la fois, cause du tabes et des lésions aortiques, je me demande pourquoi les lésions aortiques n'apparaissent jamais qu'après le tabes; pourquoi la syphilis n'engendre-t-elle pas tour à tour tantôt le tabes et plus tard les lésions aortiques, tantôt les lésions aortiques et plus tard le tabes. Je me demande également pourquoi les gens qui sont atteints d'aortite syphilitique (et ils sont nombreux) ne deviennent pas tabétiques. Il y a là, en tout cas, une anomalie qui me choque. De plus, si c'est véritablement la syphilis qui engendre à la fois le tabes et l'aortite, pourquoi la syphilis du tabétique réserve-t-elle tous ses coups pour l'artère aorte, et pourquoi ménage-t-elle les autres artères, notamment les artères cérébrales, qui sont un des sièges de prédilection de la syphilis? Il y a là encore une anomalie qui ne s'explique pas. Enfin, si les lésions aortiques des tabétiques sont syphilitiques, pourquoi sont-elles habituellement si indolentes, si peu bruyantes, alors que les aortites syphilitiques sont presque toujours angoissantes et douloureuses, à l'instar de l'angine de poitrine? Je livre ces réflexions, et sans qu'elles soient de nature à résoudre la question de pathogénie qui nous occupe, elles jettent du moins quelques doutes sur la façon dont cette pathogénie des lésions aortiques est interprétée par les auteurs les plus recommandables, elles tendent à déposséder la syphilis du rôle prépondérant qu'on lui avait accordé, et si ce rôle persiste eu égard au tabes, il me paraît bien effacé et presque nul quand il s'agit de lésions cardio-aortiques tabétiques.

Symptômes. — L'évolution clinique des manifestations

cardio-aortiques tabétiques présente quelques particularités ; le trait le plus saillant, c'est qu'elles sont souvent silencieuses, latentes et ignorées des malades. Je ne pourrais mieux les comparer, à ce point de vue, qu'aux arthropathies tabétiques, qui malgré des désordres articulaires très accentués, sont habituellement indolores, au point que les malades peuvent exécuter tous les mouvements sans éprouver la moindre douleur à leurs jointures. Ce rapprochement entre les lésions articulaires et les lésions cardio-aortiques serait un nouvel argument en faveur de la théorie qui tend à considérer ces lésions comme troubles trophiques du tabes. M. Grasset avait bien vu que les lésions aortiques des ataxiques ne s'annoncent pas par leurs symptômes habituels ; il faut les rechercher, sans quoi elles passent souvent inaperçues. Bon nombre d'auteurs, MM. Jaubert, Rendu, Albespy, Nordmann, signalent tous la tolérance singulière des lésions cardio-aortiques tabétiques. J'ai constaté la vérité de cette assertion, et il m'est arrivé plusieurs fois, après avoir longuement examiné tel ou tel tabétique, qui dans le cours de son interrogatoire n'avait en rien attiré mon attention vers son aorte, de constater non sans surprise des lésions aortiques fortement accentuées.

Cependant, ces lésions ne sont pas toujours effacées ou silencieuses, au point de passer inaperçues. Tel malade a des palpitations, tel autre a des douleurs ou des crises dyspnéiques ; mais il est rare que ces symptômes prennent une tournure inquiétante, il est rare qu'ils aboutissent à la syncope et aux douleurs angoissantes de l'angor pectoris. L'évolution des lésions cardio-aortiques offre encore cette particularité qu'elles sont bien tolérées par le malade et qu'elles ne paraissent guère aggraver le pronostic du tabes. Les tabétiques meurent rarement par le cœur.

Certains tabétiques ont de vrais accès d'*angor pectoris* sans lésions aortiques. Chez un malade, tabétique, qui a fait le sujet d'une de mes leçons cliniques[1] existait une vio-

---

1. Dieulafoy. *Clin. méd. de l'Hôtel-Dieu*, 1897. Angine de poitrine tabétique, 7ᵉ leçon.

lente angine de poitrine sans lésions appréciables de l'aorte. J'ai pensé qu'il s'agissait, ici, de névralgie du plexus cardiaque, viscéralgie cardio-aortique, comparable à tant d'autres viscéralgies que l'on rencontre à chaque instant dans l'histoire du tabes.

Cette idée d'une angine de poitrine, indépendante de lésions de l'aorte et des coronaires, et survenant à titre de viscéralgie tabétique, me paraît établie sur des preuves indiscutables et sont admises par plusieurs auteurs. Ces crises tabétiques pourraient être rapportées, dit Leyden, à une névralgie cardialgique du nerf pneumogastrique; *neuralgia cordis*, suivant l'expression de Romberg. A l'appui de son opinion, Leyden cite les observations suivantes : Un homme de trente-huit ans, atteint de tabes avec ataxie, a, toutes les trois ou quatre semaines, des accès qui débutent par une douleur violente à la région du cœur, et qui durent une demi-heure environ. Pendant l'accès, le cœur bat à tout rompre, mais l'auscultation du cœur et de l'aorte ne permet de déceler aucune lésion, les tons du cœur sont purs, l'orifice aortique est sain, l'artère radiale est normale, il n'y a pas trace d'artério-sclérose. Une autre observation de Leyden concerne un tabétique ataxique atteint d'abord de crises laryngées et plus tard de crises cardiaques, caractérisées par une sensation effrayante d'angoisse avec douleurs à la région cardiaque et irradiations dans le bras gauche. Pendant ses accès, le malade crut plusieurs fois qu'il allait mourir; il fit ses adieux à sa famille, convaincu qu'il ne résisterait pas à des attaques d'une telle intensité. Leyden a bien soin de faire remarquer qu'on ne trouvait à l'auscultation cardio-aortique ni souffles, ni bruits anormaux, ce qui permet d'affirmer qu'il s'agissait ici d'une viscéralgie au vrai sens du mot.

Berbès a rapporté une observation analogue; elle concerne un homme de cinquante et un ans, tabétique, qui fut pris, dans le courant de sa maladie, d'une angine de poitrine des mieux caractérisées. Chez ce tabétique, les crises cardiaques ont été précédées de crises laryngées. Ici encore, il s'agissait bien d'angine de poitrine viscéralgique, car on ne trouvait aucune lésion à l'auscultation de l'aorte et du cœur.

M. Landouzy a publié une observation qui rentre dans la même catégorie. Il s'agit d'une femme de quarante-neuf ans, tabétique avérée, avec crises gastriques fréquentes, mais non syphilitique. Cette malade est prise par moments d'accès d'angine de poitrine avec palpitations, anxiété précordiale, oppression angoissante, sensation de déchirement partant du sternum et irradiant dans le bras gauche. Ici encore, il s'agit bien de viscéralgie, car le malade ne présente ni signes, ni symptômes de lésions aortiques.

Groëdel a rapporté l'observation d'un homme de quarante et un ans qui, dans le cours de son tabes, fut pris de violents accès d'angine de poitrine. Une nuit, il fut réveillé subitement par une oppression des plus vives avec sentiment d'angoisse et de douleur précordiale. Pendant l'accès, le visage était pâle, couvert de sueurs, le pouls était petit et fréquent. L'accès était efficacement combattu par le nitrite d'amyle. Bien que ces accès se fussent réproduits plusieurs fois pendant l'année, il ne fut possible de découvrir à l'auscultation aucune lésion aortique.

M. Debove a longuement insisté sur cette angine de poitrine tabétique : chez un de ses malades[1] l'accès d'angor pectoris est toujours précédé de douleurs en ceinture à la base de la poitrine. Puis la douleur apparaît à la région précordiale au niveau de la troisième côte et irradie dans le bras gauche jusqu'à l'extrémité du petit doigt ; elle est si violente, qu'il semble au malade « que tout s'arrête en lui ». Quand il éprouva ses premiers accès d'angine de poitrine, on lui conseilla de cesser complètement l'usage du tabac, dont il ne faisait du reste qu'un usage modéré. Or, bien qu'il ne fume plus depuis cette époque, les accès n'en continuent pas moins à reparaître. L'auscultation du cœur

____

1. Debove. Angine de poitrine tabétique. *Méd. mod.*, 14 déc. 1895.

et de l'aorte ne décèle *aucune lésion*; aussi M. Debove considère-t-il ces accès douloureux « comme une crise viscérale analogue à celles qui peuvent atteindre d'autres organes chez les tabétiques, crise viscérale qui est l'angine de poitrine ». Du reste, le malade en question eut plus tard des crises viscérales, anale, testiculaire et uréthrale.

Je suis entièrement de l'avis de Debove et de Leyden, et contrairement à l'opinion de Huchard, j'admets parfaitement l'existence d'une viscéralgie cardio-aortique qui peut être mortelle, *neuralgia cordis*, indépendante de lésions aortiques et de coronarite. Le tabes, maladie essentiellement douloureuse, suscite des crises violentes en bien des régions : aux membres inférieurs, à la région thoracique, à la face, à l'estomac, où elles rappellent les douleurs de l'ulcère; au rein, où elles simulent la colique néphrétique; au rectum, au testicule, à l'urèthre, au larynx; pourquoi donc refuser aux nerfs du plexus cardiaque ce qu'on a si facilement concédé aux nerfs de tant d'autres régions et de tant d'autres organes?

Il est d'autant plus rationnel d'admettre une angine de poitrine viscéralgique chez les tabétiques, que le même malade a souvent des crises viscéralgiques d'autres organes; ainsi, le malade qui a fait l'objet de ma leçon avait eu des crises gastrique, uréthrale et rectale quand il fut pris de son angor pectoris; chez le malade de M. Debove, les crises d'angine de poitrine étaient précédées de douleurs thoraciques constrictives, et furent suivies de crises rectale, testiculaire et uréthrale; la malade de M. Landouzy avait des crises gastriques quand survint chez elle l'angine de poitrine; un des malades de Leyden avait des crises laryngées terribles avant qu'ait apparu chez lui l'angine de poitrine. La viscéralgie cardio-aortique n'est donc pas un fait étrange ou isolé dans l'histoire du tabes, elle rentre dans le groupe des autres viscéralgies, elle les précède, elle les suit, elle alterne avec elles.

Mais, dira-t-on, s'il est rationnel, preuves cliniques en main, d'admettre une angine de poitrine tabétique, en dehors de toute lésion de l'aorte et des coronaires, a-t-on du moins des preuves anatomiques qui permettent de ne laisser aucun doute à ce sujet? Eh bien oui; ces preuves anatomiques, nous les avons, indéniables, témoin l'observation suivante de Vulpian, publiée dans la *Revue de médecine* en 1885 : Un homme de trente-trois ans fut pris des premiers symptômes de son tabes à l'âge de vingt-neuf ans, dès le début il avait eu des crises gastriques. Dans le cours de son tabes, il éprouva des accès complets et terribles d'angine de poitrine que Vulpian décrit minutieusement. Après interrogatoire du malade, Vulpian avait eu soin d'élaguer l'hystérie, dont il n'avait trouvé aucun stigmate, et il en arriva à admettre chez cet homme l'existence d'une angine de poitrine tabétique, *indépendante de toute lésion cardio-aortique*, l'examen du cœur et de l'aorte ayant fait constater l'intégrité de ces organes. Le malade mourut phthisique et le diagnostic reçut une éclatante confirmation; la moelle présentait les lésions classiques du tabes, mais *le cœur et l'aorte étaient absolument sains*. La névralgie cardiaque tabétique est donc un fait acquis.

Des recherches histologiques sont venues confirmer cette opinion; les névrites périphériques expliquent des douleurs névralgiques dont la cause réelle était jusqu'ici passée inaperçue. Oppenheim a trouvé le nerf pneumogastrique dégénéré et atrophié dans un cas de tabes accompagné de crises gastriques et d'angine de poitrine, avec douleurs irradiées dans le bras gauche. Chez un malade qui avait eu des accès d'angine de poitrine avec crises gastriques et laryngées, Grocco et Fusari ont constaté des altérations du plexus cardiaque, des nerfs pneumogastrique et laryngé, du sympathique abdominal et du plexus cœliaque. MM. Pitres et Vaillard, interprétant l'observation en question, admettent que les crises viscéralgiques des tabétiques, y compris les crises d'angine de poitrine, peuvent être dues aux névrites de nerfs viscéraux correspondants.

On peut donc affirmer que les tabétiques peuvent être atteints de névralgie cardio-aortique, reproduisant le syndrome de l'angine de poitrine, de même qu'ils sont atteints de crises viscéralgiques : à l'estomac (crises gastriques), aux reins (crises néphrétiques), à l'urèthre (crises uréthrales), à la vessie (crises vésicales), aux testicules (crises testiculaires), au rectum (crises ano-rectales). Toutes ces crises font partie du complexus douloureux du tabes : elles sont aux organes ce que sont aux membres les douleurs térébrantes, lancinantes et fulgurantes.

En résumé, un tabétique peut avoir, d'une part, des lésions aortiques avec ou sans angine de poitrine, et, d'autre part, de l'angine de poitrine sans lésions aortiques. Dans le premier cas, l'aorte est athéromateuse, déformée, ectasiée, l'orifice aortique est compromis, et, chose remarquable, ces lésions aortiques qui dans d'autres cas, dans la syphilis par exemple, sont si douloureuses et angoissantes, ces lésions aortiques tabétiques sont habituellement silencieuses et indolentes. De tout ceci, il résulte ce fait, en apparence paradoxal, que les tabétiques qui ont des accès terribles d'angine de poitrine sont généralement ceux qui n'ont pas de lésions aortiques, ils sont atteints de névralgies ou de névrites du plexus cardiaque.

Le *traitement* de l'angine de poitrine tabétique doit maintenant nous occuper. La médication mercurielle et iodurée ne doit jamais être omise, si le malade est syphilitique, car après tout, il n'est pas impossible qu'il ait une poussée d'aortite sus-sigmoïdienne. En plus, il est une série de moyens thérapeutiques que je recommande : comme traitement local, l'application de pointes de feu à la région aortique et mieux encore un cautère qu'on fait suppurer ; le cautère, ce vieux moyen thérapeutique, beaucoup trop abandonné de nos jours, donne les meilleurs résultats. Je conseille le sac de glace en permanence jour et nuit, au-devant du cœur. Pour éviter le poids du sac de glace, on a soin de le suspendre à un cerceau, et pour éviter l'érythème on protège la peau de la région précordiale avec la flanelle ou avec un taffetas gommé. Les piqûres de morphine ou d'héroïne à la dose de 1 centigramme par injection, l'aspirine à la dose de 50 centigrammes à 1 gramme par jour, l'antipyrine à la dose de 1 à 2 grammes, rendent de réels services. A ces moyens thérapeutiques, on peut joindre la pendaison, ainsi que je l'ai fait pour notre malade, car la pendaison agit efficacement sur les douleurs des tabétiques; toutefois il faut procéder avec prudence, car une crise d'angor pectoris, éclatant au moment de la pendaison, pourrait avoir de funestes conséquences.

§ 10. ANGINE DE POITRINE

Description. — La névralgie cardiaque qu'on nomme *angine de poitrine* (Heberden), *angor pectoris*, est une affection douloureuse, paroxystique, survenant par *accès*. *Tout à coup*, sans cause appréciable, ou à l'occasion d'une émotion, d'une fatigue, d'un exercice insignifiant, après un repas un peu copieux, le malade est pris de son accès. Il éprouve *à la région du cœur*, le long du bord gauche du sternum, une *douleur poignante*, qui s'irradie en divers sens, au cou, à la nuque, à l'épigastre, au thorax : le plus souvent la douleur gagne le bras *gauche*, la main, les deux derniers doigts (sphère du nerf cubital), et la peau de la main devient pâle et exsangue. Quand l'accès est violent, la douleur est accompagnée d'une sensation épouvantable de constriction, *d'angoisse*, de *dyspnée*; le malade, pâle, atterré, couvert d'une sueur froide, est serré comme dans un étau, ou écrasé par un énorme poids; la suffocation et la syncope paraissent imminentes, et le malheureux, ne pouvant ni parler ni bouger, mais conservant sa connaissance tout entière, éprouve cette inexplicable sensation *de la vie qui s'éteint*. « C'est comme une pause de la vie » (Elsner). L'accès dure quelques secondes, quelques minutes, puis il disparaît, laissant après lui les traces de son passage, de l'engourdissement du bras gauche, un gonflement du testicule

(Laënnec), un impérieux besoin d'uriner, des éructations gazeuses, des vomituritions, une grande lassitude.

Toutefois l'accès n'a pas toujours, il s'en faut, la forme classique que je viens de lui décrire. La douleur partie du cœur suit les irradiations les plus diverses; elle n'est pas forcément localisée au côté gauche; elle peut envahir le bras et la main des deux côtés, elle remonte le long du cou jusqu'à l'articulation de la mâchoire, elle descend vers l'épigastre et contourne le tronc en forme de ceinture, ou se prolonge dans l'aine jusqu'au testicule. On a vu la douleur suivre une marche inverse, partir de la main et monter rapidement vers la poitrine à la façon d'une *aura*; ce qui faisait supposer à Trousseau[1] que l'*angor pectoris* est parfois une manifestation de l'épilepsie, une *névralgie épileptiforme*.

Pendant l'accès, et malgré l'imminence de la suffocation, l'auscultation de la poitrine ne fait entendre aucun bruit anormal; les battements cardiaques sont normaux ou ralentis; ils peuvent être irréguliers, si l'angor pectoris est associée à des lésions cardio-aortiques; dans quelques cas ils sont précipités.

Chez certains malades ce n'est pas la douleur qui domine la scène, les manifestations de l'angine de poitrine changent de caractère, et l'accès *douloureux* est accompagné ou remplacé par des accès d'*oppression* avec ou sans *palpitations*. Parfois même la *dyspnée* est tellement dominante que l'élément douloureux est tout à fait relégué au second plan. Cette dyspnée angoissante, paroxystique, rappelle un peu les grandes dyspnées urémiques.

Dans bien des cas, l'angine de poitrine n'a pas l'acuité que je viens de lui décrire; le malade éprouve à l'état presque constant, pendant plusieurs semaines, pendant plusieurs mois, d'une façon continue ou intermittente, une douleur du bras gauche, une sensation de gêne, de douleur, de constriction, d'oppression, dont le siège est à la région précordiale; état chronique, entrecoupé par intervalles de

____

1. Trousseau. *Clin. méd.*, t. II, p. 511.

quelques symptômes aigus. La perte d'appétit, la salivation, la constipation, le ballonnement du ventre, sont des symptômes qui s'observent fréquemment pendant la durée des accès.

Étiologie. — L'angine de poitrine et ses différentes variétés peuvent être le résultat de causes multiples. Dans quelques cas l'angine de poitrine est une névralgie indépendante de toute lésion appréciable, névralgie parfois doublée d'une névrite; mais le plus souvent elle est associée à des lésions de l'*aorte* et des *artères coronaires*. Pour simplifier un peu cette question de pathogénie qui a été le prétexte de discussions sans nombre, voici comment je propose d'envisager la question.

Dans une première variété, l'angine de poitrine est la conséquence d'une lésion de l'aorte et des artères coronaires. Sur ce point tout le monde est d'accord. La *coronarite* atteint habituellement les deux artères coronaires. Les lésions athéromateuses, l'endartérite, l'artério-sclérose des artères coronaires, provoquent leur rétrécissement et peuvent aboutir à leur oblitération. L'*ischémie* du cœur, les symptômes de l'angine de poitrine et la mort subite peuvent en être le résultat. Toutes les aortites, aiguës ou chroniques, aortites infectieuses, aortites syphilitique, goutteuse, athérome aortique, favorisent l'angine de poitrine de cette première catégorie.

A une deuxième variété appartient l'angine de poitrine tributaire des lésions aortiques sans participation des artères coronaires[1]. A l'un des précédents chapitres concernant l'aortite syphilitique, j'ai rapporté l'observation de deux malades qui ont succombé dans mon service à des crises d'angor pectoris; l'autopsie m'a démontré la présence de lésions aortiques et la perméabilité complète des artères coronaires. Ceci prouve que l'ischémie cardiaque consécutive à la coronarite oblitérante, à l'encontre de l'opinion de quelques auteurs, n'est pas indispensable à l'accès mortel de l'angor pectoris.

1. Morel-Lavallée. L'angor pectoris non coronarienne. *Revue de médecine*, 10 oct. 1899.

Dans une troisième variété se placent les angines de poitrine sans lésions aortiques et sans coronarite ; ce sont des névralgies, des névrites du plexus cardiaque, à l'instar des névralgies et névrites du nerf facial, du nerf sciatique, etc.

Les tumeurs du médiastin qui avoisinent le plexus cardiaque peuvent susciter la névralgie ou la névrite qui provoque l'angine de poitrine. Il est des cas où l'on a constaté à l'autopsie une inflammation, une *névrite* du plexus cardiaque (Lancereaux) avec ou sans participation du nerf phrénique (Peter)[1].

A l'état de névralgie, l'angine de poitrine est associée à l'épilepsie, à l'hystérie, à la névropathie cérébro-cardiaque (Krishaber), au diabète (Vergely), au brightisme (obs. personnelle) ; elle est provoquée par *l'abus du tabac* (Beau), du thé, du café. La diathèse goutteuse peut se traduire par l'angine de poitrine comme elle se traduit par la migraine ou par des accès d'asthme. Le rhumatisme peut également développer la névralgie cardiaque ; tantôt l'angine de poitrine apparaît en pleine attaque de rhumatisme articulaire aigu, tantôt elle est d'*essence* rhumatismale, le malade n'ayant pas encore subi l'attaque articulaire (Viguier)[2].

Au précédent chapitre concernant l'angor pectoris tabétique, j'ai cité, entre autres, une remarquable observation de Vulpian concernant un tabétique atteint de crises d'angor pectoris. Cet homme mourut et à l'autopsie Vulpian ne trouva aucune trace de lésion aortique, il s'agissait de viscéralgie cardiaque. Les tabétiques ont des crises névralgiques cardiaques comme ils ont des crises névralgiques gastriques, rectales, uréthrales, etc.

Pour certains auteurs, il n'y aurait d'angine de poitrine *vraie* que celle qui est due au rétrécissement des artères coronaires et à l'*ischémie consécutive du cœur*[3] ; les autres variétés seraient de *fausses* angines de poitrine.

<hr>

1. Lancereaux. *Gaz. méd.*, 1864. — Peter. *Clin. méd.*, t. I, p. 458.

2. *Arch. gén. de méd.*, décembre 1875.

3. Huchard. *Angine de poitrine. Mal. du cœur et des vaisseaux.* Paris. 1889. — Sée. *Mal. du cœur*, 1889, p. 228.

Ainsi se trouveraient constituées, suivant ces auteurs, deux grandes classes d'angine de poitrine : à l'une appartiendrait l'angine de poitrine avec lésion des artères coronaires, c'est la vraie, celle qui tue; dans l'autre classe prendraient place les angines de poitrine, névralgie ou névrite sans lésions des artères coronaires, ce seraient les fausses angines, celles qui ne tuent pas.

Eh bien, cette division me paraît beaucoup trop absolue. Je veux bien admettre que dans un grand nombre de cas, le rétrécissement et les lésions des artères coronaires sont la cause dominante de la maladie, mais je ne peux souscrire à la classification qui voudrait diviser les angines de poitrine en deux catégories bien tranchées, l'une concernant l'angine vraie, habituellement grave, trop souvent mortelle, l'autre concernant la fausse angine considérée comme une quantité assez négligeable. Que le malade qui a une coronarite oblitérante soit plus gravement atteint que celui qui ne l'a pas, d'accord; mais ce n'est pas une raison pour dire que ce dernier a une fausse angine; il a si peu une fausse angine que ses accès peuvent être terriblement douloureux, angoissants et mortels. Deux fois, à l'hôpital Saint-Antoine et à l'hôpital Necker, j'ai été témoin de la mort par angine de poitrine; l'autopsie a été faite avec tout le soin possible : les deux malades avaient une aortite chronique; chez l'un des deux, l'aortite était syphilitique et accompagnée de petits anévrysmes-multiples, mais chez ces deux sujets les artères coronaires étaient *libres* à leur *orifice* et *perméables* pendant tout leur *trajet*. Il n'y a donc pas des angines vraies et des angines fausses, il y a des angines de poitrine, qui sont plus ou moins redoutables, mais qui toutes peuvent tuer. Du reste, au point de vue du pronostic, comment affirmer pendant la vie que les artères coronaires sont ou ne sont pas lésées? Je pose donc en principe que tout individu atteint d'angine de poitrine peut en mourir.

En fin de compte, quelle que soit la cause première de l'angine de poitrine, qu'il y ait ou non ischémie cardiaque,

que la lésion initiale atteigne l'aorte seule ou l'aorte avec
les coronaires, ou les coronaires sans l'aorte, c'est le *plexus
cardiaque* avec les nerfs qui y aboutissent et avec les nerfs
cardiaques qui en émanent qui sont le siège initial et principal des symptômes. Le plexus cardiaque tout entier peut
y participer, branches du pneumogastrique, du grand sympathique et ganglions ; la richesse de ce plexus, l'importance des nerfs qui concourent à sa formation, ses anastomoses nombreuses, expliquent à la fois la gravité et la
diversité des symptômes. Les irradiations douloureuses, les
synesthésies, modifient l'expression symptomatique de
l'accès, qui, suivant les circonstances, se traduit par une
prédominance de la douleur, ou de la dyspnée, ou de l'état
syncopal, ou par tous les symptômes réunis. Le plexus cardiaque, par les rameaux pneumogastriques ou sympathiques, tient sous sa dépendance les symptômes d'angoisse,
d'asphyxie, de douleur précordiale, de syncope. La réper-
cussion sur le plexus brachial, et principalement sur le
nerf cubital, explique les douleurs de la main et du petit
doigt. Quand l'accès douloureux est plus généralisé, la
diversité des douleurs est en rapport avec les nerfs atteints
par la névralgie : ainsi s'expliquent les sensations de strangulation et d'œsophagisme (filets du pneumogastrique), la
constriction thoracique, les douleurs aux insertions diaphragmatiques (nerf phrénique), la pâleur, la sueur, la
prostration, le refroidissement des extrémités (irradiations
au grand sympathique) (Peter).

Marche. — Les premiers accès d'angine de poitrine sont
généralement légers ou fugaces, ils n'ont pas encore l'intensité qu'ils auront plus tard. Dans quelques cas néanmoins la maladie peut être mortelle dès le premier accès.
J'ai assisté à la mort d'un des médecins les plus distingués
de l'hôpital Saint-Louis qui succomba dans la journée même
où apparurent les premiers accès. Certains individus, le cas
est rare, en sont quittes pour un seul accès ; habituellement
les crises, d'abord éloignées, se rapprochent et finissent
par revenir toutes les semaines, tous les jours. Parfois, le

malade conserve, même en dehors de ses accès, pendant des semaines et des mois, une sorte de gêne respiratoire, une constriction précordiale, un engourdissement du bras, un endolorissement de la région de l'aorte. Les accès sont fréquemment *périodiques* et reviennent à heure fixe, que la névralgie soit ou non symptomatique d'une lésion organique; la périodicité n'est donc pas un signe distinctif en faveur de la névralgie pure.

Les chances de guérison sont plus grandes et le *pronostic* est plus favorable quand l'*angor pectoris* n'est pas associée à des lésions des coronaires ou à une lésion de l'aorte, le pronostic est surtout moins grave quand la maladie n'est qu'une simple névrose (hystérie, tabagisme); néanmoins l'angine de poitrine est toujours redoutable, la mort subite et la syncope mortelle en sont des terminaisons trop fréquentes.

Diagnostic. — Le diagnostic de l'angine de poitrine est quelquefois difficile, à cause de la variabilité de ses symptômes. La *pleurodynie* de la région précordiale est caractérisée par des douleurs superficielles, limitées au plan musculaire et n'irradiant pas au delà des parties envahies. Les *névralgies cervico-brachiales* et *thoraciques* sont limitées au trajet des nerfs malades, elles présentent des points douloureux fixes, elles n'éclatent pas avec la brusquerie de l'*angor pectoris*. Il ne faut pas oublier que l'angine de poitrine n'est souvent qu'un *épiphénomène* ou même un *signe avant-coureur* des lésions de l'aorte et du médiastin; elle est fréquemment le *premier avertissement* de l'*anévrysme* de l'aorte[1]; il importe en pareil cas de faire le diagnostic de la cause. D'autres fois, au lieu d'apparaître au complet, l'angine de poitrine ne s'accuse que par un de ses symptômes, engourdissement du bras gauche, douleur limitée au petit doigt, sensation de constriction et d'angoisse à la région du cœur; ces formes *frustes* méritent d'être connues.

La névralgie du *nerf phrénique* primitive ou consécutive

---

1. Trousseau. *Clin. méd.*, t. II, p. 502.

à une pleurésie diaphragmatique, à une péricardite aiguë, se traduit par un ensemble de symptômes (siège de la douleur, dyspnée, hoquet) qui permet de la distinguer de la névralgie cardiaque, mais cette névralgie du nerf phrénique est quelquefois associée directement (névrite) ou indirectement (irradiation réflexe) à la névralgie du plexus cardiaque; il y a dans ces cas-là « une association de douleurs qui portent à la fois sur l'innervation de la circulation par le plexus cardiaque et sur l'innervation de la respiration par le nerf phrénique » (Peter).

L'angine de poitrine *hystérique* mérite une mention spéciale; son diagnostic doit reposer sur les considérations suivantes : l'attaque est habituellement nocturne; on constate des zones hystérogènes à la région précordiale, à la région sternale, et c'est par l'exaltation, c'est par l'hyperesthésie de ces zones hystérogènes que débute l'aura de l'accès. L'angine de poitrine hystérique se termine par des pleurs, par des sanglots, elle est provoquée par des causes morales, contrairement à l'angine non hystérique qui est surtout provoquée par des causes physiques (fatigue, marche, effort).

Traitement. — Une première indication est d'éloigner toute cause (émotion, fatigue, repas copieux, boissons alcooliques, exercices, tabac), capable de favoriser l'accès; une seconde indication aura pour but de combattre la maladie (goutte, rhumatisme, syphilis) dont l'angine de poitrine n'est parfois qu'une manifestation.

Au moment de l'accès, le traitement me paraît être le nitrite d'amyle, la morphine et la glace. On pratique, par intervalles, une ou plusieurs injections de morphine de 1 centigramme ou de un demi centigramme, et l'on applique à la région précordiale des sachets de glace. A ces moyens on peut ajouter les inhalations d'éther ou de chloroforme. La saignée locale, l'application de sangsues ou de ventouses scarifiées à la région douloureuse, donnent souvent de bons résultats[1].

---

1. Peter. *Traité des mal. du cœur*, p. 662.

L'usage de l'aspirine rend de réels services. On prescrit un gramme d'aspirine en cachets de 50 centigrammes, à prendre en deux heures. J'en dirai autant du nitrite d'amyle en ampoules; quelques gouttes inspirées suffisent parfois pour amener une amélioration immédiate. On peut prescrire également la trinitrine en solution alcoolique à 1 pour 100. On en donne 6 à 15 gouttes, en trois fois, dans un peu d'eau, par 24 heures.

En dehors des accès, on appliquera sur la région douloureuse des révulsifs, cautères, pointes de feu. Dans un cas où les symptômes douloureux persistèrent longtemps, j'ai laissé presque en permanence, sur la région précordiale, pendant plusieurs semaines, des sachets de glace qu'on renouvelait jour et nuit; il faut avoir soin en pareil cas de protéger la peau au moyen de linges ou de flanelle pour éviter l'érythème et la gelure. Il est bon, du reste, pour éviter ces accidents, d'enlever par périodes le sac de glace. Dans le cas auquel je fais allusion, la malade se trouvait tellement soulagée par les applications de glace, qu'elle avait pris l'habitude de sortir sans enlever ses sachets.

A l'un des chapitres précédents, il a été question de l'angor pectoris associé aux *lésions syphilitiques de l'aorte*: cette cause est la plus *fréquente*, je n'y reviens pas, mais elle doit toujours être présente à l'esprit du médecin afin d'agir sans tarder, s'il y a lieu, avec les injections de bi-iodure d'hydrargyre.

Je répète que tout individu enclin à l'angine de poitrine, quelle qu'en soit la cause, doit supprimer le tabac, les alcools, le thé, le café, éviter les émotions vives, les veilles prolongées, les libations, les repas copieux, les exercices violents. Il éprouvera aussi les bons effets de la médication hypotensive (Huchard).

§ 11. TENSION ARTÉRIELLE — HYPERTENSION — HYPOTENSION

L'étude de la pression artérielle est, depuis quelques années, à l'ordre du jour, et les cliniciens attachent une importance particulière aux variations qu'elle subit au cours des divers états morbides.

Le professeur Potain, l'un des premiers, appliqua à la clinique une méthode d'évaluation pratique de la tension artérielle qui fut féconde en résultats intéressants; mais ses recherches portèrent seulement sur la pression des artères périphériques et particulièrement de l'artère radiale. Récemment, un certain nombre d'auteurs. Mosso, Bouloumié ont attiré l'attention sur la pression du sang dans les plus fines ramifications vasculaires, et étudié les modifications de ce qu'ils ont appelé la tension « artério-capillaire ».

Technique. — De tous les appareils employés dans l'étude de la tension artérielle ou artério-capillaire, et que nous ne pouvons décrire ici, les plus pratiques et les plus employés sont ceux de Potain et de Bouloumié. Le premier, dit sphygmomanomètre, se compose d'un manomètre à cadran et d'un tube de caoutchouc terminé par une petite ampoule remplie d'air. On applique l'ampoule sur l'artère radiale jusqu'à écrasement complet de l'artère et disparition des battements en aval de la compression. Le chiffre indiqué par l'aiguille du cadran exprime en centimètres de mercure la pression artérielle.

Le second appareil, en outre des pièces précédemment indiquées, est muni d'un doigtier[1] en caoutchouc avec lequel on comprime l'extrémité d'un doigt jusqu'à anémie complète. L'aiguille indique la tension produite par la réapparition de la rougeur franche, c'est-à-dire de la circulation, à la pulpe digitale.

Il est bon de prendre la tension sanguine en dehors de

1. Bouloumié. *Sphygmatonométrie clinique.* 1905. Rueff, éditeurs.

la digestion et dans la position couchée. Le chiffre moyen, obtenu chez l'individu normal dans ces conditions, est de 14 à 18 pour la tension radiale et de 11 à 13 pour la tension artério-capillaire. La tension est habituellement plus élevée le soir que le matin; elle subit l'influence des repas, des efforts intellectuels, des émotions, de la température. Plus faible chez la femme que chez l'homme, elle atteint des chiffres d'autant plus élevés que l'âge est plus avancé. Habituellement, mais sans pour cela qu'il y ait une règle absolue, les battements cardiaques sont d'autant plus ralentis que la pression sanguine est plus considérable.

Certains produits alimentaires, certains médicaments (adrénaline, ergotine, malléine), modifient la pression sanguine de façon plus ou moins durable; mais les variations les plus intéressantes sont celles qui se produisent à l'état pathologique.

La plupart des maladies agissent sur la tension artérielle : les unes en déterminent l'élévation, les autres l'abaissement. La limite de l'*hypertension* et de l'*hypotension* est assez artificielle; on admet pourtant qu'il y a hypertension lorsque le sphygmomanomètre dépasse 18 à la radiale et 14 au doigt, et, au contraire, il y a hypotension lorsque les chiffres sont respectivement inférieurs à 14 et à 10.

HYPERTENSION

L'hypertension *passagère* peut apparaître, à titre d'incident, dans un grand nombre d'états morbides : crises éclamptiques et hémorragie cérébrale; intoxication saturnine et colique de plomb; tabagisme; affections vasculaires aiguës; aortite, péricardite.

L'hypertension *durable* ne reconnaît guère que deux facteurs : brightisme et artério-sclérose. C'est surtout à Potain que l'on doit d'avoir mis en évidence l'hypertension artérielle dans le mal de Bright : elle atteint 24, 26 et même 30 centimètres de mercure; elle est à ce point fréquente, qu'elle doit être considérée comme un indice révélateur de la plus grande importance.

Les lésions artérielles chroniques, l'athérome, en un mot, et l'artériosclérose s'accompagnent le plus habituellement d'élévation notable de la pression sanguine et il est possible que, dans quelques cas, l'hypertension précède les manifestations habituelles de l'athérome artériel (Huchard).

En dehors de ces deux facteurs, on ne connaît guère que le diabète, et peut-être certaines dyspepsies (Chrynovergis). Bosc et Vedel[1] ont admis, chez quelques sujets, une sorte de prédisposition héréditaire à l'hypertension, et récemment on a décrit des hypertensions, *hydropathiques*, dont la nature est assez difficile à déterminer, mais que l'on a tendance à attribuer à une hypersécrétion de glandes hypertensives (surrénales, pituitaire).

Symptômes. — Le premier symptôme de l'hypertension est l'élévation manométrique de la tension artérielle, qui atteint 20 et 26 et 30 centimètres de Hg, et l'élévation de la tension artério-capillaire qui atteint 15 et 18. Le pouls radial est en général serré, en fil de fer; la temporale est tendue et flexueuse (signe de la temporale); les battements cardiaques sont violents et le deuxième bruit aortique est claqué; une raie blanche faite avec l'ongle sur la paroi abdominale persiste à peine 1 à 2 secondes (Hallion et Laignel-Lavastine).

Outre ces signes physiques, on a décrit[2] un certain nombre de symptômes fonctionnels, que Vaquez a groupés en un véritable syndrome : c'est tout d'abord la crise convulsive qui apparaît aussi bien dans l'éclampsie que dans l'urémie et le saturnisme, et revêt le masque de l'épilepsie généralisée ou partielle; c'est l'amaurose sans altération du fond de l'œil, avec céphalée et augmentation de la tension oculaire; c'est l'hémianopsie homonyme, l'altération progressive de la vision dont la marche suit assez régulièrement les variations de la pression artérielle; c'est l'aphasie transitoire qui apparaît brusquement et disparaît de même; ce sont les

---

1. Bosc et Vedel. Rapport au Congrès de médecine interne. Paris, 1904.
2. Vaquez. *Soc. méd. des hôpitaux* et *Tribune médicale*, février 1904.

vertiges, les battements des artères du cou, les bouffées de chaleur, les crises sudorales, la pâleur de la face, l'engourdissement des membres. Certains auteurs ont tendance à attribuer à l'hypertension, le doigt mort et la cryesthésie que j'ai signalés dans le brightisme, les congestions pulmonaires à répétition, voire même des crises d'angine de poitrine et quelques troubles d'apparence neurasthénique, dépression mentale, accès maniaques passagers, obsession. Enfin, il existe chez les hypertendus de petits ictères; quelquefois on observe la mort subite, et la ponction lombaire où bien l'autopsie révèlent parfois des signes d'hémorragies méningées discrètes, véritables « épistaxis méningées » (Vaquez et Esmein). On voit combien est variée la symptomatologie de l'hypertension, qui s'est peu à peu enrichie de signes attribués autrefois aux maladies qu'elle accompagne.

La *pathogénie* de l'hypertension est très discutée. Fréquemment elle est due à une vaso-constriction périphérique, que cette vaso-constriction résulte de lésions vraies ou de troubles spasmodiques purs, qu'elle soit la conséquence de phénomènes toxiques ou mécaniques. Le nerf sympathique, les lésions de l'artério-sclérose, les intoxications saturnine et tabagique ont un rôle qui n'est pas niable.

Dans l'artério-sclérose on peut se demander si l'hypertension est bien comme le dit Huchard, la cause, et non plutôt la conséquence des lésions vasculaires (Chantemesse); dans l'imperméabilité rénale, on ne sait si elle résulte de la rétention de produits toxiques ou du seul chlorure de sodium (Ambard), ou de l'augmentation de la masse du sang (Lœper). Une mention spéciale doit être réservée à l'hypothèse de Vaquez, qui a constaté des altérations fréquentes des glandes surrénales chez les hypertendus, et qui a fait de l'hypertension une manifestation de l'hypersécrétion vasotonique des glandes surrénales. Sézary[1] a démontré cependant que, dans les néphrites chroniques, le facteur prédominant est, non pas l'hyperfonction surrénale, mais surtout le bar-

---

1. Sézary. Pression artérielle et glandes surrénales chez les tuberculeux *Arch. des mal. du cœur*, février 1910.

rage apporté à la circulation sanguine par la sclérose rénale. Maintenant que l'on connaît (Hallion, Thaon, Renon) l'action hypertensive de l'hypophyse, on peut supposer l'existence d'une hypertension par surfonctionnement hypophysaire.

Le *pronostic* de l'hypertension est sérieux. Outre les accidents immédiats que nous avons signalés, on ne doit pas oublier que la fatigue à laquelle sont soumises les artères peut conduire à l'hypertrophie permanente de leurs tuniques musculaires (Josué) et même à l'athérome (Huchard).

Traitement. — Le traitement prophylactique de l'hypertension consiste à éviter toutes les intoxications, en particulier le tabac, et à supprimer les mets épicés, l'alimentation carnée trop exclusive, le vin et l'alcool.

Le traitement curatif consiste[1] surtout dans un régime lacto-végétarien, une hygiène sévère ; on prescrira les médicaments hypotenseurs, d'ailleurs assez aléatoires, tels que le nitrite de soude, le nitrite d'amyle, les médicaments vasodilatateurs, tels que l'iode et les iodures. On aura recours, avec profit, aux purgatifs, aux diurétiques, et, dans les crises violentes, à la saignée. La cure de déchloruration et les bains carbogazeux sont souvent d'un heureux effet.

HYPOTENSION

L'hypotension est, elle aussi, passagère ou durable : passagère, elle apparaît au cours de la plupart des maladies infectieuses, dans un grand nombre d'intoxications et dans les affections cardiovasculaires aiguës ; durable, elle existe dans la maladie de Basedow, dans les myocardites et les affections chroniques du péricarde et du cœur, dans la tuberculose chronique ; enfin elle est un des symptômes primordiaux de la maladie d'Addison.

Le *syndrome* de l'hypotension artérielle est moins complet que celui de l'hypertension. Le manomètre donne 17, 10 et même 8 centimètres de mercure. Le pouls est petit et ha-

---

1. Huchard. La médication hypotensive. *Académie de médecine*, 1901, et *Nouvelle consultations médicales*, 1906.

bituellement rapide; la ligne produite par l'ongle sur la paroi abdominale reste blanche pendant un très long temps (Sergent). Outre ces symptômes, on peut attribuer à l'hypotension le ralentissement de la circulation périphérique, la cyanose, le refroidissement des extrémités, l'œdème, la congestion passive du foie, l'oligurie. Ce syndrome se trouve au complet assez souvent dans la maladie d'Addison et peut être désigné sous le nom de syndrome d'hypotension ou asystolique (Lœper).

La *pathogénie* de l'hypotension peut être résumée en quelques lignes : vasculaire, elle est due à un obstacle périphérique; toxique ou infectieuse, elle est attribuable à l'action des produits toxiques ou microbiens sur les vaisseaux et sur le système vasomoteur. On sait le rôle du bacille tuberculeux et de ses produits toxiques dans ces cas. Très intéressante est la pathogénie de l'hypotension dans la maladie d'Addison, car elle est la preuve d'une insuffisance de la sécrétion adrénaligène. Il est possible que la même insuffisance existe dans les surrénalites aiguës et au cours des maladies infectieuses et qu'on doive lui donner sa part dans la production de l'hypotension fréquemment constatée. Récemment, Rénon et Azam ont émis la même hypothèse au sujet de l'insuffisance de la sécrétion hypophysaire[1] dans les infections.

Le *traitement* de l'hypotension consiste dans l'administration de médicaments toxiques du système cardiovasculaire (digitale, vin de Trousseau) quand l'hypotension paraît en rapport avec une lésion cardiaque.

Dans la maladie d'Addison, l'extrait de capsules surrénales ou même l'adrénaline, maniée avec précaution, donnent de bons résultats. On a tenté d'appliquer la médication opothérapique dans quelques maladies infectieuses : l'extrait capsulaire a paru quelque peu efficace, et Renon et A. Delille ont administré à leurs malades l'extrait hypophysaire[2].

---

1. Azam. *L'insuffisance hypophysaire dans les maladies aiguës.* Thèse de Paris, 1907.
2. Rénon et Arthur Delille. *Société de thérapeutique*, avril 1907.

TABLE DES MATIÈRES

DU TOME I

PREMIÈRE CLASSE

MALADIES DE L'APPAREIL RESPIRATOIRE

DEUXIÈME CLASSE

MALADIES DE L'APPAREIL CIRCULATOIRE

9 782329 111988